内分泌的秘密

ENDOCRINE

第 7 版

主 编 Michael T. McDermott, MD
主 译 张 妲 卢 琳
副主译 闫朝丽 周亚茹

U0376249

人民卫生出版社
·北 京·

图书在版编目（CIP）数据

内分泌的秘密 /（美）迈克尔·T. 麦克德莫特
（Michael T. Mcdermott）主编；张妲，卢琳主译 . —
北京：人民卫生出版社，2023.11
　ISBN 978-7-117-35391-5

Ⅰ . ①内… 　Ⅱ . ①迈…②张…③卢… 　Ⅲ . ①内分泌
系统 – 问题解答　Ⅳ . ①R322.5-44

中国国家版本馆 CIP 数据核字（2023）第 188195 号

人卫智网	www.ipmph.com	医学教育、学术、考试、健康， 购书智慧智能综合服务平台
人卫官网	www.pmph.com	人卫官方资讯发布平台

图字：01-2020-5391 号

内分泌的秘密
Neifenmi de Mimi

主　　译：张　妲　卢　琳
出版发行：人民卫生出版社（中继线 010-59780011）
地　　址：北京市朝阳区潘家园南里 19 号
邮　　编：100021
E - mail：pmph @ pmph.com
购书热线：010-59787592　010-59787584　010-65264830
印　　刷：北京盛通印刷股份有限公司
经　　销：新华书店
开　　本：889 × 1194　1/32　印张：24.5
字　　数：1043 千字
版　　次：2023 年 11 月第 1 版
印　　次：2023 年 12 月第 1 次印刷
标准书号：ISBN 978-7-117-35391-5
定　　价：159.00 元

内分泌的秘密

ENDOCRINE

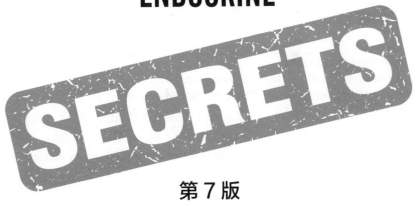

第 7 版

主　编　Michael T. McDermott, MD

主　译　张　姮　卢　琳

副主译　闫朝丽　周亚茹

译　者　（以姓氏笔画为序）

马　宇　王　垚　王　娟　王　媖　王　慧　王铭婕　云素芳　乌仁斯琴

朱智峰　刘　杰　刘　敏　刘　超　许益宁　孙　旭　孙兵兵　苏　婉

杜　昕　李爱珍　李晶晶　肖　黎　肖艳新　邱　琳　忻荣荣　张　茜

张　洁　张乌云　张丽娟　张智慧　张嘉琪　岳　瑶　周丹丹　周露瑶

郑光耀　秦　静　萨如拉　康雪莹　潘　娟

人民卫生出版社

·北京·

ELSEVIER

Elsevier (Singapore) Pte Ltd.
3 Killiney Road
#08-01 Winsland House I
Singapore 239519
Tel: (65) 6349-0200
Fax: (65) 6733-1817

This translation of ENDOCRINE SECRETS, 7/E by Michael T. McDermott was undertaken by People's Medical Publishing House and is published by arrangement with Elsevier (Singapore) Pte Ltd.
ENDOCRINE SECRETS, 7/E by Michael T. McDermott 由人民卫生出版社进行翻译，并根据人民卫生出版社与爱思唯尔(新加坡)私人有限公司的协议约定出版。

《内分泌的秘密》(第7版)(张妲、卢琳　主译)
ISBN: 978-7-117-35391-5

注　意

本译本由 Elsevier (Singapore) Pte Ltd. 和人民卫生出版社完成。相关从业及研究人员必须凭借其自身经验和知识对文中描述的信息数据、方法策略、搭配组合、实验操作进行评估和使用。由于医学科学发展迅速,临床诊断和给药剂量尤其需要经过独立验证。在法律允许的最大范围内,爱思唯尔、译文的原文作者、原文编辑及原文内容提供者均不对译文或因产品责任、疏忽或其他操作造成的人身及/或财产伤害及/或损失承担责任,亦不对由于使用文中提到的方法、产品、说明或思想而导致的人身及/或财产伤害及/或损失承担责任。

编者名单

Abdurezak A. Abdela, MBBS
Internal Medicine
Addis Ababa University
Addis Ababa, Ethiopia

Veena R. Agrawal, MD, FRCPC
Assistant Professor
Department of Internal Medicine
University of Manitoba
Winnipeg, MB, Canada

Maria B. Albuja-Cruz, MD
Assistant Professor
Department of Surgery
University of Colorado Anschutz Medical Campus
Aurora, CO, United States

Sarah L. Anderson, PharmD
Associate Professor
Department of Clinical Pharmacy
University of Colorado Skaggs School of Pharmacy and
    Pharmaceutical Sciences
Aurora, CO, United States
Clinical Pharmacy Specialist
Ambulatory Care Services
Denver Health Medical Center
Denver, CO, United States

Harris M. Baloch, MD
Department of Endocrinology
Walter Reed National Military Medical Center
Bethesda, MD, United States

Linda A. Barbour, MD, MSPH
Professor
Medicine and Obstetrics and Gynecology
University of Colorado School of Medicine
Aurora, CO, United States

Brenda K. Bell, MD
Clinical Endocrinologist
Private Practice
Lincoln, NE, United States

Helen Y. Bitew, MD
Assistant Professor of Medicine
Internal Medicine
Addis Ababa University
College of Health Sciences
Addis Ababa, Ethiopia

Mark Bridenstine, MD
Banner Health Clinic
Loveland, CO, United States

Tamis M. Bright, MD
Associate Professor
Chief, Division of Endocrinology
Texas Tech University
El Paso, TX, United States

Henry B. Burch, MD, FACE
Program Director
Division of Diabetes, Endocrinology, and Metabolic
    Diseases
National Institute of Diabetes and Digestive and Kidney
    Diseases
Professor of Medicine
Endocrinology Division
Uniformed Services Health Sciences University
Bethesda, MD, United States

Anne-Marie Carreau, MD, MSc
Faculty of Medicine
Université Laval
Division of Endocrinology and Nephrology
Centre de Recherche du CHU de Québec-Université
    Laval
Quebec, Canada

Ana Chindris, MD
Endocrinology
Mayo Clinic
Jacksonville, FL, United States

Melanie Cree-Green, MD, PhD
Assistant Professor
Division of Endocrinology
Department of Pediatrics
University of Colorado Anschutz Medical Campus
Director, Multi-Disciplinary PCOS Clinic
Children's Hospital Colorado
Aurora, CO, United States

Mark M. Cruz, MD
Fellow
Department of Endocrinology
Walter Reed National Military Medical Center
Bethesda, MD, United States

Shanlee M. Davis, MD, MSCS
Assistant Professor
Pediatric Endocrinology
Children's Hospital Colorado
University of Colorado
Aurora, CO, United States

Stephanie Davis, MD
General Surgery Resident
University of Colorado Anschutz Medical Campus
Aurora, CO, United States

Meghan Donnelly, MD
Assistant Professor
Obstetrics and Gynecology
University of Colorado School of Medicine
Denver, CO, United States

William E. Duncan, MD, PhD, MACP
Professor of Medicine
Department of Medicine
Uniformed Services University
Bethesda, MD, United States

Oliver J. Fackelmayer, MD
Surgical Resident
University of Colorado Anschutz Medical Campus
Department of Surgery
Aurora, CO, United States

Shari C. Fox, BS, MS, MD, FACE
Department of Endocrinology
Colorado Permanente Medical Group
Denver, CO, United States

Michele B. Glodowski, MD
Clinical Instructor
New York University School of Medicine
New York, NY, United States

Bryan R. Haugen, MD
Professor of Medicine and Pathology
Head, Division of Endocrinology, Metabolism
  and Diabetes
Mary Rossick Kern and Jerome H. Kern Chair of
  Endocrine Neoplasms Research
University of Colorado School of Medicine
Aurora, CO, United States

Matthew R. Hawkins, BSW, MMSc
Senior Instructor/Physician Assistant
Division of Endocrinology, Metabolism and Diabetes
University of Colorado School of Medicine
Aurora, CO, United States

James Vincent Hennessey, MD
Clinical Director
Endocrinology
Beth Israel Deaconess Medical Center
Associate Professor
Medicine
Harvard Medical School
Boston, MA, United States

Thanh Duc Hoang, DO, FACP, FACE
Director, NCC Endocrinology Fellowship Program
Department of Endocrinology
Walter Reed National Military Medical Center
Associate Professor, Internal Medicine
Director, Endocrinology Division
Uniformed Services Health Sciences University
Bethesda, MD, United States

Sean J. Iwamoto, MD
Instructor of Medicine
Endocrinology, Metabolism and Diabetes
University of Colorado School of Medicine
Rocky Mountain Regional VA Medical Center
Aurora, CO, United States

Thomas Jensen, MD
Assistant Professor
University of Colorado Denver
Aurora, CO, United States

Janice M. Kerr, MD
Associate Professor
Endocrinology, Metabolism and Diabetes
University of Colorado, Denver
Denver, CO, United States

Pratima Kumar, MD, FACE
Assistant Professor, Division of Endocrinology
Department of Medicine
Dell Medical School
The University of Texas at Austin
Austin, TX, United States

Helen M. Lawler, MD
Assistant Professor
Division of Endocrinology, Metabolism, and Diabetes
University of Colorado
Aurora, CO, United States

Homer J. LeMar Jr., MD
El Paso Veterans Affairs Health Care System
El Paso, TX, United States

Vinh Q. Mai, DO, FACP, FACE
Chief and Associate Professor
Endocrinology, Diabetes and Metabolism
Walter Reed National Military Medical Center
Bethesda, MD, United States

Ayesha F. Malik, MD
Fellow
Endocrinology
Mayo Clinic
Jacksonville, FL, United States

Roselyn I. Mateo, MD, MSc
Endocrinology
Beth Israel Deaconess Medical Center
Boston, MA, United States

Sarah E. Mayson, MD
Assistant Professor
Division of Endocrinology, Department of Medicine
University of Colorado School of Medicine
Rocky Mountain Regional Veterans Affairs Medical Center
Aurora, CO, United States

Michael T. McDermott, MD
Professor of Medicine and Clinical Pharmacy
University of Colorado School of Medicine
Director, Endocrinology and Diabetes Practice
University of Colorado Hospital
Aurora, CO, United States

Robert C. McIntyre Jr., MD
Professor
Department of Surgery
University of Colorado Anschutz Medical Campus
Aurora, CO, United States

Logan R. McKenna, MD
Surgical Resident
University of Colorado Anschutz Medical Campus
Aurora, CO, United States

Shon Meek, MD, PhD
Assistant Professor
Endocrinology Division
Mayo Clinic
Jacksonville, FL, United States

Richard Millstein, DO
University of Colorado Health Endocrinology
Greeley, CO United States

Kerrie L. Moreau, PhD
Professor
Division of Geriatrics
University of Colorado Anschutz Medical Campus
Aurora, CO, United States
Research Health Scientist
Geriatric Research Education Clinical Center (GRECC)
Denver Veterans Administration Medical Center
Denver, CO, United States

Wesley Nuffer, PharmD
Associate Professor
Department of Clinical Pharmacy
University of Colorado Skaggs School of Pharmacy &
    Pharmaceutical Sciences
Aurora, CO, United States

John J. Orrego, MD
Endocrinologist
Endocrinology and Metabolism
Colorado Permanente Medical Group
Denver, CO, United States
Endocrinology Department Chair
Endocrinology and Metabolism
St. Joseph Hospital
Denver, CO, United States

Roger A. Piepenbrink, DO, MS, MPH, FACP, FACE
Staff Physician
Departments of Adult Endocrinology and Sleep Medicine
Mike O'Callaghan Federal Medical Center
Nellis Air Force Base
Las Vegas, NV, United States

Christopher D. Raeburn, MD
Associate Professor
Department of Surgery
University of Colorado Anschutz Medical Campus
Aurora, CO, United States

Aziz Ur Rehman, MD
Assistant Professor
Division of Endocrinology
Texas Tech University
El Paso, TX, United States

Richard O. Roberts III, MD, MPH
Fellow Physician
Children's Hospital Colorado
Department of Pediatrics
Section of Endocrinology and Diabetes
University of Colorado Anschutz Medical Campus
Aurora, CO, United States

Kevin B. Rothchild, MD
Assistant Professor
GI, Tumor, and Endocrine Surgery
University of Colorado Hospital
Aurora, CO, United States

Micol Sara Rothman, MD
Associate Professor of Medicine
Endocrinology, Diabetes and Metabolism
University of Colorado School of Medicine
Aurora, CO, United States

Shauna Runchey, MD, MPH
Fellow
University of Colorado Anschutz Medical Campus
Denver, CO, United States

Mary H. Samuels, MD
Professor of Medicine
Program Director, Clinical and Translational Research
    Center
Oregon Health & Science University
Portland, OR, United States

Leonard R. Sanders, MD, FACP, BC-ADM, CDE, CLS
Director of Diabetes Care
Endocrinology
Montage Medical Group
Monterey, CA, United States

Virginia Sarapura, MD
Associate Professor
Medicine-Endocrinology
University of Colorado Anschutz Medical Campus
Aurora, CO, United States

David Saxon, MD, MSc
Assistant Professor
Division of Endocrinology, Metabolism, and Diabetes
University of Colorado
Aurora, CO, United States

Jonathan A. Schoen, MD
Associate Professor of Surgery
GI, Tumor, and Endocrine Surgery
University of Colorado Hospital
Aurora, CO, United States

Emily B. Schroeder, MD, PhD
Clinician Investigator
Institute for Health Research
Kaiser Permanente Colorado
Assistant Professor
Division of Endocrinology, Metabolism and Diabetes
University of Colorado School of Medicine
Aurora, CO, United States

Stacey A. Seggelke, DNP, APRN, ACNS-BC, BC-ADM
Senior Instructor of Medicine
Department of Medicine, Division of Endocrinology
University of Colorado Denver
Aurora, CO, United States

Kenneth J. Simcic, MD[†]
Formerly Assistant Professor
Division of Endocrinology
Department of Medicine
University of Texas Health Science Center at San Antonio
San Antonio, TX, United States

Robert H. Slover, MD
Director of Pediatrics
The Barbara Davis Center for Diabetes
Professor of Pediatrics
Wagner Family Chair in Childhood Diabetes
University of Colorado Denver
Anschutz Medical Campus
Aurora, CO, United States

Robert Smallridge, MD
Professor of Medicine
Endocrinology Division
Mayo Clinic
Jacksonville, FL, United States

Christine M. Swanson, MD, MCR, CCD
Assistant Professor
Division of Endocrinology, Metabolism and Diabetes
University of Colorado
Aurora, CO, United States

Elizabeth A. Thomas, MD
Assistant Professor
Division of Endocrinology, Metabolism and Diabetes
University of Colorado School of Medicine
Rocky Mountain Regional Veterans Affairs Medical
Center
Aurora, CO, United States

Carlos A. Torres, MD
William Beaumont Army Medical Center
El Paso, TX, United States

Sharon H. Travers, MD
Associate Professor
Pediatric Endocrinology
Children's Hospital Colorado
University of Colorado
Aurora, CO, United States

Jennifer M. Trujillo, PharmD
Associate Professor
Clinical Pharmacy
University of Colorado
Aurora, CO, United States

Amy M. Valent, DO
Assistant Professor
Obstetrics and Gynecology
Oregon Health and Science University
Portland, OR, United States

Nicole Odette Vietor, MD
Department of Endocrinology, Diabetes, and Metabolism
Walter Reed National Military Medical Center
Bethesda, MD, United States

Robert A. Vigersky, MD
Professor of Medicine
Endocrinology Service
Walter Reed National Military Medical Center
Bethesda, MD, United States

Katherine N. Vu, DO
Assistant Professor
Endocrinology Service
Naval Medical Center San Diego
San Diego, CA, United States

Cecilia C. Low Wang, MD, FACP
Associate Professor of Medicine
Associate Director, Fellowship/Education
Division of Endocrinology, Metabolism and Diabetes
University of Colorado School of Medicine
Aurora, CO, United States

Matthew P. Wahl, MD
Assistant Professor of Medicine (Clinical)
Division of Endocrinology Metabolism, and Diabetes
University of Utah School of Medicine
Salt Lake City, UT, United States

Katherine Weber, MD
Endocrinology
Kaiser Permanente
Denver, CO, United States

Margaret E. Wierman, MD
Professor of Medicine
University of Colorado School of Medicine
Aurora, CO, United States

Majlinda Xhikola, MD
Fellow
Endocrinology Division
Mayo Clinic
Jacksonville, FL, United States

Adnin Zaman, MD
Clinical/Research Fellow
Division of Endocrinology, Metabolism and Diabetes
University of Colorado
Aurora, CO, United States

Philip Zeitler, MD, PhD
Professor
Pediatrics
University of Colorado Denver Anschutz Medical Campus
Chair
Endocrinology
Children's Hospital Colorado
Aurora, CO, United States

前言

　　医学和科学研究正以惊人的速度发展。对于任何一个医务工作者来说，无论在哪个层次，都很难跟上每天以印刷和在线形式发布的大量原创研究、病例报告、综述文章和临床实践指南。本书各章节作者仔细地回顾和总结了每一个相关主题，并根据他们丰富的临床经验加入了自己的观点，以便以一种有序和简洁的形式给读者提供尽可能好的关于这些主题的报告内容。我感谢每一位作者，从导师到经验丰富的教师和实践者，感谢他们无私而艰苦的努力，用他们独特的知识、经验和人文精神来教育我们的读者。

　　《内分泌的秘密》从第1版（1994年）到目前的第7版一直保留并延续了问答形式，旨在模拟导师和学员查房时的交流。但是，针对我们这个领域中多种情况和问题进行的不断扩大的研究发现和基于证据的临床实践指南，使得仅设立20个问题辅以简短和切题答案的最初目标相形见绌。因此，现在的章节必然更长，问题和答案也比以前多了。

　　本书还增加了许多章节，以涵盖之前版本中没有涉及的领域。这些章节内容包括：根据碳水化合物计数计算胰岛素剂量；快速发展的糖尿病科技领域；自发性低血糖的原因，包括减重手术后低血糖的原因和处理；垂体柄病变、肾上腺偶发瘤和多囊卵巢综合征；免疫检查点抑制剂相关的内分泌疾病；以及内分泌外科相关内容。关于变性患者护理和管理的新章节是本版的亮点之一。最后，我还加入了一个独特而迷人的章节，详细介绍了非洲内分泌学状况，作者是我在埃塞俄比亚的尊贵同事 Helen Y. Bitew 博士和 Abdurezak A. Abdela 博士。

　　我希望读者发现这本书易读、有趣、有教育意义且足够全面，使他们能够在尽可能高的水平上为所有患者的利益进行内分泌实践。永远不要停止学习。我希望你们所有的患者都能从你们不断增长的知识、对学习的终身投入和对他们的持续关爱中获益。

Michael McDermott，MD

《内分泌的秘密》（第7版）主编

致谢

这本书献给 Libby，她的力量、勇气和对生活的热爱是我每天的灵感，也献给 Katie Cohen、Emily Cohen、Hayley McDermott 和 Henry McDermott，他们让我的生活变得有趣。

目录

核心秘密

1. 糖尿病是由绝对或相对胰岛素缺乏引起的。在 1 型糖尿病（type 1 diabetes，T1D）中，β 细胞被破坏，导致胰岛素完全缺乏。在 2 型糖尿病（type 2 diabetes，T2D）中，β 细胞不能产生足够的胰岛素来补偿潜在的胰岛素抵抗和过量的肝糖生成。

2. 糖尿病酮症酸中毒（diabetic ketoacidosis，DKA）治疗的基本原则是：①容量充盈；②纠正电解质异常；③胰岛素治疗高血糖和酮症；④确定和治疗诱发因素。

3. 未察觉低血糖症发生在反复低血糖的患者，因为低血糖反复发作降低触发拮抗激素释放的血糖水平。这种情况严格避免低血糖一段时间（几周到几个月）后是可逆的。低血糖相关自主神经功能衰竭（hypoglycemia-associated autonomic failure，HAAF）包括未察觉低血糖症和拮抗激素反应受损。

4. 糖尿病肾病（diabetic kidney disease，DKD）的表现形式多种多样。包括蛋白尿（尿白蛋白排泄）、肾小球滤过率降低、肾性血尿、其他尿沉渣异常或影像学异常。并非所有患有 DKD 和估算的肾小球滤过率（estimated glomerular filtration rate，eGFR）降低的患者都会出现尿蛋白增加。

5. 糖尿病神经病变有两种不同的进展模式。感觉神经和自主神经病变通常随着糖尿病病程增加而逐渐发展。相比之下，单神经病变、神经根病变和急性疼痛性神经病变表现剧烈、短暂且能完全治愈。

6. 每个 2 型糖尿病患者应建立个体化血红蛋白 A1c（A1c）指标，A1c<7% 对大多数患者来说是合理的，但应个体化。更严格的 A1c 指标可能适用于新诊断的 2 型糖尿病年轻患者，较宽松的 A1c 指标可能适用于预期寿命短和 / 或严重合并症的老年患者。

7. 二甲双胍基础上的二线选择包括胰高血糖素样肽受体 1 激动剂（glucagon-like peptide receptor 1 agonists，GLP-1 RAs）、钠葡萄糖转运体 2（sodium glucose transporter 2，SGLT-2）抑制剂、二肽基肽酶 4（dipeptidyl peptidase 4，DPP-4）抑制剂、磺脲类药物、噻唑烷二酮类（thiazolidinediones，TZD）和基础胰岛素。决定添加哪种药物应取决于患者是否患有动脉粥样硬化性心血管病（atherosclerotic cardiovascular disease，ASCVD）、心力衰竭、慢性肾脏疾病以及其他患者和药物的考虑因素，如血糖疗效、低血糖风险、对体重的影响、易用性、给药机制、成本和副作用。

8. 患有妊娠糖尿病的妇女在 5~10 年内有 30%~74% 的风险患上 2 型糖尿病。

9. 胰岛素需求通常在孕早期减少，使母亲面临严重低血糖的高风险，尤其是夜间，但由于妊娠期的胰岛素抵抗，妊娠中晚期可能需要 2 或 3 倍的胰岛素。

10. 高胰岛素性低血糖症提示存在胰岛 β 细胞功能亢进（胰岛素瘤、非胰岛素瘤性胰源性低血糖综合征或胃旁路术后低血糖)、偷偷使用胰岛素或口服降糖药或胰岛素自身免疫性低血糖。

11. 非胰岛素介导的低血糖可能继发于危重病、饥饿、酗酒、肾上腺功能不全、非胰岛细胞肿瘤、糖原贮积病或食用未熟的西非荔枝果。

12. 美国食品药品管理局批准的有助于超重和肥胖患者减肥的药物有芬特明、奥利司他、洛卡西林、芬特明 / 托吡酯 ER、纳曲酮 / 安非他酮 SR 和利拉鲁肽 3.0mg。

13. 约 1/3 的女性和 2/3 的男性骨质疏松患者中存在导致继发性骨丢失的疾病。

14. 如果患者有脆性骨折,则不管患者的骨密度(bone mineral density,BMD)或骨折风险评分(fracture risk assessment,FRAX)如何,都可以确定骨质疏松症的诊断。

15. 在绝经后妇女和≥50 岁的男性中,T 值优先用于诊断低 BMD 和骨质疏松症,但 Z 值可提供更多关于低 BMD 和骨质疏松症潜在原因的信息。

16. 双能 X 射线吸收测定法(dual energy x-ray absorptiometry,DEXA)无法确定骨密度低的原因,应进行适当的医学评估以排除骨质疏松症(如骨软化症)的继发原因。

17. 对于有脆性骨折、BMD T 值≤−2.5 或 FRAX 预测髋部骨折 10 年风险≥3%、其他主要骨质疏松性骨折≥20% 的患者,应给予药物治疗。

18. 颌骨骨坏死(osteonecrosis of the jaw,ONJ)和非典型股骨骨折(atypical femoral fractures,AFF)是抗骨吸收药物治疗骨质疏松症的罕见并发症,但这些并发症不会发生在促骨合成药物治疗中。

19. 导致骨软化和佝偻病的原因分为 3 类:①儿童维生素 D 和 / 或钙摄入不足或与维生素 D 代谢或作用异常有关的疾病;②与磷酸盐代谢异常有关的疾病;③维生素 D 和矿物质代谢正常的一小类疾病。

20. Paget 骨病(Paget's disease of bone,PDB)是一种以局部区域破骨细胞异常活跃导致过度骨吸收,继而骨形成异常,导致骨组织紊乱、骨质疏松为特征的慢性疾病。

21. PDB 的治疗选择是静脉注射唑来膦酸盐;该疗法适用于伴有症状性骨痛、高钙血症、PDB 合并症高风险以及 Paget 部位或附近接受手术的患者。

22. 虽然高钙血症的病因有 30 多种,但甲状旁腺功能亢进和恶性肿瘤高钙血症占 90% 以上。

23. 对无症状原发性甲状旁腺功能亢进患者的手术建议包括:血清钙高于正常上限 1.0mg/dL;eGFR 降低 <60mL/min;钙肾结石或肾钙质沉着症;24 小时尿钙 >400mg/d,生化分析提示结石风险增加;骨密度降低,T 值≤−2.5;脆性骨折;或骨折评估风险增加;年龄小于 50 岁。

24. 恶性肿瘤体液性高钙血症(humoral hypercalcemia of malignancy,HMM)通常由实体瘤产生甲状旁腺激素相关肽(parathyroid hormone-related peptide,PTHrp)引起,PTHrp 与甲状旁腺激素(parathyroid hormone,PTH)和 PTH/PTHrp 受体结合,刺激骨吸收和肾小管钙的重吸收。

25. 骨化三醇介导的高钙血症发生在肉芽肿性疾病(特别是结节病)或骨髓 / 血液

系统恶性肿瘤表达 1α 羟化酶时,导致高水平的 1,25(OH)$_2$ 维生素 D 的产生。

26. 低钙血症是创伤和重症监护中常见的问题,通常是由静脉注射药物引起的。

27. 美国肾结石患病率的增加,可能与饮食和生活方式的改变造成肥胖和代谢综合征增加、钠和动物蛋白摄入增加、纤维、水果、蔬菜和水的摄入减少有关。

28. 肾结石的形成是由于尿结石前体(如钙和草酸)过饱和、结石抑制剂(如柠檬酸盐)不足、尿液 pH 异常或尿量少。

29. 外伤性脑损伤和蛛网膜下腔出血逐渐成为垂体功能减退的主要原因。

30. 中枢性甲状腺功能减退症患者甲状腺激素替代治疗的最佳生化指标是使其血清游离 T$_4$ 水平控制在参考区间的中上范围。

31. 沉默性多激素性垂体腺瘤是一种进展性、侵袭性和易复发的肿瘤,以后可能会转化为功能活跃型肿瘤。

32. 血清催乳素水平高于 200ng/mL 几乎总是提示催乳素瘤,妊娠期间除外。

33. 多巴胺激动剂治疗催乳素瘤患者具有良好的耐受性,能迅速有效地使血清催乳素水平正常化,并缩小即使是非常大的催乳素瘤的肿瘤体积。

34. 肢端肥大症会对骨骼、关节、心脏和其他器官造成损害,有较高的发病率和死亡率。

35. 肢端肥大症的最佳筛查试验是血清胰岛素样生长因子 1(insulin-like growth factor type 1,IGF-1)水平。

36. 对库欣综合征进行生化检测可能会产生误导,经常需要重复检测或更广泛的确证性检测。

37. 血清促甲状腺激素(thyroid-stimulating hormone,TSH)水平可检测到的甲状腺功能亢进患者,应始终评估是否 TSH 分泌异常(TSH 肿瘤或甲状腺激素抵抗),但检测干扰是更常见的原因。

38. 甲状腺功能减退可导致促甲状腺激素细胞增生和垂体假性肿瘤伴高催乳素血症。

39. 垂体炎可分为原发性(自身免疫介导)和继发性(全身炎症和感染性介导)病因。

40. 垂体柄病变的活检建议:垂体柄病变 >6.5mm,进行性生长,垂体功能减退,诊断不清,缺乏可替代的组织活检部位。对于假定的垂体柄肿瘤,也可以考虑经蝶窦手术切除。

41. 有效纠正水平衡紊乱需要处理血浆钠(P$_{Na}$)异常,明确血浆和尿液渗透压、尿钠和尿钾以及有效循环量(effective circulating volume,ECV)的变化。全面评估神经系统症状也是必要的。

42. 如果神经系统症状发生迅速或严重,应快速纠正 P$_{Na}$ 至正常;如果不存在神经系统症状,无急症,P$_{Na}$ 纠正应缓慢进行,以避免出现脑渗透性脱髓鞘综合征。

43. 异常生长速度通常能区分生长异常与正常生长变异,后者是导致看似生长异常的最常见原因;继发于慢性疾病的生长不良是第二常见病因,而激素紊乱则不常见。

44. 运动员滥用生长激素来提高成绩,但除了一些无氧运动能力的提高,很少有证据表明有明显的成绩提高。

45. 高血压患者自发性低钾血症可能提示原发性醛固酮增多症,但正常血钾高血压是其最常见的表现。

46. 检测原发性醛固酮增多症的最佳试验是血浆醛固酮与肾素比值。

47. 嗜铬细胞瘤和副神经节瘤的最佳筛选试验是分段尿或血浆游离甲氧基肾上腺素。

48. 大约 30%~40% 的嗜铬细胞瘤和副神经节瘤患者有致病性胚系突变。

49. 意外发现的肾上腺肿块通常是良性无功能的肾上腺皮质腺瘤;肾上腺意外瘤最常见的激素异常是自主分泌皮质醇,1mg 过夜地塞米松抑制试验是最佳检测方法。

50. 肾上腺肿瘤恶性的特征是:大小 >6cm,异质性,钙化,边界不规则,局部浸润,淋巴结肿大,脂质含量降低(Hounsfield 单位 >20),或血清雄激素水平或尿或血浆多巴胺水平升高。

51. 手术是所有肾上腺恶性肿瘤的首选治疗方法,米托坦联合或不联合化疗和肿瘤床放疗是肾上腺皮质癌的辅助治疗方法。

52. 接受超生理剂量的糖皮质激素超过 1 个月的门诊患者、重症监护室(intensive care unit,ICU)患者,尤其是即使进行了积极的液体和加压复苏后血流动力学仍不稳定的感染性休克患者,以及提示有肾上腺功能不全体征或症状的任何患者,应怀疑肾上腺功能不全。

53. 肾上腺危象应积极治疗,治疗措施包括生理盐水和葡萄糖静脉注射、糖皮质激素静脉注射(随机抽取皮质醇和 ACTH 之前使用地塞米松,之后使用氢化可的松)和其他支持性护理,并寻找诱发疾病。

54. 先天性肾上腺增生症(congenital adrenal hyperplasia,CAH)是一组常染色体隐性遗传疾病,最常见的是 21- 羟化酶缺乏症。

55. 血清 TSH 测定是筛查和评估甲状腺疾病患者的最佳综合测试。TSH 升高者应测定血清游离甲状腺素(T_4),TSH 抑制者应测定血清游离 T_4 和总三碘甲状腺素(T_3)。

56. 生物素补充剂和人抗鼠抗体(human anti-mouse antibodies,HAMA)会显著干扰用于评估甲状腺系统和多种其他激素的检测。

57. 一旦根据临床特征和 TSH、游离 T_4 和总 T_3 的检测诊断出甲状腺功能亢进,可通过放射性碘摄取(radioiodine uptake,RAIU)测定和甲状腺放射性核素扫描、TSH 受体抗体测定或有经验的人员通过彩色多普勒检查来确定病因。

58. 甲状腺功能亢进的主要治疗选择是抗甲状腺药物(通常是甲巯咪唑)、放射性碘消融术和甲状腺切除术。β 受体阻滞剂可以显著改善甲状腺毒症的肾上腺素能症状,不会干扰检测或后续治疗。

59. 左甲状腺素(LT_4)是甲状腺功能减退的首选起始治疗方法;健康年轻患者可以 1.6μg/kg/d 的完全替代剂量起始,但 60 岁以上或已知冠心病的患者应以

25~50μg/d 剂量起始,以避免诱发心肌缺血,逐步剂量滴定,直到血清 TSH 在目标范围内。

60. 许多(但并非全部)专家认为,大多数年轻原发性甲状腺功能减退症患者的治疗目标是血清 TSH 水平为 0.5~2.0mU/L。但目前建议 70~75 岁以上患者的目标血清 TSH 水平最好为 4.0~6.0mU/L。

61. 大约 10% 的绝经前妇女 TPO 抗体阳性,许多妇女出现产后甲状腺功能障碍。

62. 甲状腺结节活检取决于它的大小和超声特征。

63. 分子检测可用于细胞学检查不确定的甲状腺结节的处理,特别是 Bethesda Ⅲ 和 Ⅳ 期细胞学检查。

64. 分化型甲状腺癌(differentiated thyroid carcinoma,DTC)的预后取决于初始分期、风险分层和对治疗反应的持续评估。

65. 患有 Graves 病或有 Graves 病病史的孕妇(无论是否有甲状腺消融术或甲状腺切除术史)应评估促甲状腺素受体抗体(thyrotropin receptor antibodies,TRAb)和甲状腺刺激性免疫球蛋白(thyroid-stimulating immunoglobulin,TSI)。如果在妊娠≥18 周其水平升高≥3 倍,应监测胎儿和新生儿 Graves 病的发展情况。

66. 甲状腺激素的需要量通常在妊娠前 3 个月开始增加,无甲状腺功能的女性一旦确诊妊娠立即将甲状腺激素剂量增加 25% 是合理的。孕期甲状腺激素替代只能使用 LT_4(而不是 T_3),孕期完全替代剂量估计为 2μg/kg。

67. 甲状腺功能正常的病态综合征(非甲状腺疾病综合征)似乎是一种适应性反应,可在全身疾病期间减少组织代谢和保存能量;因此,一般不建议使用甲状腺激素治疗,但对慢性心力衰竭患者可能有益。

68. LT_4 治疗使血清 TSH 水平正常化可以完全逆转显性甲状腺功能减退的神经精神症状,但如果症状不是由潜在的甲状腺功能减退引起的,那么效果就差得多。

69. 诊断或怀疑有甲状腺危象时,应立即开始使用抗甲状腺药物、碘剂、β 受体阻滞剂和应激剂量的糖皮质激素治疗,并对任何诱发因素进行处理。

70. 诊断或怀疑黏液水肿性昏迷时,治疗应包括迅速补充甲状腺激素、应激剂量糖皮质激素和治疗任何诱因。

71. 性别模糊的评估必须考虑出现此问题儿童的主要类别:男性化 46XX 女性,男性化不足 46XY 男性,性分化障碍,包括染色体异常以及未分类的形式(隐睾、尿道下裂、发育异常)。

72. 女孩比男孩更容易发生中枢性早熟。然而,患有中枢性早熟的男孩,其潜在的中枢神经系统病变的发病率要高得多。

73. 青春期延迟和正常线性生长的儿童最有可能出现体质性生长迟缓。

74. 接受睾酮替代治疗的患者须监测红细胞增多症、睡眠呼吸暂停、男性乳房肥大、心理问题、前列腺大小、前列腺症状和前列腺特异性抗原升高。

75. 85% 的男性阳痿病因明确。除了糖尿病,阳痿最常见的 3 种内分泌原因是原发性性腺功能减退、继发性性腺功能减退和高催乳素血症。

76. 乳房迅速增大、大小 >4cm、疼痛、年龄 <10 岁或 20~50 岁之间的男性乳房发

育症与全身疾病有关;如果采集病史和体格检查后病因仍不明确,应进行全面
评估。

77. 高催乳素血症和下丘脑闭经是获得性(继发性)闭经的最常见原因,其雌激素
和卵泡刺激素(follicle-stimulating hormone,FSH)水平均低。

78. 卵巢功能早衰是一种自身免疫性疾病,受累患者有患其他自身免疫性疾病的风
险,如肾上腺和甲状腺疾病、恶性贫血、乳糜泻和风湿性疾病。

79. 多囊卵巢综合征(polycystic ovarian syndrome,PCOS)是高雄激素性闭经的最常
见类型,与不孕、子宫内膜癌、代谢综合征和 2 型糖尿病的风险相关。

80. 多毛症的常见原因有多囊卵巢综合征、非经典型 CAH(NCCAH)、特发性或家族
性多毛症和药物;男性化的常见原因是卵巢肿瘤、肾上腺肿瘤和 CAH。

81. 虽然研究设计优秀,妇女健康倡议(Women's Health Initiative,WHI)试验结果
可能不能准确地转化至所有绝经期妇女,因为试验登记的年龄范围广至 79 岁
以上。

82. 自身免疫性多腺体综合征 1 型(autoimmune polyglandular syndrome type 1,APS1)
由自身免疫调节子(autoimmune regulator,AIRE)基因突变引起,包括皮肤黏
膜念珠菌病、甲状旁腺功能减退、肾上腺功能不全以及其他自身免疫性疾病;
自身免疫性多腺体综合征 2 型(APS2)是一种多基因人类白细胞抗原(human
leukocyte antigen,HLA)相关疾病,包括肾上腺功能不全、1 型糖尿病、甲状腺疾
病以及其他自身免疫疾病。

83. 多发性内分泌肿瘤 1 型(multiple endocrine neoplasia type 1,MEN1),是由 Menin
基因的胚系突变所致,至少包括以下 3 个腺体中的 2 个发生肿瘤转化:甲状旁
腺、胰腺和垂体前叶。突变检测当前可行。

84. 多发性内分泌肿瘤 2A 型(MEN2A)包括甲状旁腺、甲状腺滤泡旁 C 细胞和肾
上腺髓质的肿瘤转化;而 MEN2B 则包括甲状腺滤泡旁 C 细胞和肾上腺髓质的
肿瘤转化,伴有黏膜神经瘤和马方综合征;上述两种疾病均由 Ret 基因的胚系
突变所致,基因检测可识别这些突变。

85. 在症状发作或监督禁食期间,通过测量血糖、胰岛素、C 肽、胰岛素原、β- 羟丁酸
和磺脲类药物排查胰岛素瘤。

86. 胃泌素瘤的诊断方法是在胃酸明显升高的患者中发现血清胃泌素水平显著升
高或胰泌素静脉注射后胃泌素显著增加。

87. 类癌综合征是由转移性神经内分泌肿瘤(neuroendocrine tumor,NET)引起的,
这种肿瘤产生多种体液介质,引起潮红、腹泻、支气管痉挛和心内膜、心瓣膜、胸
膜、腹膜和腹膜后间隙纤维化;类癌综合征最好的诊断方法是尿液中 5- 羟基吲
哚乙酸(5-hydroxyindoleacetic acid,5-HIAA)排泄量明显增加。

88. 类癌危象最佳治疗是静脉注射奥曲肽和氢化可的松,避免使用肾上腺素和拟交
感神经药物治疗低血压。

89. 睡眠 - 觉醒调节器和神经内分泌控制器协同定位于下丘脑,负责实现和保护体
内平衡的功能整合;这可能是睡眠疾病和内分泌紊乱重叠的基础。

90. 与睡眠异常相关的内分泌疾病包括:2 型糖尿病、肥胖、肢端肥大症、甲亢、甲减和多囊卵巢综合征。

91. 性别不一致会导致性别焦虑症,即当一个人的性别认同和 / 或性别表达与出生时分配的性别不一致时,可能会出现痛苦和不安。

92. 确认性别的激素治疗对病人有很多好处。可监测血清水平的激素制剂是首选,并进行剂量调整,使雌二醇和睾酮水平保持在预期范围内,平衡风险和益处。

93. 免疫检查点抑制剂(immune checkpoint inhibitor,ICPi)治疗晚期癌症的应用越来越广泛,这些药物有可能导致多种内分泌疾病。与 ICPi 相关的最常见的内分泌疾病是急性垂体炎(伴有中枢性肾上腺功能不全、中枢性甲状腺功能减退和低促性腺激素性性腺功能减退症)和甲状腺功能不全。

94. 大多数激素轴都是大约从 30 岁开始随着时间的推移而逐渐下降,除了与女性更年期过渡有关的雌二醇相对快速下降外。

95. 低风险甲状腺微小癌(<1cm,无侵袭或淋巴结 / 远处转移的证据)如果患者和医生都同意,有时可通过积极的监测来处理。否则,除非有明确的手术指征切除对侧叶,应行甲状腺腺叶切除术。

96. 现行指南建议,对于大小为 1~4cm、无甲状腺外侵犯、无淋巴结 / 远处转移的单灶性甲状腺肿瘤,可采用甲状腺切除术或甲状腺腺叶切除术。

97. 胰岛素瘤是最常见的功能性胰腺神经内分泌肿瘤(pancreatic neuroendocrine tumor,PNET),通常是良性的,在大多数情况下可以通过肿瘤摘除术来治疗;胃泌素瘤通常是恶性的,可以发生在胰腺、十二指肠(最常见)和淋巴结。

98. MEN1 患者的 PNET 中胃泌素瘤最常见,常为多灶性,通常采用药物治疗。大于 2cm 的肿瘤应切除。

99. 肾上腺肿块的活检只有在怀疑肾上腺是转移灶时进行,活检结果将改变原发性恶性肿瘤的处理方法。肾上腺活检前必须排除嗜铬细胞瘤。

100. 外科手术是唯一一种能长期显著减轻病态肥胖患者体重的疗法。腹腔镜袖状胃切除术是目前美国最常见的减肥手术,其次是腹腔镜 Roux-en-Y 胃旁路术。这些手术通常会减少 60%~80% 的体重(超过理想体重)。

第一篇
能量代谢

第 1 章

糖尿病：病因、分类和诊断

Adnin Zaman and Cecilia C.Low Wang

摘要

糖尿病是一个包含异质性疾病群的术语，均以血糖水平升高为特征。最常见类型为 2 型糖尿病，2 型糖尿病具有较强的遗传成分和环境因素，但还有许多其他类型的糖尿病需引起注意，包括 1 型糖尿病、妊娠糖尿病和"继发性"糖尿病。本章节对糖尿病进行大致描述，包括病理生理、分类、诊断、筛查和预防。同时，对包括 1 型和 2 型糖尿病、成人隐匿性自身免疫性糖尿病和酮症倾向糖尿病以及单基因糖尿病等重要糖尿病类型进行概述，并对胰岛素抵抗和代谢综合征特点进行阐释。

关键词

糖尿病、β 细胞功能、自身免疫、诊断、胰岛素抵抗、单基因、代谢综合征

1. 何为糖尿病？

糖尿病是一个包含代谢紊乱的异质性疾病群的术语，均以血糖水平升高为特征。

2. 糖尿病（diabetes mellitus）这一术语源自何处？

尽管 Hesy-Ra（公元前 1552 年）曾在古埃及埃伯斯莎草纸（Ebers Papyrus）上对糖尿病加以记载，但 *diabetes* 一词却来自阿瑞特斯（Arateus）* 和希腊语 "diabainein"，意即"虹吸管"，源于受累者排泄过多尿液。Diabetes mellitus 一词则由英国牛津大学科学家托马斯·威利斯（Thomas Willis）于 1675 年提出，当时人们发现糖尿病患者尿液呈甜味，而非无味（多尿）。

* 阿瑞特斯（Arateus）：古希腊医学家，公元 30—90 年。

3. 糖尿病流行情况如何？

美国每年大约有 150 万人被诊断为糖尿病。2015 年有 3 000 万美国人（约占总人口 9%）罹患糖尿病。其中 125 万儿童和成人患有 1 型糖尿病。但是，有证据表明，在这 3 000 万人之外，仍有 720 万患者未被诊断。糖尿病前期患者数量约为 8 400 万。美洲印第安人和阿拉斯加原住民糖尿病发生率最高（15.1%），而非西班牙裔白种人患病率最低。

4. 两种最常见类型糖尿病的潜在病理生理机制是什么？

1 型糖尿病由胰岛 β 细胞自身免疫破坏引发，导致胰岛素完全或近乎完全缺乏。2 型糖尿病特征在于肝糖生成过多、组织胰岛素抵抗和相对胰岛素缺乏，导致 β 细胞胰岛素生成不足以代偿胰岛素需求增加。对于这两种疾病而言，最终均因绝对或相对胰岛素缺乏，导致血糖水平升高。

5. 罹患糖尿病的原因何在？

1 型糖尿病发生于具有遗传易感性（遗传性 -HLA 相关性）且后来叠加环境触发因素（理论研究主要集中于食物暴露、病毒感染和肠道微生物群改变）的人群。2 型糖尿病具有更强的遗传易感性（多基因，但尚未具体明确）和更明确的环境触发因素（肥胖、活动不足、糖皮质激素治疗）。

6. 如何诊断糖尿病？

通过实验室检测诊断糖尿病；糖尿病有多条诊断标准。理想情况下，需要在不同情况下进行两次检测以确认诊断：

a. 糖化血红蛋白 A1c（HbA1c）≥6.5%（HbA1c 5.7%~6.4% 可建立糖尿病前期诊断）

b. 空腹血糖≥126mg/dL。空腹被定义为至少 8 小时无热量摄入

c. 出现高血糖典型症状者，随机血糖≥200mg/dL

d. 75g 无水葡萄糖溶于清水，行口服葡萄糖耐量试验，2 小时血糖≥200mg/dL

7. 不同种类糖尿病目前如何分型？

糖尿病既往被分型为 1 型糖尿病、2 型糖尿病、妊娠糖尿病或"继发性"糖尿病。目前最新的糖尿病分型包括 1 型糖尿病、2 型糖尿病、3c 型糖尿病（胰源性糖尿病）、妊娠糖尿病（4 型糖尿病）、成人隐匿性自身免疫性糖尿病（latent autoimmune diabetes of adulthood，LADA）和青少年发病的成人型糖尿病（maturity-onset diabetes of the young，MODY），以及其他多种类型糖尿病。

欧洲研究人员近期提议将糖尿病类型分为 5 个相对不同的群组，这可为糖尿病相关结局提供更多可预测性：

第 1 类（重度自身免疫性糖尿病）——早发型疾病、低体重指数（body mass index，BMI）、代谢控制不佳、胰岛素缺乏、谷氨酸脱羧酶抗体（glutamic acid decarboxylase antibody，GAD Ab）阳性

第 2 类（重度胰岛素缺乏型糖尿病）——与第 1 类相似，但 GAD Ab 呈阴性

第 3 类（重度胰岛素抵抗型糖尿病）——高 BMI 和胰岛素抵抗

第 4 类（轻度肥胖相关型糖尿病）——高 BMI，但无胰岛素抵抗

第 5 类（轻度年龄相关型糖尿病）——与第 4 类相似，但诊断时年龄更高，且伴中度代谢紊乱

对糖尿病进行分型的另一种方法是考虑抗体状态和 β 细胞功能（Aβ ± ），从而将不同类型的糖尿病按谱系进行区分。例如，在该系统中，将 1 型糖尿病重新分型为自身免疫阳性和 β 细胞阴性（A+/β–），表明存在自身免疫并且无 β 细胞产生胰岛素时导致的高血糖疾病。同样，LADA 可被认定为 A+/β+（胰腺自身免疫性疾病，但仍具有持续的 β 细胞功能），2 型糖尿病被认定为 A–/β+，胰腺切除术后糖尿病被认定为 A–/β–（表 1.1）。

表 1.1	基于抗体状态和 β 细胞功能的糖尿病分型	
	A+	A–
β+	A+/β+ 出现自身抗体，但存在 β 细胞功能（不包括 LADA）	A–/β+ 无自身抗体，存在 β 细胞功能（不包括 2 型 DM）
β–	A+/β– 出现自身抗体，β 细胞功能缺失（不包括 1 型 DM）	A–/β– 无自身抗体，伴 β 细胞功能缺失（不包括 3c 型 DM）

DM，糖尿病；LADA，成人隐匿性自身免疫性糖尿病。

8. 1 型糖尿病的自然病程如何？

1 型糖尿病的自然病程涉及胰岛素需终生治疗。1 型糖尿病确诊后不久，通常存在"蜜月期"，在此期间，β 细胞仍然能够产生少量胰岛素。患者这段时间内通常仍需给予胰岛素，但剂量通常小于其糖尿病后期所需。若不进行胰岛素治疗，患者将会出现危及生命的并发症，称为糖尿病酮症酸中毒（diabetic ketoacidosis，DKA；参阅第 2 章）。如果无法充分控制高血糖，则患者可能罹患糖尿病慢性并发症，例如视网膜病变、糖尿病肾病和神经病变。

9. 2 型糖尿病自然病程如何？

罹患 2 型糖尿病的个体，通常在初始阶段出现一定程度的胰岛素抵抗，但最终会逐渐出现胰岛素缺乏并加重。直到胰岛 β 细胞无法产生足够胰岛素以代偿个体的胰岛素抵抗，方出现糖尿病（高血糖症）。非胰岛素药物起初常可有效使血糖恢复正常，但随着时间推移，通常需要多种药物维持正常血糖。如果患者使用数种非胰岛素类药物，仍未使 HbA1c 达到目标，则可将胰岛素加入治疗方案。部分 2 型糖尿病患者可能最终需给予基础 - 餐时胰岛素治疗（同 1 型糖尿病）以实现血糖控制。减重是减少胰岛素抵抗的有效策略，通常可减少患者达到和维持目标 HbA1c 所需的药物数量。

10. 谁会罹患酮症倾向糖尿病？

一种较少见的糖尿病类型，以胰岛 β 细胞暂时生成胰岛素不足为特征。酮症倾向糖尿病对非白人人群的影响尤为严重。伴 DKA 的患者需给予胰岛素治疗，并在 DKA 消退后的短时间内继续给予胰岛素治疗。但是，对于大多数患者，β 细胞功能最终能够恢复，胰岛素可在数月内逐渐停药。实际上，如果继续维持其初始基础 - 餐时胰岛素给药方案，则常在出院后数周内发生低血糖，因此，临床医生和患者应密切监测血糖，以及时调整胰岛素给药方案。DKA 后一旦葡萄糖毒性得以解除，同时 β 细胞功能得到恢复，患者通常可通过一种或多种非胰岛素类药物进行维持治疗。若不改变生活方式、药物的依从性差，患者将面临重复"DKA- 葡萄糖毒性 - 胰岛素依赖 - 低血糖可能 - 恢复"这一循环的风险。

11. 何为 LADA？

LADA 是一种自身免疫性糖尿病，与典型 1 型糖尿病相比，其发病较晚。以前被认为是糖尿病的罕见病因，由于发病年龄较晚，常被误诊为 2 型糖尿病。但是，与 2 型糖尿病患者不同，LADA 患者抗体呈阳性（通常为 GAD Ab）。初次发病后，可能会经历"蜜月期"，在此期间，非胰岛素药物足以实现和维持血糖控制。但是，随着 β 细胞的进行性衰竭，患者最终需要接受胰岛素治疗，并最终经历与 1 型糖尿病患者相似的病程。

12. 当面对高血糖患者时，还有哪些其他病因应加以考虑？

对高血糖患者进行评估时，应该始终将新诊断糖尿病或现有的糖尿病控制不佳置于首位加以考虑。但是，其他高血糖病因也应予以考虑。最常见的非糖尿病相关性原因为糖皮质激素的使用。尽管多数患者使用类固醇激素时并未出现高血糖，但是此类药物（通过任何途径给予）有可能致使潜在的糖耐量异常者出现高血糖。由于应激导致类固醇激素生成增加，因此危重疾病和内科疾病（例如感染）也可导致高血糖。同样，高血糖也可见于内源性皮质醇增多症（库欣综合征）患者（因垂体瘤或异位肿瘤过度生成促肾上腺皮质激素［adrenocorticotropic hormone，ACTH］，或因肾上腺肿瘤过度生成类固醇）。高血糖的其他罕见原因包括因分泌生长激素的垂体腺瘤或产生儿茶酚胺的肿瘤（如嗜铬细胞瘤或副神经节瘤）引起的肢端肥大症。住院时，作为维持液体或药物溶剂，糖耐量异常患者接受葡萄糖静脉给药时，也可能导致高血糖。当营养以非生理方式提供时，接受肠内营养或全肠外营养者发生高血糖的风险尤其显著。

13. 何为 3c 型糖尿病？

3c 型糖尿病也被称为胰源性糖尿病（pancreatogenic 或 pancreatogenous diabetes），当胰腺非自身免疫性疾病损伤胰腺内分泌功能时，导致胰岛素生成减少，从而进展为糖尿病。患有复发性急性胰腺炎或慢性胰腺炎者、遭受腹部创伤者（例如由于机动车事故）、进行部分或全胰切除者，最易罹患 3c 型糖尿病。

14. 哪些人群应接受糖尿病筛查？

美国预防服务工作组（United States Preventive Services Task Force，USPSTF）建

议在 40~70 岁的超重和肥胖成年人中筛查空腹血糖水平异常者。有糖尿病家族史、有妊娠糖尿病或多囊卵巢综合征病史以及某些种族／族裔群体成员（非裔美国人、美洲印第安人或阿拉斯加原住民、亚裔美国人、西班牙裔或拉丁美洲人，或夏威夷原住民／太平洋原住岛民）可能在较年轻或 BMI 较低时罹患糖尿病，因此应及早予以筛查。美国糖尿病学会（American Diabetes Association，ADA）亦提出类似建议，并建议从 45 岁开始，每 3 年接受一次空腹血糖筛查。

15. 糖尿病是否可以预防？

糖尿病预防计划（Diabetes Prevention Program，DPP）已证明，强化生活方式干预对于预防糖尿病前期患者进展至糖尿病具有明显获益。随机对照试验表明，药物治疗也可降低 2 型糖尿病高危人群进展为糖尿病，但是对于某些患者，此类药物的风险可能超过获益。ADA 建议对于因多种基线危险因素而有进展为糖尿病的高风险患者，以及即使改变生活方式但 HbA1c 仍持续升高 >6% 的患者，给予药物治疗。

尽管临床对照试验中已对多种策略进行评估，但尚无治疗方法被证明可有效预防 1 型糖尿病进展。

16. 何为单基因糖尿病？

与病因学为多因素的 1 型和 2 型糖尿病不同，单基因糖尿病由导致胰岛 β 细胞功能障碍或胰岛素信号缺陷的单基因突变引发。通常在诊断时患者较为年轻，无须给予胰岛素治疗，且自身抗体阴性。单基因糖尿病通常为常染色体显性遗传，常见多代家庭成员受累。新生儿糖尿病和 MODY 是两种较常见的单基因糖尿病发病形式。从治疗的角度来看，识别受累基因将有所帮助，因为各种形式的单基因糖尿病治疗方法不同。例如，MODY3 由肝细胞核因子 -1α 突变引起，最有效的方法是采用磺酰脲类药物治疗，而 MODY2 则是由葡萄糖激酶基因缺陷引起，最好采用单独的饮食干预治疗。

17. 如何进行胰岛素抵抗的临床评估？

胰岛素抵抗具有广泛的临床表现，包括黑棘皮病、皮赘、多毛、卵巢高雄激素血症和雄激素性脱发。其中，黑棘皮病是最常见的体征，被描述为出现于指关节和擦破区域的对称、柔软、浅棕色至黑色、增厚斑块和突出皮肤的标记。其病理生理被认为是成纤维细胞和角质形成细胞中的胰岛素生长因子 -1 受体受到极高的胰岛素水平刺激，导致这些皮肤细胞的增殖。通过检测空腹血糖和血清胰岛素水平，结合稳态模型评估胰岛素抵抗（Homeostatic Model Assessment of Insulin Resistance，HOMA-IR）指数，可评估非糖尿病患者的胰岛素抵抗程度。胰岛素抵抗的衡量（例如高胰岛素血糖钳夹）仅用于科研，而非临床。

18. 何为代谢综合征？

代谢综合征的诊断，需要以下 5 项条件中至少满足 3 项：高血糖、高血压、高甘油三酯血症、低高密度脂蛋白（high-density lipoprotein，HDL）水平或腹围增加。如果存在代谢综合征，则与心脏病、卒中和糖尿病（如果尚未出现）风险显著增加相关。为降低心血管事件的发生风险，需通过饮食、运动和减重强化生活方式干预。常需给予药物治疗处理代谢综合征的各种异常。

关键点

● 糖尿病由绝对或相对胰岛素缺乏引起。在 1 型糖尿病中，β 细胞遭到破坏，导致胰岛素完全缺乏。在 2 型糖尿病中，β 细胞无法生成足够的胰岛素代偿潜在的胰岛素抵抗。

● 糖尿病通过血液检测做出诊断，需要在两个不同情况中得到异常结果以确认诊断。诊断标准包括 HbA1c≥6.5%、空腹血糖≥126mg/dL、随机血糖≥200mg/dL 伴糖尿病典型症状，或在口服葡萄糖耐量试验（oral glucose tolerance test，OGTT）中接受 75g 葡萄糖负荷 2 小时后血糖≥200mg/dL。

● 有多种方法可对糖尿病进行分型。第一种方法将糖尿病分为 1 型糖尿病、2 型糖尿病、3c 型糖尿病、妊娠糖尿病（4 型）和"其他类型糖尿病"。糖尿病也可以定义为自身免疫和 β 细胞功能疾病谱（A+/β−）。最近，部分研究者提议将糖尿病分为五个不同群组，可能对预测糖尿病相关结局更有帮助。

● 尽管常存在短暂的初始"蜜月期"，在此期间胰岛 β 细胞仍能生成少量胰岛素，但 1 型糖尿病患者需终生给予胰岛素治疗。相较而言，2 型糖尿病自然病程则涉及 β 细胞功能异常之前出现胰岛素抵抗，在此阶段患者可以使用非胰岛素药物治疗，但随后将出现胰岛素缺乏。在美国约半数 2 型糖尿病患者正在接受胰岛素治疗，联合或不联合非胰岛素类药物。

● 对高血糖患者进行评估时，应将新诊断糖尿病或现有糖尿病置于首位加以考虑。但是，糖皮质激素、危重症或药物治疗（例如肠内或肠外营养）可能导致应激性高血糖。肢端肥大症和嗜铬细胞瘤是高血糖和糖尿病的罕见原因。

（杜昕 译 张妲 校）

参考文献

Ahlqvist, E., Storm, P., Käräjämäki, A., Martinell, M., Dorkhan, M., Carlsson, A., … Groop, L. (2018). Novel subgroups of adult-onset diabetes and their association with outcomes: a data-driven cluster analysis of six variables. *Lancet Diabetes & Endocrinology, 6,* 361–369.

American Diabetes Association. (2018). Classification and diagnosis of diabetes: standards of medical care in diabetes—2018. *Diabetes Care, 41*(Suppl. 1), S13–S27.

Balasubramanyam, A., Nalini, R., Hampe, C. S., & Maldonado, M. (2008). Syndromes of ketosis-prone diabetes mellitus. *Endocrine Reviews, 29,* 292–302.

Duggan, S. N., & Conlon, K. C. (2017). Pancreatogenic type 3c diabetes: underestimated, underappreciated and poorly managed. *Practical Gastroenterology, 163,* 14–23.

Fajans, S. S., & Bell, G. I. (2011). MODY: history, genetics, pathophysiology, and clinical decision making. *Diabetes Care, 34*(8), 1878–1884.

González-Saldivar, G., Rodríguez-Gutiérrez, R., Ocampo-Candiani, J., González-González, J. G., & Gómez-Flores, M. (2017). Skin manifestations of insulin resistance: from a biochemical stance to a clinical diagnosis and management. *Dermatologic Therapy, 7*(1), 37–51.

U.S. Preventive Services Task Force. (2018, April). *Final recommendation statement: abnormal blood glucose and type 2 diabetes mellitus: screening.* Rockville, MD: U.S. Preventive Services Task Force.

第 2 章

糖尿病：急性和慢性并发症

Cecilia C.Low Wang and Adnin Zaman

摘要

糖尿病与危及生命的急性并发症相关，包括糖尿病酮症酸中毒（diabetic ketoacidosis，DKA）、高血糖高渗综合征（hyperglycemic hyperosmolar syndrome，HHS）和低血糖。糖尿病慢性并发症通常对生活质量产生重大影响，例如视力丧失、肾功能不全或需要进行透析、神经病变、动脉粥样硬化性心血管疾病和充血性心力衰竭的风险显著增加、外周动脉疾病、自主神经病变、胃轻瘫和抑郁症。本章节将对筛查、识别、管理和预防此类糖尿病并发症的关键信息进行阐释。

关键词

糖尿病酮症酸中毒、高血糖高渗综合征、低血糖、视网膜病变、神经病变、肾脏病变、微血管、大血管、心血管

1. 何为糖尿病急性并发症？

糖尿病急性并发症包括糖尿病酮症酸中毒（diabetic ketoacidosis，DKA）、高血糖高渗状态（hyperglycemic hyperosmolar state，HHS）和低血糖。

2. 哪些症状为高血糖特征性表现？

患者通常无症状，但当高血糖严重时，患病可能主诉"3P"表现［多尿（polyuria）、多饮（polydipsia）和多食（polyphagia）］以及视力模糊和乏力。患者可能表现为更为频繁的尿路或泌尿生殖系统感染，和 / 或皮肤感染或溃疡愈合延迟。由于胰岛素缺乏，患者呈分解代谢并经历体重减轻。尽管并不常见，部分患者主诉烦躁或意识模糊。

3. 何为 DKA，它有多常见？

DKA 即糖尿病酮症酸中毒。诊断需 3 个要素：未受控制的高血糖（血糖通常 >250mg/dL）、代谢性酸中毒（pH≤7.3）和酮体含量升高。它在 1 型糖尿病中更为常见，是约 25% 的 1 型糖尿病患者的首发表现。美国每年有 140 000 例 DKA 住院患者。从 2000 年到 2009 年，年龄调整比率每年下降达 1.1%，但随后自 2009 年至 2014 年呈急剧上升，从每千人 19.5% 升至 30.2%（每年增长 6.3%），升幅达 54.9%。小于 45 岁的成人发病率最高。与 65 岁以上成人相比，这一群组中年轻成人 DKA 的住院率高出 27 倍。1 型糖尿病交换网络（T1D Exchange Network）报道称，18~25

岁年轻成人 DKA 总体发病率最高。

4. DKA 死亡率如何?

1921 年发现胰岛素之前,DKA 死亡率 >90%。美国和欧洲国家 DKA 死亡率目前 <2%,但在急诊资源有限的国家中则 >10%。DKA 是 1 型糖尿病儿童和年轻成人的主要死亡原因(约为 24 岁以下糖尿病患者全部死亡数量的 50%)。2000—2014 年期间,医院病死率由 1.1% 降至 0.4%。

5. 所有发生 DKA 的患者是否都是 1 型糖尿病?

不是。如果胰岛素相对缺乏足够严重,例如合并重度应激或并发症,则 2 型糖尿病患者也可能出现 DKA。第 1 章中描述的酮症倾向糖尿病(ketosis-prone diabetes,KPD)患者即在出现 DKA 时得以诊断。

6. DKA 由什么引起?

导致 DKA 的两个关键因素是胰岛素缺乏和升糖激素(肾上腺素、胰高血糖素、皮质醇、生长激素)水平升高。这些因素促进肝糖原分解和糖异生,导致肝脏葡萄糖生成增加。由于胰岛素缺乏,骨骼肌对葡萄糖摄取减少。脂肪分解代谢使血清游离脂肪酸水平增加,导致其在肝脏被氧化为酮体(β- 羟丁酸、乙酰乙酸和丙酮);碳酸氢盐也被消耗,导致代谢性酸中毒。

7. DKA 的常见诱因有哪些?

新诊断糖尿病、胰岛素遗漏注射、感染、心肌梗死、胰腺炎、卒中、饮酒和胰岛素泵功能异常都可能诱发 DKA。危险因素包括精神疾病、饮食障碍、物质滥用和无家可归。在美国,最常见的诱发因素是胰岛素治疗的依从性差。在世界其他地区,感染是最常见的诱发因素。

8. DKA 有哪些症状和体征?

患者常表现为恶心和呕吐、腹痛、多尿、多饮、乏力和体重减轻。他们的精神状态可能有所下降,但是出现昏迷者少于 25%。通常出现容量减少的体征,如低血压、心动过速、黏膜干燥和皮肤张力下降。罹患重度 DKA 患者可能出现 Kussmaul 呼吸(代谢性酸中毒的呼吸代偿)和由丙酮产生过多所导致的呼吸 "烂苹果味"。

9. DKA 如何诊断?

DKA 诊断还需要以下实验室检测结果:

- 高血糖(血糖通常 $\geqslant 250\text{mg/dL}$)
- 阴离子间隙增高的代谢性酸中毒($pH \leqslant 7.3$;$HCO_3 \leqslant 18\text{mmol/L}$;阴离子间隙 >15)
- 血清或尿酮体呈阳性

血糖水平通常超过 250mg/dL,但在以下情况下可能会低于该水平(称为"正常血糖值的 DKA"):妊娠、饥饿、饮酒、胰岛素治疗以及使用钠-葡萄糖协同转运蛋白-2(sodium-glucose cotransporter-2,SGLT-2)抑制剂。只能通过同时检测血气(二氧化碳分压[$PaCO_2$]和 pH 降低)和血清生化指标(基础代谢全套检测)对阴离子间隙增高的代谢性酸中毒予以确定。理想情况下,动脉血气分析可用于诊断,但静脉血气分析可用于治疗监测。阴离子间隙计算公式为:钠[Na^+]-氯[Cl^-]-碳酸氢盐[HCO_3^-]。酮症可通过血清 β-羟丁酸法进行记录,但如果使用硝普钠法测定酮体,则可能发生低估。

10. DKA 处理的基本原则是什么?

DKA 治疗关键举措包括:

1. 补充容量
2. 纠正电解质紊乱
3. 通过胰岛素治疗纠正高血糖和酮症
4. 对诱发事件进行识别和治疗

如果及时采取适当的治疗,DKA 通常在 10~18 小时内缓解。最初必须每 1~2 小时监测患者一次,然后每 2~4 小时监测一次,并连续评估生命体征,通过体格检查确定容量状态和精神状态、尿量、基础代谢指标(碳酸氢盐、血钾、阴离子间隙),通过静脉血气酸碱度(pH)对治疗效果进行评估。通常需要及时调整静脉输液速率和胰岛素剂量。

11. DKA 管理是否需对酮体进行监测?

若可以检测即时 β-羟丁酸水平,则其可用于酮症诊断和治疗监测。但是,使用硝普钠法对酮体进行检测有助于发现乙酰乙酸和丙酮,而非 β-羟丁酸,后者为 DKA 中酮体的主要成分。因此,如果使用硝普钠法,则 DKA 酮体连续检测并不精确。

12. 患者进行 DKA 治疗后,何时可以逐渐停止静脉注射胰岛素?

当患者酸中毒(由绝对碳酸氢盐浓度和升高的阴离子间隙决定)缓解,达到临床改善(停用升压药物),能够耐受经口摄入食物、同时诱发病因得到解决时,可停止静脉注射胰岛素。从胰岛素静脉给药成功过渡到皮下给药的预测因素包括胰岛素输注速度稳定于 <2.0~2.5U/h 时,血糖水平持续 <130mg/dL。

13. 何为 HHS?

HHS 是高血糖高渗状态(hyperglycemic hyperosmolar state)的简称。

14. 谁会出现 HHS?

HHS 一般发生于口渴机制受损或由于任何原因无法获取游离水的老年 2 型糖

尿病患者。

15. HHS 有哪些症状和体征?

患者通常主诉高血糖典型症状,包括多尿、多饮、视力模糊和乏力。他们的精神状态可能下降,并且常出现脱水征象,例如黏膜干燥和皮肤张力下降。HHS 患者血流动力学常不稳定,出现血压明显下降和心动过速。

16. HHS 患者为何通常无酮症酸中毒?

HHS 患者能够生成足够的胰岛素,抑制脂肪分解和随后的酮体产生。此外,这些患者的反调节激素水平通常较低。

17. 怎样鉴别 DKA 和 HHS?(表 2.1)

DKA 患者的酸血症伴酮症增加,而 HHS 患者很少或不出现酮体,血清碳酸氢盐水平正常,且血清渗透压升高 >320mOsm/kg。与 DKA 患者相比,HHS 患者通常还会出现更严重的高血糖(偶尔出现血糖水平 >1 000mg/dL),且容量不足更为严重。

表 2.1　DKA 和 HHS 的诊断标准

测量	轻度 DKA	中度 DKA	严重 DKA	HHS
血糖	>250mg/dL	>250mg/dL	>250mg/dL	>600mg/dL
动脉 pH	7.25~7.30	7.00~<7.24	<7.00	>7.30
血清碳酸氢盐	15~18mmol/L	10~15mmol/L	<10mmol/L	>18mmol/L
尿酮或血酮 s[a]	阳性	阳性	阳性	少量
尿或血清 β-羟丁酸	>3.0mmol/L	>3.0mmol/L	>3.0mmol/L	<3.0mmol/L
有效血清渗透压[b]	可变	可变	可变	>320mOsm/kg
阴离子间隙	>10	>12	>12	可变
精神状态	清醒	清醒/昏睡	木僵/昏迷	木僵/昏迷

[a] 硝普钠反应。
[b] 有效血清渗透压:2 血钠$^+$(mmol/L)+ 血糖(mg/dL)/18。
DKA,糖尿病酮症酸中毒;HHS,高血糖高渗状态。
经许可摘自 Kitabchi, A.E., Umpierrez, G.E., Miles, J.M., & Fisher, J.N. (2009). Hyperglycemic crises in adult patients with diabetes. *Diabetes Care*, 32(7), 1335-1343.

18. 患者是否可同时出现 DKA 和 HHS?

没错。患者可能同时表现酮症酸中毒和高渗性特征。HHS 患者可能出现轻中度酮症,并可能伴有由乳酸性酸中毒、尿毒症或酒精性酮症酸中毒引发的代谢性酸中毒。

19. HHS 的诊断需要什么?

HHS 的诊断基于以下结果做出:

- 血糖 >600mg/dL
- 血清渗透压 >320mOsm/kg
- 无酮体

有效渗透压 ≡ 钠离子(mmol/L)×2+ 血糖(mg/dL)/18+ 血尿素氮(blood urea nitrogen,BUN)(mg/dL)÷2.8

20. HHS 的治疗关键是什么?

HHS 患者容量极度耗竭;因此,治疗关键在于充分补充容量。

21. 胰岛素对于 HHS 治疗发挥什么作用?

胰岛素治疗十分重要,但却处于次要地位。不同于 DKA,胰岛素缺乏是其最重要的驱动因素,HHS 管理的关键要点则在于纠正容量丢失。

22. 低血糖体征和症状的描述

低血糖常见症状包括颤抖、出汗、易激惹、饥饿和乏力。亦可能出现神经低血糖症,例如意识模糊、行为异常、视觉障碍和意识丧失。重度低血糖症患者可呈现醉酒样表现,伴言语不清和行动笨拙,并可能出现癫痫样发作。低血糖可致命,最近的报道表明:1 型糖尿病 4%~10% 的死亡病例由低血糖引发。

23. 糖尿病患者出现低血糖的常见原因?

糖尿病患者出现低血糖的最常见原因,包括给予速效胰岛素、磺酰脲类或格列奈类等药物后,进食不足或进食延误;餐时和 / 或校正胰岛素剂量过量;过量给予基础胰岛素;药物或营养未做相应调整进行的体育锻炼;以及肾脏疾病导致胰岛素清除率降低和肾脏糖异生能力丧失。其他原因与糖尿病和非糖尿病患者相似:肝衰竭、心力衰竭、脓毒症、危重疾患、未予治疗的肾上腺功能不全、未予治疗的甲状腺功能减退,以及饥饿或营养不良。糖尿病患者较少罹患胰岛素瘤,但仍需与低血糖进行鉴别诊断。

24. 哪些糖尿病用药最常与低血糖相关?

胰岛素、磺酰脲类和格列奈(瑞格列奈、那格列奈)类药物占据糖尿病患者低血糖病例的绝大多数。

25. 哪些糖尿病用药低血糖风险较低?

二甲双胍、阿卡波糖、噻唑烷二酮、二肽基肽酶 -4 抑制剂、胰高血糖素样肽 -1 受体激动剂和 SGLT-2 抑制剂较少引起低血糖,除非与问题 24 中所列某种药物联合使用。两种新近获批但不常使用的药物（所谓"老药新用"，即溴隐亭和考来维仑）偶尔可引发轻度低血糖。

26. 1 型糖尿病和 2 型糖尿病患者低血糖风险是否相同？

与 2 型糖尿病患者相比，1 型糖尿病患者出现低血糖的可能性高 2~3 倍，且风险随糖尿病持续时间延长而增加。低血糖的其他危险因素包括高龄、过于严格的血糖控制、肾脏疾病和认知功能下降。

27. 何为"无意识性低血糖"？

血糖水平降至 70mg/dL 以下时，糖尿病患者通常会出现低血糖导致的肾上腺素能症状；低葡萄糖水平也可能与神经低血糖症状有关。当患者经历多次反复低血糖发作时，通常会发生"无意识性低血糖"（即当血糖水平降至低血糖范围，不出现低血糖症状），导致触发反调节激素释放的葡萄糖阈值降低。受累患者通常需他人帮助，以识别和治疗低血糖。低血糖相关性自主神经功能衰竭（hypoglycemia-associated autonomic failure，HAAF）这一术语用于描述无意识性低血糖和反调节激素反应受损。

28. 无意识性低血糖是否可逆？

答案是肯定的。在一定时期（数周至数月）内严格避免低血糖发生，患者通常会重获意识。

29. 对于意识清醒的患者，如何治疗低血糖？

对于意识清醒的患者，低血糖治疗应给予口服 15g 碳水化合物［葡萄糖片剂或凝胶；半杯或 4oz 果汁或普通苏打水；1 杯或 8oz 牛奶；1 汤匙蜂蜜；3 袋 SweeTARTS（雀巢公司生产的一种软糖）；或 ≈3 小包"聪明豆"（雀巢公司生产的一种巧克力彩豆糖果）］。

30. 若患者失去意识，疑似重度低血糖，应如何处理？

对于重度低血糖，若患者失去意识，或无法以其他方式口服任何药物，应给予皮下或肌内注射胰高血糖素（胰高血糖素用药套装已问世），刺激肝脏糖原即刻分解。这种情况下，胰高血糖素通常由家人、朋友或同事进行注射，因此使用胰高血糖素的个人，需接受该激素用药培训，包括何时以及如何注射。还应拨打电话。

31. 为防止和避免低血糖，需进行哪些关键教育？

患者教育对于降低医源性低血糖风险至关重要。患者教育的关键要素包括识别低血糖症状、正确治疗低血糖以及熟悉低血糖高风险在何种情况下出现。此类要素在每次就诊时均需进行回顾。此外，患者可能需要调整饮食和运动、调整药物以及指导血糖监测的合理方法。医护人员必须认真进行监测。

32. 糖尿病常见的慢性并发症有哪些？

糖尿病慢性并发症通常分为微血管和大血管并发症。前者包括视网膜病变、糖尿病肾病（diabetic kidney disease，DKD）和神经病变，而后者包括动脉粥样硬化性心血管疾病（冠心病、脑血管疾病和认定为动脉粥样硬化起源的外周动脉疾病）。大血管病变是糖尿病患者发病和死亡的主要原因，也是造成糖尿病直接和间接费用的最重要因素，但微血管病变亦可引发患病率增加和生活质量下降。糖尿病足溃疡是多因素引起的，不能简单归入“微血管或大血管”并发症。

糖尿病与多种共病有关，包括肥胖、阻塞性睡眠呼吸暂停、脂肪性肝病、骨折、胰腺炎、听力丧失、某些肿瘤（肝、胰腺、子宫内膜、结肠/直肠、乳腺、膀胱）、抑郁、焦虑、认知损害和痴呆、进食障碍和牙周疾病；此类疾病不在本章节中进行讨论。

33. 为何此类并发症出现于糖尿病患者？

微血管和大血管并发症的基本形成机制较为复杂，正由全球科研人员进行深入研究。控制不佳的高血糖、胰岛素抵抗和高胰岛素血症，以及血脂异常、高血压和肥胖等相关疾病，共同创造了这场“完美风暴”，促进氧化应激和炎症反应，从而导致此类并发症的出现。对于微血管并发症，高血糖可导致蛋白激酶 C 和活性氧激活，并导致异常葡萄糖代谢毒性产物生成（例如晚期糖基化终末产物和甲基乙二醛）。

34. 为防止大血管并发症，需对哪些基本因素进行管理？

高血糖、高血压和血脂异常均须得到有效控制，以防此类并发症出现和/或进展。

35. 糖尿病视网膜病变有多常见？

糖尿病视网膜病变为糖尿病最常见的微血管并发症。全球范围内，糖尿病视网膜病变影响近 1 亿人。在发达国家，其为 20~74 岁成年人新发失明病例最常见的原因。在糖尿病患者中，青光眼和白内障亦出现更早，且发生率更高。

36. 糖尿病视网膜病变有何表现？

患者早期无症状，因此，如果不进行常规眼科筛查，视网膜病变可能漏诊。病变的不同类型包括非增殖性糖尿病视网膜病变（nonproliferative diabetic retinopathy，NPDR）、增殖性糖尿病视网膜病变（proliferative diabetic retinopathy，PDR）和糖尿病性黄斑水肿（diabetic macular edema，DME）。NPDR 是最早可发现的阶段，视网膜检查可有一系列表现，例如微动脉瘤、视网膜出血、视网膜内微血管异常（intraretinal microvascular abnormalityy，IRMA）和静脉口径变化。PDR 提示病变更为晚期，其特征为视网膜前新生血管形成。不断发展的技术可发现更细微的异常，例如视网膜功能和神经层面的改变。DME 可发生于糖尿病视网膜病变的任何阶段，为该疾病导致视力丧失最常见的原因。在 DME 中，血 - 视网膜屏障因循环血液和蛋白质渗漏入神经视网膜而破裂，导致视网膜异常增厚和囊样黄斑水肿。

37. 如何管理糖尿病视网膜病变？

治疗选择包括局部和全视网膜激光光凝、抗血管内皮生长因子（vascular endothelial growth factor，VEGF）玻璃体内注射、类固醇玻璃体内用药和玻璃体视网膜手术。眼部特定治疗方式旨在治疗晚期疾病（PDR 和 / 或 DME）。

38. DKD 有多常见？

约 35% 糖尿病成人患者患有慢性肾脏疾病。DKD 对中年非裔美国人、美洲原住民和西班牙裔美国人影响尤为显著。此类人群进展至晚期肾病（end-stage renal disease，ESRD）的比率亦明显更高。

39. DKD 是否不呈单一表现？

是的。蛋白尿、肾小球滤过率（glomerular filtration rate，GFR）降低、肾小球性血尿、其他尿沉渣异常以及影像学检查异常均为 DKD 表现。并非所有罹患 DKD 且估计预估 GFR（estimated GFR，eGFR）降低者蛋白尿均增加。英国前瞻性糖尿病研究（United Kingdom Prospective Diabetes Study，UKPDS）报道称，只有约 50% 出现估计肌酐清除率小于 $60mL/min/1.73m^2$ 者检测到蛋白尿阳性。

40. DKD 如何进行治疗？

对血糖和血压进行良好的控制，尤其是给予血管紧张素转换酶（angiotensin-converting enzyme，ACE）抑制剂或血管紧张素受体拮抗剂（angiotensin receptor blocker，ARB），可预防或减缓已确诊的 DKD 进程。尽管采取了此类举措，当 DKD 进展至 ESRD 时，必须进行透析或肾移植。

41. 糖尿病性神经病变有何种类型？

糖尿病患者可出现多种类型神经病变；包括双侧肢体末端对称性多发感觉运动神经病变（最常见）；自主神经病变；局灶性肢体神经病变；单神经病变；受压综合征，如腕管综合征；糖尿病性肌萎缩（近端运动神经病）；糖尿病性神经根病变和急性感觉神经病变。糖尿病性神经病变有两种不同的进展模式：感觉神经病变和自主神经病变通常随着糖尿病持续时间延长逐渐进展，而单神经病变、神经根病变和急性痛性神经病变则可能在发作时较为严重，但持续时间较短，通常可以完全缓解。糖尿病性神经病变临床表现、发病率、患病率彼此不同；然而，糖尿病性神经病变自然病史尚未得到较好的定义。这可以归咎于诊断标准不同、标准化评估方法缺乏以及临床医生认识不足。

42. 糖尿病性神经病变发病机制是什么？

神经和/或雪旺氏细胞代谢异常以及微血管损伤均对于糖尿病性神经病变有所贡献。双侧肢体末端对称性多发神经病变中，进行性轴索变性发生于不同纤维类型，通常在节段性脱髓鞘形成之前。

43. 双侧肢体末端对称性多发神经病变症状是什么？通常如何进展？

麻木、足趾或部分足部"入睡"感、刺痛感、麻刺感、针刺感、烧灼感、电击感或酸痛感。症状以对称形式起始于足趾或足距面，并向肢体近端传播。患者通常不会出现上肢症状，直到下肢症状累及膝部（"手套袜套样分布"）。肢体末端对称性多发神经病变为排除性诊断，其他必须考虑的病因包括慢性炎症性脱髓鞘性多发性神经病、维生素 B_{12} 缺乏症（尤其是接受二甲双胍治疗超过一年的患者）、甲状腺功能减退和尿毒症。

44. 如何治疗糖尿病性神经病变？

严格的血糖控制可防止神经病变进展，但不能减轻肢体末端对称性多发神经病变疼痛。美国食品药品管理局（Food and Drug Administration, FDA）批准的用于治疗糖尿病性神经病变药物为普瑞巴林和度洛西汀，他们也被美国糖尿病学会（American Diabetes Association, ADA）推荐为一线治疗药物。其他可能获益的治疗包括加巴喷丁、丙戊酸钠、文拉法辛、阿米替林、右美沙芬、外用辣椒碱、硝酸异山梨酯喷雾剂和传统阿片类药物。除经皮神经电刺激（percutaneous electrical nerve stimulation, PENS）治疗外，非药物疗法缺乏支持其使用的数据。此类治疗均针对症状，而非针对潜在机制。

45. 糖尿病患者可出现哪些足部病变？

糖尿病足部溃疡、无感知足、足部感染、足部畸形（包括夏科氏足）、外周动脉疾病以及截肢均可能出现于糖尿病患者。

46. 糖尿病足部溃疡有哪些重要的预防策略？

患者应了解糖尿病足部溃疡和截肢的危险因素；包括血糖控制不佳、周围神经病变伴保护性感觉丧失、吸烟、足部变形、溃疡前性胼胝和鸡眼、外周动脉疾病、既往足部溃疡病史、既往截肢、视力损害和 DKD（尤其是正在接受透析的 ESRD）。正确的足部护理包括皮肤和趾甲的日常评估、触诊或肉眼观察（包括必要时使用坚固的镜子），以监测足部病变，使用尺寸适当的鞋履（特定情况下使用量身定做鞋履），如果出现溃疡，进行正确的创面处理。

47. 糖尿病性自主神经病变有何临床特点？

自主神经病变可引发多种临床表现，包括无意识性低血糖、静息时心动过速、直立性低血压、胃轻瘫、便秘、腹泻、便失禁、勃起功能障碍、神经源性膀胱及催汗功能障碍（出汗增加或减少）。

48. 如何发现心脏自主神经病变？

早期心脏自主神经病变通常无症状，仅表现为深呼吸时心率变异性降低。而后，它可引发静息时心动过速和直立性低血压。心脏自主神经病变与死亡率呈独立相关。

49. 糖尿病患者何时出现胃轻瘫，何时考虑诊断胃轻瘫？

1 型糖尿病患者通常在糖尿病确诊后 10~15 年出现胃轻瘫。2 型糖尿病患者病情发展需要更长时间。胃肠道神经病变可在胃肠道任何部分产生表现，导致食管动力障碍、胃轻瘫、腹泻（有或无便失禁）和便秘。血糖控制不佳（尤其是频繁出现餐后低血糖，而后出现长时间高血糖）和出现无法解释的胃或食管症状患者，应被怀疑罹患胃轻瘫。

50. 胃轻瘫如何诊断？

胃排空闪烁显像是诊断的金标准，但必须先排除机械性阻塞以及胃溃疡或消化性溃疡。患者必须停用所有可能影响胃排空的药物，整晚禁食，然后在 10 分钟内摄入标准低脂放射性标记餐。患者取立位，在基线时以及 1、2 和 4 小时后，分别进行影像检查。为获得有效结果，血糖数值应小于 275mg/dL，因为高血糖本身即会对胃排空产生急性抑制。胃排空延迟被定义为 2 小时胃内容物滞留 >60%，或 4 小时胃内容物滞留 >10%。其局限性包括检测轻中度胃轻瘫的敏感性较低，生理性胃排空延迟的女性可能发生过度诊断，以及个体内变异高达 24%。此外，用于标准化检查条件的低脂、低纤维检查餐，可能与患者通常食用的实际餐食不同，因此可能导致胃轻瘫诊断不足。一种替代方法是使用放射性标记含碳检查餐（碳 -13 标记的螺旋藻或辛酸）进行胃排空呼气试验。进餐后，消化过程中释放出放射性标记碳，4~6 小时后可作为呼出的放射性标记二氧化碳进行检测。对比研究表明，呼气试验与闪烁显像同样准确。另一种方法是使用无线运动胶囊（"智能药丸"），但支持其使用的证据级别较低。

51. 何为糖尿病相关抑郁？

这是一个相对较新的术语，表示意识性情感状态增加，患者因对严格控制饮食、坚持运动和频繁监测血糖产生担忧而引发，同时感到恐惧、焦虑、不知所措、时而发怒并最终体力耗尽。对于该疾病目前尚无标准定义，但可简单定义为"由于糖尿病医疗和心理负担，而导致生活质量下降，这是一种复杂而长期的疾病，通常会对医务人员隐藏抑郁情绪，有时甚至对患者自身做出隐藏。"糖尿病相关抑郁可能对糖尿病治疗和结果产生负面影响。糖尿病相关抑郁程度似乎与糖尿病持续时间无关，但已注意到年轻患者、女性、非白种人患者、具有较高体重指数（body mass index，BMI）的患者发生率更高，使用胰岛素治疗者亦较未使用胰岛素治疗者发生率更高。

52. 糖尿病患者抑郁有多常见？

糖尿病患者抑郁的患病率是普通人群的 2~3 倍。现有新证据表明，抑郁症实际上可能是糖尿病进展的危险因素（最高可增加 60% 风险）。相反，已罹患糖尿病者出现抑郁的汇总相对危险度（relative risk，RR）为 1.15。

53. 糖尿病患者如何预防大血管病变？

预防动脉粥样硬化性心血管疾病（atherosclerotic cardiovascular disease，ASCVD）的标准措施包括戒烟、降低血压和低密度脂蛋白（low-density lipoprotein，LDL）胆固醇水平。与无糖尿病的低中度 ASCVD 风险患者相比，建议糖尿病患者进行强度更大的 LDL 降低治疗。建议定期进行体育锻炼，并注意饮食习惯，重视水果和蔬菜的摄入，减少饱和脂肪摄入，加强低脂乳制品摄入；地中海饮食和得舒饮食（Dietary Approaches to Stop Hypertension，DASH）均符合此类建议。对于 10 年 ASCVD 风险 ≥ 10% 者，以及为避免低血糖和预防 DKD，低剂量阿司匹林（每日 75~162mg/d）是附加的重要预防措施。

54. 是否应对糖尿病患者进行冠状动脉疾病和外周动脉疾病筛查？

使用静息心电图、踝臂指数和电子束计算机体层成像（computed tomography，CT）计算冠状动脉钙化（coronary artery calcium，CAC）评分，是评估是否发生冠状动脉疾病（coronary artery disease，CAD）和外周动脉疾病（peripheral arterial disease，PAD）的合理选择。但是，除非有较强的 CAD 家族史，或既往风险评估提示患者存在较高 CAD 风险（如高 CAC），否则对于 ASCVD 低中风险的无症状个体，无指征进行应激性心肌灌注显像。

55. 糖尿病患者 ASCVD 二级预防的最佳策略是什么？

戒烟、规律的体育锻炼和有益于心脏健康的饮食，以及减重（若有必要），是 ASCVD 二级预防的基石。此外，患者应维持良好的血压控制，大多数患者应服用他汀类药物和阿司匹林。降低 ASCVD 风险的降糖药物［胰岛血糖素样肽 -1（glucose-dependent insulinotropic peptide-1，GLP-1）类似物、SGLT-2 抑制剂］亦应加以考虑。

56. 控制血糖对于糖尿病慢性并发症的预防有多重要？

糖尿病控制与并发症研究 / 糖尿病干预及并发症流行病学研究（The Diabetes Control and Complications Trial/Epidemiology of Diabetes Interventions and Complications，DCCT/EDIC）和 UKPDS 是具有里程碑意义的试验，证明了良好的血糖控制对糖尿病微血管并发症预防的重要性；此类研究（DCCT/EDIC 和 UKPDS）的长期随访也呈现记忆效应，证明对大血管并发症的获益影响。近期更多试验（控制糖尿病患者心血管疾病风险性行动研究［Action to Control Cardiovascular Risk in Type 2 Diabetes，ACCORD］及糖尿病和心血管疾病行动研究：Preterax 和 Diamicron MR 对照评估（Action in Diabetes and Vascular Disease：Preterax and Diamicron MR Controlled Evaluation，ADVANCE）也证实了良好的血糖控制对微血管并发症预防的重要性（尤其是肾脏疾病）。

57. ACCORD、ADVANCE 和 VADT 试验研究的临床意义何在？

ACCORD 研究发表于 2008 年，旨在确定强化血糖控制是否进一步降低糖尿病患者重大心血管不良事件风险的 3 项当代大型随机对照试验中的第一项。该研究人群由病程较长的 2 型糖尿病患者构成，其中大多患有确定的 ASCVD。强化治疗组和常规治疗组之间，3 件主要不良心血管事件（MACE；非致死性心肌梗死、非致死性卒中或因心血管死亡；$P=0.13$）的主要结局无差异。但是，由于强化治疗组全因死亡率增加（主要是由心血管相关死亡，尤其是充血性心力衰竭引发），因此数据安全监测委员会提前终止该试验。由于该试验被提前终止，因此无足够力度得出其他明确的结论，但从事后数据分析中得出诸多信息，包括强化治疗组与传统治疗组之间糖化血红蛋白 A1c（hemoglobin A1c，HbA1c）与死亡率之间的差异性关系，以及低血糖与心血管事件和死亡率之间的关系。例如，强化治疗组中，只有基线 HbA1c>8.5% 的受试者死亡风险更高。死亡率增加还与神经疾病史和治疗中 HbA1c 较高（即无法达到目标血糖水平者）相关。

ADVANCE 和 VADT（退伍军人糖尿病试验研究）研究是另外两个大型随机对照试验，分别针对 2 型糖尿病病史较长的受试者进行了强化血糖控制和常规血糖控制，这两项试验几乎同时发表。这些试验未显示出死亡率或心血管不良结局增加，但对于病史较长（>10~15 年）的 2 型糖尿病患者，伴或不伴 ASCVD 或存在其高风险，目标 HbA1c<7% 的强化血糖控制未呈现心血管结局的改善。

关键点

● 糖尿病酮症酸中毒（diabetic ketoacidosis，DKA）管理的基本原则为：①补充容量；②纠正电解质紊乱；③高血糖和酮症的胰岛素治疗；④识别和治疗诱因。

● DKA 缓解后（酸中毒和阴离子间隙升高得以缓解，患者临床状况得到改善，能够耐受经口摄入食物，且诱因得到解决），以及胰岛素输注速率在 2~3U/h 或更低，稳定至少 6 小时，血糖得到良好控制时，患者可逐渐停止静脉输注胰岛素。

● DKA 患者为明显酸中毒并伴酮症，而高血糖高渗状态（HHS）患者则几乎无酮体出现，血清碳酸氢盐水平正常，且血浆渗透压≥320mOsm/kg。与 DKA 患者相比，HHS 患者通常出现更为严重的高血糖（随机血糖水平>1 000mg/dL），且伴有更为严重的容量不足。要诊断 HHS，患者的血浆渗透压应≥320mOsm/kg，血糖>600mg/dL，且无（或仅有少量）酮体。很大一部分患者可能同时罹患 HHS 和 DKA。

● 若患者反复发作低血糖，则会出现无意识性低血糖。低血糖反复发作将降低血糖水平，从而触发反调节激素释放。一定时期（数周至数月）内严格避免低血糖，则上述情况可逆转。低血糖相关性自主神经功能衰竭（hypoglycemia-associated autonomic failure，HAAF）包括无意识性低血糖和反调节激素反应受损。

● 糖尿病肾病（diabetic kidney disease，DKD）可有多种临床表现：包括蛋白尿（尿白蛋白排泄）、肾小球滤过率（glomerular filtration rate，GFR）降低、肾小球性血尿、其他尿沉渣异常或影像学检查异常。并非所有罹患 DKD 和出现预估 GFR 降低（estimated GFR，eGFR）的个体都表现为蛋白尿增加。

● 糖尿病性神经病变具有两种不同的进展模式。感觉和自主神经病变一般随糖尿病持续时间增加而逐渐进展。相比之下，单神经病变、神经根病变和急症起病的急性痛性神经病变发病短暂，且可彻底消退。

● 糖尿病患者一级和二级 ASCVD 预防的最佳策略包括戒烟、规律的体育锻炼和有益于心脏健康的饮食，以及减重（若有必要）。患者还应服用他汀类药物、阿司匹林，并保持良好的血压控制；对于高危患者或已存在 ASCVD 的患者，使用降糖药物可降低糖尿病心血管疾病风险。

（杜昕 译 张妲 校）

参考文献

American Diabetes Association. (2019). 11. Microvascular complications and foot care: standards of medical care in diabetes - 2019. *Diabetes Care, 42*(Suppl. 1), S124–S138.

Barrett, E. J., Liu, Z., Khamaisi, M., King, G. L., Klein, R., Klein, B. E. K., … Casellini, C. M. (2017). Diabetic microvascular disease: an endocrine society scientific statement. *Journal of Clinical Endocrinology and Metabolism, 102*(12), 4343–4410.

Benoit, S. R., Zhang, Y., Geiss, L. S., Gregg, E. W., & Albright, A. (2018). Trends in diabetic ketoacidosis hospitalizations and in-hospital mortality - United States, 2000-2014. *Morbidity and Mortality Weekly Report, 67*(12), 362–365.

Beulens, J. W., Patel, A., Vingerling, J. R., Cruickshank, J. K., Hughes, A. D., Stanton, A., … Stolk, R. P. (2009). Effects of blood pressure lowering and intensive glucose control on the incidence and progression of retinopathy in patients with type 2 diabetes mellitus: a randomised controlled trial. *Diabetologia, 52*(10), 2027–2036.

Bril, V., England, J., Franklin, G. M., Backonja, M., Cohen, J., Del Toro, D., … Zochodne, D. (2011). Evidence-based guideline: treatment of painful diabetic neuropathy: report of the American Academy of Neurology, the American Association of Neuromuscular and Electrodiagnostic Medicine, and the American Academy of Physical Medicine and Rehabilitation. *Neurology, 76*(20), 1758–1765. (Erratum in: *Neurology*, (2011). *77*(6), 603. Dosage error in article text.)

Cefalu, W. T., Kaul, S., Gerstein, H. C., Holman, R. R., Zinman, B., Skyler, J. S., … Riddle, M. C. (2018). Cardiovascular outcomes trials in type 2 diabetes: where do we go from here? Reflections from a diabetes care editors' expert forum. *Diabetes Care, 41*(1), 14–31.

Desai, D., Mehta, D., Mathias, P., Menon, G., & Schubart, U. K. (2018). Health care utilization and burden of diabetic ketoacidosis in the U.S. over the past decade: a nationwide analysis. *Diabetes Care, 41*(8), 1631–1638. doi:10.2337/dc17-1379.

Duh, E. J., Sun, J. K., & Stitt, A. W. (2017). Diabetic retinopathy: current understanding, mechanisms, and treatment strategies. *JCI Insight, 2*(14), 93751.

Fayfman, M., Pasquel, F. J., & Umpierrez, G. E. (2017). Management of hyperglycemic crises: diabetic ketoacidosis and hyperglycemic hyperosmolar state. *Medical Clinics of North America, 101*(3), 587–606.

Fox, C. S., Golden, S. H., Anderson, C., Bray, G. A., Burke, L. E., de Boer, I. H., … Vafiadis, D. K. (2015). Update on prevention of cardiovascular disease in adults with type 2 diabetes mellitus in light of recent evidence: a scientific statement from the American Heart Association and the American Diabetes Association. *Circulation, 132*(8), 691–718.

Hingorani, A., LaMuraglia, G. M., Henke, P., Meissner, M. H., Loretz, L., Zinszer, K. M., … Murad, M. H. (2016). The management of diabetic foot: a clinical practice guideline by the Society for Vascular Surgery in collaboration with the American Podiatric Medical Association and the Society for Vascular Medicine. *Journal of Vascular Surgery, 63*(Suppl. 2), 3S–21S.

Iqbal, Z., Azmi, S., Yadav, R., Ferdousi, M., Kumar, M., Cuthbertson, D. J., … Alam, U. (2018). Diabetic peripheral neuropathy: epidemiology, diagnosis, and pharmacotherapy. *Clinical Therapeutics, 40*(6), 828–849.

Ismail-Beigi, F., Craven, T., Banerji, M. A., Basile, J., Calles, J., Cohen, R. M., … Hramiak, I. (2010). Effect of intensive treatment of hyperglycaemia on microvascular outcomes in type 2 diabetes: an analysis of the ACCORD randomised trial. *Lancet, 376*(9739), 419–430. (Erratum in: *Lancet*, (2010). *376*(9751), 1466.)

Kumar, M., Chapman, A., Javed, S., Alam, U., Malik, R. A., & Azmi, S. (2018). The investigation and treatment of diabetic gastroparesis. *Clinical Therapeutics, 40*(6), 850–861.

Lee, A. K., Warren, B., Lee, C. J., McEvoy, J. W., Matsushita, K., Huang, E. S., … Selvin, E. (2018). The association of severe hypoglycemia with incident cardiovascular events and mortality in adults with type 2 diabetes. *Diabetes Care, 41*(1), 104–111.

Low Wang, C. C., Hess, C. N., Hiatt, W. R., & Goldfine, A. B. (2016). Clinical update: cardiovascular disease in diabetes mellitus: atherosclerotic cardiovascular disease and heart failure in type 2 diabetes mellitus - mechanisms, management, and clinical considerations. *Circulation, 133*(24), 2459–2502.

National Center for Chronic Disease Prevention and Health Promotion, Division of Diabetes Translation, & Centers for Disease Control and Prevention. *Chronic kidney disease: kidney disease and diabetes*. Retrieved from https://www.cdc.gov/diabetes/pdfs/programs/fact-sheet-chronickidneydiseasekidneydiseasediabetes.pdf. Accessed March 30, 2019.

Regensteiner, J. G., Golden, S., Huebschmann, A. G., Barrett-Connor, E., Chang, A. Y., Chyun, D., … Anton, B. (2015). Sex differences in the cardiovascular consequences of diabetes mellitus: a scientific statement from the American Heart Association. *Circulation, 132*(25), 2424–2447.

Seaquist, E. R., Anderson, J., Childs, B., Cryer, P., Dagogo-Jack, S., Fish, L., … Vigersky, R. (2013). Hypoglycemia and diabetes: a report of a workgroup of the American Diabetes Association and the Endocrine Society. *Journal of Clinical Endocrinology and Metabolism, 98*(5), 1845–1859.

Tareen, R. S., & Tareen, K. (2017). Psychosocial aspects of diabetes management: dilemma of diabetes distress. *Translational Pediatrics, 6*(4), 383–396.

Tuttle, K. R., Bakris, G. L., Bilous, R. W., Chiang, J. L., de Boer, I. H., Goldstein-Fuchs, J., … Molitch, M. E. (2014). Diabetic kidney disease: a report from an ADA Consensus Conference. *Diabetes Care, 37*(10), 2864–2883.

van den Berge, J. C., Constantinescu, A. A., Boiten, H. J., van Domburg, R. T., Deckers, J. W., & Akkerhuis, K. M. (2018). Short- and long-term prognosis of patients with acute heart failure with and without diabetes: changes over the last three decades. *Diabetes Care, 41*(1), 143–149.

1型糖尿病

Jennifer M.Trujillo

1. 1型糖尿病一般性治疗方法是什么?

1型糖尿病由胰岛β细胞自身免疫破坏引发,导致胰岛素绝对缺乏。因此,1型糖尿病治疗的主要方法为给予胰岛素,给药方式模拟正常的生理性胰岛素分泌。治疗目的在于预防或延迟糖尿病远期并发症,包括视网膜病变、肾脏疾病、神经疾病和心血管疾病;预防治疗引发的低血糖;并维持生活质量。对于大多数患者,目标血红蛋白A1c(hemoglobin A1c,HbA1c)为<7%,但应根据患者情况设定个体化控制目标。目标空腹血糖(fasting plasma glucose,FPG)为80~130mg/dL,目标餐后血糖(postprandial glucose,PPG)为<180mg/dL,与目标HbA1c<7%相关。美国糖尿病学会(American Diabetes Association,ADA)反复建议目标PPG应<180mg/dL,而美国临床内分泌医师学会(American Association of Clinical Endocrinologists,AACE)则建议目标PPG应<140mg/dL。

在1型糖尿病中实现良好的血糖控制,通常需给予胰岛素强化治疗(intensive insulin therapy,IIT)。IIT为给予胰岛素(长效和速效制剂)泵或胰岛素每日多次注射(multiple daily injection,MDI),以模仿胰腺的胰岛素正常分泌模式。IIT也可以称为生理性、多组分或基础-餐时胰岛素治疗。IIT只是实现严格血糖控制的综合、强化糖尿病治疗中的一个方面。IIT十分复杂,因为除了基础胰岛素给药、常规监测和制定协作性决策外,每天还需多次注射或使用胰岛素泵给药。最成功的IIT需根据营养摄入、血糖水平、应激和体育活动变化予以给药和调节。

2. 胰岛素强化治疗要点有哪些?

● 加强自我血糖监测(self-monitored blood glucose,SMBG)或连续血糖监测(continuous glucose monitoring,CGM);

● 对目标血糖(blood glucose,BG)水平进行定义和个体化;

● 利用SMBG数据或传感器数据及血糖分布模式达到治疗目标;

● 根据个体治疗反应进行剂量调整;

● 了解饮食构成,尤其是碳水化合物成分;

● 在食物摄入、体育活动和胰岛素给药剂量之间进行谨慎的平衡;

● 根据食物摄入明确精确的碳水化合物-胰岛素(carbohydrate-to-insulin,C∶I)比;

● 根据血糖水平明确胰岛素调整的校正因子(correction factor,CF);

● 在患者和医疗团队之间开展患者教育、驱动鼓励和持续互动。

3. 对降低糖尿病慢性并发症发生率的血糖控制优化研究进行归纳总结

对初发 1 型糖尿病患者进行评估的糖尿病控制和并发症试验（Diabetes Control and Complications Trial, DCCT）研究显示，血糖控制改善（HbA1c<7%）不仅显著降低微血管并发症（包括视网膜病变、肾脏病变和神经病变进展）发生率，也增加低血糖发生率。IIT 是 DCCT 中实现血糖控制的关键部分。熊本研究和英国前瞻性糖尿病研究（United Kingdom Prospective Diabetes Study, UKPDS）扩展了这些发现，显示血糖控制改善（HbA1c<7%）与新近初发的 2 型糖尿病患者微血管并发症发生率显著降低有关。DCCT 和 UKPDS 长期扩展研究呈现出心血管并发症的显著减少，并证明了良好的血糖控制可使微血管获益持续数十年。随后的研究［控制糖尿病患者心血管疾病风险性行动研究（Action to Control Cardiovascular Risk in Type 2 Diabetes, ACCORD）、糖尿病和心血管疾病行动研究：Preterax 和达美康改良性释放对照评估（Action in Diabetes and Vascular Disease: Preterax and Diamicron Modified Release Controlled Evaluation, ADVANCE）和 VADT］在病史长的 2 型糖尿病患者中未能显示出更严格的血糖目标（HbA1c<6%~6.5%）可减少心血管并发症，且 ACCORD 呈现出死亡率的增加。所有三项试验研究均提示：越积极的血糖控制，低血糖发生率越高。

4. 什么样的患者需接受 IIT 治疗？

所有 1 型糖尿病患者均应接受 IIT 治疗。但是，强化程度必须基于每一个患者的个体情况和能力。预计 IIT 会取得更大成功的患者特征包括：动机、愿意频繁进行 SMBG 并记录结果或使用连续血糖监测仪、可与糖尿病教育者共处的时间、识别和治疗低血糖的能力、患病天数以及家人或朋友的支持。此外，IIT 的实施需要一个凝聚力较强的糖尿病团队，其可进行频繁交流并对监测结果、胰岛素调整和其他问题加以讨论。

5. IIT 的风险是什么？

低血糖和体重增加是胰岛素治疗最常见的不良反应。与常规治疗相比，DCCT 中的 IIT 导致重度低血糖风险增加 3 倍（每 100 患者年治疗发作 62 次）。自 DCCT 完成以来，已研发出新一代速效和长效胰岛素类似物，与 DCCT 中使用的短效和中效人胰岛素制品相比，低血糖发生率更低。低血糖频繁发作可导致低血糖临床警示症状（例如心悸、出汗、饥饿）缺失（称为无意识性低血糖）。糖尿病酮症酸中毒（diabetic ketoacidosis, DKA）是胰岛素泵治疗的独特风险，因为泵功能障碍或输注部位问题可能会干扰胰岛素输送。最后，IIT 需要时间和患者投入，且可能会对患者心理和经济产生负面影响。

6. 基础胰岛素和餐时胰岛素的区别？

IIT 旨在模拟生理胰岛素分泌模式，包括除了控制进食后血糖升高导致的胰岛素暴发分泌以外的连续基础胰岛素分泌（图 3.1）。基础胰岛素抑制空腹状态和餐前肝糖生成，以控制血糖水平。胰腺正常的基础胰岛素分泌量在一天中会略有变化，以应对活动、血糖水平和调控激素的变化。IIT 基础胰岛素覆盖通常通过注射长效胰岛素类似物或使用胰岛素泵基础输注功能得以实现。餐时胰岛素剂量包括两个组成部分：营养剂量（即管理餐后血糖波动所需的胰岛素量）和校正剂量（为降低餐前检测到的高血糖水平所需的胰岛素量）。餐时胰岛素覆盖通过给予速效或短效胰岛素制剂或使用胰岛素泵餐时输注功能得以实现。生理性胰岛素分泌大约需要 50% 基础胰岛素和 50% 餐时胰岛素。

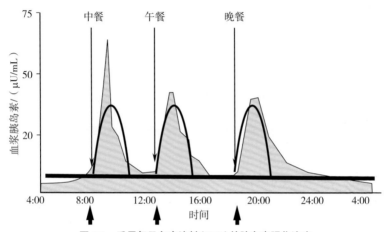

图 3.1　采用每日多次注射（MDI）的胰岛素强化治疗

7. 基础和餐时胰岛素在 MDI 方案中如何应用？

　　长效胰岛素每日一次或两次注射，可用作 MDI 方案的基础胰岛素部分，约占患者每日总剂量50%。理想情况下，基础胰岛素应仅满足基线胰岛素需求，而独立于食物摄入。速效或短效胰岛素餐前注射可用作 MDI 方案的餐时胰岛素部分（见图 3.1）。优选速效胰岛素，因其起效快且作用时间短。患者可调整每次的餐时剂量，以匹配碳水化合物摄入量，并在餐前校正高血糖水平，而基础胰岛素剂量则每日保持恒定。预混"双相"胰岛素制剂将速效胰岛素类似物或普通人胰岛素与精蛋白结晶型类似物或普通人胰岛素结合，尝试通过减少注射次数模拟基础或餐时胰岛素治疗。

8. 当前可使用的餐时胰岛素制剂有哪些？

　　餐时胰岛素的选择包括速效胰岛素类似物（门冬胰岛素、谷赖胰岛素和赖脯胰岛素）、短效常规人胰岛素和超速效制剂（速效门冬胰岛素和吸入胰岛素）。有关产品及其药效学特征的完整列表，请参见表 3.1。所有餐时胰岛素制剂均可有效降低 PPG 和 HbA1c 水平。与短效胰岛素相比，速效制剂起效更快，作用持续时间更短。

因此,目前指南建议在 1 型糖尿病患者中使用速效而非短效制剂,以降低低血糖风险;但是,对于某些患者,出于费用考虑,可能需使用常规胰岛素。对于餐后血糖快速升高,并且需给予具有更快药代动力学作用的餐时胰岛素患者,可选择超速效制剂。速效门冬胰岛素(faster-acting insulin aspart,Fiasp)是由烟酰胺配制的门冬胰岛素,可加快胰岛素初始吸收。

表 3.1　胰岛素制剂的药代动力学

制剂(U-100,除非另有注明)	起效时间	达峰时间[a]	持续时间[a]
餐时胰岛素			
超速效			
门冬胰岛素(速效门冬胰岛素)	15~20m.[b]	90~120m	5~7h
吸入性胰岛素	12m	35~40m	90~180m
速效类似物			
速效胰岛素	10~20m	30~90m	3~5h
赖脯胰岛素 U-100、U-200			
谷赖胰岛素			
短效			
常规胰岛素	30~60m	2~4h	5~8h
基础胰岛素			
中效			
NPH 胰岛素	2~4h	4~10h	10~24h
长效类似物			
地特胰岛素	1.5~4h	6~14h[c]	16~20h
甘精胰岛素 U-100	2~4h	无高峰	20~24h
甘精胰岛素 U-300	6h	无高峰	36h
德谷胰岛素 U-100、U-200	1h	无高峰	42h
复合制剂			
70% NPH/30% 常规胰岛素	30~60m	双峰	10~16h
75% NPL,25% 赖脯胰岛素	5~15m	双峰	10~16h
50% NPL,50% 赖脯胰岛素	5~15m	双峰	10~16h
70% 精蛋白锌门冬胰岛素,30% 门冬胰岛素	5~15m	双峰	15~18h

[a] 胰岛素作用高峰和持续时间不定,取决于注射部位、糖尿病患病时间、肾功能、吸烟状况和其他因素。
[b] 起效时间为 2.5 分钟,而门冬胰岛素则为 5.2 分钟。
[c] 长效胰岛素被认为"无峰值",尽管它们在对比试验中表现出峰值效应。
NPH,中性鱼精蛋白锌;NPL,精蛋白锌赖脯胰岛素混悬液。

9. 当前有哪些基础胰岛素制剂?

基础胰岛素选择包括长效类似物(地特胰岛素、甘精胰岛素 U-100、甘精胰岛

素 U-300、德谷胰岛素）和中性鱼精蛋白锌（neutral protamine Hagedorn,NPH）胰岛
素。有关产品及其药代动力学特征完整列表,请参见表 3.1。所有基础胰岛素制剂
均可有效降低 FPG 和 HbA1c 水平。NPH 胰岛素药代动力学使其成为不甚理想的
基础胰岛素,因其具有明显峰值效应,并且不能持续 24 小时,1 型糖尿病患者必须
每天用药两次。与 NPH 相比,地特胰岛素和甘精胰岛素 U-100 则具有改良的药代
动力学特征,但它们仍可能呈现峰值效应,并且可能无法在所有患者中持续 24 小
时。甘精胰岛素 U-300 和德谷胰岛素是较新型的基础胰岛素,无峰值效应,作用时
间超过 24 小时。此类药代动力学获益之所以较为引人注目,是因为它们允许每日
一次给药,而效能却不会减弱,具有更优的给药灵活性,且不太容易引发低血糖。
研究表明,与甘精胰岛素 U-100 相比,这些药物对于降低 FPG 和 HbA1c 作用相似,
但夜间低血糖发生率较低。

10. 何时给予餐时胰岛素?

- 速效胰岛素应在正餐和加餐前 5~10 分钟给药。
- 速效胰岛素应在以下情况给药:
- 若餐前血糖高于 130mg/dL,在餐前 15~30 分钟给药
- 若出现胃轻瘫或反复不适,则餐后立即给药
- 若对于食物量、种类或进食时间不肯定(即餐厅或医院就餐),则根据进食
给药
- 速效门冬胰岛素(Fiasp)应在进餐开始时给药或在进餐开始 20 分钟内给药。
- 吸入胰岛素应在进餐开始时给药。
- 常规胰岛素应在餐前 15~30 分钟给药。

11. 何时给予基础胰岛素?

- 甘精胰岛素 U-100、地特胰岛素、甘精胰岛素 U-300 和德谷胰岛素应在每日
同一时间给药,每日一次。
- 若出现"黎明现象",则甘精胰岛素 U-100 或地特胰岛素应在睡前给药。
- 基础胰岛素类似物(甘精胰岛素、地特胰岛素或德谷胰岛素)勿与其他胰岛
素混用。
- 若甘精胰岛素或地特胰岛素全部剂量单次睡前给药引发夜间低血糖,则应
将给药剂量一分为二,50% 剂量清晨给药,50% 剂量晚间给药,间隔约 12 小时。
- NPH 胰岛素在清晨及睡前给药,以避免夜间低血糖。
- 由于甘精胰岛素 U-300 和德谷胰岛素半衰期较长,故其剂量调整不应比每
3~4 日一次更为频繁。

12. SMBG 有何作用?

糖尿病达成最佳控制需频繁进行 SMBG(或 CGM),以充分调整胰岛素剂量。
未使用 CGM 的 IIT 患者应在餐前和睡前至少进行每日四次 SMBG。患者还应注意

是否出现低血糖症状,如果频繁发作低血糖或出现无意识性低血糖,则在进行驾驶前均应对血糖加以检测。间歇性疾病或应激期间,SMBG 对于早期发现和预防高血糖急症(例如 DKA)可能至关重要。餐后 1~2 小时随机进行检测也可以使患者受益。使用 CGM 的患者可在不频繁使用血糖仪的情况下进行 SMBG,但是在紧急情况或设备故障的情况下,仍应通过血糖仪进行检测。对于 CGM 作用的描述请参阅后文。

13. 何为胰岛素泵?

胰岛素泵是一种小型、轻巧、便携的电池供电设备,可以直接固定于躯体(膜片泵),也可以穿戴于衣物或皮带上(传统泵),类似寻呼机。传统泵由泵储槽(可储存 2~3 天速效或短效胰岛素量)构成,其与输液器连接,末端导管置于皮下,每 2~3 天更换一次。膜片泵无管路,由一次性储槽构成,其通过背面自粘胶贴固定于躯体,装置中的内置输液系统可通过皮下途径给药。膜片泵用手持式个人数字助理(personal digital assistant,PDA)进行控制。两种给药系统中,胰岛素均以微升量连续 24 小时进行输注。使用者需根据饮食摄入及 SMBG 结果,设定基础胰岛素给药速率。目前,有 3 家公司在美国提供胰岛素泵(表 3.2)。每个泵均具有独特的功能,有助于灵活使用胰岛素泵。

表 3.2　美国现有胰岛素泵和连续血糖监测仪		
	产品	*公司*
胰岛素泵	MiniMed Paradigm Revel	Medtronic Diabetes
	Omnipod	Insulet Corporation
	t:slim X2	Tandem Diabetes Care
连续血糖监测仪	G4 Platinum	Dexcom
	G5	
	G6	
	Guardian Connect	Medtronic Diabetes
	FreeStyle Libre Flash system	Abbott
胰岛素泵 / 连续血糖监测仪复合装置	MiniMed 530G with Enlite sensor	Medtronic Diabetes
	MiniMed 630G with Enlite sensor	
	MiniMed 670G with Guardian Sensor	

14. 胰岛素泵治疗开始前,患者可以做些什么?

● 至少需进行 2~3 个月泵的启用和培训,包括在泵启用之前、之间和之后与糖尿病团队举行多次会议。

● 每天需至少监测 4~10 次血糖值,记录血糖读数、胰岛素剂量和摄入食物,并与糖尿病团队沟通此类信息。

- 穿戴泵装置前,应复习泵培训资料,并熟悉泵功能至少 2~3 次。
- 愿意对基础给药速率进行检测,或同意使用 CGM 系统,确保基础给药速率设定适当。

15. 胰岛素泵治疗有哪些获益?

当前,胰岛素泵治疗是最接近模拟生理胰岛素分泌的给药策略。获益包括取得更好、更精确的血糖控制,血糖波动性更低,降低低血糖频率和严重程度,全天均可调整基础给药速率(图 3.2),延长餐时剂量持续时间以对高脂食物具有更好的作用(参见图 3.2),改善生活方式的灵活性,控制微量(低至 0.025U)胰岛素给药,通过跟踪胰岛素作用防止过度校正,以及可与 CGM 技术进行整合。

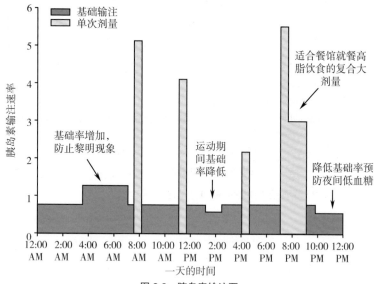

图 3.2　胰岛素输注泵

16. 胰岛素泵治疗有哪些局限性?

与 MDI 方案相比,胰岛素泵和耗材成本更高。该装备必须一天 24 小时穿戴,要获得最佳使用效果,就需要有更强的驱动力、患者具有足够的能力以及更高水平的培训。糖尿病团队的强大支持系统利于胰岛素泵治疗。其他局限性包括输注部位感染,以及若胰岛素输注中断,则将出现 DKA 风险。

17. 何为 CGM?

目前,有 3 家公司在美国提供 CGM 装置(见表 3.2)。CGM 装置可实时报告组织间隙血糖水平,并可对血糖变化趋势提供深入分析。传统系统包括一个传感器,其置于皮下,可检测组织间液葡萄糖水平;一个转换器,附于传感器之上,收集血糖数据;一个单独的接收器,从转换器收集数据,显示当前和存储的血糖读数。接收器实时更新使用者血糖水平,每 5 分钟提供一次数值,并用图形和箭头呈现血糖变化趋势。部分 CGM 装置可将智能手机或胰岛素泵用作接收器。一些新型 CGM 装置已获得美国食品药品管理局(Food and Drug Administration,FDA)批准,获取数据可用于治疗决策,无须经 SMBG 验证。某些 CGM 装置需 SMBG 常规校准,以保证精确性;一些新型系统则无此必要。当血糖水平过高、过低或正在迅速下降、上升时,传统 CGM 装置也会向患者发出警示。新型间歇性或"扫描式"CGM 系统与传统 CGM 装置不同之处在于,它仅按需(非连续性)传送读数,没有警报,并且无须进行 SMBG 校准。

某些 CGM 装置与胰岛素泵集成于同一系统。迄今为止,我们还没有一个真正可作为人工胰腺使用的胰岛素泵 /CGM 集成系统(该系统可读取血糖水平,并自动输注适当剂量的基础和餐时胰岛素,维持血糖控制),但是技术上已越来越接近该目标。MiniMed 530G 和 630G 系统具有低血糖阈值暂停功能的 Enlite CGM 设备,当血糖水平降至预定阈值以下,且用户未对警示产生应对时,该设备将自动停止胰岛素输注最长达 2 小时。MiniMed 670G 系统是第一个混合式闭环系统。该系统根据 CGM 数据,每 5 分钟自动调整一次基础胰岛素给药量,达成胰岛素自动化输注。它也可以在预计出现低血糖水平之前,将胰岛素输注暂停长达 30 分钟。t:slim X2(Tandem)或 Omnipod 胰岛素泵与 Dexcom CGM 构建的集成系统也有望在不久的将来问世。

与 IIT 一起使用 CGM,可降低 1 型糖尿病患者 HbA1c、减少低血糖和血糖变异。当前指南建议,1 型糖尿病患者未达目标血糖时,使用 CGM。传统 CGM 也可对无意识性低血糖和 / 或频繁发生低血糖事件的患者有所帮助。

18. 何为碳水化合物计数,其如何应用于 IIT 糖尿病?

当前,碳水化合物计数被认为是估计餐时胰岛素剂量的"金标准"。碳水化合物计数是一种将餐时胰岛素剂量与食物摄入量进行匹配的工具,原因在于碳水化合物对血糖水平影响最大。餐时胰岛素类似物峰值应与碳水化合物消化吸收后的血糖峰值(约 1~3 小时,取决于膳食中的脂肪和纤维含量)相符。

19. 罗列含有膳食碳水化合物的常见食物:

- 淀粉:谷物、麦片、豆类、面包、大米、面食和淀粉类蔬菜
- 糖:乳糖(牛奶和酸奶)、果糖(水果、果汁和蜂蜜)和蔗糖(食用糖和甜点)
- 纤维:水果、蔬菜、豆类和全麦食物中存在的纤维素和半纤维素、木质素、树胶或果胶

20. 如何计算碳水化合物?

碳水化合物计数最初可能需对经常食用的食物进行测量和称重。包装上

的营养标签根据食用量标注碳水化合物克数。在美国,碳水化合物参考书可在书店或通过美国饮食协会或 ADA 获取。软件程序可通过 PDA 或在线使用。许多连锁餐厅提供营养手册。碳水化合物计数和胰岛素剂量实践练习,请参见第6章。

21. 何为 C∶I 比?

C∶I 比用于估算每单位速效胰岛素可作用于多少克碳水化合物(如 20∶1= 摄入 20g 碳水化合物需给予 1 单位餐时胰岛素)。

22. 如何确定初始 C∶I 比?

比值基于患者体重和胰岛素每日总剂量(total daily dose,TDD),通常表示患者对胰岛素的敏感性。在事先(或同时)实施基础 + 餐时速效胰岛素(MDI)用药方案后,方能确定 C∶I 比。安全应用 C∶I 比之前,患者必须学会如何计数碳水化合物。

- 求得患者当前治疗中胰岛素 TDD 之和。
- 综合考虑 HbA1c 值(ADA 目标为 <7%)、低血糖发生频率和并发症情况。
- 在实践中,通过将 550 除以 TDD 估算初始 C∶I 比。示例:550 除以 30 单位 =18∶1 C∶I 比。

临床实践中,C∶I 比公式中的常数可能居于 350~550 之间。然后,最初计算的 C∶I 比必须根据每个患者的记录进行相应调整,因此,最初计算得到的 C∶I 比仅仅是一个起点。

23. 能否给出一个更改为基础 - 餐时胰岛素方案的初始 C∶I 比示例?

- 40U 70% NPH/30% 常规胰岛素预混胰岛素清晨给药
- 17U 70% NPH/30% 常规胰岛素预混胰岛素晚餐前给药
- TDD=57U(HbA1c 为 8.5%,每周发作 2~3 次夜间低血糖)
- 550÷57=9.6
- 初始 C∶I 比 =10∶1

该示例中,每摄入 10g 碳水化合物将被给予 1 单位速效胰岛素。

24. 确定初始 C∶I 比后,如何对其进行调整?

C∶I 比的微调基于餐前和餐后 2 小时血糖记录。对于大多数采用 IIT 的患者,餐前血糖通常希望控制在 80~130mg/dL。如果餐后 2 小时血糖比餐前血糖增加约 30~50mg/dL,且在餐时胰岛素给药 4~5 小时后血糖回落至 80~130mg/dL,则 C∶I 比正确(图 3.3)。如果餐后 2 小时 PPG 水平较餐前增量超过 50mg/dL,则应调整 C∶I 比,并重复进行检测,同时一步予以调整,直到达到理想的血糖控制目标。

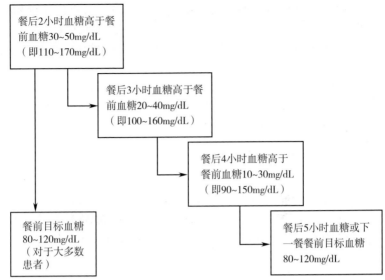

图 3.3　速效餐时胰岛素给药后的预期餐后血糖范围

25. 高血糖常见原因有哪些?

- 遗漏注射或遗漏餐时胰岛素给药
- 月经来潮
- 活动减少
- 应激、不适或感染
- 低估碳水化合物摄入量
- 应用皮质类固醇类药物或给予其他药物

26. 排查高血糖的原因时,还有哪些其他因素需要考虑?

- 黎明现象:由于生长激素和皮质醇生成水平的增加,黎明前出现血糖升高。
- 胰岛素使用不当:如果胰岛素暴露于中度至极高的温度或因搅动发生变性,胰岛素超过有效期,或瓶装、鼻式注射装置的使用时间超出制造商对存储的建议,将会发生高血糖。
- 胰岛素泵或输液装置的技术问题:程序设置不正确;电池电量耗尽;泵故障;管道未正确放置;管路中有气泡;套管移位、弯曲或扭结;输注部位阻塞;输液耗材 >72 小时未更换。

27. 难以解释的餐后高血糖由何引发?

- 咖啡(咖啡因):许多患者的记录显示,饮咖啡(包括不加奶油或糖的情况下饮黑咖啡)后血糖升高,可能由于肾上腺素或游离脂肪酸动员增加,以及随后胰岛素抵抗恶化所致。

● 谷物：食用谷物的患者可出现血糖升高,通常需降低 C∶I 比(给予更多胰岛素),且可能与大多数谷物的升糖指数以及清晨较强的胰岛素抵抗有关。

● 指尖食物残留：检测时,残留食物或指尖葡萄糖可导致血糖读数升高(患者须洗手或擦掉第一滴血)。

● 餐厅用餐：中餐、墨西哥餐、比萨和油炸食物脂肪含量较高,由于胰岛素抵抗,可能需要更多胰岛素。高脂餐后的消化延迟,可能需分次给予餐时胰岛素或加大餐时胰岛素剂量。

28. 餐前高血糖如何增加校正胰岛素?

校正或补充胰岛素(高血糖 CF)用于降低餐前检测到的高血糖。高血糖 CF 为正常情况下 1 单位胰岛素可降低血糖的预期量。通过使用基于该患者的胰岛素敏感性公式加以确定。在实践中,通过 1 650 除以 TDD 估算初始 CF。临床实践中,CF 公式中的常数范围为 1 500~1 800。最初计算得到的 CF 必须根据每个患者的记录进行调整,因此,最初计算得到的 CF 仅仅是一个起点。

29. 可否给出一个确定初始 CF 的示例?

● 17U 甘精胰岛素中午给药,5U 赖脯胰岛素每餐前给药

● TDD=32U(HbA1c 为 7.2%,每周发作 1~2 次低血糖)

● 1 650÷32=52

● 初始 CF 为 50∶1

该示例中,1U 速效胰岛素可使血糖降低约 50mg/dL;因此,餐前血糖每超过餐前目标血糖(100mg/dL)50mg/dL,可额外给予 1U(在餐时胰岛素剂量之上加用)。

30. 可否给出一个 C∶I 比和 CF 应用的示例?

确定餐前所需胰岛素量,先计算餐时胰岛素的剂量。示例:

● C∶I 比为 20∶1

● 摄食中有 80g 碳水化合物

● 计算:80÷20=4U 胰岛素作用于进餐

接下来,确定所需的校正胰岛素量。若餐前血糖超出目标范围,用实际血糖减去目标血糖(100mg/dL),然后除以 CF。示例:

● CF 为 60∶1

● 餐前血糖为 220mg/dL

● 计算:220-100mg/dL=120mg/dL(超出目标值之差)

● 计算:120(mg/dL)÷60=2U 胰岛素

该示例中,患者餐前应给予 6U 餐时胰岛素——其中 4U 作用于摄入的碳水化合物,而 2U 使餐前高血糖恢复至目标范围。

31. 何时采用 CF?

● 出于对餐时胰岛素类似物作用持续时间的考虑,建议餐前或最后一次餐时给药后至少 5 小时进行高血糖校正。

● 若血糖校正过于频繁,活性胰岛素聚积(蓄积),则可能出现低血糖。

32. 餐后血糖读数过高应如何处理?

● 如果餐后血糖过高(即 >300mg/dL),或患者坚持在最近一次餐时给药后 <5 小时或夜间进行高血糖校正,则应指导他 / 她出于安全考虑进行部分性校正。

● 将两餐之间的常规餐前 CF 减半,从而使血糖降至目标水平最为安全。

● 就两餐之间校正目标而言,倾向于采用 150mg/dL 的目标水平(餐后 2 小时的预期血糖水平),而非 100mg/dL 的目标血糖。

33. 可否给出一个 CF 减半的示例?

● 餐前血糖 =100mg/dL

● 餐后 2 小时血糖 =300mg/dL

● 餐后 2 小时"期望"血糖 =130~150mg/dL

● 计算:300mg/dL 减去 150mg/dL= 超出目标值 150mg/dL

● CF 为 60∶1

● 计算:150/60=2.5U(全量 CF)

● 餐前胰岛素仍可呈现活性约 3 小时;因此,采用 CF 减半

● 计算减半 CF:2.5(U)÷2=1.3U

该示例中,餐后 2 小时应通过胰岛素泵给予 1.3U 或通过注射器或胰岛素笔给予 1U 胰岛素,使餐后血糖达到目标范围。应在 2 小时内复测血糖,以避免发生严重低血糖。

34. 如何计算胰岛素泵治疗的初始基础速率?

● MDI 治疗中确定 C∶I 比和 CF,对于顺利过渡到泵治疗至关重要。

● 要计算初始基础速率,应在 MDI 中获知当前胰岛素 TDD,将其减少 25%(或其他程度适当的降低,具体取决于当前 HbA1c 和低血糖发作次数)。

● 将减除剂量的 50% 作为 24 小时内给予的总基础剂量。

● 以一种基础速率起始 24 小时(将总基础剂量除以 24)[每小时初始基础速率 =(TDD×0.75)÷(2×24)]。

● 剩余 50% 将根据碳水化合物计数作为餐时剂量。

35. 胰岛素泵治疗的初始基础速率计算示例:

● 当前胰岛素 TDD 为 50U。减除 25% 后 TDD 量 =37.5U

● 减除量的 50%=37.5÷2=18.75U 作为总基础剂量

● 总基础速率 =18.75÷24=0.78U/h

此示例中,初始基础速率将为 0.8U/h。而后将根据全天血糖监测和记录情况,调整基础速率。

36. 何时调整夜间基础速率?

确定日间基础速率之前,应先调整夜间基础速率。通常在胰岛素泵治疗第一周内进行监测。需要注意的是,从长效胰岛素(甘精胰岛素、地特胰岛素或德谷胰岛素)注射治疗过渡的患者可能具有交叠的胰岛素活性,从而可能在第一周引发低血糖。若体重出现显著变化、开始运动或原有运动规律发生改变、激素水平发生变化(如青春期、更年期)或根据具体需要,可进行复测。

37. 列出确定夜间基础速率需遵循的建议,以下为昼夜基础速率确定时的患者指导:

● 根据 3 晚情况评估基础速率的精确度。

● 尽早进食晚餐,最好在下午 5 点之前进食(或开始检测时间≈进食后 5 小时),根据需要给予常规餐时胰岛素,控制餐时血糖或进行校正。

● 选择您常食用的食物,或对碳水化合物含量有把握的食物。

● 检测当晚,避免进食 >15~20g 的脂肪、10g 纤维以及含有酒精的食物。

● 晚餐后避免进食任何食物或给予餐时胰岛素。

● 除日常行为外,避免进行其他运动。

● 晚餐前和晚餐后 2 小时、晚上 9 点、午夜 12 点、凌晨 3 点、早上 6 点以及早餐前监测血糖(或在这段时间内使用 CGM 进行监测)。

● 若进行基础检测时,血糖 <70mg/dL 或 >250mg/dL,则停止检测,并对异常血糖进行处理。

38. 夜间基础速率应如何进行调整?

● 如果昼夜监测期间血糖水平变化 >20~30mg/dL,则在血糖出现变化前 1~3 小时开始,将次日夜间基础速率调整为 0.1U/h。

● 不断进行调整,直到清晨 FBG 水平处于目标范围内(80~130mg/dL)。

● 接下来须确认日间基础速率,通常在启动胰岛素泵治疗后 1~2 周或必要时进行。

39. 描述日间基础速率的调整方法

● 患者不进食早餐,从早上 7 点到中午 12 点,每小时检测一次其血糖水平(或使用 CGM),以确定早间基础速率。

● 若这段时间内血糖水平变化 >20~30mg/dL,则在血糖出现变化前 1~3 小时开始,将次日基础速率调整为 0.1U/h。

● 设定早间基础速率后,通过跳过其他餐食(在不同日期),并按照相同的监测和调整方案,确认下午和晚间基础速率。

40. 非胰岛素药物在 1 型糖尿病治疗中发挥何种作用?

胰淀粉样多肽类似物普兰林肽可延迟胃排空,减少餐后胰腺不适当分泌胰高血糖素,并增加饱腹感。它被批准用作 1 型糖尿病患者胰岛素治疗的辅助药物,此类患者尽管给予了最佳胰岛素治疗仍未能实现预期的血糖控制。普兰林肽被证实可引起体重下降和胰岛素剂量减少。它在餐前给药,同时需减少当前的餐时胰岛素剂量,以减少低血糖风险。

二甲双胍、胰高血糖素样肽 -1(glucagon-like protein-1,GLP-1)受体激动剂和钠葡萄糖共转运蛋白 -2(sodium-glucose cotransporter-2,SGLT-2)抑制剂可降低 1 型糖尿病患者的胰岛素需要量,并改善代谢控制。在 1 型糖尿病患者中已完成或正在进行此类药物的研究,但 FDA 尚未批准将其用于 1 型糖尿病。

41. 低血糖应如何处理?

血糖 <70mg/dL 时应给予葡萄糖。患者应服用 15g 速效碳水化合物:果汁、葡萄糖片或凝胶,或葡萄糖基糖果。优选纯葡萄糖(不添加脂肪或蛋白质)。患者应等待 15 分钟,而后再次检测血糖。若复测血糖 <70mg/dL,则应补充更多葡萄糖。一旦血糖回升至正常水平,患者应吃一顿饭或零食,以防低血糖复发。

42. 低血糖后为何会出现反弹性高血糖?

● 用量不当的碳水化合物过度治疗后,可能会出现。

● 不给予治疗(即通过低血糖发作入睡)可导致反调节激素释放和肝糖原分解增加。

● 使用含脂肪食物进行处理会延迟消化和吸收,从而增加低血糖发作时间,并通过随后的肝糖原分解作用释放反调节激素。

43. 使用胰高血糖素治疗重度低血糖的探讨

所有采用 MDI 或胰岛素泵治疗的患者,均应给予胰高血糖素急救药盒和演示。当患者无法吞咽时,可使用胰高血糖素升高血糖,因其可能是癫痫发作或意识不清所致结果。家庭成员应接受指导,患者应向第三方(同事或邻居)演示该治疗流程。

关键点 胰岛素强化治疗

1. 研究显示,良好的糖尿病管理可减少慢性并发症。
2. 胰岛素强化治疗或基础 - 餐时胰岛素治疗应尽量模拟正常胰岛素分泌。
3. 基础胰岛素为控制肝糖原生成所致血糖波动所需的生理性胰岛素。
4. 使用碳水化合物 - 胰岛素比,匹配餐时胰岛素剂量与碳水化合物摄入量。
5. 使用高葡萄糖校正因子,校正餐时胰岛素可将血糖降至正常范围。

(杜昕 译 张妲 校)

参考文献

American Diabetes Association. (2018). Standards of medical care in diabetes – 2018. *Diabetes Care*, 41(Suppl. 1), S1–S159.

Aschner, P., Horton, E., Leiter, L. A., Munro, N., & Skyler, J. S. (2010). Practical steps to improving the management of type 1 diabetes: recommendations from the Global Partnership for Effective Diabetes Management. *International Journal of Clinical Practice, 64*, 305–315.

Chamberlain, J. J., Kalyani, R. R., Leal, S., Rhinehart, A. S., Shubrook, J. H., Skolnik, N., & Herman, W. H. (2017). Treatment of type 1 diabetes: synopsis of the 2017 American Diabetes Association Standards of Medical Care in Diabetes. *Annals of Internal Medicine, 167*(7), 493–498.

Danne, T., Nimri, R., Battelino, T., Bergenstal, R. M., Close, K. L., DeVries, J. H., … Phillip, M. (2017). International consensus on use of continuous glucose monitoring. *Diabetes Care, 40*(12), 1631–1640.

Davidson, P. C., Hebblewhite, H. R., Steed, R. D., & Bode, B. W. (2008). Analysis of guidelines for basal-bolus insulin dosing: basal insulin, correction factor, and carbohydrate-to-insulin ratio. *Endocrine Practice, 14*, 1095–1101.

DeWitt, D. E., & Hirsch, I. B. (2003). Outpatient insulin therapy in type 1 and type 2 diabetes mellitus: scientific review. *JAMA, 289*, 2254–2264.

Diabetes Control and Complications Trial Research Group. (1993). The effect of intensive treatment of diabetes on the development and progression of long-term complications in insulin-dependent diabetes mellitus. *New England Journal of Medicine, 329*, 977–986.

Duckworth, W., Abraira, C., Moritz, T., Reda, D., Emanuele, N., Reaven, P. D., … Huang, G. D. (2009). Glucose control and vascular complications in veterans with type 2 diabetes. *New England Journal of Medicine, 360*, 129–139.

Harris, K., Boland, C., Meade, L., & Battise, D. (2018). Adjunctive therapy for glucose control in patients with type 1 diabetes. *Diabetes Metabolic Syndrome and Obesity, 11*, 159–173.

Heinemann, L. (2009). Insulin pump therapy: what is the evidence for using different types of boluses for coverage of prandial insulin requirements? *Journal of Diabetes Science and Technology, 3*, 1490–1500.

Nathan, D. M., Cleary, P. A., Backlund, J. Y., Genuth, S. M., Lachin, J. M., Orchard, T. J., … Zinman, B. (2005). Intensive diabetes treatment and cardiovascular disease in patients with type 1 diabetes. *New England Journal of Medicine, 353*, 2643–2653.

Ohkubo, Y., Kishikawa, H., Araki, E., Miyata, T., Isami, S., Motoyoshi, S., … Shichiri, M. (1995). Intensive insulin therapy prevents the progression of diabetic microvascular complications in Japanese patients with non-insulin-dependent diabetes mellitus: a randomized prospective 6-year study. *Diabetes Research and Clinical Practice, 28*, 103–117.

Patel, A., MacMahon, S., Chalmers, J., Neal, B., Billot, L., Woodward, M., … Travert, F. (2008). Intensive blood glucose control and vascular outcomes in patients with type 2 diabetes. *New England Journal of Medicine, 358*, 2560–2572.

Pickup, J. C. (2012). Insulin-pump therapy for type 1 diabetes mellitus. *New England Journal of Medicine, 366*, 1616–1624.

Skyler, J. S., Bergenstal, R., Bonow, R. O., Buse, J., Deedwania, P., Gale, E. A. … Sherwin, R. S. (2009). Intensive glycemic control and the prevention of cardiovascular events: Implications of the ACCORD, ADVANCE, and VA diabetes trials: a position statement of the American Diabetes Association and a scientific statement of the American College of Cardiology Foundation and the American Heart Association. *Diabetes Care, 32*, 187–192.

Switzer, S. M., Moser, E. G., Rockler, B. E., & Garg, S. K. (2012). Intensive insulin therapy in patients with type 1 diabetes mellitus. *Endocrinology and Metabolism Clinics of North America, 41*(1), 89–104.

The Action to Control Cardiovascular Risk in Diabetes Study Group. (2008). Effects of intensive glucose lowering in type 2 diabetes. *New England Journal of Medicine, 358*, 2545–2559.

UK Prospective Diabetes Study (UKPDS) Group. (1998). Intensive blood-glucose control with sulphonylureas or insulin compared with conventional treatment and risk of complications in patients with type 2 diabetes (UKPDS 33). *Lancet, 352*, 837–853.

UK Prospective Diabetes Study (UKPDS) Group. (1998). Effect of intensive blood-glucose control with metformin on complications in overweight patients with type 2 diabetes (UKPDS 34). *Lancet, 352*, 854–865.

White, R. D. (2007). Insulin pump therapy (continuous subcutaneous insulin infusion). *Primary Care, 34*, 845–871.

Wolpert, H. (Ed.). (2016). *Intensive diabetes management* (6th ed). Alexandria, VA: American Diabetes Association.

第 4 章

2 型糖尿病

Sarah L.Anderson and Jennifer M.Trujillo

摘要

近 10% 美国成年人罹患糖尿病,其中 90%~95% 为 2 型糖尿病(type 2 diabetes,T2D)。T2D 相关患病率、发病率和死亡率使其成为主要的公共卫生问题 T2D 患者的血糖管理对于控制疾病状态至关重要,但非常复杂。诊断为 T2D 后,应全面评估患者,设定治疗目标并制定治疗计划。治疗计划应包括适合患者的生活方式和个体化药物治疗。应定期对患者病情进行监测,以评估血糖控制情况,并对药物剂量或治疗方案做出必要的调整。

关键词

2 型糖尿病,药物治疗,诊疗标准,降血糖药物,个体化用药

1. 2 型糖尿病(T2D)管理的诊疗标准是什么?

在美国,美国糖尿病学会(American Diabetes Association,ADA)和美国临床内分泌医师协会(American College of Clinical Endocrinologists,AACE)均已发布关于糖尿病诊疗的最低循证标准。两组标准均包括糖尿病筛查、诊断、分类、预防和管理,还包括生活方式改变、血糖治疗、心血管(cardiovascular,CV)风险管理、并发症预防和治疗,以及特定人群和特定环境的血糖管理。两者均建议患者每次就诊时进行全面医学评估和合并症评估。两个组织的标准均经常进行更新且易于访问,并且均有证据可循。

2. T2D 患者全面评估应包括哪些内容?

初次就诊时,应完整采集糖尿病病史、家族史、个人史以及并发症和常见合并症。初次就诊和而后每次就诊时,均需对生活和行为方式,以及血糖监测做出评估。用药史必不可少,其中包括用药行为、药物不耐受、补充和替代药物的使用以及疫苗接种史。应进行全面体格检查,包括生命体征、甲状腺触诊、皮肤检查和足部全面检查。同时亦建议眼科会诊进行专科检查,如果可以还建议给予戒烟咨询。总体来说,在评估血糖控制情况时,应该首先评估糖化血红蛋白(HbA1c),对于血糖控制较好的患者,应每 6 个月评估一次,对于血糖水平控制欠佳的患者,应每 3 个月评估一次。

初次就诊和其后每年就诊推荐进行的实验室检查包括血脂、肝功能检查、尿白蛋白与肌酐比值、血清肌酐和估计肾小球滤过率(estimated glomerular filtration rate，eGFR）、维生素 B_{12}（若服用二甲双胍）和血钾（若使用血管紧张素转换酶抑制剂、血管紧张素受体阻滞剂或利尿药）。应进行社会心理状况、自我管理教育需求、低血糖和妊娠计划筛查。还建议进行动脉粥样硬化性心血管疾病（atherosclerotic cardiovascular disease，ASCVD）风险评估和慢性肾病（chronic kidney disease，CKD）分期。应针对患者的特异性，为其设立关于 HbA1c、血压（针对高血压患者）和自我管理行为的个体化目标。

3. T2D 患者治疗目标是什么？

T2D 治疗主要目标在于预防或延迟微血管和大血管并发症及其长期进展，包括视网膜病变、神经病变、糖尿病肾病（diabetic kidney disease，DKD）和 ASCVD。治疗的其他目标包括减轻高血糖症状，将低血糖和其他不良药物影响最小化，将治疗负担最小化，并保证生活质量。为实现这些目标，包括 ADA 和 AACE 在内多个组织均推荐了血糖控制替代目标。ADA 诊疗标准指出，应为每位患者建立 HbA1c 目标。HbA1c<7% 对大多数未妊娠成人较为合理，但 HbA1c 目标应该根据患者具体因素进行个体化设定（参阅"5. 如何确立血糖目标？"），空腹血糖（fasting plasma glucose，FPG）目标范围为 80~130mg/dL，餐后血糖（postprandial glucose，PPG）目标范围为 <180mg/dL（餐后 1~2 小时），对应的 HbA1c 目标为 <7%。AACE 指南更为积极，其指出若 HbA1c≤6.5% 能以安全且可负担形式实现，则为最佳选择。所对应的 FPG 目标为 <110mg/dL，2 小时 PPG 目标为 <140mg/dL（表 4.1）。

表 4.1   多数非妊娠成人糖尿病患者血糖目标建议 [a]

	ADA	AACE
HbA1c	<7.0%	≤6.5%
空腹血糖（FPG）	80~130mg/dL	<110mg/dL
餐后血糖（PPG）	<180mg/dL	<140mg/dL

[a] 血糖目标需进行个体化制定。对于特定患者可制定或严格或宽松的目标。
AACE，美国临床内分泌医生学会；ADA，美国糖尿病学会；HbA1c，糖化血红蛋白。

4. 支持严格的血糖控制的证据是什么？

英国前瞻性糖尿病研究（United Kingdom Prospective Diabetes Study，UKPDS）是一项具有里程碑意义的试验，旨在评估强化血糖控制治疗对 T2D 患者长期并发症发生率的影响。研究人员于 1977—1991 年在英国 23 个中心招募了 5 102 例新诊断的 T2D 患者。对患者进行平均 10 年的随访，比较强化治疗与常规治疗对 T2D 患者的影响。结果表明，强化治疗组 HbA1c 为 7%，而常规治疗组为 7.9%。这意味着所有糖尿病相关并发症主要复合终点降低了 12%（$P=0.029$）。大部分归因于与常规治疗组相比，强化治疗组患者微血管并发症减少 25%。强化组 ASCVD 事件亦减少 16%，但这并没有统计学意义（$P=0.052$）。初步试验结束 10 年，早期血糖控制的微血管获益仍然存在。这项为期 10 年的随访报告还显示，长期以来心肌梗死

（myocardial infarction，MI）和全因死亡率显著降低。

UKPDS 之后进行了另外 3 项大规模研究，用以比较不同强度血糖控制对大血管并发症风险的影响。这些研究包括病程较长、晚期 T2D 及伴 ASCVD 高风险的患者。相比之下，UKPDS 包括新诊断为 T2D 的受试者。控制糖尿病心血管风险行动（Action to Control Cardiovascular Risk in Diabetes，ACCORD）研究（n=10 251）表明，较低的 HbA1c 水平（平均 HbA1c 分别为 6.4% 和 7.5%）降低了某些微血管并发症风险，但并未降低大血管并发症风险。强化治疗组中，发生低血糖的风险显著增高。最重要的是，由于强化治疗组死亡率增加，该研究被提前终止。糖尿病和心血管疾病行动研究：Preterax 和 Dimicron 改良释放对照评估（Action in Diabetes and Vascular Disease：Preterax and Dimicron Modified Release Controlled Evaluation，ADVANCE）研究（n=11 140）呈现相似结果，两种血糖控制水平之间的 ASCVD 结局无显著差异（平均 HbA1c 分别为 6.3% 和 7%），但其的确表明，强化血糖控制可减少微血管并发症。退伍军人糖尿病试验研究（Veterans Affairs Diabetes Trial，VADT；n=1 791）还提示微血管并发症发生率下降，但报告称加强血糖控制的情况下，ASCVD 结局无显著下降（HbA1c 6.9% vs 8.5%）。根据这些研究总体结果，设定目标时，我们应该考虑到，若要实现更严格的血糖控制，需要付出的相对较大的努力。

5. 如何确立血糖目标?

必须根据患者特定因素以及潜在治疗风险和获益，为每名患者设定个体化血糖控制目标。理想情况下，应在作出诊断时确立血糖控制目标，并应在每次就诊时进行回顾和再评估。应尽可能与患者协同做出决定。需要考虑的患者或疾病因素包括：与治疗有关的风险，例如低血糖和其他药物不良反应；疾病持续时间；预期寿命；合并症；已确定的血管并发症；患者态度和预期治疗行为；资源；以及支持系统。尽管 ADA 建议大多数非妊娠 T2D 成人的 HbA1c<7%，但更严格的目标（例如 <6.5%）若能达成且不产生显著不良影响（尤其是低血糖），则对于部分患者更加适用。这些患者可能更为年轻，拥有更长的预期寿命，糖尿病病程较短，仅通过生活方式改变或服用二甲双胍进行治疗，或者无显著合并症。不那么严格的目标（例如 <8%）可能适合年龄较大、预期寿命有限、糖尿病病程较长、有重度低血糖病史以及伴严重合并症或晚期并发症的患者。尽管进行了适当的教育、监测和药物治疗，仍难以实现目标时，较高的 HbA1c 目标可能更为适用。对于用药方案复杂的患者，尤其是使用胰岛素治疗的患者，若尝试实现严格的血糖控制目标，其风险可能超过获益。

65 岁以上患者应考虑更高的 HbA1c 目标。对于健康成人，目标 HbA1c<7.5% 较为合理，而对于患有多种并存慢性疾病、日常生活活动（activity of daily living，ADL）呈现多重障碍或轻中度认知损害的老年人，目标 HbA1c<8% 则较为合理。对于患有终末期慢性疾病、ADL 有多重依赖性、中重度认知损害或长期居住于护理机构的老年人，目标 HbA1c<8.5% 较为合理。临床医生应考虑针对更高的目标 HbA1c 调整 FPG 和 PPG 目标范围。

6. T2D 患者建议进行哪些生活方式改变?

所有 T2D 患者均应参加糖尿病自我管理教育(diabetes self-management education, DSME),以获取自我照顾所需的知识、技能和能力。DSME 应分别在诊断时、每年、出现复杂因素时,以及诊疗出现转变时实施。营养治疗的目标在于促进和支持健康的饮食习惯,达到并维持体重目标,实现个性化血糖、血压和血脂目标,以及延迟或预防糖尿病并发症。营养建议应根据基础需要、个人和文化偏好、健康知识和计算能力以及进行改变的意愿和能力予以个体化。健康的饮食计划应遵循"美国饮食指南",重点在于多食用营养丰富的食物(例如蔬菜),少摄入饱和脂肪和人工糖,食物种类多种多样,减少空卡路里的摄入(例如糖果、甜食、含糖饮料),使一半的谷物摄入来自全麦食物,并过渡至食用低脂乳制品。

对于超重或肥胖患者,建议至少减重 5%。有证据支持应着重于减少热量摄入,而非减少宏量营养素分配。研究表明,减少热量摄入的干预措施可使 T2D 患者 HbA1c 降低 0.3%~2%。实现减重可通过减少食物份量,将热量摄入减少 500~750kcal/d,或将女性每日热量摄入目标设为低于 1 200~1 500kcal/d,男性目标设为 1 500~1 800kcal/d。

碳水化合物计数可作为减少餐后血糖波动的有用工具。应教育患者识别哪些食物为碳水化合物来源,而碳水化合物是增加血糖(blood glucose,BG)水平的营养物质。糖尿病餐盘法可用于帮助患者确定每餐合理摄入的碳水化合物量,并鼓励他们将每餐淀粉或谷物摄入量限制为 9 英寸餐盘的四分之一。一种常见但更复杂的方法是为患者提供更具体的碳水化合物量限制:对于女性,限制每餐碳水化合物为三至四份(45~60g),对于男性,限制每餐碳水化合物为四至五份(60~75g),每份小吃 1 份(15g)。接受餐时胰岛素治疗的 T2D 患者可被指导如何计算碳水化合物,以确定其餐前胰岛素剂量。尽管这是 1 型糖尿病(T1D)中较为常见的做法,但对于接受胰岛素强化治疗的 T2D 患者亦可能有所获益。

罹患 T2D 成人每周应进行 150 分钟或更长时间的中度到剧烈强度的有氧运动,不要连续超过两天不进行运动。患者应减少久坐的时间,避免长时间静坐。作为一项全面且长期的体重维持计划一部分,超重或肥胖且已实现短期减重目标的 T2D 成人,应每周参加 200~300 分钟体育锻炼。

7. T2D 一线药物治疗是什么?

无禁忌症时,T2D 一线药物治疗为二甲双胍。二甲双胍是一种口服双胍类药物,可减少肝脏产生的葡萄糖,减少从肠道吸收的葡萄糖量,并改善机体对胰岛素敏感性。由于二甲双胍有效,且有充分证据支持其使用(包括降低 CV 结局风险,如 UKPDS 试验所示),故推荐将其作为一线药物。二甲双胍价格低廉,无长期安全问题,且不引发低血糖或体重增加。二甲双胍可进行单药治疗,也可以与其他口服药物或注射药物[包括胰岛素和胰高血糖素样肽 -1 受体激动剂(glucagon-like peptide-1 receptor agonists,GLP-1 Ras)]联合使用。已根据 eGFR(而非血清肌酐水平)对二甲双胍的肾脏给药建议进行了更改,适当囊括了先前禁忌使用二甲双胍的患者。尽管二甲双胍现可用于 eGFR≥30mL/min/1.73m^2 的患者,但不建议对 eGFR 处于 30~45mL/min/1.73m^2 的患者起始二甲双胍;若仍给药,则此类患者每日剂量不应超过 1 000mg。这主要由于可能会导致肾功能进一步下降,从而出现必须停止药物治疗的现象。

二甲双胍还可以与其他几种口服制剂以固定剂量的复合形式提供,包括以下药物:磺酰脲类药物、噻唑烷二酮(thiazolidinediones,TZDs)、二肽基肽酶-4(dipeptidyl peptidase-4,DPP-4)抑制剂、葡萄糖钠转运蛋白-2(sodium glucose cotransporter-2,SGLT-2)抑制剂和格列奈类药物。固定剂量的复合药物可增加依从性,并最大程度减少"药丸负担"/药物剂量。

8. 如何尽量减少二甲双胍副作用?

二甲双胍最常见副作用为胃肠道(gastrointestinal,GI)反应,包括腹泻、恶心、呕吐和胃肠胀气。为最大程度减少此类副作用,二甲双胍应从低剂量开始,逐步给药。二甲双胍目标剂量为 2 000mg/d(通常分两次服用);但是,这并非起始剂量。二甲双胍起始剂量为每日口服 500mg,每周最多滴定 500mg,直至达到最大耐受剂量,或每日 2 000mg。减少二甲双胍与胃肠道相关副作用的其他策略包括与食物同时服用二甲双胍,以及使用缓释(extended-release,ER)制剂;使用 ER 制剂时,重点是告知患者,其可能会在粪便中看到部分 ER 片剂。

二甲双胍还可减少肠道对维生素 B$_{12}$ 的吸收,并可降低血清维生素 B$_{12}$ 浓度。二甲双胍用药时间越长,发生维生素 B$_{12}$ 缺乏症的可能性就越大。由于维生素 B$_{12}$ 缺乏症发病不易察觉,建议每 2~3 个月监测一次血清维生素 B$_{12}$ 水平,并给予相应治疗。严重的维生素 B$_{12}$ 缺乏症可表现为周围神经病变(peripheral neuropathy,PN)。若存在 PN 症状,且患者正在服用二甲双胍,则应检查维生素 B$_{12}$ 水平,以确定症状引发的来源,是由于维生素 B$_{12}$ 缺乏症、糖尿病进展或其他原因。

9. T2D 治疗的二线药物选择有哪些?

若二甲双胍单药治疗未能成功使患者达到血糖目标,或如果对二甲双胍治疗不耐受,或存在用药禁忌,则可以使用多种二线药物。包括 SGLT-2 抑制剂、GLP-1 RA、DPP-4 抑制剂、磺酰脲类药物、TZDs 和基础胰岛素。后续章节中将进行单独讨论。各种类别药物的机制、生理作用和肾脏剂量建议汇总于表 4.2 中。

10. 何为磺酰脲类药物?

目前最常用的磺酰脲类药物为格列吡嗪、格列本脲和格列美脲。磺酰脲类药物(也称为胰岛素促分泌剂)是一种口服药物,通过刺激胰岛 β 细胞内源性胰岛素分泌产生作用。因此,磺酰脲类药物仅对具有部分残留 β 细胞功能的患者有所作用。此类药物主要降低 PPG,但也可对 FPG 产生积极影响。磺酰脲类药物副作用包括体重增加和低血糖。尽管磺酰脲类药物含磺酰胺结构,但该类型磺酰胺和抗生素磺酰胺之间的交叉反应十分微弱。

表4.2　常用2型糖尿病降糖药机制和生理作用

类别	成分	推荐肾脏剂量	分子机制	主要生理作用
双胍类药物	二甲双胍	若eGFR 30~45,勿起始药物;若eGFR<30,勿使用该药。若eGFR降至<45,并持续服用二甲双胍,需注意每日最大剂量为1 000mg	激活AMP激酶(或其他机制)	↓肝糖生成
磺脲类药物;第二代(SU)	格列本脲 格列吡嗪 格列美脲	避免用于肾功能不全者(格列本脲);以保守剂量起始用药,避免低血糖	关闭β细胞质膜上K_{ATP}通道	↑胰岛素分泌
噻唑烷二酮类药物(TZDs)	吡格列酮 罗格列酮	无须调整剂量	激活核转录因子PPAR-γ	↑胰岛素敏感性
二肽基肽酶(DPP)-4抑制剂	西格列汀 沙格列汀 利格列汀 阿格列汀	若eGFR≤50(西格列汀,沙格列汀),需调整剂量;eGFR≤60(阿格列汀);无须调整剂量(利格列汀)	抑制DPP-4活性,增加餐后肠促胰素(GLP-1、GIP)浓度	↑胰岛素分泌(葡萄糖依赖性);↓胰高血糖素分泌(葡萄糖依赖性)
钠-葡萄糖共转运蛋白(SGLT)-2抑制剂	卡格列净 达格列净 恩格列净 艾托格列净	若eGFR<60(卡格列净),需调整剂量;若eGFR<60,避免使用达格列净、艾托格列净;若eGFR<45,避免使用卡格列净;若eGFR<30,避免使用恩格列净	抑制近端肾单位SGLT-2	阻止肾脏对葡萄糖重吸收,尿糖增加

续表

类别	成分	推荐肾脏剂量	分子机制	主要生理作用
胰高血糖素样肽(GLP)-1受体激动剂	度拉糖肽 艾塞那肽 艾塞那肽 XR 利拉鲁肽 利司那肽 索马鲁肽	重度肾损害经验有限;若 eGFR<30,避免使用艾塞那肽、艾塞那肽 XR;若 eGFR<15,避免使用利司那肽;度拉糖肽和索马鲁肽无须调整剂量	激活 GLP-1 受体	↑I胰岛素分泌(葡萄糖依赖性);↓胰高血糖素分泌(葡萄糖依赖性);减缓胃排空;↑饱腹感
基础胰岛素	德谷胰岛素 地特胰岛素 甘精胰岛素	随 eGFR 降低,可能需减少胰岛素剂量	激活胰岛素受体	↑葡萄糖代谢清除;↓肝葡萄糖生成;抑制生酮作用

AMP,一磷酸腺苷;eGFR,估计肾小球滤过率;GIP,葡萄糖依赖性促胰岛素多肽;PPAR,过氧化物酶增殖体增殖剂激活受体;XR,缓释剂。

格列吡嗪和格列美脲作用时间短于格列本脲,因此可能较少引发低血糖。此外,格列本脲从肾脏排泄,其活性代谢物可能在肾功能不全患者体内蓄积,再次导致低血糖。相比之下,格列吡嗪和格列美脲通过肝脏代谢,并主要通过尿液,以非活性代谢产物形式排出,使其成为糖尿病和CKD患者的首选。值得注意的是,微粉化药品不具有生物等效性,因此更换药品时,可能需进行重新滴定。

11. 何为 GLP-1 RA?

GLP-1 RAs 也被称为肠降血糖素类似物。此类药物通过以下机制模拟内源性肠降血糖素(特别是 GLP-1)作用:①进食后刺激胰岛素分泌;②抑制胰高血糖素释放;③减慢胃排空(增加饱腹感),并减慢葡萄糖的血液吸收。GLP-1 RAs 对胃排空和早期饱腹感的影响,可使体重减轻。此类制剂通过注射笔装置进行皮下注射给药。尽管通常不将其用作单一疗法,但当二甲双胍对患者实现其血糖控制目标尚不足够有效时,其通常与二甲双胍进行联用。由于此类药物可加强葡萄糖依赖性胰岛素分泌(胰岛素分泌仅在血糖水平过高或上升时才会出现),因此,单药治疗或与其他药物(例如二甲双胍,低血糖风险亦较低)一同使用时,低血糖发生风险较低。但是,将其与已知易引发低血糖的药物联合使用,则可能会增加这种风险。当前可用的 GLP-1 RAs 包括度拉鲁肽、艾塞那肽(每日两次)、艾塞那肽(每周一次)、利拉鲁肽、利司那肽和索马鲁肽。利拉鲁肽和利司那肽亦与基础胰岛素(分别为德谷胰岛素和甘精胰岛素)以固定比例联合使用。

艾塞那肽(每日两次)和利司那肽为短效 GLP-1 RAs,具有更显著的降 PPG 作用,尤其是注射后立即进餐。这与长效 GLP-1 RAs,利拉鲁肽(每日一次给药)和度拉鲁肽、艾塞那肽(每周一次给药)和索马鲁肽(每周一次给药)形成对比,它们除降低 PPG,亦降低 FPG。

GLP-1 RAs 最常见副作用与胃肠道相关,其中恶心最为常见。因此强调目标剂量逐步滴定的重要性,以最大程度降低该风险。GLP-1 RAs 和基础胰岛素以固定比例组合(利拉鲁肽加德谷胰岛素,利司那肽加甘精胰岛素)可最大程度减少该类副作用,因 GLP-1 RAs 剂量滴定比 GLP-1 RAs 单独用药剂量滴定逐渐递增的形势更加明显,所以可更加适合需要联合用药达成最佳血糖控制的患者。如果长效 GLP-1 RAs 发生给药遗漏,则可能需要进行重新滴定。

此类药物亦可能与急性胰腺炎呈现相关;然而,无足够证据证明其因果关系。尽管如此,伴活动性胰腺炎,或存在 GLP-1 RAs 相关性胰腺炎病史的患者,不应起始 GLP-1 RAs 治疗。如果患者使用 GLP-1 RAs 时怀疑罹患胰腺炎,应停用该药物。如果确定患者存在 GLP-1 RAs 相关性胰腺炎,则不应使用该类药物再次对患者进行负荷试验。GLP-1 RAs 罕见但重要的潜在副作用为甲状腺 C 细胞肿瘤。具有甲状腺髓样癌或多发性内分泌肿瘤 -2 型(multiple endocrine neoplasia-2,MEN-2)个人史或家族史的患者,不应给予 GLP-1 RAs 进行治疗。

12. 何为 DPP-4 抑制剂?

DPP-4 抑制剂通过阻断 DPP-4 起作用,DPP-4 为分解胃肠促胰血糖素(包括葡萄糖依赖性促胰岛素多肽和 GLP-1)的酶。DPP-4 抑制剂可增加促胰血糖素循环水平,进而促进葡萄糖依赖性胰岛素分泌,并抑制胰高血糖素分泌。但是,与 GLP-1 RA 相比,它们不影响胃排空或饱腹感,因此 DPP-4 抑制剂降糖作用不算太强,并且与促进体重减轻不同,它们对体重无影响。此类药物获益包括其良好的耐受性、低血糖风险低以及靶向控制 PPG 的能力。此类药物包括阿格列汀、利格列汀、沙格列汀和西格列汀;其均具有相似的控糖功效。

DPP-4 抑制剂心血管预后试验(Cardiovascular outcomes trials,CVOTs)在很大程度上呈中性。意味着通常未呈现心血管疾病(cardiovascular disease,CVD)问题,但亦无 CV 获益报道。沙格列汀是一个例外;对糖尿病患者进行的沙格列汀血管结局记录评估研究(Saxagliptin Assessment of Vascular Outcomes Recorded,SAVOR)-心肌梗死溶栓(Thrombolysis in Myocardial Infarction,TIMI)53 试验研究显示,因心力衰竭而入院治疗的风险增加。因此,现在所有 DPP-4 抑制剂都附有心力衰竭风险的用药警告。

通常,DPP-4 抑制剂具有良好耐受性,且不良反应风险较低。和 GLP-1 RA 相似,DPP-4 抑制剂与胰腺炎风险增加相关。伴活动性胰腺炎,或存在被认为是由 DPP-4 抑制剂引发胰腺炎病史的患者,应避免使用 DPP-4 抑制剂。如果患者使用 DPP-4 抑制剂中任意一种时出现胰腺炎,则应停用此类药物。如果 DPP-4 抑制剂有可能导致胰腺炎,则不应将此类药物用于患者。此外,DPP-4 抑制剂与关节痛风险增加相关;若出现该疾患,应停用 DPP-4 抑制剂,症状应得到缓解。

13. 何为 SGLT-2 抑制剂?

SGLT-2 抑制剂阻碍肾脏从近端小管尿液中吸收葡萄糖,从而阻断其重吸收回血流,因此导致尿糖排泄增加。该效应使得 FPG 和 PPG 均降低,且由于尿糖丢失(4kcal/g)而导致体重轻度减轻。由于其作用机制,SGLT-2 抑制剂无需胰岛素或功能性 β 细胞即可产生效应。尿液中葡萄糖增多将导致渗透性利尿,从而降低血压。这对于高血压患者可能有所获益,但对于基线血压较低的患者,这可能导致低血压。过多尿糖会增加尿路和生殖器真菌感染风险,这是该类药物较常见的副作用。SGLT-2 抑制剂包括卡格列净、达格列净、恩格列净和埃格列净。

14. 何为 TZD?

TZD 是一类靶向作用于 γ- 过氧化物酶体增殖剂激活受体(peroxisome proliferator-activated receptor,PPAR)的药物,该受体可激活影响血糖代谢和体内脂肪储存的基因。吡格列酮和罗格列酮这类药物可改善肌肉和脂肪组织中的胰岛素敏感性,并保护胰腺 β 细胞。TZD 主要改善 FPG。由于它们产生的影响在于基因激活,因此其起效缓慢;通常需耗时数周方能达到充分的降糖效果。

罗格列酮的使用已不受推荐,因为一项 meta 分析显示,罗格列酮与 MI 风险上升具有显著性关联,与死亡风险上升的关联不具统计学差异。吡格列酮与膀胱癌潜在风险上升相关,尽管该风险临床试验数据不一致。已知该两种药物均可引发剂量相关性水肿,因此不适用于有症状的心力衰竭患者。

15. 何为基础胰岛素?

基础胰岛素(亦称为"背景胰岛素")旨在通过抑制肝糖原产生,并在禁食状态下以适当剂量维持从而接近正常的葡萄糖水平,提供 24 小时血糖控制。T2D 患者使用基础胰岛素主要用于补充其内源性胰岛素的产生。对于 HbA1c 远高于目标值(如≥10%)的患者,此方案可能是一线选择;如果给予患者最大剂量二甲双胍,但未达到血糖控制目标,则该方案为有效的二线选择。

目前可用的基础胰岛素包括长效制剂[德谷胰岛素(U-100 和 U-200)、地特胰岛素、甘精胰岛素(U-100 和 U-300)]以及中效 NPH(完整信息参见第 3 章表 3.1)。所有基础胰岛素均可有效降低 FPG 和 HbA1c 水平,每种基础胰岛素起效时间约为 2 小时,但作用时间因药物而异;例如,德谷胰岛素持续时间超过 40 小时,而中性鱼精蛋白锌(neutral protamine Hagedorn,NPH)胰岛素则持续大约 12 小时,且通常每天两次给药。更新一代药物(如德谷胰岛素和甘精胰岛素 U-300)与较陈旧药物(如甘精胰岛素 U-100 和 NPH)相比则具有更长的作用时间,且峰值效应较小或无峰值效应,这意味着更加一致的药代动力学(pharmacokinetics,PK)和 PD、夜间低血糖出现次数的减少和给药灵活性的明显改善。

与基础胰岛素相关的主要副作用为低血糖和体重增加。将基础胰岛素与某些已知对体重无影响或促进体重减轻的口服或注射制剂联合使用,则既可以减少体重增加,又可以使所需的胰岛素剂量降至最低,从而减少低血糖发生风险。基础胰岛素进行逐步滴定,还可最大程度减少低血糖风险。

16. 糖尿病三线治疗药物有哪些?

除已加以讨论的药物外,还有数种其他类型糖尿病口服药物,实践中较少使用。类似于磺酰脲类药物,格列奈类药物(瑞格列奈和那格列奈)可增强内源性胰岛素分泌(促分泌剂),从而降低餐后高血糖。格列奈类药物与磺酰脲类药物相比,起效更快,且作用时间更短。格列奈类药物因其与磺酰脲类药物作用相似,且具有旗鼓相当的降 HbA1c 能力,所以可能在对磺酰脲类药物具有真性过敏的患者中发挥作用,但是,其价格较为昂贵,必须在每餐前服用。

α- 葡萄糖苷酶抑制剂(米格列醇和阿卡波糖)具有适度的降 HbA1c 功效(0.5%~0.8%),并通过减缓饮食中碳水化合物的吸收而发挥作用。由于其作用机理,该药物的标志性副作用为胃肠道不耐受,包括胃肠胀气和腹泻,许多患者无法耐受此类副作用。

盐酸考来维仑(一种胆汁酸螯合剂)可通过降低胆汁酸重吸收,略微改善 HbA1c(0.5%)。尚不清楚这种对重吸收的影响如何降低 BG。额外的获益在于,除降低 BG 外,它还降低了低密度脂蛋白胆固醇(low-density lipoprotein cholesterol, LDL-C)。

最后,速释多巴胺能激动剂溴隐亭也通过激活中枢多巴胺 -2 受体,并增加胰岛素敏感性,得以降低血糖。如同盐酸考来维仑一样,它对降低 HbA1c 呈中效作用。由于其高成本和副作用(头晕、恶心和乏力),所以不常使用。

17. T2D 治疗的一般方法是什么?

非妊娠成人 T2D 血糖管理的一般方法包括迅速启动生活方式改变,确定适当的血糖控制目标,以及根据诊断时的初始 HbA1c 启动的药物疗法。ADA 治疗流程建议对初始 HbA1c<9% 的患者给予单药治疗(若无禁忌证,则给予二甲双胍)。对初始 HbA1c 高于血糖控制目标 1.5% 以上的患者,给予双药治疗(二甲双胍加其他药物);对初始 HbA1c>10% 且 BG≥300mg/dL,或有明显症状的患者,可采用联合注射性治疗。必要时,下一步可添加二线药物。推荐药物为 GLP-1 RAs、SGLT-2 抑制剂、DPP-4 抑制剂、磺酰脲类药物、TZDs 和基础胰岛素。ADA 建议根据患者是否合并 ASCVD、心力衰竭或 CKD,对第二种药物加以选择。伴 ASCVD 的患者,应使用二甲双胍加一种已经被证实可减少主要不良心血管事件(major adverse cardiovascular event,MACE)的药物进行治疗;这些药物目前包括恩格列净、利拉鲁肽、卡格列净和索马鲁肽。目前,ADA 推荐首选药物为利拉鲁肽或恩格列净,因为大型随机对照试验中,两种药物均被证明可降低 MACE 和 CV 死亡率,且比同类药物具有更强的数据支持。对于以心力衰竭或 CKD 为主的患者,应添加 SGLT-2 抑制剂,例如恩格列净或卡格列净,因有证据表明两种药物均可延缓心力衰竭和 / 或 CKD 进展。对于不伴 ASCVD 的患者,应根据患者和药物的具体考量因素(包括疗效、低血糖风险、体重影响、对 ASCVD 结局的影响、肾脏影响、不良反应、安全性问题、易用性和成本),选择二甲双胍之外的药物添加(表 4.3)。治疗效果需在 3 个月后进行评估。若患者当时尚未达到其血糖控制目标,则应对依从性进行评估,并考虑其他治疗方法。

AACE 指南建议初始 HbA1c<7.5% 的患者采用单药治疗。若干药物按照推荐次序,被列为潜在选择,其中二甲双胍推荐优先级最高。对于初始 HbA1c≥7.5% 的患者,建议给予二甲双胍或其他一线药物,并加用其他药物进行双药治疗。同样,建议根据推荐优先级使用药物。对于初始 HbA1c>9% 的患者,AACE 指南建议对无症状患者进行双药或三联治疗,对有症状患者使用胰岛素,同时可加用或不加用其他药物进行治疗。治疗效果需在 3 个月后进行评估。如果尚未达到血糖控制目标,则应对依从性进行评估,并强化治疗。治疗流程中基于每种药物类别的获益和风险列出药物的推荐次序。将低血糖和体重增加风险降至最低的药物须最先加以考虑。同时还应认识到,通常需给予联合治疗,并应采用具有互补作用机制的药物。

ADA 和 AACE 均已按照治疗流程中的给药次序发布建议。部分新兴研究和评价正在意识到该序贯性给药方法的局限性,甚至有人将其称为"失败的治疗"。另

表 4.3　2型糖尿病常用药物选择需考虑的特定药物和患者因素

	效能	低血糖风险	体重影响	对 ASCVD 影响	对 DKD 进展影响	治疗成本	口服 /SC	副作用和安全性
二甲双胍	高	无	中性	可能有所获益	中性	低	口服	GI 反应（腹泻）、B$_{12}$ 缺乏症
磺脲类药物	高	存在	体重增加	中性	中性	低	口服	低血糖、体重增加
TZDs	高	无	体重增加	可能有所获益（吡格列酮）	中性	低	口服	水肿、体重增加、心力衰竭风险、骨折、膀胱癌
DPP-4 抑制剂	中等	无	中性	中性	中性	高	口服	心力衰竭风险、胰腺炎、关节痛
SGLT-2 抑制剂	中等	无	体重下降	可获益 [a]	可获益 [a]	高	口服	GU 感染、血容量不足风险、低血压、截肢风险、骨折（卡格列净）、DKA 风险
GLP-1 RAs	高	无	体重下降	可获益 [b]	可获益 [b]	高	SC	GI 反应（恶心、呕吐）、注射部位反应、甲状腺 C- 细胞肿瘤风险、胰腺炎、胆石症
基础胰岛素	高	存在	体重增加	中性	中性	高	SC	低血糖、体重增加、注射部位反应

[a] 恩格列净、卡格列净。

[b] 利拉鲁肽、索马鲁肽。

ASCVD, 动脉粥样硬化性心血管疾病；DKA, 糖尿病酮症酸中毒；DKD, 糖尿病肾病；DPP, 二肽基肽酶；GI, 胃肠道；GLP, 胰高血糖素样肽；GU, 尿生殖道；RA, 受体激动剂；SC, 皮下给药；SGLT, 钠 - 葡萄糖共转运蛋白；SU, 磺酰脲类药物；TZDs, 噻唑烷二酮类药物。

一种替代策略是使用针对多种病理生理缺陷的早期联合治疗,以快速实现并在较长时间内保持血糖控制目标,并可能挽救现有 β 细胞功能。目前主要的临床指南未建议采用此方法,但这一领域正在进行研究。

18. 有何证据支持对于伴 ASCVD 的 T2D 患者使用特定药物?

2008 年,美国食品药品管理局(Food and Drug Administration,FDA)制定了一项要求,所有为治疗 T2D 而开发和研究的新药,都必须经过 CV 安全性检验。随后的试验研究统一纳入伴有 CVD 或存在 CVD 高风险的患者,并对三点 MACE 终点事件进行了研究,包括 CV 死亡、非致死性 MI 和非致死性卒中。据报道,在这些 CVOT 研究中,利拉鲁肽、索马鲁肽、恩格列净和卡格列净对 CV 结局具有获益作用,如 LEADER 研究(利拉鲁肽在糖尿病中的效应和作用:心血管结局结论评估)、SUSTAIN-6 研究(索马鲁肽在 2 型糖尿病受试者中的心血管结局和其他长期结局评估试验研究)、EMPA-REG 结局研究(2 型糖尿病患者恩格列净心血管事件试验研究)和 CANVAS 研究(卡格列净心血管评估研究)所示。

当前的 ADA 诊疗标准赞同在具有 CVD 病史的患者中使用经证实具有 CVD 获益的 GLP-1 RAs 或 SGLT-2 抑制剂,以降低 CV 死亡风险。ADA 承认,在 GLP-1 RAs 类中取得 CVD 获益的最有力证据,是使用 GLP-1 RAs 中的利拉鲁肽和 SGLT-2 抑制剂中的恩格列净。卡格列净降低了三点 MACE,但未降低 CV 死亡率。卡格列净的缺点还包括,与罕见但严重增加的骨折风险和下肢截肢风险增加具有相关性。AACE 指南承认利拉鲁肽已获 FDA 批准用于预防三点 MACE,恩格列净则被 FDA 批准用于降低 CV 死亡率,而卡格列净已被证明可降低三点 MACE,但指南并未对何时使用这些药物做出具体建议。

19. 胰岛素治疗如何予以起始和进行滴定?

为安全起见,应当以每日低剂量(10U 或 0.1~0.2U/kg)起始进行基础胰岛素皮下给药,而后每周一次或两次,滴定剂量增加 10%~15%(或 2~4U),直至患者达到 FPG 目标或达到 0.5U/kg 基础胰岛素剂量。平均而言,接受甘精胰岛素 U-100 治疗的 T2D 患者,每日胰岛素剂量约为 45U。有若干可用的剂量滴定计算方法,可达成最佳基础胰岛素给药剂量,包括 3-0-3 法(若 3 日 FPG 平均值高于目标,则增加 3U;若达到目标,则无需调整;若低于目标,则减少 3U)。如果患者出现低血糖,则应将基础胰岛素剂量减少 10%~20%,或减少 4U。甘精胰岛素 U-300 和德谷胰岛素因半衰期较长,剂量调整不应比每 3~4 日一次更为频繁。应预先指导患者进行剂量滴定,以及指导其得知最终胰岛素剂量。如果患者无法或不愿自行滴定,则需进行密切随访,确保胰岛素剂量及时有效。

20. 何时以及如何进行胰岛素强化治疗?

尽管基础胰岛素已充分进行滴定,若患者仍未达到其 HbA1c 目标,则可进行胰岛素强化治疗,在进食量最大的餐前添加速效胰岛素,或更换为每日两次(早餐和晚餐前)给予预混胰岛素。当实施前一方案时,应在进食量最大的餐前给予 4U 剂量。实施第二个方案时,应将当前基础剂量分为日间(AM)三分之二和晚间(PM)三分之一,或日间(AM)半量和晚间(PM)半量。无论采取何种方案,剂量均可以 1~2U 或 10%~15% 的剂量每周一次或两次进行滴定,直到达到 BG 目标。若出现低血糖,剂量应减少 10%~20%,或减少 2~4U(类似于基础胰岛素)。

若上述两种策略均未达到 HbA1c 目标,则可在每日进食量最大的两餐或全部三餐均给予速效胰岛素,或者每日可给予预混胰岛素 3 次(早餐、午餐和晚餐),方法如上所述。

强化胰岛素治疗的另一种选择是在基础胰岛素中添加 GLP-1 RAs。这种组合具有许多潜在好处,包括机制互补,以及对血糖谱影响互补。GLP-1 RAs 对基础胰岛素形成补充,因其靶向作用于 PPG(短效 GLP-1 RAs),或靶向作用于 PPG 和 FPG(长效 GLP-1 RAs)。该用药组合在任何疾病过程均有效。联合治疗亦可降低不良反应风险。基础胰岛素引起低血糖和体重增加。GLP-1 RAs 则不会引起低血糖,其可致体重减轻,但会引发胃肠道相关副作用。将该两种药物联合使用,可使患者以较低剂量的两种药物实现血糖控制目标,从而有可能降低不良反应发生风险。最后,与添加速效胰岛素相比,该组合提供了一种可能更安全、更容易的选择。与基础 - 餐时胰岛素治疗方案相比,向基础胰岛素中添加 GLP-1 RAs,无须进行额外的血糖监测或进行碳水化合物计数,且发生低血糖风险较低。

21. 何为过度基础化?

过度基础化是一个术语,用于描述不断增加基础胰岛素剂量,靶向作用于 FPG,而 PPG 或 HbA1c 却无改善。大多数 T2D 患者每日胰岛素总需求量约为 1U/kg/d,而对于更多的胰岛素抵抗患者,则约为 1.5U/kg/d;每日总剂量(total daily dose,TDD)应随餐食分为 50% 基础胰岛素和 50% 速效胰岛素。当继续增加基础胰岛素剂量,而打破 50/50 基准时,就会发生过度基础化。过度基础化有可能改变基础胰岛素药代动力学,导致峰值效应和低血糖,尤其是当患者遗漏或延迟进餐时。

由于希望保持胰岛素治疗方案简单便捷,而非每日多次注射给药,因此过度基础化常常出现。但是,许多患者需要用药物(例如速效胰岛素)控制餐后血糖波动。持续增加基础胰岛素剂量,无法纠正其血糖谱中的餐后血糖缺陷,而将大大增加低血糖发生风险。一旦 FPG 处于目标范围,或总基础剂量为 0.5U/kg/d,若不继续进行基础胰岛素滴定,就可避免过度基础化;在这一点上,加入降低 PPG 水平的策略,例如给予餐时速效胰岛素、GLP-1 RAs 或 SGLT-2 抑制剂,将更加安全有效。

22. T2D 患者应在何时进行血糖自我监测(self-monitoring of blood glucose,SMBG)?

对于使用强化胰岛素治疗的 T1D 患者,必须进行 SMBG。SMBG 在 T2D 患者中的作用尚不甚清楚。单纯进行 SMBG 并不能改善血糖控制。仅当其结果用于改良管理策略时,方才有效。但是,SMBG 在特定临床情况下被认为有效。对于正在服用可增加低血糖发生风险药物(胰岛素、磺酰脲类药物、格列奈类药物)者,应进行 SMBG,以便在怀疑发生低血糖时进行检测。如果患者使用基础胰岛素,则需进行清晨 SMBG,完成基础胰岛素剂量滴定。如果添加餐时速效胰岛素,则必须进行 SMBG 以滴定餐时胰岛素剂量。对于所有罹患 T2D 的患者,SMBG 有助于指导治疗决策或改变生活方式。但是,对于仅使用非胰岛素药物治疗的患者,常规 SMBG 是否能改善 HbA1c 的临床证据较为混杂,难下定论。必须权衡潜在获益与检测负担和检测成本,建议采用个体化方案。

23. CKD 患者不应使用哪些药物(或需要调整剂量)?

eGFR≥30mL/min/1.73m^2 的患者可使用二甲双胍;但是,不建议基线 eGFR 处于 30~45mL/min/1.73m^2 之间的患者给予起始二甲双胍用药。当患者 eGFR 降至 45mL/min/1.73m^2 以下时,是否继续使用二甲双胍,还要进行讨论。若继续用药,应考虑给予最大剂量的一半(每日 1 000mg)。

尽管尚无针对格列本脲的特定肾脏剂量调整建议,但由于其通过肾脏代谢产生活性代谢产物蓄积从而导致低血糖发生风险,应尽力减少其在肾功能受损患者中的使用;如果在这种情况下需使用磺酰脲类药物,格列吡嗪是更好的选择。对于肾功能不全患者,需调整 DPP-4 抑制剂阿格列汀、沙格列汀和西格列汀剂量。利格列汀是唯一无需因肾功能障碍调整剂量的 DPP-4 抑制剂。此类药物对于二甲双胍肾功能不全相关性禁忌证患者较有帮助。由于它们在肾脏中的作用,SGLT-2 抑制剂对肾功能不全患者疗效较差。eGFR<60mL/min/1.73m^2 的患者不推荐使用达格列净和埃格列净;eGFR<45mL/min/1.73m^2 的患者不应使用卡格列净和恩格列净。

接受艾塞那肽每日两次给药,肌酐清除率(creatinine clearance,CrCl)为 30~50mL/min 的患者,剂量从 5mg 增加至 10mg 时,应对其肾功能予以谨慎监测;CrCl<30mL/min 的患者不应使用艾塞那肽。严重肾功能不全(CrCl 15~29mL/min)患者使用利拉鲁肽或度拉糖肽的经验有限。CrCl<15mL/min 的患者不应接受利司那肽治疗。度拉糖肽和索马鲁肽的用药信息不包括特定的肾脏剂量调整建议。

24. 哪些糖尿病药物类别不能联合使用?

由于作用机制重叠,因此不应将 GLP-1 RAs 和 DPP-4 抑制剂联合使用。两者均通过增强循环的 GLP-1 活性而起作用,联合用药时不太可能显示出疗效增加。

缺乏数据支持将 GLP-1 RAs 与速效胰岛素联合使用,因为两者均靶向作用于餐后血糖波动。短效 GLP-1 RAs(例如每日两次给药的艾塞那肽和利司那肽)具有显著的餐时效应,当与速效胰岛素或磺酰脲类药物合用时,可能会形成不可预测的叠加。ADA 或 AACE 指南均不提倡此种用药方法。如果每天速效胰岛素用量 >30u 的患者开始使用 GLP-1 RAs,建议将速效胰岛素剂量降低约 50%。如果患者正在使用较低剂量的速效胰岛素,则在添加 GLP-1 RAs 时应考虑停止使用速效胰岛素。同样,开始使用 GLP-1 RAs 时,应降低磺酰脲类药物剂量或终止其用药。

不应联合使用的其他用药组合包括磺酰脲类药物、格列奈类药物和速效胰岛素（以任何组合用药），因为它们作用机制重叠，低血糖风险增加。

25. 何为糖尿病管理中的临床惯性？

糖尿病诊疗中，临床惯性被定义为无法建立适当的血糖控制目标，以及对口服或注射治疗升级以达成此类血糖目标的失败。临床惯性对患者诊疗将产生负面影响，包括可预防性并发症的出现，以及直接和间接医疗费用增加。导致出现临床惯性的因素包括：疾病早期犹豫是否开始和优化药物治疗、担心副作用，以及缺乏医疗卫生提供者的支持以正确监测和滴定药物。2007—2014 年美国国家健康与营养检查调查（National Health and Nutrition Examination Survey，NHANES）数据表明，尽管有许多新型的抗高血糖药物被研发并且可以获得，但只有 50% 的糖尿病患者达到了 HbA1c<7% 的目标。未能达到血糖目标的原因呈多方面，一个潜在的原因即临床惯性。临床医生应意识到 T2D 临床惯性出现率很高，并持续性地解决 T2D 患者血糖控制问题，以避免该惯性的发生。

26. T2D 是否可预防或延迟发病？

若干研究评估了高风险个体是否可预防或延迟 T2D 的发生。其中最著名的是糖尿病预防计划（Diabetes Prevention Program，DPP）研究。DPP 是一项前瞻性、随机性的试验研究，评估通过给予强化生活方式干预、二甲双胍和安慰剂对糖尿病前期患者糖尿病诊断进展的影响。强化生活方式干预组致力于实现并保持 7% 的体重减轻，以及坚持每周 150 分钟体育锻炼。该干预措施通过 16 节结构化核心课程进行，随后执行维持计划。该课程包括降低热量摄入、增加体育锻炼、自我监控、采取健康生活方式以及应对心理和社会挑战。结果表明，生活方式干预在 3 年内将 T2D 发生率降低了 58%。该研究的长期随访已显示出持续效果。二甲双胍将 T2D 发生率降低了 31%，因此，其有效性约为强化生活方式干预组的一半。然而，对于体重指数（body mass index，BMI）$\geqslant 35kg/m^2$ 的患者和既往罹患妊娠糖尿病的女性，二甲双胍与强化生活方式干预组效果一致。二甲双胍对 60 岁以上患者无效。临床研究还证明了其他药物干预措施的潜在获益。TZDs、α- 葡萄糖苷酶抑制剂、GLP-1 RAs 和奥利司他均降低了糖尿病前期患者的 T2D 发病率，尽管此类药物均未获得 FDA 批准用于糖尿病预防。

因此，当前 ADA 诊疗标准建议将糖尿病前期患者转入以 DPP 为模型的强化行为生活方式干预计划，以实现并保持 7% 的体重减轻，并将中等强度体育锻炼增加至每周至少 150 分钟。二甲双胍对于预防糖尿病具有最强的疗效和长期安全性证据。另外，成本、副作用和持久性亦应加以考虑。因此，ADA 关于预防或延迟糖尿病的药物干预建议仅限于二甲双胍。特别需要强调，ADA 建议对于糖尿病前期患者，应考虑使用二甲双胍进行治疗，特别是 BMI$\geqslant 35kg/m^2$ 的患者、年龄小于 60 岁的患者，以及既往罹患妊娠糖尿病的女性。

要点回顾

● 应为每位 2 型糖尿病(T2D)患者确立糖化血红蛋白(HbA1c)目标。对于多数患者而言,将 HbA1c 目标值设定为 <7% 较为合理,但应进行个体化设定。较严格的 HbA1c 目标可能适用于新诊断 T2D 的年轻、健康患者。欠严格的 HbA1c 目标则可能适合预期寿命较短,以及具有严重合并症的老年患者。

● T2D 一线治疗为改变生活方式和给予二甲双胍。二甲双胍应从低剂量开始(500mg 每日一次)给药,并随着时间进展,逐渐增加至每日 2 000mg 目标剂量(通常 1 000mg 每日两次)。

● 二甲双胍最常见副作用为腹泻。该副作用通常呈一过性,可通过从低剂量开始逐步滴定剂量、与食物一起服用药物,以及使用缓释制剂,最大程度减少这种副作用。

● T2D 主要生活方式改变包括减重(若存在超重或肥胖),其最初目标为减少 5% 体重,增加体育锻炼(每周至少进行 150 分钟中等程度至剧烈运动),并进行碳水化合物计数。减重应着重于限制热量摄入,而非限制宏量营养素。应鼓励采取健康的饮食策略,例如减少人工糖和固体脂肪、减少食物摄入量、多食用蔬菜以及过渡至食用全麦食物和低脂乳制品。

● 治疗 3 个月后应检查 HbA1c 水平。如果尚未达到目标 HbA1c,则应对依从性进行评估,并应考虑其他治疗方法。一旦达到 HbA1c 目标,则可每 6 个月检测一次 HbA1c 水平。

● 二甲双胍给药之外可添加的二线选择包括胰高血糖素样肽 -1 受体激动剂(GLP-1 RAs)、葡萄糖钠转运蛋白 -2(SGLT-2)抑制剂、二肽基肽酶 -4(DPP-4)抑制剂、磺酰脲类药物、噻唑烷二酮类药物(TZDs)和基础胰岛素。关于添加何种药物,应取决于其是否患有动脉粥样硬化性心血管疾病(ASCVD)以及其他患者和药物考量因素,例如控糖效能、低血糖风险、对体重的影响、可获取性、作用机制、成本和副作用。

● 目前,对于 T2D 和已确认合并 ASCVD 的患者,有 4 种可用药物的心血管结局试验(CVOT)研究得出获益数据。对于此类患者,T2D 治疗应从改变生活方式和给予二甲双胍开始。若此治疗无法达到血糖目标,则应添加利拉鲁肽或恩格列净,以降低心血管(cardiovascular,CV)死亡率。卡格列净和索马鲁肽也可作为选择,尽管其获益与主要不良心血管事件(major adverse cardiovascular event,MACE)减少有关,而与心血管死亡率无关。

● 对于 HbA1c 显著升高(≥10%),或尽管采用一线治疗仍无法达到血糖目标的患者,可选择基础胰岛素。基础胰岛素应以每日 10U(或 0.1~0.2U/kg)剂量起始,并逐步增加,直至达到血糖目标。若空腹血糖(FPG)受到基础胰岛素控制,但 HbA1c 并未达标,则应通过添加 GLP-1 RAs 或餐时速效胰岛素进行强化治疗。

● 强化生活方式改变和二甲双胍给药,已被证明可预防或延迟糖尿病前期患者的 T2D 起病;生活方式改变是二甲双胍效能的两倍。生活方式改变应着重强调减重 7%,以及每周进行 150 分钟的中等强度锻炼。除改变生活方式外,还可考虑使用二甲双胍,特别是对于体重指数(BMI)≥35kg/m^2 的人群、<60 岁的人群,以及既往罹患妊娠糖尿病的女性。

（杜昕 译 张妲 校）

参考文献

Action to Control Cardiovascular Risk in Diabetes Study Group, Gerstein, H. C., Miller, M. E., Byington, R. P., Goff, D. C., Jr., Bigger, J. T., Buse, J. B., … Friedewald, W. T. (2008). Effects of intensive glucose lowering in type 2 diabetes. *New England Journal of Medicine, 358*, 2545–2559.

ADVANCE Collaborative Group, Patel, A., MacMahon, S., Chalmers, J., Neal, B., Billot, L., Woodward, M., … Travert, F. (2008). Intensive blood glucose control and vascular outcomes in patients with type 2 diabetes. *New England Journal of Medicine, 358*, 2560–2572.

American Diabetes Association. (2019). Standards of medical care in diabetes – 2019. *Diabetes Care, 42*(Suppl. 1), S1–S193.

Carls, G., Huynh, J., Tuttle, E., Yee, J., & Edelman, S. V. (2017). Achievement of glycated hemoglobin goals in the US remains unchanged through 2014. *Diabetes Therapy, 8*(4), 863–873.

Duckworth, W., Abraira, C., Moritz, T., Reda, D., Emanuele, N., Reaven, P. D., … Huang, G. D. (2009). Glucose control and vascular complications in veterans with type 2 diabetes. *New England Journal of Medicine, 360*, 129–139.

Garber, A. J., Abrahamson, M. J., Barzilay, J. I., Blonde, L., Bloomgarden, Z. T., Bush, M. A., … Umpierrez, G. E. (2018). Consensus statement by the American Association of Clinical Endocrinologists and American College of Endocrinology on the comprehensive type 2 diabetes management algorithm – 2018 executive summary. *Endocrine Practice, 24*(1), 91–120.

Handelsman, Y., Bloomgarden, Z. T., Grunberger, G., Umpierrez, G., Zimmerman, R. S., Bailey, T. S., … Zangeneh, F. (2015). American Association of Clinical Endocrinologists and American College of Endocrinology – clinical practice guidelines for developing a diabetes mellitus comprehensive care plan – 2015. *Endocrine Practice, 21*(Suppl. 1), 1–87.

Holman, R. R., Paul, S. K., Bethel, M. A., Matthews, D. R., & Neil, H. A. W. (2008). 10-year follow-up of intensive glucose control in type 2 diabetes. *New England Journal of Medicine, 359*, 1577–1589.

Ismail-Beigi, F., Craven, T., Banerji, M. A., Basile, J., Calles, J., Cohen, R. M., … Hramiak, I. (2010). Effect of intensive treatment of hyperglycaemia on microvascular outcomes in type 2 diabetes: An analysis of the ACCORD randomised trial. *Lancet, 376*, 419–430.

Knowler, W. C., Barrett-Connor, E., Fowler, S. E., Hamman, R. F., Lachin, J. M., Walker, E. A., & Nathan, D. M. (2002). Reduction in the incidence of type 2 diabetes with lifestyle intervention or metformin. *New England Journal of Medicine, 346*, 393–403.

LaSalle, J. R., & Berria, R. (2013). Insulin therapy in type 2 diabetes mellitus: a practical approach for primary care physicians and other health care professionals. *Journal of the American Osteopathic Association, 113*(2), 152–162.

Marso, S. P., Daniels, G. H., Brown-Frandsen, K., Kristensen, P., Mann, J. F., Nauck, M. A., … Buse, J. B. (2016). Liraglutide and cardiovascular outcomes in type 2 diabetes. *New England Journal of Medicine, 375*, 311–322.

Marso, S. P., Bain, S. C., Consoli, A., Eliaschewitz, F. G., J√≥dar, E., Leiter, L. A., … Vilsbøll, T. (2016). Semaglutide and cardiovascular outcomes in patients with type 2 diabetes. *New England Journal of Medicine, 375*, 1834–1844.

Neal, B., Perkovic, V., Mahaffey, K.W., de Zeeuw, D., Fulcher, G., Erondu, N., … Matthews, D. R. (2017). Canagliflozin and cardiovascular and renal events in type 2 diabetes. *New England Journal of Medicine, 377*(7), 644–657.

Strain, W. D., Blüher, M., & Paldánius, P. (2014). Clinical inertia in individualising care for diabetes: Is there time to do more in type 2 diabetes? *Diabetes Therapy, 5*(2), 347–354.

UK Prospective Diabetes Study (UKPDS) Group. (1998). Effect of intensive blood-glucose control with metformin on complications in overweight patients with type 2 diabetes (UKPDS 34). *Lancet, 352*, 854–865.

UK Prospective Diabetes Study (UKPDS) Group. (1998). Intensive blood-glucose control with sulphonylureas or insulin compared with conventional treatment and risk of complications in patients with type 2 diabetes (UKPDS 33). *Lancet, 352*, 837–853.

U.S. Food and Drug Administration. (2008). Guidance for industry diabetes mellitus—evaluating cardiovascular risk in new antidiabetic therapies to treat type 2 diabetes. Retrieved from https://www.fda.gov/downloads/Drugs/Guidances/ucm071627.pdf

Zinman, B., Wanner, C., Lachin, J. M., Fitchett, D., Bluhmki, E., Hantel, S., … Inzucchi, S. E. (2015). Empagliflozin, cardiovascular outcomes, and mortality in type 2 diabetes. *New England Journal of Medicine, 373*, 2117–2128.

糖尿病科技:胰岛素泵、传感器及未来

Adnin Zaman and Cecilia C.Low Wang

摘要

　　糖尿病技术的进步对疾病管理产生了显著影响,使其具有更多的灵活性,以及更富个性化,同时也减轻了部分糖尿病患者的负担。胰岛素泵具有提供不同给药速率的基础胰岛素的能力,且是一种更便捷的用于碳水化合物摄入和纠正高血糖的餐时胰岛素给药方式,而连续血糖监测(continuous glucose monitoring,CGM)所提供的葡萄糖数据要比传统血糖检测所获得的更多,并且可以帮助减少低血糖、严重高血糖的发生频率,总体降低血糖波动性。本章介绍了糖尿病技术取得的诸多突破,并包括部分 CGM 下载记录以及解读和管理要点。

关键词

　　胰岛素泵、持续皮下胰岛素输注、连续血糖监测、混合闭环、智能笔、智能手机应用程序

1. 何为持续皮下胰岛素输注(continuous subcutaneous insulin infusion,CSII)装置?

　　CSII 装置通常被称为"胰岛素泵",它是一种小型、可穿戴便携设备,可按预编程和基于用户胰岛素剂量的调整,以连续和餐时给药模式给予胰岛素。它是一种胰岛素输注系统,可代替每日多次注射(multiple daily injections,MDI)。

2. CSII 装备如何构成,如何进行工作?

　　胰岛素泵——根据程序输注胰岛素的装备。基础输注速率设置为全天提供定量和连续背景胰岛素模式。为应对摄食所需的胰岛素给药,胰岛素泵附有"餐时"设置,由每名患者具体需求决定。其中包括碳水化合物 - 胰岛素(carbohydrate-to-insulin,CI)比,即 1U 餐时胰岛素可作用的碳水化合物量;校正因子(correction factor,CF;也称为胰岛素敏感性因子),是对餐时胰岛素每增加 1U 可降低餐前升高血糖值的估值;以及校正餐时胰岛素的血糖目标。这些设置共同计算出应用胰岛素泵时一餐需要的胰岛素量,并对餐前血糖水平升高进行纠正(如果存在)。

> **示例:**
>
> 　　某 1 型糖尿病患者午间将摄入含 30g 碳水化合物的餐食;餐前血糖升高至 220mg/dL。此时段胰岛素泵设置包括基础速率 0.5U/h、CI 比 10∶1、CF 30∶1、血糖目标为 100mg/dL。

患者输入餐前血糖值（220mg/dL）和需依靠胰岛素泵消耗的碳水化合物量（30g）。虽然此时胰岛素泵正以0.5U/h的基础速率输注胰岛素，但同时应给予3U餐时胰岛素应对碳水化合物摄入（30g÷10）和4U更多剂量[（220mg/dL–100mg/dL）÷30]纠正餐前血糖至目标值100mg/dL（总餐时胰岛素剂量=7U）。

上述情境中，若患者进餐前血糖正常，则胰岛素泵仍将以0.5U/h的基础速率输注，并给予3U应对餐时血糖升高，但无须给予额外的校正胰岛素。

储药器——为一个药筒，通常可容纳3日量速效胰岛素。胰岛素从注射瓶中抽出，而后填入储药器。储药器安装于胰岛素泵内，每3日随注射部位变化进行更换。

输注装置——此为通过皮下连接躯体的部分。输液器套管中的细针用于将套管插入皮下组织。插入后，撤除细针，将套管留于皮下。然后，将导管连接至胰岛素泵内储药器。该输注点位既可用于基础胰岛素给药，又可用于患者在进食和/或纠正高血糖时周期性给予餐时胰岛素。

3. CSII 装置使用何种胰岛素？

速效胰岛素用于胰岛素泵。其选择包括赖脯胰岛素（Humalog）、门冬胰岛素（Novolog）和谷赖胰岛素（Apidra）。较少使用浓缩型胰岛素（U-500常规胰岛素），尽管这是专为需要大量胰岛素，具有明显胰岛素抵抗的患者而设计。但是胰岛素泵中不使用中效或长效胰岛素（通常称为"基础胰岛素"）。

4. CSII 如何改善血糖控制情况？

胰岛素泵的使用，通过更好地将基础胰岛素给药量与基础胰岛素需求量相匹配，并使得进餐时获得更为一致和准确的餐时剂量，从而改善血糖控制情况。由于CI比和CF已预编程序于胰岛素泵中，因此患者无须根据进餐或高血糖进行校正并手动计算所需的胰岛素量。因此降低了数学（计算）错误的风险。此外，由于无须使用传统注射器或笔式注射器进行MDI，因此患者能够在每餐和零食中更轻松的给予餐时胰岛素。尽管皮下强化注射可实现相同目标，但是一天中的手动计算和多次注射，通常将对治疗依从性形成阻碍。胰岛素泵其他优势包括能够在一天中的不同时间以不同基础速率输注胰岛素，可以更精确地模拟真实生理状况，特别是对于胰岛素敏感的患者，可以小于半个单位的增量输注餐时胰岛素，以达到更精确的胰岛素给药剂量。

5. 何种患者适合进行胰岛素泵治疗？

对于尽管给予MDI强化治疗，血糖控制仍不佳者，胰岛素泵为理想选择。1日内具有较高血糖变异者，提示胰岛素需求存在相应潜在变异性，可获益于使用多个胰岛素基础方案编程的CSII装置。同样，工作日程安排不定、经常出差、需要更多灵活性或者只是倾向于增加便利性的患者，也可从CSII装置中获益。对于此类患者,胰岛素泵可能增加胰岛素治疗依从性。胰岛素泵候选患者须对于使用该装置具有强烈欲望,因为需要大量培训、故障排除和时间投入。候选患者应对胰岛素泵治疗能力抱有符合现实的期望,对糖尿病自我管理具有丰富的知识,并能够了解胰岛素泵潜在问题。最后,除非患者还同时进行连续血糖监测(continuous glucose monitor,CGM),否则其应该接受每日多次检测指尖血糖水平,因该信息需输入胰岛素泵,以便可以精确输注餐时胰岛素。

6. CSII 装置的胰岛素输注设置是否都一样?

并非如此,每名患者使用胰岛素泵时,必须根据每个人的个人需求调整胰岛素输注设置,这一点至关重要。每名患者应经常(每日至少 4 次)监测指尖血糖值或使用 CGM。患者还必须接受内分泌专科医生和糖尿病教育者的持续随访,他们具有下载胰岛素泵、血糖仪和 CGM 数据的技术和专业知识,以分析血糖模式,进行胰岛素输注剂量的调整。

7. 患者起始胰岛素泵治疗,需要知晓哪些基本知识?

为有效使用胰岛素泵,患者必须愿意学习和练习碳水化合物计数知识,能够理解胰岛素泵基本功能(基础剂量、CI 比、CF 和血糖目标)。此外,他们应能够根据常见但多变的现实场景(碳水化合物摄入、应激、运动和其他活动)应用和更改此类设置。他们还应知晓如何避免和应对低血糖。

8. 患者需要有怎样的参与度,方可安全有效地操作胰岛素泵?

与通常观点相悖,当前现有的胰岛素泵无法独立控制血糖水平,仍需患者达到相当的参与度,方能最大程度获益。每名患者每日须多次进行指尖血糖检测,尤其是每餐前和睡前,否则该患者必须使用 CGM。患者还应能够准确估计膳食和零食中的碳水化合物含量,针对所有类型营养摄入给予适当剂量的餐时胰岛素。所有胰岛素泵患者应每 3 天改变输注部位,并能够解决问题,以预防糖尿病酮症酸中毒(diabetic ketoacidosis,DKA)出现。

9. 使用胰岛素泵的患者面临的主要挑战是什么?

主要挑战包括准确进行碳水化合物计数以及频繁检测血糖水平,使得胰岛素泵可在正确的时间输送适量的胰岛素。在物理设备本身也经常出现其他问题,例如若输液器导管未正确置入,将导致胰岛素泄漏,导管扭曲将使胰岛素无法适当输注,或置管部位感染(较为少见)。

10. 患者使用 CSII 装置时,面临的主要并发症是什么?

血糖控制不佳仍然是胰岛素泵主要并发症,尤其是预设程序不当时。此类设置取决于患者需求,并根据日常生活血糖模式进行调整。因此,患者可能出现高血糖和 / 或低血糖。纠正设置以消除低血糖(可呈急性致死性),比优化高血糖控制更为重要。

11. 当前市售胰岛素泵之间的主要区别是什么?

美国三大主要胰岛素泵品牌(撰写本文时)为 Medtronic、T-Slim 和 Omnipod。Medtronic 和 T-Slim 泵为手机大小的机器,通过管路(或输液器)与躯体相连。相反,Omnipod 泵无需管路,配置为小型防水盒,可直接与躯体相连;遥控设备可用于胰岛素泵功能管理。现在,某些胰岛素泵型号可与 CGM 互联,每隔 5 分钟或更短时间接收一次血糖读数,从而减少全天进行多次手动血糖检测的需要。

12. 何为 CGM?

CGM 是一种可以每隔 5 分钟或更频繁地在日间和晚间实时监测血糖水平的设备。CGM 依靠皮下导管采集细胞外液样本,使患者得以实时查看血糖值和血糖变化趋势,同时减少了指尖血糖检测需求。美国三大 CGM 主要品牌(在撰写本文时)为 Dexcom、Libre 和 Guardian。

13. CGM 如何运行?

将微小电极形式的葡萄糖传感器置入皮下,检测组织液中的葡萄糖水平。它连接至发射器,通过无线射频将信息发送至显示设备。某些情况下,甚至可以在 i-Phone 或 i-Watch 上呈现结果。

14. 使用 CGM 的主要获益是什么?

除为患者提供随时了解其血糖水平的简便方法外,CGM 系统还提供血糖变化率相关信息。当血糖升高时,葡萄糖读数旁将显示"方向朝上"箭头;而当血糖降低时,则会显示"方向朝下"箭头。方向朝上或朝下的一个箭头提示血糖水平沿该趋势变化约 $1mg/dL/min$($\approx 60mg/dL/h$),两个方向朝上或朝下的箭头提示血糖水平沿该趋势变化 $2mg/dL/min$($\approx 120mg/dL/h$)。某些 CGM 设备还会在实际发生高血糖或低血糖之前,提供声音警报作为警示。该信息使患者得以预防严重高血糖或低血糖事件。来自 CGM 的数据,也可在就诊期间下载和查看,从而使医患可对胰岛素治疗方案进行更优的改良。从下载数据中分析出的血糖变化模式,可为患者和医生提供有价值的信息,从而改善血红蛋白 A1c(HbA1c)值,减少低血糖,并减少血糖变异性。

15. CGM 存在的主要问题是什么?

CGM 系统具有某些局限性:①细胞外液中的葡萄糖变化相对于毛细血管血糖变化落后约 15 分钟;因此,当血糖快速变化时,CGM 葡萄糖读数实时性将受到影响;②某些药物,例如对乙酰氨基酚或抗坏血酸,可干扰某些 CGM 模式对血糖的准确测定。部分 CGM 模式要求患者每日进行两次或多次指尖血糖试纸检测进行校准;但是,部分较新的型号已在工厂进行了校准,因此无需患者进行频繁校准。

16. 何为混合型闭环胰岛素输注系统？

尽管全闭环胰岛素输注系统（真正的人工胰腺）仍在研发，但在美国，一种混合型闭环胰岛素输注系统 Medtronic 670G 已问世（撰写本文时）。它由一个胰岛素泵和一个 CGM 组成，它们相互集成并相互连通，以根据不断监测得出的葡萄糖读数自动调整胰岛素基础输注量。混合闭环胰岛素输注系统的其他品牌和模式有望在不久的将来面世。

17. 混合型闭环胰岛素输注系统如何工作？

患者同时在皮下不同部位固定胰岛素泵和 CGM。CGM 感应实时血糖值和变化趋势，并将此信息传送至胰岛素泵。胰岛素泵使用一种算法，可连续调节胰岛素基础输注速率，将血糖维持于目标范围。如果血糖水平上升，则基础速率将自动增加。同样，如果血糖水平下降，则基础速率将自动降低；若基础输注速率降低后，血糖水平仍继续下降，则胰岛素泵可能将暂时中止胰岛素输注，直到血糖升高并稳定于目标范围，方恢复输注。

18. 混合型闭环系统的运作需要患者达到怎样的参与度？

由于混合型闭环操作系统仅能调节基础速率，因此患者仍必须对摄入食物的碳水化合物含量做出估计，并将此信息输入胰岛素泵，从而得以输注准确剂量的餐时胰岛素。如果患者未输入估计的碳水化合物摄入量，无法计算餐时胰岛素用药剂量，则该系统将对餐后血糖水平升高进行检测，并将暂时提高胰岛素基础输注速率。但是，该系统具有最大允许基础速率，如果在一段时间内达到这个最大基础速率而血糖水平没有改善，系统将退出自动模式。然后，患者必须在"手动模式"下设置胰岛素泵，并重新进行系统校准，而后才能恢复"自动模式"。

19. 如果患者使用混合型闭环系统，是否需要进行胰岛素剂量滴定？

对于混合型闭环系统，对胰岛素设置进行剂量滴定的需求并不那么强烈，但仍需要。由于混合型闭环系统在某些情况下会退出自动模式，因此必须对用于手动模式的传统胰岛素泵设置进行预编程，以便该时间段内将本系统当作传统胰岛素泵使用。另外，由于患者仍需输入要消耗的食物中碳水化合物含量，因此应根据需求评估和调整 CI 比。

20. 混合型闭环胰岛素输注系统有什么缺点？

当前，唯一经美国食品药品监督管理局批准的混合型闭环系统（Medtronic 670G）旨在维持 120mg/dL 的稳定血糖水平。当血糖目标更为强化时（例如妊娠或患者倾向），混合型闭环系统可能不是理想的胰岛素输注技术。

21. 何为智能型胰岛素笔,它如何工作?

对于传统胰岛素笔,注射前需进行胰岛素预填充,但是智能型胰岛素笔通过拥有"记忆",向前迈进了一步。此类笔式注射器能够记录日期、时间和胰岛素给药量。某些笔式注射器还可给予半单位胰岛素剂量。此类智能型笔可通过蓝牙与智能手机和相应的智能手机应用程序进行通信,向患者提供胰岛素剂量提醒或建议。

22. 哪类患者较为适合使用智能型胰岛素笔?

由于胰岛素泵的广泛应用,智能型胰岛素笔并不常用。但是,非胰岛素泵候选患者或拒绝胰岛素泵治疗但仍需更为强化的胰岛素管理患者,可从该技术获益。智能型笔通过提供胰岛素给药记录帮助患者。它们不直接固定于躯体,但可相对谨慎地注射胰岛素。如同普通胰岛素笔式注射器一样,它们具有便携优点,而无注射瓶和注射器缺点。

23. 有哪些类型应用程序可供糖尿病患者使用?

在美国,智能手机有多种应用程序可帮助糖尿病患者。常见可帮助患者进行碳水化合物计数的免费应用程序,包括"健身伴侣(MyFitnessPal)""热量之王(Calorie King)"和"火花人(SparkPeople)"等。亦可购买其他应用程序(如 Dario 或 Diabetes:M),追踪记录血糖读数、活动水平、饮食和胰岛素剂量,更直观地帮助监测患者日常活动和血糖控制情况。

24. CGM 解读练习:对于以下 CGM 下载得出的数据进行解读,并对治疗方法进行适当的更改作出建议。

下载 1

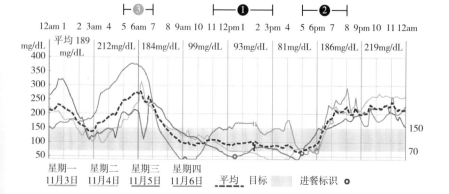

下载 2

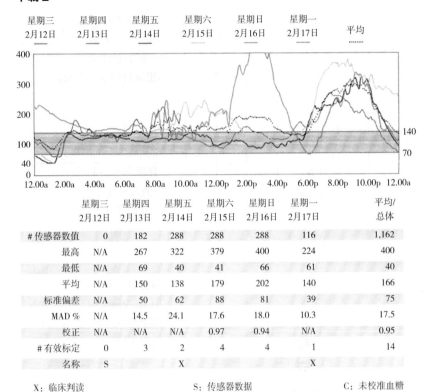

	星期三 2月12日	星期四 2月13日	星期五 2月14日	星期六 2月15日	星期日 2月16日	星期一 2月17日	平均/ 总体
# 传感器数值	0	182	288	288	288	116	1,162
最高	N/A	267	322	379	400	224	400
最低	N/A	69	40	41	66	61	40
平均	N/A	150	138	179	202	140	166
标准偏差	N/A	50	62	88	81	39	75
MAD %	N/A	14.5	24.1	17.6	18.0	10.3	17.5
校正	N/A	N/A	N/A	0.97	0.94	N/A	0.95
# 有效标定	0	3	2	4	4	1	14
名称	S		X			X	

X：临床判读　　　　　　　　S：传感器数据　　　　　　　　C：未校准血糖

下载 3

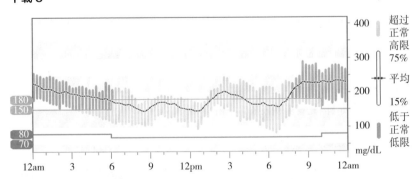

下载 4

Sensor Data (mg/dL)

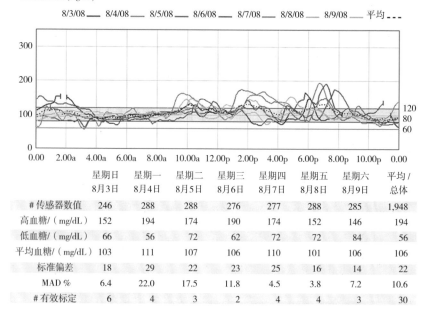

8/3/08 —— 8/4/08 —— 8/5/08 —— 8/6/08 —— 8/7/08 —— 8/8/08 —— 8/9/08 —— 平均 ---

	星期日 8月3日	星期一 8月4日	星期二 8月5日	星期三 8月6日	星期四 8月7日	星期五 8月8日	星期六 8月9日	平均/ 总体
# 传感器数值	246	288	288	276	277	288	285	1,948
高血糖/（mg/dL）	152	194	174	190	174	152	146	194
低血糖/（mg/dL）	66	56	72	62	72	72	84	56
平均血糖/（mg/dL）	103	111	107	106	110	101	106	106
标准偏差	18	29	22	23	25	16	14	22
MAD %	6.4	22.0	17.5	11.8	4.5	3.8	7.2	10.6
# 有效标定	6	4	3	2	4	4	3	30

下载 1 解读和建议：

解读：晚餐时剂量不足,因此晚餐后血糖升高,致使入睡时血糖水平升高,持续整晚,从而使得清晨空腹血糖水平升高。

建议：调整晚餐时胰岛素剂量,积极提高该餐 CI 比。

下载 2 解读和建议：

解读：晚餐时剂量不足,因此晚餐后血糖升高,从而必须给予晚间校正剂量。晚间 CF 设定过高,导致夜间低血糖。

建议：调整晚餐时胰岛素剂量,积极提高该餐 CI 比;由于患者睡眠期间对低血糖发作意识不足,因此餐后和入睡时应相应降低 CF。

下载 3 解读和建议：

解读：晚餐时剂量不足,因此晚餐后血糖升高,致使入睡时血糖水平升高,夜间基础胰岛素分泌进行代偿,从而使清晨空腹血糖达到目标范围。

建议：调整晚餐时胰岛素剂量,积极提高该餐 CI 比;降低夜间基础率以预防低血糖,因为 CI 比越高,入睡时血糖数值越低。

下载 4 解读和建议：

解读：清晨空腹血糖读数位于目标范围。大多数早餐后餐后血糖波动、部分午餐后血糖波动和部分晚餐后血糖波动均处于目标范围。午餐和晚餐后变异性显著，其原因待定。

建议：使患者保留所有进餐和活动记录 1~2 周，而后再次下载 CGM 数据，以明确导致血糖读数高低变化的生活方式原因。

关键点

● 连续皮下胰岛素输注装置，也称为胰岛素泵，是一种可穿戴便携式设备，可按预编程和用户剂量调整方式，以连续和餐时给药模式给予速效胰岛素。

● 胰岛素泵可通过将基础胰岛素给药量与基础胰岛素需求量相匹配，从而帮助改善血红蛋白 A1c 和葡萄糖变异性。胰岛素泵设置随时间而变化，并且需要根据多次日常指尖血糖检测或连续血糖监测（CGM）数据进行调整。患者应与糖尿病诊疗者保持密切随访，后者可以检查血糖数据和模式，帮助对胰岛素泵设置进行知情更改。

● CGM 是一种可在日间和晚间实时监测血糖水平的装备。可每 5 分钟进行一次读数。该系统允许患者进行更改，以防止高血糖或低血糖发作。由于 CGM 检测组织液中的葡萄糖，因此血糖读数通常落后 15 分钟。

● 混合型闭环系统由一个胰岛素泵和一个 CGM 组成，它们相互集成并相互连通，以允许胰岛素以不同基础速率输注，将血糖维持于目标范围。使用者仍需输入食物中碳水化合物含量，以便胰岛素泵可在进餐时输注餐时胰岛素。

（杜昕　译　张妲　校）

参考文献

American Association of Diabetes Educators. (2018). *Continuous subcutaneous insulin infusion (CSII) without and with sensor integration*. Chicago, IL: AADE.

American Diabetes Association. (2015). How do insulin pumps work? Retrieved from http://www.diabetes.org/living-with-diabetes/treatment-and-care/medication/insulin/how-do-insulin-pumps-work.html.

Chait, J. (2006, Aug 31). Insulin pumps. Retrieved from http://www.Diabetesselfmanagement.com.

Manderfeld, A. (2018, May 28). Everything you need to know about insulin pumps. Thediabetescouncil.com. Retrieved from http://main.diabetes.org/dforg/pdfs/2017/2017-cg-insulin-pumps.pdf.

Prašek, M., Bozek, T., & Metelko, Z. (2003). Continuous subcutaneous insulin infusion (CSII). *Diabetologia Croatica, 32*(3), 111–124.

Peters, A. L., Ahmann, A. J., Battelino, T., Evert, A., Hirsch, I. B., Murad, M. H., ... Wolpert, H. (2016). Diabetes technology-continuous subcutaneous insulin infusion therapy and continuous glucose monitoring in adults: an endocrine society clinical practice guideline. *Journal of clinical endocrinology and metabolism, 101*(11), 3922–3937.

第6章

根据碳水化合物计数计算胰岛素剂量：实践练习

Michael T. McDermott

摘要

对于无内源性 β 细胞功能患者的胰岛素个体化治疗，需要在正确时间给予适量速效胰岛素，以覆盖全天食用各种膳食所形成的血糖波动，并根据餐前血糖读数、已给予的活性胰岛素剂量以及血糖变化趋势（如果可以知晓），调整胰岛素剂量。这要求患者（和提供者）具备足够技能，准确计算膳食中的碳水化合物含量，准确地启动和调整碳水化合物 - 胰岛素比和高血糖校正因子，了解如何计算和考虑目前仍有活性的胰岛素，以及连续使用血糖仪时如何使用趋势箭头。本章将介绍此类概念，并在考虑所有上述因素的情况下，进行碳水化合物计数和准确计算胰岛素剂量的实践练习。

关键词

碳水化合物计数，胰岛素治疗，碳水化合物 - 胰岛素比，校正因子，连续血糖监测传感器，血糖变化趋势箭头

1. 对碳水化合物 - 胰岛素比进行定义并解释。

碳水化合物 - 胰岛素（C∶I）比是每单位胰岛素所能作用碳水化合物克数的估值。X∶1 的 C∶I 比，意味着每摄入 X 克的碳水化合物，应给予 1 单位胰岛素。通常按以下方式计算每名患者初始 C∶I 比：500/ 胰岛素每日总剂量（total daily dose, TDD）。然后必须评估 C∶I 比（参阅以下检测），并进行调整，使每名患者获得最佳餐后血糖波动范围（通常餐后 2 小时数值比餐前数值提高 30~50mg/dL）。

2. 如何确定当前 C∶I 比是否正确？

每名患者 C∶I 比的准确性均通过以下程序进行测定：

A. 准备测试餐：测试餐前摄入部分食物，以使您在测试餐前的血糖水平立即达到目标范围，无须校正剂量。若测试餐前血糖 <70mg/dL 或 >140mg/dL，则勿进行测定。

B. 若测试餐前血糖即处于目标范围（70~140mg/dL），应食用碳水化合物含量已知，且脂肪含量 <20g 的饮食。

C. 测试餐前检测血糖水平，根据 C∶I 比计算，给予相应剂量胰岛素，并在测试餐后 2 小时重新检测血糖；计算血糖波动。餐前数值到餐后 2 小时数值的血糖波动范围应为 30~50mg/dL。

D. 若升高 >50mg/dL,应提升 C∶I 比;若升高 <30mg/dL,则应降低 C∶I 比。

3. 何为高血糖(blood glucose,BG)校正因子(correction factor,CF)?

高 BG CF 为血糖升高至目标值以上时,预估每单位胰岛素可以下降的血糖值。CF 为 N∶1 表示 1 单位胰岛素将降低 N mg/dL 血糖;因此,当前血糖水平每高出目标血糖 N mg/dL,可给予 1 单位胰岛素。患者初始 CF 计算如下:1 650/TDD(某些机构将初始 CF 定为 1 800/TDD、1 700/TDD 或 1 500/TDD)。而后,必须对初始 CF 进行评估和调整,以便于在给药后 4 小时内将高血糖适当降低至目标范围。

4. 如何计算和使用活性胰岛素(bolus on board,BOB)和估算胰岛素作用持续时间(duration of insulin action,DIA)?

BOB 和残余胰岛素(insulin on board,IOB)是相似的术语,用于表明最后一次输注短效胰岛素之后,仍有多少胰岛素处于活性状态。本章节使用术语 BOB。DIA 和活性胰岛素时间(active insulin time,AIT)是相似的术语,用于表明餐时胰岛素在个体中的持续时间。本章节使用术语 DIA。DIA 通常约 4 小时,但部分患者根据自身体验,DIA 可能更短(约 3 小时)或可能更长(约 5 小时)。要计算 BOB,需使用之前的餐时剂量,减去相同的剂量乘以给予餐时剂量后经过的时间,再除以 DIA。因此,公式为:BOB ≡ 餐时剂量 − 餐时剂量 ×(给予餐时剂量后经过的时间 ÷DIA)。例如:若 2 小时前给予了 6 单位餐时胰岛素,而 DIA 为 4 小时,则 BOB 为 3U[6−6×(2÷4)≡3]。当患者计划采用高血糖校正剂量,应从计划性校正剂量中减去 BOB。

5. 使用基础 - 餐时方案胰岛素的患者,是否需要在每次进餐和给予校正剂量之前进行此类计算?

通过每日多次注射(multiple daily injections,MDIs)给予胰岛素的患者,应该非常熟悉此类计算,并应在每次给予餐时大剂量和校正大剂量之前应用。但是,胰岛素泵要进行数学运算,以计算碳水化合物含量、校正剂量和 BOB 所需胰岛素剂量,然后显示推荐的胰岛素剂量。任何情况下,准确的碳水化合物计数至关重要。

6. 可否对于连续血糖监测(continuous glucose monitoring,CGM)系统提供的附加信息,以及它们如何影响校正剂量加以解释?

CGM 系统是一种皮下装置,每 3~5 分钟检测一次组织间液葡萄糖,并进行实时呈现。患者可观察当前血糖值以及趋势箭头,了解血糖变化(趋势)。对于每一方向向上箭头(血糖上升约 1mg/dL/min 或 60mg/dL/h),建议在 CF 剂量中添加 1U 胰岛素(一个方向向上箭头为 1U,两个方向向上箭头为 2U)。对于每一方向向下箭头(血糖下降约 1mg/dL/min 或 60mg/dL/h),建议在 CF 剂量中减去 1U 胰岛素,对于两个方向向下箭头,则应省去校正剂量。其他根据变化箭头调整校正剂量建议的表单已发布。

7. 哪些碳水化合物计数基本技能是每位糖尿病患者及其医务人员应该了解的?

碳水化合物计数通常由合格的糖尿病教育者所教授。但是,所有接受胰岛素治疗的糖尿病患者,其管理者应熟悉碳水化合物计数基本知识。表 6.1 以及本章节稍后讨论的实际案例用于介绍碳水化合物计数基础知识。

表 6.1　碳水化合物计数基础

15 克(g)碳水化合物食物份数(60kcal 碳水化合物)

一块切片面包≡15g 碳水化合物

一个小圆面包≡15g 碳水化合物

一个小马铃薯(3 盎司;1 盎司≈28.35g)≡15g 碳水化合物

二分之一量杯马铃薯泥≡15g 碳水化合物

二分之一量杯玉米≡15g 碳水化合物

二分之一量杯豌豆≡15g 碳水化合物

三分之一量杯米饭≡15g 碳水化合物

三分之一量杯烤意大利面≡15g 碳水化合物

一个中等尺寸苹果≡15g 碳水化合物

半个 6 英寸(1 英寸≈2.54cm)香蕉≡15g 碳水化合物

两块奥利奥饼干≡15g 碳水化合物

2 英寸 × 2 英寸不加料蛋糕≡15g 碳水化合物

二分之一量杯(4 盎司)果汁≡15g 碳水化合物

1.25 杯(10 盎司)牛奶≡15g 碳水化合物

1.5 杯(12 盎司)普通啤酒或不含酒精啤酒≡15g 碳水化合物

30 克(g)碳水化合物食物份数(120kcal 碳水化合物)

一个中等大小马铃薯(6 盎司)≡30g 碳水化合物

一量杯马铃薯泥≡30g 碳水化合物

一量杯玉米≡30g 碳水化合物

一量杯豌豆≡30g 碳水化合物

三分之二量杯米饭≡30g 碳水化合物

三分之二量杯烤意大利面≡30g 碳水化合物

一个 6 英寸香蕉≡30g 碳水化合物

四块奥利奥饼干≡30g 碳水化合物

一杯(8 盎司)红酒≡30g 碳水化合物

1.5 杯(12 盎司)微酿啤酒≡30g 碳水化合物

二分之一杯(4 盎司)玛格丽特酒≡30g 碳水化合物

二分之一杯(4 盎司)得其利酒≡30g 碳水化合物

45 克(g)碳水化合物食物份数(180kcal 碳水化合物)

一量杯米饭≡45g 碳水化合物

一量杯烤意大利面≡45g 碳水化合物

6 块奥利奥饼干≡45g 碳水化合物

续表

其他克数(g)碳水化合物食物份数(1g 碳水化合物≡4kcal)
一个小玉米饼≡10g 碳水化合物
一杯(8 盎司)牛奶≡12g 碳水化合物
一听(12 盎司)普通苏打水≡40g 碳水化合物
一瓶(20 盎司)普通苏打水≡75g 碳水化合物
一汤匙糖(5ml)≡4g 碳水化合物
一汤匙糖(15ml)≡12g 碳水化合物
一汤匙蜂蜜(5ml)≡5g 碳水化合物
一汤匙蜂蜜(15ml)≡15g 碳水化合物

通过以下 10 个病例实践进行分析(答案见后)。测试您的技能。

病例 1

Petunia 患有 1 型糖尿病(type 1 diabetes mellitus,T1D),她每日使用 28U 基础胰岛素和 C∶I 比为 12∶1,CF 为 40∶1 的餐时胰岛素治疗,目标血糖值为餐前 BG 100mg/dL。她午餐前血糖 180mg/dL。她计划进食以下餐品:

一个博洛尼亚三明治

一个中等大小苹果

一个 6 英寸长香蕉

12 盎司听装健怡可乐

1. 她计划摄入多少克碳水化合物?

2. 午餐前应给予多少单位短效胰岛素?

应对碳水化合物(C∶I 比≡12∶1)

应对高 BG(CF≡40∶1)

总胰岛素使用量

3. 如果连续葡萄糖传感器显示一个向上箭头,治疗应如何变化?

病例 2

Josephine 患有 T1D,她使用胰岛素泵进行治疗,每日给予 24U 基础胰岛素,采用 15∶1 的 C∶I 比和 50∶1 的 CF 给予餐时胰岛素,目标餐前 BG 为 120mg/dL。她晚餐前 BG 为 220mg/dL。她计划在晚餐时摄入以下餐品:

一杯烹煮意大利面

一个小圆面包

半量杯豌豆

12 盎司无糖苏打水

两块奥利奥饼干

一杯牛奶

1. 她计划摄入多少克碳水化合物?
2. 午餐前应给予多少单位短效胰岛素?

    应对碳水化合物(C∶I 比 =15∶1)

    应对高 BG(CF=50∶1)

    总胰岛素使用量
3. 如果连续葡萄糖传感器显示一个向下箭头,治疗应如何变化?

病例 3

Darko 患有 T1D,他使用胰岛素泵进行治疗,每日给予 32U 基础胰岛素,采用 10∶1 的 C∶I 比和 30∶1 的 CF 给予餐时胰岛素,目标餐前 BG 为 100mg/dL。他晚餐前 BG 为 220mg/dL。他计划在晚餐时摄入以下餐品:

12 盎司牛排

一个中等大小马铃薯(6 盎司)

12 盎司微酿啤酒

4 块奥利奥饼干

一杯牛奶
1. 他计划摄入多少克碳水化合物?
2. 午餐前应给予多少单位短效胰岛素?

    应对碳水化合物(C∶I 比 =10∶1)

    应对高 BG(CF=30∶1)

    总胰岛素使用量
3. 如果连续葡萄糖传感器显示一个向上箭头,治疗应如何变化?

病例 4

Dagobert 患有 T1D,他使用胰岛素泵进行治疗,每日给予 44U 基础胰岛素,采用 8∶1 的 C∶I 比和 25∶1 的 CF 给予餐时胰岛素,目标餐前 BG 为 125mg/dL。他午餐前 BG 为 200mg/dL。他计划在午餐时摄入以下餐品:

一个烤奶酪三明治

一个夏季香肠

三分之二量杯米饭

二分之一量杯果汁
1. 他计划摄入多少克碳水化合物?
2. 午餐前应给予多少单位短效胰岛素?

    应对碳水化合物(C∶I 比 =8∶1)

    应对高 BG(CF=25∶1)

    总胰岛素使用量

3. 如果连续葡萄糖传感器显示一个向下箭头,治疗应如何变化?

病例 5

Gertrude 患有 T1D,每日给予 18U 基础胰岛素,采用 18∶1 的 C∶I 比和 60∶1 的 CF 给予餐时胰岛素,目标餐前 BG 为 120mg/dL。她晚餐前 BG 为 180mg/dL。她计划摄入以下餐品:

8 盎司金枪鱼排

一个小圆面包

三分之一量杯烤意大利面

半量杯玉米

8 盎司红酒

1. 她计划摄入多少克碳水化合物?

2. 午餐前应给予多少单位短效胰岛素?

　　应对碳水化合物(C∶I 比 =18∶1)

　　应对高 BG(CF=60∶1)

　　总胰岛素使用量

3. 如果连续葡萄糖传感器显示一个向上箭头,治疗应如何变化?

病例 6

Carmello 患有 T1D,他使用胰岛素泵进行治疗,每日给予 48U 基础胰岛素,采用 6∶1 的 C∶I 比和 20∶1 的 CF 给予餐时胰岛素,目标餐前 BG 为 100mg/dL。他晚餐前 BG 为 160mg/dL。他正在饭店,计划晚餐摄入以下餐品:

两个牛肉玉米饼夹生菜,每一玉米饼上均涂抹酸奶油

三分之二量杯米饭配西班牙香肠

12 盎司玛格丽特酒

1. 他计划摄入多少克碳水化合物?

2. 餐前应给予多少单位短效胰岛素?

　　应对碳水化合物(C∶I 比 =6∶1)

　　应对高 BG(CF=20∶1)

　　总胰岛素使用量

3. 如果连续葡萄糖传感器显示一个向下箭头,治疗应如何变化?

病例 7

Rose 患有 T1D,她使用胰岛素泵进行治疗,每日给予 18U 基础胰岛素,采用 15∶1 的 C∶I 比和 50∶1 的 CF 给予餐时胰岛素,目标餐前 BG 为 100mg/dL。2 小时前给予 2U CF 餐时胰岛素。她晚餐前 BG 为 248mg/dL。其胰岛素泵的 DIA 设置

为 4 小时,以估算 BOB。她计划晚餐摄入以下餐品:

一份烤鸡胸肉

二分之一量杯马铃薯泥

二分之一量杯玉米

2 英寸 ×2 英寸不加料蛋糕

无糖茶水

1. 她计划摄入多少克碳水化合物?

2. 餐前估计应给予多少单位短效胰岛素?

应对碳水化合物(C∶I 比 =15∶1)

应对高 BG(CF=50∶1)

代偿 BOB

总胰岛素使用量

3. 如果连续葡萄糖传感器显示一个向下箭头,治疗应如何变化?

病例 8

Dmitri 患有 T1D,他使用胰岛素泵进行治疗,每日给予 16U 基础胰岛素,采用 15∶1 的 C∶I 比和 40∶1 的 CF 给予餐时胰岛素,目标餐前 BG 为 100mg/dL。他晚餐前 BG 为 219mg/dL。他的胰岛素泵 DIA 设置为 4 小时,以评估其 BOB。他计划晚餐摄入以下餐品:

12 盎司烤牛肉

16 盎司马铃薯

半量杯豌豆

一个小圆面包

10 盎司牛奶

1. 他计划摄入多少克碳水化合物?

2. 餐前估计应给予多少单位短效胰岛素?

应对碳水化合物(C∶I 比 =15∶1)

应对高 BG(CF=40∶1)

代偿 BOB

总胰岛素使用量

3. 如果连续葡萄糖传感器显示一个向上箭头,治疗应如何变化?

病例 9

Nadia 患有 T1D,她使用胰岛素泵进行治疗,每日给予 20U 基础胰岛素,采用 12∶1 的 C∶I 比和 40∶1 的 CF 给予餐时胰岛素,目标餐前 BG 为 100mg/dL。2 小时前给予 2U 加餐餐前胰岛素和 2U CF 餐时胰岛素。她晚餐前 BG 为 179mg/dL。胰岛素泵 DIA 设置为 4 小时,以评估其 BOB。她计划晚餐摄入以下餐品:

8 盎司火腿

三分之一量杯烤意大利面

半量杯豌豆

一个中等大小苹果

两块奥利奥饼干

无糖茶水

1. 她计划摄入多少克碳水化合物?

2. 餐前估计应给予多少单位短效胰岛素?

　　应对碳水化合物(C∶I 比 =12∶1)

　　应对高 BG(CF=40∶1)

　　代偿 BOB

　　总胰岛素使用量

3. 如果连续葡萄糖传感器显示一个向下箭头,治疗应如何变化?

病例 10

Cody 患有 T1D,使用胰岛素泵进行治疗,每日给予 24U 基础胰岛素,采用 13∶1 的 C∶I 比和 35∶1 的 CF 给予餐时胰岛素,目标餐前 BG 为 100mg/dL。3 小时前给予 4U CF 餐时胰岛素,2 小时前给予 4U 加餐餐前胰岛素。晚餐前 BG 为 134mg/dL。胰岛素泵 DIA 设置为 4 小时,以评估其 BOB。他并未感到饥饿,但计划晚餐摄入以下餐品:

　　6 盎司碎牛肉

　　一个小玉米饼

　　三分之一量杯米饭

　　12 盎司普通啤酒

1. 他计划摄入多少克碳水化合物?

2. 餐前估计应给予多少单位短效胰岛素?

　　应对碳水化合物(C∶I 比 =13∶1)

　　应对高 BG(CF=35∶1)

　　代偿 BOB

　　总胰岛素使用量

3. 如果连续葡萄糖传感器显示一个向上箭头,治疗应如何变化?

以下为作者对上述 10 个病例做出的答案。请进行阅读,并就是否同意加以考虑。

病例 1 答案

Petunia 患有 1 型糖尿病(type 1 diabetes mellitus,T1D),她每日使用 28U 基础胰岛素和 C∶I 比为 12∶1,CF 为 40∶1 的餐时胰岛素治疗,目标为餐前 BG 为 100mg/dL。

午餐前血糖为 180mg/dL。她计划进食以下餐品：

　　一个博洛尼亚三明治

　　一个中等大小苹果

　　一个 6 英寸长香蕉

12 盎司听装健怡可乐

1. 她计划摄入多少克碳水化合物？

　　两切片面包≡30g

　　一个中等大小苹果≡15g

　　一个 6 英寸长香蕉≡30g

　　12 盎司可乐≡40g

　　总碳水化合物：115g

2. 午餐前应给予多少单位短效胰岛素？

　　应对碳水化合物（C：I 比≡12：1）：9U

　　应对高 BG（CF≡40：1）：2U

　　总胰岛素使用量：11U

3. 如果连续葡萄糖传感器显示一个向上箭头，治疗应如何变化？

　　每一向上箭头应增加 1U 胰岛素（BG 上升 1mg/dL/min）

　　答案：12U

病例 2 答案

　　Josephine 患有 T1D，她使用胰岛素泵进行治疗，每日给予 24U 基础胰岛素，采用 15：1 的 C：I 比和 50：1 的 CF 给予餐时胰岛素，目标餐前 BG 为 120mg/dL。晚餐前 BG 为 220mg/dL。她计划在晚餐时摄入以下餐品：

　　一杯烹煮意大利面

　　一个小圆面包

　　半量杯豌豆

　　12 盎司无糖苏打水

　　两块奥利奥饼干

　　一杯牛奶

1. 她计划摄入多少克碳水化合物？

　　一杯烹煮意大利面≡45g

　　一个小圆面包≡15g

　　半量杯豌豆≡15g

　　两块奥利奥饼干≡15g

　　一杯牛奶≡12g

　　总碳水化合物：102g

2. 午餐前应给予多少单位短效胰岛素？

　　　应对碳水化合物(C∶I比≡15∶1):7U

　　　应对高 BG(CF≡50∶1):2U

　　　总胰岛素使用量:9U

3. 如果连续葡萄糖传感器显示一个向下箭头,治疗应如何变化?

　　　每一向下箭头应减去 1U 胰岛素(BG 减低 1mg/dL/min)

　　　答案:8U

病例 3 答案

　　Darko 患有 T1D,他使用胰岛素泵进行治疗,每日给予 32U 基础胰岛素,采用 10∶1 的 C∶I 比和 30∶1 的 CF 给予餐时胰岛素,目标餐前 BG 为 100mg/dL。晚餐前 BG 为 220mg/dL。他计划在晚餐时摄入以下餐品:

12 盎司牛排

一个中等大小马铃薯(6 盎司)

12 盎司微酿啤酒

四块奥利奥饼干

一杯牛奶

1. 他计划摄入多少克碳水化合物?

　　　一个中等大小马铃薯(6 盎司)≡30g

　　　12 盎司微酿啤酒≡30g

　　　四块奥利奥饼干≡30g

　　　一杯牛奶≡12g

　　　总碳水化合物:102g

2. 午餐前应给予多少单位短效胰岛素?

　　　应对碳水化合物(C∶I比≡10∶1):10U

　　　应对高 BG(CF≡30∶1):4U

　　　总胰岛素使用量:14U

3. 如果连续葡萄糖传感器显示一个向上箭头,治疗应如何变化?

　　　每一向上箭头应增加 1U 胰岛素(BG 上升 1mg/dL/min)

　　　答案:15U

病例 4 答案

　　Dagobert 患有 T1D,他使用胰岛素泵进行治疗,每日给予 44U 基础胰岛素,采用 8∶1 的 C∶I 比和 25∶1 的 CF 给予餐时胰岛素,目标餐前 BG 为 125mg/dL。午餐前 BG 为 200mg/dL。他计划在午餐时摄入以下餐品:

一个烤奶酪三明治

一个夏季香肠

三分之二量杯米饭

二分之一量杯果汁

1. 他计划摄入多少克碳水化合物?

　　两片面包≡30g

　　三分之二量杯米饭≡30g

　　二分之一量杯果汁≡15g

　　总碳水化合物:75g

2. 午餐前应给予多少单位短效胰岛素?

　　应对碳水化合物(C∶I 比≡8∶1):9U

　　应对高 BG(CF≡25∶1):3U

　　总胰岛素使用量:12U

3. 如果连续葡萄糖传感器显示一个向下箭头,治疗应如何变化?

　　每一向下箭头应减去 1U 胰岛素(BG 减低 1mg/dL/min)

　　答案:11U

病例 5 答案

　　Gertrude 患有 T1D,每日给予 18U 基础胰岛素,采用 18∶1 的 C∶I 比和 60∶1 的 CF 给予餐时胰岛素,目标餐前 BG 为 120mg/dL。晚餐前 BG 为 180mg/dL。她计划摄入以下餐品:

8 盎司金枪鱼排

一个小圆面包

三分之一量杯烤意大利面

半量杯玉米

8 盎司红酒

1. 她计划摄入多少克碳水化合物?

　　一个小圆面包≡15g

　　三分之一量杯烤意大利面≡15g

　　半量杯玉米≡15g

　　8 盎司红酒≡30g

　　总碳水化合物:75g

2. 午餐前应给予多少单位短效胰岛素?

　　应对碳水化合物(C∶I 比≡18∶1):4U

　　应对高 BG(CF≡60∶1):1U

　　总胰岛素使用量:5U

3. 如果连续葡萄糖传感器显示一个向上箭头,治疗应如何变化?

　　每一向上箭头应增加 1U 胰岛素(BG 上升 1mg/dL/min)

　　答案:6U

病例 6 答案

Carmello 患有 T1D，他使用胰岛素泵进行治疗，每日给予 48U 基础胰岛素，采用 6∶1 的 C∶I 比和 20∶1 的 CF 给予餐时胰岛素，目标餐前 BG 为 100mg/dL。晚餐前 BG 为 160mg/dL。他正在饭店，计划晚餐摄入以下餐品：

两个牛肉玉米饼夹生菜，每一玉米饼上均涂抹酸奶油

三分之二量杯米饭配西班牙香肠

12 盎司玛格丽特酒

1. 他计划摄入多少克碳水化合物？

两个牛肉玉米饼≡20g

三分之二量杯米饭≡30g

12 盎司玛格丽特酒≡90g

总碳水化合物：140g

2. 午餐前应给予多少单位短效胰岛素？

应对碳水化合物（C∶I 比≡6∶1）：23U

应对高 BG（CF≡20∶1）：3U

总胰岛素使用量：26U

3. 如果连续葡萄糖传感器显示一个向下箭头，治疗应如何变化？

每一向下箭头应减去 1U 胰岛素（BG 减低 1mg/dL/min）

答案：25U

病例 7 答案

Rose 患有 T1D，她使用胰岛素泵进行治疗，每日给予 18U 基础胰岛素，采用 15∶1 的 C∶I 比和 50∶1 的 CF 给予餐时胰岛素，目标餐前 BG 为 100mg/dL。2 小时前给予 2U CF 餐时胰岛素。晚餐前 BG 为 248mg/dL。胰岛素泵的 DIA 设置为 4 小时，以估算 BOB。她计划晚餐摄入以下餐品：

一份烤鸡胸肉

二分之一量杯马铃薯泥

二分之一量杯玉米

2 英寸 ×2 英寸不加料蛋糕

无糖茶水

1. 她计划摄入多少克碳水化合物？

二分之一量杯马铃薯泥≡15g

二分之一量杯玉米≡15g

2 英寸 ×2 英寸不加料蛋糕≡15g

总碳水化合物：45g

2. 晚餐前应给予多少单位短效胰岛素？

应对碳水化合物（C：I 比≡15：1）：3U

应对高 BG（CF≡50：1）：3U

代偿 BOB：−1U

总胰岛素使用量：5U

3. 如果连续葡萄糖传感器显示一个向下箭头，治疗应如何变化？

　　每一向下箭头应减去 1U 胰岛素（BG 减低 1mg/dL/min）

　　答案：4U

病例 8 答案

　　Dmitri 患有 T1D，他使用胰岛素泵进行治疗，每日给予 16U 基础胰岛素，采用 15：1 的 C：I 比和 40：1 的 CF 给予餐时胰岛素，目标餐前 BG 为 100mg/dL。2 小时前给予 2U 餐时胰岛素。晚餐前 BG 为 219mg/dL。胰岛素泵 DIA 设置为 4 小时，以评估其 BOB。他计划晚餐摄入以下餐品：

12 盎司烤牛肉

16 盎司马铃薯

半量杯豌豆

一个小圆面包

10 盎司牛奶

1. 他计划摄入多少克碳水化合物？

　　16 盎司马铃薯≡30g

　　半量杯豌豆≡15g

　　一个小圆面包≡15g

　　10 盎司牛奶≡15g

　　总碳水化合物：75g

2. 晚餐前应给予多少单位短效胰岛素？

　　应对碳水化合物（C：I 比≡15：1）：5U

　　应对高 BG（CF≡40：1）：3U

　　代偿 BOB：−1U

　　总胰岛素使用量：7U

3. 如果连续葡萄糖传感器显示一个向上箭头，治疗应如何变化？

　　每一向上箭头应增加 1U 胰岛素（BG 上升 1mg/dL/min）

　　答案：8U

病例 9 答案

　　Nadia 患有 T1D，她使用胰岛素泵进行治疗，每日给予 20U 基础胰岛素，采用 12：1 的 C：I 比和 40：1 的 CF 给予餐时胰岛素，目标餐前 BG 为 100mg/dL。2 小时前给予 2U 加餐餐前胰岛素和 2U CF 餐时胰岛素。晚餐前 BG 为 179mg/dL。胰

岛素泵 DIA 设置为 4 小时,以评估其 BOB。她计划晚餐摄入以下餐品:

8 盎司火腿

三分之一量杯烤意大利面

半量杯豌豆

一个中等大小苹果

两块奥利奥饼干

无糖茶水

1. 她计划摄入多少克碳水化合物?

　　三分之一量杯烤意大利面≡15g

　　半量杯豌豆≡15g

　　一个中等大小苹果≡15g

　　两块奥利奥饼干≡15g

　　总碳水化合物:60g

2. 晚餐前应给予多少单位短效胰岛素?

　　应对碳水化合物(C∶I 比≡12∶1):5U

　　应对高 BG(CF≡40∶1):2U

　　代偿 BOB:−2U

　　总胰岛素使用量:5U

3. 如果连续葡萄糖传感器显示一个向下箭头,治疗应如何变化?

　　答案:4U

病例 10 答案

　　Cody 患有 T1D,他使用胰岛素泵进行治疗,每日给予 24U 基础胰岛素,采用 13∶1 的 C∶I 比和 35∶1 的 CF 给予餐时胰岛素,目标餐前 BG 为 100mg/dL。3 小时前给予 4U CF 餐时胰岛素,2 小时前给予 4U 加餐餐前胰岛素。晚餐前 BG 为 134mg/dL。胰岛素泵 DIA 设置为 4 小时,以评估其 BOB。他并未感到饥饿,但计划晚餐摄入以下餐品:

6 盎司碎牛肉

一个小玉米饼

三分之一量杯米饭

12 盎司普通啤酒

1. 他计划摄入多少克碳水化合物?

　　一个小玉米饼≡10g

　　三分之一量杯米饭≡15g

　　12 盎司普通啤酒≡15g

　　总碳水化合物:40g

2. 晚餐前应给予多少单位短效胰岛素?

应对碳水化合物(C∶I 比≡13∶1):3U

应对高 BG(CF≡35∶1):1U

代偿 BOB:-3U

总胰岛素使用量:1U

3. 如果连续葡萄糖传感器显示一个向上箭头,治疗应如何变化?

每一向上箭头应增加 1U 胰岛素(BG 上升 1mg/dL/min)

答案:2U

8. 如何对患者计算碳水化合物量是否准确进行评估?

互联网上可找到许多碳水化合物计数问卷和其他评估工具。以下是我们使用的一种,改编自克利夫兰诊所。

科罗拉多大学医院:碳水化合物计数问卷						
姓名:						
日期:						
食物	食物是否含有碳水化合物?(仅圈定一个回答)					
1. 面包	是		否		不清楚	
2. 早餐肠	是		否		不清楚	
3. 烤马铃薯	是		否		不清楚	
4. 普通枫糖浆	是		否		不清楚	
5. 美式奶酪	是		否		不清楚	
6. 低脂牛奶	是		否		不清楚	
7. 苹果汁	是		否		不清楚	
8. 苏打水(普通)	是		否		不清楚	
9. 苹果	是		否		不清楚	
10. 烹煮干豆(扁豆、白腰豆)	是		否		不清楚	
食物	一份中含有多少克碳水化合物(予以圈定)					
11. 一杯牛奶	0g	15g	30g	45g	60g	75g	不清楚
12. 一量杯意大利面	0g	15g	30g	45g	60g	75g	不清楚
13. 一量杯米饭	0g	15g	30g	45g	60g	75g	不清楚
14. 一杯果汁	0g	15g	30g	45g	60g	75g	不清楚
15. 一杯热麦片	0g	15g	30g	45g	60g	75g	不清楚
16. 一量杯烹煮干豆	0g	15g	30g	45g	60g	75g	不清楚

续表

17. 一量杯马铃薯泥	0g	15g	30g	45g	60g	75g	不清楚

对于每一问题，在以下选项中圈定最贴近的回答。

18. 阅读右侧营养成分标签，食物份量为多少？	不清楚	1 量杯	2 量杯	4 量杯
19. 进食一份餐品消耗多少克碳水化合物？	不清楚	228g	5g	31g
20. 若您摄入整顿餐食，将消耗多少克碳水化合物？	不清楚	456g	10g	62g

回答正确数目：

回答正确比率（正确数目 ÷20×100）：

答案：

1. 是　2. 否　3. 是　4. 是　5. 否　6. 是　7. 是　8. 是　9. 是　10. 是

11. 15g　12. 30g　13. 45g　14. 30g　15. 30g　16. 30g　17. 30g　18. 1 量杯　19. 31g

20. 62g

（杜昕　译　张妲　校）

参考文献

Aleppo, G., Laffel, L. M., Ahmann, A. J., Hirsch, I. B., Kruger, D. F., Peters, A., … Harris, D. R. (2017). A practical approach to using trend arrows on the Dexcom G5 CGM System for the management of adults with diabetes. *Journal of the Endocrine Society, 1*(12), 1445–1460.

Holzmeister LA. (2010). *The Diabetes Carbohydrate and Fat Gram Guide.* 4th Edition. Publisher, American Diabetes Association.

Laffel, L. M., Aleppo, G., Buckingham, B. A., Forlenza, G. P., Rasbach, L. E., Tsalikian, E., … Harris, D. R. (2017). A practical approach to using trend arrows on the Dexcom G5 CGM System to manage children and adolescents with diabetes. *Journal of the Endocrine Society, 1*(12), 1461–1476.

Walsh, J., & Roberts, R. (2000). *Pumping Insulin* (3rd ed.). San Diego, CA: Torrey Pines Press.

Warshaw HS, Bolderman KM. (2008). Practical Carbohydrate Counting: A How-To-Teach Guide for Health Professionals. Publisher, American Diabetes Association.

https://www.CalorieKing.com - Official Website

https://www.sparkpeople.com

第 7 章

糖尿病和高血糖住院管理

Stacey A.Seggelke and R.Matthew Hawkins

1. 在院内进行强化血糖管理是否有证据支持?

众所周知,住院患者高血糖将增加发病率、死亡率和住院时间(length of stay, LOS)。一项出色的研究发现,糖尿病或应激性高血糖患者 LOS 和住院患者并发症发生率比血糖(blood glucose, BG)水平正常的患者高出 4 倍。此外,RABBIT 2- 手术(接受普通外科手术治疗的 2 型糖尿病患者住院治疗过程中进行基础 - 餐时胰岛素治疗的随机研究)试验研究表明,接受手术治疗的非危重患者中,住院并发症发生率降低,且高血糖发生次数减少。大量已发表文献表明,在院期间良好的血糖控制,可明显改善患者预后,并缩短 LOS。

但是,将血糖控制在何种程度最为合适仍存在争议。最大型随机对照试验 NICE-SUGAR(危重症评估中的正常血糖和使用流程调节血糖对生存率影响)研究表明,与将血糖控制在标准范围(血糖目标 144~180mg/dL)的患者相比,严格控制血糖患者的死亡风险增加(血糖目标 81~108mg/dL)。死亡率增加被认为部分由于强化治疗组中低血糖(≤40mg/dL)发生率升高所致。尽管该研究证实了先前的证据,表明血糖控制很重要;但它亦着重强调了低血糖风险,并支持此前被推荐过的降低的血糖目标。

2. 危重患者的血糖控制目标是什么?

美国糖尿病学会(American Diabetes Association, ADA)建议对于危重患者中血糖≥180mg/dL 者起始胰岛素治疗。对胰岛素进行滴定,将血糖水平维持于 140~180mg/dL。对于某些特定患者,只要不产生低血糖,BG 目标可进一步降低至 110~140mg/dL。

3. 非危重患者血糖控制目标是什么?

ADA 当前建议将 BG 目标维持于 140~180mg/dL。对于具有更严格的门诊血糖控制史患者,若能避免低血糖,可降低血糖控制目标。

4. 孕妇的住院血糖目标是什么?

孕妇 BG 控制目标比一般人群更为严格。妊娠期间高血糖常常伴随许多不良结局,包括巨大胎儿、先天性异常、胎儿高胰岛素血症和胎儿死亡。对于妊娠糖尿病、1 型糖尿病或 2 型糖尿病患者,建议标准为空腹 BG 水平 <95mg/dL,餐后 1 小时 BG 水平≤140mg/dL,餐后 2 小时 BG 水平≤120mg/dL。

5. 哪些患者住院期间具有高血糖高风险？

无论是否罹患糖尿病，许多因素均可导致住院患者高血糖。包括严重基础疾病、起始糖皮质激素治疗、给予肠内营养（enteral nutrition，EN）或肠外营养（parenteral nutrition，PN）、免疫抑制剂和/或与循环性升糖激素和促炎细胞因子增加相关的代谢变化。建议对所有接受可能引发高血糖治疗的患者进行 BG 监测（即时诊疗或实验室检测）。若出现高血糖，应以与上述相同的血糖控制结果为目标，给予适当治疗。ADA 建议，若无法获知前 3 个月的血红蛋白 A1c（hemoglobin A1c，HbA1c）检测结果，则应对所有入院糖尿病患者的 HbA1c 水平进行检测。

6. 糖尿病住院治疗中最好的治疗方法是什么？

静脉注射或皮下注射胰岛素，是院内治疗高血糖最安全、最有效的方法。胰岛素治疗是有效的并且可根据血糖水平变化或食物摄入进行迅速调整。建议尽可能使用标准化胰岛素治疗方案。

7. 胰岛素静脉输注是什么，为何用于危重病人？

静脉输注胰岛素时，按 1U 常规人胰岛素与 1mL 0.9% 氯化钠（即生理盐水）配伍。静脉注射时，常规胰岛素起效较快，半衰期较短，可快速调节胰岛素剂量，从而实现适当的血糖控制目标。

8. 胰岛素输注通常以什么速率起始？

胰岛素输注通常 0.1U/h/kg 体重起始。

9. 静脉输注胰岛素速率应如何进行调整？

胰岛素输注应每小时调整一次。剂量调整应基于当前 BG 水平和先前 BG 水平变化率。若 BG 水平在一小时内未降低 30~50mg/dL，则应增加胰岛素输注速率。相反，若 BG 水平在一小时内下降 >30~50mg/dL，则应降低胰岛素输注速率。已有许多可以使用的胰岛素输注方案发布。另外，基于计算机算法的指导护理已商业化上市，可获取应用。

10. 您如何逐渐停用胰岛素输注？

由于静脉注射所使用的常规胰岛素作用时间短，因此停止胰岛素输注之前，必须给予皮下胰岛素注射。基础胰岛素（长效或中效）至少应在停止胰岛素输注之前 2 小时给予。如果使用速效胰岛素，则至少应在停止胰岛素输注前 1~2 小时给药。计算出每日所需皮下胰岛素总剂量（total daily dose，TDD），将过去 6 小时输注胰岛素总量相加，然后乘以 4，得出 24 小时所需胰岛素总量。在总剂量的基础上减少 20%，得出新 TDD。然后应该将 TDD 分割，50%~80% 为基础胰岛素（若患者禁食，则比例应更高），20%~50% 为餐时胰岛素。

11. 基础胰岛素应如何选择?

基础覆盖可通过给予每日两次中效胰岛素[中性鱼精蛋白锌胰岛素(neutral protamine Hagedorn,NPH)]或给予每日两次或一次长效胰岛素类似物(甘精胰岛素、地特胰岛素、德谷胰岛素)得以实现,临床更加倾向于后者。长效胰岛素通常因胰岛素药物峰值效应最低,从而提供更加稳定的药物作用,而 NPH 胰岛素由于不稳定的胰岛素效能和峰值效应,更容易引发低血糖。无论使用何种胰岛素,对于饮食正常的患者,基础胰岛素剂量通常约占 TDD 的 50%。

12. 餐时胰岛素应如何选择?

餐时胰岛素应包括营养组分(作用于摄入食物)和校正组分(作用于高血糖)。速效胰岛素类似物(赖脯胰岛素、门冬胰岛素、谷赖胰岛素)最好于餐前 0~15 分钟给药,而短效胰岛素(常规)应在餐前 30 分钟给药。速效胰岛素类似物在给药方面提供了更大灵活性,且作用时间更短,使其成为首选药物。通常,每日餐时胰岛素总剂量应约为 TDD 的 50%。但是,在医院环境中,由于食欲下降或口服药物的不同,可能需减少餐时给药剂量。可根据患者胰岛素敏感性计算校正胰岛素剂量。如果患者未摄入热量,则可将该组分胰岛素添加入营养组分剂量,或单独给药。对于 1 型糖尿病住院患者或对胰岛素敏感的患者,良好的初始校正剂量为,当 BG 每高于目标(150mg/dL)50mg/dL 时,给予 1U 胰岛素。对于 2 型糖尿病或胰岛素抵抗患者,当 BG 每高于目标(150mg/dL)25mg/dL,可给予 1U 胰岛素(示例参见表 7.1)。为防止胰岛素"蓄积"引发低血糖,校正胰岛素给药时间不应比每 4 小时一次更为频繁。

13. 如何调整胰岛素剂量?

对于接受胰岛素治疗的患者,应每日多次评估其 BG 水平(最好每日 4 次:早餐前、午餐前、晚餐前和睡前)。基础胰岛素剂量主要通过回顾清晨空腹 BG 水平进行评估。若基础胰岛素剂量正确,则夜间 BG 水平应保持相对稳定。夜间 BG 显著上升或下降,均意味着需改变基础胰岛素剂量。餐前胰岛素剂量通过午餐前、晚餐前和睡前 BG 水平进行评估。为获得更精确的餐前剂量,可进行餐后 2 小时 BG 检测。预期餐后 BG 将比餐前血糖读数升高 30~50mg/dL。

14. "滑动"胰岛素给药法是否仍在使用?

"滑动"胰岛素给药并非高血糖有效治疗方法,因此不再进行推荐。传统上,"滑动"指使用一定量的餐时胰岛素(通常是常规胰岛素),对高 BG 水平(通常高于 200mg/dL)进行治疗。给予胰岛素时无须考虑进餐时间、既往剂量、餐食碳水化合物含量或患者对于胰岛素的敏感性。这种方法通常会导致 BG 水平的大幅波动,因为高血糖并非先行治疗,而是出现后才开始进行治疗。

表 7.1 营养组分和校正组分胰岛素剂量示例表

血糖（mg/dL）	对胰岛素敏感 1型DM 应激 高血糖 体重正常		对胰岛素抵抗 2型DM 皮质醇 超重/肥胖		额外的胰岛素抵抗 血糖不受"胰岛素抵抗"表控制		定制	
	摄入热量	未摄入热量	摄入热量	未摄入热量	摄入热量	未摄入热量	摄入热量	未摄入热量
≤70	实施低血糖调整		实施低血糖调整		实施低血糖调整		实施低血糖调整	
71~124	3U	不给予胰岛素	6U	不给予胰岛素	10U	不给予胰岛素	___	___ U
125~149	3U	不给予胰岛素	7U	不给予胰岛素	11U	不给予胰岛素	___	___ U
150~199	4U	1U	8U	2U	12U	2U	___	___ U
200~249	5U	2U	10U	4U	14U	4U	___	___ U
250~299	6U	3U	12U	6U	16U	6U	___	___ U
300~349	7U	4U	14U	8U	18U	8U	___	___ U
350~399	8U	5U	16U	10U	20U	10U	___ U	___ U
≥400	呼叫 MD		呼叫 MD		呼叫 MD		呼叫 MD	

DM. 糖尿病；MD. 急诊。

15. 何为低血糖,应如何进行处理?

住院患者低血糖被定义为 BG 水平 <70mg/dL,因为这被认为是升糖激素释放(肾上腺素、胰高血糖素、皮质醇和生长激素)的初始阈值。低血糖高危患者包括肾或肝功能不全、营养改变和有严重低血糖病史患者。低血糖治疗取决于患者自身情况。对于能进行口服治疗的患者,首选给予 15~30g 速效碳水化合物,例如果汁、普通苏打水或葡萄糖片剂(每片 5g)。若患者出现昏迷或无法给予口服治疗,可以给患者静脉注射 50g(1 安瓿)50% 葡萄糖,或肌内注射 1mg 胰高血糖素。应在15~20 分钟后重新检测 BG 水平,以评估治疗效果。若 BG 水平仍 <70mg/dL,应重复给予治疗。

16. 住院患者是否适合使用口服药物或非胰岛素注射药物?

院内使用口服药物或非胰岛素注射药物[胰高血糖素样肽 -1 [(glucagon-like protein-1,GLP-1)类似物或普兰林肽]的安全性和有效性数据有限。对于大多数高血糖患者,非胰岛素治疗无法有效将 BG 降至目标水平,特别是对于急性疾病患者。近期研究已表明院内使用二肽基肽酶 -4(dipeptidyl peptidase-4,DPP-4)抑制剂的安全性。无论是单独使用还是与基础胰岛素或校正餐时胰岛素联合使用,DPP-4 抑制剂已被证明是有效的治疗方法。预期即将出院的临床稳定患者,可起始或恢复口服用药。

17. 皮质醇诱发的高血糖的最佳治疗方法是什么?

皮质醇刺激肝糖异生,减弱胰岛素作用,从而出现肝糖生成增加和胰岛素抵抗,最终导致高血糖。类固醇对 BG 的影响通常表现为餐后 BG 快速升高。BG 升高程度取决于所用类固醇类型、数量和持续时间。需要的类固醇剂量较低,且从未使用胰岛素的个体,可在进餐时给予餐时胰岛素进行充分治疗。若患者正在接受更高剂量类固醇,或有接受胰岛素治疗的糖尿病病史,则一种合适的治疗方法是在类固醇给药的同时给予 NPH。对于长期应用类固醇的患者,例如地塞米松或长效类固醇注射剂,可给予长效基础胰岛素。当类固醇剂量逐渐减少并停止使用时,应评估和调整胰岛素需求。

18. EN 或 PN 引发高血糖的最佳治疗方法是什么?

对于由营养支持导致高血糖的胰岛素治疗方法有若干种。对于全胃肠外营养(total parenteral nutrition,TPN),在 TPN 袋中添加常规胰岛素是控制血糖的最安全方法。起始剂量建议为 TPN 溶液中每 10~12g 葡萄糖添加 1U 胰岛素。TPN 溶液中的胰岛素量可以每日进行调整,也可以按校正量表添加速效胰岛素,对高血糖进行即刻校正。另一种治疗方法是使用基础 - 餐时胰岛素皮下注射治疗。但是,如果TPN 溶液给药意外中止或在不调整胰岛素浓度的情况下改变 TPN 溶液中的葡萄糖浓度,将会增加低血糖风险。

有许多方法可以治疗 EN 引发的高血糖。基础胰岛素可每日一次或两次给药,联合速效胰岛素每 4~6 小时按校正量表给药。每 6 小时给予常规胰岛素也是一种选择。另外,本章节作者使用的方法为,每 8 小时给予一次具有中效作用的 70/30 人胰岛素,并每 4 小时按校正量表给予速效胰岛素。对于此类患者,低血糖将是一个巨大的隐患,由于营养管移位,或患者出现恶心,或在皮下胰岛素仍具活性时因进行诊断性检测而暂停 EN,从而可能致使喂养意外中断。重要的是,如果 EN 或 TPN 意外中断,则应给予 10% 葡萄糖(D10W)溶液输注,并与连续管道喂养、PN 或 TPN 每小时输注速率相同,并减少或暂停下一剂长效或中效胰岛素。需谨记,此类患者的餐后状态一致,血糖目标应相应调整。

19. 住院患者能否使用连续皮下胰岛素输注?

连续皮下胰岛素注射(continuous subcutaneous insulin infusion,CSII),亦称为胰岛素泵输注,可对住院患者安全使用。至关重要的是,患者必须在心理和生理上都能够操作自身胰岛素泵。同时建议具有 CSII 经验的工作人员帮助管理这些病例。每日应记录当前胰岛素泵设置,包括基础速率、推注设置和餐前剂量。

连续血糖监测(continuous glucose monitor,CGM)无论是作为独立装置使用,还是与胰岛素泵结合使用,一直存在争议,因为尚未证明 CGM 在住院环境中是否足够准确,以及是否可以根据 CGM 监测得出的 BG 值进行胰岛素给药。CGM 仍然可提供 BG 变化趋势这一重要信息,且当 BG 水平过高或过低时,都可发出声响警报。但是,在住院患者 CGM 诊断准确性得到充分认可并获得美国食品药品管理局(Food and Drug Administration,FDA)批准用于住院患者诊断之前,胰岛素仍应根据护理站指尖试纸检测出的 BG 进行剂量调整。

20. 外科手术之前糖尿病药物应如何进行调整?

由于患者呈禁食(nothing by mouth,NPO)状态,低血糖将是手术患者的重大风险。所有口服糖尿病药物应在手术当天清晨服用。对于使用长效胰岛素类似物(甘精胰岛素、地特胰岛素、德谷胰岛素)的患者,建议其在手术前一晚或当天清晨使用正常剂量的 80%。使用 NPH 的患者,应在手术当天清晨给予其常规剂量的 50%。围手术期可根据校正剂量每 4 小时给予速效胰岛素类似物,以维持 BG 水平 <180mg/dL。若手术时间过长,或预期 NPO 状态延长,建议给予胰岛素输注。

21. 患者出院时,如何规划居家治疗计划?

对该问题而言,最近的 HbA1c 数值(入院时获得或在入院 90 天内,从患者记录中获得)尤其有价值。如果门诊者血糖控制良好(HbA1c 达到或接近目标值),则患者出院后可采用与既往相同的方案进行治疗。对于新诊断糖尿病患者,或因门诊血糖控制不良(HbA1c 高于目标值)而需改变既往治疗方法的患者,建议根据患者偏好和能力,以及费用、副作用、添加的药物获益等方面进行考量。还建议用药指导,特别是胰岛素应以口头和书面形式给予。出院用药的详细信息和指导,应及时清晰地传达给患者初级医疗保健的提供者。

关键点：住院患者血糖水平目标

- 危重症患者：140~180mg/dL
- 非危重症患者：140~180mg/dL
- 孕妇：空腹血糖 <95mg/dL；餐后 1 小时血糖≤140mg/dL；餐后 2 小时血糖≤120mg/dL

关键点：高血糖住院患者治疗

- 胰岛素是医院内高血糖最佳治疗药物。
- 胰岛素静脉输注为危重症患者最佳治疗方法。
- 基础 - 餐时（餐食和校正）胰岛素给药方案为非危重症患者最佳治疗方法。
- 血糖水平应每日进行评估，并对胰岛素剂量做出相应调整。

（杜昕 译 张妲 校）

参考文献

American Diabetes Association. (2018). Standards of medical care in diabetes, 2018. *Diabetes Care, 41*, S144–S151.

Buehler, L., Fayfman, M., Alexopoulos, A. S., Zhao, L., Farrokhi, F., Weaver, J., … Umpierrez, G. E. (2015). The impact of hyperglycemia and obesity on hospitalization costs and clinical outcome in general surgery patients. *Journal of Diabetes and Its Complications, 29*(8), 1177–1182.

Fowler, M. J. (2009). Inpatient diabetes management. *Clinical Diabetes, 27*, 119–122.

Hsia, E., Seggelke, S. A., Gibbs, J., Rasouli, N., & Draznin, B. (2011). Comparison of 70/30 biphasic insulin with glargine/lispro regimen in non-critically ill diabetic patients on continuous enteral nutrition therapy. *Nutrition in Clinical Practice, 26*(6), 714–717.

Hsia, E., Seggelke, S., Gibbs, J., Hawkins, R. M., Cohlmia, E., Rasouli, N., … Draznin, B. (2012). Subcutaneous administration of glargine to diabetic patients receiving insulin infusion prevents rebound hyperglycemia. *Journal of Clinical Endocrinology and Metabolism, 97*, 3132–3137.

Low Wang, C. C., & Draznin, B. (2013). Practical approach to management of inpatient hyperglycemia in select patient populations. *Hospital Practice (1995), 41*, 45–53.

Magaji, V., & Johnston, J. M. (2011). Inpatient management of hyperglycemia and diabetes. *Clinical Diabetes, 29*, 3–9.

Moghissi, E. S., Korytkowski, M. T., DiNardo, M., Einhorn, D., Hellman, R., Hirsch, I. B., … Umpierrez, G. E. (2009). American Association of Clinical Endocrinologists and American Diabetes Association consensus statement on inpatient glycemic control. *Diabetes Care, 32*, 1119–1131.

Seggelke, S. A., Gibbs, J., & Draznin, B. (2011). Pilot study of using neutral protamine Hagedorn insulin to counteract the effect of methylprednisolone in hospitalized patients with diabetes. *Journal of Hospital Medicine, 6*(3), 175–176.

Umpierrez, G. E., Smiley, D., Zisman, A., Prieto, L. M., Palacio, A, Ceron, M., … Mejia, R. (2007). Randomized study of basal-bolus insulin therapy in the inpatient management of patients with type 2 diabetes (RABBIT 2 trial). *Diabetes Care, 30*(9), 2181–2186.

Umpierrez, G. E., Hellman, R., Korytkowski, M. T., Kosiborod, M., Maynard, G. A., Montori, V. M., … Van den Berghe, G. (2012). Management of hyperglycemia in hospitalized patients in non-critical care setting: an endocrine society clinical practice guideline. *Journal of Clinical Endocrinology and Metabolism, 97*, 16–38.

Umpierrez, G. E., Smiley, D., Jacobs, S., Peng, L., Temponi, A., Mulligan, P., … Rizzo, M. (2011). Randomized study of basal-bolus insulin therapy in the inpatient management of patients with type 2 diabetes undergoing general surgery (RABBIT 2 surgery). *Diabetes Care, 34*, 256–261.

Umpierrez, G. E., & Pasquel, F. J. (2017). Management of inpatient hyperglycemia and diabetes in older adults. *Diabetes Care, 40*(4), 509–517.

Van den Berghe, G., Wilmer, A., Hermans, G., Meersseman, W., Wouters, P. J., Milants, I., … Bouillon, R. (2006). Intensive insulin therapy in the medical ICU. *New England Journal of Medicine, 354*, 449–446.

妊娠糖尿病

Amy M.Valent and Linda A.Barbour

第 8 章

摘要

妊娠是一种复杂的代谢状态,涉及重大生理、解剖和内分泌变化,从而在整个孕期维持胎儿的生长发育。葡萄糖是胎儿-胎盘的主要营养成分,除此之外必需氨基酸和脂质组成及其新陈代谢在胎儿生长和组成中也发挥关键作用。妊娠前期特征为合成代谢状态,胰岛素相对敏感;而妊娠后期则出现进行性胰岛素抵抗,特征为肝糖异生增加和母体脂肪分解显著。由于高血糖将增加先天畸形、胎死宫内、流产、胎儿生长受限或巨大胎儿、后代远期心脏代谢疾病、剖宫产和先兆子痫风险,因此糖尿病女性应争取在妊娠前获得最佳血糖控制(HbA1c<6.5%)以改善妊娠结局。妊娠糖尿病可通过两种公认的检测方法进行诊断。对于妊娠期所有类型糖尿病,优质营养、运动和胰岛素均为受推荐的干预措施。口服药物在妊娠糖尿病中的使用具有争议,因为其可穿过胎盘,且远期发育结果不明。全面健康管理,包括睡眠质量、心理健康、血糖优化、运动和营养密集型摄食,对于提升宫内环境,促进胎儿发育和改善妊娠结局至关重要。妊娠糖尿病女性将来罹患 2 型糖尿病的风险为30%~74%,分娩后每 1~3 年应进行心脏代谢筛查。

关键词

妊娠;妊娠糖尿病;1 型和 2 型糖尿病;诊断和管理;发育编程;胎儿生长;围孕期健康和营养

1. 正常妊娠如何影响食物代谢?

妊娠是一种复杂的代谢状态,涉及类固醇和蛋白激素生成量的显著变化(雌激素、孕酮、催乳素、皮质醇、人绒毛膜促性腺激素、胎盘生长激素和人胎盘泌乳素升高),以及炎症细胞因子[肿瘤坏死因子 -α(tumor necrosis factor-alpha,TNF-α)、白介素 -6(interleukin-6,IL-6)、C- 反应蛋白(C-reactive protein,CRP)]和脂肪因子(瘦素和脂联素)增加,改变孕产妇脂肪吸收和胰岛素抵抗,从而为胎儿胎盘单位生长提供必要的营养。累积数据支持以下观点,即以营养过剩或营养不足为特征的宫内代谢环境,可能是胎儿生长异常的危险因素,也可能对未来发生的儿童肥胖构成风险。

2. 妊娠早孕期出现何种代谢变化?

早孕期以合成代谢为特征,促进营养物质储存,为胎儿在妊娠后期和哺乳期的更大需求做好准备。代谢变化促进脂质生成,减少脂肪酸氧化,并促进脂肪组织脂肪酸合成和脂蛋白脂肪酶增加,促进早孕期母体脂肪储存。当胰岛素敏感性正常时,早孕和中孕期胰岛素分泌、皮质醇和瘦素水平升高,有助于孕妇脂肪增加。妊娠6~20周,许多孕妇由于脂联素升高,出现胰岛素敏感性相对增加,但其变化不定,取决于孕前胰岛素敏感性。至少在体重正常的女性中,脂联素水平可能会随着妊娠的进展而短暂上升,然后下降。脂联素对于妊娠的潜在作用包括其胰岛素增敏作用,对肝糖异生、脂质代谢和胎盘信号转导的影响。正常体重个体在妊娠初期通常会出现净脂肪合成。相反,孕前具有胰岛素抵抗的肥胖妇女在整个妊娠期间均表现出相对的脂肪分解作用。

3. 描述妊娠中期、晚期和产后期的代谢变化。

胎盘负责在整个妊娠期间,维持从母体到胎儿营养基质的平衡性和持续供应,从而使胎儿得以健康发育。由于妊娠中期和晚期时胎儿-胎盘葡萄糖需求量增加,因此禁食状态下糖原储备迅速耗尽,骨骼肌和肝脏中胰岛素抵抗增加,导致肝脏糖异生增加。孕妇在禁食状态早期(<12小时)必然从碳水化合物代谢转变为脂肪代谢。母体脂肪组织胰岛素抵抗将降低胰岛素抑制全身脂肪分解的能力,从而使游离脂肪酸(free fatty acid,FFA)水平上升以供母体能量使用,并为胎盘和胎儿保留葡萄糖。此类生理变化描述了"妊娠饥饿加剧",导致酮体生成增加。因此,妊娠晚期胰岛素介导的葡萄糖利用减少约50%(通过高胰岛素正常血糖钳夹技术进行评估),胰岛素分泌增加200%~300%。维持母体正常血糖的同时,此类代谢变化对于满足胎盘和胎儿代谢需求十分必要,其80%的能量需从葡萄糖中获取。到孕晚期,估计每日葡萄糖需求量将>150g。胎儿在妊娠晚期之前一直依赖稳定的母体葡萄糖供给,因为其氧化脂肪作为能量的能力有限。此外,随着孕产妇体重指数(body mass index,BMI)增加,代谢需求亦随之升高。随着胎盘娩出,胰岛素敏感性将立即得到恢复,母乳喂养者胰岛素敏感性可能增加。

4. 体重正常的女性与 BMI≥30kg/m² 的女性妊娠期间血糖谱是否不同?

对正常妊娠血糖谱的深入回顾研究表明,平均空腹血糖水平为72mg/dL,餐后1小时血糖为109mg/dL,2小时血糖为99mg/dL,24小时平均血糖为88mg/dL,均远低于当前治疗目标。即使控制饮食,与正常体重女性相比,肥胖女性尽管胰岛素水平较高,但孕早期(≈16周)和孕晚期(≈28周)空腹和餐后血糖水平以及24小时血糖谱均更高(平均高出5~10mg/dL)。

5. 葡萄糖是正常妊娠中唯一发生改变的燃料吗? 脂质对于胎儿生长发挥何种作用?

尽管葡萄糖是穿过胎盘的最丰富的养分,并在母体高血糖时对胎儿过度生长起到重要作用,但妊娠期孕妇脂代谢的明显变化,对于胎儿脂肪的形成和生长也起着重要作用。孕妇脂质代谢、胎盘脂质运输与胎儿脂肪积聚和生长之间的关系尚未十分明确。血清甘油三酯(serum triglyceride,TG)、胆固醇和FFA在整个妊娠期都将升高,其中 TG 在孕晚期将升高 2~3 倍。FFA 升高可能会进一步加重妊娠胰岛素抵抗。与正常体重女性相比,肥胖母体在早孕和晚孕期 FFA 更高,且空腹和餐后 TG 更高。此外,母体 BMI、孕期体重增加、胰岛素抵抗、母体 TG 和 FFA,以及胎盘脂蛋白脂酶活性,与大于胎龄(large-for-gestational age,LGA)儿(> 胎龄第 90 百分位数)增多和新生儿肥胖率升高相关。婴儿肥胖与代谢不良和肥胖长期风险相关。既往研究表明,对于肥胖孕妇,早孕期(16 周)餐后 1 小时或 2 小时 TG 水平与婴儿肥胖密切相关。相比之下,对于体重正常的孕妇,从妊娠早期到晚期,空腹 TG 水平升高幅度增加,与婴儿肥胖具有相关性。目前,尚无针对妊娠母体 TG 目标水平的正式建议,作为降低新生儿肥胖或巨大胎儿(出生体重 >4 000g)风险的潜在干预措施,但研究正在进行中。

　　氨基酸对于蛋白质合成、氧化和胎儿正常发育十分重要。他们通过浓度梯度被主动转运,穿过胎盘。由于脂肪优先用于燃料代谢,因此正常妊娠期间,蛋白质分解代谢较低。母体氨基酸对胎儿生长和脂肪积聚的贡献是公认的,但需对正常妊娠、肥胖和妊娠糖尿病(gestational diabetes mellitus,GDM)开展更多饮食控制研究,以确定氨基酸对胎儿生长和构成的影响。

6. 请解释孕早期代谢变化对糖尿病管理的影响。

　　对于糖尿病患者,应在妊娠前确保达成最佳血糖控制,以减少不良围产结局,包括流产、先天畸形、胎死宫内、巨大胎儿和成人代谢性疾病程序化发育。在孕早期,恶心、胰岛素敏感性增强和饥饿加剧可能会使患有 1 型糖尿病(type 1 diabetes,T1D)的妇女出现低血糖风险,因而此时胰岛素需求量极为不稳定。由于禁食时间过长,以及胎儿 - 胎盘葡萄糖持续利用,此类低血糖风险在夜间尤为显著。在妊娠前 20 周中,T1D 孕妇重度低血糖发生率高达 30%~40%,通常发生于午夜至上午 8 点之间。伴胃轻瘫或妊娠剧吐患者,日间出现低血糖风险最大。随着连续血糖监测仪和胰岛素泵使用的增加,低血糖事件通常可以避免。含蛋白质和优质脂肪的睡前点心、规律的早餐以及尝试降低晚间基础胰岛素剂量,都是避免清晨低血糖的策略。在妊娠早期,降低妊娠血糖目标从而改善血糖控制,并最大程度减少低血糖发作,是改善总体妊娠结局的管理目标。

7. 妊娠期代谢变化如何影响妊娠中期和晚期的糖尿病治疗?

　　糖尿病妇女和非糖尿病妇女,在妊娠后期胰岛素抵抗增加程度相近,但肥胖女性一旦妊娠即伴随胰岛素抵抗增加,且其更为显著的胰岛素抵抗将在整个妊娠期间持续存在。由于 β 细胞在 2 型糖尿病(type 2 diabetes,T2D)中抵抗无法代偿或在 1 型糖尿病(T1D)中无法生成胰岛素,因此孕妇可能需要的胰岛素量是孕前的 2~4 倍。空腹和餐后高血糖是 LGA 儿、巨大胎儿、新生儿低血糖、高胆红素血症、红细胞增多症以及儿童和成人代谢性疾病远期胎儿程序化发育的危险因素。因此,对既往罹患糖尿病女性进行严格的血糖控制,通常需在进餐时同时使用基础胰岛素和速效胰岛素,并需要对餐前和餐后血糖进行监测,以客观评估和调整胰岛素剂量。

8. 睡眠对于糖尿病和妊娠结局发挥何种作用?

充足的睡眠时间和质量,对于正常生理功能、代谢和食欲调节以及激素调控至关重要。与未妊娠女性相比,随妊娠进展而出现的生理和解剖学变化与睡眠质量改变相关。睡眠时间和质量的紊乱一直被认为将影响碳水化合物代谢、心血管功能和食欲控制。

睡眠呼吸障碍(sleep-breathing disorder,SBD)包括轻度和完全性气流阻塞疾患,并定义了主动呼吸行为中断的病因(中枢性、阻塞性和混合事件)。肥胖和超重女性出现 SBD,并使其恶化的风险更高,包括阻塞性睡眠呼吸暂停(obstructive sleep apnea,OSA)。据报道,孕妇 OSA 发生率为 15%~67%,可与氧化应激、肺动脉高压以及右心衰竭(重症病例)有关。SBD 和睡眠时间缩短将改变血糖谱,可能是胰岛素抵抗增加的结果,与 GDM 和先兆子痫发病率显著增加有关。此外,SBD 与生长受限和 LGA 婴儿均相关,表明妊娠期间睡眠改变对未来子代远期健康的潜在程序化发育影响。

9. 对于希望受孕的糖尿病女性,孕前应给予哪些关键孕前咨询?

孕前血糖控制不佳和/或母体健康状况不良的女性,围产期不良结局风险增加,包括但不限于流产、先天畸形、糖尿病酮症酸中毒(diabetic ketoacidosis,DKA)、低血糖事件、巨大胎儿、死产、先兆子痫和剖宫产。患有晚期肾病的女性在妊娠早期发生重度先兆子痫的风险更高,且在妊娠期间需进行透析。由于促有丝分裂生长因子的增加、相对性贫血、妊娠高凝以及血糖严格控制的迅速实施,增殖性视网膜病会随着妊娠进展而出现恶化。因此,应采用可靠的长效可逆避孕(long-acting reversible contraception,LARC)措施防止意外妊娠,尤其对于糖化血红蛋白(HbA1c)水平≥8%、存在晚期肾病或未经治疗的增生性视网膜病变者。

由于大多数糖尿病患者妊娠都属于计划外,因此建议采用多学科团队方案进行管理,包括全科医学、内分泌学和妇产科医务工作者,以解决孕前糖尿病和育龄女性糖尿病的管理问题。孕前诊疗已被证明可对血糖、围产期死亡率、早产和先天畸形做出改善。由于大多数器官形成于妊娠后第 6 周(末次月经后 8 周),因此尝试使受孕前 HbA1c<6.5% 至关重要。为了更顺利过渡到严格的妊娠血糖控制目标,孕前使用血糖自我监测(self-monitoring of blood glucose,SMBG)或连续血糖监测(continuous glucose monitoring,CGM)的血糖目标为,餐前血糖 80~110mg/dL,餐后 2 小时血糖水平 <155mg/dL,同时最大程度减少低血糖事件。如果患者想在不久的将来妊娠,则建议使用胰岛素达成目标。如果二甲双胍单药可达到血糖目标,则可在妊娠早期继续安全给予二甲双胍。

患者应开始每日补充 0.8~1mg 叶酸,最好在受孕前 3 个月内服用,以减少胎儿神经管缺陷风险,此类风险在受孕后 4 周形成。应当对孕妇甲状腺功能异常、视网膜病变、肾脏病变、神经病变、心血管疾病(CVD)和高血压进行筛查,如有指征,应在孕前对其进行治疗。心输出量增加和全身血管阻力降低为生理需求。T1D 和

T2D 病史长,伴或不伴其他合并症的女性,极有可能出现潜在的冠状动脉疾病,因此应在妊娠前考虑进行功能性检查。应对药物治疗进行分析,在妊娠期间给予安全的替代药物。应审视吸烟、和饮酒的风险,并制订戒断目标。

罹患糖尿病的女性出现抑郁、焦虑、睡眠障碍和进食障碍的风险较高,其均可影响血糖控制和胎儿结局。未经治疗的 OSA 与未确诊的肺动脉高压,可导致母婴低氧血症和右心衰竭。与胎儿暴露于选择性 5- 羟色胺再摄取抑制剂(selective serotonin reuptake inhibitor,SSRI)类抗抑郁药风险相比,胎儿暴露于未经治疗的严重抑郁风险被认为更令人担忧。此外,罹患 T1D 的女性出现维生素 B_{12} 缺乏、乳糜泻、维生素 D 缺乏和甲状腺功能减退的风险,若临床可疑,应进行筛查。

建议营养师转诊,审视当前营养状况,以及妊娠面对的挑战和期望。应鼓励女性摄入高含量的复合型碳水化合物和可溶性纤维,并减少摄入饱和脂肪。医疗服务提供者应参阅美国预防医学工作组(United States Preventive Services Task Force,USPSTF)和美国妇产科医师学会(American College of Obstetricians and Gynecologists,ACOG)关于机体运动的建议(每周进行≥150 分钟心血管锻炼,不活动时间不超过 2 天,每周进行 2~3 天阻抗锻炼),并为患者建立目标;这可使胎盘形成得到改善。

10. 抑郁和糖尿病有何种关联?

在美国,十分之一的女性患有抑郁症,但真正的患病率可能遭到低估。孕妇在整个妊娠过程中会产生剧烈的生理、解剖和情感变化,并面临分娩后过渡到新生活的现实。GDM 诊断将使"正常"妊娠的心理社会障碍变得复杂。患有孕前糖尿病或 GDM 的女性,产前和产后抑郁发生率较高。妊娠早期孕妇的焦虑和抑郁,在孕前糖尿病孕妇中,与早产率升高有关。正如在非妊娠人群中观察到的,抑郁女性 GDM 发病率和其他不良妊娠结局出现率较高。事实证明,对 GDM 进行治疗,可降低产后抑郁发病率,并改善健康相关性生活质量。全国性登记数据表明,孕妇伴糖尿病合并肥胖,子代出现儿童心理障碍和神经发育障碍的风险将上升。需要进一步研究来确定妊娠期抑郁和焦虑症治疗的有效干预措施,以及其是否能改善围产期和子代结局。

11. 为何维持血糖控制,对胎儿健康和妊娠结局十分必要?

维持正常血糖控制是预防围产期并发症[包括先天畸形、流产、死产、巨大胎儿、LGA 儿、新生儿代谢异常、新生儿重症监护病房收治以及远期子代成人疾病(如 CVD 和糖尿病)]的关键。先天畸形是婴儿死亡的主要原因。糖尿病和高血糖可以引起卵黄囊营养物运输和形态异常,并促进血管病变。对此类病变作出贡献的分子途径已被提出如下:①缺氧诱导因子 -1(hypoxia inducible factor-1,HIF-1)和血管内皮生长因子(vascular endothelial growth factor,VEGF)下调,两者对血管形成非常重要;②凋亡信号调节激酶 -1(apoptosis signal-regulating kinase-1,ASK-1)激活,从而促进细胞凋亡。早在小鼠植入前胚泡期,高血糖就对该细胞凋亡调控基因的表达进行调节,从而导致胎儿丢失,而胰岛素治疗可对其加以预防。这一发现可能解释了血糖控制不佳孕妇孕早期流产呈现高风险的原因。

在妊娠晚期,罹患 T1D 的孕妇与一般人群相比,死产和围产期死亡的风险增加 3~5 倍,特别是糖尿病控制不佳或伴有高血压、肾脏疾病或血管疾病。罹患 T2D 的孕妇和罹患 T1D 的女性不良妊娠结局发病率相似,可能由于肥胖、严重的胰岛素抵抗和合并症。罹患 GDM 的孕妇死产率亦可能更高,但变化不定,尤其是妊娠并发肥胖和血糖控制不佳者。HbA1c 进行性升高与 LGA 儿、先兆子痫、胎儿生长受限、新生儿低血糖、早产和死产发病率增加具有关联。

12. 请解释 HbA1c、高血糖致畸作用和胎儿生长异常之间的关系。

一般人群中先天畸形患病率为 2%~3%。通过将 HbA1c 作为围孕期血糖控制的替代指标,研究表明高血糖诱导的畸形风险与 HbA1c 之间存在线性关联。最常见的胎儿畸形包括神经管缺陷、骨骼缺陷和心脏缺陷。受孕后 4 周神经管形成完成,受孕后 6 周心脏形成完成,从而凸显了初级医疗保健提供者或内分泌专科医生控制孕前血糖、营养优化和建立健康生活方式的重要性。与高血糖相关的罕见疾病包括尾部退化综合征,其特征为严重的下脊柱、泌尿生殖道和肢体缺陷。

总体而言,孕前 HbA1c 水平每降低一个百分点,不良结局风险就将降低 50%。已经证明,受孕时和孕早期 HbA1c 正常(<6%~6.5%)的女性,风险与基线人群相似,且风险随 HbA1c 的升高而逐渐增加。如果可以安全达成目标,通常建议孕前 HbA1c<6.5%。

HbA1c 检测作为血糖控制的替代指标用途有限,因其评测平均水平,不能反映血糖谱或波动。因此,不应将其用于提出治疗性改变的建议。此外,由于妊娠期间血容量增加和红细胞更替增加,妊娠本身即可产生 HbA1c 的降低(降幅 0.5%~0.8%)。HbA1c 评估作为向患者提供血糖相关性围产期风险咨询的工具最有价值,尤其是妊娠早期。

13. 过去 10 年间,罹患糖尿病母体子代出现先天畸形和呈现巨大胎儿的发病率有何变化?

过去 20~30 年中,世界范围内巨大胎儿患病率呈上升趋势,与此同时,肥胖和糖尿病患病率亦在上升。巨大胎儿与围产期不良结局相关,例如分娩创伤、剖宫产、产后出血以及子代远期健康影响。此类并发症具有长期影响,对卫生保健系统构成挑战,特别是世界资源贫乏地区。

在使用胰岛素的初期,罹患 T1D 母体子代先天畸形发病率为 33%。自 20 世纪 90 年代中期以来,采用更好的血糖监测工具、妊娠目标和胰岛素输注系统,这一比例已改善至 <10%。随机前瞻性糖尿病控制和并发症试验(Diabetes Control and Complications Trial,DCCT)表明,受孕前及时给予强化治疗,与自然流产和先天畸形发病率相关,可使其接近于无糖尿病母体。

14. 重度低血糖将会给母体 / 胎儿带来何种风险？

胎儿在接近分娩前，才能发生肝糖异生。在绵羊中，持续低血糖将减少基础和葡萄糖诱导性胎儿胰腺胰岛素分泌，并且这种抑制作用恢复缓慢。严重和长期低血糖或重度高血糖和低血糖之间的广泛波动，是否会对子代产生长期不良神经影响，目前尚不清楚。应预防低血糖发作，以减少无意识性低血糖和低血糖痫样发作风险。通过孕前建立长期血糖稳定性，可预防此类事件出现。妊娠期间重度低血糖的最佳预测指标为无意识性低血糖，以及妊娠前 1 年至少发生一次重度低血糖。前 3 个月尤其具有挑战性，因为患者对胰岛素相对更为敏感，低血糖出现频率较高。过夜和禁食期间低血糖发生风险最高，因为此时胎儿 - 胎盘单位继续摄取葡萄糖。

15. 可否对于口服降糖药作用及其在围孕期和孕期局限性加以讨论？

口服抗糖尿病药物有 9 个药理学亚类：磺酰脲类、双胍类、α- 葡萄糖苷酶抑制剂、二肽基肽酶 -4（dipeptidyl peptidase-4，DPP-4）抑制剂、格列奈类、钠 - 葡萄糖共转运蛋白 -2（sodium-glucose cotransporter-2，SGLT-2）抑制剂、胆汁酸结合树脂、多巴胺激动剂和噻唑烷二酮类；此外，还有可注射的胰高血糖素样肽 -1（glucagon-like peptide-1，GLP-1）激动剂。尽管许多此类药物在孕期的使用数据有限（甚至空白），但所有如上药物亚类引发胎儿任何结构性畸形尚未见报道。目前，所有口服抗糖尿病药物对于 GDM 治疗，均属超说明书用药。妊娠期最常用的口服药物为，针对 GDM 使用格列本脲（磺酰脲类）和二甲双胍（双胍类）；但是，多达半数因 GDM 服用格列本脲或二甲双胍的患者，最终仍需行胰岛素治疗。

胰岛素为妊娠糖尿病治疗一线药物。尽管胰岛素是受 FDA 批准的唯一用于治疗妊娠糖尿病的药物，但部分专业团体和指南认可格列本脲和二甲双胍对于 GDM 的超说明书用药，但并不适用于孕前糖尿病在孕期的治疗。如果患者在妊娠早期服用磺酰脲类药物或二甲双胍，则应继续服用，直至可以有效转入胰岛素治疗，因为高血糖致畸的风险高于此类药物带来的所有风险。

16. 使用血管紧张素转换酶（angiotensin-converting enzyme，ACE）抑制剂或血管紧张素 Ⅱ 受体（angiotensin Ⅱ receptor，AT Ⅱ R）拮抗剂的患者，受孕前和分娩后应如何对其进行诊疗咨询？

降压治疗的目的是将血压维持于使孕妇心血管和脑血管风险最小化的水平。妊娠中期和晚期使用 ACE 抑制剂和 AT Ⅱ R 拮抗剂均与胎儿生长受限、羊水过少、动脉导管未闭、难治性新生儿低血压和新生儿肾衰竭发病率增加相关。据报道，孕早期此类药物暴露，与心脏和中枢神经系统畸形增加相关，但这些研究的发现，因同时使用其他药物以及合并症（如糖尿病、CVD 和肥胖）影响而混淆。最近一项对于伴慢性高血压孕妇的研究（包括妊娠早期暴露于 ACE 抑制剂的 4 100 多名孕妇）表明，未发现重大先天畸形显著增加。医疗服务提供者应与正考虑妊娠的女性讨论孕前高血压控制替代药物（钙通道阻滞剂、β 受体阻滞剂、拉贝洛尔或肼苯哒嗪）。

患有严重肾脏疾病且正在服用 ACE 抑制剂的女性患者,可以考虑继续用药,直到确认具有肾保护效应,而后立即停用。

在产后,ACE 抑制剂候选患者可起始依那普利或卡托普利治疗;两种药物在母乳中均未呈现过高浓度。对于接受母乳喂养者,其他无已知不良反应的降压药物包括拉贝洛尔、硝苯地平、维拉帕米和肼苯哒嗪。通常应避免使用利尿剂,因其可能会对母乳产生抑制作用。

17. 妊娠如何影响糖尿病女性冠心病的发病率和死亡率?

美国是妊娠期间心肌梗死发病率最高的国家,并且在过去几十年内,发病率上升,这反映了母体高龄、肥胖、高血压和糖尿病的影响。妊娠期间心血管系统将产生重大生理变化:血浆容量、氧耗量、心输出量和左心室大小增加;全身血管阻力降低;以及临产、分娩和产后即刻容量、血压和儿茶酚胺反应变化不定。此类改变对于患有 CVD 的女性尤其具有挑战性,可能导致心肌氧供不足。糖尿病孕妇冠状动脉疾病发病率和死亡率较高。对于合并任何其他心脏危险因素,如高血脂、高血压、吸烟、心脏自主神经病变和有较强家族史的糖尿病患者,以及出现任何提示症状的患者,受孕前应通过功能检查评估其心脏状态。对于≥35 岁的无症状女性,应考虑给予静息心电图(electrocardiography,ECG)检查。合并长期糖尿病和 / 或肾脏病变的女性,罹患冠状动脉疾病风险最高,给予 ECG 等心脏功能性检查评估基线风险,将使其获益。

18. 糖尿病女性在孕前应如何筛查甲状腺疾病,并进行治疗?

罹患 T1D 的女性出现产后甲状腺炎风险增加(比无糖尿病女性高 3~4 倍),而桥本甲状腺炎引起甲状腺功能减退风险也更高。因此,建议通过血清促甲状腺激素(thyroid-stimulating hormone,TSH)水平检测,进行筛查。由于甲状腺功能减退患者罹患糖尿病风险增加,因此部分学者支持认为 T2D 女性也可以考虑进行甲状腺筛查。血清甲状腺过氧化物酶(thyroid peroxidase,TPO)抗体升高的患者,应进行 TSH 监测,因其妊娠期间有发生亚临床甲状腺功能减退风险,其中约有半数将进展为产后甲状腺炎。一项研究表明,对孕妇轻度亚临床甲状腺功能减退进行治疗,并不能改善子代 5 岁的认知结局,但是该研究中的患者并未被随机分组,直到孕中期才达到推荐治疗目标。建议对血清 TSH 水平 >4.0mU/L 的患者(特别是若其亦呈现 TPO 抗体阳性)使用左甲状腺素进行治疗。

19. 他汀类药物或贝特类药物在受孕前是否应停用?

尽管他汀类药物既往曾被 FDA 发出"X"警告,但尚未证明他汀类药物和贝特类药物的使用将增加致畸性。但是,由于孕期安全性数据不足,因此,除非孕妇患有重度高甘油三酯血症,否则应在妊娠期间建议停用这两种药物。当孕妇高甘油三酯血症对于营养改良和高剂量鱼油效果不佳时,可使用贝特类药物对其进行治疗,防止出现胰腺炎。由于甘油三酯在妊娠期间增加 2~3 倍,因此,如果患者妊娠早期空腹甘油三酯水平 >400mg/dL,则罹患胰腺炎风险将增加。

亲脂性他汀类药物(如阿托伐他汀和洛伐他汀)胎儿致畸风险报告不一,但是亲水性他汀类药物(如普伐他汀)在胚胎中可检测到的水平最低。普伐他汀在动物模型中显示出改善血管异常状况和防止生长受限的前景。从早产子痫前期患者获取的人原代内皮细胞、纯化细胞滋养层细胞和胎盘外植体中,普伐他汀可减少可溶性 fms 样酪氨酸激酶 1(soluble fms-like tyrosine kinase 1,sFlt-1)的分泌,并改善内皮功能障碍标志物。仍需进行临床试验,以确定普伐他汀预防先兆子痫的有效性和安全性,但尚无迹象表明他汀类药物的使用可在妊娠期间降低低密度脂蛋白胆固醇(low-density lipoprotein cholesterol,LDL-C)。

20. 归纳总结孕期吸烟的影响。

吸烟、使用无烟烟草和二手烟仍然是糖尿病患者和非糖尿病患者低出生体重婴儿的主要环境原因。此外,吸烟将增加胎儿生长受限、胎盘早剥、胎盘植入异常、孕妇甲状腺功能改变、早产和围产期死亡风险。儿童将面临母亲妊娠期吸烟的持续后果,包括哮喘、婴儿腹绞痛、儿童肥胖和婴儿猝死综合征发病率升高。建议在孕前和每次进行产前检查时,接受戒烟咨询和目标设定。无足够证据对尼古丁替代产品(即安慰剂)的利弊平衡,或孕妇使用尼古丁替代形式(如电子烟)的利弊平衡进行评估;但是尼古丁替代产品与香烟相比,可能会减少胎儿毒素暴露。

21. 妊娠如何影响糖尿病肾病?

糖尿病性肾病是一种进行性疾病,并且是美国终末期肾病的主要原因。妊娠期间肾小球滤过率(glomerular filtration rate,GFR)通常将增加近 50%,蛋白尿通常会在妊娠时增加。基线血清肌酐水平正常的女性,妊娠并未导致肾功能更显著下降或长期母体生存受损。伴严重肾功能不全(血清肌酐 >1.5mg/dL 或估计 GFR<30mL/min)的女性,其导致妊娠相关性 GFR 永久性下降的风险为 30%~50%,妊娠期间可能需行透析治疗。妊娠合并血清肌酐升高、严重高血压、肾病相关蛋白尿和已有 CVD 者,母体和胎儿更有可能出现不良结局。

22. 糖尿病肾病是否增加先兆子痫风险?

20% 已患有糖尿病的孕妇将并发先兆子痫,而患有高血压或肾脏疾病的女性,风险则远高于此。患有糖尿病肾病的女性,发生先兆子痫的风险 >60%,而在患有高血压、肾病范围蛋白尿和肾功能异常(尤其是血清肌酐 >1.4mg/dL)者中,该风险最高。患有严重肾病的女性,亦有较高的早产和低出生体重儿风险。患有糖尿病肾病的妇女应建议在其糖尿病得到最佳控制时生育孩子,并应选择其肾病早期完成生育。应考虑继续使用肾保护性抗高血压药(如 ACE 抑制剂和 AT II R 拮抗剂),直到患有肾病的女性准备妊娠为止。但是,对于无显著肾脏疾病者,则建议妊娠时改用安全性更佳的降压药。建议患有糖尿病和出现蛋白尿的女性,孕早期开始服用低剂量阿司匹林,并考虑采用更强的降压治疗,将血压控制于 <140/90mmHg 作为目标,

以降低或最小化高血压肾病风险。患有晚期肾病、接受透析治疗或进行肾脏移植的患者仍然可以受孕,因此,对其给予咨询并使用有效的长效可逆避孕措施至关重要。

23. 肾移植对于妊娠结局有怎样的影响?

孕前至少 1~2 年进行肾移植、肾功能良好、血压控制满意,以及使用妊娠期用药安全性较高的免疫抑制药物治疗者,与罹患严重肾病但未接受移植者相比,妊娠结局更佳。严重肾功能不全,需在妊娠期间进行透析者,不良妊娠结局风险最高,包括严重生长受限、早产、先兆子痫和死产。随着免疫抑制药物治疗方案不断发展,医疗服务提供者应负责为所有患者在移植前后给予妊娠咨询服务。肾移植受者中,先兆子痫、剖宫产、尿路感染、早产和低出生体重发病率较高。多学科协作处理可改善结局和整体诊疗情况。

24. 总结妊娠对糖尿病视网膜病变的影响。

由于高凝状态、相对贫血和生长因子增加,妊娠可能会导致糖尿病视网膜病变进展,而与血糖控制无关。因此,建议患有视网膜病变女性,尤其是罹患增生性视网膜病变患者,受孕之前接受治疗。罹患 T1D 的女性确诊后 5 年内较少发生视网膜病变,但是罹患 T2D 的女性诊断时则具有较高的视网膜病变发病率。因此,所有罹患糖尿病的孕妇,妊娠早期都应进行眼科检查;随访的频率取决于疾病严重程度和视力丧失风险。非增生性视网膜病通常在妊娠期间保持稳定,但由于可能会进展,因此应在整个孕期进行仔细监测。

25. 何为妊娠糖尿病的 White 分类?

1949 年,Priscilla White 在 Joslin 诊所,根据 T1D 女性孕前状态,制订了胎儿和孕产妇妊娠风险分类方案。她观察到,患者糖尿病发作时的年龄、糖尿病持续时间以及并发症严重程度(血管疾病、肾脏病变、视网膜病变)显著影响孕产妇和围产期结局。自从 90 年代末采用新的糖尿病术语,按病因而非治疗定义 T1D 和 T2D 以来,White 分类法很少再被产科医生用于对糖尿病女性病程和并发症进行分类,但至今仍有部分机构对其进行使用。后来,增加了 A1 和 A2 类,以对 GDM 进行分类,区分单纯饮食控制者及联合药物治疗者,在实践中继续沿用(表 8.1)。

表 8.1　糖尿病孕妇改良 White 分类

分类	发病年龄	持续时间	血管疾病	药物治疗
妊娠糖尿病				
A1	任意	孕期	无	无
A2	任意	孕期	无	是
孕前糖尿病				
B	年龄 >20 岁	<10 年	无	是

续表

分类	发病年龄	持续时间	血管疾病	药物治疗
C	年龄 10~19 岁	10~19 年	无	是
D	年龄 <10 岁	>20 年	良性视网膜病变	是
F	任意	任意	肾脏病变	是
R	任意	任意	增生性视网膜病变	是
T	任意	任意	肾移植	是
H	任意	任意	冠状动脉疾病	是

26. 妊娠期血糖目标应如何制订?

妊娠期间控制血糖的目的,在于减少不良围产期结局。预防孕期不良结局的最佳血糖水平,尚未清楚明确。美国糖尿病学会(American Diabetes Association,ADA)和 ACOG 对血糖目标的当前建议如下:空腹血糖 <95mg/dL;餐后 1 小时血糖 <140mg/dL;餐后 2 小时血糖 <120mg/dL。多中心 HAPO(高血糖和不良妊娠结局)试验(对 9 个国家 2.5 万名孕妇进行的研究)结果表明,胎儿发育异常与血糖具有线性关系,血糖阈值低于先前公认的水平。但是,尚未在充分有力的随机对照试验(randomized controlled trial,RCT)中检测更为严格的目标,以确定其是否可在不增加 SGA 或其他不良围产期结局风险的情况下,减少巨大胎儿的出现,尤其是对于患有 T1D 的女性出现无意识性低血糖而言。患有 T1D 和严重无意识性低血糖的孕妇,应考虑进行 CGM,以改善其糖尿病管理。由于存在严重持续性低血糖风险,对母体和胎儿均可形成重大危害,因此制订更为宽松的空腹(如 80~110mg/dL)和餐后 2 小时(如 120~150mg/dL)血糖水平目标应予以考虑。由于巨大胎儿与空腹血糖和餐后血糖波动有关,因此建议糖尿病孕妇规律性监测餐前和餐后血糖。

27. 孕期 CGM 具有何种作用?

CGM 是一种有用的工具,尤其是对于 T1D 或 T2D 患者,其难以控制血糖,频繁出现低血糖发作或无意识性低血糖,或者依从性不明确,可能会妨碍更好地描述血糖谱和指导胰岛素调整。CGM 提供的血糖数据可用于胰岛素治疗实时管理。CONCEPTT(1 型糖尿病孕妇连续血糖监测)试验显示,患有糖尿病的女性孕期采用连续血糖监测,处于血糖目标范围的时间越长,高血糖发作次数越少,LGA 儿发病率越低,新生儿重症监护病房(neonatal intensive care unit,NICU)收治率越低。

28. 可否对孕期胰岛素泵的作用加以讨论?

妊娠涉及胰岛素抵抗、葡萄糖摄取和运动反应引发的频繁生理变化,以及临产和分娩的应激。胰岛素泵在这种情况下十分有利,可实现更细微、随时间变化的胰岛素剂量改变。妊娠期间使用胰岛素泵治疗 T1D 的经验不断增加。胰岛素泵治疗对于罹患 T1D 的女性尤其有用,此类患者存在胰岛素敏感性,且胰岛素需求量整晚有所不同。大多数试验已发现,胰岛素泵治疗等价于使用基础-餐时胰岛素的每日多次注射治疗(multiple daily injection,MDI);若干研究报道了 HbA1c 的改善,而未出现低血糖发作的增加。但是,若发生胰岛素泵故障,DKA 可能会更快出现,因为胰岛素泵中仅使用速效胰岛素。由于胰岛素泵故障将使孕妇面临 DKA、高血糖和低血糖的严重风险,并因此导致不良妊娠结局,因此胰岛素泵治疗并非对所有患者都是理想的选择。若在孕前起始胰岛素泵治疗,则更有可能获得成功,患者可通过使用基础-餐时胰岛素 MDI 达成可靠的血糖控制,可准确计算碳水化合物,并有效地使用碳水化合物-胰岛素比。

传感器集成型胰岛素输注系统(混合闭环胰岛素泵)尚未在孕妇中得到广泛研究。但是,最近的一项 RCT 研究表明,与使用胰岛素泵与非集成式连续血糖监测患者相比,T1D 孕妇的混合闭环治疗(包括一部分临产和分娩期间继续使用该系统的患者)范围内血糖时间百分比更高。当前以目标血糖水平为 120mg/dL 设计给药算法的混合闭环系统对于妊娠可能并不理想,因为孕期夜间血糖目标值为 80~100mg/dL。

29. 可否对甘精胰岛素和地特胰岛素在妊娠期的作用加以探讨?

FDA 已批准地特胰岛素用于妊娠,尽管地特胰岛素和中性鱼精蛋白锌胰岛素(neutral protamine Hagedorn,NPH)峰值在孕期可能有所不同;但与 NPH 相比,地特胰岛素夜间低血糖发病率更低。对于患有严重肝脏胰岛素抵抗的女性,可能需要在睡前给予 NPH 或地特胰岛素,以实现充分的空腹血糖控制。妊娠期间使用甘精胰岛素(来得时)的经验较为丰富。甘精胰岛素不会穿过胎盘。据报道,使用甘精胰岛素的孕妇与使用 NPH 的孕妇妊娠结局相似。甘精胰岛素或地特胰岛素对于使用 NPH 反复出现低血糖的孕妇,或进食方式和进餐时间无法预测的孕妇,可能较为有意义。

30. 速效胰岛素类似物孕期应用意义何在?

赖脯胰岛素和门冬胰岛素已在妊娠中加以使用,被证明安全有效。常规胰岛素和赖脯胰岛素围产期即时结局相似;但是据报道,与常规胰岛素相比,赖脯胰岛素可改善孕期总体血糖控制,降低总胰岛素需求量。与常规胰岛素相比,此类速效类似物可更好地降低餐后高血糖和低血糖风险。考虑到常规胰岛素的药代动力学效应,用餐时间至关重要,需确保进食第一口前至少 30 分钟给予常规胰岛素。每次进餐前根据碳水化合物摄入量使用速效胰岛素,可帮助实现最佳餐后血糖控制,尤其是对于患有 T1D 或 T2D 的女性,碳水化合物摄入时间和摄入量极为变化不定者,尤有意义。

31. T1D 女性在孕期和产后,低血糖的发生是否常见?

罹患 T1D 的孕妇在孕早期和孕中期较早阶段,具有较高的低血糖风险,因为这段时间具有相对胰岛素敏感性,以及孕期低血糖升糖激素反应减弱。随着连续血糖监测仪的使用越来越广泛,母体低血糖有所减少。对于未使用连续血糖监测仪的 T1D 女性,建议进行深夜随机监测,因为夜间低血糖风险增加,特别是如果患者出现无意识性低血糖。孕中晚期激素驱动性胰岛素抵抗,在胎盘娩出后迅速下降,因此,患者需在产后将其胰岛素剂量降至孕期胰岛素需求量的三分之一至二分之一,尤其是采用母乳喂养时。除非继续母乳喂养,否则胰岛素剂量通常将在数周内增加至接近孕期剂量。

32. 可否对糖尿病孕妇所需的胎儿健康和监护措施加以讨论?

罹患 T2D 女性的妊娠风险与罹患 T1D 者相似,但是罹患 T2D 的女性通常同时存在肥胖和其他合并症。除血糖控制不佳外,不良结局风险增加的因素还包括肥胖、高血压、未诊断的睡眠呼吸障碍和隐匿性心肺病。合并任何类型、已有糖尿病的女性在妊娠早期未能达成最佳血糖控制,可能出现致畸或导致早期胎儿丢失。妊娠后期控制不佳将增加胎死宫内、LGA 儿以及新生儿远期代谢和心血管并发症风险。

合并 T1D 或 T2D 的女性,死产率较无糖尿病女性高 5 倍,约有 50% 的病例无法解释。胎儿缺氧和心脏功能障碍,与心脏扩大和非对称性间隔肥厚相关,原因在于血糖控制不良,可能是最重要的致病因素。胎儿高血糖和高胰岛素血症将导致胎儿过度生长、胎儿氧耗量增加以及相关组织缺氧。建议所有妊娠合并糖尿病的女性,都应进行早期超声检查,以确定妊娠的生存能力和妊娠日期,并在孕 18~20 周时进行正式的超声解剖扫描,评估胎儿畸形。如果 HbA1c 水平显著升高,或在正式解剖扫描中心脏解剖结构观察不理想,则应在孕 20~24 周时进行胎儿超声心动图检查,更细致地开展胎儿心脏评估。每日胎动监测应从大约孕 28 周开始,胎儿监测应从大约孕 32 周开始。产前监测最佳频率或方式尚未清楚。应当在孕 28~32 周时以及分娩前,考虑进行胎儿超声检查,评估生长情况,帮助制订分娩计划。每位患者应个体化确定分娩时间,将血糖控制、母体合并症和胎儿健康状况纳入考虑。通常,控制良好的 A1 型 GDM 孕妇分娩时机为孕 39~41 周,A2 型 GDM 孕妇分娩时机为孕 39~40 周,而糖尿病控制不佳的患者(无论是已有糖尿病抑或是 GDM)分娩时机为孕 37~38 周。

33. 孕期 DKA 风险从何而来?

由于妊娠缓冲能力降低(即呼吸性碱中毒伴代偿性代谢性酸中毒),肾小球葡萄糖过滤增加,胎儿 - 胎盘单位持续性葡萄糖利用,以及血浆容量增加,DKA 可能在较低的血糖水平发生(通常称为“正常血糖 DKA”)。此外,孕妇禁食 12 小时后耗尽糖原,导致碳水化合物代谢向脂肪分解的早期转变,从而导致相对性饥饿性酮症。

任何患有 T1D 的孕妇,如无法保持食物或水摄入减少,或持续存在严重高血糖,应在家中检查尿酮。若酮体无法从尿液中快速清除,不论其血糖状况如何,应进行生化检查,以排除阴离子间隙增加的可能性。通常妊娠 DKA 的唯一诱因为恶心和呕吐,但应积极检查其他原因,例如尿路感染。罹患 T2D 的女性,甚至罹患 GDM 的女性,均可能进展为 DKA,尤其是在长期禁食、感染、使用 β 受体激动剂处理早产,或使用类固醇促胎儿肺成熟的情况下。所有妊娠期间患有糖尿病的孕妇,均应给予 DKA 征象和症状咨询。

34. 母体 DKA 将如何影响胎儿?

尽管出现 DKA 后胎儿死亡率有所下降(15%),但在罹患 T1D 的女性中,该比率仍远高于基线(2%~3%)。出现 DKA 的女性更可能伴发早产、胎儿死亡和 NICU 收治。胎儿丢失危险因素包括母体重症监护病房(intensive care unit,ICU)收治、妊娠年龄过高、治疗延误以及 DKA 出现时血清渗透压升高。识别和治疗孕产妇所有诱发疾病、血糖异常、酸 / 碱异常和容量不足,对改善胎儿状况十分必要。

35. 临床医生应牢记的妊娠期 DKA 要点包括什么?

无法通过口服摄取营养的孕妇,每日需额外静脉补充 100~150g 葡萄糖,以满足胎儿 - 胎盘单位代谢需求。无足够碳水化合物(通常需 D10W 葡萄糖溶液)者,脂肪将作为燃料燃烧,伴 DKA 的患者将持续呈酮症状态。

36. 何为 GDM,它如何得以诊断?

ACOG 将 GDM 定义为"孕期出现的碳水化合物不耐受性疾病"。GDM 与围产期不良结局增加、母体进展至 T2D 和出现 CVD,以及子代出现心脏代谢性疾病远期风险有关。建议所有孕妇应于孕 24~28 周接受血糖检测以筛查 GDM。

两步诊断法

2010 年之前,美国普遍倡导采用两步诊断法进行 GDM 检测。根据机构设定的血糖检测阈值,50g 口服葡萄糖激发试验(oral glucose challenge test,OGCT)发现异常,若 3 小时口服葡萄糖耐量试验(oral glucose tolerance test,OGTT)4 个值中有 1 个出现异常,则诊断为 GDM。50g、1 小时 OGCT 是 ACOG 和美国国立卫生研究院(National Institutes of Health,NIH)公认的 GDM 筛查方法。筛查结果阳性呈 ≥130~140mg/dL。检测敏感性和特异性取决于机构设定的阈值,通常根据筛查人群中GDM 的患病率进行选择。检测无需在禁食状态下进行,但必须在口服葡萄糖后恰好 1 小时抽取血清样本。

诊断 GDM 的 100g、3 小时 OGTT 阈值对于妊娠后糖尿病罹患风险具有预测作用。最常用的 3 小时 OGTT 阈值为 Carpenter 和 Coustan 标准(表 8.2)。应在无限制碳水化合物饮食 3 天后,以及患者禁食至少 8 小时后进行检测。使用 Carpenter 和 Coustan 血糖标准,GDM 诊断至少需两个异常读数。最近,ACOG 承认,在 3 小时 OGTT 中仅有一项异常值的患者,也可能出现与妊娠并发 GDM 相似的不良结局,但须行进一步研究来确定此类人群是否能从治疗中获益。如果 100g、3 小时 OGTT 检测得以完成,且只有一项异常值,则应在 1 个月后再次进行 100g、3 小时血糖检测,因为单项血糖值升高亦将增加 LGA 儿风险,此类患者中有三分之一最终将达到 GDM 诊断标准(见表 8.2)。不幸的是,这种分步流程可延误诊断检测及治疗。

表 8.2 100g 口服糖耐量试验阳性标准 [a](Carpenter 和 Coustan 标准)	
空腹血糖	≥95mg/dL
1 小时血糖	≥180mg/dL
2 小时血糖	≥155mg/dL
3 小时血糖	≥140mg/dL
75g 口服糖耐量试验阳性标准 [b](IADPSG 标准)	
空腹血糖	≥92mg/dL
1 小时血糖	≥180mg/dL
2 小时血糖	≥153mg/dL
显性糖尿病 [c]	
空腹血糖	≥125mg/dL
HbA1c	≥6.5%
2 小时(75g)	≥200mg/dL
随机血糖	≥200mg/dL

HbA1c,糖化血红蛋白;IADPSG,国际糖尿病和妊娠研究学会。

[a] 需 2 项异常读数。

[b] 需 1 项异常读数。

[c] 任意一项。

一步诊断法

HAPO 试验表明,孕妇血糖水平与不良妊娠结局(即 LGA 儿、提示胎儿高胰岛素血症的脐带 C 肽升高、原发性剖宫产和新生儿低血糖)之间存在强烈而持续的关联,其血糖值低于 GDM 诊断标准。根据此类围产期发现,IADPSG 意识到使用单项血糖阈值判断异常,将增加 LGA 儿风险,提出采用 75g、2 小时 OGTT,低于目前所推荐诊断阈值的血糖诊断阈值(见表 8.2),可预测 LGA 儿风险上升 1.75 倍。如果使用上升 2 倍风险作为标准,则将定义更高的血糖阈值。与 100g、3 小时 OGTT 类似,应于无限制碳水化合物饮食 3 天后,以及患者禁食至少 8 小时后加以进行 75g、2 小时 OGTT。GDM 诊断仅需一项异常读数。

2013 年,NIH 关于 GDM 的诊断共识讨论会议回顾了现有文献,得出结论,采用 IADPSG(一步诊断法)将"增加 GDM 患病率以及相应的成本和干预措施,而未明确显示临床最重要的健康结局和以患者为中心的结局得到改善"。此外,单纯肥胖是 LGA 强危险因素,肥胖情况仅以轻度高血糖为靶向,治疗轻度高血糖的效果尚不明确。不幸的是,美国对于 GDM 的诊断在 ACOG/NIH 和 IADPSG(美国内分泌学会和 WHO 予以采纳)之间缺乏共识,而 ADA 则对两种诊断方法均予接受,从而导致临床医生观念分化,迫使其在两套标准中选择其一,导致标准化彻底丧失。尚无 RCT 研究对诊断标准作出比较,或证明与 ACOG/NIH 认可的两步诊断法相比,基于 IADPSG 标准进行诊断和治疗可使得 LGA 儿或其他不良妊娠结局发病率降低。

37. 可否对糖尿病早期筛查及其在孕期局限性的争议进行探讨?

ACOG、ADA、美国内分泌学会和美国预防医学工作组(United States Preventive Services Task Force, USPTF)支持孕 24~28 周间进行统一 GDM 检测。由于女性肥胖率上升、生育年龄上升、未接受孕前糖尿病检查的孕妇人数庞大,高血糖诊断时观察到的程度,以及其在妊娠较早阶段(24 周之前)有所表现,有顾虑担忧患者妊娠时已合并未诊断的已有糖尿病。不论年龄大小,合并 T2D 或妊娠糖尿病早期即得以诊断的患者(通常为糖尿病前期),均具有更高的母体和胎儿并发症风险,包括重大畸形,尤其是 HbA1c≥6.5% 者。因此,ADA、ACOG 和 IADPSG 建议对于糖尿病高危患者,启动产前检查时,应进行早期检测(表 8.3)。由于 GDM 早期诊断最佳方法尚未得到很好的研究,早期治疗效果亦未得到证明,因此对于"早期 GDM"筛查的最佳方法缺乏共识。ACOG 建议使用非妊娠75g、2 小时 OGTT 检测法(HbA1c、禁食和服糖后 2 小时血糖水平)进行早期糖尿病筛查,识别潜在的未诊断 T2D 孕妇,或采用两步筛查法识别 GDM(见表 8.2)。

ADA 建议孕期通过满足以下任一标准,首次得到诊断者,应考虑显性糖尿病诊断:HbA1c≥6.5%,空腹血糖(fasting blood glucose, FBG)≥126mg/dL,口服 75g 葡萄糖负荷后 2 小时血糖≥200mg/dL,或随机血糖≥200mg/dL 伴高血糖症状;这些与非妊娠者糖尿病诊断标准相同(见表 8.2)。若妊娠期间发现葡萄糖不耐受,且患者未达显性糖尿病标准,则诊断为 GDM。不幸的是,根据一步诊断法和两步诊断法,并无早期 GDM 诊断特定标准,因为该两种诊断标准均针对孕 24~28 周女性制订。因为有证据表明,妊娠早期已呈现葡萄糖不耐受的女性可能与固有糖尿病的患者拥有相似结局,所以正在进行某些研究,试图建立基于结局的"早期"GDM 诊断标准。

表 8.3　ADA 和 ACOG 危险因素

1. 出现以下一项或多项危险因素的超重或肥胖(BMI≥25kg/m² 或亚裔美国人≥23kg/m²)成年人应考虑进行早期检查:

- 一级亲属罹患糖尿病
- 高危种族 / 族裔(如非裔美国人、西班牙裔美国人、美洲原住民、亚裔美国人、太平洋岛屿居民)
- 具有心血管疾病史
- 高血压(≥140/90mmHg 或接受高血压治疗)
- HDL 胆固醇水平≤35mg/dL(0.90mmol/L)和 / 或甘油三酯水平≥250mg/dL(2.82mmol/L)
- 伴多囊卵巢综合征
- 体能活动不足
- 其他胰岛素相关性临床疾病(例如严重肥胖、黑棘皮病)

续表

| 2. 糖尿病前期患者(HbA1c≥5.7%、葡萄糖耐量受损或空腹血糖受损)应每年进行检查。 |
| 3. 被诊断罹患 GDM 的患者,应终身接受至少每 3 年进行一次的检查。 |

ACOG,美国妇产科医师学会;ADA,美国糖尿病学会;BMI,体重指数;GDM,妊娠糖尿病;HbA1c,糖化血红蛋白;HDL,高密度脂蛋白。

IADPSG 提出的显性糖尿病妊娠早期诊断建议引发了反对,持异议者强调,如果使用新标准,那么部分仅出现糖耐量受损(通过 OGTT 诊断)的高危女性将被漏诊,因为临床医生可以选择是否在妊娠早期检测 HbA1c、FBG 或 75g、2 小时 OGTT。已证实 FBG 敏感性显著差异,以及通过 75g 糖耐量试验 1 小时或 2 小时血糖读数进行 GDM 诊断,在不同族裔人群中的差异。例如,亚洲人群中,葡萄糖负荷试验后,患者通常会出现葡萄糖耐量受损(impaired glucose tolerance,IGT),但 FBG 居于正常范围内。相对而言,西班牙裔患者则主要由于肝脏胰岛素抵抗和糖异生增加,导致 FBG 升高,而无法通过血糖检测。

HbA1c 评估是糖尿病前期或糖尿病诊断最不敏感的检测,尤其是妊娠期间,血浆容量、红细胞周转率和糖基化程度改变均会增加。已有建议提出,可使用 HbA1c≥5.7% 在妊娠早期诊断葡萄糖耐量异常。但是,它不具有用于 GDM 诊断的敏感性或特异性,因此,建议患者达到或超过该数值时,应通过 OGTT 进行随访。对于糖尿病前期或糖尿病诊断,FBG 不如 75g、2 小时 OGTT 糖负荷后读数敏感。此外,部分数据表明,空腹血糖读数在早孕期较高,而后在整个孕期呈现下降,表明血糖 92mg/dL 的读数可能并非妊娠早期 GDM 诊断的最佳空腹血糖读数。目前,GDM 早期诊断策略尚缺乏共识,但 ACOG 赞成妊娠早期和妊娠后期使用相同的诊断标准。显然,鉴于胎儿可以在孕 12~14 周开始分泌胰岛素,因此根据不良妊娠结局进行早期 GDM 识别和治疗十分重要。越来越多数据表明,早期代谢变化对于发育中的胎儿出现短期和长期风险非常重要。若未在妊娠早期开始诊断和治疗,则应在妊娠 24~28 周时使用 100g、3 小时 OGTT(ACOG)或 75g、2 小时 OGTT(IADPSG)进行检测。

38. GDM 缘何而起?

GDM 由至少 3 方面能量代谢异常引发:①脂肪和肌肉胰岛素抵抗;②肝脏葡萄糖生成增加;③胰岛素分泌受损。尽管胰岛素水平可能很高,但孕期胰岛素抵抗上升,仍可导致代偿不足,原因在于 β 细胞功能受损将导致胰岛素分泌不足,在胰岛素抵抗出现时难以维持正常血糖。胰岛素抵抗被认为是由于人胎盘乳素、胎盘生长激素、肿瘤坏死因子 -α(tumor necrosis factor-alpha,TNF-α)和炎性细胞因子产生增加所致。与匹配对照组相比,患有 GDM 的女性妊娠前胰岛素敏感性较低,分娩后部分异常状态可能持续存在。多数罹患 GDM 的女性超重,其中许多患者孕前具有代谢综合征特征。患有 GDM 的瘦小或体重正常女性仅占少数,但更多"体重正常"表型已在孕期得以识别,她们可能代表未来出现心脏代谢性疾病的高危人群，或者被误诊为患有自身免疫性糖尿病或单基因型糖尿病。

一小部分被诊断为 GDM 的女性，患有年轻的成年发病型糖尿病（maturity-onset diabetes of the young，MODY），最常见者为 MODY-2。因此，强家族史是重要信息，尤其是如果糖尿病出现于未超重家庭成员。可进行 MODY 基因检测，因为胎儿有 50% 的遗传风险。更常见的是，体重过轻或体重正常的女性可能患有潜在的成人隐匿性自身免疫性糖尿病（latent autoimmune diabetes of adulthood，LADA）。其中，持续存在自身免疫性 β 细胞破坏的情况下，妊娠对胰岛素需求增加，从而导致高血糖。他们可能在孕期或产后首次得到诊断。此类患者应接受谷氨酸脱羧酶（glutamic acid decarboxylase，GAD）和抗胰岛抗体检测。

39. 可否对胰岛素分泌受损在 GDM 中的作用进行归纳？

尽管罹患 GDM 的女性伴高胰岛素血症，但与无 GDM 的 BMI 匹配患者相比，大多数患者胰岛素反应受损。胰岛素分泌受损可使患者无法满足随妊娠进展而出现的胰岛素抵抗增加和肝脏葡萄糖生成增加而必然的胰岛素生成增加需求。妊娠是一个为期 9 个月的"应激测试"，且为日后罹患 T2D 的隐患，因为孕期显著的胰岛素抵抗需要胰岛素分泌增加 2~3 倍。如果 β 细胞无法分泌必要的胰岛素，则将导致临床上葡萄糖代谢异常。β 细胞缺陷在产后仍然存在，其严重程度将预示日后罹患 T2D 的风险。

40. 可否归纳母体合并 GDM 面临的风险？

罹患 GDM 母体面临的直接风险为剖宫产（≈30%）、先兆子痫（≈10%~30%）和羊水过多（≈10%~20%）出现率增加，这可能导致早产。母体长期风险与未来妊娠复发 GDM（30%~50% 复发率），以及出现 T2D 和 CVD 重大风险有关。

罹患 GDM 的女性在随后 5~10 年内出现 T2D 的风险极高（33%~74%）。危险因素包括空腹高血糖、需给予药物控制血糖、妊娠 24 周前诊断出 GDM（固有葡萄糖不耐受）、肥胖、与 T2D 高患病率相关族裔、继发多次妊娠、产后体重保持，以及产后第 6 周 IGT 或空腹血糖受损（糖尿病前期）。罹患糖尿病女性的子代肥胖、T2D 和代谢综合征风险较高。

41. 罹患 GDM 母体所娩婴儿的并发症包括哪些？

罹患 GDM 的母体所娩婴儿出现巨大胎儿、LGA、小于胎龄儿（SGA）、肩难产、新生儿低血糖、早产后果、高胆红素血症、红细胞增多症、心脏间隔肥大，以及远期程序化风险（T2D、CVD 和肥胖）增加。即使出现了规范筛查和 GDM 积极管理，个别新生儿并发症的发病率仍达 12%~28%。母体肥胖对 GDM 患者不良结局的影响，以及此类婴儿远期代谢性后果的真实发生率，尚不明确。

42. 可否对 GDM 和固有糖尿病胎儿异常生长机制做出归纳？

胎儿营养物质的摄取和相互关系尚不明确。随着母体底物（如葡萄糖、氨基酸、FFA 和甘油三酯)的增加,可更多通过胎盘转运至胎儿,从而导致胎儿过度生长和脂肪积聚。母体和胎儿腔室之间的葡萄糖浓度差驱动葡萄糖流向胎儿。葡萄糖强烈影响 β 细胞质量的维持。高血糖可导致胎儿胰岛肥大和 β 细胞增生,从而导致胎儿产生高水平胰岛素,后者是一种有效的生长激素。胎儿高胰岛素血症将增加胎儿组织葡萄糖的摄取和清除,导致母体与胎儿间葡萄糖浓度梯度进一步增加,并有可能降低母体餐后血糖,从而维持母体最佳血糖控制(胎儿 - 胎盘盗血综合征)。

43. 可否对 GDM 脂质作用加以描述?

罹患 GDM 和肥胖的女性中,部分研究支持与葡萄糖和肥胖相比,母体脂质(三酰甘油和非酯化脂肪酸)与出生体重相关性更高;母体甘油三酯似乎也对婴儿肥胖具有重要作用。胎盘表达脂蛋白脂肪酶(lipoprotein lipase,LPL),后者将母体甘油三酯水解为 FFA,而 FFA 则可通过胎盘转运。与脂质运输和储存、炎症和氧化过程有关的许多基因上调,是 GDM 胎盘的特征,可能影响营养物质运输和胎儿脂肪积聚。

胎盘在调节 GDM 营养物质运输中发挥关键作用,对巨大胎儿或 LGA 儿有所贡献(图 8.1)。葡萄糖和氨基酸对于胎儿发育至关重要,脂质向胎儿腔室的转移,对于细胞和大脑发育、脂肪积聚以及整个胎儿生长至关重要。脂质在胎盘中的运输机制十分复杂,人们对此知之甚少。GDM 与孕妇脂质代谢异常、胎盘脂肪酸氧化减少、炎症细胞因子增加以及甲基化差异化基因参与能量和脂质代谢有关,以上均可影响胎儿脂肪积聚和胎儿生长。胎儿脂肪获取增多,将导致肥胖和内脏肥大

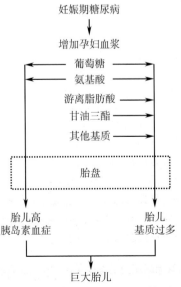

图 8.1 妊娠糖尿病导致巨大胎儿的机制

（尤其是心脏、肝脏和胰腺），从而可能使胎儿腹围与其他身体测量数值更加不成比例（躯体至头部不成比例），并导致肩难产、产伤和剖宫产增加。子代此类早期代谢变化将使其具有未来罹患代谢疾病和肥胖的风险。

44. GDM 或固有糖尿病可能导致其他哪些胎儿并发症？

● 与无糖尿病女性相比，固有糖尿病的患者胎儿畸形更为常见。多器官系统易受高血糖环境影响。据报道，与糖尿病相关的畸形包括但不限于心脏、骨骼、泌尿生殖系统、肾脏和胃肠道畸形。与糖尿病相关的异常出现于妊娠 8 周之前。尽管没有特定于糖尿病的单一综合征，但尾部退化综合征是与糖尿病密切相关的疾病，其特征为股骨和下椎体不发育或发育不全。

● 若血糖控制不佳，由于胎儿酸中毒和缺氧，自然流产和胎死宫内风险亦将增加。

● 35%~40% 糖尿病孕妇表现出心脏间隔肥大。

● 肩难产伴继发臂丛神经损伤（Erb 或 Klumpke 麻痹、Horner 综合征）、面神经麻痹、脑血肿和锁骨骨折、胎儿窘迫、Apgar 低评分以及出生窒息（未识别时）。

● 呼吸窘迫综合征可在多达 30% 婴儿中出现，原因在于肺表面活性物质合成减少，以及血糖控制不佳。

● 罹患糖尿病母体的婴儿常见代谢异常包括持续性高胰岛素血症所致新生儿低血糖、低钙血症、红细胞增多症和高胆红素血症。

● 转运至胎儿的过多 FFA 和甘油三酯也可能导致胎儿过度生长，并应继续投入更多研究，识别此类底物是否需要予以降低。

45. 可否对 GDM 中基于胎儿的管理策略和胎儿监测加以描述？

羊膜胎儿胰岛素水平为胎儿高胰岛素血症的标志，与妊娠 28~32 周时胎儿的腹围高度相关。许多 RCT 研究证明，使用胎儿过度生长指导轻度 GDM 患者的代谢干预有所获益。与单纯饮食干预相比，胰岛素治疗可降低轻度母体高血糖和 FFA，并降低 LGA 儿发病率。

预防 GDM 患者出现不良结局的最佳胎儿监测方法或频率尚未确定。当前建议是针对需要药物治疗或血糖控制不佳的患者，从妊娠 32~34 周开始，每周进行一次或两次无应激试验（nonstress test，NST）、改良生物物理评分（羊水指数加胎儿 NST）或生物物理评分（对胎儿健康进行超声检查）。分娩时机应个体化，并考虑其他母体合并症、血糖控制、药物治疗和胎儿健康。在所有给定出生体重下，患有糖尿病的女性所娩婴儿与无糖尿病的女性所娩婴儿相比，肩难产可能性更高。由于巨大胎儿和 LGA 为 GDM 和孕前糖尿病患者最常见的胎儿并发症，因此若估计胎儿体重≥4 500g，建议进行计划性剖宫产分娩。

46. 可否对 GDM 或固有糖尿病受累母体子代远期后遗症加以讨论？

糖尿病女性子代有更高的肥胖、T2D 和代谢综合征风险。与妊娠后才出现糖尿病的母体子代相比,皮马印第安裔罹患糖尿病母体的子代,儿童 T2D 发病率约高出 10 倍。胎儿脂肪细胞增生和胰岛 β 细胞增生可能对于“胎儿程序化发育”发挥作用,从而会导致食欲调节、线粒体容量和干细胞成脂潜能发生变化,还可导致后期出现肥胖和代谢综合征。有趣的是,与正常体重母体新生儿相比,磁共振成像/磁共振波谱(magnetic resonance imaging/magnetic resonance spectroscopy,MRI/MRS)证实,GDM 肥胖母体新生儿已多出 68% 的肝内脂肪;这可能为“第一击”,增加其罹患非酒精性脂肪性肝病风险。越来越多证据支持宫内环境代谢异常与新生儿表观遗传修饰之间的关联。需要行进一步研究,确定表观遗传障碍对代谢功能和远期程序化发育结果的影响。

47. 运动对于 GDM 或固有糖尿病患者发挥何种作用?

ACOG 和 ADA 均建议孕妇在无产科禁忌证的情况下,按照国家指南,每天进行 20 分钟心血管锻炼,每周进行 2~3 天阻抗运动。中等强度运动在孕期可良好耐受,并较为安全。妊娠早期进行运动可减少妊娠期体重增加,以及降低 GDM 发生风险,而不会增加 SGA 发病率。但是,尚未证明妊娠后半期开始运动可降低 GDM 发病率。对于罹患 GDM 的女性,运动可改善空腹血糖水平和餐后血糖水平波动,减少体重过度增加,并减少不良围产期结局(如剖宫产和巨大胎儿)。部分患者每餐饭后步行 20 分钟,即可避免胰岛素治疗。应鼓励女性妊娠前即开展机体锻炼,并在产后继续进行运动,因为运动对于将来有可能罹患 T2D 的 GDM 母体有长远获益。

48. 何时不宜进行运动?

对于运动无绝对禁忌证的女性,应鼓励其在孕期继续进行或开始进行心血管运动和阻抗运动。绝对禁忌证包括血流动力学显著受影响的心脏病、限制性肺病、宫颈功能不全、中晚期妊娠持续性出血、活动性早产、重度先兆子痫和重度贫血。伴内科或产科合并症者,应与医疗服务提供者进行讨论,个性化制订运动建议。

49. 罹患 GDM 的女性最佳饮食治疗是什么,她们应增加多少体重?

确诊 GDM 后,患者应获得正式的饮食指导和支持,与医疗服务提供者共同设定运动目标,并接受毛细血管 SMBG 指导教育,掌握客观信息,确定整个妊娠期是否达成血糖目标。所有孕妇都应给予健康、营养丰富的食物选择,以及进行体育锻炼,包括心血管运动和阻抗运动。空腹和餐后血糖水平均与 LGA 风险相关。多数被诊断出罹患 GDM 的女性可通过营养和生活方式改变(减少进餐碳水化合物含量和餐后健步走)来维持餐后血糖目标水平,但在空腹高血糖人群中达到空腹血糖目标更为困难。对复合型碳水化合物摄入量按天制订计划,添加优质蛋白质和脂肪来源,并最大限度减少禁食时间,可改善血糖控制。饱和脂肪亦应加以限制,因其可加重胰岛素抵抗,并对甘油三酯和 FFA 过度增加具有独立贡献,从而致胎儿脂肪积聚。

妊娠期间体重增加过多与围产期不良结局(如 LGA 儿)上升相关。部分数据表明,对于体重超重或肥胖 GDM 患者不增加体重更为安全,事实上这可能会减少对药物治疗的需求。不主张妊娠期间减重。尽管可改善妊娠结局的妊娠糖尿病患者体重增加最佳参数尚未明确,但应予以个体化。美国医学研究所(Institute of Medicine,IOM)建议对孕期每个 BMI 分类分别推荐体重增加目标:BMI<$18.5kg/m^2$,12.7~18.1kg;BMI $18.5~24.9kg/m^2$,11.3~15.9kg;BMI $25~29.9kg/m^2$,6.8~11.3kg;BMI≥$30kg/m^2$,5.0~9.1kg。

50. 何时应采用药物治疗 GDM?

接受营养教育,给予运动获益咨询,采取其他生活方式改善行为,但空腹血糖持续 >95mg/dL,餐后 1 小时血糖 >140mg/dL,或餐后 2 小时血糖 >120mg/dL 者,应开始药物治疗。罹患 GDM 且超声检查结果符合 LGA 者,亦为药物管理候选者。胰岛素为首选药物。GDM 通常给予每日两次在用餐时注射 NPH 胰岛素,以及餐时给予速效胰岛素类似物(赖脯胰岛素或门冬胰岛素),或早餐和晚餐时给予常规胰岛素。地特胰岛素和甘精胰岛素亦可作为基础胰岛素替代 NPH。对于不愿每日多次注射胰岛素的患者,联合用药可能有效,夜间给予基础胰岛素(NPH、地特胰岛素、甘精胰岛素)控制空腹高血糖,早餐和晚餐前 1 小时给予格列本脲控制餐后高血糖,但这需通过前瞻性研究进一步进行验证。重度低血糖在接受胰岛素教育的 GDM 患者中并不常见,原因在于其潜在的胰岛素抵抗和症状性低血糖意识。

尽管胰岛素是 GDM 治疗首选药物,但口服药物仍具有某些便利性获益,然而其长期安全数据有限。应谨慎使用,因为格列本脲和二甲双胍均可穿过胎盘,从而致胎儿存在暴露于宫内程序化和远期健康后果的潜在风险。无法安全进行胰岛素自我管理或强烈偏好口服药物的母体,可能成为二甲双胍和格列本脲候选患者,但需给予个体化诊疗咨询和管理。

格列本脲:格列本脲与所有其他磺酰脲类药物相比,较少通过胎盘,但仍可影响胎儿胰岛素水平。它也可以剂量依赖方式增加胎盘葡萄糖转运蛋白 1(glucose transporter 1,GLUT-1)表达,除了对胎儿胰腺形成潜在影响,还增加了葡萄糖向胎儿转运的可能性。若完全于妊娠期给药,则应仅限于 GDM 患者使用。在比较胰岛素和格列本脲治疗 GDM 的两项多中心试验中,两组间新生儿结局无差异,但使用格列本脲的孕妇低血糖出现频率更高。荟萃分析还显示,与胰岛素相比,GDM 患者使用磺酰脲类药物时,巨大胎儿和新生儿低血糖发病率均增加。然而,给药剂量不佳和研究设计不良,也许可为既往研究获取结果欠佳做出解释。格列本脲应在餐前至少 30~60 分钟服用,因为由格列本脲刺激的胰岛素分泌直到给药后 3~4 小时才达到峰值。药代动力学特性提示,睡前不应使用其控制空腹高血糖。20%~35% 的 GDM 患者使用格列本脲治疗将失败,需要给予胰岛素治疗方能达成充分血糖控制。与格列本脲治疗失败相关的危险因素包括 GDM 诊断孕周 <24 周、空腹高血糖、

多次妊娠、用药不当以及更为严重的高血糖。

二甲双胍：二甲双胍在 GDM 中的使用，建议仅限于前瞻性试验，但由于其低血糖风险低、易于给药以及对于快速增长的 GDM 人群进行治疗的挑战，目前许多临床医生都在使用二甲双胍。在 MiG（妊娠期给予二甲双胍）RCT 研究中，751 名 GDM 患者在妊娠 24~28 周时随机分配入二甲双胍组或胰岛素组，胰岛素组中未发现即刻出现的新生儿不良结局，有报道的孕妇体重增加和先兆子痫减少，而二甲双胍组中母体高甘油三酯血症和早产发病率均增加。在二甲双胍组中，46% 的 GDM 患者须额外给予胰岛素方能达到妊娠血糖目标。近期 Cochrane 分析表明，二甲双胍似乎无法改善妊娠结局或预防 GDM。

二甲双胍具有多种细胞内作用，可抑制生长、抑制线粒体呼吸、对基因表达进行表观遗传修饰、模拟胎儿营养限制并改变产后糖原异生反应。此类发现引发其对罹患 GDM 女性子代代谢性疾病程序化发育形成潜在影响的担忧。对于罹患 GDM 或多囊卵巢综合征（polycystic ovary syndrome，PCOS）的女性使用二甲双胍进行试验的儿童随访研究表明，部分随机接受二甲双胍治疗的母体，子代的体重和脂肪含量增加。MiG 试验研究随访结果表明暴露于二甲双胍与胰岛素的两个亚组子代间，未显示血糖、血脂、胰岛素抵抗或肝功能检测存在差异。这些发现与动物研究一致，而在动物研究中，暴露于二甲双胍的正常发育胎儿表现出产后过度生长，特别是摄入高脂西式饮食后，强调了产后高质量营养对于远期疾病预防的重要性。尽管美国母胎医学会支持二甲双胍可替代胰岛素在 GDM 中加以使用，但这些建议并未涉及子代远期结局，然而其发布时间位于 MiG 和 PCOS 试验长期儿童数据公布之前。

51. 孕前糖尿病和妊娠糖尿病患者产后管理应着重考虑哪些问题？

新生活方式调整、睡眠不足、疲劳、进餐时间缺乏规律、代谢性改变和胰岛素敏感性改善，以及母乳喂养，均对产后患者构成挑战。优化母体健康需考虑的因素包括维持适当的血糖控制、维持高质量营养摄入、运动、减重、母乳喂养、血压和肾脏保护性管理以及避孕。多数孕前糖尿病患者分娩后胰岛素需求量急剧下降。母乳喂养女性需要的胰岛素剂量可能较孕期剂量为低。血糖目标不如孕期那般严格。罹患 T1D 的女性应检查 TPO 抗体，并检测 TSH 以检查产后甲状腺炎。若抗体呈阳性，则产后甲状腺炎风险为 50%。

除非存在其他禁忌证，否则应鼓励糖尿病患者进行母乳喂养。由于 GDM 患者和孕前糖尿病患者有可能出现乳汁生成和母乳分泌延迟，因此将该类人群进行泌乳专科医生转诊很有价值。与未进行母乳喂养的 T1D 患者相比，母乳喂养的患者胰岛素总体需求量较低，因此胰岛素摄入量有必要比孕期降低至少 10%，具体剂量则依情况而定。由于母乳喂养期间血糖水平的波动和母体出现低血糖的高风险，分娩后应放宽血糖指标。二甲双胍和格列本脲似乎均可在母乳喂养期间使用，但服用高剂量格列本脲者应告知其儿科医生。母乳喂养持续时间和强度，与伴 GDM 病史女性低指标致动脉粥样硬化母体血脂检测，以及较低的 T2D 和代谢综合征发病率呈现相关。

产后减重失败是疾病进展为 T2D 的最强风险因素之一。产后情况独特,可以继续执行妊娠期间学习的健康习惯;而这些可以改善女性、儿童和整个家庭的长期健康。但是,固有糖尿病患者通常会中断随访,血糖控制情况恶化,她们不重视产后避孕,亦未获得有效的避孕措施,使她们在随后妊娠中有发生不良结局的风险。罹患 GDM 的患者将来出现 T2D 的风险上升。他们常缺乏适当的随访,冒着未诊断 T2D 和子代严重畸形风险而妊娠。葡萄糖耐量受损或糖尿病前期诊断重要价值在于确定葡萄糖稳态异常程度,并预测 T2D 的出现。高达 70% 糖尿病前期患者将以每年 5%~10% 的速度进展为 T2D。由于糖尿病前期这一阶段已经存在 β 细胞功能下降,因此应对该高风险群体强调减重,并树立涉及健康生活方式、健康饮食行为和运动的目标。如果生活方式改变失败,或患者难以维持此类行为改变,则可考虑使用二甲双胍。

52. 哪些干预措施可以降低 T2D 患病风险?

建议维持妊娠期间鼓励的饮食改善,继续进行规律运动,以及注重产后减重,以上对于改善胰岛素敏感性、维持长期健康、预防 T2D 进展和预防其他体重相关性疾病至关重要。此外,与体重增加幅度处于建议参数范围内的孕妇相比,妊娠期间体重增加超过 IOM 建议幅度的孕妇,产后减重更为不易,从而使其在后续妊娠中拥有更高的风险。对于有 GDM 病史的西班牙裔女性,产后体重增加与 β 细胞代偿下降呈密切相关。与两次妊娠之间体重减轻的患者相比,两次妊娠间体重增加的 GDM 女性,后续妊娠 GDM 复发率更高。母乳喂养将使罹患 GDM 的母体在接下来的 2 年内出现 T2D 的风险降低 53%,19 年内出现 T2D 的风险降低 40%。泌乳持续时间与较低的糖尿病发病率呈独立相关,但不论泌乳量多少,或持续时间长短,均发现有获益效应。

遵循地中海饮食和 DASH 饮食等高质量饮食模式,可降低 GDM 患者进展为 T2D 的风险。糖尿病预防计划(Diabetes Prevention Program,DPP)试验研究亚组分析对有 GDM 史的糖尿病前期患者进行检查,结果表明,超过 10 年的随访期中,与患有糖尿病前期,但无 GDM 史者相比(每年 6.9%),其罹患 T2D 的风险更高(每年 11.4%)。健康饮食、每周运动 150 分钟、达成 7% 的减重目标(风险降低 35%)或给予二甲双胍(风险降低 40%)可降低此类风险。

应建议女性分娩后 6~12 个月内通过健康饮食行为和锻炼恢复至孕前体重。超重和肥胖患者应继续努力达成更大幅度减重,以改善整体健康状况。如果饮食改善和加强运动管理失败,或无法使葡萄糖耐量正常化,则应考虑使用二甲双胍,尤其是对于空腹血糖(impaired fasting glucose,IFG)受损和 IGT 患者。罹患 GDM 的女性,分娩后每隔 1~3 年应进行心血管和糖尿病筛查,此外还应与其初级医疗保健医生对健康目标开展讨论。

由于父母将严重影响儿童饮食习惯,因此妊娠期间维持健康营养和改变生活方式对改善家庭整体健康状况非常重要。母体强调健康目标者,子代一般更多摄入健康食物,而较少摄入不健康食物。

53. 可否对产后进行血糖监测和后续检查的重要性加以讨论?

罹患妊娠糖尿病的患者,应在产后继续进行家庭血糖监测,因为此时胰岛素需求量几乎立即下降,且通常呈较为剧烈的下降,从而增加发生低血糖的风险。尽管产后血糖目标放宽,但血糖监测对于将血糖维持于一定范围,促进剖宫产切口和会阴或外阴撕裂伤得到适当的愈合,仍然十分重要。

罹患 GDM 的女性通常需在产后立即接受空腹血糖评估,以确定其代谢状态。如果检测结果居于正常血糖范围内,则产后无须继续监测血糖。由于大约每 20 名 GDM 孕妇,即有 1 名在产后检测中符合糖尿病标准,因此建议产后 6~12 周对所有具有 GDM 病史者进行 75g、2 小时 OGTT 评估。以下标准用于诊断:糖尿病 FBG≥126mg/dL 和 / 或 2 小时血糖≥200mg/dL;IFG-FBG 100~125mg/dL;IGT 2 小时血糖 140~199mg/dL。如果仅检测 FBG,则会漏诊持续性 IGT 患者。HbA1c 检测对于产后 6 周的糖尿病前期诊断不敏感,因其反映近 3 个月(包括妊娠最后 6 周)的血糖情况,但常被缺铁性贫血、产后失血、产后体液转移干扰。

ADA 和 ACOG 建议采用 FBG、HbA1c 或 75g、2 小时 OGTT,每 1~3 年进行一次复检;心血管筛查亦应以类似频率进行。75g、2 小时 OGTT 仍然是检测所有葡萄糖不耐受的最敏感方法。75g OGTT 达到糖尿病前期标准的患者,5~10 年内可有高达 70%~80% 概率发展为 T2D,因此被认定为极高风险人群。HbA1c 水平至少应每 1~3 年进行一次检查;然而,与 FBG 或 75g、2 小时 OGTT 相比,HbA1c≥5.7% 在 6 周至 1 年时敏感性较差。为改善完成生育的患者后续妊娠结局和远期健康,除设定健康目标外,还应进行常规糖尿病和心血管检查。

54. 可否对于利用产后作为孕前咨询和确保充分避孕的窗口时机进行探讨?

产后期为后续妊娠的孕前时期。强烈建议所有罹患孕前糖尿病或 GDM 的患者,采用可靠的 LARC 措施,因为至少 50% 的妊娠属于计划外。避孕提供了一个机会,可以改善孕妇两次妊娠之间的健康状况,防止妊娠间隔过短,确保摄入适当的孕前补剂,并减少将来妊娠时不利于围产期结局的风险。受到认可的是,罹患糖尿病的患者在孕前诊疗和血糖得到良好控制的情况下,围产期结局将更佳。患者应在受孕前将 HbA1c 水平降至 6.5% 以下,以减少先天畸形、流产和胎儿程序化发育风险。建议罹患糖尿病的患者定期访问其初级医疗保健提供者和 / 或内分泌诊疗服务提供者,个体化给予可靠的避孕方法、加强使用 LARC 避孕选项的考虑、优化血糖和心血管状况、对所有微血管和大血管疾病进行评估和管理、审视治疗药物,并改善孕前体重、营养和生活方式。

55. 罹患糖尿病或有 GDM 病史的女性,可以使用哪些避孕药物?

所有避孕方法在糖尿病女性中均具有良好的安全性和总体效能。可使用屏障和口服避孕方法,但是不恰当的使用将导致效能降低。根据目前获取的数据,激素避孕似乎不会引起微血管疾病或改变碳水化合物代谢,但是具有多种心血管危险因素的患者,应避免使用复方口服避孕药(combined oral contraceptive,COC)。高血压控制不佳或高甘油三酯血症患者,以及除糖尿病外还有血栓栓塞性疾病风险者,并非合雌激素口服避孕药的良好候选患者。考虑到高甘油三酯血症的发生率较高,以及使用口服雌激素后相关的胰腺炎风险,罹患糖尿病或已知高脂血症患者起始口服避孕药后应对甘油三酯进行检测。

LARC方法[如宫内节育器(intrauterine device,IUD)和植入装置]是糖尿病患者可靠、低风险且应首选的避孕方法。对于病情控制良好的T1D或T2D患者,IUD置入后并未增加盆腔炎性疾病风险。因此,宫内节育器(含铜或含孕激素)对于近期不希望妊娠的女性,是非常有吸引力的选择。依托孕烯植入物(依伴侬)并未加重碳水化合物不耐受,可使用长达3年,对患者而言亦为一个不错的选择。

孕酮类制剂,如Depo-Provera(醋酸甲羟孕酮)和炔诺酮,为次选替代物,因为Depo-Provera可影响碳水化合物耐受性,而单纯炔诺酮(Minipill)则疗效较劣。具有GDM病史的哺乳母体,Depo-Provera与T2D风险增加相关,主要是因其使用将导致体重增加。双侧输卵管结扎术是控制生育的一种永久形式,需要行外科干预。它可在糖尿病患者中安全得以进行,如果患者血糖控制良好,可以产生最佳围手术期结果。激素避孕药物的显著获益和潜在副作用应个体化衡量,需考虑计划外或意外妊娠产妇和胎儿所面临的高风险,尤其是对于糖尿病母体。

56. 产后甲状腺炎对于T1D患者有多常见,出现于何时?

与普通人群相比,罹患T1D的患者出现产后甲状腺炎风险高出3~4倍(≈20%),尤其是如果她们的TPO抗体呈阳性。产后甲状腺炎典型表现为先经历甲状腺功能亢进期,出现于产后2~4个月;接着经历甲状腺功能减退期,出现于随后的4~8个月内;而后75%~80%患者在第一年末恢复正常甲状腺状态。其亦可表现为孤立的甲状腺功能减退或孤立的甲状腺毒症。考虑到该疾患严重性,建议对于产后3个月和6个月TPO抗体检测呈阳性的T1D患者,或有任何提示症状的T1D患者,进行TSH检测。

关键点:妊娠糖尿病

● 尽管高血糖为主要致畸因素,但在孕前和妊娠最初10周内,通过最佳血糖控制,可将先天畸形风险降至基线人群风险。

● 糖尿病酮症酸中毒可能出现于1型糖尿病(T1D)或2型糖尿病(T2D)孕妇血糖水平低于200mg/dL时,也可能出现于妊娠糖尿病(GDM)患者。

● 糖尿病控制不充分,可能会使胎儿处于出现儿童肥胖、代谢综合征、非酒精性脂肪肝和葡萄糖不耐受的危险中。

● 发生妊娠糖尿病的患者,5~10年内罹患T2D的风险为30%~74%。

● 除非肾脏疾病较严重,否则妊娠通常不会加速糖尿病肾病进展。然而,蛋白尿、糖尿病性视网膜病变和自主神经病变可能会出现恶化。

- 孕早期胰岛素需求常减少，从而使母体处于重度低血糖高风险中，尤其是夜间，但是由于孕期胰岛素抵抗，孕中晚期胰岛素需求可能翻一番或呈 3 倍上升。
- 口服药物用于 GDM 具有争议，尤其是因为它们能穿过胎盘，二甲双胍较格列本脲更甚，因此可能具有远期程序化发育效应。
- ADA、美国内分泌学会、世界卫生组织（World Health Organization，WHO）、ACOG 或国际糖尿病和妊娠研究学会（International Association of the Diabetes and Pregnancy Study Groups，IADPSG）之间目前尚未就 GDM 诊断标准或 GDM 早期筛查达成共识。
- 对于罹患 GDM 的女性，最佳饮食同样未达成共识，但是尽量减少单糖和饱和脂肪摄入，对于控制餐后高血糖和预防正常妊娠胰岛素抵抗进一步恶化十分重要。
- 罹患 T1D、T2D 和 GDM 的女性，子宫内环境以葡萄糖和脂质过剩，以及胰岛素抵抗为特征，似乎会影响远期胎儿程序化发育效应，从而致子代出现儿童肥胖和心脏代谢疾病风险。

（杜昕 译　张妲 校）

参考文献

ACOG Committee Opinion No. 650: Physical activity and exercise during pregnancy and the postpartum period. (2015). *Obstetrics and Gynecology, 126*(6), e135–e142.

Alexander, E. K., Pearce, E. N., Brent, G. A., Brown, R. S., Chen, H., Dosiou, C., . . . Sullivan, S. (2017). 2017 Guidelines of the American Thyroid Association for the diagnosis and management of thyroid disease during pregnancy and the postpartum. *Thyroid, 27*(3), 315–389.

American College of Obstetricians and Gynecologists. (2015). Practice Bulletin No. 148: thyroid disease in pregnancy. *Obstetrics and Gynecology, 125*(4), 996–1005.

American College of Obstetricians and Gynecologists' Committee on Practice Bulletins—Obstetrics. (2016). Practice Bulletin No. 173: Fetal macrosomia. *Obstetrics and Gynecology, 128*(5), e195–e209.

American Diabetes Association. (2018). Classification and diagnosis of diabetes: standards of medical care in diabetes—2018. *Diabetes Care, 41*(Suppl. 1), S13–S27.

Aroda, V. R., Christophi, C. A., Edelstein, S. L., Zhang, P., Herman, W. H., Barrett-Connor, E., . . . Ratner, R. E. (2015). The effect of lifestyle intervention and metformin on preventing or delaying diabetes among women with and without gestational diabetes: the Diabetes Prevention Program outcomes study 10-year follow-up. *Journal of Clinical Endocrinology and Metabolism, 100*(4), 1646–1653.

Balsells, M., Garcia-Patterson, A., Sola, I., Roque, M., Gich, I., & Corcoy, R. (2015). Glibenclamide, metformin, and insulin for the treatment of gestational diabetes: a systematic review and meta-analysis. *BMJ, 350*, h102.

Barbour, L. A., & Hernandez, T. L. (2018). Maternal non-glycemic contributors to fetal growth in obesity and gestational diabetes: spotlight on lipids. *Current Diabetes Reports, 18*(6), 37.

Barbour, L. A., Farabi, S. S., Friedman, J. E., Hirsch, N. M., Reece, M. S., Van Pelt, R. E., & Hernandez, T. L. (2018). Postprandial triglycerides predict newborn fat more strongly than glucose in women with obesity in early pregnancy. *Obesity (Silver Spring), 26*(8), 1347–1356.

Barbour, L. A., Scifres, C., Valent, A. M., Friedman, J. E., Buchanan, T. A., Coustan, D., . . . Loeken, M. R. (2018). A cautionary response to SMFM statement: pharmacological treatment of gestational diabetes. *American Journal of Obstetrics and Gynecology, 219*(4), 367.e1–367.e7.

Barrett, H. L., Dekker Nitert, M., McIntyre, H. D., & Callaway, L. K. (2014). Normalizing metabolism in diabetic pregnancy: is it time to target lipids? *Diabetes Care, 37*(5), 1484–1493.

Bateman, B. T., Patorno, E., Desai, R. J., Seely, E. W., Mogun, H., Dejene, S. Z., . . . Huybrechts, K. F. (2017). Angiotensin-converting enzyme inhibitors and the risk of congenital malformations. *Obstetrics and Gynecology, 129*(1), 174–184.

Bourjeily, G., Danilack, V. A., Bublitz, M. H., Lipkind, H., Muri, J., Caldwell, D., . . . Rosene-Montella, K. (2017). Obstructive sleep apnea in pregnancy is associated with adverse maternal outcomes: a national cohort. *Sleep Medicine, 38*, 50–57.

Buschur, E., Stetson, B., & Barbour, L. A. (2018). Diabetes in pregnancy. In K. R. Feingold, B. Anawalt, & A. Boyce (Eds.), *Endotext* [Internet]. South Dartmouth, MA: MDText.com.

Casey, B. M., Thom, E. A., Peaceman, A. M., Varner, M. W., Sorokin, Y., Hirtz, D. G., . . . Rouse, D. J. (2017). Treatment of subclinical hypothyroidism or hypothyroxinemia in pregnancy. *New England Journal of Medicine, 376*(9), 815–825.

Catalano, P. M., & Shankar, K. (2017). Obesity and pregnancy: mechanisms of short term and long term adverse consequences for mother and child. *BMJ, 356*, j1.

Catalano, P. M., Tyzbir, E. D., Wolfe, R. R., Roman, N. M., Amini, S. B., & Sims, E. A. (1992). Longitudinal changes in basal hepatic glucose production and suppression during insulin infusion in normal pregnant women. *American Journal of Obstetrics and Gynecology, 167*(4 Pt 1), 913–919.

Caughey, A. B., & Valent, A. M. (2016). When to deliver women with diabetes in pregnancy? *American Journal of Perinatology, 33*(13), 1250–1254.

Committee on Practice Bulletins—Obstetrics. (2018). ACOG Practice Bulletin No. 190: Gestational diabetes mellitus. *Obstetrics and Gynecology, 131*(2), e49–e64.

Crowther, C. A., Hiller, J. E., Moss, J. R., McPhee, A. J., Jeffries, W. S., & Robinson, J. S. (2005). Effect of treatment of gestational diabetes mellitus on pregnancy outcomes. *New England Journal of Medicine, 352*(24), 2477–2486.

Crume, T. L., Ogden, L., Daniels, S., Hamman, R. F., Norris, J. M., & Dabelea, D. (2011). The impact of in utero exposure to diabetes on childhood body mass index growth trajectories: the EPOCH study. *Journal of Pediatrics, 158*(6), 941–946.

Deshpande, N. A., James, N. T., Kucirka, L. M., Boyarsky, B. J., Garonzik-Wang, J. M., Montgomery, R. A., & Segev, D. L. (2011). Pregnancy outcomes in kidney transplant recipients: a systematic review and meta-analysis. *American Journal of Transplantation, 11*(11), 2388–2404.

Desoye, G., & Nolan, C. J. (2016). The fetal glucose steal: an underappreciated phenomenon in diabetic pregnancy. *Diabetologia, 59*(6), 1089–1094.

Dodd, J. M., Grivell, R. M., Deussen, A. R., & Hague, W. M. (2018). Metformin for women who are overweight or obese during pregnancy for improving maternal and infant outcomes. *Cochrane Database of Systematic Reviews, 7*, CD010564.

Dong, D., Reece, E. A., Lin, X., Wu, Y., Arias Villela, N., & Yang, P. (2016). New development of the yolk sac theory in diabetic embryopathy: molecular mechanism and link to structural birth defects. *American Journal of Obstetrics and Gynecology, 214*(2), 192–202.

Dudley, D. J. (2007). Diabetic-associated stillbirth: incidence, pathophysiology, and prevention. *Obstetrics and Gynecology Clinics of North America, 34*(2), 293–307, ix.

Dutton, H., Borengasser, S. J., Gaudet, L. M., Barbour, L. A., & Keely, E. J. (2018). Obesity in pregnancy: optimizing outcomes for mom and baby. *Medical Clinics of North America, 102*(1), 87–106.

Eyal, S., Easterling, T. R., Carr, D., Umans, J. G., Miodovnik, M., Hankins, G. D., . . . Hebert, M. F. (2010). Pharmacokinetics of metformin during pregnancy. *Drug Metabolism and Disposition, 38*(5), 833–840.

Feig, D. S., Donovan, L. E., Corcoy, R., Murphy, K. E., Amiel, S. A., Hunt, K. F., . . . Murphy, H. R. (2017). Continuous glucose monitoring in pregnant women with type 1 diabetes (CONCEPTT): a multicentre international randomised controlled trial. *Lancet, 390*(10110), 2347–2359.

Friedman, J. E. (2015). Obesity and gestational diabetes mellitus pathways for programming in mouse, monkey, and man—where do we go next? The 2014 Norbert Freinkel Award Lecture. *Diabetes Care, 38*, 1402–1411.

Gunderson, E. P. (2014). Impact of breastfeeding on maternal metabolism: Implications for women with gestational diabetes. *Current Diabetes Reports, 14*(2), 460.

Gunderson, E. P., Hurston, S. R., Ning, X., Lo, J. C., Crites, Y., Walton, D., . . . Quesenberry, C. P., Jr. (2015). Lactation and progression to type 2 diabetes mellitus after gestational diabetes mellitus: a prospective cohort study. *Annals of Internal Medicine, 163*(12), 889–898.

Gunderson, E. P., Lewis, C. E., Lin, Y., Sorel, M., Gross, M., Sidney, S., . . . Quesenberry, C. P., Jr. (2018). Lactation duration and progression to diabetes in women across the childbearing years: the 30-year CARDIA study. *JAMA Internal Medicine, 178*(3), 328–337.

Hanem, L. G. E., Stridsklev, S., Júliusson, P. B., Salvesen, Ø., Roelants, M., Carlsen, S. M., . . . Vanky, E. (2018). Metformin use in PCOS pregnancies increases the risk of offspring overweight at 4 years of age: follow-up of two RCTs. *Journal of Clinical Endocrinology and Metabolism, 103*(4), 1612–1621.

HAPO Study Cooperative Research Group, Metzger, B. E., Lowe, L. P., Dyer, A. R., Trimble, E. R., Chaovarindr, U., . . . Sacks, D. A. (2008). Hyperglycemia and adverse pregnancy outcomes. *New England Journal of Medicine, 358*(19), 1991–2002.

Harmon, K. A., Gerard, L., Jensen, D. R., Kealey, E. H., Hernandez, T. L., Reece, M. S., . . . Bessesen, D. H. (2011). Continuous glucose profiles in obese and normal-weight pregnant women on a controlled diet: metabolic determinants of fetal growth. *Diabetes Care, 34*(10), 2198–2204.

Hay, W. W., Jr. (2006). Placental-fetal glucose exchange and fetal glucose metabolism. *Transactions of the American Clinical and Climatological Association, 117*, 321–339, discussion 339–340.

Hernandez, T. L., Friedman, J. E., Van Pelt, R. E., & Barbour, L. A. (2011). Patterns of glycemia in normal pregnancy: should the current therapeutic targets be challenged? *Diabetes Care, 34*(7), 1660–1668.

Hernandez, T. L., Mande, A., & Barbour, L. A. (2018). Nutrition therapy within and beyond gestational diabetes. *Diabetes Research and Clinical Practice, 145*, 39–50. doi:10.1016/j.diabres.2018.04.004.

Koyanagi, A., Zhang, J., Dagvadorj, A., Hirayama, F., Shibuya, K., Souza, J. P., & Gülmezoglu, A. M. (2013). Macrosomia in 23 developing countries: an analysis of a multicountry, facility-based, cross-sectional survey. *Lancet, 381*(9865), 476–483.

Kozhimannil, K. B., Pereira, M. A., & Harlow, B. L. (2009). Association between diabetes and perinatal depression among low-income mothers. *JAMA, 301*(8), 842–847.

Lain, K. Y., & Catalano, P. M. (2007). Metabolic changes in pregnancy. *Clinical Obstetrics and Gynecology, 50*(4), 938–948.

Landon, M. B., Spong, C. Y., Thom, E., Carpenter, M. W., Ramin, S. M., Casey, B., . . . Anderson, G. B. (2009). A multicenter, randomized trial of treatment for mild gestational diabetes. *New England Journal of Medicine, 361*(14), 1339–1348.

Morrison, F. J. R., Movassaghian, M., Seely, E. W., Curran, A., Shubina, M., Morton-Eggleston, E., . . . Turchin, A. (2017). Fetal outcomes after diabetic ketoacidosis during pregnancy. *Diabetes Care, 40*(7), e77–e79.

Nicklas, J. M., & Barbour, L. A. (2015). Optimizing weight for maternal and infant health - tenable, or too late? *Expert Review of Endocrinology & Metabolism, 10*(2), 227–242.

Reutrakul, S., Zaidi, N., Wroblewski, K., Kay, H. H., Ismail, M., Ehrmann, D. A., & Van Cauter, E. (2013). Interactions between pregnancy, obstructive sleep apnea, and gestational diabetes mellitus. *Journal of Clinical Endocrinology and Metabolism, 98*(10), 4195–4202.

Rowan, J. A., Hague, W. M., Gao, W., Battin, M. R., Moore, M. P., & MiG Trial Investigators. (2008). Metformin versus insulin for the treatment of gestational diabetes. *New England Journal of Medicine, 358*(19), 2003–2015.

Rowan, J. A., Rush, E. C., Plank, L. D., Lu, J., Obolonkin, V., Coat, S., & Hague, W. M. (2018). Metformin in gestational diabetes: the offspring follow-up (MiG TOFU): body composition and metabolic outcomes at 7-9 years of age. *BMJ Open Diabetes Research & Care, 6*(1), e000456.

Sacks, D. A., Hadden, D. R., Maresh, M., Deerochanawong, C., Dyer, A. R., Metzger, B. E., . . . Trimble, E. R. (2012). Frequency of gestational diabetes mellitus at collaborating centers based on IADPSG consensus panel-recommended criteria: the Hyperglycemia and Adverse Pregnancy Outcome (HAPO) study. *Diabetes Care, 35*, 526–528.

Schwartz, R. A., Rosenn, B., Aleksa, K., & Koren, G. (2015). Glyburide transport across the human placenta. *Obstetrics and Gynecology, 125*(3), 583–588.

Sénat, M. V., Affres, H., Letourneau, A., Coustols-Valat, M., Cazaubiel, M., Legardeur, H., . . . Bouyer, J. (2018). Effect of glyburide vs subcutaneous insulin on perinatal complications among women with gestational diabetes: a randomized clinical trial. *JAMA, 319*(17), 1773–1780.

Stewart, Z. A., Wilinska, M. E., Hartnell, S., Temple, R. C., Rayman, G., Stanley, K. P., . . . Murphy, H. R. (2016). Closed-loop insulin delivery during pregnancy in women with type 1 diabetes. *New England Journal of Medicine, 375*(7), 644–654.

Tobias, D. K., Stuart, J. J., Li, S., Chavarro, J., Rimm, E. B., Rich-Edwards, J., . . . Zhang, C. (2017). Association of history of gestational diabetes with long-term cardiovascular disease risk in a large prospective cohort of US women. *JAMA Internal Medicine, 177*(12),

1735–1742.

Valent, A. M., Newman, T., Kritzer, S., Magner, K., & Warshak, C. R. (2017). Accuracy of sonographically estimated fetal weight near delivery in pregnancies complicated with diabetes mellitus. *Journal of Ultrasound in Medicine, 36*(3), 593–599.

Visser, J., Snel, M., & Van Vliet, H. A. (2013). Hormonal versus non-hormonal contraceptives in women with diabetes mellitus type 1 and 2. *Cochrane Database of Systematic Reviews*, (3), CD003990.

Wahabi, H. A., Alzeidan, R. A., Bawazeer, G. A., Alansari, L. A., & Esmaeil, S. A. (2010). Preconception care for diabetic women for improving maternal and fetal outcomes: a systematic review and meta-analysis. *BMC Pregnancy and Childbirth, 10*, 63.

Wexler, D. J., Powe, C. E., Barbour, L. A., Buchanan, T., Coustan, D. R., Corcoy, R., . . . Catalano, P. M. (2018). Research gaps in gestational diabetes mellitus: executive summary of a National Institute of Diabetes and Digestive and Kidney Diseases Workshop. *Obstetrics and Gynecology, 132*(2), 496–505.

White, P. (1949). Pregnancy complicating diabetes. *American Journal of Medicine, 7*(5), 609–616.

第 9 章

低血糖症

Helen M.Lawler

摘要

    无糖尿病者低血糖由 Whipple 三联征(低血糖症状、低血糖症状发作时血糖 <55mg/dL、低血糖水平得到纠正后症状缓解)的出现进行定义。出现低血糖时,检测空腹胰岛素、胰岛素原、C 肽和 β- 羟基丁酸酯,以及进行磺酰脲类药物血药浓度筛查至关重要。若未能获取此类数据,可建议采用 72 小时监督性禁食激发试验,明确 Whipple 三联征原因。高胰岛素血症性低血糖提示胰岛 β 细胞功能亢进[胰岛素瘤、非胰岛素瘤胰源性低血糖综合征(noninsulinoma pancreatogenous hypoglycemia syndrome,NIPHS)或胃旁路术后低血糖],胰岛素或口服降糖药使用,或胰岛素自身免疫性低血糖。非胰岛素介导的低血糖可能继发于危重疾患、饥饿、酒精滥用、肾上腺功能不全、非胰岛细胞瘤、糖原贮积病,或食用未成熟的西非荔枝果。

关键词

    低血糖,胰岛素瘤,胃旁路术后低血糖,非胰岛素瘤胰源性低血糖综合征(NIPHS),人为性低血糖,胰岛素自身免疫综合征,非胰岛细胞瘤,特发性餐后综合征,Whipple 三联征,高胰岛素血症性低血糖,多发性内分泌腺瘤病 1 型(MEN-1),婴儿持续性高胰岛素血症性低血糖(PHHI)

1. 无糖尿病者如何定义低血糖?

    对于无糖尿病者,低血糖由 Whipple 三联征的出现而定义:①低血糖症状;②症状出现时血糖(blood glucose,BG)水平 <55mg/dL(3mmol/L);③ BG 水平得到纠正后,低血糖症状消退。

2. 低血糖临床症状包括哪些?

    低血糖症状可分为神经源性症状和神经性低血糖症状。神经源性症状为儿茶酚胺介导(心悸、震颤和焦虑)和胆碱能介导(饥饿、多汗和感觉异常)。神经性低血糖症状包括精神模糊、意识模糊、烦躁不安、行为改变、痫样发作、意识丧失和昏迷。

3. 此类症状的出现时机与食物摄入之间的关联,其重要性如何理解?

    空腹低血糖指最后一餐后超过 4 小时出现 BG 水平过低,尤其是遗漏进餐后或过夜空腹后。餐后低血糖或反应性低血糖出现于进食后 4 小时内。餐后低血糖通常见于胃旁路术后低血糖和非胰岛素瘤胰源性低血糖综合征。胰岛素瘤患者通常易出现空腹低血糖，但餐后低血糖亦有可能发生。由于许多情况都可能导致空腹和 / 或餐后低血糖，因此低血糖出现时机与进餐的相关性，并非始终是病因可靠指标。

4. 成人低血糖原因包括哪些？

低血糖病因通常分为胰岛素介导性（高胰岛素血症性低血糖）和非胰岛素介导性（低胰岛素血症性低血糖）。

胰岛素介导性低血糖	非胰岛素介导性低血糖
胰岛素瘤	危重疾患（脓毒症；肝肾衰竭或心力衰竭）
胃旁路术后低血糖（PGBH）	饥饿
非胰岛素瘤胰源性低血糖综合征（NIPHS）	酒精滥用
糖尿病外源性胰岛素治疗	糖原储积病或其他转氨酶缺陷
糖尿病胰岛素促泌剂治疗（磺酰脲类、格列奈类药物）	肾上腺功能减退
人为性低血糖（无意间使用胰岛素或使用胰岛素促泌剂）	非胰岛细胞瘤（胰岛素样生长因子［IGF］介导性）
胰岛素自身免疫综合征（胰岛素抗体或胰岛素受体）	摄入未成熟的西非荔枝果（"牙买加呕吐病"）
非糖尿病药物	非糖尿病药物

5. 何为特发性餐后综合征？

特发性餐后综合征指进餐后出现低血糖提示性症状，但无低血糖生化检测证据。一旦排除其他低血糖样症状病因（甲状腺功能亢进症、嗜铬细胞瘤和偏头痛），则可将非生化性低血糖（不伴 Whipple 三联征）症状识别为特发性餐后综合征。通常，潜在焦虑、神经精神疾病或情境应激反应是特发性餐后综合征真正的罪魁祸首，患者将其特征化或自我诊断为反应性低血糖。

6. 低血糖人为原因包括哪些？

当白细胞计数显著升高时，部分慢性白血病患者会出现假性低血糖。此类人为低血糖是由于血样抽取后，白细胞利用葡萄糖而引发。假性低血糖也可能通过类似机制，出现于溶血性贫血或真性红细胞增多症。另外，毛细血管和静脉葡萄糖水平之间的不一致，将会导致假性低血糖。在伴雷诺现象、周围血管疾病和毛细血管血流不足导致休克的患者中已有报道。假性低血糖还可能出现于样本采集或储存不当、分析方法错误或全血和血浆葡萄糖读数的混淆。血浆葡萄糖比相应的整体 BG 读数约高出 15%。

7. 出现低血糖时，会发生何种反调节事件，以维持葡萄糖进行脑代谢？

BG 水平下降的正常初步生理反应为抑制胰岛素分泌，以及刺激胰高血糖素和肾上腺素分泌。胰高血糖素和肾上腺素为主要反调节激素。它们的代谢作用是立竿见影的：刺激肝糖原分解和后续糖异生，导致肝脏葡萄糖生成增加，使 BG 水平恢复至生理范围。胰高血糖素是急性低血糖期间出现的更重要的反调节激素，因为如果存在胰高血糖素，则肾上腺素分泌似乎必要性不大。如果胰高血糖素分泌减少或停止分泌，肾上腺素将作为主要反调节激素。对低血糖应激存在反应的其他激素为皮质醇和生长激素，但其作用会延迟。

8. 何为高胰岛素血症性低血糖，哪些情况将导致胰岛 β 细胞功能亢进？

高胰岛素血症性低血糖指低血糖[血浆葡萄糖 <55mg/dL（<3mmol/L）]与血清胰岛素水平 ≥3μU/mL、C 肽 ≥0.2nmol/L、胰岛素原 ≥5pmol/L、β- 羟基丁酸酯 ≤2.7mmol/L。若出现高胰岛素血症性低血糖，则预期由于静脉给予胰高血糖素，血糖将升高 >25mg/dL（1.4mmol/L）。这是由于胰岛素水平升高将抑制肝糖原分解，并保留肝糖原存储。胰高血糖素的给药将引发葡萄糖从肝糖原存储中释放。高胰岛素血症性低血糖提示存在胰岛 β 细胞功能亢进（胰岛素瘤、NIPHS 或 PGBH）、胰岛素或口服降糖药的治疗性使用或无意间使用，或胰岛素自身免疫综合征的存在。值得注意的是，大约 85% 胰岛素瘤为单发良性肿瘤，7% 为多发性肿瘤，6% 为恶性肿瘤。

9. 哪些实验室检测对于 Whipple 三联征评估有所作用？

一旦确认 Whipple 三联征出现，应在临床就诊时检测全血细胞计数、全套代谢检查、上午 8 点血清皮质醇水平和血清胰岛素抗体水平。在低血糖出现时，检测血清胰岛素、胰岛素原、C 肽和 β- 羟基丁酸酯结果以及进行磺酰脲类药物筛查，为关键步骤。若无法在自发性低血糖发作获取此类数据，则建议进行长时间（72 小时）监督性禁食激发试验以确定 Whipple 三联征病因。长时间禁食期间，100% 胰岛素瘤患者将在 72 小时内出现 Whipple 三联征，95% 在 48 小时内出现，67% 在 24 小时内出现。

NIPHS 和 PGBH 患者通常仅出现餐后低血糖，而不出现空腹低血糖。不建议使用口服葡萄糖耐量试验（oral glucose tolerance test，OGTT）评估餐后低血糖，因为有低血糖症状患者和无症状对照患者的低血糖出现频率相似。相反，建议进行混合膳食耐受性测试（mixed meal tolerance test，MMTT）。进行 MMTT 时，患者尽可能食用与症状激发种类相似的固体或液体餐食，然后观察长达 5 小时。血浆葡萄糖、胰岛素、胰岛素原和 C 肽水平将在基线时进行检测，其后每隔 30 分钟检测一次，持续 5 小时。

10. 描述 PGBH。

低血糖有时会在 Roux-en-Y 胃旁路术（Roux-en-Y gastric bypass，RYGB）和其他改变上消化道解剖结构的手术后出现。据报道患病率为 0.2%~1.0%，但在一项邮件调查研究中，做出回应的减重手术患者有三分之一主诉称出现低血糖症状，其中 11.6% 患者称经历了更为严重的症状，包括需要第三方协助等。PGBH 被定义为餐后低血糖，常伴神经性低血糖症状，尽管其遵循可接受的减重饮食，但仍通常出现于减重手术后至少 6 个月。MMTT 或饮食激发试验显示，血糖读数 >200mg/dL 时，BG 迅速升高，并伴有强胰岛素和 GLP-1 反应，随后出现低血糖。目前尚不清楚 PGBH 发病机制，但其病理表现常为胰岛细胞增殖。

11. 如何治疗 PGBH？

治疗包括建议患者进食高蛋白饮食，限制碳水化合物摄入（每餐 30g 以下），将添加糖摄入限制于每餐 4g 以下。如果低血糖在饮食调整后仍然存在，则常使用 α- 葡萄糖苷酶抑制剂，例如阿卡波糖或米格列醇。α- 葡萄糖苷酶抑制剂可干扰碳水化合物吸收，从而减少餐后血糖和胰岛素升高。尽管数据有限，二氮嗪、生长抑素类似物和钙通道阻滞剂已被使用，均获得不同程度成功。对于难以进行饮食调节和药物治疗的严重病例，治疗选择包括 RYGB 逆转术、胃限容手术重建，以及通过残胃的胃造口管连续给予管饲。但是 RYGB 逆转术成功率仅约 70%，并不理想。值得注意的是，由于低血糖的高发病率及其不完全缓解或复发，胰腺切除术治疗不受推荐。

12. 何为 NIPHS？

NIPHS 为成人内源性高胰岛素低血糖罕见的原因。受累患者主要由胰岛细胞肥大引发餐后低血糖。病理结果（胰岛细胞增生症）与持续性高胰岛素血症性低血糖的新生儿或婴儿及成人 PGBH 相似。PGBH 和 NIPHS 具有相似的临床表现和病理结果，但 NIPHS 出现于未进行减重手术者，因此被归为单独一类。

13. 如何治疗 NIPHS？

NIPHS 和 PGBH 治疗方法相同。轻度病例可对单纯饮食改良即有反应。应限制简单碳水化合物的摄入，并应鼓励高蛋白和高纤维饮食，以减少餐后血糖波动和胰岛素波动。如有必要，也可添加阿卡波糖。二氮嗪、生长抑素类似物和钙通道阻滞剂亦已获得不同程度成功。对于严重病例，可能需行部分性或完全性胰腺切除术。

14. 如何鉴别胰岛素瘤和人为低血糖？

胰岛素瘤的特征在于出现低血糖时，其血清胰岛素、C 肽和胰岛素原水平升高或呈现一反常态的正常。通过发现血清胰岛素升高，但 C 肽和胰岛素原水平偏低，可确定是否无意间进行了胰岛素给药,因为该情况下内源性胰岛素分泌将受到抑制。无意间给予胰岛素和胰岛素自身免疫综合征,可能会导致患者循环中胰岛素抗体呈现阳性。但是,伴胰岛素自身免疫综合征患者的 C 肽和胰岛素原水平将升高。若发现血清胰岛素、C 肽和胰岛素原水平升高,且口服降糖药筛查呈阳性,提示无意间摄入磺酰脲类药物或格列奈类药物。

15. 哪些方法有助于确定胰岛细胞高胰岛素血症的原因?

一旦胰岛素瘤生化证据得到确认,下一步即开展腹部影像学检查。非侵入性影像学检查包括腹部超声、腹部计算机断层扫描(computed tomography,CT)和磁共振成像(magnetic resonance imaging,MRI)。最近还使用 ^{68}Ga-DOTA-exendin-4 正电子发射断层扫描(positron emission tomography,PET)/CT 检查进行胰岛素瘤定位。部分胰岛素瘤非常小(小于几毫米),很容易在非侵入性影像学检查中遗漏。对于此类病例,超声内镜检查可能有所作用。选择性动脉钙输注试验还可定位隐匿性肿瘤,帮助区分孤立性胰岛素瘤和弥漫性疾病。术中超声检查对于定位胰腺肿瘤亦有所作用。

16. 若胰岛素瘤无法进行手术切除,或者患者患有转移性肿瘤或无法手术的肿瘤、腺瘤病或增生,哪些治疗方法可以控制低血糖?

饮食习惯改变(例如增加进食频率和吃零食)可能有所帮助。最常用的药物为二氮嗪,其可抑制胰岛素分泌。生长抑素类似物(奥曲肽、兰瑞肽)、维拉帕米和苯妥英钠也可能有效。超声内镜引导下无水乙醇消融术已成功用于非手术患者,因此,如果拥有足够的专业能力,该方法不失为一种选择。对于胰岛细胞癌,可使用各种化疗药物(参阅第 61 章)。

17. 若其他家庭成员患有胰腺肿瘤,提示何种病症?

多发性内分泌腺瘤病 1 型(multiple endocrine neoplasia type 1,MEN-1)为常染色体显性疾病,特征为功能正常和无功能性垂体瘤、甲状旁腺增生和胰岛细胞瘤,胃泌素瘤(卓艾综合征)和胰岛素瘤最为常见。怀疑该病症时,应对家庭成员进行基因筛查或进行 MEN-1 遗传检测。但是,仅有 5%~10% 胰岛素瘤与 MEN-1 相关(参阅第 60 章)。

18. 儿童低血糖原因包括哪些?

儿童高胰岛素血症性低血糖的病因可能与成人的病因相同,但婴儿持续性高胰岛素血症性低血糖(persistent hyperinsulinemic hypoglycemia of infancy,PHHI)则是婴儿持续性低血糖的最常见原因。PHHI 也被称为先天性高胰岛素血症、原发性胰岛细胞肥大和家族性高胰岛素血症性低血糖。手术标本病理检查中可见胰岛细胞增生,其特征在于 β 细胞异常肥大。婴幼儿非胰岛素介导性低血糖提示先天性代谢失常,例如糖原异生和 / 或糖原代谢障碍(即 1 型糖原贮积病:葡萄糖 -6- 磷酸酶缺乏症)或脂肪酸氧化障碍。肾上腺功能减退亦可引发儿童非胰岛素介导性低血糖。

19. 哪些药物最常导致成人低血糖?

在低血糖病因确定中,排除胰岛素和口服胰岛素促泌剂(磺酰脲类药物、格列奈类药物)的影响十分重要。至少拥有中等质量证据,支持其与低血糖具有关联的其他药物包括吲哚美辛、奎宁、喷他脒、喹诺酮、曲马多和西苯唑啉。

20. 酒精如何引发低血糖?

乙醇可强烈抑制肝脏糖异生。酒精摄入引发的低血糖一般仅发生于因空腹或慢性营养不良而耗尽肝糖原存储,从而导致糖原分解受损的患者。因此,正因糖异生急性受损和糖原分解无效,导致酒精诱发性低血糖。

21. 非胰岛细胞瘤性低血糖(non-islet cell tumor hypoglycemia, NICTH)的机制是什么?

低血糖最常见于大间叶细胞或上皮细胞瘤、骨髓瘤、纤维瘤、类癌、结直肠癌和肝细胞癌。NICTH 是一种罕见的恶性肿瘤并发症,可能由多种机制引起。最常见的是,这些肿瘤分泌 IGF-2 前体,较少分泌 IGF-1,IGF-1 与胰岛素受体结合导致低血糖。此外,IGF-2 还抑制生长激素和胰高血糖素。因此,IGF-2 促进持续性葡萄糖利用,并抑制糖原分解和糖异生。较少见的非胰岛细胞瘤可产生胰岛素或胰岛素受体抗体。亦可能由于肿瘤广泛浸润或转移,破坏双侧肾上腺或肝脏,从而导致低血糖。

22. 哪些自身免疫综合征与低血糖有关?

针对胰岛素受体或胰岛素本身的自身抗体可能引发低血糖。抗胰岛素受体抗体直接结合并刺激胰岛素受体,从而模拟胰岛素在组织中的作用。抗胰岛素抗体可结合循环中的胰岛素,并在不适当的时机,从胰岛素中随机解离,因而导致游离胰岛素水平突然升高,随后引发低血糖。此类疾病最常见于日本患者,通常与其他自身免疫性疾病有关。

23. 何时宜将低血糖归因于基础疾病?

危重疾病患者可由于多种原因出现低血糖,包括肝功能不全、肾功能不全、药物治疗和饮食摄入不良。由于肝脏在糖异生和糖原分解中的作用,肝衰竭可导致低血糖。肾衰竭可由于胰岛素肾脏清除减少,和肾脏糖异生受损引起肾脏葡萄糖生成减少,从而导致低血糖。罹患脓毒症时,细胞因子增多,可增加葡萄糖利用,并抑制糖异生,当糖原储备不足时即导致低血糖。饥饿状态(例如神经性厌食)亦由于糖原存储耗竭和缺乏糖异生底物,而引发低血糖。

关键点

- 无糖尿病者的低血糖由 Whipple 三联征出现所定义。
- 出现低血糖时，进行空腹胰岛素、胰岛素原、C 肽和 β- 羟基丁酸酯检测，以及进行磺酰脲类药物筛查至关重要。如果未能获取此类数据，则建议进行 72 小时监督性禁食激发试验，确定 Whipple 三联征病因。
- 如果出现高胰岛素血症性低血糖，应给予胰高血糖素静脉用药，急剧刺激肝糖原分解，预期将使血糖升高 >25mg/dL（1.4mmol/L）。
- 高胰岛素血症性低血糖提示胰岛 β 细胞功能亢进（胰岛素瘤、非胰岛素瘤性胰源性低血糖综合征或胃旁路术后低血糖）、无意间使用胰岛素或口服降糖药物，或胰岛素自身免疫性低血糖。
- 非胰岛素介导性低血糖可继发于危重疾患、饥饿、酒精滥用、肾上腺功能减退、非胰岛细胞瘤、糖原贮积病或食用未成熟的西非荔枝果。

（杜昕 译 张妲 校）

参考文献

Charles, M. A., Hofeldt, F., Shackelford, A., Waldeck, N., Dodson, L. E., Jr., Bunker, D., . . . Eichner, H. (1981). Comparison of oral glucose tolerance tests and mixed meals in patients with apparent idiopathic postabsorptive hypoglycemia: absence of hypoglycemia after meals. *Diabetes, 30*(6), 465–470.

Cryer, P. E. (2015). Minimizing hypoglycemia in diabetes. *Diabetes Care, 38*(3), 1583–1591.

Cryer, P. E., Axelrod, L., Grossman, A. B., Heller, S. R., Montori, V. M., Seaquist, E. R., & Service, F. J. (2009). Evaluation and management of adult hypoglycemic disorders: an Endocrine Society clinical practice guideline. *Journal of Clinical Endocrinology and Metabolism, 94*(3), 709–728.

Cryer, P. E., & Gerich, J. E. (1985). Glucose counterregulation, hypoglycemia, and intensive insulin therapy in diabetes mellitus. *New England Journal of Medicine, 313*, 232–241.

Cuthbertson, D. J., Banks, M., Khoo, B., Antwi, K., Christ, E., Campbell, F., . . . Wild, D. (2016). Application of Ga(68)-DOTA-exendin-4 PET/CT to localize an occult insulinoma. *Clinical Endocrinology, 84*, 789–791.

Dynkevich, Y., Rother, K. I., Whitford, I., Qureshi, S., Galiveeti, S., Szulc, A. L., ... Roth, J. (2013). Tumors, IGF-2, and hypoglycemia: insights from the clinic, the laboratory, and the historical archive. *Endocrinology Review, 34*, 798–826.

El Khoury, M., Yousuf, F., Martin, V., & Cohen, R. M. (2008). Pseudohypoglycemia: a cause for unreliable finger-stick glucose measurements. *Endocrine Practice, 14*(3), 337–339.

Golightly, L. K., Simendinger, B. A., Barber, G. R., Stolpman, N. M., Kick, S. D., & McDermott, M. T. (2017). Hypoglycemic effects of tramadol analgesia in hospitalized patients: a case-control study. *Journal of Diabetes and Metabolic Disorders, 16*, 30.

Hirshberg, B., Livi, A., Bartlett, D. L., Libutti, S. K., Alexander, H. R., Doppman, J. L., ... Gorden, P. (2000). Forty-eight-hour fast: the diagnostic test for insulinoma. *Journal of Clinical Endocrinology and Metabolism, 85*, 3222–3226.

Lee, C. J., Clark, J. M., Schweitzer, M., Magnuson, T., Steele, K., Koerner, O., & Brown, T. T. (2015). Prevalence of and risk factors for hypoglycemic symptoms after gastric bypass and sleeve gastrectomy. *Obesity (Silver Spring), 23*, 1079–1084.

Maitra, S. R., Wojnar, M. M., & Lang, C. H. (2000). Alterations in tissue glucose uptake during the hyperglycemic and hypoglycemic phases of sepsis. *Shock, 13*, 379–385.

Metzger, S., Nusair, S., Planer, D., Barash, V., Pappo, O., Shilyansky, J., & Chajek-Shaul, T. (2004). Inhibition of hepatic gluconeogenesis and enhanced glucose uptake contribute to the development of hypoglycemia in mice bearing interleukin-1beta-secreting tumor. *Endocrinology, 145*, 5150–5160.

Millstein, R., & Lawler, H. M. (2017). Hypoglycemia after gastric bypass: an emerging complication. *Cleveland Clinic Journal of Medicine, 84*(4), 319–328.

Murad, M. H., Coto-Yglesias, F., Wang, A. T., Sheidaee, N., Mullan, R. J., Elamin, M. B., . . . Montori, V. M. (2009). Drug-induced hypoglycemia: a systematic review. *Journal of Clinical Endocrinology and Metabolism, 94*, 741–745.

Noone, T. C., Hosey, J., Firat, Z., & Semelka, R. C. (2005). Imaging and localization of islet-cell tumours of the pancreas on CT and MRI. *Best Practice & Research: Clinical Endocrinology & Metabolism, 19*, 195–211.

Sarwar, H., Chapman, W. H., III, Pender, J. R., Ivanescu, A., Drake, A. J., III, Pories, W. J., & Dar, M. S. (2014). Hypoglycemia after Roux-en-Y gastric bypass: the BOLD experience. *Obesity Surgery, 24*, 1120–1124.

Saxon, D. R., McDermott, M. T., & Michels, A. W. (2016). Novel management of insulin autoimmune syndrome with rituximab and continuous glucose monitoring. *Journal of Clinical Endocrinology and Metabolism, 101*, 1931–1934.

Service, F. J., McMahon, M. M., O'Brien, P. C., & Ballard, D. J. (1991). Functioning insulinoma—incidence, recurrence, and long-term survival of patients: a 60-year study. *Mayo Clinic Proceedings, 66*, 711–719.

Whipple, A. O. (1938). The surgical therapy of hyperinsulinism. *Journal of International Chirurgie, 3*, 237.

脂代谢紊乱

Emily B.Schroeder and Michael T.McDermott

摘要

脂代谢紊乱包括胆固醇和 / 或甘油三酯紊乱。低密度脂蛋白(low density lipoprotein,LDL)胆固醇升高是冠心病(coronary artery disease,CAD)的主要危险因素。高密度脂蛋白(high-density lipoprotein,HDL)胆固醇降低也是冠心病的重要危险因素。虽然高血清甘油三酯与冠心病风险增加相关,但降低甘油三酯水平是否可降低冠心病风险尚不清楚。原发性血脂异常包括家族性高胆固醇血症、多基因高胆固醇血症、家族性混合性高脂血症、家族性异常 β 脂蛋白血症、家族性高甘油三酯血症和家族性高乳糜微粒血症。血脂异常的治疗通常需要多方面的方法,包括治疗继发性疾病、改变生活方式、药物治疗,以及极少的血液成分单采。他汀类药物是最有效的降低低密度脂蛋白胆固醇制剂,对减少心血管事件有最有力的证据基础。PCSK9 抑制剂也能有效降低 LDL 胆固醇水平。

关键词

胆固醇,甘油三酯,冠心病,HMG-CoA 还原酶抑制剂(他汀类药物),PCSK9 抑制剂,烟酸,贝特类药物,血液成分单采

1. 血液中的主要脂质是什么?

胆固醇和甘油三酯(triglyceride,TG)是主要的循环脂质。胆固醇被所有细胞用于合成和修复细胞膜和细胞内的细胞器,并被肾上腺和性腺作为底物用于合成肾上腺和性腺类固醇激素。TG 是一种能量来源,可以作为脂肪储存在脂肪组织中,也可以作为肌肉和其他组织的燃料。

2. 什么是脂蛋白?

胆固醇和 TG 不溶于水,因此不能作为单个分子通过循环运输。脂蛋白是一种大的球形颗粒,它将这些脂质包裹在一个由水溶性蛋白质和磷脂外壳包围的核心内。脂蛋白是一种将胆固醇和 TG 从一个身体部位输送到另一个部位的载体。

3. 血液中主要的脂蛋白是什么?

乳糜微粒、极低密度脂蛋白(very-low-density lipoproteins,VLDL)、低密度脂蛋白(LDL)和高密度脂蛋白(HDL)是主要的循环脂蛋白。其功能如下:

脂蛋白功能	
乳糜微粒	将外源性 TG 从肠道输送到脂肪组织和肌肉
VLDL	将内源性 TG 从肝脏输送到脂肪组织和肌肉
LDL	将胆固醇从肝脏输送到外周组织
HDL	将胆固醇从外周组织输送到肝脏

HDL,高密度脂蛋白;LDL,低密度脂蛋白;TG,甘油三酯;VLDL,极低密度脂蛋白。

4. 什么是载脂蛋白?

　　载脂蛋白位于脂蛋白表面。它们作为结合脂蛋白受体的配体和代谢酶的辅助因子发挥作用。其功能如下:

载脂蛋白功能	
载脂蛋白 A	外周 HDL 受体配体
载脂蛋白 B	外周 LDL 受体配体
载脂蛋白 E	肝残余颗粒受体配体
载脂蛋白 C-Ⅱ	LPL 的辅助因子

HDL,高密度脂蛋白;LDL,低密度脂蛋白;LPL,脂蛋白脂肪酶。

5. 说出在脂蛋白代谢中重要的其他酶和转运蛋白。

　　见表 10.1 和图 10.1。

表 10.1　脂蛋白代谢中重要的酶和转运蛋白

酶 / 转运蛋白	功能
3- 羟基 -3- 甲基戊二酰辅酶 A(HMG-CoA)还原酶	肝脏胆固醇合成的限速酶
脂蛋白脂酶(LPL)	去除脂肪组织乳糜微粒和 VLDL 中的 TG,留下残余颗粒
肝脂肪酶(HL)	去除肝脏残余颗粒中额外的 TG,将其转化为 LDL
卵磷脂胆固醇酰转移酶(LCAT)	酯化 HDL 表面的胆固醇分子,使其进入 HDL 核心
胆固醇酯转运蛋白(CETP)	在 HDL 和 LDL 之间来回穿梭酯化胆固醇

HDL,高密度脂蛋白;LDL,低密度脂蛋白;TG,甘油三酯;VLDL,极低密度脂蛋白。

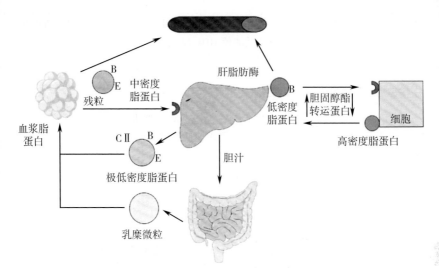

图 10.1 脂蛋白代谢。B,载脂蛋白 B;C Ⅱ,载脂蛋白 C-Ⅱ;E,载脂蛋白 E

6. 描述 LDL 的功能和代谢。

LDL 将胆固醇从肝脏输送到外周组织,表面载脂蛋白 B-100 与细胞 LDL 受体(LDLR)结合。LDLR 聚集在细胞膜上的网格蛋白包被的凹坑中,由 LDLR 衔接蛋白 -1 促进,是有效摄取 LDL 所必需的。LDL 被内化后,被降解为游离胆固醇(free cholesterol,FC),供细胞内使用。过量的 LDL 被清道夫巨噬细胞从循环中清除。

7. 什么是前蛋白转化酶枯草溶菌素 9/kexin 9 型(PCSK9)?

PCSK9 是一种促进溶酶体内 LDLR 降解的细胞蛋白,从而阻止 LDLR 再循环到细胞表面内化更多的 LDL。*PCSK9* 基因的激活突变导致一种罕见的家族性高胆固醇血症的,失活突变导致血清 LDL 胆固醇水平下降。这使得 PCSK9 成为药物治疗的一个有趣的靶点(见问题 31)。

8. HDL 的功能是什么?

HDL 通过两种机制去除细胞中多余的胆固醇。新生的前 β-HDL 在肝脏和肠产生。前 β-HDL 上的表面载脂蛋白 A1 通过动脉壁巨噬细胞上的三磷酸腺苷(adenosine triphosphate,ATP)结合盒转运蛋白 A1(ATP-binding cassette transporter A1,ABCA1)获得 FC。然后血浆卵磷脂胆固醇酰基转移酶(lecithin cholesterol acyl transferase,LCAT)酯化 FC 成胆固醇酯(cholesterol ester,CE),形成成熟的 β-HDL 颗粒。成熟 β-HDL 通过 ABCA1 转运体和清道夫受体 B 类 1 型(SR-B1)受体接受来自动脉巨噬细胞的额外 FC。胆固醇酯转移蛋白(cholesterol ester transfer protein,CETP)将部分 CE 转移回 LDL 颗粒,成熟的 HDL 将剩余的 CE 转运到肝脏,在肝脏通过 SR-B1 受体进行转移。除了胆固醇逆转运，HDL 还能减少 LDL 氧化，抑制血管炎症，改善内皮功能。所有这些功能使 HDL 成为一种有效的抗动脉粥样硬化脂蛋白。

9. 描述动脉粥样硬化斑块和动脉血栓形成的发病机制。

LDL 可被氧化修饰。位于动脉内膜表面下的清道夫巨噬细胞吞噬氧化的 LDL，成为富含脂质的泡沫细胞，分泌刺激平滑肌细胞增殖的生长因子。这些正在形成的斑块还分泌细胞因子，吸引炎症细胞，后者分泌蛋白水解酶，这些酶侵蚀纤维肌性斑块帽，使斑块容易破裂。当破裂发生时，血小板聚集并释放促进血管收缩的化学物质并引发血栓形成，最终可能闭塞动脉。

10. 解释 TG 的功能和代谢。

食物和肝脏合成是 TG 的主要来源。它们通过乳糜蛋白（膳食 TG）和 VLDL（内源性 TG）运输到脂肪组织和肌肉，LPL 和辅助因子载脂蛋白 C-Ⅱ将 TG 分解成脂肪酸（FAs）和单甘酯。FAs 进入脂肪细胞作为脂肪或肌肉细胞储存，作为燃料使用。乳糜微粒和 VLDL 残留颗粒返回肝脏，HDL 将 VLDL 残粒转化为 LDL。

11. 血清 TG 水平升高有害吗？

血清 TG 水平升高与动脉粥样硬化和冠心病发病率增加有关。美国心脏协会指出 TG 不是直接致动脉粥样硬化的，但因为 TG 与动脉粥样硬化性脂质谱（低 HDL 胆固醇水平和小而致密的 LDL 颗粒）以及肥胖、胰岛素抵抗和代谢综合征（metabolic syndrome，MS）有关，它是代表心血管风险的一个重要生物标志物。目前还没有证据表明降低 TG 水平会降低冠心病风险。TG 值 >1 000mg/dL 显著增加急性胰腺炎的风险。

12. 什么是代谢综合征（metabolic syndrome，MS）？

MS 是当患者有以下任何 3 种情况时诊断出来的：空腹血糖升高（≥110mg/dL）、高 TG（≥150mg/dL）、低 HDL（男性 <40mg/dL，女性 <50mg/dL）、高血压（≥130/85mmHg）和腹部肥胖（男性腰围 >100cm，女性 >89cm）。这些疾病中构成 MS 的共同之处似乎是胰岛素抵抗。MS 是动脉粥样硬化性血管疾病的高危因素。

13. 什么是脂蛋白（a）？

载脂蛋白（a）与纤溶酶原的氨基酸序列同源性约为 85%。当载脂蛋白（a）分子附着到 LDL 颗粒表面的载脂蛋白 B 上时，新颗粒被称为脂蛋白（a）。过量的脂蛋白（a）促进动脉粥样硬化，可能是因为它容易被巨噬细胞氧化和吞噬，或因为它抑制血栓溶解，或两者兼而有之。

14. 什么是原发性血脂异常？

原发性血脂异常是脂蛋白代谢紊乱的遗传性疾病。主要的原发性血脂异常及其脂质表型如下：

原发性血脂异常	表型
家族性高胆固醇血症（FH）	↑↑胆固醇
多基因高胆固醇血症	↑胆固醇
家族性混合性高脂血症（FCH）	↑胆固醇，↑甘油三酯（TG）
家族性异常 β 脂蛋白血症（FDL）	↑胆固醇，↑TG
家族性高甘油三酯血症（FHT）	↑TG
家族性高乳糜微粒血症（FHC）	↑↑TG

15. 什么是家族性高胆固醇血症（familial hypercholesterolemia, FH）？

FH 是一种遗传性疾病，其特征是血清胆固醇水平极度升高，但血清 TG 水平正常。杂合子家族性高胆固醇血症（heterozygous familial hypercholesterolemia, HeFH）的总体频率为 1∶500，其血清胆固醇水平通常为 300~800mg/dL；纯合子家族性高胆固醇血症（homozygous familial hypercholesterolemia, HoFH）的总体频率为 1∶1 000 000，导致血清胆固醇水平为 600~1 000mg/dL。大多数患者有导致 LDLR 缺乏或功能失调的基因突变。其他不太常见的单基因高胆固醇血症包括载脂蛋白 B 突变，它产生一个不能与 LDLR 结合的缺陷性载脂蛋白 B；导致 LDLR 加速降解的 PCSK9 突变；阻止 LDLR 在细胞表面网格蛋白涂层凹坑中正常聚集的 LDLRAP-1 突变；以及 ATP 结合盒 G5 或 G8（ABCG5/8）突变，导致胆固醇和植物固醇的异常细胞转运（谷甾醇血症）。这些疾病以早发性冠状动脉疾病（CAD）为特点，HoFH 通常在 20 岁以前发病伴腱黄瘤。

16. 什么是家族性混合性高脂血症（familial combined hyperlipidemia, FCH）？

FCH 是一种遗传性疾病，其特征是血清胆固醇和甘油三酯水平的变化。受累个体肝脏载脂蛋白 B 合成过多，载脂蛋白 B 含 VLDL 和 LDL 颗粒的数量增加。这些患者容易早发冠心病。它很可能有一个复杂的遗传基础，其表型是由环境和多种易感基因相互作用造成的。

17. 什么是家族性异常 β 脂蛋白血症（familial dysbetalipoproteinemia, FDL）？

FDL 也被称为广泛的 β 病、残留清除病或Ⅲ型高脂血症。这是一种遗传性疾病，其特征是血清总胆固醇升高，中度高甘油三酯血症（300~400mg/dL）和正常的高密度脂蛋白胆固醇（HDL-C）水平。这种疾病是由异常的载脂蛋白 E 表型（E2/E2）引起的，它与肝受体结合不良，导致肝脏清除循环 VLDL 残留物的能力受损。受累个体常有早发冠心病。手掌和足底皱褶处的平面性黄瘤是 FDL 患者的一个特征性发现。

18. 什么是多基因高胆固醇血症?

多基因高胆固醇血症是最常见的遗传性高胆固醇血症,其特点是仅血清胆固醇轻度至中度升高。这种情况通常发生在胆固醇代谢的一个或多个轻微缺陷结合起来,使血清胆固醇水平升高。受累个体患冠心病的风险增加。

19. 什么是家族性高甘油三酯血症(familial hypertriglyceridemia,FHT)和家族性高乳糜微粒血症(familial hyperchylomicronemia,FHC)?

FHT 的特点是血清 TG 中度到重度升高,血清胆固醇水平正常。它具有复杂的多基因病因。FHC 的特点是血清 TG 和乳糜微粒水平极高。FHC 是由脂蛋白脂酶(lipoprotein lipase,LPL)或载脂蛋白 CII 基因失活突变和载脂蛋白 AV(apolipoprotein AV,*APOAV*)基因突变引起的。伴有乳糜微粒血症的严重高甘油三酯血症可诱发暴发性黄瘤、视网膜脂血症、肝脾肿大和急性胰腺炎。

20. 如何区分 FCH 和 FDL?

因为 FCH 和 FDL 的特点是胆固醇和 TG 同时升高,所以可能需要额外的测试来区分。FCH 患者血清载脂蛋白 B 水平升高;而 FDL 患者有 E2/E2 载脂蛋白 E 表型,脂蛋白电泳显示宽 β 带。家族史研究也很有帮助。

21. 什么导致家族性低 HDL?

家族性低 α 脂蛋白血症(家族性低 HDL)的特点是血清 HDL 水平极低和早发冠心病。编码载脂蛋白 A1(APOA1)、ABCA1 或 LCAT 基因的失活突变导致 HDL-C 水平 <5~10mg/dL。LPL 突变降低 HDL-C 至较低水平。

22. 什么是继发性血脂异常?

继发性血脂异常是由系统性疾病引起的血脂升高,如糖尿病、甲状腺功能减退、肾病综合征、肾脏疾病、梗阻性肝病、蛋白质异常血症和脂肪营养不良。血脂水平也可能受药物影响而升高,如 β 受体阻滞剂、噻嗪类利尿剂、雌激素、孕激素、雄激素、维甲酸、糖皮质激素、环孢霉素 A、抗精神病药物和蛋白酶抑制剂。当原发性疾病得到治疗或停止服用相关药物继发性血脂异常通常会得到改善。

23. 获得性高甘油三酯血症的原因是什么?

高甘油三酯血症可由胰岛素抵抗或肥胖、其他疾病(糖尿病、人类免疫缺陷病毒[HIV]感染、肾病综合征、甲状腺功能减退、结缔组织疾病)酗酒和药物(雌激素、糖皮质激素、抗逆转录病毒药物、维甲酸、一些抗高血压药物)引起。

24. 描述治疗血脂异常的一般方法。

　　血脂异常的治疗通常需要多方面的方法,可能包括继发性原因的治疗、生活方式的改变、药物治疗以及罕用的血浆分离术。

25. 美国心脏病学会 / 美国心脏协会(ACC/AHA)对改变生活方式以改善动脉粥样硬化性心血管疾病(atherosclerotic cardiovascular disease,ASCVD)风险的建议是什么?

　　对于那些从 LDL-C 降低中获益的人,ACC/AHA 指南建议:

●　饮食模式强调蔬菜、水果和全麦;包括低脂乳制品、家禽、鱼类、豆类、非热带植物油和坚果;限制甜食、含糖饮料和红肉的摄入。这可以通过以下饮食计划来实现,如终止高血压膳食疗法(Dietary Approaches to Stop Hypertension,DASH)。

●　5%~6% 的热量来自饱和脂肪。

●　减少来自饱和脂肪和反式脂肪的热量比率。

26. 目前有哪些药物可以治疗血脂异常?

　　见表 10.2 和表 10.3。

表 10.2　治疗血脂异常的药物

	可选药物	LDL 疗效	TG 疗效	HDL 疗效
他汀类	瑞舒伐他汀 阿托伐他汀 匹伐他汀 辛伐他汀 普伐他汀 洛伐他汀 氟伐他汀	↓ 20%~60%	↓ 0~30%	↑ 0~15%
PCSK9 抑制剂	阿利西尤单抗 依洛尤单抗	↓ 30%~70%	↓ 0~25%	↑ 5%~10%
胆固醇吸收抑制剂	依折麦布	↓ 18%~25%	无	↓ 5%~10%
胆汁酸螯合剂	胆酪胺 考来替泊 考来维仑	↓ 15%~30%	无或轻度升高	无或轻度升高
烟酸	烟酸 烟酸 ER	↓ 10%~25%	↓ 25%~30%	↑ 15%~35%
贝特类	非诺贝特 吉非贝齐	↓ 0~20%; 也可升高	↓ 30%~45%	↑ 5%~10%

续表

	可选药物	LDL 疗效	TG 疗效	HDL 疗效
ω-3 脂肪酸	EPA DHA	↑ 0~10%	↓ 20%~50%	↑ 5%~10%

EPA,二十碳五烯酸;DHA,二十二碳六烯酸;HDL,高密度脂蛋白;LDL,低密度脂蛋白;TG,甘油三酯。

表 10.3　按强度分级的他汀类药物

高强度他汀治疗	中等强度他汀治疗	低强度他汀治疗
阿托伐他汀 40~80mg 瑞舒伐他汀 20~40mg	阿托伐他汀 10~20mg 瑞舒伐他汀 5~10mg 辛伐他汀 20~40mg 普伐他汀 40~80mg 洛伐他汀 40mg 氟伐他汀 XL 80mg 氟伐他汀 40mg 2/ 日 匹伐他汀 2~4mg	辛伐他汀 10~20mg 普伐他汀 10~20mg 洛伐他汀 20mg 氟伐他汀 20~40mg 匹伐他汀 1mg

除非特殊标记,剂量每天一次。

27. ACC/AHA 推荐什么时候治疗高胆固醇血症?

2013 年 ACC/AHA 指南不再采用针对目标的治疗方法,而是建议对 ASCVD 风险高的特定人群进行治疗(表 10.4)。这些人群包括:

（1）临床 ASCVD。

（2）LDL≥190mg/dL。

（3）LDL 70~189mg/dL,糖尿病,年龄 40~75 岁。

（4）LDL 70~189mg/dL,无糖尿病,年龄 40~75 岁,10 年 ASCVD 风险≥7.5%。

对于 75 岁以上的患者,应与患者讨论风险和获益,以便共同做出决策。此外,还应与年龄 <40 岁且 ASCVD 风险高的个体讨论风险和获益。

表 10.4　ACC/AHA 对特定 ASCVD 危险组的治疗建议

人群	他汀强度
临床 ASCVD 年龄 21~75 岁	高
临床 ASCVD 年龄 >75 岁	中等(共同决策)
LDL≥190mg/dL 年龄 21~75 岁	高

续表

人群	他汀强度
LDL 70~189mg/dL 糖尿病 年龄 40~75 岁 10 年 ASCVD 风险 ≥7.5%	高
LDL 70~189mg/dL 糖尿病 年龄 40~75 岁 10 年 ASCVD 风险 <7.5%	中等
LDL 70~189mg/dL 无糖尿病 年龄 40~75 岁 10 年 ASCVD 风险 ≥7.5%	中等 / 高
LDL 70~189mg/dL 无糖尿病 年龄 40~75 岁 10 年 ASCVD 风险 5.0%~7.5%	中等

28. 描述他汀类药物的作用机制。

他汀类药物抑制胆固醇合成的限速酶 3- 羟基 -3- 甲基戊二酰辅酶 A 还原酶（HMG-CoA 还原酶）。这导致胆固醇合成减少,肝脏 LDL 受体介导的 LDL 从循环中清除增加。最常用的他汀类药物,按降低 LDL 相对效力的顺序依次为:氟伐他汀 < 普伐他汀 < 洛伐他汀 < 辛伐他汀 < 阿托伐他汀 < 瑞舒伐他汀 < 匹伐他汀(见表 10.3)。初始剂量的他汀类药物将产生最大的 LDL 胆固醇降低。他汀类药物剂量每增加一倍,平均只会使血清 LDL 胆固醇降低 6%。

29. 他汀类药物的潜在副作用是什么?

5%~15% 的患者会发生肌痛。真正的肌炎不太常见,横纹肌溶解症罕见（ ≈1 : 10 000）。对于肌酐激酶(creatinine kinase,CK)升高值大于正常上限的 5 倍或患者有中重度症状,应停止他汀类药物治疗。一旦患者无症状且 CK 降低,则合理的治疗方法包括:小剂量氟伐他汀或普伐他汀的试验;每日或每周交替服用更有效的他汀类药物,如瑞舒伐他汀或匹伐他汀;或将低剂量他汀类药物与非他汀类胆固醇制剂(依折麦布或胆汁酸螯合剂)相结合。也可以尝试使用含有天然他汀类药物的非处方制剂,如红酵母大米,尽管此类产品的质量控制有限,功效也很低。对于轻度症状和 CK 升高 < 正常上限 5 倍的患者,可以继续使用他汀类药物。如果症状恶化,则应复查 CK。

也有人担心使用他汀类药物会增加丧失记忆力的风险。然而,盲法研究并没有显示出更高的肌痛或记忆丧失率。他汀类药物确实会增加代谢综合征、糖尿病前期和糖尿病的风险,正如 JUPITER（Justification for the Use of Statins in Prevention: an Intervention Trial Evaluating Rosuvastatin,他汀类药物用于预防的理由:评估瑞舒伐他汀的干预试验）所示。

30. 积极的降胆固醇疗法能有效且安全地降低冠心病的风险吗?

临床试验反复证明他汀类药物积极降低胆固醇在降低有冠心病病史（二级预防）的患者的心肌梗死、卒中和心血管死亡率方面的疗效。胆固醇治疗试验者合作组发表的一项 meta 分析表明,LDL-C 每降低 1mmol/L（38.7mg/dL）,心血管疾病（CVD）的年发病率大约降低 20%。

他汀类药物在一级预防中的作用尚不清楚。尽管一些试验表明,通过药物治疗降低 LDL-C 可以降低 CVD 事件的发生率和死亡率,但其对全因死亡率的影响仍不确定。此外,他汀类药物的成本效益和一级预防措施对生活质量的总体影响尚不清楚。因此,ACC/AHA 2013 指南所倡导的风险分层方法最为谨慎。

31. 描述 PCSK9 抑制剂的作用。

PCSK9 抑制剂是一类最新的降胆固醇药物。美国目前批准的 PCSK9 抑制剂是依洛尤单抗（evolocumab）和阿利西尤单抗（alirocumab）。这些抗 PCSK9 的单克隆抗体阻止 PCKS9 与 LDL-LDLR 复合物的结合。这会增加 LDLR 在细胞膜上的循环,并提高 LDL 清除率,使 LDL-C 水平降低 50%~70%。一些大型随机对照试验（RCT）也证明了心血管事件的减少。这类药物的使用受到限制,主要是因为这些药物的成本很高。

32. 烟酸的作用是什么?

烟酸可降低 LDL-C、脂蛋白（a）和 TG,并增加 HDL-C。尽管早期的 RCT 显示烟酸在 ASCVD 事件中有些获益,但新的 RCT 和最近的 meta 分析并未显示烟酸作为单一疗法或联合他汀类药物使用的任何益处。由于这些新研究的发现,烟酸的许多副作用（尤其是潮红）和新的药物选择,目前烟酸的使用非常有限。对于不能耐受其他药物或脂蛋白（a）水平升高的患者,烟酸仍然是一种选择。

33. 依折麦布的作用是什么?

依折麦布抑制肠道胆固醇吸收,单药治疗时 LDL-C 可降低 17%~20%。当与他汀类药物联合使用时,LDL-C 可降低 25%。在高危人群中,依折麦布与他汀类药物联合使用对 ASCVD 事件有一定作用。

34. 贝特类药物的作用是什么?

贝特类药物可以减少 VLDL 的生成,是最有效的 TG 降低剂。它们还可以增加

HDL-C,并适度降低 LDL-C。尽管它们可以在一些无高甘油三酯血症和有 FDL 的患者中适度降低 LDL-C,但它们不是治疗 LDL-C 孤立性升高的一线药物,而治疗高甘油三酯血症时应优先考虑。

35. FH 还有哪些其他的积极疗法?

米泊美生钠(mipomersen)是一种反义寡核苷酸载脂蛋白 B 抑制剂,可使 LDL-C 降低 25%~38%。洛美他派(lomitapide)是一种微粒体 TG 转移蛋白抑制剂,可使 LDL-C 降低 40%~50%。这两种药物可能具有显著的肝毒性,而且非常昂贵;此外,这两种药物都没有被证明可以减少心血管事件。因此,它们很少被使用,但在有限的情况下可用。LDL 血浆分离可使 LDL 降低 70%~80%,并已被证明可减少心血管事件和改善生活质量。这种方式主要在专科中心可用,仅用于他汀类药物和 PCSK9 抑制剂联合治疗效果不佳或无法使用时。

36. 评估脂蛋白(a)的作用是什么?

脂蛋白(a)升高主要由载脂蛋白(a)等位基因遗传引起,与 ASCVD 事件的风险增加有关。然而,目前尚缺乏降低脂蛋白(a)可减少 ASCVD 事件的有力证据。因此,评估脂蛋白(a)水平的主要原因是为了进行危险分层,这可能会促使对其他 ASCVD 危险因素进行更积极的治疗。

37. 严重高甘油三酯血症患者应如何治疗?

血清 TG 水平高于 1 000mg/dL 时必须迅速降低,因为这是急性胰腺炎的高危因素。当甘油三酯水平如此之高时,单靠药物是无效的。患者必须立即接受极低脂肪(<5% 脂肪)饮食,直到 TG 水平 <1 000mg/dL。这样的饮食每天降低血清 TG 约 20%。促发因素,最常见的控制不佳的糖尿病、酗酒、雌激素以及抗 HIV 药物,必须同时予以解决。当血清 TG 水平 <1 000mg/dL 时,进一步降低血清 TG 的最有效药物是贝特类。如果这些药物不能充分降低血清 TG,可以联合使用烟酸、鱼油或他汀类药物。

关键点:血脂紊乱的原因

- 低密度脂蛋白(LDL)胆固醇升高是冠心病(CAD)的主要危险因素。
- 低高密度脂蛋白(HDL)胆固醇也是冠心病的一个重要危险因素。
- 高血清甘油三酯(TG)与冠心病风险增加相关,但尚不清楚降低 TG 水平是否降低 CAD 风险。
- 血清甘油三酯水平 >1 000mg/dL 显著增加急性胰腺炎的风险。
- 动脉粥样硬化斑块内的炎症在斑块破裂和急性冠状动脉事件的发生中起主要作用。

关键点：血脂紊乱的治疗

- 他汀类药物是最有效的低密度脂蛋白胆固醇（LDL-C）降低剂，对减少心血管事件具有最有力的证据基础。
- 前蛋白转化酶枯草杆菌蛋白酶/kexin9型（PCSK9）抑制剂也是降低LDL-C水平的有效制剂，有减少心血管事件的证据，但其使用尚受到其高成本的限制。
- 通过联合使用依折麦布、烟酸和胆汁酸树脂，可以进一步降低LDL。
- 贝特类药物是最有效的甘油三酯（TG）降低剂，通过联合烟酸、鱼油和高剂量他汀类药物可以实现TG的进一步降低。
- 血脂异常的治疗通常需要多方面的方法，其中可能包括继发性病因的治疗、生活方式的改变、药物治疗以及罕用的血浆分离术。
- 2013年美国心脏病学会/美国心脏协会（ACC/AHA）指南不再采用针对目标的治疗方法，而是建议对某些患有ASCVD的高危人群进行治疗。

（杜昕　译　张妲　校）

参考文献

AIM-HIGH Investigators; Boden, W. E., Probstfield, J. L., Anderson, T., Chaitman, B. R., Desvignes-Nickens, P., . . . Weintraub, W. (2011). Niacin in patients with low HDL cholesterol levels receiving intensive statin therapy. *New England Journal of Medicine, 365*(24), 2255–2267.

Brahm, A. J., & Hegele, R. A. (2016). Combined hyperlipidemia: familial but not (usually) monogenic. *Current Opinion in Lipidology, 27*(2), 131–140.

Canner, P. L., Berge, K. G., Wenger, N. K., Stamler, J., Friedman, L., Prineas, R. J., & Friedewald, W. (1986). Fifteen year mortality in Coronary Drug Project patients: long-term benefit with niacin. *Journal of the American College of Cardiology, 8*(6), 1245–1255.

Cannon, C. P., Blazing, M. A., Giugliano, R. P., McCagg, A., White, J. A., Theroux, P., . . . Califf, R. M. (2015). Ezetimibe added to statin therapy after acute coronary syndromes. *New England Journal of Medicine, 372*(25), 2387–2397.

Cannon, C. P., Giugliano, R. P., Blazing, M. A., Harrington, R. A., Peterson, J. L., Sisk, C. M., . . . Califf, R. M. (2008). Rationale and design of IMPROVE-IT (IMProved Reduction of Outcomes: Vytorin Efficacy International Trial): comparison of ezetimibe/simvastatin versus simvastatin monotherapy on cardiovascular outcomes in patients with acute coronary syndromes. *American Heart Journal, 156*, 826–832.

Cholesterol Treatment Trialists' (CTT) Collaboration. (2010). Efficacy and safety of more intensive lowering of LDL cholesterol: a meta-analysis of data from 170,000 participants in 26 randomised trials. *Lancet, 376*, 1670–1681.

Cholesterol Treatment Trialists' (CTT) Collaborators; Mihaylova, B., Emberson, J., Blackwell, L., Keech, A., Simes, J., . . . Baigent, C. (2012). The effects of lowering LDL cholesterol with statin therapy in people at low risk of vascular disease: meta-analysis of individual data from 27 randomised trials. *Lancet, 380*(9841), 581–590.

Chou, R., Dana, T., Blazina, I., Daeges, M., & Jeanne, T. L. (2016). Statins for prevention of cardiovascular disease in adults: evidence report and systematic review for the US Preventive Services Task Force. *JAMA, 316*(19), 2008–2024.

Chroni, A., & Kardassis, D. (2018). HDL dysfunction caused by mutations in apoA-I and other genes that are critical for HDL biogenesis and remodeling. *Current Medicinal Chemistry.* doi:10.2174/0929867325666180313114950. [Epub ahead of print]

Cornier, M. A., & Eckel, R. H. (2015). Non-traditional dosing of statins in statin-intolerant patients-is it worth a try? *Current Atherosclerosis Reports, 17*(2), 475.

Davidson, M. H., Ballantyne, C. M., Jacobson, T. A., Bittner, V. A., Braun, L. T., Brown, A. S., . . . Dicklin, M. R. (2011). Clinical utility of inflammatory markers and advanced lipoprotein testing: Advice from an expert panel of lipid specialists. *Journal of Clinical Lipidology, 5*, 338–367.

Davidson, M. H. (2013). Emerging low-density lipoprotein therapies: Targeting PCSK9 for low-density lipoprotein reduction. *Journal of Clinical Lipidology, 7*(Suppl. 3), S11–S15.

Eckel, R. H., Jakicic, J. M., Ard, J. D., de Jesus, J. M., Houston Miller, N., Hubbard, V. S., . . . Tomaselli, G. F. (2014). 2013 AHA/ACC guideline on lifestyle management to reduce cardiovascular risk: a report of the American College of Cardiology/American Heart Association Task Force on Practice Guidelines. *Circulation, 129*(25 Suppl. 2), S76–S99.

Emerging Risk Factors Collaboration. (2012). Lipid-related markers and cardiovascular disease prediction. *JAMA, 307*, 2499–2506.

Frick, M. H., Elo, O., Haapa, K., Heinonen, O. P., Heinsalmi, P., Helo, P., . . . Manninen, V. (1987). Helsinki Heart Study: primary-prevention trial with gemfibrozil in middle-aged men with dyslipidemia. Safety of treatment, changes in risk factors, and incidence of coronary heart disease. *New England Journal of Medicine, 317*(20), 1237–1245.

Gupta, A., Thompson, D., Whitehouse, A., Collier, T., Dahlof, B., Poulter, N., . . . Sever, P. (2017). Adverse events associated with unblinded, but not with blinded, statin therapy in the Anglo-Scandinavian Cardiac Outcomes Trial-Lipid-Lowering Arm (ASCOT-LLA): a randomised double-blind placebo-controlled trial and its non-randomised non-blind extension phase. *Lancet, 389*(10088), 2473–2481.

Hou, R., & Goldberg, A. C. (2009). Lowering low-density lipoprotein cholesterol: statins, ezetimibe, bile acid sequestrants, and combinations: comparative efficacy and safety. *Endocrinology and Metabolism Clinics of North America, 38*, 79–97.

HPS2-THRIVE Collaborative Group, Landray, M. J., Haynes, R., Hopewell, J. C., Parish, S., Aung, T., . . . Armitage, J. (2014). Effects of extended-release niacin with laropiprant in high-risk patients. *New England Journal of Medicine, 371*(3), 203–212.

Jun, M., Foote, C., Lv, J., Neal, B., Patel, A., Nicholls, S. J., . . . Perkovic, V. (2010). Effects of fibrates on cardiovascular outcomes: a systematic review and meta-analysis. *Lancet, 375*, 1875–1884.

Keech, A., Simes, R. J., Barter, P., Best, J., Scott, R., Taskinen, M. R., . . . Laakso, M. (2005). Effects of long-term fenofibrate therapy on cardiovascular events in 9795 people with type 2 diabetes mellitus (the Field Study): randomised controlled trial. *Lancet, 366*, 1849–1861.

Larsen, M. L., Illingworth, D. R., & O'Malley, J. P. (1994). Comparative effects of gemfibrozil and clofibrate in type III hyperlipoproteinemia. *Atherosclerosis, 106*(2), 235–240.

Miller, M., Stone, N. J., Ballantyne, C., Bittner, V., Criqui, M. H., Ginsberg, H. N., . . . Pennathur, S. (2011). Triglycerides and cardiovascular disease: a scientific statement from the American Heart Association. *Circulation, 123*, 2292–2333.

Ridker, P. M., Pradhan, A., MacFadyen, J. G., Libby, P., & Glynn, R. J. (2012). Cardiovascular benefits and diabetes risks of statin therapy in primary prevention: an analysis from the JUPITER trial. *Lancet, 380*(9841), 565–571.

Sattar, N., Preiss, D., Murray, H. M., Welsh, P., Buckley, B. M., de Craen, A. J., . . . Ford, I. (2010). Statins and risk of incident diabetes: a collaborative meta-analysis of randomised statin trials. *Lancet, 375*(9716), 735–742.

Saxon, D. R., & Eckel, R. H. (2016). Statin intolerance: a literature review and management strategies. *Progress in Cardiovascular Diseases, 59*(2), 153–164.

Schandelmaier, S., Briel, M., Saccilotto, R., Olu, K. K., Arpagaus, A., Hemkens, L. G., & Nordmann, A. J. (2017). Niacin for primary and secondary prevention of cardiovascular events. *Cochrane Database of Systematic Reviews*, 6, CD009744.

Semenkovich, C. F., Goldberg, A. C., & Goldberg, I. J. (2011). Disorders of lipid metabolism. In S. Melmed, K. S. Polonsky, P. R. Larsen, & H. M. Kronenberg (Eds.), *Williams textbook of endocrinology* (12th ed.). Philadelphia, PA: Elsevier Saunders.

Silverman, M. G., Ference, B. A., Im, K., Wiviott, S. D., Giugliano, R. P., Grundy, S. M., . . . Sabatine, M. S. (2016). Association between lowering LDL-C and cardiovascular risk reduction among different therapeutic interventions: a systematic review and meta-analysis. *JAMA, 316*(12), 1289–1297.

Stone, N. J., Robinson, J. G., Lichtenstein, A. H., Bairey Merz, C. N., Blum, C. B., Eckel, R. H., . . . Tomaselli, G. F. (2014). 2013 ACC/AHA guideline on the treatment of blood cholesterol to reduce atherosclerotic cardiovascular risk in adults: a report of the American College of Cardiology/American Heart Association Task Force on Practice Guidelines. *Circulation, 129*(25 Suppl. 2), S1–S45.

Vale, N., Nordmann, A. J., Schwartz, G. G., de Lemos, J., Colivicchi, F., den Hartog, F., . . . Briel, M. (2014). Statins for acute coronary syndrome. *Cochrane Database of Systematic Reviews*, (9), CD006870.

第11章 肥胖

Elizabeth A. Thomas and David Saxon

摘要

　　超重和肥胖是指与发病率和死亡率增加有关的超重程度。肥胖与糖尿病、高血压、高脂血症、冠状动脉疾病、退行性关节炎、胆囊疾病和子宫内膜癌、乳腺癌、前列腺癌和结肠癌密切相关。超重或肥胖患者的治疗选择包括饮食、运动、药物治疗、手术以及这些方式的组合。大多数专家现在认为,持续 5%~10% 的体重减轻是一个现实的有显著健康获益的目标。目前的指南表明,对肥胖最有效的行为治疗是由训练有素的干预者在个人或小组会议上提供高强度、全面的减肥干预,主要包括适度减少热量摄入,增加体力活动,以及行为支持以促进依从性。减肥药物是减少热量摄入和增加体力活动的一种辅助手段,用于初始体重指数 $\geq 30\text{kg/m}^2$,或 $\geq 27\text{kg/m}^2$ 合并至少一种体重相关合并症的成人。目前被批准用于治疗肥胖的药物包括芬特明、奥利司他、洛卡西林、芬特明 / 托吡酯、纳曲酮 / 安非他酮和利拉鲁肽。

关键词

　　肥胖,减肥,饮食,运动,减肥药

1. 定义术语"超重"和"肥胖"。

　　超重和肥胖是指与发病率和死亡率增加有关的超重程度。1998 年,美国国立卫生研究院(National Institutes of Health,NIH)的国家心脏、肺和血液研究所发布了超重和肥胖的诊断和治疗指南。专家组主张使用特定的体重指数(body mass index,BMI)临界点来诊断这两种情况。体重指数是用一个人的体重(kg)除以他或她的身高(m)的平方来计算的。$\text{BMI}(\text{kg/m}^2) \leq 25$ 视为正常;25~29.9 为超重;30~34.9 为轻度肥胖;35~39.9 为中度肥胖;≥ 40 为严重或病态肥胖。

2. 脂肪分布是否影响超重或肥胖患者的风险评估?

　　对。与下半身肥胖(女性型)相比,过多脂肪组织积聚在中心或上半身(男性型)代谢健康不良后果的风险更大。腹型肥胖是糖尿病、高血压、血脂异常和冠心病风险的独立预测因子。腹部或内脏脂肪的绝对量与这些不良健康风险最密切相关。

3. 解释腰围在风险分层中的作用。

　　腰围是基于脂肪分布进行危险分层的首选测量方法。腰围 >102cm 的男性和

腰围 >88cm 的女性患病风险增加。腰围对于 BMI 在 25~30kg/m² 之间的人群的风险分层最有用。在这个中等风险人群中,腰围增加的人应该更加努力防止体重进一步增加,而腰围较小的人可以放心,他们的体重可能不会对健康构成重大危害。

4. 腰围是怎么测量的?

放松呼气结束时,用皮尺在髂嵴水平测量腰围,测量时皮尺与地板平行。

5. 肥胖会对健康造成哪些不良后果?

肥胖与糖尿病、高血压、高脂血症、冠状动脉疾病(CAD)、退行性关节炎、胆囊疾病以及子宫内膜癌、乳腺癌、前列腺癌和结肠癌明显相关。它也与尿失禁、胃食管反流、不孕症、睡眠呼吸暂停和充血性心力衰竭(congestive heart failure,CHF)有关。这些疾病的发生率随着体重的增加而稳步上升(图 11.1 和图 11.2)。即使是轻微的体重增加,风险也会增加。健康风险随着年龄的增长和肥胖相关疾病家族史而增加。

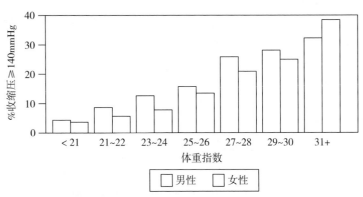

图 11.1 体重指数与高血压风险。来自 Health Canada.(1989).*Canadian Guidelines for Healthy Weights*(p69).Catalogue No.H39-134 1989e.

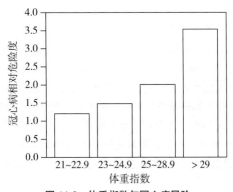

图 11.2 体重指数与冠心病风险

6. 总结肥胖的经济后果。

据估计,2016 年美国与肥胖相关的直接和间接医疗费用总额超过 2 750 亿美元。肥胖的直接成本很大程度上是由于治疗肥胖相关的合并症(如心血管疾病和 2 型糖尿病)的高昂费用。

7. 肥胖的心理并发症是什么?

与肥胖相关的情境抑郁和焦虑是常见的。肥胖患者可能遭受歧视,这会进一步导致自我形象差和社会隔离的问题。有些患者可能很难确定抑郁是加速体重增加还是体重增加加重了潜在的抑郁,但治疗这两种情况可以改善生活质量。Rudd 中心和其他组织的工作强调了肥胖患者所遭受的偏见,即使是在照顾他们的医生中也存在。对于治疗医生来说,重要的是至少要意识到有把肥胖患者的病情归咎于肥胖的倾向,并尽可能克服这种常见的偏见(如果存在的话)。

8. 肥胖有多普遍?

肥胖症在美国已达到流行病的程度。由联邦政府进行的国家健康和营养检查调查(National Health and Nutrition Examination Survey,NHANES)通过对具有代表性的美国人身高和体重的直接测量来估计肥胖的患病率。NHANES 的最新数据显示,2015—2016 年成年人肥胖率为 39.8%,年轻人为 18.5%。非西班牙裔黑人和西班牙裔成年人肥胖的总体肥胖率高于非西班牙裔白人和非西班牙裔亚裔成年人。同样的情况也出现在年轻人身上。

9. 是什么导致了 20 世纪 80 年代和 90 年代肥胖症流行率的急剧上升?

事实上,肥胖的患病率在这段短暂的时间里显著上升;似乎主要的罪魁祸首是环境的变化,使食物的摄入增加,体力活动的减少。然而,这种说法并不意味着体重不受生理调节。体重的控制是复杂的,有多个相互关联的系统控制热量摄入、饮食中的大量营养素含量、能量消耗和能量代谢。

10. 将目前的肥胖模型描述为一种慢性疾病。

肥胖现在被认为是一种慢性的,通常为进展性的代谢性疾病,很像糖尿病或高血压。这一观点要求从观念上改变以前人们所普遍认为的肥胖只是一个外表或行为问题。肥胖的发展需要一段能量正平衡期,在此期间能量摄入超过能量消耗。维持能量平衡是任何生物最重要的生存机制之一。能量摄入和消耗之间持续的负平衡可能在较短的时间内对生命构成潜在威胁。为了维持能量平衡,组织必须评估体内的能量储存;评估饮食中的营养成分;确定身体是否处于负能量或营养平衡状态;并根据这些评估调整激素水平、能量消耗、营养运动和饮食行为。

11. 基因异常会导致肥胖吗?

肥胖显然在有肥胖家庭成员的人群中更为常见。在大多数人群中,30%~60% 的体重差异是由遗传造成的。然而,人类肥胖的问题涉及遗传易感性和环境诱因 之间的相互作用。我们所拥有的调节体重的基因是在 20 万 ~100 万年前进化而 来的,当时控制营养素获取和习惯性体力活动的环境因素有着天壤之别。一些单 基因缺陷已被确认是导致儿童严重肥胖的原因。这些突变包括瘦素基因、瘦素 受体、促黑素 4 受体(melanocortin 4 receptor,MC4-R)基因、脑源性神经营养因子 (brain-derived neurotrophic factor,BDNF)、单一同源物 1(single-minded homologue 1, SIM-1)等。然而,这些突变是相当罕见的,可以解释 <8% 的严重早发性肥胖。全 基因组关联研究(genome-wide association studies,GWAS)已经确定了 20 多个与常 见的人类肥胖相关的基因。其中最常见的是 *FTO* 基因。与体重增加相关的这种 基因的等位基因在 15% 的人类中存在。然而,与这种高风险等位基因相关的体重 增加只有 3 公斤。因此,普通的人类肥胖似乎是大量基因改变的结果,每个基因的 影响相对较小(多基因)。

12. 瘦素是什么?

瘦素是一种仅由脂肪组织分泌的激素,与脂肪量成正比。它于 1994 年被发 现。瘦素通过位于下丘脑弓状核和其他脑区神经元上的受体来调节食物摄入和 能量消耗。下丘脑瘦素水平的变化改变了许多神经肽的产生,包括阿黑皮素原 (proopiomelanocortin,POMC)和豚鼠相关蛋白(agouti-related peptide,AGRP)。

13. 瘦素缺乏会导致肥胖吗?

在少数情况下,瘦素或其受体的基因缺陷会导致严重的早发性肥胖。用瘦素 治疗瘦素缺乏症的患者可显著减轻体重。然而,与瘦人相比,肥胖者的瘦素水平通 常会增加,与他们增加的脂肪量成比例。在研究中,将重组人瘦素应用于那些典型 的肥胖者,其体重减轻幅度最小。这些发现表明,人类肥胖的常见形式与瘦素抵抗 有关,而不是瘦素缺乏。

14. 解释促黑素系统如何参与体重调节。

α- 促黑素(alpha-melanocortin,alpha-MSH)是 *POMC* 基因的一种激素产物。这 种神经肽作用于下丘脑促黑素受体,尤其是 MC4-R 亚型,以调节体重。通过刺激 MC4-R,α-MSH 抑制食物摄入,而同样在下丘脑中产生的天然拮抗剂 AGRP 刺激食 物摄入。MC4-R 激动剂已经开发出来。虽然这些药物可以减少肥胖啮齿动物的食 物摄取量和体重,但还没有发现它们作为单一药物对肥胖患者有用。这些通过下 丘脑调节途径发挥作用的药物在肥胖患者中未达到预期显著减肥的效果,这引起 了人们对此系统在人类肥胖常见形式中的作用的质疑。

15. 什么是饥饿素（ghrelin）？

饥饿素是一种最初被认为是生长激素释放激素（growth hormone-releasing hormone, GHRH）的激素，由胃和近端小肠产生，似乎可以调节食欲。饥饿素水平在餐前升高，在进食后迅速下降。自我报告的饥饿感反映了血清饥饿素的水平。节食24小时饥饿素水平升高，胃旁路术后则显著降低。饥饿素被描述为一种"饥饿激素"，是减肥药的另一个可能的靶点。这种激素的生物活性形式，酰化饥饿素是一种脂肪酸附着在母体激素上。改变酰化饥饿素生成的药物也在研究中。

16. 能量消耗减少在肥胖的发展中起作用吗？

肥胖的发展基于热量摄入和热量消耗之间的不平衡。为了使脂肪增加，脂肪沉积量与氧化脂肪量之间必须存在不平衡。一种可能是一些人因为能量消耗的减少而变肥胖。尽管人们普遍认为"低代谢率"会导致肥胖症，但几乎没有证据表明这是正确的。

17. 能源消耗包括什么？

（1）基础代谢率（basal metabolic rate, BMR）：通过维持体温、维持心肺完整性和维持电解质稳定性来维持体内平衡所需的能量。

（2）食物的热效应：一种相对较小的成分（5%~10%），代表一顿饭消化吸收所需的能量消耗。

（3）体力活动能量消耗（physical activity energy expenditure, PAEE）：这是变化最大的组成部分。对于久坐不动的人来说，它只占总能量消耗的10%~20%，对于训练运动员，它占总能量消耗的60%~80%。PAEE随有计划的体育活动或日常生活活动（activities of daily living, ADL）增加，如爬楼梯甚至坐立不安。身体活动的无意识成分被称为非运动性产热（nonexercise activity thermogenesis, NEAT），可能是一个调节参数。

18. 解释能量平衡的概念。

当一个人体重稳定时，每日总能量消耗等于每日总能量摄入。总能量消耗与瘦体重呈线性关系。用复杂的方法测量能量消耗的研究清楚地表明，肥胖的人比瘦的人消耗更多的热量。肥胖的人说他或她只吃了少量的食物，但体重在增加，这可能在短期内说的是实话，但在较长的时间内，需要摄入高热量来维持肥胖状态。尽管PAEE水平的降低可能会导致肥胖，但肥胖个体的BMR并没有降低。肥胖的主要原因是能量摄入和能量消耗不能随着时间的推移精确地结合起来。

19. 肥胖症患病率的增加还有其他因素吗？

研究人员发现了一系列新的环境因素，这些因素可能与过去40年中肥胖的增加有关。一个受到广泛关注的领域是睡眠时间的减少。很明显，美国人的平均睡眠时间比 50 年前少。流行病学研究表明,睡眠时间缩短与肥胖有关,实验研究表明,睡眠限制与胰岛素抵抗、食欲增加和脂肪氧化改变有关。药物使用是另一个可能导致肥胖的因素。广泛使用的促进体重增加的药物包括抗精神病药物、磺酰脲类药物、胰岛素、噻唑烷二酮类和含孕酮的避孕药物。其他可能涉及的新因素包括人口老龄化、美国少数民族人数的增加、在房屋和公共建筑中使用气候控制系统的增加(居住在热平衡环境中的老鼠比居住在较低温度下的老鼠体重更重)以及环境毒素的增加(一些研究表明脂肪组织对环境毒素的反应会增加,以努力隔离它们)。

20. 治疗肥胖患者有哪些选择?

超重或肥胖的个体的治疗选择包括饮食、锻炼、药物疗法、手术以及上述联合治疗方案。具体的方案应该基于个人的 BMI 和相关的健康问题。对于那些 BMI 较高和有体重相关健康问题的人,应该采取更积极的治疗方法。所有超重或肥胖的人都提倡行为干预。对于 BMI>27kg/m² 伴并发症或 >30kg/m²(无并发症)的患者,应考虑药物治疗。目前,对于 BMI>40kg/m² 或 BMI>35kg/m² 伴合并症的患者,可以考虑手术治疗。最近的证据表明,减肥手术对 BMI<35kg/m² 的糖尿病患者也有帮助。

21. 减肥计划的目标是什么?

在与患者讨论治疗方案之前,确定治疗方案的目标很重要。许多肥胖患者对通过减肥计划可以减掉的体重有着不切实际的期望。大多数人都希望达到理想体重,如果他们只减了最初体重的 5%~10%,他们会感到失望。这些愿望与减肥手术以外的所有治疗方法所能达到的减肥幅度形成鲜明对比。最有效的饮食、锻炼或药物治疗方案可以使大多数人的体重减轻 5%~10%。

22. 体重减少 5%~10% 对改善健康有帮助吗?

这种程度的体重减轻与健康相关措施的改善有关,如降低血压、降低低密度脂蛋白胆固醇(LDL-C)水平、改善功能能力和显著降低罹患糖尿病的风险。大多数专家现在认为,持续的 5%~10% 的体重减轻(例如,最初体重 100kg 的人体重减轻 5~6kg)是一个切实可行的目标,对健康有益。或者,预防体重进一步增加可能是一个合理和可实现的目标,或者卫生保健提供者可能只是鼓励患者关注饮食和活动习惯,而不是体重目标。

23. 如何评估患者改变饮食或体力活动的意愿?

阶段变化理论可以帮助临床医生在一次短暂的办公室访问中集中心理咨询活动。Prochazka 推测一个人在能够改变长期的行为,如不健康的饮食、不良的身体活动模式或吸烟之前,要经历 6 个可预测的阶段:①先入为主;②沉思;③计划;④行动;⑤维持;⑥复发。确定患者所处的阶段并将咨询工作目标定位到该阶段可以提高咨询活动的有效性。

24. 什么是"动机式访谈",它是如何用于对肥胖患者进行咨询的?

动机式访谈是一种咨询方式,是为那些患有酒精依赖症的人而开发的。当与那些对改变饮食或体育活动行为持矛盾态度的患者交流时,这种方法很有用。所采用的策略侧重于解决这种矛盾心理,让患者探索他们希望改变的原因,以及找到他们目前行为更舒适的原因。这种方法源于这样一个观点:动机是不能被创造出来的,但是对于许多患者来说,动机已经存在;它只需要被识别和重新定向。

25. 讨论饮食在肥胖患者治疗中的作用。

减肥疗法中饮食调整的主要方法是低脂肪和低热量的饮食;然而,研究表明,没有一种特定的饮食优于所有其他饮食。支持这种方法的有力证据来自糖尿病预防项目(Diabetes Prevention Project, DPP)和其他糖尿病高危人群的相关试验。所做的任何改变都必须是有益的。临床医生应该通过全面的营养史来评估目前的饮食,这可能涉及 24 小时或 72 小时的口头饮食回忆。或者,患者可以写 3~7 天的饮食日记。由于许多人不吃早餐,午餐吃得不规律,所以评估饮食模式很重要。要注意患者外出就餐,尤其是快餐的频率。许多患者能够识别出他们减肥问题中的关键食物。小的、渐进的改变可能比剧烈的改变更成功。

26. 是否应该鼓励患者参加商业减肥计划?

应该。现行指南表明,对肥胖最有效的行为治疗是由训练有素的干预者针对个人或群体进行高强度、综合性的减肥干预,以及该计划的主要组成部分——适度降低热量的饮食、增加体力活动,以及行为支持以促进依从性。大多数人都知道他们应该吃什么。问题是,他们要么不注意吃什么,要么觉得"健康饮食"不好吃。使用商业项目,如体重观察者或 TOPS(Taking Off Pounds Sensibly,明智地减肥),可以提供合理的营养咨询,以及社会支持,而这在繁忙的诊室实践中往往无法提供。许多患者对这些项目的成本感到惊讶,这可能会阻碍其继续使用。然而,这种方案没有风险,从长远来看可能比药物治疗便宜。科学文献支持这样的观点:对许多人来说,商业减肥计划是一个合理的选择。

27. 膳食替代品在减肥计划中有用吗?

对一些人来说,通过自选餐很难控制热量。可能没有时间准备食物,方便可能会使健康问题被忽略。对于这些人来说,低热量、营养全面的膳食替代品经科学证明有效,是可长期食用的一种合理的选择。实际上,这一方法已用于美国国立卫生研究院资助的前瞻性试验,膳食替代品使用量最高的四分之一的受试者达到减肥目标的可能性要高出四倍。

28. 什么是低热量饮食（low-calorie diet, LCD）和极低热量饮食（very-low-calorie diet, VLCD）？何时应考虑使用它们？

VLCD 是一种营养全面的饮食，每天 800 千卡，可快速减肥。LCD 每天含有 800~1 000 千卡。市面上可买到的产品通常是由补充了必需氨基酸、必需脂肪酸、维生素和微量营养素的液体膳食组成，每天服用 4~5 次。在商业产品中添加水果和蔬菜可以将 VLCD 转换为 LCD，可使患者更容易接受这种饮食。最近的数据表明，VLCD 和 LCD 可以产生比传统饮食方法更好的减肥效果，更接近减肥手术的效果。这些饮食对需要短期减肥以进行诊断或外科手术的患者也很有用。胆结石形成是这种饮食的一个公认的并发症。

29. 什么是隔日禁食？什么是限时进食？

有许多饮食策略使一些个体减肥成功。最近越来越流行的两种策略也开始有了更有力的证据基础：隔日禁食和限时进食。有几种形式的隔日禁食，但可能最常用的形式是"改良"禁食，即禁食日允许摄入 500cal 热量。限时进食是一种断断续续的禁食，只在一天中的某一段时间内进食，例如从早上 8 点到下午 4 点。这一天剩下的时间是禁食期，每天重复这个时间表。

30. 有什么药物可以治疗肥胖症？

- 芬特明（Adipex-P、Fastin、Ionamin、Lomaira）
- 奥利司他（Xenical、Alli）
- 洛卡西林（Belviq）
- 芬特明/托吡酯缓释片（ER）（Qsymia）
- 纳曲酮/安非他酮缓释剂（SR）（Contrave）
- 利拉鲁肽（Saxenda）

（见表 11.1）

31. 讨论运动在减肥计划中的作用。

增加体力活动似乎是成功减肥的一个重要部分。虽然运动在短期内不会比单纯的节食产生更多的减肥效果，但它似乎对维持减重状态极为重要。美国国家体重控制登记研究由 3 000 人组成，他们成功地减掉了 13.6kg，并保持了至少 1 年的体重。他们自己报告了每周 2 000kcal 的计划体力活动（一周中大多数日子每天 60~80 分钟）。关于体育活动的讨论应该从体育活动史开始。询问参加有计划的体育活动的频率以及任何使锻炼困难的身体限制。然后，询问每天的久坐时间，包括看电视和电脑时间。最后，讨论 ADL，包括与工作相关的活动。评估个人改变自己的体力活动的意愿。

表 11.1　FDA 批准的减肥药物 [a]

	芬特明	奥利司他 (XENICAL, ALLI)	芬特明/托吡酯 (QSYMIA)	洛卡西林 (BELVIQ)	纳曲酮/安非他酮 (CONTRAVE)	利拉鲁肽 3.0 MG (SAXENDA)
作用机制	食欲抑制剂/拟交感神经	胃肠道脂肪酶抑制剂	芬特明:拟交感神经 托吡酯:机制未知	食欲抑制剂:选择性 5-羟色胺激动剂 2C 受体激动剂	纳曲酮:阿片拮抗剂 安非他酮:多巴胺和去甲肾上腺素再摄取抑制剂 抑制食欲和奖励	GLP-1 激动剂 增强饱腹感,减缓胃排空
剂量	15~37.5 mg/d (早晨服药)	60~120mg 餐前	3.75/23mg, 7.5/46mg, 11.25/69mg, 15/92mg	10mg 2/d 或 20mg 缓释制剂 (ER)	8/90mg (滴定至 32/360mg/d)	3.0mg/d (按 0.6mg 每周滴定上调)
不良反应	心率和血压升高,失眠,口干,头痛,颤抖	腹泻,油性大便,脂溶性维生素吸收障碍,可能的肝毒性	心率和血压升高,失眠,烦躁,口干,头痛,震颤,自杀念头,急性近视眼,情绪/睡眠障碍,认知障碍,代谢性酸中毒,肌酐升高	轻微,头痛,头晕和恶心(罕见的勃起,抑郁症)	心率和血压升高,恶心,便秘,头痛 预防措施:自杀想法/行为,鸦片制剂	恶心,呕吐,腹泻,便秘,消化不良,腹胀/胀气
疗效 (与安慰剂比较减重效果) [b]	≈5%	≈4%~5%	7.5/46: 8% 15/92:10%	≈4%~5%	≈5%	≈5%~7%
禁忌证 [b]	不受控制的高血压,冠心病,充血性心力衰竭	吸收不良,慢性腹泻,胆汁淤积,高草酸尿或草酸钙肾结石病史	近期心血管事件,ESRD,肝损害,胆石症,肾结石,不受控制的抑郁,MAOI 或碳酸酐酶抑制剂	SSRI, SNRI, TCA, 安非他酮,曲坦类, MAOI,锂剂,曲马多,抗精神病药,瓣膜性心脏病	不受控制的高血压,癫痫病,饮食失调,阿片类药物使用,MAOI,酒精使用	甲状腺髓样癌,严重胃肠道疾病,胃轻瘫,胰腺炎病史,自杀未遂史的个人或家族史

[a] 所有列出的药物都是 FDA 批准长期使用的,但芬特明除外。它被批准使用 3 个月。

[b] 妊娠期间禁止服用减肥药。

ESRD,终末期肾病;FDA,美国食品药品管理局;GLP-1,胰高血糖素样肽 1;MAOI,单胺氧化酶抑制剂;SNRI,5-羟色胺和去甲肾上腺素再摄取抑制剂;SSRI,选择性 5-羟色胺再摄取抑制剂;TCA,三环抗抑郁药。

32. 与保持体重减轻相比,需要多少体力活动来防止体重增加?

2008 年,联邦政府公布了美国人的体育活动指南。这些指南建议所有成年人每周进行 150 分钟中等强度的有氧体育活动或每周进行 75 分钟高强度有氧体育活动。此外,指南建议,涉及所有主要肌肉群的肌肉强化活动应每周不少于 2 天。这种程度的活动旨在防止体重增加。据推测,维持减肥需要每天 60~90 分钟的适度体力活动。纳入国家体重控制登记研究的个体平均每天进行 12 000 步的体力活动,以保持减重状态。

33. 哪些主要的医疗组织和社会团体支持抗肥胖药物联合疗法治疗肥胖?

近年来,许多医疗组织和社会团体已经发布了一些指南,支持在特定个体中使用减肥药物。一些组织包括内分泌学会、美国临床内分泌学会、美国心脏协会、美国心脏病学会、肥胖协会和退伍军人健康管理局。

34. 什么时候可以使用减肥药?

对于初始 BMI≥30kg/m² 或≥27kg/m²(至少存在一种与体重相关的合并症)的成年人而言,减肥药物(见表 11.1)被认为是减少热量饮食和增加体力活动的辅助措施,被用于进行慢性体重管理。

35. 在更广泛地使用减肥药物方面存在哪些障碍?

减肥药物的历史由来已久,对药物安全性的担忧使许多提供者不敢开任何减肥药。芬氟拉明和西布曲明分别因其与心脏瓣膜病和心血管事件发生率增加有关而在多个国家撤市。利莫那班是一种很有前途的大麻素受体 -1 阻滞剂,曾在欧洲短暂获得批准,但由于严重的精神病副作用,从未在美国上市。其他公认的使用减肥药物的障碍包括一些人认为肥胖不是一种需要药物治疗的疾病,缺乏关于正确使用药物的培训,以及普遍缺乏减肥药物的保险。

36. 芬特明和安非他明有关吗?

是的,芬特明与安非他明有化学关系,主要作用于神经递质去甲肾上腺素以降低食欲。安非他明的成瘾作用被认为是由于它对神经递质多巴胺的作用。与安非他明相比,芬特明的多巴胺能作用要小得多,因此成瘾的可能性很小。

37. 芬特明有效吗? 常用剂量是多少?

芬特明是美国最常用的减肥药。与安慰剂相比,芬特明在 50%~60% 的受试者中减重约 5%。使用的剂量范围为 15~37.5mg/d。最近有一种新的 8mg 的配方,每天饭前服用 3 次。

38. 讨论芬特明的副作用。

芬特明是一种中枢兴奋剂,在一些个体中可引起高血压、心动过速、紧张、头痛、睡眠困难和震颤。它不应该用于那些没有控制的高血压患者。开始服用该药后,应密切监测血压。没有证据表明单独使用时(与芬氟拉明和芬特明联合用药相比),它与心脏瓣膜或肺血管毒性有关。芬特明只被 FDA 批准使用 3 个月。然而,它被广泛使用的时间比任何其他减肥药都要长,而且还没有证据表明它有严重的长期副作用。

39. 奥利司他是怎么发挥作用的? 常用剂量是多少?

奥利司他是一种胰脂肪酶抑制剂。它的处方剂量为 120mg,每天 3 次,随餐服用,通过抑制负责脂肪消化的酶,可减少大约 30% 的膳食脂肪吸收。平均减重约 5%。这种药物可能更适合那些有情绪障碍、心脏病或高血压控制不佳的患者。一种 60mg 的剂型已经被 FDA 批准。这种强度不如处方强度有效,可以减轻 2%~4% 的体重。

40. 奥利司他有什么副作用?

主要的副作用是脂肪吸收不良。吃高脂肪食物的患者大便油腻,甚至可能出现大便失禁的问题。如果患者选择不吃药,他或她可以吃一顿没有副作用的高脂肪餐,也没有药物可能提供的益处。FDA 已经批准奥利司他长期使用,并且在说明书中没有具体提到什么时候应该停止使用。由于有可能导致脂溶性维生素缺乏,应指导患者每天服用多种维生素。服用华法林(香豆素)的患者应谨慎使用奥利司他,而使用环孢霉素的患者禁用奥利司他。

41. 讨论洛卡西林的使用。

洛卡西林是一种选择性的 5- 羟色胺(hydroxytryptamine,HT)2C(5-HT2C)受体激动剂,它修饰血清素信号以减少食物摄入。具体地说,5-HT2C 受体的激活导致 POMC 生成的激活,从而导致饱腹感。5-HT2C 受体几乎完全位于大脑中。在临床试验中,洛卡西林的平均体重减轻为 4%~5%。这种药物每天 2 次给药,也有每日 1 次的缓释形式。

42. 探讨芬特明联合托吡酯 ER 在肥胖治疗中的应用。

托吡酯用于治疗癫痫和偏头痛。在临床试验中,服用芬特明和托吡酯的个体平均体重减轻了 8%~10%。推荐剂量为芬特明 7.5mg 联合托吡酯 ER 46mg。也可使用处方较高剂量的芬特明 15mg 联合托吡酯 92mg。妊娠期间不能使用这种联合用药,因为有数据表明,在妊娠早期接触托吡酯的胎儿患唇腭裂(唇裂伴或不伴腭裂)的风险会增加。育龄女性在开始用药前应进行妊娠试验阴性,应采取有效的避孕措施,服药期间应每月进行妊娠试验。此外,这种药物不能用于青光眼或甲亢患者。

43. 探讨纳曲酮联合安非他酮 SR 在肥胖治疗中的应用。

安非他酮是一种多巴胺和去甲肾上腺素再摄取抑制剂,可刺激 POMC 神经元。当安非他酮与纳曲酮(阿片类拮抗剂)联合使用时,安非他酮通过释放纳曲酮增强的 POMC 神经元的反馈抑制来提高疗效。这两种药物的联合用药于 2014 年被 FDA 批准用于慢性体重管理。在临床试验中,联合用药的平均减肥率大约为 5%。常见的副作用包括恶心、便秘、头痛和头晕。该药物不应用于未控制的高血压、癫痫、厌食或暴食的患者,药物或酒精戒断的患者,以及同时服用单胺氧化酶抑制剂的患者。

44. 探讨利拉鲁肽在肥胖治疗中的应用。

利拉鲁肽是一种胰高血糖素样肽 -1(GLP-1)抑制剂,最初批准低剂量治疗糖尿病。研究表明,服用高剂量的该药物可以使体重减轻更多。2014 年,FDA 批准了利拉鲁肽 3mg,专门用于慢性肥胖症的治疗。该药物主要临床试验的平均体重减轻 7.2kg。常见的副作用是恶心和呕吐,人们担心药物治疗会增加胰腺炎的风险。有甲状腺髓样癌和 / 或多发性内分泌肿瘤 2 型(multiple endocrine neoplasia type 2, MEN-2)病史的患者应避免用药。有一些临床试验证据表明利拉鲁肽能延缓糖尿病前期进展至糖尿病。

45. 减肥药需要服用多久?

用于促进减肥的药物只有在服用后才会起作用,而且大多数减肥是在治疗的前 3~6 个月内实现的。如果患者在服用药物时体重减轻,然后停止使用,他或她很可能会恢复已经减轻的体重。如果一个医生和一个患者决定尝试一种减肥药物,应该至少服用 3 个月,以确定患者是否会体验到减肥益处。然后,考虑到药物的风险和潜在益处的现有信息,应该考虑某种形式的长期使用。也有数据支持减肥药物的间断使用。

关键点:肥胖

- 肥胖定义为体重指数(BMI)>30kg/m²。
- 减肥 5%~10% 是一个对健康有益的理想目标。
- 现行指南表明,对肥胖最有效的行为治疗是综合性的减肥干预,包括饮食、运动和行为改变支持 3 个部分。
- 美国食品药物管理局(FDA)批准的帮助超重和肥胖患者减肥的药物有芬特明、奥利司他、洛卡西林、芬特明 / 托吡酯 ER、纳曲酮 / 安非他酮 SR 和 3mg 利拉鲁肽。

(杜昕　译　张妲　校)

参考文献

Apovian, C. M., Aronne, L. J., Bessesen, D. H., McDonnell, M. E., Murad, M. H., Pagotto, U., ... Still, C. D. (2015). Pharmacological management of obesity: an Endocrine Society clinical practice guideline. *Journal of Clinical Endocrinology and Metabolism, 2*, 342–362.

Bessesen, D. H., & Van Gaal, L. F. (2018). Progress and challenges in anti-obesity pharmacotherapy. *Lancet Diabetes & Endocrinology, 3*, 237–248.

Dansinger, M. L., Gleason, J. A., Griffith, J. L., Selker, H. P., & Schaefer, E. J. (2005). Comparison of the Atkins, Ornish, Weight Watchers, and Zone diets for weight loss and heart disease risk reduction: a randomized trial. *JAMA, 293*, 43–53.

Fidler, M. C., Sanchez, M., Raether, B., Weissman, N. J., Smith, S. R., Shanahan, W. R., ... & BLOSSOM Clinical Trial Group. (2011). A one-year randomized trial of lorcaserin for weight loss in obese and overweight adults: the BLOSSOM trial. *Journal of Clinical Endocrinology and Metabolism, 96*, 3067–3077.

Finkelstein, E. A., Trogdon, J. G., Cohen, J. W., & Dietz, W. (2009). Annual medical spending attributable to obesity: payer-and service-specific estimates. *Health Affairs, 28*, w822–w831.

Flegal, K. M., Kruszon-Moran, D., Carroll, M. D., Fryar, C. D., & Ogden, C. L. (2016). Trends in obesity among adults in the United States, 2005 to 2014. *JAMA, 21*, 2284–2291.

Foster, G. D., Wyatt, H. R., Hill, J. O., McGuckin, B. G., Brill, C., Mohammed, B. S., ... Klein, S. (2003). A randomized trial of a low-carbohydrate diet for obesity. *New England Journal of Medicine, 348*, 2082–2090.

Gadde, K. M., Allison, D. B., Ryan, D. H., Peterson, C. A., Troupin, B., Schwiers, M. L., & Day, W. W. (2011). Effects of low-dose, controlled-release, phentermine plus topiramate combination on weight and associated comorbidities in overweight and obese adults (CONQUER): a randomised, placebo-controlled, phase 3 trial. *Lancet, 377*(9774), 1341–1352.

Hales, C. M., Carroll, M. D., Fryar, C. D., & Ogden, C. L. (2017). Prevalence of obesity among adults and youth: United States, 2015–2016. *NCHS Data Brief,* (288), 1–8.

Hession, M., Rolland, C., Kulkarni, U., Wise, A., & Broom, J. (2009). Systematic review of randomized controlled trials of low-carbohydrate vs. low-fat/low-calorie diets in the management of obesity and its comorbidities. *Obesity Reviews, 10*(1), 36–50.

Heymsfield, S. B., van Mierlo, C. A., van der Knaap, H. C., Heo, M., & Frier, H. I. (2003). Weight management using a meal replacement strategy: meta and pooling analysis. *International Journal of Obesity and Related Metabolic Disorders, 27*, 537–549.

Heymsfield, S. B., & Wadden, T. A. (2017). Mechanisms, pathophysiology, and management of obesity. *New England Journal of Medicine, 376*(3), 254–266.

Jensen, M. D., Ryan, D. H., Apovian, C. M., Ard, J. D., Comuzzie, A. G., Donato, K. A., ... Tomaselli, G. F. (2014). 2013 AHA/ACC/TOS guideline for the management of overweight and obesity in adults: a report of the American College of Cardiology/American Heart Association Task Force on Practice Guidelines and The Obesity Society. *Circulation, 129*, S102-S138.

Knowler, W. C., Barrett-Connor, E., Fowler, S. E., Hamman, R. F., Lachin, J. M., Walker, E. A., & Nathan, D. M. (2002). Reduction in the incidence of type 2 diabetes with lifestyle intervention or metformin. *New England Journal of Medicine, 346*, 393–403.

Lauderdale, D. S., Knutson, K. L., Rathouz, P. J., Yan, L. L., Hulley, S. B., & Liu, K. (2009). Cross-sectional and longitudinal associations between objectively measured sleep duration and body mass index: the CARDIA Sleep Study. *American Journal of Epidemiology, 170*, 805–813.

Moyer, V. A., & U.S. Preventive Services Task Force. (2012). Screening for and management of obesity in adults: U.S. Preventive Services Task Force recommendation statement. *Annals of Internal Medicine, 157*(5), 373–378.

Nissen, S. E., Wolski, K. E., Prcela, L., Wadden, T., Buse, J. B., Bakris, G., ... Smith, S. R. (2016). Effect of naltrexone-bupropion on major adverse cardiovascular events in overweight and obese patients with cardiovascular risk factors: a randomized clinical trial. *JAMA, 315*(10), 990–1004.

Pi-Sunyer, X., Astrup, A., Fujioka, K., Greenway, F., Halpern, A., Krempf, M., ... Wilding, J. P. (2015). A randomized, controlled trial of 3.0 mg of liraglutide in weight management. *New England Journal of Medicine, 373*(1), 11–22.

Ramachandrappa, S., & Farooqi, I. S. (2011). Genetic approaches to understanding human obesity. *Journal of Clinical Investigation, 121*(6), 2080–2086.

Samaha, F. F., Iqbal, N., Seshadri, P., Chicano, K. L., Daily, D. A., McGrory, J., ... Stern, L. (2003). A low-carbohydrate as compared with a low-fat diet in severe obesity. *New England Journal of Medicine, 348*, 2074–2081.

Tuomilehto, J., Lindström, J., Eriksson, J. G., Valle, T. T., Hämäläinen, H., Ilanne-Parikka, P., ... Uusitupa, M. (2001). Prevention of type 2 diabetes mellitus by changes in lifestyle among subjects with impaired glucose tolerance. *New England Journal of Medicine, 344*, 1343–1350.

Wadden, T. A., Neiberg, R. H., Wing, R. R., Clark, J. M., Delahanty, L. M., Hill, J. O., ... Vitolins, M. Z. (2008). One-year weight losses in the Look AHEAD study: factors associated with success. *Obesity (Silver Spring), 17*(4), 713–722.

Wadden, T. A., Butryn, M. L., Hong, P. S., & Tsai, A. G. (2014). Behavioral treatment of obesity in patients encountered in primary care settings: A systematic review. *JAMA, 312*(17), 1779-1791.

第二篇

骨矿盐代谢性疾病

| 第 12 章 | **骨质疏松症和其他代谢性骨病的评价**
Michael T.McDermott |

摘要

代谢性骨病是由骨重塑或矿化异常引起的,导致骨折和畸形倾向的疾病。其中最常见的是骨质疏松症,骨质疏松症可以通过以下 3 个标准中的任何一个来诊断:脆性(低创伤)骨折,骨密度测试 T 值小于 −2.5,或髋部骨折的 FRAX 风险分数(10 年)≥3%,或使用 FRAX 风险评估工具计算的主要骨质疏松骨折的 FRAX 风险分数≥20%。糖皮质激素治疗通过加速骨丢失和骨质量下降导致骨质疏松症,骨折发生率比单独通过骨密度测量预测得要高。第二常见的代谢性骨病是后天性或先天性骨软化症或佝偻病,由慢性维生素 D 或磷缺乏引起,可通过维生素 D 和 / 或磷替代疗法治疗。较不常见的骨疾病包括先天性疾病,如成骨不全、骨硬化症和低磷酸酯酶症,这些疾病可以通过基因检测进行诊断,治疗方法仍在开发中。

关键词

骨质疏松、骨量减少、骨密度测定、脆性骨折、FRAX 评分、小梁骨评分、骨软化、成骨不全、骨硬化症、低磷酸酯酶症

1. 什么是骨质疏松症?

骨质疏松症是一种以骨强度受损为特征的骨骼疾病,可导致脆性骨折的发生。骨强度由骨量和骨质量共同决定。出现脆性骨折即能确诊骨质疏松症,若患者从未发生过脆性骨折,可通过测量骨密度(bone mineral density,BMD)或使用骨折风险评估工具(Fracture Risk Assessment Tool,FRAX)来确定骨质疏松症的诊断。

2. 脆性骨折是什么意思?

脆性骨折是指自发的或在轻微创伤后发生的骨折,定义为从站立高度或更低的高度跌落所致骨折。椎骨、髋部和桡骨远端骨折(Colles 骨折)是最典型的脆性骨折,但骨质疏松患者容易发生各种类型的骨折。高达 40% 的女性和 13% 的男性在其一生中会出现一处或多处骨质疏松性骨折。美国每年发生约 150 万例骨质疏松骨折。

3. 描述骨质疏松性脆性骨折的并发症。

椎体骨折会导致身高下降、后凸畸形(Dowarder's hump)、肺功能降低[每椎体骨折一处用力肺活量(forced vital capacity,FVC)降低 9%]和死亡率增加。大约三

分之一的椎体骨折有疼痛,三分之二无症状。近 50% 的髋部骨折患者出现永久性残疾,与无骨折年龄匹配人群相比死亡率增加 20%。

4. 什么因素最容易导致骨质疏松性骨折?

- 低骨密度(BMD)[BMD 每降低一个标准差(T 值),风险增加 2 倍]
- 年龄(60 岁以上,年龄每增加 10 岁,风险增加 2 倍)
- 脆性骨折病史(有脆性骨折病史风险增加 5 倍)
- 经常跌倒
- 使用糖皮质激素

5. 骨质疏松症如何诊断?

骨质疏松症可以通过 3 个标准中的任何一个来诊断:脆性骨折、低骨密度、高FRAX 风险评分。

脆性骨折标准

- 无论 BMD T 值如何,脆性骨折的出现或病史可确定骨质疏松症的诊断。

骨密度测定标准

- 任何部位 BMD T 值低于 −2.5 提示年龄 >50 岁且无骨折的患者存在骨质疏松症;诊断 T 值范围如下:

T 值≥−1	正常
T 值 −1~−2.5	骨量减少
T 值≤−2.5	骨质疏松

- 对于绝经前女性或年龄 <50 岁的男性,可根据最低骨骼部位 BMD Z 值≤−2.0 进行诊断。

FRAX 风险评估标准

- 髋部骨折 FRAX 风险评分(10 年)≥3%,或主要骨质疏松性骨折 FRAX 风险评分≥20%,也可用于诊断骨质疏松症。

6. 如何确定患者以前是否有椎体骨折?

背痛或压痛是有用的线索,也可能没有背痛或压痛,因为三分之二的椎体骨折是无症状的。身高减少≥2 英寸或背部后凸是高度提示性的临床表现。脊柱侧位片或双能 X 线骨密度仪(dual energy x-ray absorptiometry,DXA)上椎体骨折评估(vertebral fracture assessment,VFA)是检测现有椎体骨折最准确的方法。

7. 目前如何测量骨密度？

DXA 是目前应用最广泛的方法。辐射暴露很小，只有 1~3μSv/ 部位，而一张胸片的辐射暴露量为 50~100μSv。骨密度也可以通过计算机断层扫描（computed tomography，CT）（50μSv）和超声（无辐射）来测量。中轴测量（脊柱和髋部）是预测骨折风险的最佳指标，对纵向监测具有最佳精度。外周测量（足跟、桡骨、手）广泛可用，价格较低，但精确度较低。骨密度测定在第 13 章有更详细的介绍。

8. 目前公认的骨密度测量指征是什么？

- 年龄≥65 岁（女性）；年龄≥70 岁（男性）
- 雌激素缺乏合并骨质疏松症的一个危险因素
- X 线检查发现椎体畸形、骨折或骨质减少
- 原发性甲状旁腺功能亢进
- 糖皮质激素治疗，泼尼松≥5mg/d，持续≥3 个月
- 监测对美国食品药品管理局（FDA）批准的骨质疏松症药物的反应

9. 如何阅读骨密度测定报告？

T 值：患者低于或高于年轻（20~30 岁）正常受试者峰值骨量平均值的标准差（standard deviation，SD）。T 值是骨折风险的最佳综合预测因子。

Z 值：患者低于或高于年龄匹配正常人的平均值的 SD。Z 值表示骨密度是否符合年龄。低 Z 值预示着除年龄或更年期以外的潜在次要原因。

绝对骨密度：以 g/cm² 表示的实际骨密度。这个值应该用来计算纵向随访期间骨密度的变化。

10. 用 DXA 测量患者的骨密度可以对骨丢失和骨折风险做出什么样的估计？

T 值	骨丢失	骨折风险增加
−1	12%	2 倍
−2	24%	4 倍
−3	36%	8 倍
−4	48%	16 倍

注：30% 的骨密度丢失一定是在常规的 X 线检测到骨量减少之前发生的；这种程度的丢失表明 T 值为 −2.5。

11. 如何使用 FRAX？

FRAX（www.shef.ac.uk/FRAX/）是一个由世界卫生组织（World Health Organization，WHO）开发的免费计算机程序。该工具使用临床风险因素，无论是否有股骨颈骨密度，为髋部或其他主要骨质疏松性骨折（手腕、肱骨近端等）的发生提供 10 年绝对风险评估。建议用于年龄大于 40 岁、骨密度检测为骨质疏松且无脆性骨折的尚未

药物治疗的患者,辅助其进行治疗决策。对于髋部骨折的 10 年风险≥3% 或主要骨质疏松性骨折的 10 年风险≥20% 的患者,建议进行治疗。

12. 什么是小梁骨评分,如何使用?

小梁骨评分(trabecular bone score,TBS)是一种新的骨质量评价方法。TBS 使用现有 DXA 腰椎图像的数据生成一个灰度纹理指数,该指数与绝经后妇女和年龄≥50 岁男性的骨折风险密切相关。它可以与 DXA 联合使用,帮助决定是否开始骨质疏松症治疗。TBS 也可以输入 FRAX。它不应单独使用,也不能作为监测治疗的工具。TBS 尤其适用于单用 DXA 明显低估骨折风险的疾病,如糖皮质激素引起的骨质疏松症和糖尿病。

13. 骨质疏松症的主要危险因素是什么?

不可改变的	可改变的
高龄	低钙摄入
种族(白种人,亚洲人)	维生素 D 摄入量低
女性	雌激素缺乏
早绝经	久坐的生活习惯
体形消瘦(<57.6kg)	吸烟
阳性家族史(髋部骨折)	酒精过量(>2 杯 /d)
	咖啡因过量(>2 份 /d)

注:精神障碍、抗精神病药物的使用和低钠血症是新发现的导致骨折风险增加的疾病。

14. 还有哪些情况是导致低骨密度的原因?

骨软化症 [a]	麸质过敏症
成骨不全	炎症性肠病
Ehlers-Danlos 综合征	胃切除术 / 肠旁路手术
甲状旁腺功能亢进	原发性胆汁性肝硬化
甲状腺功能亢进	多发性骨髓瘤
高泌乳素血症	类风湿关节炎 / 系统性红斑狼疮
酗酒	强直性脊柱炎
性腺功能减退	肾衰
库欣综合征	肾小管酸中毒
饮食 / 运动障碍	特发性高钙尿
高危药物 [b]	全身性肥大细胞增多症

[a] 骨软化症将在第 15 章详细介绍。

[b] 糖皮质激素,过量甲状腺激素,抗惊厥药,肝素,锂,选择性 5- 羟色胺再摄取抑制剂(selective serotonin reuptake inhibitors,SSRIs),芳香化酶抑制剂,绝经前使用三苯氧胺,亮丙瑞林,环孢霉素。可能:噻唑烷二酮类药物,质子泵抑制剂,过量维生素 A。

15. 概述一个成本效益评估方案,以排除其他原因的低骨量。

钙、白蛋白、磷、肌酐、二氧化碳分压

碱性磷酸酶

25- 羟维生素 D

睾酮(男性)

促甲状腺激素(thyroid-stimulating hormone,TSH)(如果临床怀疑甲状腺功能
亢进)

麸质过敏症检测(有症状或低 25- 羟维生素 D 的白种人)

尿(24 小时)钙、钠、肌酐

血清蛋白电泳(serum protein electrophoresis,SPEP)(如果年龄 >50 岁,且全血
细胞计数异常)

注:大约三分之一的女性和三分之二的男性会在评估中发现异常。因此,推荐
所有骨质疏松症患者进行这种成本效益评估。低 Z 值表明潜在的继发原因更可能
存在。

16. 频繁跌倒最重要的危险因素是什么?

脆弱

使用镇静剂

视力损害

认知障碍

下肢残疾

在家里活动的障碍物

注:最能预测未来跌倒的因素是过去 6 个月内的有过跌倒。几乎所有的髋部
骨折都是由跌倒引起的。跌倒已被证明可以独立于 FRAX 评分预测骨折。

17. 男性骨质疏松症有何不同?

在美国大约有 100 万 ~200 万男性患有骨质疏松症。男性和女性的诊断标准
相同(脆性骨折,T 值≤–2.5,FRAX 评分)。近三分之二的骨质疏松症男性有明显
的继发性原因导致骨质流失,最常见的是酗酒、使用糖皮质激素和性腺功能减退,
包括用于前列腺癌的促性腺激素释放激素(gonadotropin-releasing hormone,GnRH)
类似物。男性和女性的骨质疏松治疗方法相同。但男性性腺功能减退患者的睾酮
替代是一种有效的辅助策略。

18. 糖皮质激素如何引起骨质疏松?

糖皮质激素对骨重建的两个阶段都有不利影响,导致骨迅速丢失。它们通过
促进现有成骨细胞的凋亡和减少新成骨细胞的发育而损害骨形成。它们通过减少
性激素和骨保护素(一种内源性骨吸收抑制剂)的产生来增加骨吸收。骨细胞也会

受到影响并发生凋亡。

注：糖皮质激素骨折患者的骨密度值（T 值）高于或优于其他类型骨质疏松患者。

19. 应该如何监测服用糖皮质激素的患者？

开始糖皮质激素治疗（泼尼松剂量≥5mg/d 或等效剂量）且计划治疗时间≥3个月或现有治疗时间≥3 个月的患者，应在治疗开始时进行骨密度测试和计算 FRAX 评分，只要继续糖皮质激素治疗，最好每 12 个月进行一次检查和评估。

20. 探讨成骨不全的原因及治疗。

成骨不全（osteogenesis imperfecta，OI）是成骨细胞功能缺陷的结果，最常见的原因是编码 I 型胶原 α-1 和 α-2 链的基因突变（COL1A1 和 COL1A2）。常染色体隐性 OI 是由参与 I 型胶原翻译后修饰（FKBP10、CRTAP、LEPRE1 和 PPIB）的编码蛋白或其他骨形成和内稳态调节因子（SERPINH1、SERPINF1、SP7/OSX 和 IFITM5）基因突变引起的。OI 的临床和影像学特征及严重程度各不相同。

治疗目标是减少骨折和疼痛，防止骨畸形和功能损害。关于药物治疗的风险和益处的数据很少。双膦酸盐用于大多数形式的 OI，但不用于Ⅵ型，在Ⅵ型中骨矿化有缺陷，双膦酸盐可能造成伤害。合成代谢疗法也被用于其他患者，但其效果取决于潜在的突变。OI 患者最好在有治疗经验的中心进行治疗。

21. 什么是低磷酸酯酶症？

低磷酸酯酶症是由编码组织非特异性碱性磷酸酶同工酶（ALPL）基因的遗传失活突变引起的。酶缺陷的严重程度决定了临床特征，从胎儿死亡到儿童致残，再到以佝偻病或骨软化、牙齿畸形、多发性骨折或骨质疏松症为表现的较轻成人形式。低血清碱性磷酸酶，高维生素 B_6 或磷酸吡哆醛，高尿磷乙醇胺水平提示诊断，可通过基因检测证实。近年来，用 asfotase-alfa 替代酶已成为一种有效的治疗方法。

22. 定义骨硬化症。

骨硬化症（大理石骨症）是破骨细胞功能缺陷的结果。已在以下基因中发现突变：TCIRG1（质子泵）、CLCN7（氯通道）、CAII（碳酸酐酶Ⅱ）和 gl/gl（未知功能）。每一种基因异常都导致破骨细胞无法在其皱褶边缘下的再吸收坑内创造一个酸性环境，这是钙羟基磷灰石与骨基质分离所需的。受损的骨吸收产生致密、白垩质、脆弱的骨骼和骨髓替代物。骨骼影像显示全身性骨硬化。这种诊断是通过基因检测得出的。严重的病例可能需要骨髓移植来提供正常的破骨细胞，而大剂量骨化三醇能刺激破骨细胞，在较轻的病例中是有效的。

23. 家族性高磷性肿瘤钙质沉着症是什么？

家族性高磷性肿瘤钙质沉着症是由于编码成纤维细胞生长因子 23（fibroblast

growth factor 23,FGF 23)的基因失活突变所致。FGF 23 通常通过 FGF 23 受体和共同受体 Klotho 来调节(降低)血清磷,通过抑制肾脏 1α 羟化酶来增加肾脏磷的丢失和降低血清 1,25(OH)$_2$ 维生素 D 水平来减少肠道磷的吸收。患有这种疾病的患者没有足够的功能性 FGF 23,结果导致疼痛性异位钙化和血清磷水平升高。

关键点

- 脆性骨折的主要危险因素是低骨量、高龄、脆性骨折史、使用糖皮质激素和跌倒倾向。
- 约三分之一的女性和三分之二的男性骨质疏松症患者存在导致继发性骨丢失的疾病。
- 骨质疏松症患者应有完整的病史和体格检查,并应进行关键的、具有成本效益的实验室检查,以确定任何潜在的致病疾病。
- 高剂量和长期使用糖皮质激素会产生更大的风险,但所有剂量的口服糖皮质激素甚至吸入类固醇都会增加骨质疏松性骨折的风险。
- 糖皮质激素引起的骨质疏松症是由抑制骨形成和增强骨吸收共同作用的结果,是糖皮质激素治疗患者经常出现的快速骨丢失的原因。

核心秘密

无论患者的骨密度或 FRAX 评分如何,脆性骨折的存在有助于诊断骨质疏松症。

每一个椎体骨折可使肺 FVC 减少约 9%。FRAX 旨在评估骨密度测定为骨量减少、未经药物治疗的骨质疏松症患者的骨折风险并进行治疗决策。糖皮质激素会导致快速的骨丢失,因为它们会对骨重塑的两个主要方面产生不利影响,同时抑制骨形成和促进骨吸收。

（张妲　译　周亚茹　校）

参考文献

Black, D. M., & Rosen, C. J. (2016). Postmenopausal osteoporosis. *New England Journal of Medicine, 374,* 254–262.
Bolton, J. M., Morin, S. N., Majumdar, S. R., Sareen, J., Lix, L. M., Johansson, H., . . . Leslie, W. D. (2017). Association of mental disorders and related medication use with risk for major osteoporotic fractures. *JAMA Psychiatry, 74,* 641–648.
Buckley, L., Guyatt, G., Fink, H. A., Cannon, M., Grossman, J., Hansen, K. E., . . . McAlindon, T. (2017). 2017 American College of Rheumatology guideline for the prevention and treatment of glucocorticoid-induced osteoporosis. *Arthritis & Rheumatology, 69,* 1521–1537.
Camacho, P. M., Petak, S. M., Binkley, N., Clarke, B. L., Harris, S. T., Hurley, D. L., . . . Watts, N. B. (2016). American Association of Clinical Endocrinologists and American College of Endocrinology clinical practice guidelines for the diagnosis and treatment of postmeno-pausal osteoporosis – 2016. *Endocrine Practice, 22*(Suppl. 4), 1–42.
Carpenter, T. O. (2011). The expanding family of hypophosphatemic syndromes. *Journal of Bone and Mineral Research, 30,* 1–9.
Carpenter, T. O., Imel, E. A., Holm, I. A., Jan de Beur, S. M., & Insogna, K. L. (2011). A clinician's guide to X-linked hypophosphatemia. *Journal of Bone and Mineral Research, 26,* 1381–1388.
Damilakis, J., Adams, J. E., Guglielmi, G., & Link, T. M. (2010). Radiation exposure in x-ray-based imaging techniques used in osteopo-rosis. *European Radiology, 20,* 2707–2714.
Drake, M. T., Murad, M. H., Mauck, K. F., Lane, M. A., Undavalli, C., Elraiyah, T., . . . Montori, V. M. (2012). Clinical Review. Risk factors for low bone mass-related fractures in men: a systematic review and meta-analysis. *Journal of Clinical Endocrinology and Metabolism, 97,* 1861–1870.
Eastell, R., & Szulc, P. (2017). Use of bone turnover markers in postmenopausal osteoporosis. *Lancet Diabetes & Endocrinology, 5,* 908–923.

Gattineni, J. (2014). Inherited disorders of calcium and phosphate metabolism. *Current Opinion in Pediatrics, 26*, 215–222.

Harvey, N. C., Odén, A., Orwoll, E., Lapidus, J., Kwok, T., Karlsson, M. K., . . . Johansson, H. (2018). Falls predict fractures independently of FRAX probability: a meta-analysis of the osteoporotic fractures in men (MrOS) study. *Journal of Bone and Mineral Research, 33*, 510–516.

Imel, E. A., & Econs, M. J. (2012). Approach to the hypophosphatemic patient. *Journal of Clinical Endocrinology and Metabolism, 97*, 696–706.

Kinoshita, Y., & Fukumoto, S. (2018). X-linked hypophosphatemia and FGF23-related hypophosphatemic diseases: prospect for new treatment. *Endocrine Reviews, 39*, 274–291. doi:10.1210/er.2017-00220.

Licata, A. A., Binkley, N., Petak, S. M., & Camacho, P. M. (2018). Consensus statement by the American Association of Clinical Endocrinologists and American College of Endocrinology on the quality of DXA scans and reports. *Endocrine Practice*, 24, 220–229.

Lindsay, R., Silverman, S. L., Cooper, C., Hanley, D. A., Barton, I., Broy, S. B. . . . . Seeman, E. (2001). Risk of new vertebral fracture in the year following a fracture. *JAMA, 285*, 320–323.

Long, F. (2011). Building strong bones: molecular regulation of the osteoblast lineage. *Nature Reviews Molecular Cell Biology, 13*, 27–38.

Marie, P. J., & Cohen-Solal, M. (2018). The expanding life and functions of osteogenic cells: from simple bone-making cells to multifunctional cells and beyond. *Journal of Bone and Mineral Research, 33*, 199–210.

Martineau, P., & Leslie, W. D. (2017). Trabecular bone score (TBS): method and applications. *Bone, 104*, 66–72.

Mittan, D., Lee, S., Miller, E., Perez, R. C., Basler, J. W., & Bruder, J. M. (2002). Bone loss following hypogonadism in men with prostate cancer treated with GnRH analogs. *Journal of Clinical Endocrinology and Metabolism, 87*, 3656–3661.

Painter, S. E., Kleerekoper, M., & Camacho, P. M. (2006). Secondary osteoporosis: a review of the recent evidence. *Endocrine Practice, 12*, 436–445.

Palomo, T., Vila√ßa, T., & Lazaretti-Castro, M. (2017). Osteogenesis imperfecta: Diagnosis and treatment. *Current Opinion in Endocrinology Diabetes and Obesity, 24*, 381–388.

Rothman, M. S., Lewiecki, E. M., & Miller, P. D. (2017). Bone density testing is the best way to monitor osteoporosis treatment. *American Journal of Medicine, 130*, 1133–1134.

Ryan, C. S., Petkov, V. I., & Adler, R. A. (2011). Osteoporosis in men: the value of laboratory testing. *Osteoporosis International, 22*, 1845–1853.

Shapiro, J. R., & Lewiecki, E. M. (2017). Hypophosphatasia in adults: clinical assessment and treatment considerations. *Journal of Bone and Mineral Research, 32*, 1977–1980.

Silva, B. C., Broy, S. B., Boutroy, S., Schousboe, J. T., Shepherd, J. A., & Leslie, W. D. (2015). Fracture risk prediction by non-BMD DXA measures: the 2015 ISCD Official Positions Part 2: Trabecular Bone Score. *Journal of Clinical Densitometry, 18*, 309–330.

Silva, B. C., Leslie, W. D., Resch, H., Lamy, O., Lesnyak, O., Binkley, N. . . . Bilezikian, J. P. (2014). Trabecular bone score: a noninvasive analytical method based upon the DXA image. *Journal of Bone and Mineral Research, 29*, 518–530.

Targownik, L. E., Lix, L. M., Metge, C. J., Prior, H. J., Leung, S., & Leslie, W. D. (2008). Use of proton pump inhibitors and risk of osteoporosis-related fractures. *CMAJ, 179*, 319–326.

Tolar, J., Teitelbaum, S. L., & Orchard, P. J. (2004). Osteopetrosis. *New England Journal of Medicine, 351*, 2839–2849.

Usala, R. L., Fernandez, S. J., Mete, M., Cowen, L., Shara, N. M., Barsony, J., & Verbalis, J. G. (2015). Hyponatremia is associated with increased osteoporosis and bone fractures in a large US health system population. *Journal of Clinical Endocrinology and Metabolism, 100*, 3021–3031.

Whyte, M. P., Greenberg, C. R., Salman, N. J., Bober, M. B., McAlister, W. H., Wenkert, D., . . . Landy, H. (2012). Enzyme-replacement therapy in life-threatening hypophosphatasia. *New England Journal of Medicine, 366*, 904–913.

Whyte, M. P., Rockman-Greenberg, C., Ozono, K., Riese, R., Moseley, S., Melian, A., . . . Hofmann, C. (2016). Asfotase alfa treatment improves survival for perinatal and infantile hypophosphatasia. *Journal of Clinical Endocrinology and Metabolism, 101*, 334–342.

Wu, C. C., Econs, M. J., DiMeglio, L. A., Insogna, K. L., Levine, M. A., Orchard, P. J., . . . Polgreen, L. E. (2017). Diagnosis and management of osteopetrosis: consensus guidelines from the osteopetrosis working group. *Journal of Clinical Endocrinology and Metabolism, 102*, 3111–3123.

骨量测量

Christine M.Swanson

摘要

双能 X 线骨密度仪（dual energy x-ray absorptiometry,DXA）测定的骨密度（bone mineral density,BMD）是决定骨强度和骨折风险的重要指标。本章概述了骨量的测量方法,包括如何测量骨密度、T 值和 Z 值之间的差异,以及导致骨密度评估不准确或骨密度趋势不准确的常见原因。

关键词

双能 X 线骨密度仪（DXA）、骨密度（BMD）、T 值、Z 值、骨质疏松症

1. 什么是骨密度（BMD）?

骨密度通常是指单位面积骨密度（areal bone mineral density,aBMD）,一种二维的骨量近似值,以每平方厘米的克数（g/cm^2）计算。aBMD 取决于骨骼大小（较小的骨骼看起来密度较小）。它通过双能 X 射线骨密度仪（DXA）扫描获得的,通过将骨矿物含量（单位:g）（bone mineral content,BMC）除以骨面积（单位:cm^2）得到。BMC 是骨中矿物质（主要是钙）的一种测量方法。钙吸收的 X 射线能量反映了 BMC。虽然临床上不太常用,但三维定量计算机断层扫描（quantitative computed tomography,QCT）可以测量腰椎（L- 脊柱）和髋部的体积骨密度（volumetric BMD,vBMD）。vBMD 以 g/cm^3 表达,与骨大小无关。除另有说明外,本章中的"BMD"指的是 aBMD。

2. 用什么技术测量骨量? 首选方法是什么?

测量骨量最常用和公认的技术是中轴骨 DXA。中轴骨 DXA 之所以是首选方法,因为它无创,成本低,具有相对最小的辐射暴露（$1{\sim}10\mu Sv$）,扫描时间短,精度高,大量数据支持其与骨折风险和治疗反应的关系。中轴骨 DXA 可以评估腰椎、髋关节（包括股骨颈）以及前臂的 aBMD。最常用的 DXA 机器由 Hologic、通用电气医疗（GE Lunar）和 Norland 制造。便携式外周骨 DXA（pDXA）可以评估外周部位（如桡骨）的骨密度。中轴骨 DXA 测定的骨密度具有更好的骨折风险预测价值,但 pDXA 也可用于评估骨折风险。pDXA 不能用于诊断骨质疏松症或监测骨密度。除非另有说明,本章中的术语"DXA"指的是中轴骨 DXA。定量超声（quantitative ultrasonography,QUS）利用超声通过骨的速度来评估跟骨骨密度。QUS 通常与中轴骨 DXA 不一致。首选中轴骨 DXA,但如果不可用,QUS 可用于骨折风险评估和

起始治疗,但不用于监测。QCT 评估 vBMD,但需要比 DXA 更多的时间和辐射暴露。一些软件应用程序可以提供股骨近端 QCT 与 DXA 等效的 aBMD 值。外周 QCT(pQCT)设备评估胫骨和前臂的 vBMD。高分辨率外周 QCT(HRpQCT)测量桡骨远端或胫骨的 vBMD,可区分皮质骨和小梁骨,可用于有限元分析(finite element analysis,FEA)评价骨强度,主要用于研究。常规 X 线片对评估骨密度不够敏感,因为在 X 线片上,在骨密度损失≥40% 之前,脱钙在视觉上是不明显的。

3. 为什么骨密度很重要?

骨密度是决定骨强度和骨折风险的重要因素之一。骨折风险随着骨密度的降低而增加,且骨密度低于年轻人的平均值(即 T 值)每降低一个标准差,骨折风险就增加 1 倍。髋部骨密度预测髋部骨折风险,髋部和腰椎的骨密度预测椎体骨折风险。来自 DXA 的骨密度用于评估骨折风险,诊断低骨量 / 骨质疏松症,并监测骨质疏松症药物治疗前后骨密度随时间的变化。必须在同一台机器上,在同一设备上进行连续的 DXA 检查,以获得随时间变化的准确 BMD 趋势(见问题 13)。

4. 谁应该做骨密度筛查?

美国国家骨质疏松基金会(National Osteoporosis Foundation,NOF)建议在某些人群中进行 DXA 筛查(表 13.1)。对于那些起始或正在使用骨质损害药物(如糖皮质激素、芳香化酶抑制剂、抗癫痫药物等)起始或已经使用抗骨质疏松药物治疗和/或有骨质丢失风险的患者,应考虑进行基线和定期骨密度检查。某些群体的 DXA 保险范围可能不同(例如,筛查男性的 DXA)。

表 13.1　NOF 建议在以下情况下进行 DXA 筛查

女性年龄≥65 岁,男性年龄≥70 岁

绝经后妇女及年龄≥50 岁的男性伴成年骨折或骨质疏松 / 骨折危险因素
风险因素包括(但不限于):
- 低体重 /BMI
- 使用对骨骼有害的药物(如糖皮质激素、抗癫痫药物、芳香化酶抑制剂等)
- 与骨丢失相关的疾病或状况(如性腺功能减退、甲状旁腺功能亢进、过早绝经等)
- 类风湿性关节炎
- 骨质疏松症和髋部骨折家族史
- 吸烟
- 过度饮酒

开始长期糖皮质激素治疗后 6 个月内的个体

任何在放射检查中有"低骨量"的人

BMI,体重指数;DXA,双能 X 射线吸收法;NOF,美国国家骨质疏松基金会。

5. 常规测量哪些解剖部位？

建议至少两个解剖部位进行骨密度评估。典型的中轴骨 DXA 测量的是腰椎（L1~L4）前后（非外侧）方向和一侧或两侧股骨近端的骨密度。股骨近端最重要的两个关注区域（regions of interest，ROI）是股骨颈和全髋（包括股骨颈）。报告的其他股骨近端部位（如 Ward 三角、大转子）在临床中并不常用。如果测量了两侧髋关节，则应分别使用两侧的骨密度和 T 值，因为没有足够的数据来确定是否可以使用双侧髋关节骨密度的平均 T 值进行诊断。前臂骨密度也可以在某些情况下获得。

6. 什么时候应该测定前臂骨密度，前臂哪个部位与临床相关？

前臂是一个有大量皮质骨的解剖部位。如果患者患有与主要皮质部位（如原发性甲状旁腺功能亢进）骨质流失有关的疾病或情况，如果患者体重超过 DXA 仪器的体重限制，或其他解剖部位不能使用或不能准确评估（如硬件），则应测定非优势侧前臂桡骨远端 33% 的骨密度。前臂通常对药物治疗没有很好的反应（甚至可能随着合成代谢药物的使用而下降），并且不是定期连续骨密度监测的首选部位。

7. 什么时候应该不做椎体或整个腰椎的测定？

如果出现以下情况，应排除椎体：
- 明显的解剖异常（如已知的压缩性骨折、或有金属植入物等）。
- 相邻椎体之间的 T 值差异大于 1.0。

准确的腰椎骨密度评估至少需要两块椎骨。因此，如果至少有两块椎骨不能得到充分的评估，则应不做整个腰椎的骨密度测定。

8. 什么是 T 值，应该在什么时候使用？

T 值表示高于 / 低于峰值骨量的年轻、白种人、健康个体的骨密度平均值的标准差数量。适用于绝经后妇女及年龄 ≥50 岁的男性。国际临床密度测量学会（International Society for Clinical Densitometry，ISCD）建议为女性和男性使用一个规范的女性数据库，但有些机构可能为男性患者使用男性数据库。

9. 什么是 Z 值，应该在什么时候使用？

Z 值表示一个人的骨密度高于 / 低于相匹配年龄、性别和种族的人的平均值的标准差数。对于绝经前妇女和 50 岁以下的男性，应使用 Z 值代替 T 值。对于绝经后妇女和年龄 ≥50 岁男性，Z 值也很有用，因为低 Z 值（在任何年龄段）可能表明低骨量的潜在、继发原因，应通过病史、体格检查和适当的实验室检查进行评估。

10. 异常 Z 值的分界点是多少？

绝经前妇女和年龄 <50 岁的男性，Z 值 ≤−2.0 被认为是异常的。虽然药物治疗有时也适用于 Z 值在这个范围内的患者，但几乎没有相关证据。治疗的决定应

该基于对风险和利益的全面考虑。

11. 异常 T 值的分界点是多少？

WHO 的分类以中轴骨 DXA aBMD 测量为基础,适用于绝经后女性和年龄≥50 岁的男性(表 13.2)。诊断是基于任何部位的最低 T 值。例如,如果左髋总 T 值为 −2.1,L1~L4 T 值为 −2.5,则患者的诊断是骨质疏松症,而不是全髋骨量减少及腰椎骨质疏松。T 值的分界点定为 −2.5 是因为其能识别大约 30% 的绝经后妇女患有骨质疏松症,这与所测部位骨折的终生风险大致相当。重要的是要记住,如果一个人有脆性骨折和 / 或骨折风险增加,那么无论骨密度如何,他也可以满足骨质疏松症的 NOF 标准。10 年骨折风险可以用 FRAX 估计。FRAX 可以应用于 40~90 岁的人群。在未来 10 年内,美国 FRAX 治疗阈值为主要骨质疏松性骨折的风险≥20%,髋部骨折的风险≥3%。DXA 只能测定 BMD 和 T 值,无法识别 BMD 低的原因。例如,它不能区分骨质疏松症和骨软化症(如维生素 D 缺乏症)。DXA 确定低骨密度后,应进行适当的评估,以排除低骨量的潜在、继发原因,包括病史、体格检查和实验室检查。

表 13.2 世卫组织骨密度分类(来自中轴骨 DXA)

T 值	诊断
≥−1.0	正常骨密度
−1.1~−2.4	低骨量(骨量减少)
≤−2.5	骨质疏松

DXA,双能 X 线骨密度仪。

12. 如何使用骨密度测量来评估绝经后妇女和年龄≥50 岁男性药物治疗适应证？

临床判断应根据所有可用数据确定每个个体的药物治疗适应证,而不仅仅是骨密度。经过适当的医学评估以排除导致低骨密度的潜在的、继发的原因,NOF 和美国临床内分泌医师协会(American Association of Clinical Endocrinologists,AACE)建议以下情况下绝经后妇女和年龄≥50 岁男性考虑药物治疗:

- 任何部位的 T 值≤−2.5。
- 脆性骨折,定义为非创伤性骨折或从预期不会导致骨折的站立高度或更低高度跌倒后的骨折。通常适用于骨质疏松部位的骨折,如髋、脊柱、肱骨、前臂和骨盆,而不是面部、手或足的骨折。
- 低骨量(T 值为 −1.1~−2.4),根据 FRAX 10 年内主要骨质疏松性骨折风险≥20% 或髋部骨折风险≥3%(这是美国的临界值,可能因国家而异)。

还应考虑非药物治疗,包括防跌倒、戒烟、摄入足够的钙、维生素 D 和蛋白质,以及避免过量的酒精摄入。

13. 随着时间的推移,骨密度的变化趋势如何? 骨密度有什么显著变化?

骨密度(g/cm^2),而不是 T 值,应随时间变化。各种商用 DXA 机器(如 Hologic、GE Lunar、Norland)的骨密度评估存在差异。此外,机器的内在误差和患者定位的差异也会导致测量误差。因此,只有在同一设备的同一台机器上获得的 BMD(理想情况下由同一个 DXA 技术人员执行)才能随着时间的推移得到准确的趋势。骨密度的显著统计变化是指达到或超过机器误差的变化[也称为最小显著变化(the least significant change,LSC)]。每个 DXA 设备应为每个解剖部位的设备/机器/DXA 技术人员报告 LSC。如果没有报告,通常认为大于 3% 的变化是显著的。当 BMD 的变化预计超过 LSC 时,应重复 DXA。

14. 什么解剖部位对骨密度监测最重要?

小梁骨百分比高的解剖部位(如腰椎)将改变最快。此外,最好选择测量精度最好的部位。因此,监测的首选部位(按降序排列)是腰椎、全髋关节和股骨颈。

15. 导致腰椎骨密度评估或骨密度趋势不准确的常见原因是什么?

椎板切除术和溶骨性病变可以造成腰椎骨密度假性降低。更常见的是,腰椎骨密度是人为增加的,尤其是年龄≥65 岁的人。关节炎、脊柱侧凸、骨赘生物、压缩性骨折、椎体血管瘤、覆盖在腰椎上的内部伪影(如腹主动脉钙化、牛黄丸)、金属植入物或脊柱手术(如后凸成形术、椎体成形术)、外部伪影(如海军戒指、衣服纽扣),以及成骨性骨转移会造成腰椎骨密度假性增加,并随着时间的推移这个部位骨密度增加的情况将被扩大化。如果最近进行了核医学检查或其他需要口服对比剂的影像学检查,腰椎骨密度可能不准确。除非使用椎体骨折评估(vertebral fracture assessment,VFA)软件,否则不能通过 DXA 诊断椎体骨折;因此,如果怀疑椎体压缩性骨折,必须进行脊柱 X 线和/或磁共振成像(magnetic resonance imaging,MRI)。脊柱影像学对诊断很重要,因为约 50% 的椎体骨折在临床上是无症状的。应评估 DXA 图像,以确保 L1~L4 被准确标记,并且随着时间的推移评估相同的椎体水平(图 13.1)。

16. 导致全髋关节骨密度评估或骨密度趋势不准确的常见原因是什么?

覆盖在衣服上的伪影和髋关节旋转、股骨角度(股骨过度屈伸/内收)和 ROI 位置的差异可以改变精确的 BMD 评估和随时间的变化趋势(图 13.2)。股骨应该内旋 15°~20°,这样就几乎看不到小转子,如果有的话。如果发现小转子,后续检查应与先前检查的旋转程度相匹配,以避免骨密度的人为变化。与脊柱不同,髋关节的骨关节炎并不影响全髋关节的骨密度评估。如果有金属植入物,则应不考虑髋关节骨密度检查。

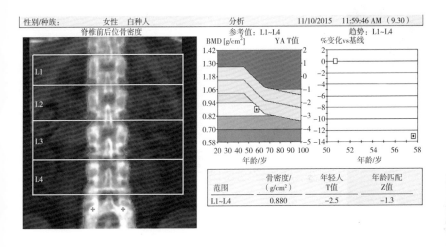

性别/种族:	女性 白种人		分析	11/10/2015 11:59:46 AM（9.30）

范围	骨密度/ （g/cm²）	年轻人 T值	年龄匹配 Z值
L1~L4	0.880	-2.5	-1.3

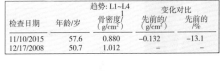

解释:

		趋势：L1~L4	变化对比	
检查日期	年龄/岁	骨密度/ （g/cm²）	先前的/ （g/cm²）	先前的 /%
11/10/2015	57.6	0.880	-0.132	-13.1
12/17/2008	50.7	1.012	—	—

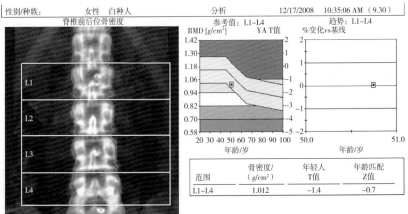

性别/种族:	女性 白种人		分析	12/17/2008 10:35:06 AM（9.30）

范围	骨密度/ （g/cm²）	年轻人 T值	年龄匹配 Z值
L1~L4	1.012	-1.4	-0.7

图13.1 误判的腰椎骨密度（BMD）丢失。一位57岁的白人女性的骨密度显示,与7年前的检查结果（下图）相比,腰椎骨密度损失为13.1%（上图）。骨丢失的判断是错误的,因为评估了不同的椎体水平（比较2008年和2015年图像中的 ROI 位置）

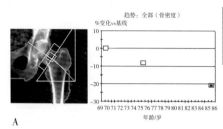

检查日期	年龄/岁	趋势: L1~L4 骨密度/(g/cm²)	变化对比 先前的/%	先前的/(g/cm²)
06/19/2017	85.4	0.553	−13.9	−0.089
04/10/2007	75.2	0.642	−8.3	−0.058
09/25/2001	69.7	0.700	—	—

趋势: 全部(骨密度)　%变化vs基线

A　诊断图像

68%的反复扫描差距在1个标准差内(左股骨全部 ± 0.026g/cm²)

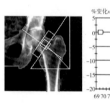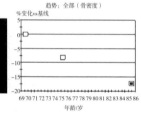

检查日期	年龄/岁	趋势: L1~L4 骨密度/(g/cm²)	变化对比 先前的/%	先前的/(g/cm²)
06/19/2017	85.4	0.591	−8.9	−0.058
04/10/2007	75.2	0.649	−10.5	−0.076
09/25/2001	69.7	0.725	—	—

趋势: 全部(骨密度)　%变化vs基线

B

68%的反复扫描差距在1个标准差内(右股骨全部 ± 0.026g/cm²)

检查日期	年龄/岁	趋势: L1~L4 骨密度/(g/cm²)	变化对比 先前的/%	先前的/(g/cm²)
06/19/2017	85.4	0.578	−10.0	−0.064
04/10/2007	75.2	0.642	−8.3	−0.058
09/25/2001	69.7	0.700	—	—

趋势: 全部(骨密度)　%变化vs基线

C　诊断图像

68%的反复扫描差距在1个标准差内(左股骨全部 ± 0.026g/cm²)

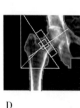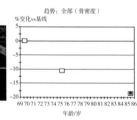

检查日期	年龄/岁	趋势: L1~L4 骨密度/(g/cm²)	变化对比 先前的/%	先前的/(g/cm²)
06/19/2017	85.4	0.591	−8.9	−0.058
04/10/2007	75.2	0.649	−10.5	−0.076
09/25/2001	69.7	0.725	—	—

趋势: 全部(骨密度)　%变化vs基线

D

68%的反复扫描差距在1个标准差内(右股骨全部 ± 0.026g/cm²)

图 13.2　双侧股骨不对称骨密度(BMD)变化。从 2007 年到 2017 年,左侧全髋关节骨密度丢失相对大于右侧全髋关节(A,B)。当红色关注区域(ROI)线正确地画在左股骨更接近骨骼(C)时,右髋和左髋的骨密度丢失更为对称(C,D)

17. 什么是骨小梁评分(TBS),应该在什么时候使用?

　　TBS 软件分析腰椎 DXA 图像中像素灰度的变化(实时或先前获得的扫描),以评估小梁微结构,这是骨强度的重要决定因素(图 13.3)。TBS 是对骨质量的粗略估计,预测骨折风险与骨密度无关。TBS 与绝经后妇女的椎体、髋部和主要骨质疏松性骨折风险、2 型糖尿病绝经后妇女的主要骨质疏松性骨折风险以及年龄≥50

岁的男性髋部和主要骨质疏松性骨折风险相关。治疗决策不应仅基于 TBS；然而，FRAX 评估可以针对 TBS 进行调整。目前的数据不足以推荐使用 TBS 来监测药物治疗。

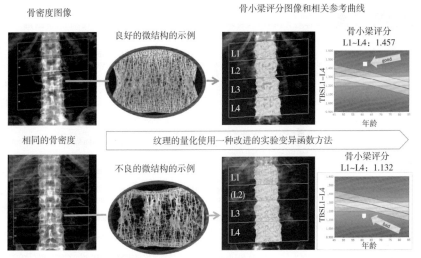

图 13.3　具有相同腰椎骨密度（BMD）的两名妇女的小梁骨评分（TBS）/微结构的差异。TBS 较低的女性骨折风险高于 TBS 较高的女性。改编自 Ulivieri,F.M.,Silva,B.C.,Sardanelli,F., Hans,D.,Bilezikian,J.P.,& Caudarella,R.（2014）.Utility of the trabecular bone score（TBS） in secondary osteoporosis.*Endocrine*,47（2）,435-448.

18. 儿童骨密度评估还需要考虑哪些因素？

儿童的 DXA 评估通常在腰椎和全身（除外头部）进行。该人群不应使用 T 值，因为 aBMD 取决于骨大小，儿童尚未达到峰值骨量。骨矿物表观密度（BMAD,g/cm^3）可以估计腰椎和股骨颈的 vBMD，克服 2D-DXA 图像中骨大小的限制。骨质疏松症的诊断不应仅仅基于骨密度，而需要年轻人群的临床背景。

关键点

- 中轴骨 DXA 的 aBMD 是评估骨量的首选方法。
- T 值优先用于诊断绝经后妇女和年龄 ≥50 岁的男性的低骨量和骨质疏松症，但 Z 值仍然可以提供对低骨量和骨质疏松症可能的潜在原因的了解。
- DXA 无法确定为什么骨密度较低，应进行适当的医学评估，以排除继发性骨质疏松症（如骨软化症）。
- 回顾 DXA 图像对确保 BMD 评估和趋势准确至关重要。
- TBS 通过腰椎 DXA 图像评估小梁微结构，可辅助骨折风险评估和治疗决策。

（张妲　译　周亚茹　校）

参考文献

Bates, D. W., Black, D. M., & Cummings, S. R. (2002). Clinical use of bone densitometry: clinical applications. *Journal of the American Medical Association, 288*(15), 1898–1900.

Blake, G., Adams, J. E., & Bishop, N. (2013). DXA in adults and children. In C. J. Rosen & R. Bouillon (Eds.), *Primer on the metabolic bone diseases and disorders of mineral metabolism* (8th ed., pp. 251–263). Ames, IA: John Wiley & Sons.

Bonnick, S. L. (2010). *Bone densitometry in clinical practice: application and interpretation* (3rd ed.). New York, NY: Humana Press.

Bousson, V., Bergot, C., Sutter, B. Levitz, P., Cortet, B., & Scientific Committee of the Groupe de Recherche et d'Information sur les Ostéoporoses. (2012). Trabecular bone score (TBS): available knowledge, clinical relevance, and future prospects. *Osteoporosis International, 23*(5), 1489–1501.

Camacho, P. M., Petak, S. M., Binkley, N., Clarke, B. L., Harris, S. T., Hurley, D. L., . . . & Watts, N. B. (2016). American Association of Clinical Endocrinologists and American College of Endocrinology clinical practice guidelines for the diagnosis and treatment of postmenopausal osteoporosis. *Endocrine Practice, 22*(Suppl. 4), 1–42.

Cosman, F., de Beur, S. J., LeBoff, M. S., Lewiecki, E. M., Tanner, B., Randall, S., & Lindsay, R. (2015). Clinician's guide to prevention and treatment of osteoporosis. *Osteoporosis International, 26*(7), 2045–2047.

Cummings, S. R., Bates, D., & Black, D. M. (2002). Clinical use of bone densitometry: scientific review. *Journal of the American Medical Association, 288*(15), 1889–1897.

Gourlay, M. L., Fine, J. P., Preisser, J. S., May, R. C., Li, C., Lui, L.Y., . . . Ensrud, K. E. (2012). Bone-density testing interval and transition to osteoporosis in older women. *New England Journal of Medicine, 366*(3), 225–233.

Hans, D., Šteňová, E., & Lamy, O. (2017). The trabecular bone score (TBS) complements DXA and the FRAX as a fracture risk assessment tool in routine clinical practice. *Current Osteoporosis Reports, 15*(6), 521–531.

International Society for Clinical Densitometry. (2015). *Official Positions Brochure*. Middletown, CT: ISCD.

Kanis, J. A., Hans, D., Cooper, C, Baim, S., Bilezikian, J. P., Binkley, N., . . . McCloskey, E. V. (2011). Interpretation and use of FRAX in clinical practice. *Osteoporosis International, 22*(9), 2395–2411.

Lewiecki, E. M., Binkley, N., Morgan, S. L., Shuhart, C. R., Camargos, B. M., Carey, J. J., . . . Leslie, W. D. (2016). Best practices for dual-energy x-ray absorptiometry measurement and reporting: international society for clinical densitometry guidance. *Journal of Clinical Densitometry, 19*(2), 127–140.

Licata, A. A., & Williams, S. E. (2014). A DXA primer for the practicing clinician: a case-based manual for understanding and interpreting bone densitometry. New York, NY: Springer.

Miller, P. D., Zapalowski, C., Kulak, C. A., & Bilezikian, J. P. (1999). Bone densitometry: the best way to detect osteoporosis and to monitor therapy. *Journal of Clinical Endocrinology and Metabolism, 84*(6), 1867.

WHO Study Group. (1994). *Assessment of fracture risk and its application to screening for postmenopausal osteoporosis, WHO Technical Report Series 843*. Geneva, Switzerland: World Health Organization.

第 14 章

骨质疏松症管理

Michael T.McDermott

摘要

　　骨增强剂是用来提高骨强度以防止骨折的药物。骨增强剂主要有两类:抑制破骨细胞骨吸收的抗骨吸收药物和刺激骨形成的促骨合成药物。根据以下 3 个诊断标准中的任何一个诊断骨质疏松症的患者应考虑使用这些药物:脆性骨折、骨密度 T 值≤−2.5 或 FRAX 风险估计髋部骨折风险≥3%,主要骨质疏松骨折的风险≥20%。所有美国食品药品管理局批准的骨质疏松症药物都已在临床试验中被证明能显著降低脆性骨折的风险,副作用并不常见,而且每一类药物都是独特的。两种罕见但值得注意的并发症,颌骨骨坏死和非典型股骨骨折,只发生在抗骨吸收类药物中,不发生在促骨合成药物中。这些并发症的预防策略包括在侵入性牙科手术前暂时停止治疗和定期停用抗骨吸收类药物。在接受慢性糖皮质激素治疗的患者中,特异性抗骨吸收和促骨合成药物也被证明可以预防或减少骨丢失和降低骨折风险。

关键词

　　脆性骨折,骨密度测定,FRAX 评分,抗骨吸收治疗,促骨合成治疗,颌骨骨坏死,非典型股骨骨折

1. 哪些非药物措施有助于预防和治疗骨质疏松症?

　　充足的钙摄入量(饮食加补充剂):

　　1 000~1 200mg/d,绝经前妇女和男性

　　1 200~1 500mg/d,绝经后妇女和年龄≥65 岁男性

　　充足的维生素 D 摄入量:800~1 200IU/d

　　经常锻炼:有氧运动和抵抗运动

　　饮酒量限制到≤2 杯 /d

　　咖啡因摄入量限制到≤2 份 /d

　　戒烟

　　预防跌倒

　　注意:不建议摄入超过规定量的钙和维生素 D。更高的摄入量可能与肾结石和更多的血管钙化有关,特别是在肾功能不全患者中。

2. 如何准确评估膳食钙摄入量?

　　主要的生物可利用来源是乳制品和钙强化水果饮料。在记录饮食史时,应为

乳制品摄入量指定以下近似钙含量：

牛奶／酸奶	300mg/杯
奶酪	300mg/盎司
含钙果汁	300mg/杯

除了来自乳制品的钙之外，在一般的非乳制品饮食中再添加300mg，以给出每日总钙摄入量的总体合理估计。

3. 如何保证足够的钙摄入量？

低脂乳制品是钙的最佳来源。当膳食来源无法达到预期目标时，应补充钙。碳酸钙和柠檬酸钙就餐时服用都会很好吸收。正常的钙吸收需要胃酸，患有胃酸缺乏或使用质子泵抑制剂（proton pump inhibitors，PPI）的患者碳酸钙吸收可能显著减少。柠檬酸钙吸收受PPI使用的影响较小。在有肾结石病史的患者中，柠檬酸钙也是一个较好的选择，因为在结石形成者的尿液中柠檬酸含量通常较低。

4. 怎样才能获得足够的维生素D摄入量？

维生素D有两种天然形式：胆钙化醇（D_3）和麦角钙化醇（D_2）。富含脂肪的鱼（鲑鱼、金枪鱼、鲭鱼，D_3=400IU/3.5盎司）、强化牛奶（400IU/夸脱）和谷类食品（50IU/杯）是很好的饮食来源。维生素D_2和维生素D_3补充剂可作为非处方药分多种剂量提供，50 000IU维生素D_2补充剂可按处方提供。夏季正午的阳光照射在一个穿背心和短裤皮肤白皙不涂防晒霜的人身上10分钟，会产生10 000IU维生素D_3。皮肤黝黑的人和老年人的产量较少。然而，许多人涂防晒霜（防晒系数>8），这会阻止皮肤中维生素D的合成。因此，口服维生素D对大多数人来说是必要的。维生素D的最佳摄入量为每日800~1 200IU，长期服用不超过4 000IU/d。

5. 如何治疗缺乏维生素D的患者？

目标血清25-羟（25-OH）维生素D水平为30~100ng/mL。一般来说，每天1 000单位（U）的维生素D将使血清水平提高6~10ng/mL。建议如下：

25-OH维生素D水平	治疗方案
20~30ng/mL	每日2 000U维生素D_3
10~20ng/mL	每周50 000U维生素D_2治疗3个月，然后每天2 000U维生素D_3
<10ng/mL	每周2次50 000U维生素D_2治疗3个月，然后每天2 000U维生素D_3

有吸收不良综合征、肠旁路手术和严重肝病的患者以及服用抗癫痫药物的患者可能需要更高的剂量。有些可能需要用骨化三醇治疗。肥胖的患者，由于其脂

溶性维生素的分布量较大,可能需要更高剂量或更长的治疗时间。然而,依从性差是维生素 D 水平持续低的患者在治疗中不能提高其水平的最常见原因。

6. 补充钙或维生素 D 会促进血管钙化或冠心病吗?

钙和 / 或维生素 D 补充促进冠状动脉钙化的建议来自一些早期的小规模研究,这些研究引起了大众媒体的极大关注。然而,随后的大量综述和荟萃分析表明,现有的公开证据并不支持以推荐剂量补充钙和 / 或维生素 D 会增加冠心病或冠心病死亡率的假设。但是如上所述,应避免剂量过大。

7. 骨质疏松症应该什么时候开始药物治疗?

对于有下列任一症状的患者,应建议进行药物治疗:
- 脆性骨折史(脊椎、髋部、腕部、肱骨)
- T 值≤–2.5(任何部位)
- 骨折风险评估工具(FRAX)髋部骨折的 10 年风险评分≥3%,或主要骨质疏松性骨折的 10 年风险评分≥20%

由世界卫生组织(WHO)开发的 FRAX 被推荐用于对骨密度(BMD)检查提示骨量减少的未治疗患者进行治疗决策。

8. 描述骨重塑。

骨重塑是去除旧骨并用新骨替换的过程。破骨细胞附着在骨表面,分泌酸和酶,溶解其下方的骨。然后,成骨细胞迁移到这些吸收陷窝并分泌类骨,类骨被磷酸钙晶体(羟基磷灰石)矿化。骨细胞充当机械感受器,感知骨骼压力并发送信号,如硬化素,以协调需要更新的骨骼区域的骨重塑。见图 14.1。

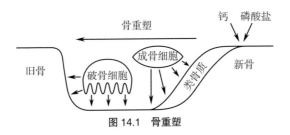

图 14.1　骨重塑

9. 什么是 RANK、RANK-L 和骨保护素?

RANK(receptor activator of nuclear factor κ,核因子 κ 受体激活剂)是 RANK-L(RANK 配体)在破骨细胞上的一种特异性受体。在成骨细胞和其他细胞表面表达的 RANK-L 与 RANK 结合,刺激破骨细胞的骨吸收。骨保护素(osteoprotegerin,OPG)是一种可溶性诱饵受体,由成骨细胞和骨髓基质细胞产生,与 RANK-L 结合,阻止其与 RANK 相互作用。骨吸收由 RANK-L 驱动,受 OPG 抑制。

10. 治疗骨质疏松症的药物是如何起作用的？

骨质疏松症药物分为两大类：抗骨吸收药物和促骨合成药物。抗骨吸收药物包括双膦酸盐、狄诺塞麦、雌激素、雷洛昔芬和降钙素，这些药物通过抑制破骨细胞骨吸收而起作用。特立帕肽和阿巴洛帕肽是目前可用的促骨合成药物，它们通过刺激成骨细胞的骨形成起作用。

11. 美国食品药品管理局（FDA）批准了哪些药物制剂，它们是如何使用的？

机制	给药途径	剂量	频次
抗骨吸收剂			
双膦酸盐			
阿仑膦酸盐（Fosamax）	口服	10mg	每日
		70mg	每周
利塞膦酸盐（Actonel）	口服	5mg	每日
		35mg	每周
		150mg	每月
利塞膦酸盐 SR（Atelvia）	口服	35mg	每周
伊班膦酸盐（Boniva）	口服	150mg	每月
	IV[a]	3mg	每 3 个月
唑来膦酸（Reclast）	IV[a]	5mg	每年
非双膦酸盐类			
狄诺塞麦（Prolia）	SQ	60mg	每 6 个月
雷洛昔芬（Evista）	口服	60mg	每天
降钙素（Miacalcin）	喷鼻	200U	每天
	SQ+	100U	每天
雌激素治疗（多种制剂和方案）			
促骨合成剂			
特立帕肽（Forteo）	SQ+	20μg	每天
阿巴洛帕肽（Tymlos）	SQ	80μg	每天

[a] 输液时间：伊班膦酸钠 静脉滴注 1~3 分钟；唑来膦酸钠 静脉滴注 15~30 分钟。
IV，静脉注射；SQ，皮下；SR，缓释。

12. 解释双膦酸盐的作用机制。

双膦酸盐是一种焦膦酸盐类似物，与骨紧密结合，随后在骨重建过程中被破骨细胞摄取。它们通过阻断 3- 羟基 -3- 甲基戊二酰辅酶 A（HMG-CoA）还原酶（甲羟戊酸）途径中的法尼基二磷酸合酶（farnesyl diphosphate synthase，FPPS）抑制破骨细胞功能。FPPS 的抑制作用阻止了基本代谢物（Ras、Rho、Rac）的形成，这些代谢物通常将小蛋白连接到细胞膜上，这一过程被称为异戊烯化，对亚细胞蛋白质的运输至关重要。这干扰了维持"皱褶边缘"所需的破骨细胞膜和细胞骨架的脂质修饰，导致破骨细胞活性受损和加速破骨细胞凋亡。由于骨形成最初不受影响，骨形成暂时超过吸收，骨量增加。大约 24 个月后，骨形成下降到吸收水平，骨量稳定。在此期间，脊柱和髋部的骨量分别增加了 4%~8% 和 3%~6%。继而椎体骨折的相对风险降低 33%~68%（所有药物），髋部骨折的相对风险降低 40%~50%（仅阿仑膦酸盐、利塞膦酸盐和唑来膦酸盐）。

13. 描述如何服用双膦酸盐。

双膦酸盐的肠道吸收非常差（<1%），胃肠道中的食物或药物会进一步抑制吸收。口服双膦酸盐的主要副作用是食管和胃肠道疼痛。为了最大限度地促进肠道吸收，尽量减少胃肠道毒性，双膦酸盐应该早晨空腹用一杯水送服。然后，患者应保持直立，在药物摄入后至少 30~60 分钟内不进食。静脉注射双膦酸盐（唑来膦酸、伊班膦酸）可避免胃肠道副作用，改善依从性。

由于使用抗骨吸收治疗有导致颌骨骨坏死（osteonecrosis of the jaw，ONJ）的风险，建议开始双膦酸盐治疗前进行口腔检查，并在开始双膦酸盐治疗前有计划进行任何侵入性牙科工作（拔牙、种植）。

14. 什么是狄诺塞麦，它在骨质疏松症中是如何起作用的？

狄诺塞麦（Prolia）是一种针对 RANK-L 的单克隆抗体，在成骨细胞表面表达。狄诺塞麦阻止 RANK-L 与 RANK 结合以刺激破骨细胞骨吸收。在试验中，狄诺塞麦增加了 6.5% 的腰椎骨质量和 3.5% 的髋部骨质量。3 年间脊柱和髋部骨折分别减少了 68% 和 40%。狄诺塞麦被网状内皮系统清除，因此可用于骨质疏松症和 4 期慢性肾脏疾病患者（肌酐清除 15~30mL/min）。在诊所或输液中心每 6 个月皮下注射 60mg。这种药物耐受性很好，但有人担心感染率可能会增加，因为 RANK-L 也在 T 辅助细胞上表达，并参与树突状细胞的激活。

由于抗骨吸收治疗的 ONJ 的风险，如果可能的话，任何有计划的侵入性牙科工作（拔牙，植入物）都应该在开始狄诺塞麦前进行。建议在开始治疗前进行口腔检查。

15. 狄诺塞麦停药后会发生什么情况？建议采取哪些预防措施？

据报道，停止使用狄诺塞麦可导致快速骨质流失，一些患者出现多处椎体骨折。因此，如果在至少两次剂量后停止狄诺塞麦治疗，则建议开始使用双膦酸盐治疗；如果使用口服双膦酸盐，则应在最后一次狄诺塞麦注射 6 个月后开始，而如果选择静脉注射唑来膦酸，建议在最后一次注射狄诺塞麦后 9 个月注射。替代双膦酸盐疗法的另一种方法是用特立帕肽或阿巴洛帕肽进行促骨合成治疗。

16. 什么是 ONJ,哪些药物可能引起 ONJ?

ONJ 表现为在侵入性牙科手术(拔牙和种植体)后持续的骨暴露;在根管手术或充填术后不会发生。它主要在使用抗骨吸收药物(双膦酸盐或狄诺塞麦)的患者中被报道,在使用促骨合成药物患者中不会出现。在治疗多发性骨髓瘤或骨转移的高剂量、频繁使用抗骨吸收药物期间,ONJ 最常发生;然而,在服用抗骨吸收药物治疗骨质疏松症的患者中也有报道。良好的口腔卫生和定期的牙齿护理是最好的预防措施。如上所述,患者在开始使用双膦酸盐或狄诺塞麦前,应进行口腔检查,如果计划进行侵入性牙科工作,则应推迟抗骨吸收治疗。对于已经使用这些药物的患者,侵入性牙科手术前暂时停止抗骨吸收治疗(术前 3 个月)是一种常见而合理的做法,但尚未证明能预防 ONJ。一些口腔外科医生在进行手术前要求血清 C-端肽水平在正常范围内。

17. 使用抗骨吸收药物治疗时 AFF 是怎么回事?

在使用抗骨吸收药物治疗的患者中也有 AFF 的报道,促骨合成药物与 AFF 无关。这种并发症几乎只发生在长期使用抗骨吸收治疗(>5 年)的患者中。任何不明原因大腿疼痛的患者都应该通过 X 线照相进行评估,寻找股骨干外侧的"鸟喙"征,提示应力性骨折(图 14.2)。这些骨折通常是双侧的,需要股骨钢板来固定。这种风险很低(2 000 名患者中有 1 例),但在活动期患者、使用糖皮质激素患者和骨转换标志物非常低的患者中,这种风险有所增加。

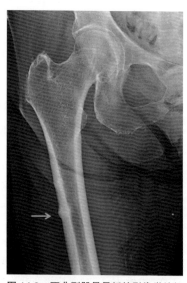

图 14.2　不典型股骨骨折的影像学特征

建议使用双膦酸盐类药物患者定期进行"药物假期",以降低发生 AFF 的风险。药物假期前双膦酸盐治疗的最佳持续时间如问题 27 和 28 所示。药物假期可以减少70% 的 AFF 风险。目前不推荐使用狄诺塞麦患者进行药物假期,因为停药后一些患者出现快速骨质丢失和椎体骨折。

18. 简要讨论激素替代疗法(hormone replacement therapy,HRT)的相关问题。

2002 年妇女健康倡议(Women's Health Initiative,WHI)的研究报告证实了雌激素替代疗法(estrogen replacement therapy,ERT)和 HRT 预防骨折的有效性,但也证实了先前报道的乳腺癌和心血管事件风险增加;在这份报告之后,ERT 和 HRT 的使用显著减少。目前,ERT(无完整子宫的妇女)和 HRT(有完整子宫的妇女)主要被推荐用于治疗绝经后潮热的有限使用期最长达 3 年,但经与患者充分讨论后,可自行决定延长使用时间。关于 ERT 和 HRT 的更完整的讨论,见第 56 章。

19. 探讨选择性雌激素受体调节剂(selective estrogen receptor modulator,SERM)在骨质疏松治疗中的应用。

SERM 在某些组织(骨)中起雌激素激动剂的作用,而在其他组织(乳腺)中起雌激素拮抗剂的作用。雷洛昔芬(Evista)被 FDA 批准用于治疗绝经后骨质疏松症。在临床试验中,它使脊柱和髋部的骨密度增加了 2%~3%,在不影响髋部骨折的情况下,使椎骨骨折的相对风险降低了 31%~49%。雷洛昔芬也被证实可以降低患浸润性乳腺癌的风险(76%),剂量为每天 60mg。副作用包括潮热、腿部抽筋和血栓栓塞疾病(特别是吸烟者)的风险增加,与 HRT 相似。接受雷洛昔芬治疗的理想患者是有骨质疏松症和乳腺癌个人或家族史的患者。

20. 甲状旁腺激素(parathyroid hormone,PTH)和甲状旁腺激素相关肽(parathyroid hormone-related peptide,PTHrP)如何成为治疗骨质疏松症的有效药物?

持续升高的血清 PTH(甲状旁腺功能亢进)或 PTHrP 促进破骨细胞骨吸收、高钙血症和骨丢失。相反,每天间歇性的外源性 PTH 或 PTHrP 脉冲治疗实际上刺激成骨细胞的分化、增殖和存活,导致类骨形成和骨量增加。他们也减少了骨细胞产生的骨抑制蛋白硬化素。

21. 描述目前可用的促骨合成药物。

特立帕肽(Forteo)是完整 PTH 的一个 34- 氨基酸片段,它保留了与成骨细胞和成骨细胞前体上 PTH 受体结合和激活的能力。以 20μg/d 的剂量自行皮下注射给药,持续 18~24 个月。在试验中,特立帕肽使腰椎骨密度增加了 9%~13%,髋部骨密度增加了 2.5%~5%;同时使新发椎体骨折相对风险降低了 65%,非椎体骨折的相对风险降低了 50%。最常见的副作用与安慰剂相似,包括头痛、关节痛、恶心、直立性低血压和面色潮红。特立帕肽在使用期间必须冷藏,如果超过 24 小时未冷藏,它就会失去活性。

阿巴洛帕肽(Tymlos)是 PTHrP 的 34 个氨基酸片段,也能激活成骨细胞的募集和活性。它是以每天 80μg 的剂量自行注射的,使用期限为 24 个月。与安慰剂相比,脊柱骨密度增加了 10.4%,髋部骨密度增加了 4%。在一项与特立帕肽的头对头试验中,阿巴洛帕肽减少了 86% 的新发椎体骨折、43% 的非椎体骨折和 70% 的主要骨质疏松性骨折(在统计学上,主要骨质疏松性骨折的减少明显优于特立帕肽)。副作用类似于用特立帕肽报道的副作用。阿巴洛帕肽不需要冷藏。

罗莫索单抗(Romosozumab)是一种单克隆抗体,可与 Wnt 途径的内源性抑制剂骨硬化蛋白结合并灭活骨硬化蛋白。Wnt 是刺激成骨细胞活性和新骨形成的主要细胞内信号通路。骨硬化蛋白起到刹车的作用,以防止过度的骨形成。罗莫索单抗抑制骨硬化蛋白,从而刺激骨形成。在临床试验中,罗莫索单抗能显著增加骨质疏松症患者的骨密度,预防脆性骨折。在撰写本书时,罗莫索单抗正在接受 FDA

的审查,目前尚未上市。

22. 探讨睾酮在骨质疏松症治疗中的作用。

患有骨质疏松症和性腺功能减退症状的男性可能会受益于睾酮替代治疗,特别是如果血清睾酮水平低于 150ng/dL。在睾酮水平较低的男性中,睾酮替代治疗增加了骨密度,但骨折减少的数据尚未报告;因此,它不是 FDA 批准的骨质疏松症治疗方法。睾酮可以肌内注射(每 1~4 周 100~400mg,以更频繁的间隔给予单次较低的剂量为佳),也可以使用透皮贴片(Androderm)或乳膏(Testim,AndroGel,Fortesta,Axiron)或口腔贴片(Striant)。不推荐使用可注射的睾酮微丸,因为会导致超生理的睾酮水平。

睾酮治疗似乎不会导致前列腺癌,但明显增加了现有前列腺癌恶化的风险。睾酮治疗可导致或加重睡眠呼吸暂停。关于睾酮的心血管(cardiovascular,CV)安全性的证据目前仍存在争议;然而,在血清睾酮水平处于超生理范围的男性中,睾酮治疗的 CV 风险似乎是增加了。性腺功能减退症状没有改善的患者不应继续使用这些药物,因为其他已批准的骨质疏松症治疗方法已经证明了其有效性和安全性。

23. 所有这些药物都能预防骨折吗?

FDA 批准的药物均已在随机对照试验(randomized controlled trial,RCT)中被证明能显著减少绝经后骨质疏松症妇女的椎体骨折。阿仑膦酸盐、利塞膦酸盐、唑来膦酸盐和狄诺塞麦也能减少髋部骨折。阿仑膦酸盐、利塞膦酸盐、唑来膦酸盐、狄诺塞麦、特立帕肽和阿巴洛帕肽已报道能减少非椎骨骨折。

24. 骨质疏松症药物应该联合使用吗?

不,还没有。由于担心过度抑制骨重塑,应避免联合使用两种抗骨吸收药物。联合促骨合成药物和抗骨吸收药物是一个吸引人的理念,相关的临床试验数据逐渐呈现。与单独使用特立帕肽相比,特立帕肽与阿仑膦酸盐联合使用没有协同作用,没有进一步使骨量增加。与此相反,特立帕肽与唑来膦酸或狄诺塞麦的联合确实显示出骨密度改善的协同作用。尽管有这些有希望的结果,但目前并不推荐联合治疗,因为没有数据显示骨折减少优于单药治疗。此外,联合治疗费用肯定是累加的,可能会在保险范围内造成重大问题。不推荐联合治疗,但序贯治疗对许多患者显然是有益的,并且有强有力的证据支持。该领域的专家认为,严重骨质疏松症患者可能通过先接受促骨合成疗法,然后再接受抗骨吸收药物而获得最大的益处。

25. 总结抗骨质疏松药物治疗的益处和风险。

益处

骨折减少(所有 FDA 批准的药物都明显减少骨折)

风险

常见副作用：

上消化道症状——口服双膦酸盐

急性期反应——静脉双膦酸盐（第一次剂量）

血清钙短暂下降——唑来膦酸、狄诺塞麦

血钙和尿钙短暂升高——特立帕肽、阿巴洛帕肽

罕见/罕见的副作用：

颌骨骨坏死——抗骨吸收药物

非典型股骨骨折——抗骨吸收药物

葡萄膜炎，角膜炎，视神经炎，眼眶肿胀——双膦酸盐

高钙血症——特立帕肽、阿巴洛帕肽

26. 描述抗骨质疏松治疗的推荐风险分层策略。

低/中危患者

口服双膦酸盐（阿仑膦酸盐、利塞膦酸盐、伊班膦酸盐）

唑来膦酸

狄诺塞麦

高危患者[a]

唑来膦酸

狄诺塞麦

特立帕肽

阿巴洛帕肽

[a] 高危患者：老年，既往骨折，骨密度极低，跌倒风险高，使用糖皮质激素。

27. 抗骨质疏松药物治疗的最佳持续时间是多久？

口服双膦酸盐：

● 5 年（低/中度风险患者）

● 6~10 年（高危患者）

唑来膦酸：

● 3 年（低/中危患者）

● 6 年（高危患者）

狄诺塞麦——不建议无替换药物情况下停药

特立帕肽/阿巴洛帕肽——24 个月

28. 服用抗骨质疏松药物的患者是否应该享受药物假期？如果是的话,药物假期应该持续多久?

双膦酸盐是目前唯一一类应该考虑药物假期的抗骨质疏松药物。由于停药后骨量迅速流失,狄诺塞麦、特立帕肽或阿巴洛帕肽不推荐药物假期;如果停用这些药物,则应更换另一种药物。

在患者获得最佳治疗时间(见上一问题)后,可考虑双膦酸盐药物假期。在下列情况下,双膦酸盐药物假期应结束:

- 发生脆性骨折(脊柱、髋部、腕部、肱骨);
- 骨密度下降超过为该特定仪器确定的最小显著变化(the least significant change,LSC)(见下文关于 LSC 的讨论);
- 骨转换标志物(尿 N- 端肽、血清 C- 端肽、血清骨特异性碱性磷酸酶)增加≥30% 或上升到参考范围的上半部分。

29. 应如何使用骨密度测试来监测骨质疏松症治疗的反应?

监测骨质疏松症治疗反应的骨密度测试通常在治疗 2 年后重复进行。为了准确解释系列变化,必须知道特定仪器的 LSC。LSC 是一个精确的估计,让用户知晓应该被重视的最小 BMD 变化。进行 LSC 评估的标准程序可在国际临床密度测量学会网站上获得。

30. 如何解释抗骨质疏松药物治疗患者的骨密度变化?

BMD 变化	解释	推荐措施
升高≥LSC	疗效良好	继续治疗
无变化或 <LSC	疗效适中	继续治疗
降低≥LSC	治疗失败	评估;考虑改变治疗

BMD,骨密度;LSC,最小显著变化。

31. 有哪些标志物可用于评估骨重塑,以及如何使用它们?

骨形成	骨吸收
血清碱性磷酸酶	尿或血清 N- 端肽
血清骨钙素	血清 C- 端肽
血清 P1NP	

P1NP,1 型前胶原总 N- 末端肽。

生物标志物的升高预示着未来的骨丢失。在开始治疗后,30% 的生物标志物减少证实了用药依从性,并能预测骨量增加。然而,生物标志物测量的显著变异性限制了该工具的应用。

32. 抗骨质疏松治疗失败的原因是什么?

这是一个有争议的问题,因为所有 FDA 批准的治疗方法,如果按照指示进行,可以显著降低骨折的风险。然而,没有任何治疗能完全消除骨折的风险,因为接受治疗的患者已经处于高危状态。目前定义对治疗无效的标准是(其中任何一个):发生 ≥2 次脆性骨折,骨密度下降超过特定 DXA 仪器的 LSC,或骨重塑生物标志物增加 30% 或增加到参考范围的上半部分。

33. 抗骨质疏松治疗期间骨密度显著下降时,你会怎么做?

治疗中骨密度丢失的常见原因及处理方法如下。

原因	处理措施
依从性差→	鼓励坚持
缺钙→	保证充足的钙摄入量
维生素 D 缺乏→	保证足够的维生素 D 摄入量
继发性骨丢失→	病因治疗
治疗失败→	换用其他药物

34. 哪些药物对预防和治疗糖皮质激素引起的骨质疏松症(glucocorticoid-induced osteoporosis,GIOP)有效?

在 RCT 中,双膦酸盐(阿仑膦酸盐、利塞膦酸盐、唑来膦酸盐)和特立帕肽被证明能显著改善糖皮质激素治疗患者的骨密度和减少骨折。

35. 在接受糖皮质激素治疗的年龄大于 50 岁的患者中,什么时候应该考虑使用抗骨质疏松药物?

启动抗骨质疏松治疗的决定基于使用 FRAX 的风险分层、最低 T 值和脆性骨折史:

- 低风险:FRAX 10 年发生主要骨质疏松性骨折的风险 <10%
- 中等风险:FRAX 10 年风险为 10%~20%
- 高风险:FRAX 10 年风险 >20%,或任何部位的 T 值 ≤-2.5,或脆性骨折史

对绝经后妇女和 50 岁以上的男性,无论是开始服用或目前服用糖皮质激素,预期治疗时间 ≥3 个月,建议如下:

- 服用强的松(或等效药物)≥7.5mg/d 的低风险患者应开始服用以下双膦酸盐:阿仑膦酸盐、利塞膦酸盐或唑来膦酸盐。
- 任何剂量(包括泼尼松 <7.5mg/d)糖皮质激素的中危患者应开始使用其中一种上述双膦酸盐。
- 任何剂量或持续时间(包括 <3 个月)的糖皮质激素高危患者应开始使用其中一种双膦酸盐。对于 T 值最低(低于 -2.5)和 / 或有脆性骨折史的高危患者,特

立帕肽是另一种选择。

● 在临床实践中,任何未服用抗骨质疏松药物治疗且 T 值低于 −1.5 且服用糖皮质激素一年后骨密度损失≥4% 的患者,都应进行更积极的治疗评估。

36. 50 岁以下的 GIOP 患者应如何治疗?

有脆性骨折病史、进行泼尼松≥5mg/d 治疗的绝经前妇女和年龄 <50 岁的男性应接受双膦酸盐,无论其 FRAX 评分或 T 值是多少。唑来膦酸或特立帕肽是高剂量(≥7.5mg/d)、持续时间较长(≥3 个月)、T 值最差(<-2.5)的患者的最佳选择。绝经前有脆性骨折的育龄妇女的治疗指南建议,只有当她们服用泼尼松≥7.5mg/d 时,才使用双膦酸盐。在这种情况下,口服利塞膦酸盐理论上可能是最安全的,因为如果患者妊娠,胎儿毒性可能会降低。特立帕肽是另一种选择。

37. 对于间歇性静脉注射糖皮质激素或吸入类固醇的病人有什么指导方针吗?

目前缺乏间歇性脉冲糖皮质激素治疗患者预防和治疗 GIOP 的治疗指南。12 个月内接受≥4 个月静脉冲击(相当于 1g 甲基泼尼松龙)或高剂量口服冲击治疗(泼尼松≥60mg/d,逐渐减量过程超过 2~4 周)的患者有风险,应根据上述风险分层进行治疗。长期(20 年)每天吸入类固醇(相当于或高于 Advair 200μg/d 的剂量)的患者可能会骨质流失,应定期监测。

38. 骨质疏松症的诊治流程。

见图 14.3。

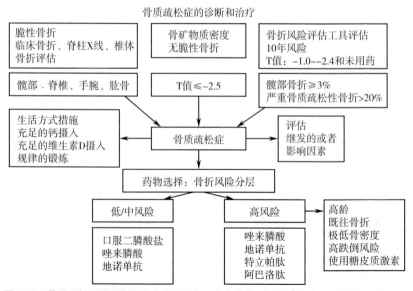

骨质疏松症的诊断和治疗

图 14.3 骨质疏松症的诊断和治疗建议流程。高危患者:高龄、骨折史、极低骨密度、高跌倒风险、使用糖皮质激素

关键点

- 有效预防和治疗骨质疏松症的非药物措施包括充足的钙和维生素 D 营养、定期锻炼、防跌倒、戒烟以及限制酒精和咖啡因的摄入。
- 对于脆性骨折、骨密度（BMD）T 值≤-2.5 或骨折风险评估工具（FRAX）得出的髋部骨折 10 年风险≥3% 和其他主要骨质疏松性骨折≥20% 的患者，应开始药物治疗。
- 治疗骨质疏松症的有效药物主要有两类：抗骨吸收药物和促骨合成药物。
- 在一些使用抗骨吸收药物患者中，报告了颌骨骨坏死和非典型股骨骨折，这些情况在促骨形成药物中尚未见报道。
- 抗骨质疏松治疗期间的骨密度丢失通常是由于治疗依从性差所致，但也应调查受影响的个体是否存在其他导致骨丢失的原因。
- 双膦酸盐和特立帕肽可改善糖皮质激素所致骨质疏松症患者的骨密度，减少骨折。

核心秘密

抗骨质疏松药物治疗应提供给任何有脆性骨折、骨密度 T 值≤-2.5、髋部骨折的 FRAX 10 年风险≥3% 或任何主要骨质疏松骨折的 FRAX 10 年风险≥20% 的患者。

骨密度最大的增加来自序贯治疗，首先是促骨形成药物，然后是抗骨吸收药物治疗。

狄诺塞麦停药后骨丢失和多椎体骨折与骨吸收加速有关。

ONJ 和 AFF 是不常见的并发症，可由使用抗骨吸收药物引起，但这些并发症不发生于使用促骨形成药物。

（张妲　译　周亚茹　校）

参考文献

Adler, R. A. (2018). Management of endocrine disease: atypical femoral fractures: risks and benefits of long-term treatment of osteoporosis with anti-resorptive therapy. *European Journal of Endocrinology, 178*, R81–R87.

Adler, R. A., El-Hajj Fuleihan, G., Bauer, D. C., Camacho, P. M., Clarke, B. L., Clines, G. A., … Sellmeyer, D. E. (2016). Managing osteoporosis in patients on long-term bisphosphonate treatment: report of a task force of the American Society for Bone and Mineral Research. *Journal of Bone and Mineral Research, 31*, 16–35.

Anastasilakis, A. D., Polyzos, S. A., Makras, P., Aubry-Rozier, B., Kaouri, S., & Lamy, O. (2017). Clinical features of 24 patients with rebound-associated vertebral fractures after denosumab discontinuation: systematic review and additional cases. *Journal of Bone and Mineral Research, 32*, 1291–1296.

Axelsson, K. F., Nilsson, A. G., Wedel, H., Lundh, D., & Lorentzon, M. (2017). Association between alendronate use and hip fracture risk in older patients using oral prednisolone. *JAMA, 318*, 146–155.

Bindon, B., Adams, W., Balasubramanian, N., Sandhu, J., & Camacho, P. (2018). Osteoporotic fractures during bisphosphonate drug holiday. *Endocrine Practice, 24*, 163–169.

Black, D. M., & Rosen, C. J. (2016). Clinical practice. Postmenopausal osteoporosis. *New England Journal of Medicine, 374*, 254–262.

Bone, H. G., Wagman, R. B., Brandi, M. L., Brown, J. P., Chapurlat, R., Cummings, S. R., … Papapoulos, S. (2017). 10 years of denosumab treatment in postmenopausal women with osteoporosis: results from the phase 3 randomised FREEDOM trial and open-label extension. *Lancet Diabetes & Endocrinology, 5*, 513–523.

Bonnick, S., Johnston, C. C., Jr., Kleerekoper, M., Lindsay, R., Miller, P., Sherwood, L., & Siris, E. (2001). Importance of precision in bone density measurements. *Journal of Clinical Densitometry, 4*, 105–110.

Buckley, L., Guyatt, G., Fink, H. A., Cannon, M., Grossman, J., Hansen, K. E., … McAlindon, T. (2017). 2017 American College of Rheumatology guideline for the prevention and treatment of glucocorticoid-induced osteoporosis. *Arthritis & Rheumatology, 69*, 1521–1537.

Camacho, P. M., Petak, S. M., Binkley, N., Clarke, B. L., Harris, S. T., Hurley, D. L., … Watts N. B. (2016). American Association of Clinical

Endocrinologists and American College of Endocrinology clinical practice guidelines for the diagnosis and treatment of postmenopausal osteoporosis – 2016. *Endocrine Practice, 22*(Suppl. 4), 1–42.

Chapurlat, R. (2018). Effects and management of denosumab discontinuation. *Joint Bone Spine, 85*, 515–517. doi:10.1016/j.jbspin.2017.12.013.

Chung, M., Tang, A. M., Fu, Z., Wang, D. D., & Newberry, S. J. (2016). Calcium intake and cardiovascular disease risk: an updated systematic review and meta-analysis. *Annals of Internal Medicine, 165*, 856–866.

Cosman, F., Crittenden, D. B., Adachi, J. D., Binkley, N., Czerwinski, E., Ferrari, S., ... Grauer A. (2016). Romosozumab treatment in postmenopausal women with osteoporosis. *New England Journal of Medicine. 375*, 1532–1543.

Cosman, F., Miller, P. D., Williams, C. G., Hattersley, G., Hu, M. Y., Valter, I., ... Black, D. (2017). Eighteen months of treatment with subcutaneous abaloparatide followed by 6 months of treatment with alendronate in postmenopausal women with osteoporosis: results of the ACTIVExtend trial. *Mayo Clinic Proceedings, 92*, 200–210.

Cosman, F., Nieves, J. W., & Dempster, D. W. (2017). Treatment sequence matters: anabolic and antiresorptive therapy for osteoporosis. *Journal of Bone and Mineral Research, 32*, 198–202.

Crandall, C. J., Newberry, S. J., Diamant, A., Lim YW, Gellad, W. F., Booth, M. J., ... Shekelle, P. G. (2014). Comparative effectiveness of pharmacologic treatments to prevent fractures: an updated systematic review. *Annals of Internal Medicine, 161*, 711–723.

Cummings, S. R., Cosman, F., Lewiecki, E. M., Schousboe, J. T., Bauer, D. C., Black, D. M., ... Randall, S. (2017). Goal-directed treatment for osteoporosis: a progress report from the ASBMR-NOF Working Group on Goal-Directed Treatment for Osteoporosis. *Journal of Bone and Mineral Research, 32*, 3–10.

Cummings, S. R., Ferrari, S., Eastell, R., Gilchrist, N., Jensen, J. B., McClung, M., ... Brown, J. P. (2018). Vertebral fractures after discontinuation of denosumab: a post hoc analysis of the randomized placebo-controlled FREEDOM trial and its extension. *Journal of Bone and Mineral Research, 33*, 190–198.

Eastell, R., & Szulc, P. (2017). Use of bone turnover markers in postmenopausal osteoporosis. Osteoporosis treatment: recent developments and ongoing challenges. *Lancet Diabetes & Endocrinology, 5*, 908–923.

Holick, M. F. (2007). Vitamin D deficiency. *New England Journal of Medicine, 357*, 266–281.

Kendler, D. L., Marin, F., Zerbini, C. A. F., Russo, L. A., Greenspan, S. L., Zikan, V., ... López-Romero, P. (2018). Effects of teriparatide and risedronate on new fractures in post-menopausal women with severe osteoporosis (VERO): a multicentre, double-blind, double-dummy, randomised controlled trial. *Lancet, 391*, 230–240. doi:10.1016/S0140-6736(17)32137-2.

Khan, A. A., Morrison, A., Hanley, D. A., Felsenberg, D., McCauley, L. K., O'Ryan, F., ... Compston, J. (2015). Diagnosis and management of osteonecrosis of the jaw: a systematic review and international consensus. *Journal of Bone and Mineral Research, 30*, 3–23.

Khosla, S., & Hofbauer, L. C. (2017). Osteoporosis treatment: recent developments and ongoing challenges. *Lancet Diabetes & Endocrinology, 5*, 898–907.

Lamy, O., Gonzalez-Rodriguez, E., Stoll, D., Hans, D., & Aubry-Rozier, B. (2017). Severe rebound-associated vertebral fractures after denosumab discontinuation: 9 clinical cases report. *Journal of Clinical Endocrinology and Metabolism, 102*, 354–358.

Langdahl, B. L., Libanati, C., Crittenden, D. B., Bolognese, M. A., Brown, J. P., Daizadeh N. S., ... Grauer, A. (2017). Romosozumab (sclerostin monoclonal antibody) versus teriparatide in postmenopausal women with osteoporosis transitioning from oral bisphosphonate therapy: a randomised, open-label, phase 3 trial. *Lancet, 390*, 1585–1594.

Leder, B. Z., O'Dea, L. S., Zanchetta, J. R., Kumar, P., Banks, K., McKay, K., ... Hattersley, G. (2015). Effects of abaloparatide, a human parathyroid hormone-related peptide analog, on bone mineral density in postmenopausal women with osteoporosis. *Journal of Clinical Endocrinology and Metabolism, 100*, 897–706.

Leder, B. Z., Tsai, J. N., Uihlein, A. V., Burnett-Bowie, S. A., Zhu, Y., Foley, K., ... Neer, R. M. (2014). Two years of denosumab and teriparatide administration in postmenopausal women with osteoporosis (the DATA Extension study): a randomized controlled trial. *Journal of Clinical Endocrinology and Metabolism, 99*, 1694–1700.

Leder, B. Z., Tsai, J. N., Uihlein, A. V., Wallace, P. M., Lee, H., Neer, R. M., & Burnett-Bowie, S. A. (2015). Denosumab and teriparatide transitions in postmenopausal osteoporosis (the DATA-Switch study): extension of a randomised controlled trial. *Lancet, 386*, 1147–1155.

Lewiecki, E. M. (2003). Nonresponders to osteoporosis therapy. *Journal of Clinical Densitometry, 6*, 307–314.

Lewiecki, M., Cummings, S. R., & Cosman, F. (2013). Treat-to-target for osteoporosis: is now the time? *Journal of Clinical Endocrinology and Metabolism, 98*, 946–953.

Lewis, J. R., Radavelli-Bagatini, S., Rejnmark, L., Chen, J. S., Simpson, J. M., Lappe, J. M., ... Prince, R. L. (2015). The effects of calcium supplementation on verified coronary heart disease hospitalization and death in postmenopausal women: a collaborative meta-analysis of randomized controlled trials. *Journal of Bone and Mineral Research, 30*, 165–175.

Lloyd, A. A., Gludovatz, B, Riedel, C., Luengo, E. A., Saiyed, R., Marty, E., ... Donnelly, E. (2017). Atypical fracture with long-term bisphosphonate therapy is associated with altered cortical composition and reduced fracture resistance. *Proceedings of the National Academy of Sciences of the United States of America, 114*, 8722–8727.

Long, F. (2011). Building strong bones: molecular regulation of the osteoblast lineage. *Nature Reviews Molecular Cell Biology, 13*, 27–38.

Malouf-Sierra, J., Tarantino, U., García-Hernández, P. A., Corradini, C., Overgaard, S., Stepan, J. J., ... Marin, F. (2017). Effect of teriparatide or risedronate in elderly patients with a recent pertrochanteric hip fracture: final results of a 78-week randomized clinical trial. *Journal of Bone and Mineral Research, 32*, 1040–1051.

Marie, P. J., & Cohen-Solal, M. (2018). The expanding life and functions of osteogenic cells: from simple bone-making cells to multifunctional cells and beyond. *Journal of Bone and Mineral Research, 33*, 199–210.

McClung, M. R. (2016). Cancel the denosumab holiday. *Osteoporosis International, 27*, 1677–1682.

McClung, M. R. (2017). Clinical utility of anti-sclerostin antibodies. *Bone, 96*, 3–7.

McClung, M. R. (2017). Using osteoporosis therapies in combination. *Current Osteoporosis Reports, 15*, 343–352.

McClung, M. R., Lewiecki, E. M., Geller, M. L., Bolognese, M. A., Peacock, M., Weinstein, R. L., ... Miller, P. D. (2013). Effect of denosumab on bone mineral density and biochemical markers of bone turnover: 8-year results of a phase 2 clinical trial. *Osteoporosis International, 24*, 227–235.

McClung, M. R., Wagman, R. B., Miller, P. D., Wang, A., & Lewiecki, E. M. (2017). Observations following discontinuation of long-term denosumab therapy. *Osteoporosis International, 28*, 1723–1732.

Miller, P. D., Hattersley, G., Riis, B. J., Williams, G. C., Lau, E., Russo, L. A., ... Christiansen, C. (2016). Effect of abaloparatide vs placebo on new vertebral fractures in postmenopausal women with osteoporosis: a randomized clinical trial. *JAMA, 316*, 722–733.

Miller, P. D., Pannacciulli, N., Brown, J. P., Czerwinski, E., Nedergaard, B. S., Bolognese, M. A., ... Cummings, S. R. (2016). Denosumab or zoledronic acid in postmenopausal women with osteoporosis previously treated with oral bisphosphonates. *Journal of Clinical Endocrinology and Metabolism, 101*, 3163–3170.

Park-Wyllie, L. Y., Mamdani, M. M., Juurlink, D. N., Hawker, G. A., Gunraj, N., Austin, P. C., ... Laupacis, A. (2011). Bisphosphonate use and the risk of subtrochanteric or femoral shaft fractures in older women. *JAMA, 305*, 783–789.

Qaseem, A., Forciea, M. A., McLean, R. M., & Denberg, T. D. (2017). Treatment of low bone density or osteoporosis to prevent fractures in men and women: a clinical practice guideline update from the American College of Physicians. *Annals of Internal Medicine, 166*, 818–839.

Rothman, M. S., Lewiecki, E. M., & Miller, P. D. (2017). Bone density testing is the best way to monitor osteoporosis treatment. *American Journal of Medicine, 130*, 1133–1134.

Ruggiero, S. L., Dodson, T. B., Fantasia, L., Goodday, R., Aghaloo, T., Mehrotra, B., & O'Ryan, F. (2014). American Association of Oral and Maxillofacial Surgeons position paper on medication-related osteonecrosis of the jaw – 2014 update. *Journal of Oral and Maxillofacial Surgery, 72*, 1938–1956.

Saag, K. G., Petersen, J., Brandi, M. L., Karaplis, A. C., Lorentzon, M., Thomas, T., ... Grauer, A. (2017). Romosozumab or alendronate for fracture prevention in women with osteoporosis. *New England Journal of Medicine, 377*, 1417–1427.

Shane, E., Burr, D., Abrahamsen, B., Adler, R. A., Brown, T. D., Cheung, A. M., ... Whyte, M. P. (2014). Atypical subtrochanteric and diaphyseal femoral fractures: second report of a task force of the American Society for Bone and Mineral Research. *Journal of Bone and Mineral Research, 29*, 1–23.

第15章

骨软化、佝偻病和维生素 D 缺乏

William E.Duncan

摘要

骨软化症和佝偻病是骨矿化不足或延迟导致的疾病。骨软化发生在成熟骨,而佝偻病发生在生长骨。因此,这两种情况的临床和影像学表现不同。骨软化和佝偻病的病因可分为 3 类:儿童钙摄入不足或与维生素 D 代谢或作用异常相关的疾病;与磷酸盐代谢异常相关的疾病;以及维生素 D 和矿物质代谢正常的一小类疾病。治疗的目标是纠正潜在的代谢异常。维生素 D 缺乏在美国很常见,对骨骼健康有负面影响。

关键词

骨软化、佝偻病、维生素 D 缺乏、维生素 D 不足、维生素 D 合成、磷酸盐代谢异常、慢性肾功能衰竭、骨组织学

1. 什么是骨软化症和佝偻病?

骨软化症和佝偻病是描述骨的临床、组织学和放射学异常的术语,与 50 多种疾病和情况有关。骨软化症是一种成熟(成人)骨的疾病,而佝偻病则发生在生长中的骨骼。虽然佝偻病和骨软化症最初被视为不同的临床实体,但相同的病理过程可能导致这两种疾病。在这两种情况下,新形成的类骨质(骨蛋白基质)矿化不足或延迟。在佝偻病患者中,骨骺生长板的骨骼和软骨中存在软骨细胞分化和矿化缺陷,导致生长迟缓和骨骼畸形,这在成人骨软化症患者中并不常见。

2. 为什么了解骨软化症和佝偻病很重要?

在 20 世纪初的美国,由于缺乏维生素 D 而导致的佝偻病在城市地区很常见。在 20 世纪 20 年代,由于对阳光的抗佝偻病的认识和鳕鱼肝油(含有大量维生素 D)的使用,佝偻病几乎被消灭了。然而,随着对影响维生素 D 代谢的先前致命疾病(如慢性肾功能衰竭)的有效治疗的发展,以及对维生素 D 和矿物质代谢的理解的提高,出现了许多以骨软化或佝偻病为特征的综合征。最近的许多研究表明,未确诊的维生素 D 缺乏或不足在美国很常见,对于相当一部分患有骨质疏松症的成年女性来说,维生素 D 不足可能是她们骨质流失的一个不可预料的组成部分。

3. 描述维生素 D 是如何合成和代谢的?

血清维生素 D 有两个来源:膳食摄入和皮肤经紫外线照射由 7- 脱氢胆固醇或

麦角固醇的紫外线照射转化。然后,维生素 D 通过血液输送到肝脏,在肝脏被 25 羟化酶转化为 25 羟(25-OH)维生素 D。然后,25-OH 维生素 D 在肾脏中被肾脏 1-α-羟化酶转化为活性激素 1,25- 双羟[(OH)₂]维生素 D。活性维生素 D 代谢物在许多组织中都有作用,包括肠道(增加钙吸收)、肾脏(增加钙重吸收)、甲状旁腺(减少甲状旁腺激素分泌)和骨骼(刺激成骨细胞成熟和骨基质合成)(图 15.1)。最近的研究表明,维生素 D 在心血管和神经疾病、胰岛素抵抗和糖尿病、恶性肿瘤、自身免疫性疾病和感染中也可能发挥其他作用。从对维生素 D 如何代谢的理解来看,很明显,即使饮食摄入和紫外线介导的维生素 D 合成正常,维生素 D 缺乏也可能与严重的吸收不良、肾脏或肝脏疾病有关。

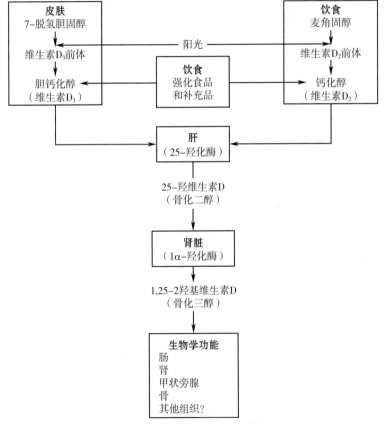

图 15.1　维生素 D 的合成与代谢

4. 列出骨软化症和佝偻病的病因。

　　骨软化症或佝偻病患者的主要骨异常是骨基质的矿化不足。骨中主要矿物为羟基磷灰石钙 $Ca_{10}(PO_4)_6(OH)_2$。因此,任何导致钙或磷对骨的利用性降低的疾病都可能导致骨软化或佝偻病(表 15.1)。因此,骨软化和佝偻病的病因可分为 3

类:①儿童钙摄入量低或与维生素 D 代谢或作用异常,骨矿化过程中钙的利用受限有关的疾病;②与磷代谢异常有关的疾病;③一小部分维生素 D 和矿物质代谢正常的疾病。

表 15.1　与骨软化和佝偻病相关疾病	
疾病	主要机制 [a]
维生素 D 代谢或作用异常	
营养性缺乏	维生素 D 缺乏
吸收不良	维生素 D 缺乏
原发性胆汁性肝硬化	维生素 D 吸收不良
慢性肾脏病	25- 羟化维生素 D 的 α- 羟化受损
慢性肝病	维生素 D 25- 羟化受损
Ⅰ 型 VDDR	1α 羟化酶缺乏
Ⅱ 型 VDDR	维生素 D 受体基因突变
药物(苯妥英钠、巴比妥酸盐、霍乱毒素)	维生素 D 分解代谢和 / 或排泄增加
磷缺乏或肾性磷丢失	
磷摄入量减少	磷缺乏
氢氧化铝摄入过量	增加肠磷结合
X 连锁低磷性佝偻病	导致磷消耗的基因突变
常染色体显性遗传低磷性佝偻病	导致磷消耗的基因突变
肿瘤性骨软化	FGF 23 引起的尿磷丢失
其他肾小管缺陷(RTA,FS)	肾磷转运缺陷
维生素 D 和磷酸盐代谢正常	
低磷酸酶血症	碱性磷酸酶缺乏
药物(氟、铝、大剂量羟乙膦酸钠)	抑制矿化或刺激基质合成
成骨不全	骨胶原异常
骨纤维发育不全	骨基质缺失

[a] 虽然只有一种机制可以治疗骨软化症或佝偻病,但其他机制也可能导致骨疾病。

　　FGF 23,成纤维细胞生长因子 23;FS,范科尼综合征;RTA,肾小管酸中毒;VDDR,维生素 D 依赖性佝偻病。

5. 讨论影响维生素 D 代谢的疾病过程。

　　在美国,临床上明显缺乏维生素 D 的情况很少出现,除非阳光照射和维生素 D 强化牛奶和其他乳制品的摄入量有限。然而,由于避免阳光照射、使用防晒霜、年龄相关的皮肤合成维生素 D 的减少、维生素 D 的肝和肾羟化受损以及肠道对 $1,25-(OH)_2$ 维生素 D 的反应性降低,许多美国老年人都有潜在的维生素 D 缺乏或不足的风险。麸质过敏症或口炎性腹泻、局部肠炎、肠旁路手术、部分胃切除术、慢性肝病、原发性胆汁性肝硬化、胰腺功能不全、某些药物和慢性肾功能衰竭也与骨软化症的发生有关。

6. 列出干扰维生素 D 合成或作用的遗传性疾病。

两种极为罕见的遗传综合征与佝偻病有关。维生素 D 依赖性佝偻病（Vitamin D-dependent rickets，VDDR）Ⅰ型（也称为假维生素 D 缺乏性佝偻病）与肾脏 25-OH 维生素 D-1α- 羟化酶活性几乎完全缺乏有关。第二种遗传综合征，VDDR Ⅱ型，是由维生素 D 受体基因突变引起的，这种突变导致终末器官对 $1,25(OH)_2$ 维生素 D 产生抵抗，维生素 D 作用缺乏。

7. 描述血清磷水平的调节。

血清磷由 $1,25(OH)_2$ 维生素 D、甲状旁腺激素（PTH）和成纤维细胞生长因子 23（FGF 23）协同调节。$1,25(OH)_2$ 维生素 D 增加磷水平，增强了肠道磷的吸收。甲状旁腺素通过促进肾脏磷酸盐排泄降低血清磷。FGF 23 通过与 FGF 23 受体和 Klotho 蛋白形成三元复合物来降低血清磷酸盐水平，通过肾钠磷转运蛋白增加肾磷酸盐的丢失；FGF 23 还通过抑制肾脏 1α- 羟化酶和刺激肾脏 24 羟化酶降低血清 $1,25(OH)_2$ 维生素 D 水平。

8. 磷酸盐代谢异常导致骨软化或佝偻病的相关条件是什么？

营养性磷酸盐缺乏、因摄入磷酸盐结合剂（如氢氧化铝）而导致的肠道磷酸盐吸收减少以及肾脏磷酸盐消耗可导致骨软化或佝偻病。遗传性磷酸盐丢失是一种遗传异质性疾病。X 连锁低磷血症性佝偻病（X-linked hypophosphatemic rickets，XLHR）是由 PHEX 基因的遗传性失活突变引起的，由于 FGF 23 蛋白水解减少，导致 FGF 23 骨表达增加。常染色体显性低磷血症性佝偻病（autosomal dominant hypophosphatemic rickets，ADHR）是由于编码 FGF 23 的基因激活突变，导致 FGF 23 水平升高。FGF 23 通过与 FGF 23 受体和 Klotho 蛋白形成三元复合物来降低血清磷酸盐水平，通过肾钠磷转运蛋白增加肾磷酸盐的丢失；FGF 23 还通过抑制肾 1α- 羟化酶和刺激肾 24 羟化酶降低血清 $1,25(OH)_2$ 维生素 D 水平从而减少肠道磷的吸收。肿瘤性骨软化症（又称致癌性骨软化症）是一种非遗传性磷酸盐消耗综合征，由间充质来源的肿瘤分泌 FGF 23 导致骨软化。

9. 慢性肾功能衰竭会导致骨软化和佝偻病吗？

慢性肾功能衰竭与许多骨疾病有关：骨质疏松、骨软化或佝偻病、囊性纤维性骨炎（由长期继发性甲状旁腺功能亢进引起）、动力缺失性骨病、骨软化和囊性纤维性骨炎（称为混合性骨性骨营养不良）。佝偻病或骨软化症通常是肾脏疾病过程中的晚期发现，很少在患者开始透析前出现。与慢性肾功能衰竭相关的佝偻病或骨软化症是由循环中 $1,25(OH)_2$ 维生素 D 浓度降低、含铝抗酸剂（用作磷酸盐结合剂）含铝透析液中的铝中毒引起的，也可能是由与肾功能衰竭相关的慢性代谢性酸中毒引起的。

10. 骨软化症有哪些症状和体征?

成人骨软化症可能无症状。有症状时,骨软化症可表现为弥漫性骨痛(常因体力活动或触诊骨骼而加重)、肌肉无力,有时肌肉萎缩。肌肉无力常累及下肢近端肌肉,可能导致步态蹒跚,从椅子上站起或爬楼梯困难。骨痛被描述为钝痛,通常位于背部、臀部、膝盖、腿部和骨折部位。在骨软化症患者中,骨折甚至可能是由轻微创伤造成的。

11. 描述佝偻病的临床表现。

由于佝偻病儿童生长板软骨钙化受损,其临床表现与骨软化症有显著差异。在这种情况下,干骺(骨骺和骨干之间的生长区)扩大,生长减慢,各种骨骼畸形明显。佝偻病对骨骼生长最快的部位的影响最大。由于骨骼生长的速度和模式随着年龄的变化而变化,佝偻病的表现也会有所不同。婴儿佝偻病最早的症状之一是颅骨软化(颅骨异常柔软)。在较大的婴儿和较小的儿童中,可能存在手腕处的前臂增厚、肋软骨连接处肿胀(也称为佝偻病念珠肋)和哈里森沟,即横膈膜附着处胸壁的横向压痕。在较大的儿童中,可以观察到胫骨和腓骨的弯曲。在任何年龄,如果佝偻病(或骨软化症)伴有低钙血症,手部和口腔周围感觉异常、肌肉痉挛、Chvostek 和 Trousseau 征阳性、手足抽搐和癫痫发作则可能出现。

12. 维生素 D 缺乏引起的骨软化和佝偻病有哪些生化异常?

与骨软化症或佝偻病相关的实验室异常取决于引起骨疾病的潜在缺陷或过程。为了了解在与维生素 D 代谢异常相关的条件下观察到的生化异常,必须了解机体对低钙血症的反应和维生素 D 代谢途径的知识。因此,在营养性维生素 D 缺乏或吸收不良的患者中,维生素 D 浓度降低会导致血清钙浓度降低或处于正常值低限,从而刺激甲状旁腺激素分泌增加(导致继发性甲状旁腺功能亢进)。这种继发性甲状旁腺功能亢进,继而导致肾脏磷酸盐排泄增加,血清磷酸盐减少,碱性磷酸酶浓度升高,尿钙排泄减少。

13. 哪些维生素 D 代谢产物浓度与干扰维生素 D 代谢或作用的疾病有关?

根据维生素 D 代谢的异常情况,可以观察到不同的维生素 D 代谢产物。在营养性维生素 D 缺乏和吸收不良时,血清 25-OH 维生素 D 水平较低。在 VVDR I 型中,肾 25-OH 维生素 D-1α- 羟化酶缺乏,血清 25-OH 维生素 D 正常或升高,血清 $1,25(OH)_2$ 维生素 D 浓度低或检测不到。相反,在导致靶器官对 $1,25(OH)_2$ 维生素 D 抵抗的 VDDR II 型中,$25(OH)_2$ 维生素 D 和 $1,25(OH)_2$ 维生素 D 的水平均升高。

14. 什么影像学发现与骨软化和佝偻病有关?

与佝偻病和骨软化症相关的生化指标通常在观察到影像学异常之前就明显异

常。骨软化症患者最常见的影像学改变是骨量减少。也可观察到假性骨折(也称为 Looser 带或挤奶工骨折)或完全性骨折。假性骨折是一种横向放射状带,长度从几毫米到几厘米不等,通常垂直于骨骼表面。它们通常是双侧的,尤其常见于股骨、骨盆和手脚的小骨。

某些影像学异常主要见于儿童。这些包括长骨干骺端磨损,未矿化的骨骺生长板扩大,以及腿的弯曲。佝偻病儿童的骨骼畸形可能会持续到成年。由于继发性甲状旁腺功能亢进,骨软化症患者也可能有其他的影像学表现。这些影像学表现包括指骨骨膜下骨吸收,牙釉质缺失,耻骨联合和骶髂关节间隙扩大,以及棕色瘤或骨囊肿的存在。

15. 探讨骨软化症的组织学特点。

骨软化症的两个诊断性组织学表现是骨样缝加宽和矿化延迟时间增加(新沉积基质矿化所需的时间)。骨活检前每隔几周口服两次四环素来评估矿化延迟时间。由于四环素沉积在新生骨的矿化前沿,因此可以通过测量骨活检标本中两条四环素荧光带之间的距离来确定延迟时间。根据骨软化的原因,甲状旁腺功能亢进的骨改变也可能出现。由于许多临床症状、影像学表现和生化异常与骨软化症或佝偻病相关,这些检查或发现都不是诊断性的。骨活检仍是诊断佝偻病和骨软化症的金标准。骨活检的评估必须由经过骨组织学解读培训的专业人员进行。

16. 描述维生素 D 缺乏引起的骨软化和佝偻病的治疗方法。

治疗因维生素 D 代谢异常而引起的骨软化症和佝偻病的目的是通过服用钙盐(作为补充剂或通过饮食)和维生素 D 制剂来纠正低钙血症和活性维生素 D 代谢物的缺乏。在美国,维生素 D_2(麦角钙化醇)、维生素 D_3(胆钙化醇)、$1,25(OH)_2$ 维生素 D(骨化三醇)和骨化三醇类似物是可用的。每种制剂都有不同的半衰期和效力。维生素 D 制剂的选择和剂量取决于维生素 D 代谢潜在的病理缺陷。对于营养性维生素 D 缺乏的患者,用维生素 D 和元素钙治疗往往足以治愈骨软化症。肝胆疾病或慢性肾功能衰竭引起的骨软化症可用骨化三醇或其类似物治疗。

17. 非维生素 D 缺乏引起的骨软化症和佝偻病有哪些治疗方法?

VDDR I 型患者通常每日用 0.5~2.0μg 的骨化三醇治疗,因为受影响的患者不能合成 $1,25(OH)_2$ 维生素 D,但如果提供给他们,可以对 $1,25(OH)_2$ 维生素 D 的生理水平作出反应。相比之下,VDDR II 型对 $1,25(OH)_2$ 维生素 D 有很强的抵抗力,其治疗包括高剂量的骨化三醇,高达 60μg/天(一个非常高的剂量),以及大剂量的口服钙。在严重的病例中,大剂量的钙静脉输注是治愈 VDDR II 型佝偻病患者的必要措施。低磷性佝偻病(XLHR 和 ADHR)必须同时用磷酸盐替代物和骨化三醇治疗。布罗舒单抗(Crysvita)是一种与 FGF 23 结合的单克隆抗体,最近也被 FDA 批准用于治疗 XLHR。临床试验表明,这种药物可以使磷水平正常化,改善骨矿化,减轻受影响儿童的佝偻病,促进受影响成人的骨折愈合。肿瘤引起的骨软化症需要切除或放射治疗。在铝致骨软化的慢性肾功能衰竭中,可以通过螯合剂去铁胺的治疗从患骨中除去铝。骨病可以用钙和骨化三醇治疗。用维生素 D 和碳酸氢盐治疗伴有肾小管酸中毒的骨软化症以纠正酸中毒。

18. 如何诊断维生素 D 不足,为什么诊断维生素 D 不足很重要?

人体血清中最稳定、最丰富的维生素 D 代谢物 25-OH 维生素 D,半衰期约 3 周,是衡量维生素 D 状态最合适的指标。全球共识会议将充足的维生素 D 状态(基于血清 25-OH 维生素 D 水平)定义为 >50nmol/L(20ng/mL),不足的维生素 D 状态定义为 30~50nmol/L(12~20ng/mL),维生素 D 缺乏定义为 <30nmol/L(12ng/mL)。维生素 D 不足是美国的一个普遍问题。国家健康和营养检查调查(2001—2004 年)的数据表明,只有 23% 的人循环中 25-OH 维生素 D 的浓度大于 30ng/mL,6% 的人循环中 25-OH 维生素 D 的浓度小于 10ng/mL。随着循环中 25-OH 维生素 D 的浓度从足够的维生素 D 水平下降,对骨骼健康的负面影响越来越大。因此,向循环 25-OH 维生素 D 水平 <50nmol/L(20ng/mL)的个体提供维生素 D 补充似乎是明智的。

19. 维生素 D 制剂治疗的并发症有哪些?

当使用高剂量的维生素 D 或一种更有效的维生素制剂时,仔细监测高钙血症是很重要的。轻度高钙血症可能无症状。然而,严重高钙血症患者可能会主诉厌食、恶心、呕吐、体重减轻、头痛、便秘、多尿、多饮和精神状态改变。肾功能受损,肾钙质沉着,肾结石,甚至可能最终发生死亡。如果发生维生素 D 中毒,必须立即停止所有钙补充剂和维生素 D 制剂,并开始治疗高钙血症。

关键点:骨软化、佝偻病、维生素 D 缺乏

- 骨软化症和佝偻病是导致骨矿化不足或迟延的疾病。
- 骨软化发生在成熟骨,而佝偻病发生在生长骨。因此,这两种情况的临床和影像学表现不同。
- 骨软化症和佝偻病的病因可分为三类:(A)儿童钙摄入量低或与维生素 D 代谢或作用异常相关的疾病;(B)与磷酸盐代谢异常相关的疾病;(C)维生素 D 和矿物质代谢正常的一小部分疾病。
- 维生素 D 不足在美国很常见,对骨骼健康有负面影响。

（张妲　译　周亚茹　校）

参考文献

Adams, J. S., & Hewison, M. (2010). Update in vitamin D. *Journal of Clinical Endocrinology and Metabolism, 95*, 471.

Berry, J. L., Davies, M., & Mee, A. P. (2002). Vitamin D metabolism, rickets, and osteomalacia. *Seminars in Musculoskeletal Radiology, 6*, 173.

Carpenter, T. O. (2012). The expanding family of hypophosphatemic syndromes. *Journal of Bone and Mineral Metabolism, 30*, 1–9.

Carpenter, T. O., Imel, E. A., Holm, I. A., Jan de Beur, S. M., & Insogna, K. L. (2011). A clinician's guide to X-linked hypophosphatemia. *Journal of Bone and Mineral Research, 26*, 1381–1383.

Ginde, A. A., Liu, M. C., & Camargo, C. A., Jr. (2009). Demographic differences and trends of vitamin D insufficiency in the US population,

1988-2004. *Archives of Internal Medicine, 169*, 626.

Holick, M. F. (2006). Resurrection of vitamin D deficiency and rickets. *Journal of Clinical Investigation, 116*, 2062.

Holick, M. F. (2007). Vitamin D deficiency. *New England Journal of Medicine, 357*, 266.

Holick, M. F., Binkley, N. C., Bischoff-Ferrari, H. A., Gordon, C. M., Hanley, D. A., Heaney, R. P., . . . Weaver, C. M. (2011). Evaluation, treatment, and prevention of vitamin D deficiency: an endocrine society clinical practice guideline. *Journal of Clinical Endocrinology and Metabolism, 96*, 1911.

Imel, E. A., & Econs, M. J. (2012). Approach to the hypophosphatemic patient. *Journal of Clinical Endocrinology and Metabolism, 97*, 696–706.

Malloy, P. J., & Feldman, D. (2010). Genetic disorders and defects in vitamin D action. *Endocrinology and Metabolism Clinics of North America, 39*, 333.

Munns, C. F., Shaw, N., Kiely, M., Specker, B. L., Thacher, T. D., Ozono, K., . . . & Högler, W. (2016). Global consensus recommendations on prevention and management of nutritional rickets. *Journal of Clinical Endocrinology and Metabolism, 101*, 394.

Rosen, C. J. (2011). Vitamin D insufficiency. *New England Journal of Medicine, 364*, 248.

Rosen, C. J. (Ed.). (2013). *Primer on the metabolic bone diseases and disorders of mineral metabolism.* Ames, IA: Wiley-Blackwell.

Thacher, T. D., & Clarke, B. L. (2011). Vitamin D insufficiency. *Mayo Clinic Proceedings, 86*, 50.

Wolinsky-Friedland, M. (1995). Drug-induced metabolic bone disease. *Endocrinology and Metabolism Clinics of North America, 24*, 395.

第 16 章

Paget 骨病

Matthew P.Wahl and Christine M.Swanson

摘要

Paget 骨病(Paget's disease of bone, PDB)是一种慢性疾病,其特征是局部出现异常破骨细胞,导致过度骨吸收,随后出现异常骨形成,导致骨组织紊乱,骨质脆性增加。PDB 通常表现为偶然发现的碱性磷酸酶(alkaline phosphatase, ALP)升高,或非相关影像学检查提示骨异常。X 线片用于诊断 PDB,核医学骨扫描可以评估疾病的程度。PDB 可选择的治疗方法是静脉注射唑来膦酸盐,对于有症状的骨痛、高钙血症的 PDB 患者,以及那些有可能出现 PDB 并发症的高危患者,或拟在 Paget 部位附近进行手术的患者,应给予治疗。

关键词

Paget 骨病,破骨细胞,碱性磷酸酶,唑来膦酸盐

1. 什么是 PDB?

PDB 是一种以一个或多个骨骼的异常骨重塑为特征的慢性疾病。Paget 破骨细胞(负责骨吸收的骨细胞)异常增大、过度活跃,导致局部骨吸收过度。Paget 部位代偿性骨形成增加(由成骨细胞),导致骨组织紊乱,结构脆性增加,常常形态增大。James Paget 爵士于 1876 年首次描述了这种情况,并称之为变形性骨炎;然而,有证据表明,这种情况在罗马时期的西欧就存在。PDB 可导致骨痛、骨骼畸形、假性骨折和骨关节炎,尽管许多 PDB 患者在诊断时无症状。

2. 什么原因导致 PDB?

PDB 的病因尚不清楚,可能受遗传和环境因素影响。*SQSTM1* 基因编码一种在破骨细胞功能中起作用的蛋白质,其突变见于 40%~50% 的 PDB 家族病例中。副粘病毒感染被认为是 PDB 发病的潜在诱因,因为已发现 Paget 破骨细胞含有类似副粘病毒核衣壳的核内结构,尽管从未从 Paget 破骨细胞中培养出病毒。PDB 的发病率在全球范围内呈下降趋势,这可能反映了环境因素对 PDB 的影响。

3. PDB 的典型临床表现。

PDB 通常是患者做其他检查偶然发现血清碱性磷酸酶(ALP)升高或 X 线异常时诊断的。症状取决于受累的部位和程度。诊断时,30%~40% 的患者有症状,最常见的症状是骨痛。通常,骨痛出现在病程后期,其特征是休息或活动时发生的深

度疼痛,通常在夜间更严重。

4. 哪些人群易患 PDB?

PDB 患病率随年龄增长而增加。它通常累及老年人,40 岁以前并不常见。PDB 的发病率也因地理位置和性别而异。男性比女性更容易受累。PDB 最常见于欧洲后裔,而非洲和亚洲后裔较少见。在美国,PDB 估计影响 2%~3% 年龄大于 55 岁的成年人。

5. 如何诊断 PDB?

PDB 可用 X 线平片诊断。PDB 在 X 线片上的典型表现包括局灶性骨溶解伴硬化改变、皮质增厚、骨小梁粗大和骨骼增大(图 16.1)。应检测 ALP 水平,ALP 经常会明显升高,但不一定总是升高。

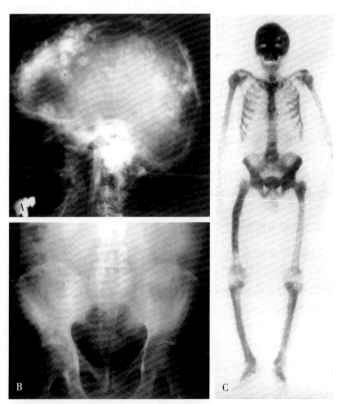

图 16.1 Paget 骨病的特征性影像学和核素扫描表现。(A)头颅 X 线片显示颅骨增厚,伴有致密硬化和骨质减少,形成"棉絮状"外观。(B)骨盆 X 线片显示右半骨盆正常骨小梁丢失、硬化、皮质增厚,髂 - 耻线硬化。(C)全身核素扫描显示颅骨、骨盆、腰椎和双侧股骨摄取增加,右胫骨、肩胛骨和双肱骨近端弯曲

6. PDB 的鉴别诊断是什么？

PDB 的影像学鉴别诊断包括慢性骨髓炎、椎体血管瘤、纤维异常增生、转移性疾病、干骺端发育不良（Engelmann 病）、额叶内板增生、家族性扩张性骨溶解、胸骨 - 锁骨肥厚、骨肉瘤和 SAPHO 综合征（滑膜炎、痤疮、脓疱病、骨肥厚、骨炎）。ALP 升高可见于肝胆疾病或任何骨转换增加的情况（如骨软化、甲状旁腺功能亢进、骨转移）。

7. PDB 累及哪些骨骼？

PDB 可能是单灶性（累及一块骨）或更常见的多灶性（累及 ≥2 块骨）。PDB 倾向于累及中轴骨，但可以累及几乎人体任何骨骼。最常累及的是骨盆（70%）、股骨（55%）、腰椎（53%）、颅骨（42%）和胫骨（32%）。每一个单独的 Paget 位点都可能随着时间的推移而发展或演变；然而，所涉及的骨骼位点的数量通常随着时间的推移而稳定，并且在诊断后很少出现新的骨骼病变。

8. Paget 骨损伤的典型组织学和放射学表现及 3 个阶段是什么？

PDB 的发展经历了 3 个阶段。首先，通常是多核的破骨细胞明显增大，增加破骨活性，导致局部骨吸收增加。影像学表现包括骨丢失、长骨楔形吸收区和颅骨局限性溶解性病变（局限性骨质疏松）。其次，成骨细胞活性增加，骨形成加速，导致胶原结构紊乱（镶嵌或编织，而不是正常的板层模式）和溶解 / 硬化混合阶段。这种异常的骨强度受损，骨折风险更高。在 X 线片上，骨出现增大和硬化；可以看到弓形畸形、横向线形放射状影（"假骨折"）和颅骨增厚。最后，骨细胞活性降低，异常骨结构持续存在，包括增大的硬化骨。

9. 应通过哪些实验室检查来评估和监测 PDB？

怀疑或已知 PDB 的患者应检测 ALP、钙、白蛋白、肝功能和 25- 羟（25-OH）维生素 D 水平。ALP 是成骨活性的生物标志物，在局限性单发性疾病或 PDB 溶骨初期 ALP 在正常范围内，但在成骨期 ALP 升高，并与疾病活动有关。ALP 测定是 PDB 的首选检测方法。如果存在肝脏疾病或 ALP 正常，可以检查其他骨形成标志物，如骨特异性碱性磷酸酶（bone-specific alkaline phosphatase，BSAP）或前胶原 I 型 N- 末端肽（procollagen type I N-terminal propeptide，P1NP）。可每 6~12 个月监测一次升高的骨转换标志物，以评估患者对治疗的反应和 / 或 PDB 活动情况。

10. 采用何种影像学方法来确定 PDB 中骨骼的受累程度并进行监测？

X 线平片可用来诊断 PDB，但 PDB 的受累程度最好采用骨核素扫描评估。骨扫描结果是非特异性的（例如，在骨关节炎部位可以看到假阳性结果）；但是，它是识别 PDB 病变最敏感的检查。早期有症状的病变可能在 X 线上未显现而骨扫描上很明显，而在 X 线上很容易看到的烧毁样 Paget 病变却可能在骨扫描上没有增加摄取。建议对新诊断的 PDB 患者在最初评估时进行骨扫描，然后对相关部位进行 X 线片检查。计算机断层扫描（computed tomography，CT）、磁共振成像（magnetic resonance imaging，MRI）和正电子发射断层扫描（positron emission tomography，PET）在 PDB 中并不常用。

11. 有哪些药物可以治疗 PDB？

充足的钙和维生素 D 水平是治疗 PDB 的必要条件。含硝基双膦酸盐（表 16.1）被认为是治疗 PDB 的一线疗法，因为其针对受累部位并有效抑制骨吸收。这些药物包括静脉注射制剂（唑来膦酸，又称唑来膦酸盐，帕米膦酸）和口服制剂（阿仑膦酸，利塞膦酸）。降钙素的效果较差，也不常用。有狄诺塞麦用于 PDB 治疗的病例报告；但目前 PDB 并不是狄诺塞麦批准使用的适应证。此外，如果不进行后续的抗骨吸收治疗（骨密度下降，骨折风险增加），停止狄诺塞麦治疗也有很大的风险（见 Anastasilakis，2017 年）。

表 16.1　双膦酸盐治疗 Paget 骨病

药物名称	剂量	疗程
唑来膦酸盐	5mg IV（1 次，输注时间超过 15 分钟）	N/A
阿仑膦酸盐	40mg 每日口服	6 个月
利塞膦酸盐	30mg 每日口服	2 个月

IV，静脉注射；N/A，未知。

12. 哪种药物是 PDB 的可选药物？

静脉输入唑来膦酸钠是 PDB 的可选药物，因为它对降低 ALP 和缓解症状（疼痛、生活质量）有最快、最显著和持续的效应。单次静脉注射 5 毫克后，96% 的患者碱性磷酸酶水平恢复正常，或在 6 个月时至少降低 75%。唑来膦酸盐即使对先前用其他双膦酸盐治疗无效的 PDB 患者也是有效的。唑来膦酸盐的持续生化反应可能持续 6 年。肌酐清除率（creatinine clearance，CrCl）<35mL/min 者禁用双膦酸盐。

13. PDB 的治疗指征是什么？

双膦酸盐治疗应考虑：

● 症状，包括与代谢活跃的 PDB 部位相对应的骨痛。双膦酸盐治疗可能有助于阐明疼痛是由骨或骨关节炎引起。

● 因 PDB 病变（例如，承重骨骨折、颅骨或脊柱受累导致的神经压迫、主要关节附近的疾病）而产生并发症的高危人群。

● 在 Paget 部位或附近部位矫正手术或择期手术前，以减少血管增生和围手术期失血。

● 在制动情况下出现高钙血症。

14. PDB 的治疗目标是什么？

对治疗的反应通常用骨转换标志物来评估。首选标志物 ALP，通常在唑来膦酸盐治疗后 1~2 周下降，3~6 个月达到最低点。骨吸收标志物[如血清 C- 端肽（C-telopeptides，CTx）、尿 N- 端肽（N-telopeptides，NTx）]在治疗后下降更快，但检查成本更高、更复杂（即必须留取晨尿、空腹血清或第二次晨尿）。如果不能使用 ALP（如肝病），则可考虑参考其他骨形成标志物（如 P1NP、BSAP）。骨转换标志物在参考范围的下半部分提示病情持续缓解，如果 Paget 症状复发或骨转换标志物升高，可考虑再治疗。没有数据支持 ALP 正常化可以降低长期并发症的风险；然而，相关试验的规模和持续时间有限。

15. 药物治疗的副作用是什么？

双膦酸盐与下颌骨骨坏死（尤其是侵袭性牙科手术和癌症患者）和非典型（转子下）股骨骨折的风险增加有关。双膦酸盐具有肾毒性，在肾功能受损的患者中禁用[估算肾小球滤过率（eGFR）<35mL/min/1.73m^2]。双膦酸盐治疗可引起低钙血症，尤其是维生素 D 缺乏者。不同的剂型有特异的副作用，应予以考虑，如急性期反应（静脉注射）和食管炎 / 消化不良（口服）。因为破骨细胞活性更高，PDB 患者的急性期反应可能比用于骨质疏松症时更严重。

16. PDB 会出现什么并发症？

骨关节炎、骨畸形、骨折、假性骨折和骨骼增大可能是长期 PDB 的症状。听力损失可能发生在颅骨受累的患者，也可能是由于骨骼增生造成的耳蜗损伤引起。其他由受压引起的神经功能缺损包括椎管狭窄和神经根病。如果颅底受压，可能发生梗阻性脑积水。假性骨折是 PDB 的一个特征性表现，可发展为完全性骨折。高输出量心衰（尤其是多骨 Paget 病）和高钙血症（制动时）是 PDB 较少见的并发症。PDB 病变很少能转化为巨细胞瘤（通常是良性病变）或骨肉瘤。

17. PDB 患者发生骨肉瘤的风险有多大？

Paget 部位转化为骨肉瘤预后不良，但相当罕见，发生率 <1%。PDB 患者骨痛加剧伴肿胀，新发肿块，或在 Paget 部位新发骨折时应怀疑骨肉瘤。在这些情况下，MRI 有助于区分 Paget 骨病变和恶性肿瘤。

关键点

● Paget 骨病（PDB）是一种慢性疾病，其特征是局部区域出现异常破骨细胞导致过度骨吸收，继而出现异常骨形成，导致骨组织紊乱、脆性增加。

● PDB 通常在偶然发现的碱性磷酸酶升高或在非相关影像学检查中发现骨异常时被发现。

● X 线平片用于诊断 PDB，骨核素扫描评估疾病的程度。

● 静脉注射唑来膦酸钠作为 PDB 的可选治疗方法,适用于有骨痛症状、高钙血症、PDB 并发症高风险的患者或拟在 Paget 部位或附近部位接受手术的患者。

（张妲　译　周亚茹　校）

参考文献

Anastasilakis, A.D., Polyzos S.A., Makras, P., Aubry-Rozier, B., Kaouri, S., Lamy, O. (2017). Clinical Features of 24 Patients With Rebound-Associated Vertebral Fractures After Denosumab Discontinuation: Systematic Review and Additional Cases. *Journal of Bone and Mineral Research, 32*(6), 1291-1296.

Cundy, T. (2018). Paget's disease of bone. *Metabolism, 80*, 5–14.

Hosking, D., Lyles, K., Brown, J. P., Fraser, W. D., Miller, P., Curiel, M. D., . . . Reid, I. R. (2007). Long-term control of bone turnover in Paget's disease with zoledronic acid and risedronate. *Journal of Bone and Mineral Research, 22*(1), 142–148.

Langston, A. L., Campbell, M. K., Fraser, W. D., MacLennan, G. S., Selby, P. L., & Ralston, S. H. (2010). Randomized trial of intensive bisphosphonate treatment versus symptomatic management in Paget's disease of bone. *Journal of Bone and Mineral Research, 25*(1), 20–31.

Mangham, D. C., Davie, M. W., & Grimer, R. J. (2009). Sarcoma arising in Paget's disease of bone: declining incidence and increasing age at presentation. *Bone, 44*(3), 431–436.

Mays, S. (2010). Archaeological skeletons support a northwest European origin for Paget's disease of bone. *Journal of Bone and Mineral Research, 25*(8), 1839–1841.

Merlotti, D., Gennari, L., Martini, G., Valleggi, F., De Paola, V., Avanzati, A., & Nuti, R. (2007). Comparison of different intravenous bisphosphonate regimens for Paget's disease of bone. *Journal of Bone and Mineral Research, 22*(10), 1510–1517.

Paul Tuck, S., Layfield, R., Walker, J., Mekkayil, B., & Francis, R. (2017). Adult Paget's disease of bone: a review. *Rheumatology (Oxford, England), 56*(12), 2050–2059.

Ralston, S. H. (2008). Pathogenesis of Paget's disease of bone. *Bone, 43*(5), 819–825.

Ralston, S. H. (2013). Clinical practice. Paget's disease of bone. *New England Journal of Medicine, 368*(7), 644–650.

Reid, I. R., Lyles, K., Su, G., Brown, J. P., Walsh, J. P., del Pino-Montes, J., . . . Hosking, D. J. (2011). A single infusion of zoledronic acid produces sustained remissions in Paget disease: data to 6.5 years. *Journal of Bone and Mineral Research, 26*(9), 2261–2270.

Reid, I. R., Miller, P., Lyles, K., Fraser, W., Brown, J. P., Saidi, Y., . . . Hosking, D. (2005). Comparison of a single infusion of zoledronic acid with risedronate for Paget's disease. *New England Journal of Medicine, 353*(9), 898–908.

Seton, M., Moses, A. M., Bode, R. K., & Schwartz, C. (2011). Paget's disease of bone: the skeletal distribution, complications and quality of life as perceived by patients. *Bone, 48*(2), 281–285.

Shaker, J. L. (2009). Paget's disease of bone: a review of epidemiology, pathophysiology and management. *Therapeutic Advances in Musculoskeletal Disease, 1*(2), 107–125.

Singer, F. R., Bone, H. G., III, Hosking, D. J., Lyles, K. W., Murad, M. H., Reid, I. R., & Siris, E. S. (2014). Paget's disease of bone: An endocrine society clinical practice guideline. *Journal of Clinical Endocrinology and Metabolism, 99*(12), 4408–4422.

Siris, E. S., & Roodman, G. D. (2012). Paget's disease of bone. In C. Rosen (Ed.), *Primer on the metabolic bone diseases and disorders of mineral metabolism* (pp. 335–343). Hoboken, NJ: Wiley.

Tan, A., Goodman, K., Walker, A., Hudson, J., MacLennan, G. S., Selby, P. L., . . . Ralston, S. H. (2017). Long-term randomized trial of intensive versus symptomatic management in Paget's disease of bone: the PRISM-EZ study. *Journal of Bone and Mineral Research, 32*(6), 1165–1173.

Tan, A., & Ralston, S. H. (2014). Clinical presentation of Paget's disease: evaluation of a contemporary cohort and systematic review. *Calcified Tissue International, 95*(5), 385–392.

Wermers, R. A., Tiegs, R. D., Atkinson, E. J., Achenbach, S. J., & Melton, L. J., III. (2008). Morbidity and mortality associated with Paget's disease of bone: a population-based study. *Journal of Bone and Mineral Research, 23*(6), 819–825.

高钙血症
Leonard R. Sanders

摘要

高钙血症是空腹血清钙水平高于正常范围(通常大于10.5mg/dL),占总人口的0.5%~1%。除非血钙超过12mg/dL,否则患者通常不会有症状。症状和体征决定于中枢神经系统、胃肠道、肾脏、肌肉骨骼系统和血管系统中钙的变化。高钙血症的发病机制是骨吸收增加,肠道吸收增加,肾脏重吸收增加,或肾脏排泄减少。90%的高钙血症是由甲状旁腺功能亢进或癌症引起的。导致高钙血症的其他原因包括甲状腺和肾上腺疾病、肉芽肿和炎症性疾病,以及噻嗪类和锂类等药物。治疗是针对诊断和发病机制。

关键词

高钙血症,甲状旁腺功能亢进,钙敏感受体(CaSR),恶性肿瘤高钙血症,拟钙剂,双膦酸盐

1. 什么是高钙血症,蛋白质结合如何影响钙水平?

高钙血症是指校正后的血清总钙值高于正常范围的上限或游离钙值升高。50%钙游离(电离),40%与蛋白质结合,10%与磷酸盐、柠檬酸盐、碳酸氢盐、硫酸盐和乳酸盐络合。只有游离钙的变化才会引起症状和体征。在蛋白质结合的钙中,约80%与白蛋白结合,20%与球蛋白结合。血清白蛋白从4g/dL每减少或增加1g/dL可使血清钙减少或增加0.8mg/dL。血清球蛋白每升高或降低1g/dL可使血清钙升高或降低0.16mg/dL。这种蛋白质变化不会影响游离钙,也不会引起钙相关症状。

2. 高钙血症及其主要相关疾病有多常见?

0.5%~1%的普通人群存在高钙血症。绝经后妇女的发病率可能增加到3%。70%的门诊和20%的住院高钙血症病例由原发性甲状旁腺功能亢进症(primary hyperparathyroidism,PHPT)所致。大多数住院患者的高血钙症由癌症引起。10%~30%的恶性肿瘤患者有过高钙血症。甲状旁腺功能亢进和癌症导致90%的高钙血症。10%~20%的甲状旁腺功能亢进症患者有肾结石。草酸钙结石通常是最常见的结石类型,但磷酸钙结石更具特征。

3. 如何区分轻度、中度和重度高钙血症?

首先,考虑患者的一般健康状况、高血钙症状以及实验室中钙的正常上限。例

如，肾功能衰竭患者的血清磷值为 8.5mg/dL，血清钙水平为 10.5mg/dL，可能有转移性钙化。然后根据白蛋白浓度校正血清钙(Ca)水平，如下所示：

$$校正钙 = 实测钙 +[(4.0- 白蛋白) \times 0.8]$$

考虑到这一点，血清钙值比正常上限高 1.5~3.5mg/dL，定义为中度高钙血症。轻度高钙血症发生在这个范围以下，重度高钙血症发生在这个范围以上。因此，如果钙的正常上限是 10.5mg/dL，血清钙值为 12~14mg/dL 表明中度高钙血症。血清钙值 <12mg/dL 表示轻度高钙血症，高于 14mg/dL 表示重度高钙血症。

4. 讨论高钙血症的症状和体征。

轻度高钙血症(<12mg/dL)通常无症状。中度或重度高钙血症和迅速发展的轻度高钙血症可引起症状和体征。症状和体征包括：①中枢神经系统(嗜睡、意识不清、昏迷、精神改变、精神病)；②胃肠道(厌食、恶心、便秘、胃酸相关性疾病、胰腺炎)；③肾脏(多尿、肾结石)；④肌肉骨骼系统(关节痛、肌痛、无力)；⑤血管系统(高血压)。与高钙血症相关的典型心电图(classic electrocardiography，ECG)改变是 QT 间期缩短。另外，严重高钙血症也会导致心律失常、窦性停搏、房室传导障碍、J 波(Osborn 波)和类似心肌梗死的 ST 段抬高。

5. 血清钙的来源是什么？

骨钙约为 1kg，占人体钙的 99%。机体通过钙的吸收、再吸收和重吸收的综合调节维持正常的血清钙。这些过程分别发生在肠道、骨骼和肾脏。在每天 1 000mg 的膳食钙摄入量中，肠道吸收 300mg/d，分泌 100mg/d，排泄 800mg/d。净吸收量平均为 200mg/d。钙的吸收通常约为膳食钙的 30%；然而，当人们服用大剂量的骨化三醇时，钙的吸收可能会增加到 50% 以上。肾脏重吸收 98% 的过滤钙，每天排出 200mg。骨骼每天与血清交换约 500mg 钙(图 17.1)。

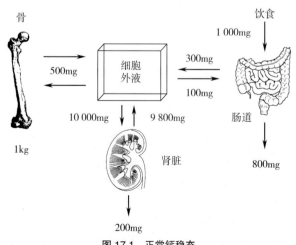

图 17.1　正常钙稳态

6. 维生素 D 主要的来源和生理决定因素是什么？

饮食、皮肤、肝脏和肾脏控制维生素 D 的数量、合成和分泌。维生素 D 的饮食来源包括肝脏、鱼油、蛋黄、维生素 D 强化食品和维生素 D 补充剂。皮肤暴露在紫外线下，会激活 7- 脱氢胆固醇，使之产生维生素 D 前体，然后重新排列形成维生素 D_3（胆钙化醇）。然后肝脏 25- 羟化酶将维生素 D 转化为 25- 羟基（25-OH）维生素 D。25-OH 维生素 D 进入循环并与两个肾脏线粒体羟化酶相互作用。高甲状旁腺激素（PTH）、低磷酸盐和低钙水平刺激 1-α- 羟化酶活性以增加 25-OH 维生素 D 到 $1,25(OH)_2$ 维生素 D（骨化三醇）的转化——维生素 D 最有效的代谢产物。低 PTH、高磷酸盐、高钙水平抑制 1-α- 羟化酶活性，刺激 24- 羟化酶活性。这一过程抑制骨化三醇的产生，并通过 24- 羟化酶将 25-OH 维生素 D 转化为 24,25- 二羟基维生素 D[$24,25(OH)_2$ 维生素 D]，从而促进抗骨吸收作用和维持钙的正平衡。在正常的 PTH、PO4（磷酸盐）和钙水平下，同样的过程发生得不那么强烈。骨化三醇通过抑制 1-α- 羟化酶活性、刺激 24- 羟化酶活性、降低 PTH、增加钙和磷酸盐水平，对自身合成产生负反馈。骨化三醇也主要通过 24- 羟化酶降解。肾 1-α- 羟化酶最活跃，但这种酶也存在于骨、脑、胰腺、心脏、肠道、淋巴结、肾上腺、前列腺和其他组织中（图 17.2）。成纤维细胞生长因子 23（fibroblast growth factor 23，FGF 23）在钙和维生素 D 代谢中也有重要作用。

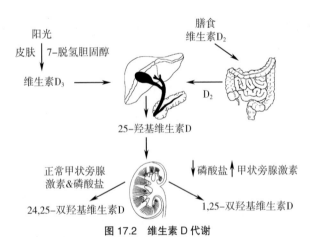

图 17.2 维生素 D 代谢

7. 什么是 FGF23，它在钙、磷酸盐和维生素 D 代谢中起什么作用？

FGF23 是一种由骨细胞产生的高磷酸盐尿激素，对血清中磷酸盐、$1,25(OH)_2$ 维生素 D 和甲状旁腺素水平的升高作出反应。FGF23 通过减少近端肾小管对磷酸盐的重吸收、刺激 24- 羟化酶、抑制 1-α- 羟化酶和不同程度的抑制甲状旁腺的 PTH 合成和分泌来降低血清磷酸盐、$1,25(OH)_2$ 维生素 D 和 PTH。FGF23 在慢性肾脏疾病（chronic kidney disease，CKD）中积累到非常高的水平，与 CKD 的死亡率增加有关。

8. 维生素 D 的经典和非经典效应是什么？维生素 D 受体的作用是什么？

骨化三醇通常作用于肠道、骨骼、肾脏和甲状旁腺，辅助调节钙和磷酸盐代谢。当骨化三醇激活甲状旁腺的维生素 D 受体（vitamin D receptor，VDR）时，它通过抑制维生素 D 反应元件处的前 PTH 基因来减少 PTH 信使 RNA（messenger RNA，mRNA）的合成。这种抑制作用减少甲状旁腺主细胞内的甲状旁腺激素合成，最终降低甲状旁腺激素水平。此外，骨化三醇增加了肠道钙和磷的吸收，增加了骨钙和磷的吸收，提高了骨转换，并增强了肾脏钙和磷的重吸收。VDR 是一种核激素受体，也受钙和 PTH 的调节。许多蛋白质被激活的 VDR 下调和上调。下调蛋白包括 PTH、1-α- 羟化酶、骨基质蛋白、骨唾液蛋白、Ⅰ型胶原、干扰素、白介素、肿瘤坏死因子（tumor necrosis factor，TNF）、表皮生长因子受体、肾素和过氧化物酶体增殖物激活受体（peroxisome proliferator-activated receptor，PPAR）γ-2。上调蛋白包括骨桥蛋白、基质 Gla 蛋白、Ⅳ型胶原、白介素、VDR、钙敏感受体（calcium-sensing receptor，CaSR）和 24- 羟化酶。

通过激活 VDR，骨化三醇除了参与钙和磷代谢，还有许多（非经典的）作用。激活 VDR 可改善动脉钙化，延缓神经元变性，增强宿主对细菌感染和肿瘤生长的防御能力，增强支持细胞功能和精子发生，促进胰岛 β 细胞胰岛素合成和分泌，协助肝实质细胞合成糖原和转铁蛋白。此外，骨化三醇对髓样细胞前体、心肌和平滑肌细胞以及各种皮肤细胞（包括角质形成细胞、成纤维细胞、毛囊和黑色素细胞）具有抗增殖和促分化作用。

9. CaSR 是什么，它在钙代谢中起什么作用？

CaSR 是一种膜结合的钙传感器受体。CaSRs 最重要的作用部位是甲状旁腺和肾小管细胞，但受体分布在许多其他组织，包括胰腺 β 细胞和甲状腺 C 细胞的低水平分布。CaSR 的主要功能是维持细胞外钙浓度在正常范围内，防止高钙血症。在甲状旁腺主细胞中，CaSR 具有一个大的细胞外结构域，包括 700 个氨基酸（主要钙结合位点）、7 段跨膜成分和约 200 个氨基酸的细胞质羧基末端成分（代谢变化的主要效应位点）。CaSR 属于 G 蛋白偶联受体家族的 C 亚家族。CaSR 可以感知到游离钙（0.1mg/dL）的微小变化，并调节 PTH 的分泌，以将稳态钙水平维持在一个狭窄的最佳范围内。这些变化集中在钙调节的甲状旁腺激素释放的设定点上，这对每个人来说都是独一无二的。钙激活后，CaSR 激活磷脂酶 C，抑制腺苷酸环化酶，打开非选择性阳离子通道。这一效应通过从毒胡萝卜素敏感的细胞内储存库中动员钙，并通过电压敏感的阳离子通道增强钙内流而增加细胞质钙。这些 CaSR 诱导的细胞内钙离子变化作用于 PTH 前体基因的钙反应元件，降低主细胞 PTH mRNA 合成，减少 PTH 分泌，减少甲状旁腺增生。CaSR 的激活也激活了磷脂酶 A2、花生四烯酸和白三烯的 PAL 级联，它们降解储存在分泌颗粒中的 PTH。甲状旁腺分泌完整的 PTH（intact PTH，iPTH）和羧基末端 PTH（carboxy-terminal PTH，CPTH）片段。

完整的 PTH 直接作用于骨 PTH 受体,从骨中释放钙。与 iPTH 相比,CPTH 在血液循环中停留的时间更长,浓度更高,尽管之前人们认为它是非活性的,但现在的数据表明 CPTH 片段可以通过一类新的 CPTH 受体直接作用于骨细胞。肾功能衰竭时 CPTH 片段积聚。甲状旁腺素的功能是保持钙在正常范围内,并有助于防止低钙血症。西那卡塞和依特卡肽是拟钙剂,它们分别与 CaSR 的跨膜和胞外结构域结合,使其对周围任何水平的钙都有明显的反应。

10. CaSR 在肾脏的功能是什么?

在肾脏,就像在甲状旁腺,CaSR 的功能是防止高钙血症。激活位于 Henle 环升支粗段基底外侧膜上的 CaSR 可减少肾小管对钙的重吸收,增加尿钙排泄。肾脏 CaSR 的激活产生花生四烯酸代谢物,抑制肾小管钾通道和基底膜上的钠 - 钾 ATP 泵(adenosine triphosphatase, ATPase)。这减少了钙和镁被动重吸收所需的腔内正电梯度。因此,钙的重吸收减少,排泄增多。由于甲状旁腺内激活的 CaSR 降低了 PTH,因此 PTH 介导的远端肾小管钙重吸收减少、总钙丢失减少和血浆钙浓度降低。

11. 甲状旁腺激素、维生素 D 和 FGF23 对钙代谢的总体影响是什么?

血浆钙必须保持在一个狭窄的浓度范围内,因为它在一系列生理过程中起着关键作用,包括细胞内信号转导、肌肉收缩、凝血和神经传递。事实上,钙浓度在特定的个体被严格地调控,以致于平均每日游离钙水平波动不超过 0.3mg/dL。血浆钙的调节依赖于正常量的甲状旁腺激素和骨化三醇。这两种激素也是骨骼健康所必需的。甲状旁腺激素和骨化三醇是血清钙的主要调节因子。甲状旁腺激素和骨化三醇都通过增加破骨细胞活性来增加骨吸收。在生理水平上,甲状旁腺激素和骨化三醇也能促进骨形成。由于破骨细胞没有已知的激素受体,甲状旁腺激素和骨化三醇间接刺激破骨细胞的活性。这两种激素通过直接作用于成骨细胞系促进正常骨形成。甲状旁腺激素增强成骨细胞的活性,成骨细胞分泌白细胞介素 -6(interleukin-6, IL-6)等因子,刺激破骨细胞的骨吸收。甲状旁腺激素和骨化三醇促进破骨细胞从前体细胞分化为前单核细胞、单核细胞、巨噬细胞、前破骨细胞,最后分化为破骨细胞。同时破骨细胞数量和活性增加,胶原合成减少。骨化三醇还可增加钙从骨骼到血液的转运,并维持正常骨矿化所必需的磷酸钙水平。PTH 和骨化三醇均能刺激成骨细胞产生核因子 -κB 配体受体激活剂(receptor activator of nuclear factor kappa B ligand, RANKL)。RANKL 与前破骨细胞和破骨细胞上的膜结合受体(RANK)结合。这种作用刺激破骨细胞分化,促进破骨细胞通过整合素附着到骨上,最终导致骨吸收。PTH 和骨化三醇也能控制成骨细胞的生成和骨保护素(osteoprotegerin, OPG)的分泌,从而阻断过量 RANKL 的作用,促进正常的骨代谢。这个过程取决于 PTH 和骨化三醇的浓度。较高的 PTH 和骨化三醇水平会异常增加骨吸收,并可能导致高钙血症和骨量丢失。

骨吸收是大多数高钙血症发生的主要机制(表 17.1)。然而,甲状旁腺激素和骨化三醇也作用于肾脏,增加钙的重吸收。甲状旁腺激素增加肾脏磷酸盐排泄,而骨化三醇增加其重吸收。甲状旁腺激素对肠道没有直接作用,但骨化三醇增加肠道钙和磷酸盐的吸收。较高的钙和骨化三醇水平对甲状旁腺激素的分泌有负反馈作用,而较高的磷酸盐水平有正反馈作用。净效应是正常的骨功能和生理水平的甲状旁腺激素和骨化三醇下血浆钙正常,高甲状旁腺激素和骨化三醇水平下骨矿物质流失和高钙血症。FGF23 通过抑制两种激素的合成和增加肾脏磷酸盐的排泄来对抗过量 PTH 和骨化三醇的影响。

表 17.1　高钙血症的发病机制及病因	
主要机制	**高钙血症的病因**
骨吸收增加	甲状旁腺功能亢进
	局部溶骨性高钙血症
	恶性体液性高钙血症
	甲状腺毒症
	嗜铬细胞瘤
	过量维生素 A（通常 >25 000IU/d）
	碳酸锂
	制动
	艾迪生病
肾重吸收增加或排泄减少	乳碱综合征
	横纹肌溶解症
	噻嗪类利尿药
	家族性低尿钙性高钙血症
	肾衰竭
	碳酸锂
	艾迪生病（体积收缩）
肠钙吸收增加	过量维生素 D（通常大于 10 000IU/d）
	铍中毒
	念珠菌病, 球孢子菌病
	嗜酸性肉芽肿
	组织胞浆菌病
	结节病
	硅胶植入物
	肺结核
	炎症性疾病
	获得性免疫缺陷综合征
	淋巴瘤

12. 钙和磷酸盐如何与钙调节激素相互作用?

表 17.2 总结了控制血清钙的主要因素。箭头显示左栏中的因子对顶行因子的直接作用,而加号(+)和减号(−)则显示间接作用。一般来说,直接效应占主导地位,即净效应。表 17.3 概述了这些因素的具体作用。

表 17.2　血清钙调控因子的相互作用

	PTH	1,25(OH)$_2$D	降钙素	钙	PO$_4$
甲状旁腺激素(PTH)	—	↑ +	+	↑ +	↓ ↑ +
1,25(OH)$_2$D	↓ −	↓ −	+	↑	↑
降钙素	+	+	—	↓	↓
钙	↓	↓	↑	—	↓
磷酸盐(PO$_4$)	↑ +	↓		↓	—
成纤维细胞生长因子 -23(FGF-23)	↓ +	↓ +	—	-+	↓ −

箭头(↑,增加;↓,减少)表示直接影响;+ 和 − 表示间接影响;—表示无影响。

表 17.3　钙磷调节总结

变量	直接作用
甲状旁腺激素(PTH)	钙和磷酸盐骨吸收增加 远端肾小管钙重吸收增加 肾小管磷重吸收减少 增加肾脏 1,25(OH)$_2$维生素 D 的生成 净效应:增加血清钙和降低磷酸盐
1,25(OH)$_2$D	钙和磷酸盐骨吸收增加 增加肾脏对钙和磷的再吸收 增加肠道对钙和磷酸盐的吸收 甲状旁腺产生甲状旁腺激素减少 降低肾脏 1,25(OH)$_2$维生素 D 的生成 净效应:增加血清钙和磷酸盐
降钙素	钙和磷酸盐骨吸收减少 降低肾脏对钙和磷的重吸收 降低肠道钙和磷的吸收 净效应:降低血清钙和磷酸盐
钙	甲状旁腺素合成和分泌减少 降低肾脏 1,25(OH)$_2$维生素 D 的生成 甲状腺 C 细胞降钙素释放增加 磷酸盐减少

续表

变量	直接作用
磷	降低了 1,25(OH)$_2$ 维生素 D 的生成 钙减少 甲状旁腺主细胞 PTH 合成增加
成纤维细胞生长因子 23(FGF 23)	降低肾脏 1,25(OH)$_2$ 维生素 D 的生成 肾小管磷重吸收减少 甲状旁腺产生甲状旁腺激素减少

13. 列出高钙血症的主要原因。

助记符 VITAMINS TRAP(见 Pont,1989)包括了导致高钙血症的大多数原因(框 17.1)。

框 17.1　高钙血症病因的记忆代码

V=Vitamins 维生素

I=Immobilization 制动

T=Thyrotoxicosis 甲亢

A=Addison's disease 艾迪生病

M=Milk-alkali syndrome 乳碱综合征

I=Inflammatory disorders 炎症性疾病

N=Neoplasm-related disease 肿瘤相关疾病

S=Sarcoidosis 结节病

T=Thiazide diuretics(drugs)噻嗪类利尿剂(药物)

R=Rhabdomyolysis 横纹肌溶解症

A=Acquired immunodeficiency syndrome 获得性免疫缺陷综合征

P=Paget's disease,parenteral nutrition,pheochromocytoma,parathyroid disease Paget 病,肠外营养,嗜铬细胞瘤,甲状旁腺疾病

---

14. 高钙血症的各种原因如何增加血清钙水平?

真正的高钙血症是由骨吸收、肾小管重吸收和肠道钙吸收改变引起的。虽然骨骼(吸收和形成)、肾脏(重吸收和排泄)和肠道(吸收和分泌)都有两个主要的矿物质代谢过程,但只有骨吸收、重吸收和肠吸收在高钙血症中起重要作用。当肾脏或肾前疾病引起的肾功能下降损害钙的滤过和排泄时,这一规律出现了一个例外。在图 17.3 中,实心箭头表示钙增加的潜在原因,虚线箭头表示钙减少的潜在原因。

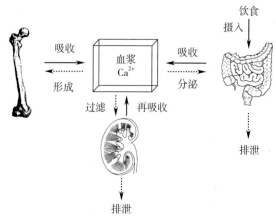

图 17.3　钙（Ca²⁺）代谢。实心箭头表示钙增加的潜在原因，
虚线箭头表示钙减少的潜在原因

15. 高钙血症的发病机制和原因是什么？

从前面的讨论中，我们可以了解到高钙血症的发病机制通常是多因素的。然而，如表 17.1 所述，大多数高钙血症具有一种最主要的或突出的发病机制。大多数吸收性高钙血症是体液性的［PTH，PTH 相关肽（PTHrP），转化生长因子 -α（TGF-α），TNF］或局部溶骨性高钙血症（PTHrP，白细胞介素，前列腺素）。钙吸收增加通常是由于高水平的 $1,25(OH)_2$ 维生素 D 所致，高水平的维生素 D 是由于维生素 D 摄入过量，要么是由肿瘤或肉芽肿导致。90% 的高钙血症是由甲状旁腺功能亢进或癌症引起的。

16. 晚期癌症患者骨骼病变的相对频率是多少？

相对频率为：骨髓瘤 95%~100%，乳腺癌和前列腺癌 70%，甲状腺癌 60%，膀胱癌 40%，肺癌 35%，肾癌 25%，黑色素瘤 14%~45%。骨转移的常见部位是肋骨、脊柱、骨盆和四肢的近端骨。

17. 癌症患者高钙血症的发生率是多少？

高血钙影响 15%~30% 的癌症患者。最常见于肺、头颈部鳞状细胞癌、肾细胞癌、乳腺癌、多发性骨髓瘤和淋巴瘤。约 80% 的癌症相关高钙血症是由体液引起的，20% 是由骨转移引起的。

18. 什么是多发性内分泌腺瘤综合征？

多发性内分泌腺瘤综合征（multiple endocrine neoplasia，MEN）与 3 个遗传综合征有关，其中两种表现为甲状旁腺功能亢进引起的高钙血症。MEN 1，或称 Wermer 综合征，包括 3 个要素：垂体、甲状旁腺和胰腺肿瘤。甲状旁腺功能亢进引起的高钙血症通常是该综合征的第一个特征。MEN 2 有两个表现形式。MEN 2A 或 Sipple 综合征患者有甲状腺髓样癌（medullary carcinoma of the thyroid, MCT）、嗜铬细胞瘤和甲状旁腺功能亢进。MEN 2B 患者有 MCT、嗜铬细胞瘤、多发性黏膜神经瘤和马凡征，通常没有甲状旁腺功能亢进。与散发性甲状旁腺功能亢进相比，MEN 综合征中甲状旁腺肿瘤多为双侧性、增生性和恶性。

19. 如何诊断家族性低尿钙性高钙血症？

家族性低尿钙性高钙血症（familial hypocalciuric hypercalcemia, FHH）又称家族性良性高钙血症，是由甲状旁腺和肾小管细胞膜上编码 CaSR 的常染色体显性基因失活突变引起的。FHH 的重要诊断特征包括无症状、良性高钙血症家族史、轻度高钙血症、正常或升高的血清 PTH 水平、肾钙清除率降低、钙／肌酐清除率 <0.01 或钙排泄分数（fractional excretion of calcium, FECa）<1%。FHH 的临床意义在于与 PHPT 鉴别，避免不必要和无效的甲状旁腺切除术。PHPT 患者的 FECa 值通常大于 2%。此外，FHH 患者通常 24 小时尿钙水平 <50mg，而 HPT 患者的 24 小时尿钙水平 >200mg。

20. 下述患者高钙血症的可能原因是什么？

一名 18 岁男子近 2 年的血清钙值为 10.5~11.8mg/dL。体检结果正常，有高钙血症家族史。目前的实验室结果如下：钙 11.5mg/dL，全段 PTH 70pg/mL（正常范围 <65），血浆肌酐（PCr）1.0mg/dL，随机尿钙（UCa）5mg/dL，尿肌酐（UCr）90mg/dL。

$$Ca/Cr=[\,UCa \div PCa\,] \times [\,PCr \div UCr\,]$$
$$Ca/Cr=[\,5mg/dL \div 11.5mg/dL\,] \times [\,1mg/dL \div 90mg/dL\,]=0.005$$
$$FECa=0.005 \times 100\%=0.5\%$$

病史、家族史、体征、实验室检查及 FECa<1% 支持 FHH 的诊断。然而，可能需要检测 CaSR 基因的突变来确认诊断。

21. 什么治疗对高钙血症有效？

大多数严重高钙血症患者需要多种药物治疗。应给予最低剂量和最低频次给药以达到和维持可接受的血清钙水平。通常的治疗顺序是生理盐水、降钙素、唑来膦酸和糖皮质激素（如有指征）。呋塞米只能在良好的水化后再处方，主要是为了避免容量过多和改善尿量。GFR<30mL/min/1.73m² 时双膦酸盐相对禁忌。狄诺塞麦是一种抗 RANKL 的单克隆抗体，于 2014 年 12 月获得 FDA 批准用于治疗双膦酸盐治疗无效的恶性肿瘤性高钙血症。肾脏不能清除狄诺塞麦，当唑来膦酸无效或禁用时可使用，如在肾衰竭时。然而，当肾小球滤过率（GFR）小于 30mL/min/1.73m² 时，应谨慎使用，给药后几周应密切监测患者是否有低钙血症。硝酸镓有效，但制造商于 2012 年已停止生产。对肾功能衰竭和严重难治性高钙血症、高钙血症危象患者进行透析治疗时，应咨询肾脏病学专家。见表 17.4。

表 17.4　高钙血症的治疗

治疗	剂量	途径	监测 / 评价
生理盐水	250~1 000mL/h	IV	心肺功能检查,中心静脉压和胸片,每日体重和入量 / 出量
呋塞米	20~80mg 每 2~4h 或 40mg/h CI	IV	血清和尿液电解质。根据血清水平和尿丢失情况补充钾、镁和磷
鲑鱼降钙素	4~8IU/kg 每 6~12h	IM,SC	过敏反应。治疗前皮内做 1IU 皮肤试验。仅在前 48~72 小时有效
强的松 / 甲基强的松龙	40~60mg 每日治疗 10 天	PO/IV	可能辅助降钙素使用。对 1,25(OH)$_2$维生素 D 相关性高钙血症有效
唑来膦酸	4mg IV 超过 20~30 分钟,可在 7 天内重复,必要时每 2~4 周重复一次	IV	恶性肿瘤相关高钙血症的首选药物。CKD3 期患者剂量降低到 3~3.5mg。GFR<30mL/min 避免使用。监测 GFR。肌酐增加 >0.5mg/dL 时停用
帕米膦酸盐	2~24 小时内 60~90mg,必要时每 1~3 周重复一次	IV	6~8 小时内注入 60mg,GFR<30mL/min 时仅一次给药,并监测 GFR。肌酐增加 >0.5mg/dL 时停用
西那卡塞	30~90mg,每天 2~4 次	PO	随餐服用。根据给药后至少 12 小时测得的钙和甲状旁腺素,每 2~4 周滴定一次
狄诺塞麦	120mg 每 4 周一次。治疗第一个月的第 8 天和第 15 天给药	SC	治疗难治性恶性肿瘤高钙血症。需要 4~7 天才能生效。当患者缺乏维生素 D 且 GFR<30mL/min 时,考虑减少剂量并经常监测低钙血症
透析	低钙或无钙透析液	血液透析腹膜透析	高钙血症危象或难治性高钙血症。对肾功能衰竭有用。肾脏科会诊

b.i.d.,每日两次;CI,持续输注;CKD,慢性肾脏病;GFR,肾小球滤过率;IM,肌内注射;IV,静脉注射;K,钾;Mg,镁;Na,钠;PO,口服;PO4,磷酸盐;PRN,必要时;q.i.d.,每日 4 次;SC,皮下注射。

22. 描述治疗高钙血症药物的作用机制。

见表 17.5。

表 17.5　高钙血症治疗的作用机制

药物	作用机制
生理盐水	通过扩容稀释血清钙,增加尿流量和钙排泄
呋塞米	亨利环中肾钠和钙重吸收受损,增加尿流量和钙排泄

续表

药物	作用机制
降钙素	与破骨细胞上的受体结合,抑制破骨细胞活性和减少骨吸收;减少肾重吸收
糖皮质激素	拮抗维生素 D,导致钙吸收和再吸收减少;在肿瘤状态下,可能是肿瘤溶解性的,并可能减少破骨细胞激活因子和维生素 D 的产生
双膦酸盐	双膦酸盐对破骨细胞的分化、募集、运动和附着有影响;与骨基质结合,使基质抗水解;总体效果是减少骨吸收
西那卡塞	与钙敏感受体结合的拟钙剂,使其对钙激活更敏感,从而降低甲状旁腺激素(PTH)和钙
狄诺塞麦	与核因子 κB 配体受体激活剂(RANKL)结合的单克隆抗体,防止破骨细胞 RANK 受体活化,减少破骨细胞骨吸收
透析	直接从血液中除去钙

注:对于长期低钙血症的影响,高钙血症的药物治疗必须对抗高钙血症的 3 个主要原因之一:骨吸收、肾重吸收或肠道吸收。所有的高钙血症都是由于三者之一的某些异常引起的。因此,在选择药物治疗时应考虑其中一种病因。如前所述,大多数药物治疗高钙血症抑制骨吸收。

23. 拟钙剂在治疗高钙血症中有何作用?

有两种 FDA 批准的拟钙剂与甲状旁腺细胞的胞外 CaSRs 结合,增加了主细胞对胞外钙的敏感性。这种效应使 PTH- 钙曲线左移,甲状旁腺细胞对细胞外高钙抑制甲状旁腺激素效应的敏感性增加,对低钙刺激甲状旁腺激素效应的反应性降低(见问题 8 和 9)。西那卡塞(自 2018 年起注册)是一种与 CaSR 跨膜结构域结合的口服拟钙剂,经 FDA 批准用于治疗终末期肾病透析患者的继发性 HPT(2004 年)、甲状旁腺癌(2011 年)和无法行甲状旁腺切除术的原发性 HPT 患者的高钙血症(2011 年)。

Etelcalcetide 是一种静脉拟钙剂,在不同于钙的部位与 CaSR 的胞外结构域结合;它于 2017 年 2 月获得 FDA 批准,用于治疗成人 CKD 血液透析患者继发性 HPT。两种拟钙剂都能降低血清甲状旁腺素和钙的水平。Etelcalcetide 似乎更有效。通过增加 Henle 环上 CaSR 的钙敏感性,西那卡塞也增加肾钙排出。尽管西那卡塞未被批准,但它改善了肾移植后的持续性 HPT、FHH 引起的高钙血症和锂引起的高钙血症(见问题 24)。拟钙剂的净效应是呈剂量依赖性减少 PTH 分泌、增加尿钙排出和减少血清钙。

24. 锂是如何引起高钙血症的?

锂通过竞争性抑制 Henle 环升支粗段 CaSR 降低尿钙,导致钙重吸收增加、钙排出减少和高钙血症。锂治疗的患者尿钙可能较低,就像 FHH 患者一样。锂还会降低甲状旁腺 CaSR 对钙的敏感性,甲状旁腺的 PTH- 钙曲线右移。因此,无论血钙水平如何,对甲状旁腺激素分泌和合成的抑制作用均较小,血清 PTH 水平较高。与 PHPT 不同,锂治疗患者的血清磷趋于正常,镁含量较高。因为高钙血症和高 PTH 可能会在锂停药后持续存在,如果高血钙是有症状的,那么可能应考虑停用锂之外的其他治疗。西那卡塞成功地纠正或改善了这些患者的 PTH 和血清钙水平。这种效应是可预期的,因为西那卡塞使 CaSR 对钙敏感,并使 PTH- 钙曲线左移。

关键点:高钙血症

● 高钙血症的治疗应针对潜在的病因,包括过度骨吸收、肾小管重吸收和肠道吸收。

● 虽然有 30 多种原因导致高钙血症,但甲状旁腺功能亢进和恶性肿瘤性高钙血症占 90% 以上。

● 大多数严重高钙血症患者需要生理盐水水化和多种药物治疗,但大多数高钙血症治疗是抑制骨吸收。

● 唑来膦酸是治疗高钙血症的最有效的双膦酸盐,与帕米膦酸盐相比,唑来膦酸具有输液时间短、作用时间长的优点。

● 西那卡塞是一种拟钙剂,可降低血清甲状旁腺激素(PTH)、钙和磷水平。当甲状旁腺切除术临床上不合适时,它被批准用于治疗继发性甲状旁腺功能亢进症(HPT)、甲状旁腺癌和原发性 HPT。尽管不被批准,但西那卡塞也能降低肾移植患者持续升高的 PTH 和钙。

（张妲　译　周亚茹　校）

参考文献

Bringhurst, F. R., Demay, M. B., & Kronenberg, H. M. (2016). Hormones and disorders of mineral metabolism. In S. Melmed, K. S. Polonsky, P. R. Larsen, & H. Kronenberg (Eds.), *Williams textbook of endocrinology* (13th ed., p. 1254). Philadelphia, PA: Elsevier Saunders.

Carroll, R., & Matfin, G. (2010). Review: endocrine and metabolic emergencies: hypercalcaemia. *Therapeutic Advances in Endocrinology and Metabolism, 1*(5), 225–234.

Festen-Spanjer, B., Haring, C. M., Koster, J. B., & Mudde, A. H. (2008). Correction of hypercalcaemia by cinacalcet in familial hypocalciuric hypercalcaemia. *Clinical Endocrinology, 68*, 324–325.

Foley, K. F., & Boccuzzi, L. (2010). Urine calcium: laboratory measurement and clinical utility. *Laboratory Medicine, 41*(11), 683–686.

Goldner, W. (2016). Cancer-related hypercalcemia. *Journal of Oncology Practice, 12*, 426–432.

Kallas, M., Green, F., Hewison, M., White, C., & Kline, G. (2010). Rare causes of calcitriol-mediated hypercalcemia: a case report and literature review. *Journal of Clinical Endocrinology and Metabolism, 95*(7), 3111–3117.

Maalouf, N. M. (2012). Calcium homeostasis. In W. J. Kovacs, & S. R. Ojeda (Eds.), *Textbook of endocrine physiology* (6th ed., p. 381). New York, NY: Oxford University Press.

Martin, A., David, V., & Quarles, L. D. (2012). Regulation and function of the FGF23/Klotho endocrine pathways. *Physiology Review, 92*(1), 131–155.

Meehan, A. D., Udumyan, R., Kardell, M., Landén, M., Järhult, J., & Wallin, G. (2018). Lithium-associated hypercalcemia: pathophysiology, prevalence, management. *World Journal of Surgery, 42*, 415–424.

Mirrakhimov, A. E. (2015). Hypercalcemia of malignancy: an update on pathogenesis and management. *North American Journal of Medical Science, 7*, 483–493.

Peacock, M., Bilezikian, J. P., Bolognese, M. A., Borofsky, M., Scumpia, S., Sterling, L. R., … Shoback, D. (2011). Cinacalcet HCL reduces hypercalcemia in primary hyperparathyroidism across a wide spectrum of disease severity. *Journal of Clinical Endocrinology and Metabolism, 96*(1), E9–E18.

Pont, A. (1989). Unusual causes of hypercalcemia. *Endocrinology and Metabolism Clinics of North America, 18*, 753–764.

Popovtzer, M. M. (2018). Disorders of calcium, phosphorus, vitamin D, and parathyroid hormone activity. In R. W. Schrier (Ed.), *Renal and electrolytes disorders* (8th ed., p. 163). Philadelphia, PA: Wolters Kluwer.

Renaghan, A. D., & Rosner, M. H. (2018). Hypercalcemia: etiology and management. *Nephrology Dialysis Transplantation, 33*, 549–551.

Shoback, D. M., Schafer, A. L., & Bikle, D. D. (2018). Metabolic bone disease. In D. G. Gardner & D. Shoback (Eds.), *Greenspan's basic & clinical endocrinology* (10th ed., p. 239). New York, NY: McGraw-Hill Education.

Tebben, P. J., Singh, R. J., & Kumar, R. (2016). Vitamin D-mediated hypercalcemia: mechanisms, diagnosis, and treatment. *Endocrinology Review, 37*, 521–547.

Thakker, R. V., Newey, P. J., Walls, G. V., Bilezikian, J., Dralle, H., Ebeling, P. R., … Brandi, M. L. (2012). Clinical practice guidelines for multiple endocrine neoplasia type 1 (MEN1). *Journal of Clinical Endocrinology and Metabolism, 97*(9), 2990–3011.

Thosani, S., & Hu, M. I. (2015). Denosumab: a new agent in the management of hypercalcemia of malignancy. *Future Oncology, 11*, 2865–2871.

von Moos, R., Costa, L., Ripamonti, C. I., Niepel, D., & Santini, D. (2017). Improving quality of life in patients with advanced cancer: targeting metastatic bone pain. *European Journal of Cancer, 71*, 80–94.

Varghese, J., Rich, T., & Jimenez, C. (2011). Benign familial hypocalciuric hypercalcemia. *Endocrinology Practice, 17*(Suppl. 1), 13–17.

第 18 章

甲状旁腺功能亢进

Leonard R.Sanders

摘要

甲状旁腺功能亢进(hyperparathyroidism,HPT)是一种由甲状旁腺激素(parathyroid hormone,PTH)分泌增加引起的钙代谢紊乱。甲状旁腺激素过多分泌增加骨吸收。原发性 HPT(primary hyperparathyroidism,PHPT)是 HPT 最常见的病因,约占总人口的 0.2% 和绝经后妇女的 0.4%。PHPT 通常与高 PTH 和高钙有关。然而,PHPT 也可能是 PTH 升高或正常、血钙正常的 HPT 或 PTH 正常的高钙血症。诊断需要测定甲状旁腺激素、空腹血清钙、维生素 D 和尿钙。甲状旁腺腺瘤的手术切除在 PHPT 的治疗中通常是有效的。继发性 HPT 是由维生素 D 缺乏、钙摄入量减少、慢性肾脏疾病或其他导致低血钙的原因引起的。HPT 的治疗需针对潜在病因。

关键词

原发性、继发性和三发性甲状旁腺功能亢进症、甲状旁腺激素(PTH)、高钙血症、钙敏感受体(alcium-sensing receptor,CaSR)、拟钙剂

1. 什么是甲状旁腺功能亢进?

甲状旁腺功能亢进症(HPT)是一种钙代谢紊乱临床综合征,与骨吸收增加和甲状旁腺激素(PTH)过度分泌、高钙血症或维生素 D、磷酸盐和成纤维细胞生长因子 23(FGF 23)代谢改变引起的特定症状和体征有关。HPT 的 3 种类型是原发性、继发性和三发性。

2. 原发性 HPT(PHPT)常见吗?

在美国普通人群中,PHPT 的患病率约为 42/10 万,男女比例是 3:1。发病率随年龄增长而增加,绝经后妇女的发病率为 3‰~4‰。

3. 导致 PHPT 的原因是什么?

PHPT 的特点是钙对 PTH 分泌的调节异常,导致 PTH 分泌过多和高钙血症。尽管目前还不清楚所有的 PHPT 的病因,但基因突变可能会导致甲状旁腺主细胞发生改变。这些变化增加了甲状旁腺激素的分泌,部分原因是钙抑制性甲状旁腺激素分泌调定点的升高和钙 - 甲状旁腺激素曲线斜率的变化,导致甲状旁腺激素分泌相对不受抑制。钙敏感受体(CaSR)在甲状旁腺腺瘤和增生中的表达减少,可能是 PTH 抑制性降低的部分原因。

4. PHPT 有哪些解剖学改变？

大多数 PHPT 患者仅有一个甲状旁腺腺瘤（85%），而 4 个腺体增生（10%）和多个腺瘤较少见（<5%），甲状旁腺癌罕见（<1%）。95% 以上的甲状旁腺腺瘤有一个，<5% 有 2 个或 2 个以上腺瘤。正常的甲状旁腺每个重 30~40mg。甲状旁腺腺瘤的平均重量为 500mg，但这取决于腺瘤的病程；有些腺瘤的重量可达 5~25g。报告的最大肿瘤重量为 120g，一名患者最多腺体数量为 8 个。

5. 怎么诊断 PHPT？

持续性高钙血症伴正常或升高的血清 PTH 水平通常可证实 PHPT 的诊断。血清磷酸盐低或正常低限，尿钙正常或升高，PHPT 的可能性更大。PHPT 是高钙血症最常见的原因，当病人有高血钙的记录时，就应该怀疑 PHPT。由于 PHPT 的症状是非特异性的或缺失的（见问题 12），诊断必须以实验室结果为主。PHPT 可能有 3 种表现形式。80%~90% 的 PHPT 患者 PTH 和血钙升高，10%~20% 的 PHPT 患者血钙升高，PTH 正常（20~64pg/mL），1% 的 PHPT 患者 PTH 升高和血钙正常（正常血钙 PHPT）。大多数轻度 PHPT 患者没有特殊症状或体征，多是在常规实验室检查发现血清钙升高被怀疑 PHPT。

6. 年龄如何使 HPT 的诊断复杂化？

在老年人和青年人中，全段甲状旁腺激素（10~65pg/mL）和钙（8.5~10.5mg/dL）的实验室参考范围可能不同。不同的实验室参考值范围可能不同。甲状旁腺激素的参考范围没有年龄调整，但 10~45pg/mL 的较低参考范围可能更适合年龄 <45 岁的人。随着年龄的增长，PTH 升高，钙降低。为什么 PTH 会随着年龄的增长而增加还不清楚，这种变化可能与年龄相关的肾功能下降、维生素 D 合成、维生素 D 和钙吸收的下降有关。因此，正常范围上限的甲状旁腺激素水平在年龄小于 50 岁的患者中更可能提示 PHPT。虽然血清钙水平随着年龄的增长而下降，但这种下降通常与白蛋白的下降有关，并不影响血清甲状旁腺激素水平。

7. 在推荐甲状旁腺切除术之前，你如何确认 PHPT 的诊断？

至少获得 3 次空腹血清钙水平和两次 PTH 测量值，间隔至少几周。确保患者肾功能正常。在测量前停止使用噻嗪类利尿剂至少一周，如果安全的话，停止使用锂。测量血清总钙，计算经白蛋白和总蛋白校正钙；如果有任何疑问，请测定游离钙（见第 17 章）。如果血清钙水平升高，PTH 升高或正常，通常会出现 PHPT。如果血钙正常、PTH 升高，则继发性 HPT（肾功能不全、维生素 D 缺乏或钙吸收障碍）的可能性更大。25 羟基（OH）维生素 D 水平应大于 30ng/mL，以排除维生素 D 缺乏。第二代 PTH 检测方法是免疫放射分析（immunoradiometric assay，IRMA）和免疫化学发光分析（immunochemiluminometric assay，ICMA）。两种检测方法都测量完整的生物活性 PTH，两者都有足够的可靠性用来诊断，都测量 PTH 片段而不是 PTH（1-

84),包括慢性肾脏病(chronic kidney disease,CKD)中蓄积的非(1-84)PTH。第三代 PTH 检测以 PTH(1-84)的氨基末端 1-6 个氨基酸为靶点,是全段、具有生物活性或完整的 PTH 检测,但这些检测没有比第二代检测提供更多的临床益处。

8. 哪些实验室检测有助于 PHPT 的鉴别诊断?

血清氯(Cl)升高、磷酸盐(PO$_4$)降低、Cl/PO$_4$ 比值 >33、尿 pH 升高(6.0)和血清碱性磷酸酶水平升高支持 PHPT 的诊断,但无特异性。如果 PTH 低于预期,确保患者没有服用过量的生物素(维生素 B$_7$),已知后者在常规检测中造成 PTH 假性降低。患者停用生物素 1 周后重复 PTH 测量。如果高钙血症患者的 PTH 低于 PHPT 的预期值(低于 20pg/mL),考虑癌症和其他原因所致的高钙血症(见第 17 章)。

9. 家族性低尿钙性高钙血症与 PHPT 的区别是什么?

家族性低尿钙性高钙血症(familial hypocalciuric hypercalcemia,FHH)或常染色体显性遗传的家族性良性高钙血症,常由 CaSR 功能缺失突变引起。如果有高钙血症家族史,血清钙和甲状旁腺素水平轻度缓慢升高,考虑 FHH。一级亲属有 50% 的可能患 FHH。计算钙的排泄分数(ractional excretion of calcium,FECa)(见第 17 章)。尿钙通常 <50mg/24 小时,FECa<1%。如果 FECa 较低,则检测家庭成员是否有 PTH 升高、高钙血症和低尿钙。如果检测阳性,FHH 很可能;但是,结果可能与 PHPT 重叠,可能需要基因检测来确认诊断。避免颈部探查,这不会纠正高钙血症。在 PHPT 中,FECa 通常 >2%。

10. CKD 如何使 PHPT 的诊断复杂化?

肾功能衰竭增加血磷,降低血清 1,25-(OH)$_2$ 维生素 D(骨化三醇)水平。由于磷直接刺激 PTH 的分泌,骨化三醇直接抑制 PTH 的分泌,血清 PTH 水平在肾功能衰竭(继发性 HPT)中升高。高磷和低骨化三醇水平也直接降低血清钙。由此产生的绝对或相对低钙血症进一步增加了 PTH 的分泌。肾功能不全的症状和体征,如嗜睡、抑郁、厌食、恶心、便秘和乏力,可能与 PHPT 相同。因此,PHPT 在肾功能衰竭中的诊断可能更加困难。CKD 患者在甲状旁腺切除术前,应进行甲状旁腺定位(问题 24)。

11. 肾功能衰竭发生了哪些变化,可能使 PTH 检测结果复杂化?

在肾功能衰竭中,由于高血磷和低骨化三醇的刺激作用,PTH 升高,高于正常值。此外,非完整 PTH 分子片段(PTH 7-84)与完整 PTH 分子片段(1-84)具有拮抗作用,肾功能衰竭时 PTH 7-84 积聚,双位点检测时与完整 PTH 发生交叉反应。因此,在肾功能衰竭患者中,为了维持生理性 PTH 浓度,完整 PTH 水平可能是正常人的 1.5~3 倍。

12. PHPT 的症状和体征是什么?

超过 85% 的 PHPT 患者无症状。然而,血管、肌肉骨骼、胃肠道和神经症状可能发生在 PHPT。这些症状的经典描述是"肾结石、骨痛、腹痛、精神和疲劳症状"。PHPT 相关肾结石的发病率约为 10%~20%,5% 的钙结石患者有 PHPT。近端肌肉无力也是特征表现。其他特征性症状和体征见表 18.1。

表 18.1　甲状旁腺功能亢进症:症状、体征及其可能病因

症状和体征	可能病因
肾:高尿钙、肾结石、肾钙质沉着、多尿、多饮、肾功能不全和远端肾小管酸中毒	PTH 刺激骨吸收,高钙血症、碳酸氢盐尿和磷酸盐尿,导致肾小管对抗利尿激素(ADH)反应性降低、多尿、草酸钙和磷酸盐结晶、肾钙质沉着和肾功能不全
神经肌肉:无力,肌痛	长期升高的 PTH 可导致神经传导速度异常(nerve conduction velocities,NCVs)的直接神经病变和特征性肌电图改变和肌肉活检的肌病特征
神经和精神:记忆力减退、抑郁、精神病、神经病、精神错乱、嗜睡、疲劳、感觉异常	甲状旁腺激素和钙引起伴有异常 NCVs 的周围神经病变,和伴有异常脑电图改变的中枢神经系统损害
骨骼:骨痛、纤维性骨炎、骨质疏松和骨膜下骨吸收	甲状旁腺素增加骨吸收和酸中毒,继而骨量减少,骨钙和磷流失
胃肠道:腹痛、恶心、烧心、消化性溃疡、便秘和胰腺炎	高钙血症刺激胃泌素分泌,减少蠕动,增加钙 - 磷产物,钙 - 磷沉积在胰腺导管,阻塞胰腺导管
高血压	PTH 和高钙血症与血管收缩增加有关
关节痛、滑膜炎、关节炎	HPT 与晶体沉积增加有关,包括磷酸钙(关节旁钙化)、焦磷酸钙(假性痛风)和尿酸 / 尿酸盐(痛风)
带状角膜病变	钙磷沉积发生在角膜的内侧和边缘
贫血	未知

13. 什么是带状角膜病变?

带状角膜病变是一种典型但不常见的 PHPT 征象,其特征是角膜内侧和外侧边缘不规则的磷酸钙沉积区。这个位置被认为是二氧化碳从角膜的空气暴露区扩散,形成一个有利于磷酸钙晶体沉淀的碱性环境。带状角膜病变只伴随高钙磷产物发生。通过眼科裂隙灯检查诊断。症状与角膜老年环不同,后者是一种与年龄有关的线性同心灰色新月体,被一圈透明角膜(随着时间的推移完全包围角膜)与最外周角膜缘分开。

14. HPT 的典型影像学表现是什么?

典型的影像学表现是沿中、远端指骨和锁骨远端骨膜下骨吸收。"胡椒盐"头

骨是另一个经典的表现。然而,由于大多数患者诊断早,通常没有与 HPT 相关的影像学表现。如果 HPT 病程延长,就会出现骨质减少或骨质疏松。由于 HPT 中皮质骨丢失更多,桡骨远端和髋部的骨密度测定是监测未行甲状旁腺切除术患者骨丢失的一种好方法。然而,长期过量的 PTH 会导致骨矿物质的弥漫性减少,通常推荐使用双能 X 射线吸收仪(DXA)测量 3 个部位骨密度(BMD)。

15. PHPT 的鉴别诊断是什么?

由于 PHPT 的主要异常是高钙血症,首先的鉴别诊断是高钙血症(见第 17章)。以症状和体征为重点的病史询问和体格检查(问题 12)可能提示高钙血症的原因。如果高钙血症是轻微的,病史和体征是非特异性的,则可能是 PHPT。高钙血症最常见的两个原因是 PHPT 和恶性肿瘤。15%~30% 的癌症患者会出现高钙血症,但通常是有症状的。在恶性肿瘤体液性高钙血症(humoral hypercalcemia of malignancy,HHM)中,肿瘤通常产生一种 PTH 样激素,称为 PTH 相关肽。

16. 哪些实验室检查有助于区分这 3 种类型的 HPT?

见表 18.2。

表 18.2 甲状旁腺功能亢进症患者的甲状旁腺激素(PTH)和钙水平		
甲状旁腺功能亢进症类型	PTH	钙
原发性	↑正常	↑
继发性	↑	↓正常
三发性	↑↑	↑

↑,升高;↑↑,明显升高。

17. PHPT 发生了哪些病理生理变化?

甲状旁腺腺瘤、增生或罕见癌引起甲状旁腺激素分泌过多。增加的甲状旁腺激素增加骨吸收、肾小管钙重吸收和骨化三醇的生产,这增加了钙的肠道吸收。这3 个过程都会导致高钙血症。

18. 继发性 HPT 有哪些病理生理改变?

继发性 HPT 分泌过多的 PTH 是对绝对或相对高磷血症、低钙血症、低骨化三醇水平和过量 FGF23 的代偿反应。肾功能衰竭是继发性 HPT 最常见的原因,通常由这四种刺激引起 PTH 高分泌。在肾功能衰竭中,磷因肾排泄减少而增加。增加的磷刺激 PTH 分泌,减少游离钙,减少 $1,25(OH)_2$ 维生素 D 的产生,增加来自骨细胞的 FGF23。较低的钙和维生素 D 水平进一步增加了 PTH 的合成和分泌。因此,通过饮食、磷结合剂和适当的骨化三醇补充来控制磷水平可以延缓肾功能衰竭继发性 HPT 的发生。刺激甲状旁腺细胞 CaSR、维生素 D 受体(VDR)和 FGF23 受体（FGFR）均可通过负反馈减少 PTH 的分泌。低钙血症的其他原因是维生素 D 缺乏、膳食钙吸收不良和肾钙渗漏。继发性 HPT 伴随甲状旁腺增生，甲状旁腺增大，增强其 PTH 分泌能力。

19. 三发性 HPT 的病理生理改变是什么？

当长期高磷血症和低钙血症导致自主性甲状旁腺增生和高钙血症时，三发性 HPT 从继发性 HPT 发展而来。从低钙血症到正常血钙到高钙血症的自发变化标志着从继发性 HPT 到三发性 HPT 的转变。甲状旁腺激素水平通常超过正常上限的 15 倍，这在晚期 CKD 中最常见。另见于甲状旁腺 CaSR、VDR、FGFR 功能和数量下降。在三发性 HPT 中，即使给予维生素 D 治疗和纠正高磷血症，PTH 水平仍然升高，即使维生素 D 和钙补充剂减量或停止，高钙血症仍然存在。三发性 HPT 通常需要切除至少 3 个半甲状旁腺来纠正高钙血症。然而，调整维生素 D 类似物和磷结合剂以及口服或静脉注射（IV）拟钙剂、西那卡塞或依替卡塞，可将 PTH 和钙降低到可接受的范围，并延迟或避免手术。

20. HHM 中的高钙血症与 PHPT 有何区别？

HHM 的主要特征是完整 PTH 和 PTHrP 水平。表 18.3 显示了这些激素的典型和最常见的模式。PHPT 患者通常有 PTH 升高，尽管通常没有测量，PTHrP 正常或处于正常低限。相反，恶性肿瘤相关高钙血症患者的 PTH 水平较低（<20pg/mL）。大约 80% 的患者 PTHrP 水平升高（PTHrP 恶性肿瘤），20% 的患者 PTHrP 水平降低（非 PTHrP 恶性肿瘤）。因此，测量这两种激素可以区分这 3 种疾病（见问题 21）。

表 18.3　高钙血症：PHPT 和恶性肿瘤				
	血清水平			
	全段 PTH	PTHrP	$1,25(OH)_2D$	钙
PHPT	↑正常	↓	↑	↑
PTHrP 恶性肿瘤	↓	↑	↓正常	↑
非 PTHrP 恶性肿瘤	↓	↓	↓正常	↑

↑，升高；↓，降低；PHPT，原发性甲状旁腺功能亢进；PTHrP，甲状旁腺激素相关蛋白。

21. PTHrP 和 PTH 有何不同？

PTHrP 由 3 种蛋白质组成，分别含有 139、141 和 173 个氨基酸。前 139 个氨基酸在这 3 种蛋白质中是相同的。前 13 个 N- 末端氨基酸中有 8 个与完整的 PTH（1-84）相同，使 PTHrP 能结合并刺激 PTH 同一受体，产生类似的高钙效应。但这两种激素对 $1,25(OH)_2$ 维生素 D 水平的影响不同，部分原因是它们的分泌方式不同。PTH（PHPT 中）和 PTHrP（HHM 中）都刺激肾 $1-\alpha-$ 羟化酶的受体活化。然而，PHPT 中 PTH 的分泌是间歇性的，而恶性肿瘤中 PTHrP 的分泌是连续性的，它可能下调这些受体,抑制 1-α- 羟化酶活性,减少 1,25(OH)$_2$ 维生素 D 的产生。持续输注 PTH 可导致 1,25(OH)$_2$ 维生素 D 的类似下降。在 PTHrP 相关的 HHM 中,其他机制可能进一步降低 1,25(OH)$_2$ 维生素 D。HHM 还可能使排磷因子 FGF23 增加 5~10 倍,后者抑制 1-α- 羟化酶活性并降低 1,25(OH)$_2$ 维生素 D 水平。HHM 通常血钙水平更高,也可能降低 1-α- 羟化酶活性和 1,25(OH)$_2$ 维生素 D 水平。

22. PHPT 患者有哪些激素和实验室检查的变化?

PHPT 中 PTH 的分泌是间歇性的,间歇性的分泌避免了受体的下调,导致 1,25(OH)$_2$ 维生素 D 的生成增加。HHM 的血清钙水平高于 PHPT,这些更高的血钙水平也降低了 1,25(OH)$_2$ 维生素 D 的产生。因此,1,25(OH)$_2$ 维生素 D 水平在 PHPT 高而在 HHM 低(见表 18.3)。PHPT 的经典实验室检测包括低磷血症、高氯血症、氯磷比升高和轻度肾小管酸中毒。不幸的是,这样的关联是非特异性的,而且不敏感,无法用于诊断。然而,高钙血症、升高或正常高限的 PTH 和低磷血症这三联表现可以帮助诊断 PHPT。

23. 什么样的 PTH 检测法对高钙血症的判断最有用?

完整的 PTH 含有 84 种氨基酸,70% 由肝脏代谢,20% 由肾脏代谢;半衰期为 2~4 分钟。只有不到 1% 的分泌完整的激素与 PTH 受体结合发挥生理作用。尽管 N- 末端的前 34 个氨基酸含有激素的全部生物活性,但完整的 PTH(1-84)是体内的活性激素。大多数实验室是用第二代检测法测量甲状旁腺激素,使用两组针对羧基末端(39-84 个氨基酸)的捕获抗体和针对氨基末端(1-34 个氨基酸)的信号抗体。这种方法可以检测出“完整”的甲状旁腺激素。这种完整的 PTH 检测方法的改进是一种用于手术室的快速检测方法。术前和术中(甲状旁腺切除术后 10 分钟,有时 20 分钟)对完整的 PTH 进行快速 PTH-ICMA 测量。PTH 至少降低 50% 表示手术成功。在肾功能衰竭中,非(1-84)PTH 片段积聚,主要 PTH-C 片段为 PTH 7-84。PTH-C 片段与完整的 PTH 检测有交叉反应,将 PTH 的正常参考范围增加到正常上限的 1.5~3 倍。第三代 PTH 检测方法这些分子与信号抗体仅针对 1-4 氨基末端氨基酸,能更准确地定量测定 PTH 1-84。然而,第二代和第三代检测方法在临床医学上是相当的。

24. HPT 中甲状旁腺肿瘤的最佳定位方法是什么?

甲状旁腺成像技术价格昂贵,通常不用于诊断,但通常用于辅助手术。锝 Tc-99 甲氧基异丁基异腈(sestamibi,MIBI)单质子发射计算机断层扫描(single-proton emission computed tomography,SPECT)的灵敏度、特异性和准确性均在 85%~90% 之间,是目前常用的方法。MIBI 扫描对甲状旁腺腺瘤的定位最为准确,但对甲状旁腺增生的诊断作用要小得多。超声检查通常是对 MIBI 扫描的补充,当与之结合时,可将定位灵敏度提高到 95%。混合 SPECT/CT 将 SPECT 相机与 CT 连接在一个单一的集成单元中,从而为 SPECT 图像上识别的核素图像提供更好的解剖定位。

2006 年推出的甲状旁腺四维计算机断层扫描(four-dimensional computed tomography,4D-CT)有助于识别异常的甲状旁腺,为甲状旁腺瘤的早期成像提供了四维增强,并为造影后延迟成像提供了持续性高增强。对比剂的早期增强和缓慢洗脱的程度与甲状旁腺腺瘤的代谢活性有关。因此,4D-CT 既能显示甲状旁腺腺瘤的功能,又能显示腺瘤及其周围组织的良好解剖结构。术中伽马探针定位和 MIBI 显像可联合用于微创甲状旁腺切除术的辅助定位(见下一个问题)。不太常见的定位检查包括颈椎 CT、磁共振成像(MRI)、正电子发射断层扫描(PET)、静脉数字减影血管造影(IVDSA)、动脉造影和选择性静脉取样。

25. 甲状旁腺腺瘤的术前定位应该在什么时候进行?

影像学检查是在决定进行甲状旁腺切除术后进行的,是为了制定手术计划而进行的,而且几乎总是在甲状旁腺手术前就定位出来。由经验丰富的甲状旁腺超声学家进行的颈部超声检查是成本最低的成像方式,与 MIBI 扫描或 4D-CT 相结合是成本效益最高的策略。术前甲状旁腺和甲状腺的影像学检查通常能决定手术的类型和范围。影像学检查类型通常取决于外科医生的偏好,外科医生可以根据偏好评估患者并安排影像检查。甲状旁腺切除术的患者应接受术前甲状腺超声检查,因为甲状腺疾病伴随发生率很高,可能也需要手术切除。微创甲状旁腺切除术(minimally invasive parathyroidectomy,MIP)是一种通过颈部一侧的小切口治疗 PHPT 最先进的手术方法,通常需要术前定位。微创放射引导下甲状旁腺切除术(minimally invasive radio-guided parathyroidectomy,MIRP)利用术中伽马探针的放射性 MIBI 摄取,提供微创和最准确的肿瘤定位。MIRP 手术时间短,可在门诊局部麻醉进行,可准确定位多发性腺瘤,患者可在术后数小时内出院。标准的颈部探查、MIP 和 MIRP 都需要有经验的甲状旁腺外科医生。大多数外科医生在手术前需要一个或多个问题 24 中总结的影像学检查。

26. 所有无症状的 HPT 患者都需要手术治疗吗?

不。许多轻度 PHPT 的无症状患者不需要手术(见问题 27)。然而,甲状旁腺切除术是治疗 PHPT 的唯一有效方法,如果无症状 PHPT 的患者没有手术禁忌证,由经验丰富的甲状旁腺外科医生主刀,通常推荐 PHPT 患者行甲状旁腺切除术。甲状旁腺手术的优点是大多数病例可通过一次手术治愈 PHPT 和高钙血症,无需定期长期随访,骨折率降低,骨密度增加,肾结石发生率降低,一些神经认知因素可能得到改善。

27. 无症状性 PHPT 患者甲状旁腺切除术的适应证是什么?

(1)血清钙高于正常上限 >1.0mg/dL;

(2)腰椎、股骨颈、全髋关节或桡骨远端三分之一处的 DXA(T 值≤-2.5)显示骨密度降低;既往脆性骨折史;X 射线、CT、MRI 或椎体骨折评估(vertebral fracture assessment，VFA）显示椎体骨折；

  （3）估计肾小球滤过率（eGFR）降至 <60ml/min；

  （4）放射、超声或 CT 检查显示肾钙结石或肾钙质沉着症；

  （5）24 小时尿钙 >400mg/d，泌尿系结石风险预测结石风险增加；

  （6）年龄 <50 岁；

  （7）不希望也不可能进行医疗监测的患者。

28. 应该如何监测未行甲状旁腺切除术的无症状 HPT 患者？

  最初，测量血清钙和甲状旁腺激素、DXA 骨密度测定和 eGFR。每年检测血清甲状旁腺激素（PTH）、钙和 eGFR。每 1~2 年进行一次三部位 DXA 骨密度测定（腰椎、髋部和前臂）。每 6 个月安排一次就诊，并根据需要评估 PHPT 的症状。鼓励充足的水化和运动，遵循为所有个体制定的钙摄入量建议指南，并将 25-OH 维生素 D 补充到大于 30ng/mL 的水平。西那卡塞可用于降低血清钙水平，而双膦酸盐可稳定骨密度。

29. 如果不进行 24 小时尿液收集，如何估计 GFR？

  肾功能稳定时有多个公式可用于估算 GFR。当肌酐在多通道实验室测试中测量时，许多实验室提供 GFR 的估计值。手机上也提供了估算 GFR 的手机应用程序。目前，CKD-EPI 方法估计的 GFR 被认为是最准确的。

30. 对于无法接受 PHPT 手术的患者，有哪些治疗选择？

  FDA 已经批准了两种与甲状旁腺细胞外 CaSRs 结合并提高主要细胞对细胞外钙敏感性的拟钙剂。这种效应使钙 -PTH 曲线左移。西那卡塞是一种与 CaSR 跨膜结构域结合的口服拟钙剂，被批准用于治疗透析的终末期肾病患者的继发性 HPT、甲状旁腺癌患者的高钙血症和无法接受手术患者的 PHPT。依替卡塞是一种静脉注射类拟钙剂，与 CaSR 的胞外结构域结合部位不同于钙，被批准用于治疗血液透析中 CKD 成人的继发性 HPT。两种拟钙剂都能降低血清钙、甲状旁腺激素和磷水平。依替卡塞似乎更有效。双膦酸盐能抑制破骨细胞介导的骨吸收，能增加骨量减少、骨质疏松症以及 PHPT 患者的骨量。雷洛昔芬也可以维持不能耐受双膦酸盐的患者的骨量。雌激素可以维持骨量，但由于其与乳腺癌和心血管疾病相关的潜在风险，其使用仍有争议。狄诺塞麦是一种抗核因子 κB 配体受体激活剂（RANK-L）的单克隆抗体，可减少破骨细胞骨吸收，被 FDA 批准用于治疗骨质疏松症和恶性肿瘤高钙血症。甲状旁腺腺瘤组织的血管造影消融或经皮酒精注射很少使用。

31. 如何评估和治疗正常血钙 PHPT 患者？

  正常血钙 PHPT（NCHPT）表现为血清 PTH 水平升高，校正钙水平正常。现在的研究表明，NCHPT 比以前认为的更常见，并可能导致并发症，如高血钙的 HPT。

为了诊断 NCHPT,所有的继发性原因,如维生素 D 缺乏、CKD、钙吸收障碍和肾性高钙尿症,都应该进行评估和治疗。应测量游离钙以确认血钙正常。维生素 D 缺乏应纠正至 25-OH 维生素 D 水平≥30ng/mL。排除继发性 HPT 后,可按高血钙 HPT 监测并治疗。然而,对于正常血钙 HPT 甲状旁腺手术不应是常规的,而应基于症状和体征(见问题 27 和 28)。

32. 对于微创甲状旁腺切除术后 3 个月内 PTH 持续升高的患者应该考虑什么?

患者为 60 岁白人女性,术前血钙升高 2 年,平均 11.2mg/dL,甲状旁腺激素平均 95pg/mL。经微创甲状旁腺切除术成功切除局限性甲状旁腺腺瘤。术中 PTH 降至 45pg/mL,血钙暂时降至 8.2mg/dL。术后 3 个月,血钙持续正常(9.0~9.5mg/dL),25-OH 维生素 D 29ng/mL,PTH 升高至 80~90pg/mL。

在术前定位甲状旁腺腺瘤的甲状旁腺切除术中,90%~95% 的患者在未进行四个腺体探查的情况下治愈(问题 24)。有趣的是,经甲状旁腺手术治愈后血钙水平正常的患者,大约 25% 患者 PTH 在数月后会持续升高。因此,这名术后 3 个月血钙正常的患者首要考虑是手术治愈而 PTH 延迟恢复正常。老年患者和那些术前 PTH 较高、25-OH 维生素 D 水平较低和 CKD 患者在甲状旁腺切除术后 PTH 更易长期升高。PTH 恢复正常时间延长可能反映与骨再矿化有关的轻度继发性甲状旁腺功能亢进。重要的是纠正低 25-OH 维生素 D 至≥30ng/mL,并推荐适合相应年龄和性别的患者常规补充钙剂。

关键点:甲状旁腺功能亢进

- 原发性甲状旁腺功能亢进(PHPT)与 PTH 升高、高钙血症、骨质疏松、肾结石以及与这些疾病相关的症状有关。
- 无症状 PHPT 患者的手术建议包括:血清钙高于正常上限 1.0mg/dL;肾小球滤过率(GFR)降低 <60mL/min、钙性肾结石或肾钙质沉着症;24 小时尿钙 >400mg/d,通过生化分析增加结石风险;T 值≥−2.5 的骨密度降低;脆性骨折;椎体压缩性骨折或椎体骨折风险增加;年龄 <50 岁。
- 如果患者没有手术禁忌证,由熟练的甲状旁腺外科医生手术,那么推荐手术治疗无症状的 PHPT 是绝对正确的。有神经认知、神经精神、胃肠道和肌肉骨骼系统症状的患者被认为与 PHPT 有关,也应考虑外科治疗。
- 甲状旁腺手术的优点包括在大多数情况下,一次手术即可治愈 PHPT 和高钙血症,无需定期长期随访,骨密度增加,骨折率降低,肾结石形成减少,神经认知功能可能得到改善。
- 甲状旁腺成像费用昂贵,通常不用于确认或排除 PHPT 的诊断。然而,术前甲状旁腺定位研究是常规,甲状腺超声筛查甲状腺疾病也通常在甲状旁腺手术前进行。由经验丰富的甲状旁腺超声医师进行的颈部超声检查是成本最低的成像方式,与 Tc-99m MIBI 或 4D-CT 结合是成本效益最高的策略。

(张妲　译　周亚茹　校)

参考文献

Bilezikian, J. P., Bandeira, L., Khan, A., & Cusano, N. E. (2018). Hyperparathyroidism. *Lancet, 391,* 168–178.

Bilezikian, J. P., Brandi, M. L., Eastell, R., Silverberg, S. J., Udelsman, R., Marcocci, C., & Potts, J. T., Jr. (2014). Guidelines for the management of asymptomatic primary hyperparathyroidism: summary statement from the fourth international workshop. *Journal of Clinical Endocrinology and Metabolism, 99,* 3561–3569.

Block, G. A., Bushinsky, D. A., Cheng, S., Cunningham, J., Dehmel, B., Drueke, T. B., . . . Chertow, G. M. (2017). Effect of etelcalcetide vs cinacalcet on serum parathyroid hormone in patients receiving hemodialysis with secondary hyperparathyroidism. A randomized clinical trial. *Journal of the American Medical Association, 317*(2), 156–164.

Bringhurst, F. R., Demay, M. B., & Kronenberg, H. M. (2016). Hormones and disorders of mineral metabolism. In S. Melmed, K. S. Polonsky, & P. R. Larsen (Eds.), *Williams Textbook of Endocrinology* (13th ed., p. 1254). Philadelphia, PA: Elsevier.

Castellano, E., Attanasio, R., Latina, A., Visconti, G. L., Cassibba, S., & Borretta, G. (2017). Nephrolithiasis in primary hyperparathyroidism: a comparison between silent and symptomatic patients. *Endocrine Practice, 23,* 157–162.

Duke, W. S., Kim, A. S., Waller, J. L., & Terris, D. J. (2017). Persistently elevated parathyroid hormone after successful parathyroid surgery. *Laryngoscope, 127,* 1720–1723.

Kannan, S., Milas, M., Neumann, D., Parikh, R. T., Siperstein, A., & Licata, A. (2014). Parathyroid nuclear scan. A focused review on the technical and biological factors affecting its outcome. *Clinical Cases in Mineral and Bone Metabolism, 11*(1), 25–30.

Khan, A. A., Hanley, D. A., Rizzoli, R., Bollerslev, J., Young, J. E., Rejnmark, L., . . . Bilezikian, J. P. (2017). Primary hyperparathyroidism: Review and recommendations on evaluation, diagnosis, and management. A Canadian and international consensus. *Osteoporosis International, 28,* 1–19.

Lal, G., & Clark, O. H. (2018). Endocrine surgery. In D. G. Gardner & D. M. Shoback (Eds.), *Greenspan's Basic & Clinical Endocrinology* (10th ed., p. 825). New York, NY: McGraw-Hill Education.

Lew, J., & Solorzano, C. (2009). Surgical management of primary hyperparathyroidism: state of the art. *Surgical Clinics of North America, 89,* 1205–1225.

Li, D., Radulescu, A., Shrestha, R. T., Root, M., Karger, A. B., Killeen, A. A., . . . Burmeister, L. A. (2017). Association of biotin ingestion with performance of hormone and nonhormone assays in healthy adults. *Journal of the American Medical Association, 318*(12), 1150–1160.

Marcocci, C., Bollerslev, J., Khan, A. A., & Shoback, D. M. (2014). Medical management of primary hyperparathyroidism: proceedings of the fourth International Workshop on the Management of Asymptomatic Primary Hyperparathyroidism. *Journal of Clinical Endocrinology and Metabolism, 99,* 3607–3618.

Noureldine, S. I., Gooi, Z., & Tufano, R. P. (2015). Minimally invasive parathyroid surgery. *Gland Surgery, 4*(5), 410–419.

Pathak, P. R., Holden, S. E., Schaefer, S. C., Leverson, G., Chen, H., & Sippel, R. S. (2014). Elevated parathyroid hormone after parathyroidectomy delays symptom improvement. *Journal of Surgical Research, 190*(1), 119–125.

Rejnmark, L., Vestergaard, P., & Mosekilde, L. (2011). Clinical review—nephrolithiasis and renal calcifications in primary hyperparathyroidism. *Journal of Clinical Endocrinology and Metabolism, 96*(8), 2377–2385.

Šiprová, H., Fryšák, A., & Souček, M. (2016). Primary hyperparathyroidism, with a focus on management of the normocalcemic form: to treat or not to treat? *Endocrine Practice, 22,* 294–301.

Tucci, T. R. (2017). Normocalcemic primary hyperparathyroidism associated with progressive cortical bone loss—a case report. *Bone Reports, 7,* 152–155.

Walker, M. D., & Silverberg, S. J. (2018). Primary hyperparathyroidism. *Nature Reviews Endocrinology, 14*(2), 115–125.

Wilhelm, S. M., Wang, T. S., Ruan, D. T., Lee, J. A., Asa, S. L., Duh, Q. Y., ... Carty, S. E. (2016). The American Association of Endocrine Surgeons guidelines for definitive management of primary hyperparathyroidism. *Journal of the American Medical Association Surgery, 151*(10), 959–968.

Yeh, M. W., Zhou, H., Adams, A. L., Ituarte, P. H., Li, N., Liu, I. L., & Haigh, P. I. (2016). The relationship of parathyroidectomy and bisphosphonates with fracture risk in primary hyperparathyroidism. *Annals of Internal Medicine, 164,* 715–723.

恶性肿瘤性高钙血症

第
19
章

Michael T.McDermott

摘要

　　恶性肿瘤高钙血症可由全身多种癌症引起。这种情况通常分为三大类:恶性体液性高钙血症、局部溶骨性高钙血症和骨化三醇介导的高钙血症。甲状旁腺激素相关肽(parathyroid hormone-related peptide,PTHrP)和 1,25(OH)₂ 维生素 D(骨化三醇)是这些患者高钙血症的关键介质。一个全面的医学评估通常(但并不总是)可以确定介质和产生介质的原发性恶性肿瘤。高钙血症危象定义为血清钙 >14mg/dL,伴有相关症状和心电图改变。治疗包括在所有患者中快速补水和使用肠外抗骨吸收药物,以及在那些骨化三醇介导的疾病患者中使用大剂量糖皮质激素。

关键词

　　恶性肿瘤体液性高钙血症,局部溶骨性高钙血症,骨化三醇介导的高钙血症,降钙素,唑来膦酸,狄诺塞麦。

1. 恶性肿瘤性高钙血症的 3 种主要类型是什么?

　　恶性体液性高钙血症(humoral hypercalcemia of malignancy,HHM):原发性肿瘤产生甲状旁腺激素相关肽(PTHrP)。PTHrP 促进破骨细胞骨吸收和远端肾小管钙重吸收。引起 HHM 的其他体液物质包括转化生长因子 α(transforming growth factor-alpha,TGF-α)和肿瘤坏死因子(tumor necrosis factor,TNF)。HHM 约占恶性肿瘤性高钙血症的 80%。

　　局部溶骨性高钙血症(local osteolytic hypercalcemia,LOH):溶骨性骨转移瘤内细胞因子产生。细胞因子强烈刺激转移部位局部骨吸收和钙释放。LOH 约占恶性肿瘤性高钙血症的 20%。

　　骨化三醇介导的高钙血症:肿瘤产生 1,25- 双羟[(OH)₂]维生素 D(骨化三醇)。骨化三醇刺激肠钙吸收和破骨细胞骨吸收。这种情况占恶性肿瘤性高钙血症的比例 <1%。

2. 什么是 PTHrP?

　　PTHrP 是一种与甲状旁腺激素(PTH)前 13 个氨基酸序列同源的蛋白质。PTH 和 PTHrP 结合到一个共同的受体(PTH/PTHrP 受体),从而刺激骨吸收,抑制肾钙排泄。PTHrP 在母乳和羊水中含量很高,但在体内几乎所有组织中都能检测到;妊娠期间,PTHrP 水平在循环中增加。其内分泌生理功能可能是控制钙从母体骨骼和血液中转移到发育中的胎儿和母乳中。PTHrP 是迄今为止 HHM 最常见的体液介质。

3. 什么类型的癌症最常导致 HHM?

肺癌,尤其是鳞状细胞癌,是导致 HHM 最常见的恶性肿瘤。其他相关肿瘤包括头颈部鳞状细胞癌、食管鳞状细胞癌、乳腺癌、肾癌、膀胱癌、胰腺癌和卵巢腺癌。非霍奇金淋巴瘤和慢性粒细胞白血病也可引起 HHM。

4. 什么类型的癌症与 LOH 相关?

乳腺癌伴骨转移、多发性骨髓瘤和淋巴瘤是与 LOH 相关的主要癌症。这些转移性和原发性骨肿瘤直接向骨内分泌细胞因子,强烈刺激局部骨吸收。已在 LOH 中鉴定或提出的细胞因子包括 PTHrP、DKK1(Dickkopf WNT 信号通路抑制因子 1)、淋巴毒素、白细胞介素、转化生长因子、前列腺素和促胰蛋白酶 D。

5. 什么类型的癌症导致钙三醇介导的高钙血症,这是如何发生的?

霍奇金淋巴瘤和非霍奇金淋巴瘤是最常见的由于过量产生 $1,25(OH)_2$ 维生素 D(骨化三醇)而导致高钙血症的恶性肿瘤。然而,所有病因中最常见的是肉芽肿性疾病,特别是结节病。在这些情况下,淋巴瘤或肉芽肿组织表达高水平的 1α 羟化酶,这种酶能将 $25(OH)$ 维生素 D 转化为 $1,25(OH)_2$ 维生素 D,它是维生素 D 的活性形式,刺激肠道钙和磷的吸收。

6. 3 种恶性高钙血症的主要诊断特征是什么?

表 19.1 显示了 PTH、PTHrP 和 $1,25(OH)_2$ 维生素 D 检测如何用于恶性肿瘤性高钙血症的鉴别诊断。

表 19.1 恶性肿瘤性高钙血症的鉴别诊断			
PTH	PTHrP	$1,25(OH)_2$ 维生素 D	维生素 D
恶性体液性高钙血症	↑	↓	↓ 或正常
局部溶骨性高钙血症	↓	↓	↓ 或正常
钙三醇介导的高钙血症	↓	↓	↑

ᵃ$1,25(OH)_2$ 维生素 D 介导的高钙血症最常见的原因是肉芽肿性疾病,特别是结节病,而不是淋巴瘤。
PTH,甲状旁腺激素;PHTrP,甲状旁腺激素相关肽。

7. 对于不明原因的高钙血症患者,采取什么诊断方法好?

高钙血症的评估应该从完整的病史问询、体格检查和 PTH、肌酐、二氧化碳(CO_2)和磷的测量开始。当血清 PTH 水平较低时,必须高度怀疑恶性肿瘤高钙血症。高钙血症的诊断方法如图 19.1 所示。

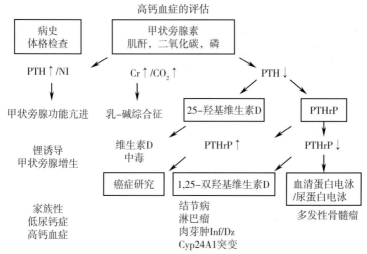

图 19.1　高钙血症的诊断方法。CO_2,二氧化碳;Cr,肌酐;PTH,甲状旁腺激素;PHTrP,甲状旁腺激素相关肽

8. 高钙血症危象的定义是什么?

高钙血症危象定义为血清钙水平 >14mg/dL,伴有相关症状。血清钙水平如此高最常见的症状和特征包括恶心、呕吐、脱水、精神状态改变、急性肾损伤、心电图(electrocardiography,ECG)改变和心律失常。

9. 严重高钙血症的心电图特征是什么?

严重高钙血症的典型心电图表现为 QTC 间期缩短(低钙血症导致 QCT 间期延长,高钙血症导致 QCT 间期缩短)。严重高钙血症的其他变化还包括一度房室传导阻滞、V1-V5 导联的 ST 段抬高和肢导 ST 段压低。

10. 描述不同类型恶性高钙血症的适当治疗方法。

原发性恶性肿瘤的治疗是最重要的长期措施。为了快速有效地降低血清钙水平到一个安全的范围,必须首先确定引起高钙血症的潜在机制和恶性程度。表19.2 列出了用于治疗特定类型高钙血症的可选措施。

表 19.2　不同类型恶性肿瘤性高钙血症的治疗
PTHrP/ 细胞因子介导的恶性肿瘤性高钙血症(HHM,LOC,脊髓瘤)
盐水静滴:每小时 200~300mL 以保持尿量在每小时 100~150mL
降钙素:4IU/kg SQ or IM;48 小时内每 6~12 小时重复 4~8IU/kg
唑来膦酸盐(Zometa):4mg IV,输注时间超过 15 分钟(CKD 患者 30 分钟)
狄诺塞麦(Xgeva):如果对唑来膦酸不敏感,每 4 周 120mg SQ
透析:对上述治疗措施均不敏感

续表

骨化三醇［1,25(OH)₂维生素D］介导的恶性肿瘤性高钙血症

骨化三醇［$1,25(OH)_2$维生素D］介导的恶性肿瘤性高钙血症

糖皮质激素：泼尼松 60mg 每天，治疗 10 天

盐水静滴：每小时 200~300mL 以保持尿量在每小时 100~150mL

降钙素：4IU/kg SQ or IM；48 小时内每 6~12 小时重复 4~8IU/kg

唑来膦酸盐（Zometa）：4mg IV，输注时间超过 15 分钟（CKD 患者 30 分钟）

狄诺塞麦（Xgeva）：如果对唑来膦酸不敏感，每 4 周 120mg SQ

透析：对上述治疗措施均不敏感

CKD，慢性肾脏病；HHM，恶性体液性高钙血症；IM，肌内注射；IV，静脉注射；LOC，局部溶骨性高钙血症；PHTrP，甲状旁腺激素相关肽；SQ，皮下注射。

11. 恶性肿瘤性高钙血症的预后如何？

由于高钙血症常（但并非总是）与晚期恶性肿瘤和肿瘤转移相关，通常总体预后非常差。在一项研究中，高钙血症的患者中位生存期只有 30 天。然而，原发性肿瘤/恶性肿瘤和对抗肿瘤治疗的反应不同，预后差别很大。临床实践中与肿瘤科医生合作，与患者及其家人共同决策来进一步地诊断和治疗患者。另外，患者战胜恶性肿瘤和生存的意志是不可小觑的。

关键点：恶性肿瘤性高钙血症

- 恶性肿瘤体液性高钙血症（HMM）通常是由实体瘤生成的甲状旁腺激素相关肽（PTHrP）引起的，该肽与甲状旁腺激素（PTH）和 PTH/PTHrP 受体结合，刺激骨吸收和肾小管钙重吸收。
- 局部溶骨性高钙血症（LOH）是由骨转移引起的，骨转移可直接向骨组织分泌细胞因子，强烈刺激局部骨吸收和钙释放。
- 骨化三醇介导的高钙血症发生在骨髓/血液恶性肿瘤表达 1α 羟化酶时，导致高水平 $1,25(OH)_2$ 维生素 D 的产生。
- 高钙血症患者的关键初始诊断检查是测量血清 PTH，其在原发性甲状旁腺功能亢进（高钙血症最常见的原因）中升高或处于正常高限，但在恶性肿瘤性高钙血症和大多数其他高钙血症疾病中低或测不出。
- 静脉注射生理盐水和双膦酸盐可有效降低恶性肿瘤性高钙血症患者的血清钙水平。
- 恶性肿瘤性高钙血症的发展预示着大多数癌症患者预后不良，因为它往往发生在晚期肿瘤阶段。

（张妲 译　周亚茹 校）

参考文献

Adhikaree, J., Newby, Y., & Sundar, S. (2014). Denosumab should be the treatment of choice for bisphosphonate refractory hypercalcaemia of malignancy. *British Medical Journal Case Reports, 2014,* bcr2013202861.

Berenson, J. R. (2002). Treatment of hypercalcemia of malignancy with bisphosphonates. *Seminars in Oncology, 29,* 12–18.

Dietzek, A., Connelly, K., Cotugno, M., Bartel, S., & McDonnell, A. M. (2015). Denosumab in hypercalcemia of malignancy: a case series. *Journal of Oncology Pharmacy Practice, 21,* 143–147.

Edwards, B. J., Sun, M., West, D. P., Guindani, M., Lin, Y. H., Lu, H., . . . Murphy, W. A., Jr. (2016). Incidence of atypical femur fractures in cancer patients: the MD Anderson Cancer Center Experience. *Journal of Bone and Mineral Research, 31,* 1569–1576.

Hu, M. I., Glezerman, I. G., Leboulleux, S., Insogna, K., Gucalp, R., Misiorowski, W., . . . Jain, R. K. (2014). Denosumab for treatment of hypercalcemia of malignancy. *Journal of Clinical Endocrinology and Metabolism, 99,* 3144–3152.

Maier, J. D., & Levine, S. N. (2015). Hypercalcemia in the intensive care unit: a review of pathophysiology, diagnosis, and modern therapy. *Journal of Intensive Care Medicine, 30,* 235–252.

Major, P., Lortholary, A., Hon, J., Abdi, E., Mills, G., Menssen, H. D., . . . Seamen, J. (2001). Zoledronic acid is superior to pamidronate in the treatment of hypercalcemia of malignancy: a pooled analysis of two randomized, controlled clinical trials. *Journal of Clinical Oncology, 19,* 558–567.

Manne, J. (2016). Striking resemblance: Calcium-alkali syndrome. *American Journal of Medicine, 129,* 816–818.

Mirrakhimov, A. E. (2015). Hypercalcemia of malignancy: an update on pathogenesis and management. *North American Journal of Medical Science, 7,* 483–493.

Mundy, G. R., & Guise, T. A. (1997). Hypercalcemia of malignancy. *American Journal of Medicine, 103,* 134–145.

Ralston, S. H., Gallacher, S. J., Patel, U., Campbell, J., & Boyle, I. T. (1990). Cancer-associated hypercalcemia: morbidity and mortality. Clinical experience in 126 treated patients. *Annals of Internal Medicine, 112,* 499–504.

Rizzoli, R., Thiébaud, D., Bundred, N., Pecherstorfer, M., Herrmann, Z., Huss, H. J., . . . Body, J. J. (1999). Serum parathyroid hormone-related protein levels and response to bisphosphonate treatment in hypercalcemia of malignancy. *Journal of Clinical Endocrinology and Metabolism, 84,* 3545–3550.

Roodman, G. D. (2004). Mechanisms of bone metastasis. *New England Journal of Medicine, 350,* 1655–1664.

Stewart, A. F. (2005). Hypercalcemia associated with cancer. *New England Journal of Medicine, 352,* 373–379.

低钙血症

Shari C.Fox

1. 定义低钙血症

低钙血症是指血清游离钙水平低于正常范围的状态,在正常情况下,该范围对应于血清总钙水平 <8.5mg/dL(2.1mmol/L)。

2. 血清钙和血清白蛋白水平有什么关系?

大约 50% 的血清钙与白蛋白、其他血浆蛋白和相关阴离子(如柠檬酸盐、乳酸盐和硫酸盐)结合。其中 40% 与蛋白质结合,主要是白蛋白,10%~13% 与阴离子结合。剩下的 50% 是未结合或游离钙。血清总钙水平反映结合和未结合钙,大多数检测的正常范围为 8.5~10.5mg/dL(2.1~2.5mmol/L)。

3. 血清白蛋白水平降低时如何校正血清总钙?

血清白蛋白低于 4g/dL 时,每降低 1g/dL,测定的血清总钙加上 0.8mg/dL(0.2mmol/L)来校正血清总钙。这不是一个完全精确的方法,因此,可能需要血清游离钙测定来确认是否存在真正的低钙血症。校正的血清总钙与游离钙水平相关,游离钙是血清钙的生理活性形式。

4. 血清总钙低的最常见原因是什么?

低蛋白血症是导致血清总钙低的最常见原因。在慢性病、营养不良、肝硬化或体液过多的患者中,血清白蛋白可能较低,这会降低血清钙的总量,但通常不会降低游离钙。这可以被认为是"假性"低钙血症。

5. 除白蛋白外,还有哪些因素影响血清游离钙的水平?

酸中毒时钙与白蛋白的结合降低,碱中毒时钙与白蛋白结合增加,因此,血清 pH 影响钙离子水平。例如,呼吸性碱中毒,见于过度换气,导致血清游离钙水平下降。pH 每变化 0.1,游离钙变化 0.16~0.20mg/dL(0.04~0.05mmol/L)。在大量输注含有柠檬酸盐的血液制品时,可能出现柠檬酸盐等螯合剂水平的增加,也可能降低游离钙的水平。肝素也有类似的作用。

6. 血清钙是如何调节的?

3 种激素维持钙稳态:甲状旁腺激素(PTH)、维生素 D 和降钙素。甲状旁腺激素通过 3 种途径提高血清钙水平:①甲状旁腺激素刺激破骨细胞骨吸收;②甲状旁腺激素增加 25- 羟基 (OH) 维生素 D 向 1,25- 双羟基 (OH)$_2$ 维生素 D 的转化,继而增加肠钙和磷的吸收;③甲状旁腺激素增加肾钙重吸收。降钙素通过抑制破骨细胞活性降低血清钙水平。这些激素的相互作用使正常人的钙水平保持在一个狭窄的范围内。除了这 3 种激素,钙的水平也受磷和镁水平的影响。

7. 维生素 D 代谢的哪些步骤可能影响血清钙水平?

维生素 D 是通过饮食获得的,或是紫外线照射下在皮肤中形成的。维生素 D 在肝脏转化为 25-OH 维生素 D,最后在肾脏转化为 1,25- 双羟基 (OH)$_2$ 维生素 D,这是维生素 D 最活跃的形式。1,25(OH)$_2$ 维生素 D 直接作用于肠道细胞,增加钙和磷的吸收。这些步骤中任何一步的异常都可能导致低钙血症。

8. "真正的"低钙血症的主要原因是什么?

在所有导致低钙血症的原因中,术后甲状旁腺功能减退、维生素 D 缺乏和自身免疫性甲状旁腺功能减退是最常见的。然而,参与钙稳态的多器官和激素调节系统均是导致低钙血症的原因。低钙血症的病因必须考虑到血清白蛋白水平、甲状旁腺素分泌、维生素 D 水平以及是否存在高磷血症。最初,低钙血症可以通过寻找上述一个或多个系统异常来解决。主要涉及的系统包括甲状旁腺、骨骼、肾脏和肝脏;以下显示了临床疾病及其机制:

- 甲状旁腺功能减退:甲状旁腺激素分泌减少
- 低镁血症:PTH 释放、反应性和作用降低
- 大量输血产生的柠檬酸盐毒性:钙与柠檬酸盐的络合
- 假性甲状旁腺功能减退:PTH 对靶器官无效
- 肝脏疾病:白蛋白生成减少,25-OH 维生素 D 生成减少,增加 25-OH 维生素 D 代谢的药物
- 肾脏疾病:肾钙漏出,1,25(OH)$_2$ 维生素 D 生成减少,血清磷酸盐 (PO$_4$) 清除率降低而致血清磷升高;增加肾钙清除率的药物
- 骨疾病:抑制骨吸收的药物;"骨饥饿综合征"- 从甲状旁腺功能亢进或甲亢中恢复
- 磷酸盐负荷:内源性肿瘤溶解综合征、溶血和横纹肌溶解症;外源性含磷酸盐灌肠剂、泻药和磷烧伤
- 胰腺炎:胰腺内钙的螯合 / 沉积;其他
- 脓毒症休克综合征,其他严重疾病:PTH 生成减少或 PTH 抵抗

9. 什么体征提示低钙血症?

急性低钙血症的特征是手足抽搐,其特征是神经肌肉的易激惹性。抽搐可以是轻度或严重的,通常出现在血清游离钙浓度 <4.3mg/dL(血清总钙 <7.0~7.5mg/dL) 时。除了神经肌肉的易激惹外,部分患者表现为一些不太特异的症状,如疲劳、焦虑、抑郁和过度易怒。

- 轻度手足抽搐：口周麻木，手脚感觉异常，肌肉痉挛
- 严重的手足抽搐：手足痉挛、喉痉挛和局灶性或全身性癫痫发作
- 潜在的手足抽搐：Trousseau 和 Chvostek 的症状

Chvostek 征是一种同侧的面部抽搐，通过轻拍外耳道前的面神经引起。Chvostek 征也存在于 10% 的正常个体中。Trousseau 的症状是前臂痉挛，由血压袖带加压至高于患者收缩压 20mmHg 3~5 分钟引起。腕痉挛是指腕关节和掌指关节的屈曲、手指的伸展和拇指的伸直。

10. 什么实验室检查在临床上有助于鉴别低钙血症的病因？

表 20.1 总结了低钙血症常见原因的实验室检查结果。除了全段甲状旁腺激素（PTH）和校正（或游离）的血清钙（这是最重要的初始化验）外，根据临床表现和病史，其他有帮助的化验包括血清肌酐、磷、镁、维生素 D 代谢物、碱性磷酸酶、淀粉酶、尿钙和尿镁。

表 20.1　最常见低钙血症病因的实验室结果鉴别诊断

	钙（血清校正）	PTH	25-OH 维生素 D	1,25-OH 维生素 D	镁	磷	肌酐
甲状旁腺功能减退	↓	↓	Nl	↓	Nl	↑	Nl
假性甲状旁腺功能减退症（PTH 抵抗）	↓	↑	Nl	↓或 Nl	Nl	↑	Nl
肝病	↓	↑	↓	↓或 Nl			Nl
低镁血症	↓	↓或 Nl	Nl	Nl	↓	Nl	Nl
维生素 D 缺乏	↓	↑	↓或 Nl	↓或 Nl 或↑	Nl	↓或 Nl	↓或 Nl
肾脏疾病（继发性甲状旁腺功能亢进）	↓	↑	Nl	↓或 Nl	↑或 Nl	↑	↑

↑，升高；↓，降低；Nl，正常；PTH，甲状旁腺激素。

11. 描述低钙血症的症状。

- 早期症状：手指、足趾和嘴唇麻木和刺痛
- 神经肌肉症状：痉挛、肌颤、喉痉挛和手足抽搐
- 心血管症状：心律失常、心动过缓和低血压
- 中枢神经系统症状：易怒、偏执、抑郁、精神病、器质性脑综合征和癫痫发作；低钙血症也可能出现"脑性手足抽搐"，这不是真正的癫痫发作（见问题 13）；也有报告称智力低于正常水平
- 慢性症状：乳头水肿、基底节钙化、白内障、皮肤干燥、毛发粗糙、指甲易碎

症状反映绝对钙浓度和钙水平下降的速度。由于缓慢发病,个体可能无症状,只有健康随着治疗改善时,他们才可能意识到经历了异常。

12. 低钙血症可能有哪些影像学表现?

基底节钙化可能发生在该区域的小血管。这些症状可能引起锥体外系症状,但通常无症状。值得注意的是,0.7% 的常规脑 CT 扫描显示基底节钙化。

13. 什么是脑性手足抽搐,它与真正的癫痫有什么区别?

脑性手足抽搐表现为全身性手足抽搐,无意识丧失、咬舌、大小便失禁或发作后精神错乱。抗惊厥药可以缓解症状,但由于它们能促进 25-OH 维生素 D 分解代谢,故可能导致低钙血症恶化。

14. 低钙血症如何影响心功能?

钙参与心脏自律性,是肌肉收缩所必需的。因此,低血钙可导致心律失常和心肌收缩力降低。心肌收缩力的降低,可能使患者对升压药,特别是那些作用机制涉及钙的升压药物反应欠佳。通过这个过程,β 受体阻滞剂和钙通道阻滞剂可以加重心力衰竭。低血钙时,QT 间期延长,ST 段改变可能与缺血时相似。虽然这种关系是可变的,钙水平与 Q 波开始至 T 波峰值的时间间隔呈中度负相关。

15. 低钙血症的潜在眼科表现是什么?

亚急性和慢性低钙血症可伴有乳头水肿。患者通常无症状,乳头水肿通常随着血清钙水平的正常而消失。如果症状发展或当患者血钙正常时,乳头水肿不消失,则必须排除脑肿瘤和良性颅内高压。伴有单侧视力丧失的视神经炎在低钙血症患者中偶尔出现。长期低钙血症也可能发生白内障,但纠正低钙血症后,白内障的大小不会发生改变。

16. 低钙血症与哪些自身免疫性疾病有关?

甲状旁腺功能减退可能是甲状旁腺自身免疫破坏所致。这种疾病与肾上腺、性腺和甲状腺功能减退,以及斑秃、白癜风和慢性黏膜皮肤念珠菌病有关。每一种都与器官特异性自身抗体相关,这种病情的组合被称为 1 型自身免疫性多内分泌腺综合征(见第 59 章)。

17. 在重症监护室,经常会发生低钙血症。潜在的原因是什么?

70%~90% 接受重症监护的患者血清总钙水平低,这是多种原因造成的,包括:

- 低白蛋白血症
- 低镁血症
- 高磷血症
- 抗凝治疗

- 快速输注用柠檬酸盐作为保护剂的血液制品
- 阴离子负荷引起的螯合作用［即柠檬酸盐、乳酸盐、碳酸氢盐、磷酸盐、草酸、乙二胺四乙酸（ethylenediaminetetraacetic，EDTA）和放射造影剂］
- 严重疾病时甲状旁腺功能减退和维生素 D 合成减少
- 脓毒症导致对 PTH 的生物效应产生一定程度的抵抗

由于以上列出的所有因素，建议在重症患者中测定游离钙，而不是血清总钙。

18. 低钙血症在癌症患者中并不罕见。在这组患者中,哪些情况可能导致低钙血症?

- 肿瘤溶解综合征导致高磷血症,并伴随血管内和组织内钙磷复合物的形成。
- 多种化疗药物和抗生素（两性霉素 B 和氨基糖苷类）可引起低镁血症,进而损害 PTH 的分泌,导致骨骼组织对 PTH 产生抵抗。
- 甲状腺手术和颈部放疗伴短暂或永久性甲状旁腺功能减退可能导致低钙血症。
- 甲状腺髓样癌和嗜铬细胞瘤可能分泌降钙素,在极少数情况下,会导致低钙血症。

19. 什么药会引起低钙血症?

苯巴比妥、苯妥英钠、去氧苯巴比妥、利福平和谷氨酰胺可增加 25-OH 维生素 D 在肝脏的代谢,从而可能导致低钙血症。氨基糖苷类、利尿剂（呋塞米）和导致肾镁丢失的化疗药物,以及产生大量磷酸盐负荷的泻药或灌肠剂,也可能与低钙血症有关。肝素、酮康唑、异烟肼、氟化物、膦甲酸钠和胰高血糖素也可能通过多种机制引起低钙血症。骨质疏松症治疗药物,如双膦酸盐（尤其是更有效的治疗,如唑来膦酸）和狄诺塞麦,通过抑制破骨细胞功能,降低血清钙水平,就像西那卡塞（一种拟钙剂）一样,它可以急性抑制 PTH 的释放,导致大约 5% 的患者出现明显的低钙血症。

20. 哪种维生素 D 代谢物最适合评估人体维生素 D 的总储存量,25-OH 维生素 D 还是 $1,25(OH)_2$ 维生素 D?

血清 25-OH 维生素 D 水平最能反映人体维生素 D 的总储存量。25-OH 维生素 D 向 $1,25(OH)_2$ 维生素 D 的转化受到严格控制,血清 $1,25(OH)_2$ 维生素 D 水平在维生素 D 大量消耗的情况下仍能维持。在这种情况下,PTH（继发性甲状旁腺功能亢进症）会刺激 25-OH 维生素 D 转化为 $1,25(OH)_2$ 维生素 D。

21. 低钙血症怎么治疗?

无症状的低钙血症需要补充口服钙和维生素 D 制剂,以保持血清钙水平至少在 7.5~8.5mg/dL 范围内。当血清钙急剧下降到病人有症状的水平时,建议静脉注射。钙的剂量取决于每种制剂中元素钙的含量（表 20.2）。对于低血钙的紧急情况,将 90mg 或 180mg 葡萄糖酸钙加入 50mL 5% 葡萄糖（dextrose 5%，D5）或生理盐水（normal saline，NS）中，10~20 分钟内静脉注射。此剂量只能暂时升高血清钙（即 2~3 小时），因此必须随后缓慢静脉输注 0.5~2.0mg/（kg·h）葡萄糖酸钙或氯化钙（葡萄糖酸钙是首选，因为如果外渗，不太可能导致组织坏死）。

表 20.2　常用制剂中元素钙含量

制剂	口服剂量	元素钙
柠檬酸钙		
Citracal	950mg	200mg
醋酸钙		
PhosLo	667mg	169mg
碳酸钙		
Tums	500mg	200mg
Tums Ex	750mg	300mg
Oscal	625mg	250mg
Oscal 500	1 250mg	500mg
Calcium 600	1 500mg	600mg
Titralac（suspension）	1 000mg/5mL	400mg
静脉制剂	**容量**	**元素钙**
氯化钙	2.5mL 10% 溶液	90mg
葡萄糖酸钙	10mL 10% 溶液	90mg
钙复合制品	5mL 22% 溶液	90mg

22. 什么时候用 1,25(OH)$_2$ 维生素 D（骨化三醇）治疗？

在正常情况下，25-OH 维生素 D 通过 PTH 的刺激作用在肾脏中转化为 1,25(OH)$_2$ 维生素 D（骨化三醇）。因此，有两种情况会使身体无法产生足量的骨化三醇——甲状旁腺功能减退和肾功能衰竭。由于骨化三醇是正常肠钙吸收所必需的，口服骨化三醇（Rocaltrol）可用于甲状旁腺功能减退或慢性肾功能衰竭患者。值得注意的是，由于维生素 D 具有弱的生物活性，如果骨化三醇不可用，应给予大剂量的维生素 D 治疗（50 000~100 000U/d）。

23. 噻嗪类利尿剂在治疗低钙血症中能起什么作用？

噻嗪类利尿剂显著减少尿钙排泄，尤其是 24 小时内（氢氯噻嗪每日两次或氯噻酮每日一次）。这些药物可用于因尿钙排泄增加（甲状旁腺功能减退和特发性高钙尿症）引起的低钙血症患者，通过减少尿钙丢失、轻微升高血清钙水平。

24. 重组人 PTH（rhPTH）能否用于治疗低钙血症？

皮下注射 rhPTH 1-84（Natpara）仅适用于通过补充钙和维生素 D 不能维持稳

定的血清和尿钙水平的慢性甲状旁腺功能减退症患者。

关键点：低钙血症

- 必须根据血清白蛋白水平校正血清钙水平，以进行准确评估。
- 抽搐是急性低钙血症的特征性症状。
- 多器官系统、矿物质、阴离子和药物影响钙水平，在评估低钙血症时必须予以考虑。
- 低钙血症是创伤和重症监护病房中常见的问题，通常是由静脉注射药物所致。
- 严重的低钙血症需要通过静脉补钙治疗快速纠正。
- 无症状的低钙血症最初可仅口服钙剂治疗。
- 钙剂联合活性 1,25- 双羟维生素 D（如骨化三醇）是甲状旁腺功能减退和肾功能衰竭患者低钙血症的初始治疗。

（张妲　译　周亚茹　校）

参考文献

Ariyan, C. E., & Sosa, J. A. (2004). Assessment and management of patients with abnormal calcium. *Critical Care Medicine, 32,* S146–S154.

Bringhurst, F., Demay, M., Kronenberg, H. M. (2008). Hypocalcemic disorders. In S. Melmed, K. Polonsky, P. R. Larsen, & H. M. Kronenberg (Eds.), *Williams Textbook of Endocrinology* (11th ed., pp. 1241–1249). Philadelphia, PA: Saunders.

Dickerson, R. N. (2007). Treatment of hypocalcemia in critical illness—part 1. *Nutrition, 23,* 358–361.

Goltzman D. (2017, Dec. 28). Diagnostic approach to hypocalcemia. Retrieved from: https://www.uptodate.com.

Kastrup, E. K. (Ed.). (2003). *Drug facts and comparisons.* St. Louis, MO: Wolters Kluwer Health.

Lind, L., Carlstedt, F., Rastad, J., Stiernström, H., Stridsberg, M., Ljunggren, O., … Ljunghall, S. (2000). Hypocalcemia and parathyroid hormone secretion in critically ill patients. *Critical Care Medicine, 28,* 93–99.

McEvoy, G. K. (Ed.). (2007). Calcium salts. In *AHFS Drug Information* (pp. 2655–2661). Bethesda, MD: American Society of Health-System Pharmacists.

Moe, S. M. (2008). Disorders involving calcium, phosphorus, and magnesium. *Primary Care, 35*(2), 215–237.

Orloff, L. A., Wiseman, S. M., Bernet, V. J., Fahey, T. J. 3rd., Shaha, A. R., Shindo, M. L., , … Wang, M. B. (2018). American Thyroid Association statement on postoperative hypoparathyroidism: diagnosis, prevention, and management in adults. *Thyroid, 28*(7), 830–841.

Potts, J. T. (2005). Hypocalcemia. In D. L. Kasper (Ed.), *Principles of Internal Medicine* (16th ed., pp. 2263–2268). New York, NY: McGraw-Hill.

Sarko, J. (2005). Bone and mineral metabolism. *Emergency Medicine Clinics of North America, 23,* 703–721.

Schafer, A. L., & Shoback, D. M. (2016, January 3). Hypocalcemia: diagnosis and treatment. Retrieved from: https://www.endotext.org.

Shane, E. (1999). Hypocalcemia: pathogenesis, differential diagnosis and management. In M. J. Favus (Ed.), *Primer on the Metabolic Bone Diseases and Disorders of Mineral Metabolism* (4th ed., pp. 223–226). Philadelphia, PA: Lippincott Williams & Wilkins.

Winer, K. K., Ko, C. W., Reynolds, J. C., Dowdy, K., Keil, M., Peterson, D., , … Cutler, G. B. Jr. (2003). Long-term treatment of hypoparathyroidism: a randomized controlled study comparing parathyroid hormone-(1-34) versus calcitriol and calcium. *Journal of Clinical Endocrinology and Metabolism, 88,* 4214–4220.

肾结石

Leonard R.Sanders

第 21 章

摘要

　　肾结石或肾结石疾病影响了 9% 的美国人口。患者可表现为在腹部放射检查时意外发现的无症状、无需治疗的结石,或因结石所致的需要紧急泌尿外科干预的极度肾绞痛和尿路梗阻。大多数结石无症状或可自行排出。多数结石是由于结石促成剂(前体)(如钙、草酸、磷酸盐和尿酸)在尿液中的排泄增加,或结石抑制剂(如柠檬酸盐)的排泄减少。90% 的肾结石含钙,形成原因是结石前体的过饱和。有些结石与感染或遗传有关。大多数结石与动物蛋白和高钠饮食增加以及水、水果、蔬菜和膳食钙摄入减少有关。治疗包括改变上述饮食习惯,必要时给予药物和泌尿系统干预。

关键词

　　肾结石,尿石症,肾钙质沉着症,过饱和,肾结石促成剂,肾结石抑制剂

1. 如何定义高尿钙、肾结石、尿石症和肾钙质沉着症?

　　高尿钙是指男性肾钙排泄量 >300mg/d,女性尿钙排泄量 >250mg/d。更准确的定义是,无论男女,每日尿钙排泄量均大于理想体重的 4mg/kg。需要收集 24 小时的尿液来确定高钙尿症。然而,评估 24 小时尿钙排泄量较好的指标是随机尿样中钙与肌酐(Ca/Cr)比值的 1.1 倍。例如,如果尿钙为 20mg/dL,尿肌酐为 70mg/dL,则 Ca/Cr 比率为 20:70 或 0.286g(286mg/d)。估计 24 小时尿钙排泄量为 1.1 × 286= 315mg/d。肾结石和尿石症是定义泌尿系结石形成和运动的临床症状的同义词。肾结石是一种异常坚硬、结晶、不溶性的物质,在肾集合系统中形成。肾钙质沉着症是钙盐在肾实质中的沉积。

2. 哪些人有发生肾结石的风险?

　　全世界 12% 的人会发生肾结石。美国肾结石的平均患病率有所上升,男性约为 11%,女性约为 7%,总体患病率为 9%。男性和女性一生中患肾结石的风险分别为 19% 和 9%。美国每年用于肾结石的医疗费用支出是 25 亿 ~55 亿美元。50% 的肾结石患者在 5~10 年内复发。结石最常发生在 30~60 岁,与其他种族相比,白人肾结石的发生率更高。近年来,女性结石的患病率增高,可能与年龄增长、快餐消费(高蛋白和高盐)、卡路里增加、体力活动减少和体重增加有关。妇女健康倡议(Women's Health Initiative,WHI)的数据表明,雌激素替代疗法增加了健康绝经后

妇女肾结石的风险。结石的风险包括结石家族史、肥胖、糖尿病、代谢综合征、高血压、常染色体显性遗传性多囊肾、髓质海绵肾、肾小管酸中毒、尿量 <2L/d、膳食钙 <1 000mg/d、膳食钠 >2g/d、饮水少、摄入高动物蛋白和加糖的苏打水 (见问题 4)。

3. 美国肾结石的构成和发生率是多少?

结石有 6 种主要类型,如图 21.1 所示,也显示了每种结石的发生率。

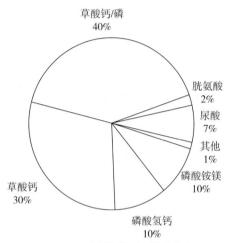

图 21.1　不同类型肾结石的发生率

4. 肾结石的主要病因是什么?

肾结石最常见的病因是各种类型的多基因特发性高钙尿症(idiopathic hypercalciuria,IH);吸收性高钙尿症(absorptive hypercalciuria,AH)[AH-Ⅰ 至 AH-Ⅲ(肾磷漏出)]和肾高钙尿症(renal hypercalciuria,RH)。其他原因包括原发性甲状旁腺功能亢进、高草酸尿、高尿酸血症、高磷尿、低枸橼酸尿症、低镁尿、感染性结石、痛风体质、肾小管酸中毒、胱氨酸尿、钙化纳米微粒和微生物群改变。极少数情况下,肾结石可能形成于黄嘌呤、氨苯蝶啶、尿酸单钠、麻黄碱、愈创甘油醚、环丙沙星和磺胺类药物,更常见于蛋白酶抑制剂茚地那韦、阿扎那韦和达芦那韦。特发性肾结石患者占"结石患者"的 10%~20%,常规检查无明确病因。

5. 什么情况与肾结石和高尿钙有关?

含钙结石占所有肾结石的 80%。40%~50% 的含钙结石患者有高钙尿症。高尿钙患者中,40% 有 IH,5% 有原发性甲状旁腺功能亢进,3% 有肾小管酸中毒。高尿钙症的其他原因包括饮食中维生素 D、钙和碱的过量摄入、结节病、库欣综合征、甲状腺功能亢进、Paget 骨病和制动。肾结石还与感染、急性和慢性肾损伤、冠状动脉疾病、肥胖、2 型糖尿病、高血压和代谢综合征有关。

6. 正常尿钙性肾结石最重要的病因是什么？

正常尿钙性肾结石最重要和最常见的病因是低枸橼酸尿症（50%）、高尿酸血症（25%）、高草酸尿（10%）和尿停滞（5%）。

7. 肾结石形成的过程是什么？

肾结石的形成有 6 个步骤：①最初，尿中会出现结晶或少量可溶性盐和酸的沉淀。②晶体和尿基质离子形成一个稳定的骨架，晶体通过③生长和④聚集进一步增大，随后形成晶核。当晶体充分增大后，它们被捕获并⑤保留在集合管末端和肾乳头附近泌尿集合系统的狭窄部位。除非被增加的尿流量冲走，否则在髓质间质中形成的这些聚集晶体被挤压，并⑥黏附在肾乳头上，形成以钙磷为基础的 Randall 斑块巢，以进一步积聚晶体和生长结石。一旦结石形成，结石可能从肾乳头分离，向远端移动，引起梗阻。最常见的梗阻部位是肾盂输尿管连接部（ureteropelvic junction，UPJ）、输尿管中段（穿过髂动脉）和输尿管膀胱连接部（ureterovesical junction，UVJ）。

8. 哪些病理生理因素影响肾结石的形成？

肾结石是由遗传性或后天性疾病引起的，导致结石前体过饱和、缺乏结石抑制剂，可能有过多的促成剂。过饱和导致矿物前体结晶，如钙和草酸。草酸钙结晶与肾小管上皮细胞顶端的阴离子唾液酸（含糖蛋白）结合，晶体得以进一步生长。增加结石形成的其他因素包括尿停滞（髓质海绵肾）、尿流量减少（梗阻）、尿氨增多（感染）、脱水（尿浓缩）和尿碱度增加[肾小管酸中毒（renal tubular acidosis，RTA）]。Ⅰ型 RTA 通过增加钙和磷从骨中的释放促进结石形成，以缓冲慢性酸血症，从而导致高尿钙和高尿磷。酸血症可增强近端小管对柠檬酸的再吸收，从而导致低枸橼酸尿。RTA 的碱性尿促进钙磷结石的沉淀。伴有尿阴离子间隙阳性（$U_{Na}+U_K-U_{Cl}$）的酸血症提示存在 RTA。

9. 肾结石的化学前体是什么？

相对高浓度的盐和酸溶质决定了结晶尿和结石的形成。草酸钙是最常见的，过饱和至其在正常尿液中溶解能力的 4~5 倍。其他的前体是磷酸钙（羟基磷灰石）和一水磷酸钙（磷酸氢钙）。尿酸、胱氨酸、鸟粪石（磷酸铵镁）和黏蛋白是未饱和的结石前体。抗坏血酸（转化为草酸）和氨苯蝶啶（结石形成灶）等药物也可能促进肾结石的形成。

10. 肾结石形成的主要抑制剂是什么？它们是如何起作用的？

抑制剂包括尿柠檬酸盐、焦磷酸盐、镁、肾钙素、尿桥蛋白、黏多糖和 Tamm-Horsfall 蛋白。大多数抑制剂与晶体前体结合；例如，柠檬酸盐与钙结合，使其与草酸结合的可能性降低。抑制剂改善溶解度、削弱沉淀、成核、晶体生长或聚集。它们还与结石前体矿物（如草酸钙）竞争，与上皮细胞的顶端表面结合，抑制上皮细黏附和草酸钙晶体的内化。最后,抑制剂会破坏结石前体转化为结晶和结石生长的焦点。

11. 什么是肾钙素,它在肾结石形成中起什么作用?

肾钙素是一种阴离子蛋白,由近端肾小管和 Henle 环产生。它通常抑制成核、晶体生长和结石形成的聚集期。然而,从一些结石形成者中分离得到的肾钙素具有结构和功能缺陷,肾钙素存在于许多钙结石的基质中。因此,肾钙素在结石形成中可能具有双重作用。正常情况下,它起到抑制结石形成的作用。异常时,可作为钙结合的促成剂,形成结晶巢。

12. 肾结石形成的促成剂是什么?

肾结石形成的促成剂没有明显特征,但被认为主要是尿黏蛋白和黏多糖。在一定条件下,促成剂促进肾结石的形成。

13. 肾脏如何处理钙?

大约 60% 的血清钙是游离的或结合的,由肾小球自由过滤。肾脏通过肾单位被动重吸收 98% 的过滤钙。60% 重吸收发生在近曲小管,30% 发生在 Henle 环,10% 发生在远曲小管。呋塞米破坏 Henle 环钙的重吸收,增加尿钙排泄。噻嗪类利尿剂损害远端小管对钠的重吸收,从而增加细胞内负电荷和钙的重吸收。甲状旁腺激素(PTH)通过增强钙通道活性,增加远端肾小管钙的重吸收。

14. 如何计算尿钙的正常过滤量和排泄量?

血清钙浓度通常约为 10mg/dL。肾脏滤过结合钙和游离钙,占总量的 60%,即 6mg/dL。正常肾小球滤过率(GFR)为 120mL/min,钙的滤过负荷为 6mg/100mL × 120mL/min × 1 440min/d=10 368mg/d。因为肾脏重吸收 98% 的过滤钙,只有 2% 被排出体外。因此,肾脏通常每日排出约 200mg 钙(10 368mg/d × 0.02=207mg/d)。如果排出的钙水平增加到 5%,尿钙水平增加到 500mg/d。

15. 血清钙水平和膳食钠摄入量如何影响高钙尿症?

为了防止高钙血症,血清钙的非肾性升高导致滤过钙和尿钙增加。增多的钠进入 Henle 环和远端小管也会增加尿钙。在非结石形成者中,每排出 100mEq 钠,尿钙排泄量增加约 40mg。在高钙肾结石患者中,每排出 100mEq 钠,尿钙排泄量增加到 80mg。由于尿钠排泄量随膳食钠摄入量的增加而增加,限制膳食钠可减少尿钙排泄量。对于肾结石患者,建议每日饮食钠摄入量 <100mEq(2 300mg)或约一茶匙盐(6 000mg)。

16. IH 的病因和病理生理是什么?

IH 影响了 10% 的普通人群和 40% 的肾结石患者。IH 的 4 种类型是 AH-Ⅰ、

AH-Ⅱ、AH-Ⅲ 和 RH。AH-Ⅰ 和 AH-Ⅱ 是由于肠对骨化三醇的敏感性增加,肠钙高吸收,成骨细胞中维生素 D 受体数量增加,导致骨吸收增加和吸收性高钙尿。后者解释了许多 AH-Ⅰ 患者和一些 AH-Ⅱ 患者骨量减少的原因。AH-Ⅲ 是一种不寻常的疾病,由肾磷漏出引起的,伴有尿磷流失,血清磷降低,肾性骨化三醇生成和肠钙吸收增加。在一些钙性肾结石、低磷血症和肾磷漏出患者中,高磷尿因子、成纤维细胞生长因子 23(FGF 23)水平升高。RH 的特点是肾小管对钙的重吸收受损,导致血清钙降低,PTH 和骨化三醇升高,骨吸收和肠钙吸收增加。

17. 如何区分各种形式的 IH?

见表 21.1。

表 21.1　特发性高尿钙的形式

实验室结果	AH-Ⅰ	AH-Ⅱ	AH-Ⅲ	RH
血清钙	正常	正常	正常	正常
血清磷	正常	正常	↓	正常
血清全段 PTH	正常	正常	正常	↑
24 小时尿钙(1g 饮食钙)	↑	↑	↑	↑
尿 Ca/Cr 比值(1g 钙负荷)	↑	↑	↑	↑
24 小时尿钙(400mg 饮食钙)	↑	正常		
空腹尿钙(mg/dL GFR)	正常	正常	↑	↑

↑,升高;↓,降低;AH,吸收性高钙尿症;Ca/Cr,钙/肌酐;GFR,肾小球滤过率;IH,特发性高钙尿症;PTH,甲状旁腺激素;RH,肾性高钙尿症。见问题 17~20。

18. 什么时候有必要区分各种形式的 IH?

只有对常规治疗无反应的复杂肾结石才需要鉴别诊断(见本章末尾的高钙尿症综述网站列表)。

19. 怎么解释 AH-Ⅲ 和 RH 中血清磷和甲状旁腺素水平的差异?

AH-Ⅲ 的血清磷水平较低是因为肾磷漏出。RH 中全段 PTH 水平升高,因为原发性缺陷是肾小管钙重吸收减少,导致相对的低钙血症刺激 PTH。

20. 钙摄入量的变化如何帮助区分不同类型的吸收性高钙尿和肾漏性高钙尿?(见表 21.1)

在 AH-Ⅱ 中,24 小时尿钙通过限制钙饮食(400mg/d)恢复正常,因为钙的过度吸收不再那么严重。然而,钙限制期间 24 小时尿钙在 AH-I 中仍然很高,这是因为钙的高吸收;在 AH-Ⅲ 中,是因为低磷降低了肾小管钙的重吸收;在 RH 中,则是因为肾小管钙的重吸收减少是主要缺陷。

高 24 小时尿钙 >4mg/kg 理想体重。钙限制在 400mg/d 时,正常 24 小时尿钙 <200mg/d。为了提高准确性,尿钙测量值有时表示为 GFR,单位为 mg/100mL,以说明与肾功能改变的变化。正常空腹尿钙水平 <0.11mg/100mL GFR。口服 1g 钙后,正常尿 Ca/Cr 比值 <0.20。

21. 什么是 800mg/d 磷限制饮食下的低磷血症?

800mg/d 的磷摄入量情况下,血清磷 <2.5mg/dL。

22. 什么引起高草酸尿?

约 14% 的尿草酸来自饮食吸收,其余来自乙醛酸和抗坏血酸的代谢。在罕见的常染色体隐性遗传性高草酸尿中,乙醛酸氧化增加,过多转化为草酸。临床上更重要的肠道高草酸尿发生于小肠切除、旁路或炎症。小肠疾病可能导致胆汁盐和脂肪吸收障碍,使胆汁盐和脂肪向结肠的输送增加。胆盐损伤结肠黏膜,增加结肠的通透性和草酸吸收。肠道脂肪酸带负电荷,与钙和镁结合,减少了可用于结合肠道草酸的钙和镁的数量,并使更多的草酸游离以利于肠道吸收。低钙饮食的机制也一样。过量的草酸主要被胆盐损伤的结肠吸收。因此,患有小肠疾病和行回肠造口术的患者不会高吸收草酸。过量地饮食草酸或抗坏血酸(>2g/d)也会导致高草酸尿。产草酸杆菌在肠道中代谢草酸,这些细菌的减少也可能增加草酸的吸收。最近的证据表明,一个健康的微生物群,包括革兰氏阴性菌 *O. formigenes*,可能在减少肠道草酸吸收和尿草酸排泄方面很重要。

23. 为什么高草酸尿在肾结石中很重要?

草酸是最常见的结石(草酸钙)的重要组成部分,有助于尿液过饱和。此前,人们认为草酸对草酸钙结石形成的刺激比钙强得多。新的数据表明钙可能同样有效;然而,尿中高浓度的钙或草酸是草酸钙结石形成的有力刺激。

24. 高尿酸血症如何导致肾结石?

约 25% 的症状性痛风患者出现尿酸结石。过量(>600mg/d)的尿酸使尿液过饱和,结晶,形成尿酸结石。然而,大多数尿酸结石患者没有痛风、高尿酸血症或高尿酸尿。但所有患者的尿液 pH 均小于 5.5,这有助于尿酸结石的形成。大约 25% 的钙结石患者有高尿酸尿。高尿酸尿降低草酸钙的溶解度。尿酸单钠可能干扰抑制剂,导致草酸钙结石形成增加。这种疾病被称为高尿酸钙性肾结石,其特征是血清钙正常,尿液中尿酸 >600mg/d,尿液 pH>5.5,以及复发性钙结石。

25. 尿液 pH 与肾结石有何关系?

由于尿酸的 pKa 为 5.5,酸性尿液会改变平衡,使尿酸浓度高于尿酸钠浓度。在尿液 pH 为 6.5 时,只有 10% 是尿酸,约 90% 是尿酸钠。因为尿酸的溶解性比尿酸盐低 100 倍,尿酸结石更容易在酸性尿液中形成。这种平衡是如此重要,以致尿酸结石几乎永远不会发展,除非尿液 pH<5.5。由于尿液 pH 较低,尿酸结石在肥胖和糖尿病患者中更为常见。肥胖和 2 型糖尿病与胰岛素抵抗、肾脂肪变性和肾脂毒性有关。这种联系导致胰岛素依赖性肾氨生成减少,尿氨排泄减少,尿液 pH 降低,尿酸结石倾向。此外,肥胖和 2 型糖尿病与高胰岛素血症有关,高胰岛素血症会降低远端肾单位钙的重吸收,增加净钙排泄和钙结石的风险。胱氨酸结石也更可能出现在酸性尿中,而磷酸钙结石(磷酸氢钙)通常主要形成于碱性(pH>7.0)尿液。草酸钙结石可在酸性或碱性尿液中形成。

26. 什么情况导致尿液枸橼酸盐水平低?

低枸橼酸尿症患者的排泄量 <320mg/d,而最佳水平接近 640mg/d。特发性低枸橼酸尿症发生在 <5% 的钙结石患者中,继发性低枸橼酸尿症可能发生在 30% 的患者中。枸橼酸盐由肾小球自由过滤,75% 被近端肾小管重吸收,并分泌少量枸橼酸盐。大多数继发性低枸橼酸尿症的原因是通过增加近端肾小管的重吸收而减少尿枸橼酸盐。低枸橼酸盐的继发原因包括脱水、高动物蛋白和低水果蔬菜摄入量、代谢性酸中毒、低钾血症、噻嗪类利尿剂、碳酸酐酶抑制剂、镁缺乏、肾小管酸中毒和腹泻。腹泻还会导致胃肠道中枸橼酸盐和镁的直接流失。

27. 饮食对肾结石的形成有什么作用?

许多美国人摄入的高动物蛋白(牛肉、家禽、猪肉和鱼,每日超过 1.5~2g/kg)会使尿液被磷酸、硫酸和尿酸酸化,降低尿枸橼酸,增加尿钙,增加肾结石的风险。高蛋白饮食,如 Atkins 饮食会使上述影响恶化。硫酸和尿酸的增加可能是草酸钙和尿酸结石形成的共同因素。高钠摄入会增加尿钙排泄量(见问题 15)。高钙摄入(>1 500mg)也会导致高尿钙。然而,低钙摄入(<600mg)而草酸摄入不低会减少肠道中草酸的结合,增加草酸的吸收,并使尿中草酸增加。高蛋白和高盐饮食(NaCl)通过诱导细胞内和细胞外酸中毒并增加枸橼酸重吸收而影响枸橼酸的排泄。果糖会对微生物群产生不利影响,增加尿酸的产生,增加肾结石的风险。高热量、低纤维、低水果和蔬菜的饮食与肥胖和肾结石增多有关。高草酸饮食(表 21.2)增加尿中草酸钙结晶。橙汁可以通过增加尿钾和枸橼酸盐来帮助预防肾结石。枸橼酸钾如 Urocit-K 通常用于增加尿中枸橼酸盐;如果来自 Micromedex,以 60mEq/d 的剂量 Urocit-K 可使尿中枸橼酸盐增加约 400mg/d,使尿液 pH 增加约 0.7 个单位。然而,一杯 8 盎司的橙汁可以提供 12mEq 钾和 38mEq 的枸橼酸盐(与 10mEq/1 080mg 的 Urocit-K 相比更多)。蔓越莓汁的评论褒贬不一,但现在的数据表明,它不应该在结石病中过量使用,因为它可能增加尿中的草酸盐。枸橼酸汁(柠檬和酸橙)提供少量钾和只有橙汁三分之一的枸橼酸。尽管枸橼酸钾果汁对结石的抑制作用更强,但是几乎所有的柑橘饮料都是有用的。一个例外是葡萄柚汁,它可以使结石形成增加 30%~50%。临床医生应灵活选择患者的饮品,因为液体摄入的重要性可能超过特定饮料的一些理论负面影响。

表 21.2　高草酸食物	
水果	大黄
	覆盆子
	蓝莓
	黑莓
	鹅莓
	草莓
	水果鸡尾酒
	柑橘
	紫葡萄
	橘皮
蔬菜	深绿色叶蔬菜
	菠菜
	芥菜
	羽衣甘蓝
	黄瓜
	绿豆
	甜菜
	红薯
	西葫芦
	芹菜
其他	烤咖啡
	阿华田
	茶叶
	可可
	巧克力
	坚果
	花生
	小麦胚芽
	焗豆
	豆腐

改编自 Nelson, J.K., Moxness, K.E., Jensen, M.D., & Gastineau, C.F. (Eds.). (1994). *Mayo Clinic Diet Manual* (7th ed., pp.315-362). St.Louis: Mosby.

28. 肾结石的症状和体征是什么?

　　大约 30% 的肾结石是无症状的,在放射影像学检查中偶然发现。70% 的肾结石有症状。患者可能出现胁腹隐痛。然而,肾结石的典型症状是剧烈的单侧侧腹疼痛,这种疼痛时起时落,大多数患者伴有血尿。疼痛开始于后腰部,然后向前下放射到腹部、腹股沟、生殖器和大腿内侧。剧烈疼痛可能持续数小时,随后可能出现腰部隐痛。可能出现恶心、呕吐、出汗、发热和寒战。肾绞痛患者出现剧烈的疼痛和不安,辗转反侧试图减轻疼痛。体格检查显示各腰椎区域有压痛和肌紧张。

腹部深触诊加重不适,但无反跳痛。可能存在尿路感染。如果存在梗阻,通常是单侧的。通常缺乏肾功能衰竭的临床证据。

29. 在肾结石患者的病史和体检中应重点关注什么?

获取结石病的现病史、既往史和家族史,并询问愈创甘油醚、麻黄碱、印地那韦、氨苯蝶啶、磺胺类药物、阿昔洛韦和维生素 A、C 和 D 的使用情况。确定液体摄入量和过量钙、盐、草酸盐、尿酸和蛋白质的来源。体格检查通常没有帮助,除非在急性疾病期间(见问题 28)。

30. 什么检查对诊断肾结石是合适的?

进行一次完整的尿液分析,重点关注 pH、血尿、脓尿、细菌尿和晶体尿。如果pH 高或有细菌性尿,应进行尿培养。进行适当的放射学检查(见问题 34)。让患者排尿,如果排出结石,保留结石进行结石分析。如果这是患者的第一块结石,疼痛减轻,结石直径 <5mm,可以接受保守治疗,并随访几个月。超过 50% 的输尿管近端结石和 75% 的直径小于 5mm 的输尿管远端结石可自行排出。行维生素 D 和血液生化检测,包括血清钠、钾、氯化物、二氧化碳、肌酐、钙、白蛋白、磷、镁和尿酸。考虑测定血清甲状旁腺素(PTH)和随机尿液以测定 Ca/Cr 比值。如果患者有持续的症状,结石直径大于 5mm,或者有梗阻,请咨询泌尿科医生并计划进行更广泛的评估。包括 24 小时尿肌酐、钠、钙、磷、镁、草酸盐、枸橼酸盐、尿酸和尿过饱和度测试。如果男性肌酐 15~20mg/kg,女性 10~15mg/kg,则收集 24 小时尿就足够了。考虑在医疗干预 6 周后重复 24 小时尿检以关注异常情况。尿液收集前 5 天停止服用多种维生素,以避免其抗氧化作用。

31. 肾结石的治疗方法是什么?

肾结石不需要程序干预,除非它们可能引起疼痛、梗阻、感染或大出血。如果没有肾功能衰竭、发热、梗阻、感染或疼痛,输尿管结石也可以保守治疗(监测)。疼痛可以用非甾体抗炎药控制症状,但阿片类镇痛药可能是治疗急性疼痛加剧所必需的。直径 <5mm 的结石 75% 在 4~6 周内自行排出,直径 >10mm 的结石一般不能排出。直径在 5~10mm 的结石能否排出不一定。用 α 受体阻滞剂进行药物排石治疗(medical expulsive therapy,MET),如坦索罗辛(每日 0.4mg)、钙通道阻滞剂硝苯地平缓释片(每日 30mg)和磷酸二酯酶 5 型抑制剂他达拉非(每日 10mg),在急性绞痛发作时,通过减少输尿管痉挛和改善蠕动,可使输尿管远端结石通过率增加 65%。MET 治疗通常在 4 周内有效;坦索罗辛最有效,但联合 MET 治疗可能更成功。糖皮质激素可以通过减少输尿管炎症来提高治疗成功率。有症状的结石、直径大于 5mm 的结石或多发性结石的患者应进行泌尿外科评估。除非存在禁忌,为防止结石复发:每日需饮水 2~3L,使尿量增加到 >2L/d;每日摄入钠 <2g;摄入0.8~1.0g/kg 理想体重的蛋白质,更多的植物蛋白(占总数的 2/3)、更少的动物蛋白(1/3);每日 1 000~1 200mg 膳食钙;避免食用葡萄柚汁、过量的钙补充剂、草酸盐和

维生素 C。如果饮食中钙不足,骨骼健康需要额外的钙补充剂,且钙补充剂应与膳食一起服用,每日钙(膳食 + 补充剂)总量为 1 000~1 200mg/d。考虑测定 24 小时尿钙,明确有无钙补充剂,以确定钙补充剂是否导致尿钙过多,是否需要治疗调整。

32. 肾结石患者尿检的临床意义是什么?

大多数结石患者有肉眼或镜下血尿,并可能有一些晶体尿。其余的尿液分析通常是正常的。正常情况下,刚排出的尿液中不存在结晶,如果出现结晶,则提示诊断。然而,大多数尿样在检查前会冷却,随着时间和尿液冷却,正常尿液中可能形成晶体。因此,通常在检查尿液时,晶体尿的发现可能没有什么临床意义。一个例外是胱氨酸结晶的存在,这能诊断胱氨酸症。持续酸性尿(pH<5.5)提示尿酸或胱氨酸结石。更多的碱性尿(pH>6.5~7.0)提示有磷酸钙结石。持续的碱性尿液(pH>7.0~7.5)表明存在尿素裂解菌,如变形杆菌、假单胞菌或克雷伯菌,可引起反复尿路感染,强烈提示有鸟粪石。除非尿液 pH 呈碱性,否则不会形成鸟粪石。

33. 肾结石患者尿晶体的特点是什么?

一水草酸钙晶体可以是哑铃形、针状或椭圆形,最后一个类似于红细胞。二水草酸钙晶体呈棱锥状,有包膜状。磷酸钙和尿酸晶体太小,无法达到标准的光学显微镜分辨率,看起来像无定形碎片。尿酸晶体呈典型的黄棕色。不太常见的是,尿酸二水合物晶体可能是菱形或类似于一副牌上的四边形钻石形。如果尿液是新鲜和温热的,晶体提示肾结石的原因。然而,所有这些晶体可能在正常的冷却尿液中发现,不一定能诊断结石。一个例外是胱氨酸晶体的存在,它是扁平的,六边形的板状物,类似苯环,这通常意味着胱氨酸尿。鸟粪石(磷酸铵镁)晶体是类似棺材盖的矩形棱柱体。

34. 放射学检查如何帮助评估肾结石患者?

所有结石患者均应行腹部平片[肾 - 输尿管 - 膀胱(KUB)],显示具有以下特征的结石:钙(小,致密,局限),胱氨酸(微弱,软,蜡质),鸟粪石(不规则和致密)。尿酸、黄嘌呤和茚地那韦结石呈放射状,不显影。用 KUB 可以很容易地监测结石的进展。可与输尿管结石混淆的静脉血栓在 KUB 上呈透明中心。静脉肾盂造影(intravenous pyelography,IVP)定位尿路结石,显示梗阻程度。IVP 上的可透性梗阻提示尿酸结石。超声检查能显示较大结石的大小和位置,对诊断梗阻很敏感,在需要避免辐射的情况下可能是最好的检查方法,例如妊娠期。然而,对于结石的评估,最初选择的放射学方法应不需要患者准备,简单、敏感、特异、准确。应按以下顺序进行:非增强螺旋计算机断层扫描(CT),采用 2~3mm 的薄扫肾结石方案。一种新的技术,双能 CT(DECT)有先进的采集后处理能力,可以取代非增强螺旋 CT,但尚未广泛应用。DECT 在两个不同的峰值千伏(kVp)水平上评估结石的衰减,在没有结石成分分析的情况下,能区分几种不同类型的泌尿系结石。茚地那韦结石在 KUB 或 CT 扫描中不可见,IVP 检查中也可能漏诊。茚地那韦、阿扎那韦、达芦那韦结石根据病史、体格检查和梗阻症状疑诊,可能需要增强 CT 扫描或 IVP 确诊。

35. 哪些药物用于治疗不同结石?

见表 21.3。

表 21.3 治疗肾结石的口服药

肾结石类型	治疗药物	药物剂量
吸收性Ⅰ型	氢氯噻嗪	12.5~25mg 每日 2 次
	枸橼酸钾	10~30mEq 每日 3 次
	纤维素磷酸钠	5g 1~3 次 /d,随餐服用
	葡萄糖酸镁	1~1.5g 每日 2 次
	氧化镁	400mg 每日 2 次
吸收性Ⅱ型	氢氯噻嗪	12.5~25mg 每日 2 次
肾磷漏出	中性磷酸钠	500mg 每日 3 次
肾高尿钙症	氢氯噻嗪	12.5~25mg 每日 2 次
低枸橼酸尿症	枸橼酸钾	10~30mEq 每日 2~3 次
高尿酸尿症	枸橼酸钾	10~30mEq 每日 2~3 次
	别嘌呤醇	100~300mg/d
肠源性高草酸尿	枸橼酸钾	10~30mEq 每日 3 次
	葡萄糖酸镁	1~1.5g 每日 2 次
	枸橼酸钙	950mg 每日 4 次
	碳酸钙	250~500mg 每日 4 次
	考来烯胺	4g 每日 3 次
	吡哆醇	100mg/d
胱氨酸尿	枸橼酸钾	10~30mEq 每日 3 次
	硫普罗宁 Penicillamine	100mg 2~4 片每日 3 次
	吡哆醇	250~500mg 每日 4 次
		50mg 每日 1 次
鸟粪结石	乙酰氧肟酸	250mg 1~2 片每日 3 次
解痉治疗	坦索罗辛	0.4mg 每日 1 次
	硝苯地平缓释片	30mg 每日 1 次

注:所有药物均口服。剂量是估计的范围,而不是绝对的建议。每种药物都必须根据患者的耐受性进行调整。使用所需的最低剂量以达到预期效果并避免副作用。除了适当的饮食改变和液体摄入外,还应使用药物治疗。枸橼酸钾在较低剂量下,每日 3 次随餐服用,耐受性更好。然而,每日 2 次枸橼酸钾缓释剂可以改善依从性(见问题 36)。通常需要枸橼酸钾以纠正噻嗪引起的低钾血症和低枸橼酸尿症(见问题 36)。氯噻酮或吲达帕胺可替代氢氯噻嗪,每日给药 1 次更方便(见问题 37)。

36. 肾结石的药物治疗有哪些特殊考虑?

对于尿酸和胱氨酸结石,建议将尿液碱化至 pH>7.0 用的是枸橼酸钾而不是枸橼酸钠。枸橼酸钠增加尿钠和钙,在碱性尿中,尿酸钠可能增加钙结石的形成。胱氨酸结石患者需要更多的液体摄入量,使尿量达到 3L/d,以减少尿胱氨酸低于其溶解度限值 200~250mg/L。胱氨酸结合硫醇药物硫普罗宁和青霉胺有助于减少尿胱氨酸。硫普罗宁副作用较少,应先试用。如果尿酸小于 800mg/d,限制饮食中的嘌呤和果糖、充足的液体摄入和枸橼酸钾通常是治疗尿酸结石的唯一必要方法。如果尿酸结石持续或高尿酸血症更严重,使用黄嘌呤氧化酶抑制剂别嘌呤醇和枸橼酸钾。纤维素磷酸钠(cellulose sodium phosphate,CSP)仅用于治疗 AH-I 中的难治性结石。CSP 在肠道中结合钙和镁,降低钙和镁的吸收,可能加重骨量减少和增加尿草酸盐。根据需要补充镁。监测骨量,必要时治疗骨量减少。

37. 为什么噻嗪类利尿剂是治疗高尿钙所致肾结石的一线药物?

噻嗪类药物是一线治疗药物,因为它们能增加近端(间接)和远端(直接)肾小管对钙的重吸收。然而,噻嗪类药物会导致钾和枸橼酸盐的消耗,应该补充柠檬酸钾。避免使用会导致肾结石的氨苯蝶啶。如果补充钾,小心使用阿米洛利,避免高钾血症。噻嗪类利尿剂,氯噻酮(12.5~50.0mg/d)或吲达帕胺(1.25~2.5mg/d)每日给药 1 次,可能在方便性上优于氢氯噻嗪。此外,吲达帕胺不太可能引起与降低尿钙所需的较高噻嗪剂量相关的脂质紊乱。

38. 应该如何治疗一个有 1~2cm 大小肾结石的有症状患者?

应用问题 31 中的治疗方案。根据大小和症状,10%~20% 的肾结石需要手术治疗。许多泌尿科医生用体外冲击波碎石术(extracorporeal shock wave lithotripsy,ESWL)治疗有症状的 1~2cm 肾盂钙结石或明显的近端梗阻性结石(0.5~2.0cm)。如果 CT 估计结石太大或太硬,或不在 ESWL 的良好位置,则可能需要经皮取石或输尿管镜取石(见问题 39)。此外,为了达到更高的无结石率,许多泌尿科医生选择经皮肾镜取石术(percutaneous nephrolithotomy,PCNL)或微型 PCNL 治疗 1~2cm 肾结石。输尿管镜取石术治疗输尿管远端大于 1cm 的结石效果最好。

39. 应该如何治疗一个有 1~2cm 大小肾结石的无症状患者?

无症状的 1~2cm 肾结石是否治疗尚无定论。每位专家根据当地医学界的经验提出意见。许多无症状的结石可以在没有干预的情况下进行监测,但问题 31 中提到的情况除外。具体的结石位置、持续时间、梗阻和患者的整体健康状况在决策中很重要。复发性、扩大性或多发性无症状结石或伴有无症状梗阻的结石可能应予以治疗。泌尿科会诊是必不可少的。泌尿科医师用于不能自发排出的结石的治疗技术包括输尿管镜(ureteroscopy,URS)、经皮肾造口术、ESWL、支架置入术、PCNL、开放性肾造口术和机器人辅助手术。对于较大的结石,这些技术的结合可能是必要的,这取决于结石的位置。与 PCNL 相比,输尿管镜下钬钇铝石榴石(yttrium-aluminum-garnet,YAG)激光碎石术具有创伤更小、疗效更好、更安全等优点。其他技术包括经皮超声碎石术、内窥镜超声碎石术、经皮肾碎石术、电液碎石术和带机械粉碎、超声波或激光的 URS。

40. 如果结石超过 3cm,应该进行什么治疗?

如果结石大于 3cm,单独碎石通常失败。对于这种大小的结石患者,最初的治疗方法包括内镜技术,包括 PCNL 和 URS。在有些医疗中心,机器人辅助手术用于治疗复杂或大体积肾结石。剖腹探查术现在不常见了。治疗大于 2cm 的结石取决于患者的整体状况、愿望和经历,以及患者的内科和泌尿科医生的经验。有时需要结合问题 38 和 39 中列出的技术。

关键点:肾结石的患病率和病因

- 在美国,肾结石的患病率增加,可能与饮食和生活方式的改变有关,这些改变与肥胖和代谢综合征的增加、钠和动物蛋白摄入量的增加、纤维、水果、蔬菜、水和膳食钙摄入量的减少有关。
- 大约 14% 的美国人一生中至少有 1 次患肾结石的风险。
- 结石的形成是因为尿结石前体(如钙和草酸)过饱和、结石抑制剂(如柠檬酸盐)不足、尿 pH 异常或尿量少。
- 最常见的是钙基结石,由饮食钙过度吸收、骨钙吸收和肾重吸收钙减少引起的高尿钙所致。
- 低钙饮食、限制膳食钙而不限制饮食中的草酸盐,可增加草酸盐的吸收和草酸钙结石的风险。

关键点:肾结石的治疗

- 直径小于 5mm 的结石通常可自行排出,而直径大于 10mm 的结石通常不会。直径 5~10mm 的结石有不同的结局。输尿管远端结石更容易排出。如果输尿管结石直径小于 10mm,α1 受体阻滞剂、钙通道阻滞剂或他达拉非可能有助于排石。
- 为防止结石复发,鼓励患者饮用 10~12 杯 8 盎司的液体(含水和枸橼酸盐的饮料)。"稀释是解决的办法。"饮食建议包括每日 1 000~1 200mg 膳食钙,每日 <1.0g/kg 的蛋白质,动物蛋白较少(占总量的三分之一),植物蛋白较多(占总量的三分之二),每日 <2 000mg 钠。
- 增加终止高血压膳食疗法(Dietary Approaches to Stop Hypertension,DASH)作为基本饮食,必要时对钠和草酸盐进行一些调整,减少结石复发。
- 建议患者避免饮用葡萄柚汁,减少饮食中的草酸盐,草酸钙结石患者将抗坏血酸减少到 100mg/d,只有当饮食中的钙不足以满足每日摄入 1 000~1 200mg 钙时,才同餐服用钙补充剂。
- 虽然柠檬酸钾是首选的尿液碱化和柠檬酸盐替代品,但是柑橘饮料,如柠檬、酸橙和橙汁也可以替代。不要喝太多葡萄柚汁和蔓越莓汁。
- 将持续疼痛、梗阻、感染、严重出血、发热或肾功能不全患者转给泌尿科医生。

(张妲　译　周亚茹　校)

参考文献

Aldoukhi, A. H., Roberts, W. W., Hall, T.L., & Ghani, K. R. (2017). Holmium laser lithotripsy in the new stone age: dust or bust? *Frontiers in Surgery, 4*(57), 1–6.

Alelign, T., & Petros, B. (2018). Kidney stone disease: an update on current concepts. *Advances in Urology, 2018*:3068365.

Brisbane, W., Bailey, M. R., & Sorensen, M. D. (2016). An overview of kidney stone imaging techniques. *Nature Reviews in Urology, 13*(11), 654–662.

Graham, A., Luber, S., & Wolfson, A. B. (2011). Urolithiasis in the emergency department. *Emergency Medical Clinics of North America, 29*, 519–538.

Han, H., Segal, A. M., Seifter, J. L., & Dwyer, J. T. (2015). Nutritional management of kidney stones (nephrolithiasis). *Clinical Nutrition Research, 4*(3), 137–152.

Kittanamongkolchai, W., Vaughan, L. E., Enders, F. T., Dhondup, T., Mehta, R. A., Krambeck, A. E., , ... Rule, A. D. (2018). The changing incidence and presentation of urinary stones over 3 decades. *Mayo Clinic Proceedings, 93*(3), 291–299.

Maalouf, N. M., Sato, A. H., Welch, B. J., Howard B. V., Cochrane, B. B., Sakhaee, K., & Robbins, J. A. (2010). Postmenopausal hormone use and the risk of nephrolithiasis: results from the Women's Health Initiative hormone therapy trials. *Archives of Internal Medicine, 170*(18), 1678–1685.

Mehta, M., Goldfarb, D. S., & Nazzal, L. (2016). The role of the microbiome and kidney stone formation. *International Journal of Surgery, 36*, 607–612.

Meschi, T., Nouvenne, A., & Borghi, L. (2011). Lifestyle recommendations to reduce the risk of kidney stones. *Urology Clinics of North America, 38*, 313–320.

Bose, A., Monk, R. D., & Bushinsky, D. A. (2016). Kidney stones. In S. Melmed, K. S. Polonsky, P. R. Larsen, & H. M. Kronenberg. (Eds.), *Williams textbook of endocrinology* (13th ed., p. 1365). Philadelphia, PA: St. Louis, MO: Elsevier.

Popovtzer, M. M. (2018). Disorders of calcium, phosphorus, vitamin D, and parathyroid hormone activity. In R. W. Schrier (Ed.), *Renal and electrolytes disorders* (8th ed., p. 163). Philadelphia, PA: Wolters Kluwer.

Prochaska, M., & Curhan, G. C. (2018). Nephrolithiasis. In S. Gilbert & D. E. Weiner (Eds.), *Primer on kidney diseases* (7th ed., p. 420). Philadelphia, PA: Elsevier.

Sakhaee, K., Maalouf, N. M., & Sinnott, B. (2012). Clinical review—kidney stones 2011. Pathogenesis, diagnosis and management. *Journal of Clinical Endocrinology and Metabolism, 97*, 1847–1860.

Semins, M. J., & Matlaga, B. R. (2010). Medical evaluation and management of urolithiasis. *Therapeutic Advances in Urology, 2*(1), 3–9.

Siddiqui, K. M., & Albala, D. M. (2016). Robotic-assisted surgery and treatment of urolithiasis. *International Journal of Surgery, 36*, 673–675.

Siener, R., Seidler, A., Voss, S., & Hesse, A. (2016). The oxalate content of fruit and vegetable juices, nectars and drinks. *Journal of Food Composition and Analysis, 45*, 108–112.

Valovska, M. I., & Pais, Jr. V. (2018). Contemporary best practice urolithiasis and pregnancy. *Therapeutic Advances in Urology, 10*(4), 127–138.

Worcester, E. M., & Coe, F. L. (2010). Calcium kidney stones. *New England Journal of Medicine, 363*, 954–963.

Ziberman, D. E., Ferrandino, M. N., Preminger, G. M., Paulson, E. K., Lipkin, M. E., & Boll, D. T. (2010). In vivo determination of urinary stone composition using dual energy computerized tomography with advanced post-acquisition processing. *Journal of Urology, 184*, 2354–2359.

Ziemba, J. B., & Matlaga, B. R. (2017). Epidemiology and economics of nephrolithiasis. *Investigations in Clinical Urology, 58*, 299–306.

第三篇

垂体和下丘脑疾病

垂体功能不全

John J. Orrego

摘要

垂体功能不全,也称为垂体功能减退,是一种由于下丘脑和/或垂体先天萎缩或发育不全、破坏或浸润导致的,以一种或多种垂体前叶激素缺乏为特征的综合征。垂体功能不全可以是先天性或后天获得性的、家族的或散发的、部分或完全的、短暂的或永久的。大多数垂体前叶功能不全的患者不伴垂体后叶功能不全(尿崩症)。几乎任何干扰下丘脑和垂体之间正常相互作用的疾病都可导致垂体前叶功能不全。垂体功能减退最常见的原因是,与垂体腺瘤和/或其治疗(外科手术和/或放疗)相关的垂体功能障碍。其他不常见的原因包括颅脑外伤、蛛网膜下腔出血、垂体卒中、垂体炎和恶性肿瘤。垂体功能减退的临床表现复杂多样,取决于特定垂体激素缺乏的程度和严重程度。若患者具有典型垂体功能减退的临床表现,则基础血清激素测定足以做出诊断。但是,对于临床表现不典型的患者,可能需要进行动态内分泌功能试验。治疗的目的是使激素替代尽可能地接近生理模式。与年龄和性别相匹配的对照组相比,垂体功能减退症患者的全因死亡率和血管死亡增加。垂体放疗可能使脑血管病的死亡风险增加。

关键词

垂体功能不全,垂体衰竭,垂体功能减退,全垂体功能减退,垂体卒中,垂体炎,颅脑外伤

1. 什么是垂体功能不全?

垂体功能不全,也称为垂体功能减退,是一种由于下丘脑和/或垂体先天萎缩或发育不全、破坏、浸润或压迫导致的,以一种或多种垂体前叶激素缺乏为特征的综合征。垂体功能不全可以是先天性或后天获得性的、家族的或散发的、部分或完全的、短暂的(可逆的)或永久的。垂体后叶功能不全,也称为中枢性尿崩症,其特征是循环中的抗利尿激素水平降低,伴多尿和多饮,该病将在第29章中讨论。

2. 中枢性尿崩症是垂体功能不全的表现吗?

大多数垂体前叶功能不全的患者不伴有垂体后叶功能减退。但是,对于那些同时存在中枢性尿崩症的患者,应怀疑颅咽管瘤、垂体炎、转移癌和结节病。

3. 垂体功能减退症在普通人群中常见吗？

在西班牙西北部进行的一项研究表明，垂体功能不全的发生率为 4.2 人 /10 万人 / 年，患病率为 45/10 万。该研究无性别差异。

4. 什么原因导致垂体功能不全？

几乎所有干扰下丘脑和垂体之间正常相互作用的疾病都可导致垂体前叶功能不全。垂体功能减退最常见的原因是与垂体腺瘤和 / 或其治疗（外科手术和 / 或放疗）相关的垂体功能障碍。在垂体大腺瘤患者中，三分之一的人可出现一种或多种垂体激素不足。表 22.1 列出了导致垂体功能减退的其他常见原因。

表 22.1　器质性垂体功能减退的病因
肿瘤性
垂体腺瘤或癌
转移性疾病
血液系统恶性肿瘤
颅咽管瘤
鞍旁肿瘤（脑膜瘤、生殖细胞瘤、神经胶质瘤）
创伤性
手术
放疗
创伤性脑损伤
血管性
希恩综合征
卒中
动脉瘤
浸润 / 炎症
垂体炎
结节病
组织细胞增生症 X
血色素沉着病
感染性
细菌性脓肿
结核
真菌感染
寄生虫感染

5. 垂体功能减退患者最早出现的临床表现是什么？

垂体功能减退的临床表现取决于特定垂体激素缺乏（图 22.1）的程度和严重程

度。如果发作是急性的,则患者可能是重症,表现为低血压、休克、反应迟钝,甚至昏迷。但是,如果是慢性起病,且垂体激素轻度缺乏,则患者可能只表现为疲劳和不适。

- 促肾上腺皮质激素(adrenocorticotropic hormone,ACTH)缺乏(中枢性肾上腺功能不全):疲劳、全身乏力、低热、弥散性肌痛和关节痛、无力、厌食、体重减轻、恶心、呕吐、腹痛、腹泻和体位性头晕。
- 促甲状腺激素(thyroid-stimulating hormone,TSH)缺乏(中枢甲状腺功能减退症):智力受损、体重增加、疲劳,虚弱、怕冷、发音不清、嗜睡、脱发、面部浮肿和便秘。
- 促性腺激素缺乏(中枢性性腺功能减退):男性表现为性欲降低、勃起功能障碍、潮热,男性乳房发育和不育,女性表现为月经稀发/闭经、不孕、性欲下降、潮热、阴道干燥和性交困难。
- 生长激素(growth hormone,GH)缺乏:疲劳、虚弱、脂肪增加、肌肉减少、运动不耐受和睡眠质量差。
- 催乳素(prolactin,PRL)缺乏:产后乳汁缺乏或少乳。

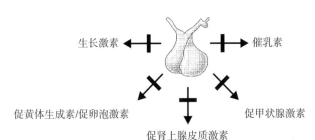

图 22.1　垂体功能减退可能缺乏的激素

6. 体格检查中是否有迹象发现垂体功能不全?

临床甲状腺功能减退症(Woltman 征)患者表现为深部肌腱反射减弱,垂体功能减退患者的体格检查没有特异性体征。

- ACTH 缺乏:直立性低血压、心动过速、面色苍白、脱发和乳晕色素减退。长期缺乏 ACTH 的女性常表现为阴毛和腋毛脱落。
- TSH 缺乏:心动过缓、脱发、颜面/眶周水肿、睫毛脱落(眉尾脱落)、发音不清、高胡萝卜素血症和深部肌腱反射减弱(Woltman 征)。
- 促性腺激素缺乏症:如果性腺功能减退症发生在青春期前,男女均表现为类宦官征,包括缺乏第二性征和长骨过度生长。如果发病于青春期后,男性表现为脸色苍白、面部细小皱纹、身体和面部毛发稀少、男性乳房发育、脂肪增加/肌肉减少、睾丸变小变软。女性可出现脱发、多毛症、乳房组织减少和阴道萎缩。
- 生长激素缺乏:面部细小皱纹、脂肪增加和肌肉减少。生长激素缺乏症如果发生在骨骺闭合前则会导致身材矮小。

- PRL 缺乏:产后无乳。

7. 如何诊断垂体功能减退症?

若存在典型垂体功能减退症状,测量基础血清激素水平就能确诊。但是,对于临床表现不典型的患者,可能需要行动态内分泌功能试验。

- ACTH 缺乏:非特异性的实验室检查结果包括低钠血症、正细胞正色素贫血和嗜酸性粒细胞增多。在非应激状态下,清晨(上午 7~9 点)血清皮质醇水平 <3μg/dL 和 >15μg/dL 可分别确诊和排除肾上腺功能不全。当皮质醇水平介于 3~15μg/dL 之间或怀疑诊断时,应行标准剂量的促肾上腺皮质激素(ACTH)刺激试验。肌内注射或静脉注射促皮质素(250μg),并在 0、30 和 60 分钟时采血检测血清皮质醇水平。如果 30 分钟或 60 分钟血清皮质醇水平 >18μg/dL,则排除肾上腺皮质功能不全。如果不能明确病因是中枢性的,则清晨(上午 7~9 点)血浆 ACTH 水平不适当降低或正常可协助确诊。

- TSH 缺乏:表现为低钠血症、大细胞性贫血、高脂血症、高肌酸磷酸激酶(creatine phosphokinase,CPK)、乳酸脱氢酶(lactate dehydrogenase,LDH)和谷草转氨酶(aspartate aminotransferase,AST)升高。血清游离甲状腺素(T_4)水平低于实验室正常参考值范围,伴 TSH 水平降低、正常或轻度升高,则可确诊垂体疾病所致的继发性甲状腺功能减退症。

- 促性腺激素缺乏:性腺功能减退的男性可出现正细胞正色素性贫血。男性清晨(上午 10 点之前)空腹睾酮水平降低;PRL 水平正常的绝经前女性雌二醇水平降低伴月经量少或闭经、同时黄体生成激素(luteinizing hormone,LH)和促卵泡激素(follicle-stimulating hormone,FSH)水平不适当降低或在正常范围,均提示中枢性性腺功能减退症。在绝经后女性中,缺乏血清 FSH 和 LH 升高,则表明促性腺激素不足。

- GH 缺乏:若患者具有明确的 GH 缺乏特征、≥3 种垂体激素缺乏,且胰岛素样生长因子 1(insulin-like growth factor 1,IGF-1)水平低于同年龄、同性别正常参考值的下限,表明 GH 缺乏。否则,需进行 GH 刺激试验,采用合适的体重指数(BMI)切点评估 GH 峰值,以进行诊断。由于目前美国尚无生长激素释放激素(growth hormone-releasing hormone,GHRH),并且担心与低血糖症相关的并发症,故通常不进行胰岛素耐量试验,而是采用胰高血糖素刺激试验来排除 GH 缺乏症。具体方法如下:肌内注射 1mg 胰高血糖素(如果体重 >90kg,则为 1.5mg),并在 0、30、60、90、120、150、180、210 和 240 分钟时采血测定 GH 和葡萄糖水平。若 GH 峰值 <3μg/L 表示 GH 缺乏。

- PRL 缺乏:血清 PRL 水平降低或检测不到。

8. 垂体磁共振成像(magnetic resonance imaging,MRI)扫描在垂体功能减退中的作用?

对所有发生无法解释的垂体功能减退症或高催乳素血症或存在肿瘤压迫症状

的患者,均应行脑垂体 MRI 扫描或增强扫描。可疑功能性垂体功能减退的患者(使用 / 滥用具有促合成代谢作用的雄性类固醇激素或糖皮质激素后)通常不需要做垂体影像学检查。患有原因不明的孤立性中枢性腺功能减退症的男性,若血清睾酮水平低于 150ng/mL 应进行影像学检查。

9. 脑外伤(traumatic brain injury,TBI)后垂体功能不全常见吗?

据估计,美国 TBI 的总发病率为每 10 万人 538 例。是否发生垂体功能不全与损伤的严重程度直接相关。与损伤后 3 个月、12 个月相比,垂体前叶缺乏症多为早期急性发病。一项针对 TBI 患者的研究显示,急性期有 76% 的患者发生激素缺乏症。而在 3 个月和 12 个月后依然存在激素缺乏症的患者分别为 13% 和 11%。生长激素和促性腺激素缺乏症是两种最常见的疾病。其病因可能与损伤导致下丘脑和 / 或垂体出血性梗死、颅内压增高、缺氧或出血有关。

10. 放疗后多长时间会发生垂体功能不全?

任何包括下丘脑 - 垂体区域的放射都可能引起神经内分泌功能障碍。鞍区和鞍旁肿瘤、原发性脑瘤、鼻咽癌、急性淋巴细胞性白血病和颅底肿瘤的放疗已被证实损伤下丘脑 / 垂体功能。基于放射剂量和先前存在的垂体疾病,可能在数月至数年后发展为垂体功能不全。垂体肿瘤(放射剂量:30~50Gy)和鼻咽癌(放射剂量:>60Gy)患者生长激素缺乏、促性腺激素缺乏、ACTH 缺乏和 TSH 缺乏的 5 年累计发生率分别为:100%、57%、61% 和 27%;63%、31%、27% 和 15%。必须进行定期随诊以确保及时诊断和早期治疗。

11. 什么是希恩综合征?

希恩综合征(Sheehan syndrome)是由于产后子宫大出血和血容量不足引起腺垂体梗死,导致的垂体功能减退。通常,这些女性产后无法为新生儿哺乳,并存在持续性闭经以及皮质醇缺乏和甲状腺功能减退的症状。垂体 MRI 成像显示垂体萎缩或变小,有时表现为空泡蝶鞍。病理结果表明,组织性坏死区域被纤维瘢痕所取代。垂体无法再生,无法形成新细胞代替坏死的细胞。随着医学的进步和产科护理的提高,在发达国家中,希恩综合征的发病率呈直线下降。

12. 什么是垂体卒中?

垂体卒中是由于垂体或垂体腺瘤的梗死和 / 或急性出血,导致的大多数垂体前叶细胞突然破坏。垂体卒中并不罕见,是垂体大腺瘤的首发表现。诱因包括抗凝治疗、出血性疾病、头部外伤、糖尿病和放射治疗。患者通常表现出严重的头痛、反应迟钝、眼肌麻痹、视力减退、低血压和休克。垂体 MRI 示垂体腺瘤急性出血,同时存在垂体功能低下的生化证据,可明确诊断。如果需要,应进行紧急的糖皮质激素和甲状腺激素替代治疗以及手术减压,以挽救患者的生命。值得注意的是,在每年对垂体瘤进行 MRI 复查时,可能偶然发现垂体腺瘤内小的出血。

13. 描述不同类型的垂体炎。

垂体炎是垂体慢性炎症的总称，可以根据垂体受累的部位、病因和组织病理学进行分类。根据临床、影像学和病理学结果，该病分为腺垂体炎、漏斗神经垂体炎和全垂体炎。根据病因，可分为原发性和继发性，后者有明确的病因。根据组织病理学，分为淋巴细胞性、肉芽肿性、浆细胞性（免疫球蛋白 G4［IgG4］相关性）和黄色瘤样垂体炎。淋巴细胞性垂体炎最常见，其特征为腺垂体内淋巴细胞呈弥漫性或簇样浸润。淋巴细胞伴有散在的浆细胞、嗜酸性粒细胞和成纤维细胞，并在后期发生纤维化。该病女性发病率是男性的 3 倍，约 40% 的受累女性与妊娠晚期和产后早期有关。垂体炎也可以是抗细胞毒性 T 淋巴细胞相关抗原 4（anti-cytotoxic T-lymphocyte-associated antigen 4，CTLA-4）免疫治疗的并发症，多数与治疗黑色素瘤的伊匹单抗（Yervoy）有关。通常在开始治疗后的 8~10 周内患者出现头痛、垂体功能减退和垂体增大"三联征"。约 15% 接受伊匹单抗治疗的患者出现这种并发症。

14. 什么是空蝶鞍综合征？

空蝶鞍是由于鞍上蛛网膜下腔压迫垂体产生的鞍内疝，多数情况下，蝶鞍可以重塑。空蝶鞍是由于鞍膈不完整和脑脊髓液压力升高共同导致的。其可分为原发或继发。原发性空蝶鞍常见于多胎妊娠和肥胖的高血压女性，主要症状是头痛，垂体功能通常是正常的。继发性空蝶鞍是由垂体疾病、手术或照射引起的，患者主要表现为视觉异常，是由于蛛网膜粘连和对视觉通路的牵引所致。部分患者可因垂体柄牵拉引起轻度高催乳素血症。

15. 导致垂体功能减退的继发性原因有哪些？

当患者出现孤立的垂体功能不全时，需排除功能性垂体功能减退。接受≥6 周的大剂量口服糖皮质激素治疗的患者，或频繁进行关节或硬膜外糖皮质激素注射治疗或应用大剂量强效吸入糖皮质激素治疗的患者，其血浆 ACTH 水平受抑制，并可出现短暂性肾上腺萎缩。根据使用糖皮质激素的剂量和暴露时间长短，患者可能出现或不出现库欣综合征体貌。撤退应用促合成代谢作用的雄性类固醇激素的健美者表现为 LH 和 FSH 检测不到、睾酮水平极低、并伴有红细胞增多症。因神经性厌食、剧烈运动和高度应激引起的下丘脑性闭经，其特征是血清雌二醇、LH 和 FSH 水平降低。高催乳素血症可抑制 LH、FSH 和性腺类固醇激素的分泌，应用多巴胺激动剂纠正高催乳素血症后，降低的睾酮或雌激素水平可恢复正常。重症疾病和大剂量阿片类药物可抑制下丘脑 - 垂体 - 肾上腺轴和下丘脑 - 垂体 - 性腺轴。

16. 如何治疗垂体功能减退症？

治疗的目的是使激素缺乏的替代治疗尽可能地接近生理模式。

- ACTH 缺乏：氢化可的松每天 15~20mg，分 2 次或 3 次服用；或每天 5mg

泼尼松,用于替代皮质醇。分次服用氢化可的松的患者应在清晨醒来时服用 10~15mg,下午(每日两次的方案)服用 5~10mg;或在清晨服用 10~15mg,午餐时服用 5~10mg,傍晚再服 5~10mg(每日 3 次的方案)。由于 ACTH 不是醛固酮分泌的主要调控因素,故中枢性肾上腺功能减退的患者不需补充氟氢可的松。尽管有人认为,性欲减退和肌肉无力的女性服用小剂量脱氢表雄酮(dehydroepiandrosterone,DHEA)可有获益,但由于其在有效性和安全性方面的证据有限,最近的指南不推荐使用该药。应教育患者应激时及时调整糖皮质激素的剂量并在紧急情况下接受糖皮质激素治疗,同时指导他们获取提示肾上腺功能不全的急诊卡 / 手环 / 项链。

- TSH 缺乏:应使用足量的左甲状腺素(levothyroxine,LT_4)治疗中枢甲状腺功能减退症,使血清游离 T_4 水平达到并维持在正常参考值范围的中上 1/2。不建议使用三碘甲状腺素(liothyronine,LT_3)或甲状腺干粉治疗。

- 促性腺激素缺乏:

- 如果没有禁忌证,男性应接受睾酮治疗,以缓解性腺功能减退症状、改善骨密度(BMD)并预防与睾酮缺乏相关的贫血。睾酮制剂的选择取决于患者的意愿、成本和特定不良反应的风险。

- 如果没有禁忌证,45~55 岁之间的绝经前女性应接受激素替代治疗,以缓解雌激素减少导致的血管舒缩症状、改善阴道萎缩和排尿困难、防止骨量流失并降低罹患心血管疾病和死亡的风险。接受子宫切除术的女性可服用无孕激素拮抗的雌激素,保留子宫的女性应给予雌激素 - 孕酮联合制剂以预防子宫内膜增生。

- 生长激素缺乏症:尽管已就其他垂体激素缺乏给予了充分的替代治疗,对明确诊断生长激素缺乏症,无禁忌证,且幸福感、精力、生活质量、肌肉力量和瘦体重持续降低的成年患者可给予生长激素替代治疗。年龄小于 60 岁的患者,起始剂量为每天 0.2~0.4mg;年龄大于 60 岁的患者,起始剂量为每天 0.1~0.2mg。GH 替代可改善身体组成、BMD、肌肉力量和脂蛋白代谢。GH 替代治疗相关的副作用包括液体潴留、关节痛和肌痛、腕管综合征、感觉异常和睡眠呼吸暂停。

17. 如何监测不同的激素治疗?

中枢性肾上腺皮质功能不全和中枢性甲状腺功能减退症的监测方法并不如相应原发性肾上腺或甲状腺病变的监测方法那么清晰明确。

- ACTH 缺乏:由于没有可靠的指标来确定糖皮质激素的确切需要量,因此剂量调整取决于临床症状、合并症和患者的自我感觉。

- TSH 缺乏症:中枢性甲状腺功能减退症患者不能根据血清 TSH 水平调整甲状腺激素替代剂量。应使用服药前的血清游离 T_4 水平作为监测指标。目标游离 T_4 水平应控制在正常参考值范围的中上 1/2。

- 促性腺激素缺乏:

- 通过监测血清睾酮水平评估雄激素替代治疗。对于接受雄激素注射的患者,应在两次注射之间采血测定睾酮水平。对于那些外用雄激素的患者,应在用药后 4~12 小时采血化验。每年应化验两次血细胞比容和血红蛋白,以排除红细胞增多症。

● 接受雌激素/孕激素替代治疗的女性,随访包括评估症状和监测副作用。测定血清雌二醇水平无意义。

● 生长激素缺乏:生长激素的剂量应每隔 6 周增加 0.1~0.2mg/d,治疗的目标是使 IGF-1 水平控制在校正年龄后的正常范围中位值。一旦达到该目标,应每 6个月测定一次 IGF-1。如果出现副作用,应减少剂量。伴病态肥胖的年轻患者和女性,如果口服雌激素治疗,通常需要较高的 GH 起始剂量和维持剂量。

18. 垂体功能减退患者激素过度替代的风险是什么?

中枢性肾上腺皮质功能不全患者过量使用糖皮质激素可导致体重增加、代谢综合征、全因死亡和心血管死亡率增加、骨量流失,特别是男性,尽管恢复了正常性腺功能,但其椎骨骨折的风险仍增加。小剂量氢化可的松替代治疗可增加骨形成并促进骨重建。中枢性甲状腺功能减退症患者若给予 LT_4 过度替代治疗,可增加心房纤颤的风险,同时全因和心血管特异性的死亡率和发病率增加,并促进骨转换、导致骨折风险增加,特别是绝经后女性。高剂量的 LT_4 与升高的椎骨骨折患病率有关。目前,关于雌激素和雄激素替代治疗对中枢性性腺功能减退症患者心血管疾病的影响尚不清楚。年龄超过 50 岁的女性患者接受雌激素替代治疗,可降低罹患心血管疾病的风险和死亡率。

19. 妊娠期间垂体功能不全的管理。

由于垂体功能不全的女性通常影响生育能力,因此很少能自然妊娠。

● ACTH 缺乏:不通过胎盘的氢化可的松应作为首选药物。妊娠期间可能需要的药量增加(增加 20%~40%),尤其是妊娠晚期。应避免应用胎盘中不被灭活的地塞米松。此外,还应密切监测孕妇糖皮质激素补充不足和过度替代的临床表现。建议分娩时给予应激剂量的糖皮质激素。

● TSH 缺乏:中枢性甲状腺功能减退症患者不能根据血清 TSH 水平调整甲状腺激素的替代剂量。应根据服 LT_4 前的血清游离 T_4 水平调整药物剂量。游离 T_4的目标值应控制在正常参考值范围的中上 1/2。

● GH 缺乏:由于尚无前瞻性研究评估妊娠期间 GH 治疗的有效性和安全性,且胎盘可合成 GH,故妊娠期间应停止 GH 替代治疗。

20. 抗癫痫药与激素替代治疗发生药物间相互作用吗?

部分抗癫痫药(antiepileptic drugs,AEDs),包括苯妥英钠、卡马西平、奥卡马西平和托吡酯,可增加肝细胞色素 P450(cytochrome P450,CYP450)同工酶的活性,增加某些激素类药物的分解代谢,并使上述激素的血清浓度降低。例如,服用地塞米松或泼尼松治疗中枢性肾上腺功能不全的患者,若同时服用 AEDs,则需要增加糖皮质激素的剂量。氢化可的松不存在此类问题。由于 AEDs 可加快 T_4 在体内的清除速度,并使甲状腺激素从其结合蛋白上解离下来,因此应在 AEDs 治疗开始、停止或更换 AEDs 6 周后化验血清游离 T$_4$ 水平,并相应调整 LT$_4$ 的剂量。值得注意的是,如果采用平衡透析以外的方法,苯妥英钠也可影响游离 T$_4$ 的检测。某些 AEDs 可增加性激素结合球蛋白的浓度,降低雌二醇和睾酮的生物利用度,从而可能影响性激素替代治疗的疗效。

21. 替代激素之间有相互作用吗?

由于 GH 治疗可以降低成年 GH 缺乏症患者的血清游离 T$_4$ 水平,所以应在开始 GH 替代治疗或每次 GH 剂量递增后 6 周化验游离 T$_4$,以排除轻度中枢性甲状腺功能减退症。该方法也适用于已经开始接受 LT$_4$ 治疗且正在启动 GH 治疗的中枢性甲状腺功能减退症患者。GH 缺乏症患者的 11-β 羟类固醇脱氢酶 1 型的活性增加,导致可的松向皮质醇的转化增加。因此,GH 替代治疗可通过减少可的松向皮质醇的转化,使具有临界 ACTH 储备或接受生理剂量糖皮质激素治疗的患者出现中枢性肾上腺功能不全。性腺类固醇激素可影响 GH 介导的肝 IGF-1 的产生。由于口服雌激素可降低 IGF-1 水平,因此接受雌激素替代治疗的女性需要更高剂量的 GH 才能达到目标 IGF-1 浓度。糖皮质激素替代治疗的初始可能出现中枢性尿崩症。最后,由于甲状腺激素增加皮质醇的代谢清除率,同时存在肾上腺功能不全、但未被确诊的患者,起始 LT$_4$ 治疗可能引发肾上腺危象。

22. 垂体功能不全会影响预期寿命吗?

与年龄和性别相匹配的对照组相比,垂体功能不全患者的全因死亡率和血管疾病导致的死亡增加。最近的一项荟萃分析得出结论,男性垂体功能不全患者的标准化死亡比为 2.06 [95% 可信区间(CI),1.94~2.20],女性为 2.80(95%CI,2.59~3.02)。垂体放疗可增加因脑血管疾病的死亡风险。

关键点

● 垂体功能减退的特征是由于先天性或获得性下丘脑和 / 或垂体功能障碍导致的一种或多种垂体激素缺乏。
● 获得性垂体功能减退的最常见原因是与垂体大腺瘤和 / 或其治疗(外科手术和放疗)相关的垂体功能障碍。
● 如果怀疑垂体功能不全,应进行基础和 / 或动态垂体功能检查。
● 中枢性甲状腺功能减退患者甲状腺替代治疗是否充分的最佳生化指标是,游离甲状腺素(T$_4$)水平介于正常参考值范围的中上 1/2。
● 对于垂体功能不全的患者,应在有指征的情况下预约垂体平扫或增强磁共振成像(MRI),而不是脑部 MRI,前者包括更多蝶鞍和鞍旁区域的层面。
● 颅脑外伤和蛛网膜下腔出血越来越多地被认识到是垂体功能减退的原因。

(王垚 肖艳新 译 周亚茹 校)

参考文献

Aimaretti, G., Ambrosio, M. R., Di Somma, C., Gasperi, M., Cannavò, S., Scaroni, C., … Ghigo, E. (2005). Residual pituitary function after brain injury-induced hypopituitarism: a prospective 12-month study. *Journal of Clinical Endocrinology and Metabolism, 90,* 6085–6092.

Appelman-Dijkstra, N. M., Kokshoorn, N. E., Dekkers, O. M., Neelis, K. J., Biermasz, N. R., Romijn, J. A., … Pereira, A. M. (2011). Pituitary dysfunction in adult patients after cranial radiotherapy: systematic review and meta-analysis. *Journal of Clinical Endocrinology and Metabolism, 96,* 2330–2340.

Crowley, R. K., Argese, N., Tomlinson, J. W., & Stewart, P. M. (2014). Central hypoadrenalism. *Journal of Clinical Endocrinology and Metabolism, 99,* 4027–4036.

Darzy, K. H., & Shalet, S. M. (2009). Hypopituitarism following radiotherapy. *Pituitary, 12,* 40–50.

De Marinis, L., Bonadonna, S., Bianchi, A., Maira, G., & Giustina, A. (2005). Primary empty sella. *Journal of Clinical Endocrinology and Metabolism, 90,* 5471–5477.

Faje, A. T., Sullivan, R., Lawrence, D., Tritos, N. A., Fadden, R., Klibanski, A., & Nachtigall, L. (2014). Ipilimumab-induced hypophysitis: a detailed longitudinal analysis in a large cohort of patients with metastatic melanoma. *Journal of Clinical Endocrinology and Metabolism, 99,* 4078-4085.

Fleseriu, M., Hashim, I. A., Karavitaki, N., Melmed, S., Murad, M. H., Salvatori, R., & Samuels, M. H. (2016). Hormonal replacement in hypopituitarism in adults: an Endocrine Society clinical practice guideline. *Journal of Clinical Endocrinology and Metabolism, 101,* 3888–3921.

Gutenberg, A., Hans, V., Puchner, M. J., Kreutzer, J., Brück, W., Caturegli, P., & Buchfelder, M. (2006). Primary hypophysitis: clinical-pathological correlations. *European Journal of Endocrinology, 155,* 101–107.

Kovacs, K. (2003). Sheehan syndrome. *Lancet, 361,* 520–522.

Nawar, R. N., AbdelMannan, D., Selman, W. R., & Arafah, B. M. (2008). Pituitary tumor apoplexy: a review. *Journal of Intensive Care Medicine, 23,* 75–90.

Nielsen, E. H., Lindholm, J., & Laurberg, P. (2007). Excess mortality in women with pituitary disease: a meta-analysis. *Clinical Endocrinology (Oxford), 67,* 693–697.

Persani, L. (2012). Central hypothyroidism: pathogenic, diagnostic, and therapeutic challenges. *Journal of Clinical Endocrinology and Metabolism, 97,* 3068–3078.

Regal, M., Paramo, C., Sierra, S. M., & Garcia-Mayor, R. V. (2001). Prevalence and incidence of hypopituitarism in an adult Caucasian population in northwestern Spain. *Clinical Endocrinology (Oxford), 55,* 735–740.

Schneider, H. J., Aimaretti, G., Kreitschmann-Andermahr, I., Stalla, G. K., & Ghigo, E. (2007). Hypopituitarism. *Lancet, 369,* 1461–1470.

Sherlock, M., Ayuk, J., Tomlinson, J. W., Toogood, A. A., Aragon-Alonso, A., Sheppard, M. C., … Stewart, P. M. (2010). Mortality in patients with pituitary disease. *Endocrine Reviews, 31,* 301–342.

Toogood, A. A., & Stewart, P. M. (2008). Hypopituitarism: clinical features, diagnosis, and management. *Endocrinology and Metabolism Clinics of North America, 37,* 235–261.

无功能性垂体瘤和垂体意外瘤

Janice M.Kerr and Michael T.McDermott

摘要

　　垂体意外瘤很常见,约占 10%,但通常是微腺瘤(<1cm),临床上无功能。同样,无功能性垂体腺瘤定义为没有生化或激素过度生成临床证据的垂体腺瘤。大多数无功能性垂体瘤源自促性腺细胞,大腺瘤的症状来自其占位效应(即垂体激素缺乏、头痛和 / 或视力缺损)。经蝶窦手术是功能性垂体意外瘤(催乳素瘤除外)和伴随占位效应的无功能性垂体瘤的一线治疗方法。

关键词

　　垂体意外瘤,无功能性垂体瘤,促性腺激素腺瘤,鞍区占位,垂体癌,垂体转移瘤,垂体 MRI,经蝶窦手术

1. 垂体瘤的发生率。

　　垂体瘤是垂体前叶细胞的良性单克隆肿瘤。垂体意外瘤是之前未被怀疑的垂体病变,因其他原因行影像学检查时意外发现的。腺瘤的患病率因检测方法而异,尸检约为 10%,影像学约为 20%。大多数垂体意外瘤是微腺瘤(>90%)。尽管垂体瘤高发,但有功能的垂体疾病并不常见,估计每 10 万人中有 80~100 例。

　　多数流行病学调查显示,无功能性垂体瘤是继催乳素瘤之后的第二常见类型垂体腺瘤。

2. 垂体腺瘤如何分类?

　　垂体腺瘤的特征如下:

　　● 细胞起源:通过免疫组织化学染色垂体激素确定细胞来源,如促性腺激素细胞、催乳素细胞、生长激素细胞、促肾上腺皮质激素细胞、促甲状腺素细胞,以及染色垂体细胞系的转录因子(如 T-Pit= 促肾上腺皮质激素细胞,SF-1= 促性腺激素细胞,Pit-1= 促甲状腺素细胞、生长激素细胞和催乳素细胞)。

　　● 大小:分为微腺瘤 <1cm,大腺瘤 ≥1cm,巨大腺瘤 >4cm。

　　● 激素过量产生的临床证据:如其他章节所述,垂体瘤可根据其所产生的激素表现出不同的临床综合征[如生长激素(GH)瘤 = 肢端肥大症,促肾上腺皮质激素(ACTH)瘤 = 库欣病;催乳素瘤 = 泌乳症(女性)]。相反,垂体无功能性腺瘤(nonfunctional adenoma, NFA)的特征是无垂体激素分泌过多的临床表现。大多数 NFA 来自促性腺激素细胞,但由于具有 α 亚基糖蛋白的完整的促卵泡激素 β 亚单

位(follicle-stimulating hormone-beta, FSH-beta)或促黄体激素 β 亚单位(luteinizing hormone-beta, LH-beta)分子合成或分泌不足,因此缺乏临床症状。

3. 鞍区占位的鉴别诊断?

鞍区占位的鉴别诊断范围很广,包括(按发生频率的顺序):垂体瘤,残余细胞瘤(如 Rathke 裂囊肿、颅咽管瘤),蛛网膜囊肿,间叶细胞 / 间质瘤(如脑膜瘤、脊索瘤),神经元 / 神经元旁肿瘤(如神经节细胞瘤、神经母细胞瘤),原发性和继发性垂体炎,垂体后叶肿瘤(如垂体细胞瘤、梭形细胞嗜酸细胞瘤),生殖细胞肿瘤和转移性疾病。重要的是,垂体在某些时期可发生正常生理性肥大或类似肿瘤,例如在甲状腺功能减退、青春期和妊娠期间,上述情况可能被误诊为垂体瘤(见图 23.2C)。

4. 无功能性垂体瘤(NFA)的一般表现。

无功能性垂体瘤(NFA)约占垂体肿瘤的 30%。NFA 通常发生在 50~60 岁,男性略高于女性。NFA 的临床表现差异较大,从无症状的意外瘤(≤腺瘤的 10%)到出现占位效应的大腺瘤。由于 NFA 缺乏激素过度产生的临床综合征,因此常被延误诊断。正因如此,这些肿瘤在诊断时通常是大腺瘤(80%),且患者经常表现为肿瘤对邻近神经或血管产生的压迫症状(图 23.1)。常见症状可能包括:

● 头痛:通过牵拉含有疼痛受体的硬脑膜,升高鞍内压力和 / 或激活海绵窦内的三叉神经痛通路。

● 视力受损:大腺瘤起初压迫视交叉下部和鼻上视网膜纤维,导致颞侧视野缺损。随着视交叉中央部位的进一步压迫,可出现视力下降和典型的双颞侧偏盲。根据肿瘤压迫的模式,视力缺损可能是不对称的、单侧的、双侧的或中心性的。

● 垂体激素缺乏:由于垂体特异性释放激素经垂体柄传输中断、垂体前叶压迫和 / 或高催乳素血症(来自垂体柄效应)所致。最常见于促性腺激素(LH、FSH)和 GH 缺乏,发生在 50% 以上的患者中。甲状腺和肾上腺激素缺乏较少见,发生率低于 30%。

● 眼肌麻痹 / 复视:由于脑神经(cranial nerve, CN)Ⅲ(动眼)、Ⅳ(滑车)、Ⅵ(外展)或 Ⅴ(三叉神经)受压所致。CN Ⅲ 脑神经麻痹最常见(表现为上睑下垂和"眼球处于外下斜位"),其次是 CN Ⅵ 脑神经麻痹(表现为内斜视),然后是 CN Ⅳ 脑神经麻痹(表现为垂直复视)。

● 垂体卒中:因垂体突然出血或梗死引起的头痛、视力受损、眼肌麻痹和 / 或精神状态改变的临床综合征。它使大约 10%~15% 的垂体腺瘤复杂化,重要的是,垂体卒中导致中枢性肾上腺功能不全(75%)和中枢性甲状腺功能减退(50%)的发生率增高。

● 脑脊液漏 / 鼻漏:从肿瘤底部穿过蝶骨到蝶窦。

● 罕见的表现:患者极少出现:①颈内动脉闭塞性卒中;②颞叶肿瘤引起的癫痫发作;③巨大肿瘤罕见地阻塞了室间孔致颅内高压和脑积水。

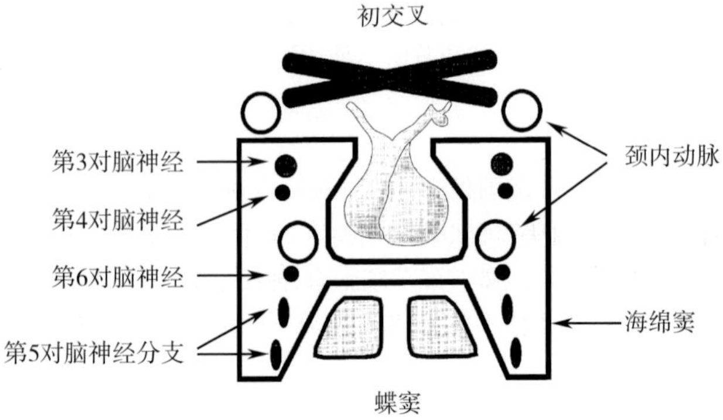

图 23.1　垂体窝

5. 无功能垂体腺瘤有哪些类型?

无功能性垂体瘤通过免疫组织化学染色各种垂体激素以及决定垂体细胞系的垂体特异性转录因子进行亚型分类。NFA 构成了一组异质性肿瘤,包括:

* 占绝大多数的促性腺激素腺瘤(80%)——LH-β 亚基、FSH-β 亚基和 / 或 α亚基和 / 或转录因子 SF-1 染色。
* 裸细胞腺瘤(垂体激素和垂体转录因子免疫反应阴性)。
* 寂静型腺瘤[如促肾上腺皮质激素腺瘤——ACTH/T-Pit 染色阳性;生长素腺瘤——GH/Pit-1 染色阳性;或促甲状腺激素瘤——促甲状腺激素(TSH)/Pit-1染色阳性],但无激素过量的临床表现。
* 多激素性垂体瘤(多种垂体激素可被染色),尽管通常临床表现并不明显。

6. 寂静型和多激素性垂体瘤有什么意义?

由于寂静型或多激素性垂体瘤具有典型的侵袭性、高度的浸润性和高复发率,因此对它们的诊断非常重要。上述肿瘤患者通常对标准治疗无效,且经常需要反复的外科手术切除和 / 或放射治疗。此外,寂静型腺瘤的亚型,特别是分泌 ACTH 或 GH的寂静型肿瘤,后期可能进展为具有明显分泌功能的疾病,通常与肿瘤的生长有关。

7. 无功能性垂体腺瘤遗传吗?

不足 5% 的 NFA 与遗传综合征或种系突变相关,包括多发性内分泌腺瘤病 1 型和 4 型(MEN-1,MEN-4)、家族性单纯性垂体腺瘤(familial isolated pituitary adenomas,FIPA)或琥珀酸脱氢酶突变。NFA 是 FIPA(<20%)的罕见表现,但是对于年轻患者(年龄 <30 岁),特别是大腺瘤或侵袭性肿瘤以及伴垂体瘤家族史者,应考虑 FIPA。

8. 散发性无功能性垂体瘤的发病机制明确吗?

针对散发性 NFA 的研究发现了许多有趣的候选基因突变:抑癌基因的缺失、

癌基因的激活和表观遗传突变。但是,仅在例数有限的肿瘤中检测到了上述突变。

9. 如何初步评估包括垂体意外瘤在内的垂体腺瘤?

全面的病史和体格检查可以发现垂体激素过多或垂体功能低下的症状和 / 或体征。垂体激素的基线检查应包括以下血清 / 血浆检测:午夜 0 点皮质醇、ACTH、催乳素(PRL)、GH、胰岛素样生长因子 1(IGF-1)、TSH、游离甲状腺素(游离 T_4)、LH、FSH、睾酮(男性)和雌二醇(女性)。硫酸脱氢表雄酮(dehydroepiandrosterone sulfate, DHEA-S)水平也有助于评估可能的中枢性肾上腺功能不全,因其是肾上腺皮质功能不全的最早标志。仅在有临床指征时,才建议行库欣病的其他筛查试验。在评估术前垂体功能低下时,应根据需要将重点放在诊断和甲状腺激素、糖皮质激素替代治疗上。

10. 血清 PRL 水平升高是否表明肿瘤有功能性?

不能。下丘脑分泌的多巴胺(dopamine,DA)通过垂体柄负向调节 PRL 的分泌。无功能大腺瘤压迫垂体,导致 DA 传递障碍,从而升高 PRL 水平。在这种情况下,血清 PRL 水平很少超过 100~150ng/mL,而 PRL 瘤的血清 PRL 水平通常更高(如催乳素大腺瘤患者的 PRL 水平 >500ng/mL)。在极少数难以区分催乳素瘤和 NFA 的情况下,可以考虑短期给予 DA 激动剂试验性治疗。伴高催乳素血症的 NFA 垂体柄效应的特征是,即使给予低剂量卡麦角林,PRL 水平也常常变得不可检测(<1ng/mL),即使经过数月的 DA 治疗,肿瘤也不会明显缩小。

11. 评估垂体腺瘤还需要进行哪些其他检查?

理想情况下,应进行高分辨率钆增强的垂体磁共振成像(MRI)来明确垂体病变及其邻近结构的特征。相反,如果 MRI 有禁忌(如置入金属、起搏器),则可以进行增强对比的计算机断层扫描(CT)。与正常垂体相比(图 23.2A),在对比增强的 MRI T1 加权像中,垂体大腺瘤表现为特征性的低信号病变(图 23.2B)。还需注意的是,由于严重的甲状腺功能减退或妊娠导致的正常垂体增生可表现为"类似肿瘤",其特征是在 T1 加权像上表现为均匀强化且密度均等(图 23.2C)。

建议对邻接或压迫视交叉的垂体肿瘤进行视野检查。理想情况下,应将这些患者转诊给神经眼科医师以评估视力和视野。此外,光学相干断层扫描可用作评估视力丧失和预测视力恢复的常用工具。

12. 意外瘤和无功能性垂体瘤有哪些治疗选择和适应证?

除催乳素瘤外,功能性垂体腺瘤,包括意外瘤,应首选经蝶窦手术(transsphenoidal surgery,TSS)作为一线治疗。此外,具有以下适应证时,TSS 也是无功能腺瘤的一线治疗:

- 具有视野缺损、视力减退或眼肌麻痹的症状。
- 在 MRI 上表现为视神经受压。

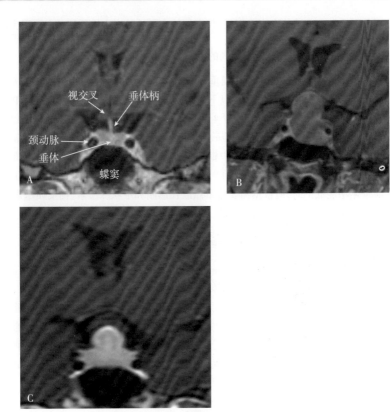

图 23.2　正常和异常垂体的磁共振成像（MRI）。（A）垂体正常。冠状位成像，T1 加权像，对比增强 MRI 显示。（B）垂体大腺瘤表现为经典的"8 字形"鞍上扩展，侵犯视神经和可能累及左海绵窦。（C）严重原发性甲状腺功能减退症引起的促甲状腺细胞增生或"假瘤"

- 内分泌功能障碍，包括垂体功能低下或垂体柄效应引起的高催乳素血症。
- 垂体卒中。
- 无法归因于其他头痛综合征或病因的难治性头痛。
- 其他与肿瘤压迫有关的神经功能受损。

　　重要的是，应该由经验丰富的神经外科医生进行 TSS，他们通常实施显微镜或经蝶窦内窥镜手术，理想情况下，他们应作为垂体多学科专家组的一员（如内分泌学家、神经病理学家、放射肿瘤学家）。最后，如果手术有禁忌或不希望手术，放射治疗通常是 NFA 的二线治疗。

13. 无功能性腺瘤可以采取药物治疗吗？

　　不能。目前，尚无有效的方法或美国食品药品管理局（FDA）批准的用于治疗 NFA 的药物。尽管 NFA 表面存在 DA 受体，但 DA 激动剂（即溴隐亭和卡麦角林）对控制肿瘤生长的功效差异很大。此外，目前缺乏足够的证据推荐生长抑素受激动剂（例如奥曲肽、兰瑞肽、帕瑞肽）用于 NFA。最后，在极具侵略性的罕见病例和恶性垂体肿瘤中，可以考虑使用替莫唑胺（temozolomide，TMZ）。

14. 垂体无功能腺瘤，包括垂体意外瘤应如何随诊？

对于 NFA/ 微腺瘤，建议在 1 年、2 年和 5 年间进行 MRI 随访。如果随访期间存在明显的肿瘤生长或临床表现，应考虑重新评估垂体激素。对于随访期间出现任何肿瘤明显生长相关的视力缺陷、垂体功能丧失、顽固性头痛或激素分泌过多的情况，均建议采取 TSS 治疗。对于 5 年内肿瘤大小保持不变，尤其是 <5mm 的肿瘤，可以考虑增加影像学随访的次数。

由于存在肿瘤生长的危险，未经手术治疗的 NFA/ 大腺瘤需要进行更密切的 MRI 随访。具体而言，建议 6 个月后进行 MRI 随访，之后每年随访，连续 5 年。对于随访期间出现任何肿瘤明显生长相关的视力缺陷、垂体功能丧失、顽固性头痛或激素分泌过多的情况（之前的"寂静型"肿瘤），建议行经蝶窦切除术。对于长时间无症状的肿瘤，可以考虑减少影像学随访频率（每 2~5 年一次）。

15. 无功能垂体瘤的自然病史是什么？

在 8 年期间，NFA 微腺瘤的增长频率为 10%~13%，大腺瘤为 34%~40%。进展性肿瘤的生长速度通常非常缓慢（1~2mm/ 年）。长期来看，微腺瘤的大小很少超过 1cm。最后，垂体卒中的发生率在大腺瘤约为 1.1 例 /100 患者 / 年，微腺瘤为 0.4 例 / 100 患者 / 年。

16. 经蝶手术治疗无功能腺瘤的效果如何？

● 经蝶窦切除术：NFA 切除术的成功率取决于肿瘤大小和侵袭程度。局限在鞍内的肿瘤切除率最高，但是当肿瘤侵犯海绵窦或骨质时，切除率降至 <50%。

● 垂体激素功能：在经验丰富的神经外科中心进行经蝶窦手术时，若术前垂体功能正常（>85%~90%）或术前发现的任何激素缺乏症通过激素替代治疗得以改善或正常化（15%~30%），则术后大多数 NFA 患者垂体功能可维持正常。此外，实施简单的 TSS 术后，经验丰富的神经外科中心很少发生（5%~7%）新发的垂体激素缺乏症。垂体卒中的患者，或反复进行侵袭性手术切除的患者，垂体前叶功能不太可能恢复正常。最好在术后 6~12 周评估垂体激素的恢复情况。推荐的评估内容包括基础垂体激素水平的检测（如上所述）和特定情况下行刺激试验（如促皮质素或 GH 缺乏症）。

● 头痛：术后约 70% 的 NFA 患者头痛可缓解，特别是眶后肿瘤和大腺瘤（>1cm）相关的头痛。

● 视力：尽管多数患者术后视力未能完全恢复正常，但大多数术前视力受损的患者术后视力可得到改善（约占病例的 30%）。视野恢复的时间过程包括术后第一周的立即好转（≈50%），然后在接下来的 6~12 个月缓慢恢复。视力恢复的不良预后与术前视力丧失的持续时间较长有关。

17. 持续存在 / 复发性 NFA 的再生长风险和治疗选择？

TSS 术后 3 个月行影像学检查,伴或不伴残余肿瘤的患者,TSS 术后 NFA 远期复发的风险估计分别为 33%~47% 和 6%~16%。再生长的危险因素包括大腺瘤 / 浸润性肿瘤、海绵窦 / 骨质 / 硬脑膜受累以及寂静型或多激素性 NFA。病理分析中的增殖标志物(如 Ki-67,垂体瘤转化基因)在预测腺瘤复发中的作用目前尚不确定。

对于复发性 / 持续存在的肿瘤,有影像学证据可手术切除的鞍区肿瘤,尤其是存在肿瘤占位效应的情况下,可以考虑重复行 TSS。通常,在随后重复进行的每次神经外科手术中,肿瘤被全部切除的可能性降低,且术后并发症的风险增加。最后,对于非手术治疗病例,建议在垂体残余瘤明显增长或有症状时行放射治疗。

18. NFA 的放射治疗效果如何？

外放疗对于控制 NFA 的生长非常有效。多数研究显示,经过放疗 10 年内患者无进展生存率超过 90%。不论放射技术或 NFA 的亚型如何,肿瘤均可得到控制。垂体腺瘤有两种常用的放射方式:①常规 / 适形放射,每天予以小剂量(1.8~2.0Gy/d)进行放疗,持续 5~6 周(共计 45~54Gy);②立体定向放射外科手术(stereotactic radiosurgery,SRS),它是一种高剂量聚焦放射,以光子(如伽马刀、射波刀、LINAC)或质子(质子束辐射)的形式发挥作用。SRS 治疗通常采取单次或分次(2~5 次)治疗(分级立体定向放射疗法),总放射剂量较低(15~20Gy),但肿瘤内剂量较高。如果可行,SRS 通常优于常规放疗,因其具有良好的疗效、患者的便捷性和较低的垂体功能减退发生率。放疗方式的选择最终取决于肿瘤的大小及其与视交叉的关系。具体而言,距离视交叉至少 5mm(因为 >8Gy 的剂量可引起神经毒性)的较小垂体腺瘤(<3cm)才考虑 SRS。最后,除非发生明显生长,否则,小的残余肿瘤仅需随诊监测、不进行治疗。

19. 围手术期可发生哪些内分泌并发症？

TSS 后,由于垂体柄抗利尿激素(antidiuretic hormone,ADH)失调和 / 或垂体后叶调控异常,水钠失衡很常见。20%~30% 的 TSS 患者术后 1~2 天可能发生因 ADH 分泌受损引起的短暂性尿崩症(diabetes insipidus,DI)。DI 表现为排出大量、稀释的尿液(250mL/h,连续 2~3 个小时以上,或成人尿液 >3L/d)。第二阶段通常发生在术后 5~10 天,其特征是 ADH 不适当分泌综合征(syndrome of inappropriate ADH release,SIADH),在此期间患者处于发生低钠血症的危险中。极少数情况下,在 ADH 储存被耗尽,且下丘脑 ADH 神经元发生明显破坏(>85%)时,才会形成永久性 DI(<2%)。经典的三部曲 DI-SIADH-DI 相对少见。更常见的是,没有前期 DI 仅有单纯的 SIADH(20%~25%),因此有必要在 TSS 术后前 2 周进行密切随访。发生早期和持续性低钠血症的患者应考虑肾上腺功能不全,但 TSS 术后新发垂体激素缺乏症并不常见,特别是在经验丰富的神经外科中心(5%~7%)。

20. 术后多尿的鉴别诊断和处理方法？

术后多尿的鉴别诊断包括：①围手术期输液引起的液体动员；②中枢性 DI；③渗透性利尿（即糖尿）；④GH 瘤切除术后的水钠再分布。中枢性 DI 的标志是排出大量（>250mL/h，连续 2~3 个小时以上，或成人尿液 >3L/d）低比重尿（<300mOsm/kg，尿比重 <1.005）。术后轻度 DI 可通过补充水分或低渗液体得到控制。更严重或持续的 DI，尤其是与高钠血症相关的患者，可应用去氨加压素（商品名 DDAVP）治疗。去氨加压素是人工合成的 ADH 类似物，因其半衰期更长、且无升压作用，故优于 ADH。术后，可以单次静脉或皮下注射给予小剂量 DDAVP（0.5~1.0μg），以使多尿和可能的高钠血症恢复正常。出院时仍存在持续性 DI 症状的患者，可以根据需要（PRN）夜间给予 DDAVP（起始剂量，10μg 鼻内喷雾剂或 0.1mg 口服片剂）进行合理治疗。在预期自发恢复阶段，应建议患者夜间暂时服用 DDAVP，以评估是否继续用药。

21. 术后 SIADH 的处理方法？

单纯 SIADH 导致的低钠血症是 TSS 术后 30 天再住院的最常见原因。在接受 TSS 治疗的患者中，发生率在 25% 以上，约有 7% 的患者伴有严重的症状性低钠血症（Na<125mmol/L）。术后 5~9 天，患者在家中未接受监控的情况下，低钠最常见。多年来，限制液体摄入一直是轻度 SIADH 的主要治疗手段。目前，最新研究也支持 TSS 术后患者采用这种方法。具体而言，接受 TSS 的患者在出院时如无 DI 证据，最近的研究建议 1 周内限制液体入量至 1~1.5L/d，同时术后 1 周常规化验血钠水平（该建议已被其他垂体专家共识 / 指南推荐）。根据术后 1 周的血钠水平和患者的症状，可以根据各种已发布的方案调整液体摄入量。

SIADH 的诊断标准如下：血清钠 <135mmol/L，低血清渗透压（<275mOsm/kg），过高的尿渗透压（>100mOsm/kg），高尿钠（盐摄入正常的情况下，尿钠 >40mEq），血容量正常，肾功能正常。此外，应排除其他与低钠血症有关的内分泌疾病，特别是甲状腺功能减退症和肾上腺功能不全。入院后，应常规限制患者的液体摄入量，并密切监测神经系统、连续监测血钠水平（每 4 小时一次）。建议在入院时检测尿钠、尿钾和尿渗透压水平，以评估可能存在的叠加性血容量不足（尿钠 <40mEq/L 是最佳预测指标）和 / 或对液体限制无效。具体而言，尿渗透压较高（>500mOsm/kg 水）和肾脏对电解质和自由水的清除率降低（即 [尿钠 + 尿钾]/ 血清钠 >1）预示着无法限制液体摄入。然而，需要警惕的是，应用利尿剂、肾上腺功能不全和肾功能不全也可导致尿钠和尿渗透压升高。

对于伴有明显神经系统症状（来自脑水肿）的低钠血症患者，如癫痫发作、精神状态发生改变或昏迷，应给予高渗盐水（3%），以在最初治疗的几小时内使血钠升高 4~6mmol/L，或直到威胁生命的症状得到改善。这通常与血钠水平的"安全"范围有关，该范围定义为 >120~125mmol/L。一般而言，对于慢性低钠血症（持续时间 >48 小时），在最初的 24 小时内血钠增加应 <10~12mmol/L。如果存在渗透性脱

髓鞘综合征的其他危险因素(如低钾血症、肝病、酒精中毒或营养状况不佳)时,纠正的速度应更慢(最初 24 小时 <8mmol/L)。最后,尽管内分泌医师不推荐,对于难治性等容性低钠血症,可以考虑使用加压素受体拮抗剂(托伐普坦或康尼普坦)。

22. 长期随访期间可能出现哪些内分泌问题?

围手术期 3 个月后,远期垂体激素缺乏症通常仅与肿瘤复发或放射治疗有关。常规放射治疗后,10 年时发生垂体功能减退的风险估计为 30%~60%,采取 SRS 方法发生垂体功能减退的风险可能更低。垂体功能减退的发展通常遵循以下可预测的激素受损模式(GH≈LH/FSH>TSH≈ACTH>PRL)。放射治疗后通常不会发生垂体后叶减退症(即 ADH 和催产素)。放疗后对患者的远期管理应包括每两年评估患者的垂体激素水平和临床表现,并对发现的任何激素缺乏进行替代治疗。

通常,对任何原因导致的促性腺激素、促甲状腺激素、生长激素和促肾上腺皮质激素缺乏的生理激素替代治疗和适当的监测,对于避免医源性内分泌并发症很重要。例如,对于中枢性甲状腺功能减退症,最好用游离 T_4(而非 TSH)评估甲状腺激素替代是否足够,并应将游离 T_4 调整至正常值范围的中间水平。对于完全性肾上腺皮质激素缺乏症,经典的糖皮质激素替代剂量包括泼尼松(≈5mg/d)或氢化可的松(≈15~20mg/d,分 2~3 次服用)。长期使用高剂量的糖皮质激素可能导致库欣综合征相关的并发症(如糖尿病、高血压、骨质疏松和代谢综合征)。性激素的替代应以适合生理和年龄的方式进行。最后,已对其他垂体激素施以最佳替代后,若成年患者仍持续存在垂体功能减退 /GH 缺乏症状(例如中心型肥胖、疲劳、高血压等),有时可考虑 GH 替代治疗。

23. 总结垂体功能不全的长期治疗。

参见表 23.1。

表 23.1   垂体功能不全的长期管理

激素异常	治疗方案
肾上腺功能不全	生理性糖皮质激素替代治疗
甲状腺功能减退症	左甲状腺素替代治疗
性腺功能减退症(男性)	雄激素凝胶、贴剂或注射制剂
性腺功能减退症(女性)	口服或经皮用避孕药、或绝经后激素替代治疗
生长激素缺乏	生长激素替代治疗
尿崩症	去氨加压素喷鼻剂或口服片剂

24. 垂体癌的临床表现、诊断和治疗。

垂体癌罕见(占垂体肿瘤的 0.2%),最常见的原因是长期存在的、复发性和浸润性催乳素瘤和分泌 ACTH 的大腺瘤。垂体癌的定义是在垂体瘤存在的前提下,该垂体瘤：①与原发性鞍区肿瘤不连续；②已经有远处扩散，如脊柱病变、淋巴结、骨骼或肝脏转移。垂体癌通常需要手术、放疗和全身治疗等多元治疗。对于存在肿瘤占位效应的患者，通常建议姑息性外科手术治疗，然后辅以放疗。此外，替莫唑胺（TMZ），一种口服的烷基化药物，已被证明是垂体癌单药治疗的有效药物。TMZ的阳性反应与 DNA 修复酶 O6- 甲基鸟嘌呤 -DNA 甲基转移酶（MGMT）的表达下调有关，尽管对 MGMT 定量的各种方法限制了其当前的实用性。最后，垂体癌的预后较差，平均生存期 <4 年。

25. 哪些肿瘤转移到垂体？

　　垂体转移性疾病约占各系统肿瘤患者的 3%~5%。一项关于已发表的 425 例垂体转移瘤的 Meta 分析显示，转移至垂体最常见的原发性肿瘤为（相对顺序）：乳腺（37%），肺（24%），前列腺（5%），肾（5%），黑色素瘤（3%），甲状腺（3%），结肠（3%），不明原发灶的原发性肿瘤（3%）。DI 是转移性肿瘤最常见的临床表现（约45%），可能由于从垂体下动脉到垂体后叶的直接血液供应。其他临床表现包括：CN 缺陷 / 麻痹（26%），垂体前叶功能减退（部分或完全，27%），头痛（20%）。垂体转移瘤的预后通常取决于原发性肿瘤的病程，但通常较差。

关键点：无功能性垂体瘤和垂体意外瘤

- 无功能性垂体瘤引起的症状主要由于肿瘤的占位效应，包括垂体激素缺乏、高泌乳激素血症、视力受损、眼肌麻痹和头痛。
- 无功能的垂体大腺瘤可能因垂体柄受压和多巴胺运输受阻，导致血清催乳素水平轻度升高。
- 很多鞍区病变的临床表现类似于垂体腺瘤，最常见的包括 Rathke 裂囊肿、颅咽管瘤、脑膜瘤和垂体增生（假瘤）。
- 经蝶窦手术（TSS）是伴占位效应的无功能性腺瘤和功能性垂体瘤（催乳素瘤除外）的一线治疗。对于不能完全切除的肿瘤，放射治疗可作为辅助治疗。
- 基于临床评估和任何随访期间的肿瘤生长，对不符合手术切除标准的无功能性垂体瘤和意外瘤应定期进行影像学检查，并复查激素水平。
- 寂静型和多激素性垂体瘤具有典型的侵袭性、高度的浸润性和高复发率，后续可能转变为功能活跃的肿瘤。
- TSS 后，因抗利尿激素失调引起的水钠平衡紊乱很常见，故需在围手术期 2 周内进行密切监测。

（张茜　肖艳新　译　周亚茹　校）

参考文献

Arafah, B. M., Kailani, S. H., Nekl, K. E., Gold, R. S., & Selman W. R. (1994). Immediate recovery of pituitary function after transsphenoidal resection of pituitary macroadenomas. *Journal of Clinical Endocrinology and Metabolism, 79*, 348–354.

Arafah, B. M., Prunty, D., Ybarra, J., Hlavin, M. L., & Selman, W. R. (2000). The dominant role of increased intrasellar pressure in the pathogenesis of hypopituitarism, hyperprolactinemia, and headaches in patients with pituitary adenomas. *Journal of Clinical Endocrinology and Metabolism, 85*, 1789–1793.

Barker, F. G. 2nd., Klibanski, A., Swearingen, B. (2003). Transsphenoidal surgery for pituitary tumors in the United States 1996–2000: mortality, morbidity, and effects of hospital and surgeon volume. *Journal of Clinical Endocrinology and Metabolism, 88,* 4709–4719.

Cortet-Rudelli, C., Bonneville, J. F., Borson-Chazot, F., Clavier, L., Coche Dequéant, B., Desailloud, R., . . . Chanson, P. (2015). Post-surgical management of non-functioning pituitary adenomas. *Annealues d'Endocrinologie, 76,* 228–238.

Deaver, K. E., Catel, C. P., Lillehei, K. O., Wierman, M. E., & Kerr, J. M. (2018). Strategies to reduce readmissions for hyponatremia after transsphenoidal surgery for pituitary adenomas. *Endocrine, 62*(2), 333–339.

Dekkers, O. M., Pereira, A. M., & Romijn, J. A. (2008). Treatment and follow-up of clinically non-functioning pituitary macroadenomas. *Journal of Clinical Endocrinology and Metabolism, 93,* 3717–3726.

Ellison, D. H., & Berl, T. (2007). Clinical practice. The syndrome of inappropriate antidiuresis. *New England Journal of Medicine, 356,* 2064–2072.

Fernandez-Balsells, M. M., Murad, M. H., Barwise, A., Gallegos-Orozco, J. F., Paul, A., Lane, M. A., . . . Montori, V. M. (2011). Natural history of nonfunctioning pituitary adenomas and incidentalomas: a systematic review and metaanalysis. *Journal of Clinical Endocrinology and Metabolism, 96,* 905–912.

Freda, P. U., Beckers, A. M., Katznelson, L., Molitch, M. E., Montori, V. M., Post, K. D., . . . Endocrine Society. (2011). Pituitary incidentalomas: an endocrine society clinical practice guideline. *Journal of Clinical Endocrinology and Metabolism, 96,* 894–904.

Galland, F., Vantyghem, M. C., Cazabat, L., Boulin, A., Cotton, F., Bonneville, J. F., . . . Chanson, P. (2015). Management of nonfunctioning pituitary incidentaloma. *Annals of Endocrinology* (Annales D'Endocrinologie, English Edition), *76,* 191–200

Gnanalingham, K. K., Bhattacharjee, S., Pennington, R., Ng, J., & Mendoza, N. (2005). The time course of visual field recovery following transphenoidal surgery for pituitary adenomas: predictive factors for a good outcome. *Journal of Neurology, Neurosurgery, and Psychiatry, 76,* 415–419.

Hannon, J. M., Finucane, F. M., Sherlock, M., Agha, A., & Thompson, C. J. (2012). Clinical review: disorders of water homeostasis in neurosurgical patients. *Journal of Clinical Endocrinology and Metabolism, 97,* 1423–1433.

He, W., Chen, F., Dalm, B., Kirby, P. A., & Greenlee, J. D. (2014). Metastatic involvement of the pituitary gland: a systemic review with pooled individual patient data analysis. *Pituitary, 18,* 159–168.

Loeffler, J. S., & Shih, H. A. (2011). Radiation therapy in the management of pituitary adenomas. *Journal of Clinical Endocrinology and Metabolism, 96,* 1992–2003.

Lopes, M. B. (2017). The 2017 World Health Organization classification of tumors of the pituitary gland: a summary. *Acta Neuropathologica, 134,* 521–535.

Lucas, J. W., Bodach, M. E., Tumialan, L. M., Oyesiku, N. M., Patil, C. G., Litvack, Z., . . . Zada, G. (2016). Congress of neurological surgeons. Systematic review and evidence-based guideline on primary management of patients with nonfunctioning pituitary adenomas. *Neurosurgery, 79,* E533–E535.

Molitch, M. E. (2012). Management of incidentally found nonfunctional pituitary tumors. *Neurosurgery Clinics of North America, 23,* 543–553.

Ntali, G., & Wass, J. A. (2018). Epidemiology, clinical presentation and diagnosis of non-functioning pituitary adenomas. *Pituitary, 21,* 111–118.

Ramirez, C., Cheng, S., Vargas, G., Asa, S. L., Ezzat, S., Gonzalez, B., . . . Mercado, M. (2012). Expression of Ki-67, PTTG1, FGFR4, and SSTR 2, 3, and 5 in nonfunctioning pituitary adenomas: a high throughput TMA, immunohistochemical study. *Journal of Clinical Endocrinology and Metabolism, 97,* 1745–1751.

Raverot, G., Burman, P., McCormack, A., Heany, A., Petersenn, S., Popovic, V., . . . Dekkers, O. M. (2018). European Society of Endocrinology Clinical Practice Guidelines for the management of aggressive pituitary tumours and carcinoma. *European Journal of Endocrinology, 178,* G1–G24.

Scangas, G. A., & Laws, E. R. Jr. (2014). Pituitary Incidentalomas. *Pituitary, 17,* 486–491.

Tampourlou, M., Ntali, G., Ahmed, S., Arlt, W., Ayuk, J., Byrne, J. V., . . . Karavitaki, N. (2017). Outcome of nonfunctioning pituitary adenomas that regrow after primary treatment: a study from two large UK centers. *Journal of Clinical Endocrinology and Metabolism, 102,* 1889–1897.

Wilson, C. B. (1997). Extensive personal experience: surgical management of pituitary tumors. *Journal of Clinical Endocrinology and Metabolism, 82,* 2381–2385.

Woodmansee, W. W., Carmichael, J., Kelly, D., Katznelson, L. (2015). American Association of Clinical Endocrinologists and American College of Endocrinology Disease State clinical review: postoperative management following pituitary surgery. *Endocrine Practice, 21,* 832–838.

Zatelli, M. C. (2018). Pathogenesis of non-functioning pituitary adenomas. *Pituitary, 21,* 130–137.

垂体柄病变

Janice M.Kerr

第 24 章

摘要

垂体柄异常约占鞍区病变的 2%,包括先天性、炎性、感染性和肿瘤性因素。垂体炎是一种常累及垂体柄的炎症性疾病,包括原发性(自身免疫性)和继发性原因。垂体增生的发生率增加与抗肿瘤药物,特别是免疫检查点抑制剂有关。垂体柄病变的治疗取决于其潜在的病因,包括经验性糖皮质激素治疗(用于可疑自身免疫和炎性疾病)或经蝶窦手术(用于可疑肿瘤)。另外,对于有激素缺乏证据者,建议采用垂体激素替代治疗。

关键词

垂体柄增粗,原发性垂体增生,继发性垂体增生,伊匹单抗 - 诱导的垂体增生,神经系统结节病,垂体柄活检

1. 正常垂体柄的大小?

对于成年人,正常垂体柄的前后径在视交叉水平为 3.35mm ± 0.44mm,到垂体水平逐渐减小至 2.16mm ± 0.39mm。通常,将垂体柄厚度≥4mm 视为异常。垂体柄或漏斗部缺乏血脑屏障,因此垂体柄可被钆造影剂明显强化。垂体柄轻度偏移很常见,这种情况并不一定意味着存在潜在病变。

2. 垂体柄病变常见吗?

垂体柄病变的发生率尚不明确,但通常占所有鞍区病变的 2%。

3. 垂体柄增粗的主要原因是什么?

垂体疾病谱表现各异,包括由垂体柄或垂体 / 下丘脑相关性肿瘤引起的病变。垂体柄病变的 4 个主要原因包括:先天性、炎性、感染性和肿瘤性因素。

垂体柄病变的特点在儿童和成人之间,以及伴或不伴尿崩症的患者之间存在差异。先天性垂体柄病变、生殖细胞瘤和朗格汉斯细胞组织细胞增生症最易发生在儿童期和青春期。相反,垂体炎和各种肿瘤通常发生在中青年人(21~65 岁)中。最后,来自多种实体器官恶性肿瘤(如乳腺、肺、前列腺、结肠、肾等)和中枢神经系统(CNS)淋巴瘤的垂体转移瘤,多见于老年患者(年龄 >65 岁)。

4. 什么是垂体柄中断综合征?

垂体柄中断综合征(pituitary stalk interruption syndrome,PSIS)的特征是垂体柄缺失或变细、垂体前叶缺失或发育异常和/或垂体后叶发生异位。PSIS 是先天性垂体功能减退的常见原因(占 50%)。PSIS 患者在新生儿期常被诊断为低血糖症,在儿童期常被诊断为生长激素(GH)缺乏症。在成年人中,有时被诊断为脑外伤后遗症/剪切性损伤。PSIS 或是孤立存在(不伴综合征)或与垂体外畸形(伴综合征)相关,如中线缺陷(即颅面异常)或视神经发育不全。

5. 什么是垂体炎?

垂体炎是由于炎症累及垂体和/或垂体柄引起的病变。它可仅累及垂体前叶(淋巴细胞性垂体炎)、垂体后叶和垂体柄(淋巴细胞性漏斗神经垂体炎)、或前叶和后叶同时受累(淋巴细胞性全垂体炎)。垂体炎的病因可分为原发性和继发性。

6. 原发性垂体炎的主要类型和临床特点?

在美国,原发性垂体炎估计累及 190 万人,并被认为是一种自身免疫性疾病。按照原发性炎症细胞亚型分类,包括以下主要原因和特征:

(1)淋巴细胞性垂体炎:垂体炎的最常见形式,其特征是垂体和/或垂体柄的淋巴细胞浸润。最初认为它只发生在围产期年轻女性中,但是后续研究表明,该病也累及男性,男性患者占所有垂体炎病例的 30% 左右。多数报道显示,首先出现的是促肾上腺皮质激素(ACTH)和促甲状腺激素(TSH)分泌细胞的不足。

(2)浆细胞(免疫球蛋白 G4 相关疾病)垂体炎:2011 年新发现的疾病,是原发性垂体炎的常见病因(约 30%)。从组织学上讲,其特征是垂体和/或垂体柄被分泌 IgG4 的浆细胞浸润,尽管 IgG4 抗体本身不具有致病性。垂体浸润的同时常伴其他器官浸润,如胰腺(自身免疫性胰腺炎)、甲状腺(桥本和里德尔甲状腺炎)、肺部(间质性肺炎)。它还可引起腹膜后纤维化、硬化性胆管炎和眶后假瘤等疾病。

(3)肉芽肿性垂体炎:原发性垂体炎的第三种常见类型。该病的组织学特征是组织细胞和巨细胞浸润。

(4)黄瘤病性垂体炎:常被认为是最罕见的原发性垂体炎。其特征是存在黄瘤细胞(巨噬细胞),并可能与黄色肉芽肿发展有关。

(5)混合型垂体炎:淋巴肉芽肿性垂体炎和黄色肉芽肿性垂体炎是垂体炎的混合形式。

7. 继发性垂体炎的主要炎性和感染原因是什么?

继发性垂体炎可由全身炎症性疾病(通常为多器官性疾病),或包括垂体和/或垂体柄在内的感染性疾病引起。表 24.1 列出了最常见的病因及其特征。

此外,一些鞍区病变(如 Rathk 裂囊肿、脑膜瘤和生殖细胞瘤)可能与和垂体炎一致的继发性炎症细胞反应有关。

表24.1 继发性垂体炎

	结节病	肉芽肿伴多发性血管炎	朗格汉斯细胞组织细胞增生症(LCH)	Erdheim-Chester 病
年龄 性别 发病率	年轻人, 非裔女性, 1:100 000	40~60岁; 男>女=2:1	儿童(<1:2 000 000)>成人	中年(>50岁) 男=女
临床表现	多脏器受累(肺、心脏、眼睛、皮肤、鼻窦)。神经结节病:5%,垂体功能减退/DI:30%	系统性血管炎(肾脏、肺、鼻窦、中耳炎),DI	儿童:DI/GHD 成人:DI(25%)及弥漫性病变(骨骼、皮肤、肺部)	多脏器受累(骨硬化:膝盖+足踝、心脏、肾脏、肝脏、肺脏、脾脏、甲状腺)
评估(除垂体激素外)	血清/脑脊液 ACE、CXR、和/或胸部CT	c-ANCA、PR3-ANCA、CXR、胸部和腹部CT	CXR、胸部CT、骨扫描、FDG-PET、骨髓穿刺	骨扫描、胸部和腹部CT
组织活检结果	非干酪样上皮细胞肉芽肿	坏死性肉芽肿	朗格汉斯/树突状细胞	非朗格汉斯斯细胞组织细胞增生症
治疗	超生理剂量波尼松:开始 1mg/kg/d×2周,然后逐渐减量	类固醇激素、利妥昔单抗、甲氨蝶呤	局部或全身化疗、类固醇激素、XRT	类固醇激素、化疗、手术、XRT、维罗非尼

ACE,血管紧张素转换酶;c-ANCA,抗中性粒细胞胞浆抗体胞浆型;CSF,脑脊液;CT,计算机断层扫描;CXR,胸部 X 片;DI,尿崩症;FDG-PET,氟脱氧葡萄糖正电子发射断层扫描;GHD,生长激素缺乏症;PR3-ANCA,蛋白酶 3-ANCA;XRT,放疗。

潜在的感染性病因(罕见):细菌(最常见于革兰氏阳性细菌)、肉芽肿性疾病(如结核病、梅毒、布鲁菌病)、真菌感染(曲霉病、球孢子菌病)和 Whipple 病。

垂体感染的危险因素:免疫功能低下的患者、血液学 / 鞍旁感染、海绵窦血栓形成和既往行垂体手术者。

临床表现:最常见的是占位效应(如头痛、垂体功能减退、视力缺陷和尿崩症),较少(<30%)伴有典型的感染特征(如发热、白细胞增多、脑膜炎)。

影像学特征:垂体脓肿和结核均表现为囊性病变伴环型增强,通常影像学无法鉴别。

诊断:通常在经蝶窦手术(TSS)引流期间做出诊断,并在随后明确感染原因。

治疗:根据病因和药物敏感性,选择抗生素。

8. 什么类型的自身免疫性疾病与原发性垂体炎相关?

与原发性垂体炎相关的自身免疫性疾病占 20%~25%。基于原发性垂体炎患者的大样本研究(n=376)显示,与之相关的最常见的自身免疫性疾病包括:桥本甲状腺炎(7.4%)、自身免疫性多内分泌腺病综合征 2 型(1.8%)、Graves 病(1.6%)、系统性红斑狼疮(1.3%)、干燥综合征(0.8%)、1 型糖尿病(0.8%)、结节病(0.5%)、恶性贫血(0.5%)和 Addison 病(0.5%)。因此,在诊断为垂体炎后,应对存在上述自身免疫性疾病相关症状和体征的患者进行筛查,并予以相应治疗。

9. 垂体炎的常见临床表现?

垂体炎常表现为垂体 / 垂体柄的占位病变,在临床和影像学上类似垂体腺瘤。临床上,多数患者存在头痛(>70%)、视力受损(>40%)和不同程度的垂体前叶激素缺乏症[50%~70%,最常见的是促性腺激素细胞受损(性腺功能减退)> 促肾上腺皮质激素细胞受损(肾上腺功能不全)> 促甲状腺激素细胞受损(甲状腺功能减退症)]。此外,与垂体瘤不同的是,原发性和继发性垂体炎通常伴中枢性尿崩症(>50%)。

10. 哪些影像学检查有助于评估垂体柄病变?

理想情况下,高分辨率、薄层扫描、钆造影剂增强的垂体磁共振成像(MRI),是反映垂体 / 垂体柄病变及其与邻近结构关系的最佳检查方法。在 MRI 上,由于神经分泌颗粒的原因,正常垂体后叶在 T1 加权相、无增强造影的情况下,呈高信号 /“亮点”。如果垂体后叶存在高信号,则不太可能诊断中枢性尿崩症(<5%),虽然 10%~15% 的正常人可无垂体后叶“亮点”,但即便阴性结果也不能排除诊断。

关于垂体以外 / 垂体柄可能出现的 MRI 影像学异常,神经结节病也可表现为脑室周围病变和软脑膜增强。同样地,结核感染可表现为脑膜增强、颅内脓肿和鼻旁窦受累。生殖细胞瘤可独特地表现为伴有垂体柄 / 垂体病变和松果体瘤(表 24.2)。

表 24.2　垂体炎与垂体大腺瘤的 MRI 特征

MRI 影像学特征	垂体炎	大腺瘤
肿物不对称	−	+
垂体柄增粗	+	−
均匀强化	+	+
鞍上扩展	+	+
垂体柄移位	−	+
垂体后叶高信号消失	+（除外药物相关的垂体炎）	−

+,常见；−,不常见；MRI,磁共振成像。

11. 如何评估垂体柄病变患者?

应进行全面的病史采集和体格检查,包括用药情况、旅行史、全身症状的评估以及筛查具有垂体外表现的系统性疾病。建议根据临床情况进行以下生化评估:

（1）测定垂体前叶激素及其调控激素,包括:促肾上腺皮质激素、皮质醇、生长激素、胰岛素样生长因子 -1、TSH、游离甲状腺素、卵泡刺激素、黄体生成素、睾酮（男性）、雌二醇（女性）和催乳素。

（2）全血细胞计数、综合代谢检查、红细胞沉降率和 C 反应蛋白。

（3）疑似结节病:血清钙、血管紧张素转化酶（ACE）、1,25- 二羟维生素 D、24小时尿钙。

（4）可疑生殖细胞瘤:血清甲胎蛋白和 β- 人绒毛膜促性腺激素。

（5）疑似肉芽肿合并多血管炎（之前称为 Wegener 肉芽肿）:抗中性粒细胞胞浆抗体胞浆型（c-ANCA）和蛋白酶 3 ANCA。

（6）疑似结核病:存在感染结核病的危险因素［如免疫功能低下或感染人类免疫缺陷病毒（HIV）、疫区旅游史］。

（7）疑似 IgG4 相关疾病:测定血清或脑脊液 IgG4 水平。

（8）疑似朗格汉斯细胞组织细胞增生（Langerhans cell histiocytosis,LCH）症（儿童）:骨扫描、胸部 X 线和正电子发射断层扫描 / 计算机断层扫描（PET/CT）,以评估可能适合活检的颅外肉芽肿。

（9）疑似中枢神经系统淋巴瘤（全身性或原发性）:血清乳酸脱氢酶和 HIV 血清学检查,脑脊液分析（流式细胞仪）。

（10）疑似感染:腰穿以行脑脊液分析、培养和药敏实验和 / 或聚合酶链反应。

根据临床情况、最初的生化检测和 MRI 检查结果,通常建议进行其他影像学检查,包括颈部、胸部（和 / 或胸片）、腹部和骨盆的 CT 增强扫描,以评估可能存在的全身性疾病,并确定可能的组织活检部位。此外,建议对可疑的中枢神经系统淋巴瘤和 LCH 进行全身氟脱氧葡萄糖正电子发射断层扫描（fluorodeoxyglucose positron emission tomography,FDG-PET）,以进行疾病分期和监测疾病活动。

12. 血清 ACE、IgG4 和抗垂体抗体（antipituitary antibody，APA）水平对诊断垂体炎有用吗？

结节病和 IgG4 相关疾病通常需要组织样本进行诊断。血清或脑脊液 ACE 水平是神经结节病的标志物，特异性高（95%），但不敏感（25%~76%）。同样，对于 IgG4 垂体炎而言，仅在约 70% 的患者血清 / 脑脊液中发现 IgG4 水平升高。最后，已就 APA 和抗下丘脑抗体进行了研究，但目前上述抗体检测对诊断的敏感性和特异性不足。

由于目前尚无术前实验室检查，因此诊断垂体炎较为困难。多数情况下，垂体炎常为疑似 / 推测诊断。垂体炎的明确诊断，尤其是表现为进行性疾病者，多通过对活检组织的组织学检查来确定。

13. 原发性垂体炎的自然病史和治疗选择？

垂体炎典型的自然病史包括进展性垂体炎症、随后是垂体萎缩、纤维化和垂体功能减退。部分垂体前叶和垂体后叶功能可自发恢复，但永久性垂体功能减退更为常见。

对于疑似、非感染性垂体炎（原发 / 继发）和神经结节病，尤其是伴随症状和进展性疾病者，可进行大剂量糖皮质激素（泼尼松 ≈ 1mg/kg/d，治疗 2~4 周）经验性治疗，然后逐渐减少剂量至生理替代量。在进行长期类固醇激素治疗之前，应排除感染性病因。尽管尚无随机对照研究证实糖皮质激素治疗有明显获益，但是，糖皮质激素可有效减轻占位效应、降低垂体 / 垂体柄厚度，并使激素不足恢复正常，特别对于病程短（<3~6 个月）的患者。后续类固醇激素的应用剂量和持续时间取决于疾病的严重程度和治疗反应。另外，各种辅助性免疫调节剂，如利妥昔单抗、硫唑嘌呤和甲氨蝶呤，也获得了不同程度的疗效。

14. 哪些免疫治疗药物可导致垂体炎 / 垂体柄炎？

垂体炎是与治疗黑色素瘤和肺癌的免疫治疗剂 / 免疫检查点抑制剂相关的最常见的免疫相关不良反应（immune-related adverse reaction，IRAE）。有关免疫疗法诱发的垂体炎的发病机理，请参见第 64 章。最常见的药物包括伊匹单抗，一种针对细胞毒性 T 淋巴细胞抗原 4（CTLA-4）的 IgG1 抗体；碘解磷定单抗和纳武利尤单抗，主要针对程序性细胞死亡受体蛋白（PD-1）；以及阿特珠单抗、德瓦鲁单抗和阿维鲁单抗，属于程序性细胞死亡受体配体（PD-L1）抑制剂。与 PD-1 药物（<0.5%）和 PD-L1 抑制剂（<0.1%）相比，伊匹单抗的垂体炎发生率最高（约 3.2%，高剂量时可达 12%~15%）。联合治疗（CTLA-4 和 PD-1）时，垂体炎的发生率更高（6.4%）。

15. 伊匹单抗诱发的垂体炎的临床表现？

垂体炎是推断性诊断，主要基于接受伊匹单抗治疗的患者出现新发垂体功能减退症，且无其他病因。最常见于老年男性（平均年龄 55 岁）和大约治疗 3 个月（或 3~4 个周期）后。临床上，患者主要表现为头痛（84%）、乏力（66%）和低钠血症

（56%）。生化方面，主要表现为中枢性甲状腺（93%）、性腺（85%）和肾上腺（75%）激素缺乏，但较少见于 GH（28%）和催乳素（25%）缺乏。此外，很少发生 ADH 缺乏症（<1%）。与其他类型的垂体炎、垂体后叶／垂体柄转移性疾病相比，无尿崩症是垂体炎的独特临床特征。影像学上，常见为垂体轻度增强或垂体柄增粗，但是 MRI 也可能显示为正常（图 24.1）。

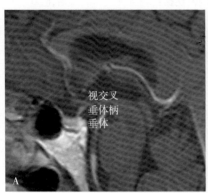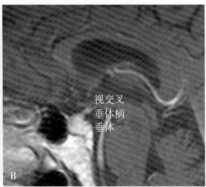

图 24.1　伊匹单抗诱发的垂体炎的垂体磁共振成像（MRI）改变。（A）正常垂体的矢状位增强。（B）垂体炎的垂体矢状位增强，显示垂体和垂体柄高度增强及增大

　　从积极的方面而言，发生垂体炎通常预示着接受伊匹单抗治疗的黑色素瘤患者具有更有效的抗肿瘤反应、且生存期得到改善。

16. 有必要通过活检区分垂体炎与进展性转移癌吗？

　　不需要，如果病情在时间上与近期起始治疗有关（如 3~4 个周期后），则不建议对与免疫治疗相关的垂体炎进行活检。此外，与垂体炎不同，垂体／垂体柄的转移癌常伴尿崩症。

17. 垂体炎的自然病史及其治疗选择？

　　尽管缺乏证据证实生理或超生理剂量的糖皮质激素治疗可改变炎症的自然过程或改善远期垂体功能，但是，生理或超生理剂量的糖皮质激素已被广泛用于治疗垂体炎。通常，若垂体炎患者存在严重头痛、严重低钠血症、肾上腺危象或垂体增大压迫视神经，建议短期应用大剂量的类固醇激素（大剂量类固醇激素也可用于其他免疫相关不良反应，如结肠炎、肝炎、肺炎等）。但是，对于伊匹单抗诱发的垂体炎相关的中枢性肾上腺皮质功能不全患者，建议给予生理性糖皮质激素治疗（如泼尼松 5mg/d 或氢化可的松 15~20mg/d）。重要的是，应用大剂量糖皮质激素而非生理剂量糖皮质激素可对抗癌治疗产生不利影响。最后，除了进行糖皮质激素替代治疗外，还应适当补充其他激素以纠正垂体功能不全。

　　影像学上的垂体增大／垂体柄增粗，绝大多数情况下通常在数周至数月内缓

解。此外,通常可见垂体体积变小或空蝶鞍。关于垂体功能减退,尽管持续的中枢性肾上腺皮质功能不全、中枢性甲状腺功能减退和中枢性性腺功能减退的比例分别约为 85%、40% 和 40%,但部分垂体炎患者可恢复一定程度的垂体前叶功能。

18. 哪些肿瘤可导致垂体柄增粗?

导致垂体柄异常增粗的肿瘤病因有多种,包括:

（1）颅咽管瘤;

（2）垂体后叶肿瘤:垂体细胞瘤、梭形细胞嗜酸细胞瘤、室管膜瘤;

（3）神经元 / 神经元旁肿瘤:神经节细胞瘤、神经细胞瘤、副神经节瘤、神经母细胞瘤;

（4）生殖细胞肿瘤:生殖细胞瘤、混合性生殖细胞肿瘤、非生殖细胞瘤;

（5）转移癌:最常见的是原发性肺癌或乳腺癌。

结合临床背景(如年龄、临床表现)、生化检查、MRI 中的肿瘤特征(大小、鞍区 / 鞍上扩展、囊性成分、造影剂对比增强、实质内、软脑膜和 / 或松果体受累),可能有助于缩小诊断范围。垂体转移瘤的诊断不确定性较小,因为患者在诊断时常有广泛转移。

19. 什么是垂体细胞瘤?

垂体细胞瘤是鞍区和鞍上区域的一种罕见肿瘤(占鞍区肿瘤的 0.5% 以下),起源于神经垂体和漏斗部的特定的神经胶质细胞。这些生长缓慢的良性垂体细胞瘤通常多发于女性(女性 > 男性),40~60 岁多见。患者通常出现占位效应(如头痛、视力下降和垂体功能减退)。手术切除通常是垂体细胞瘤的一线治疗。

20. 垂体柄病变患者如何进行监测?

对于与免疫调节药物无关或无明显占位效应的相对较小的垂体柄病变,建议 3~6 个月内重新进行临床评估和垂体激素检测。建议在最初的 2~3 年内,每 6~12 个月复查垂体 MRI。通常,炎症 / 自身免疫性疾病导致的垂体柄异常在 MRI 上经常见到自发缓解,而病变进展常与肿瘤(图 24.2)或 LCH(儿童)有关。

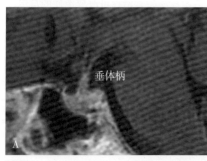
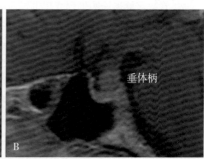

图 24.2　垂体柄增粗。(A) 早期垂体柄(PS)增粗(4mm)的矢状位对比增强磁共振成像(MRI)。(B) 2 年后的随访 MRI 显示,脑垂体弥漫性增厚(8mm)

21. 什么时候需要进行活检 / 切除垂体柄病变？

通常，对于表 24.3 中列出的适应证，建议行垂体柄活检。

表 24.3　垂体柄病变活检的指征
1. 垂体柄病变（>6.5mm）
2. 中枢性尿崩症和 / 或垂体功能减退症，临床或影像学的进展性疾病
3. 经广泛检查尚无法明确诊断
4. 缺乏其他可供选择的组织活检部位

22. 如何活检 / 切除垂体柄病变？

垂体柄病变的 TSS 切除 / 活检，只能由经验丰富的神经外科医师进行。根据可疑的病理检查结果，神经外科手术方法可能包括垂体柄全切、次全切 / 减压术或仅做活检。应避免完全切除可疑的炎性病变 / 垂体炎，因为手术不可能治愈疾病，并且可能增加内分泌和神经外科手术的风险。特别需要指出的是，垂体柄病变切除术可增加中枢性尿崩症、脑脊液漏和垂体功能减退的风险。最后，活检结果阴性 / 无法确诊的风险约为 10%。

若成人怀疑有垂体柄肿瘤（如垂体细胞瘤、梭形细胞瘤、颅咽管瘤等），必须个体化评估全切与次全切除、之后进行放射治疗的风险和获益。目的是尽可能地控制肿瘤生长并使占位效应最小化，同时保留垂体 / 下丘脑功能。

23. 总结垂体柄病变的治疗选择。

由于垂体炎和垂体柄病变少见，因此许多治疗建议均基于非随机、回顾性研究，具体见表 24.4。

表 24.4　垂体柄病变的治疗建议	
垂体柄病变	治疗建议
先天性病变	● 不治疗 ● 垂体激素缺乏的补充治疗
垂体柄肿瘤（如垂体细胞瘤、生殖细胞瘤、颅咽管瘤等）	● 部分切除或全切 ● 残余肿瘤的放射治疗 ● 垂体激素缺乏的补充治疗
垂体炎（原发性和继发性）	● 糖皮质激素，其他免疫抑制剂或系统性疾病的治疗 ● 如表所示的活检 / 减压（见表 24.3）
免疫治疗药物（如伊匹单抗 > 碘解磷定单抗，纳武单抗 > 阿特珠单抗，阿维鲁单抗和德瓦鲁单抗）	● 糖皮质激素 ● 根据需要，补充缺乏的垂体激素 ● 几乎不需要活检

> **关键点：垂体柄病变**
>
> - 成年人，若垂体柄厚度≥4mm，则视为异常。
> - 垂体柄异常的 4 个主要原因因年龄而异，包括先天性、炎性、感染性和肿瘤性病因。
> - 垂体炎根据病因可分为原发性（自身免疫介导的）和继发性（全身炎症和感染介导的）。
> - 20%~25% 的自身免疫性疾病与原发性垂体炎相关，最常见的是桥本病、自身免疫性多内分泌腺综合征 2 型和 Graves 病。
> - 对于进展性和有临床意义的垂体炎（原发或继发）和神经结节病，建议进行经验性糖皮质激素治疗或靶向治疗。
> - 伊匹单抗诱发的垂体炎是免疫调节性肿瘤药物引起的、最常见的免疫相关不良反应，在接受伊匹单抗治疗的患者中发生率超过 15%。
> - 与大多数其他病因导致的垂体柄病变和垂体转移瘤不同，垂体炎几乎从不引起尿崩症，但经常引起持续性中枢肾上腺皮质功能不全。
> - 建议以下情况进行活检：垂体柄病变 >6.5mm、肿瘤进行性生长、垂体功能减退、诊断不清楚和 / 或缺乏其他可供选择的组织活检部位。经蝶窦手术可考虑用于可疑垂体柄肿瘤或肿瘤减压。

（孙兵兵　肖艳新　译　周亚茹　校）

参考文献

Bar, C., Zadro, C., Diene, G., Oliver, I., Pienkowski, C., Jouret, B., ... Edouard, T. (2015). Pituitary stalk interruption syndrome from infancy to adulthood: clinical, hormonal, and radiological assessment according to the initial presentation. *PLoS One, 10*, e0142354.

Barroso-Sousa, R., Barry, W. T., Garrido-Castro, A. C., Hodi, F. S., Min, I., Krop, I. E., & Tolaney, S. M. (2018). Incidence of endocrine dysfunction following the use different immune checkpoint inhibitor regimens: a systemic review and meta-analysis. *JAMA Oncol, 4*, 173–182.

Carmichael, J. D. (2012). Update on the diagnosis and management of hypophysitis. *Current Opinions in Endocrinology, Diabetes, and Obesity, 19*, 314–321.

Catford, S., Wang, Y. Y, & Wong, R. (2016). Pituitary stalk lesions: systematic review and clinical guidance. *Clinical Endocrinology, 85*, 507–521.

Caturegli, P., Newschaffer, C., Olivi, A., Pomper, M. G., Burger, P. C., & Rose, N. R. (2005). Autoimmune hypophysitis. *Endocrine Reviews, 26*, 599–614.

De Parisot, A., Puéchal, X., Langrand, C., Raverot, G., Gil, H., Perard, L., ... Sève, P.; French Vasculitis Study Group (2015). Pituitary involvement in granulomatosis with polyangiitis. *Medicine, 94*, 1–13.

Di logro, N., Morana, G., & Maghnie, M. (2015). Pituitary stalk thickening on MRI: when is the best time to re-scan and how long should we continue re-scanning for? *Clinical Endocrinology (Oxford), 83*, 449–455.

Faje, A. T. (2016). Immunotherapy and hypophysitis: clinical presentation, treatment and biological insight. *Pituitary, 19*, 82–92.

Faje, A. T., Sullivan, R., Lawrence, D., Tritos, N. A., Fadden, R., Klibanski, A., & Nachtigall, L. (2014). Ipilimumab-induced hypophysitis: a detailed longitudinal analysis in a large cohort of patients with metastatic melanoma. *Journal of Clinical Endocrinology and Metabolism, 99*, 4078–4085.

Falorni, A., Minarelli, V., Bartoloni, E., Alunno, A., & Gerli, R. (2014). Diagnosis and classification of autoimmune hypophysitis. *Autoimmune Reviews, 13*, 412–416.

Hamilton, B. E., Salzman, K. L., & Osborn, A. G. (2007). Anatomic and pathologic spectrum of pituitary infundibulum lesions. *American Journal of Roentgenology, 188*, 223–232.

Howlett, T. A., Levy, M. J., & Robertson, I. J. (2010). How reliably can autoimmune hypophysitis be diagnosed without pituitary biopsy. *Clinical Endocrinology, 73*, 18–21.

Lopes, M. B. (2017). The 2017 World Health Organization classification of tumors of the pituitary gland: a summary. *Acta Neuropathol, 134*, 521–535.

Rupp, D., & Molitch, M. (2008). Pituitary stalk lesions. *Current Opinions in Endocrinology, Diabetes, and Obesity, 15*, 339–345.

Satogami, N., Miki, Y., Koyama, T., Kataoka, M., & Togashi, K. (2010). Normal pituitary stalk: high-resolution MR imaging at 3T. *American Journal of Neuroradiology, 31*, 355–359.

Tritos, N. A., Byrne, T. N., Wu, C. L., & Klibanski, A. (2011). A patient with diabetes insipidus, anterior hypopituitarism and pituitary stalk thickening. *Nature Reviews in Endocrinology, 7*, 54–59.

Turcu, A. F., Erickson, B. J., Lin, E., Guadalix, S., Schwartz, K., Scheithauer, B. W., Atkinson, J. L., & Young, W. F., Jr. (2013). Pituitary stalk lesions: the Mayo Clinic experience. *Journal of Clinical Endocrinology and Metabolism, 98*, 1812–1818.

Umehara, H., Okazaki, K., Masaki, Y., Kawano, M., Yamamoto, M., Saeki, T., … Inoue, D. (2012). A novel clinical entity, IgG4-related disease (IgG4RD): general concept and details. *Modern Rheumatology, 22*, 1–14.

Zygourakis, C. C., Rolston, J. D., Lee, H. S., Partow, C., Kunwar, S., & Aghi, M. K. (2015). Pituicytomas and spindle cell oncocytomas: modern case series from the University of California, San Francisco. *Pituitary, 18*, 150–158.

催乳素瘤
Virginia Sarapura

1. 描述催乳素分泌的正常调控,在催乳素瘤时有何改变?

多种因素影响催乳素的分泌(图 25.1)。然而,对催乳素分泌的主要影响来自于下丘脑多巴胺的抑制作用。多巴胺与垂体催乳素细胞膜上的 D2 受体结合,激活抑制性 G 蛋白,导致腺苷酸环化酶活性降低和环磷酸腺苷(cyclic adenosine monophosphate,cAMP)水平下降。在催乳素瘤中,产生催乳素的单克隆细胞群直接从外周获得血供,不受来自下丘脑正常生理水平多巴胺的影响。几乎所有病例,均能保留对药理剂量多巴胺的反应性。

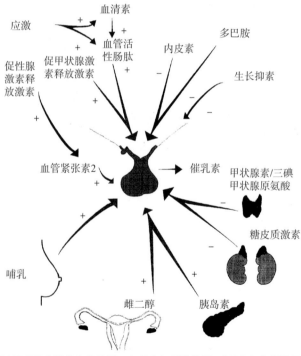

图 25.1　调控催乳素分泌的多种途径。加号(+),刺激作用;减号(−),抑制作用。来自垂体上方下丘脑的(如图所示)调控。如图所示,来自垂体下位的乳头、卵巢、胰腺、肾上腺和甲状腺的调控

2. 血清催乳素的正常水平是多少？男女之间有差异吗？催乳素瘤患者的催乳素
   水平如何？

　　正常血清催乳素水平 <15 或 30ng/mL，具体取决于实验室的检查方法。由于雌
激素刺激催乳素分泌，故女性催乳素水平略高于男性。催乳素瘤患者的催乳素水平
通常 >100ng/mL，但如果肿瘤较小，则催乳素可为 30~50ng/mL。若催乳素 >200ng/mL，
则可确诊催乳素瘤。由于高剂量钩状效应，非常高的催乳素水平可能出现假阴性
结果（催乳素水平正常）。如果临床表现支持催乳素瘤的诊断，应将样本稀释后重
新检测。

3. 在催乳素瘤的鉴别诊断中，要考虑哪些导致催乳素水平升高的生理因素？在这
   种情况下，催乳素水平如何？

　　导致催乳素水平升高的最重要的生理状态是妊娠和哺乳。在妊娠晚期，催乳素
水平可达到 200~300ng/mL。到产后 1 周，尽管仍持续泌乳，但催乳素水平逐渐下降，
但在母乳喂养时催乳素水平可急剧上升。在睡眠、剧烈运动、压力和刺激乳头的情况
下，催乳素水平也可升高。在这些情况下，催乳素水平仅轻度升高，不超过 50ng/mL。

4. 除催乳素瘤外，其他导致血清催乳素水平升高的原因及催乳素分泌异常的机制。

　　见表 25.1。

表 25.1　除催乳素瘤外，其他导致血清催乳素水平升高的原因及催乳素分泌异常的机制

原因	机制
垂体柄中断 外伤 手术 垂体、下丘脑或鞍旁肿瘤 下丘脑浸润性疾病	干扰下丘脑 - 垂体通路：催乳素产生增加源于催乳素分泌抑制 因子的中断。 常伴随垂体功能减退
药理因素： 吩噻嗪 三环类抗抑郁药 α- 甲基多巴 甲氧氯普胺 西咪替丁 雌激素	特异性干扰了垂体多巴胺的输入
甲状腺功能减退症	促甲状腺激素释放激素增加，促进催乳素释放
肾衰竭和肝硬化	降低催乳素的代谢清除率；此外，肾衰竭增加了催乳素的产生
肋间神经刺激 胸壁病变 带状疱疹	模拟哺乳刺激

5. 与上述病因相关的血清催乳素水平的升高程度如何？

当导致催乳素升高的原因不是催乳素瘤时，催乳素水平通常仅轻度升高，为30~50ng/mL，很少超过 100ng/mL。

6. 催乳素升高是如何导致性腺功能障碍的？ 性腺功能障碍有哪些症状？

升高的催乳素主要通过干扰下丘脑促性腺激素释放激素的分泌，抑制下丘脑 - 垂体 - 性腺轴，从而导致循环中促性腺激素、雌激素或睾酮水平的降低。性腺功能障碍的症状在女性表现为不孕、性欲减退、月经不调和闭经，在男性表现为性欲减退和勃起功能障碍。

7. 什么是乳溢？ 大多数催乳素瘤患者都有这种症状吗？

乳溢症是指与妊娠或哺乳无关的乳汁自乳房流出。尽管这是催乳素瘤的典型症状，但多达 50% 的女性可能并无泌乳，尤其是在雌激素水平非常低的情况下。乳溢症在男性很少见，但当性腺功能减退导致睾酮与雌激素的比例降低时，乳溢可能与男性乳房发育症同时出现。

8. 为什么男性催乳素瘤患者常比女性患者发现得晚？

男性催乳素水平升高的主要症状是性欲下降和勃起功能障碍。这些症状可能被忽略或归因于心理原因。通常在许多年后，当患者出现与肿瘤的占位效应相关的头痛和视野缺损时，才发现存在催乳素瘤。而女性催乳素瘤患者因不孕或月经紊乱促使其进行激素测定时，则可能在疾病早期得到确诊。有趣的是，研究表明大腺瘤（≥10mm）和微腺瘤（<10mm）在发病时可能存在生物学的差异。男女之间大腺瘤的患病率没有差异。但是，女性微腺瘤的患病率更高。上述差异表明，女性雌激素可能促进催乳素瘤的发生，这些肿瘤较小且侵袭性低。

9. 当怀疑催乳素瘤时，应选择哪种影像学检查？ 为什么？

垂体增强（如钆造影剂）磁共振成像（MRI）是评估垂体瘤的首选影像学方法，特别是有助于发现微腺瘤。对于大腺瘤，计算机断层扫描（CT）可以更好地显示骨骼结构，例如鞍底。但是，MRI 能最好地显示肿瘤与垂体周围其他软组织结构（如海绵窦和颈动脉）之间的关系。颅骨 X 线片和断层扫描则没有帮助。

10. 催乳素水平升高导致骨代谢发生改变的机制是什么？ 这种改变可逆吗？

循环中雌激素或睾酮水平下降导致成骨细胞骨形成下降和破骨细胞骨吸收增加。因此，导致骨密度降低并进展为骨质疏松症。研究表明，催乳素水平恢复正常后，大多数患者的骨密度可以得到恢复，但是对于那些在达到峰值骨量之前即患病的患者，骨密度无法恢复。

11. 如果催乳素瘤未经治疗,肿瘤增大的风险是什么?

多项纵向研究表明催乳素瘤进展缓慢。尤其是催乳素微腺瘤(直径 <10mm),经过 25 年的观察,只有不足 5% 的微腺瘤显著增大。没有可靠的方法预测哪些肿瘤会进展。某些患者,尤其是妊娠后,由于肿瘤坏死,肿瘤可自行消退。

12. 催乳素瘤可否接受药物治疗? 药理作用是什么?

自从 20 世纪 80 年代初期,已经开始使用多巴胺受体激动剂治疗催乳素瘤。最常用的药物是溴隐亭和卡麦角林,培高利特和双氢麦角碱也是市场上可以买到的多巴胺受体激动剂,但未获得美国食品药品管理局的批准用于治疗催乳素瘤。溴隐亭和卡麦角林在降低催乳素水平和肿瘤大小方面均非常有效。

13. 描述多巴胺受体激动剂的作用方式。

多巴胺受体激动剂与垂体催乳素细胞膜上特异性多巴胺 D2 受体结合,降低细胞内 cAMP 和钙离子浓度,从而抑制催乳素的合成和释放。细胞溶酶体活性增高导致粗面内质网和高尔基细胞器的退化。多巴胺受体激动剂作用于脑内多巴胺 D1 受体,是患者产生恶心和眩晕副作用的原因。选择性多巴胺 D2 受体激动剂,如卡麦角林,不会引起上述副作用。

14. 如果患有催乳素瘤的女性在接受治疗期间妊娠,是否应该中断治疗? 她可以母乳喂养孩子吗?

即使多项研究已证实,患催乳素瘤的母亲接受巴胺受体激动剂治疗,对胎儿是安全的,但仍建议在确诊妊娠后立即停止使用该药物。肿瘤再增大的风险很低:催乳素微腺瘤,不足 5%;催乳素大腺瘤,为 15%~35%。应每 1~3 个月进行一次症状评估,特别是头痛和视野检查。一旦发现肿瘤再增大的证据,应重新给予药物治疗。母乳喂养并未增加这些患者任何值得注意的风险,但应密切随访。母乳喂养结束后 2~3 个月,检测催乳素水平,如果催乳素水平升高,应重新开始应用多巴胺受体激动剂治疗。

15. 需要治疗多长时间才能使血清催乳素水平降低、肿瘤体积缩小?

多巴胺受体激动剂起效迅速。由于催乳素的血清半衰期为 50 分钟,因此 2 小时内可见催乳素水平下降。然而,催乳素水平恢复正常可能需要数周或数月的时间,通常 3 个月时血清催乳素降幅最大。48 小时内肿瘤体积即可缩小,受肿瘤影响导致的视野缺损得到改善可以证明这一点。肿瘤萎缩通常发生在 3 个月后,对于较大的肿瘤,建议此时再次行垂体 MRI,以确保治疗有效。但是,至少要经过 12 个月的治疗,才可见到肿瘤最大限度的缩小。因此,建议在治疗 1 年后复查垂体 MRI。

16. 催乳素瘤需要治疗多长时间？为什么？

总体而言，需要终身治疗。因为一旦终止治疗，催乳素水平可再次升高、肿瘤也会复发，这也表明多巴胺受体激动剂的作用主要是抑制细胞生长。但是，最近的报道表明，约 20% 的病例经过 2~5 年的治疗可以治愈（较大肿瘤可能需要更长的时间），另有证据表明，多巴胺受体激动剂可能具有细胞溶解作用。

17. 什么时候需要手术切除催乳素瘤？

随着多巴胺受体激动剂的出现，外科手术已成为治疗催乳素瘤的次要选择，特别是对于大腺瘤而言，手术远期治愈率仅为 25%~50%。催乳素瘤手术治疗的主要指征是不能耐受多巴胺受体激动剂或存在抵抗以及瘤内急性出血。鞍底侵蚀引起的脑脊液漏是外科手术减瘤和修复的另一指征。

18. 催乳素瘤什么时候需要放射治疗？

垂体功能减退是放疗常见的副作用，通常在几年内发生，因此临床很少采用放疗。放疗引起的垂体功能减退非常值得关注，尤其是正在接受不育治疗的患者。但是，对于术后需要额外治疗且不能耐受多巴胺受体激动剂的患者，放疗可能是有用的辅助治疗手段。一些专家主张，患有催乳素大腺瘤的女性在准备妊娠前 3 个月采取放疗，以避免妊娠期间肿瘤复发。立体定位放射手术技术（如伽马刀）可以改善预后并最大限度地降低放射的副作用。

19. 什么是巨大催乳素瘤？

巨大催乳素瘤定义为直径 >4cm 的催乳素瘤。尽管可能需要较高剂量，但是，卡麦角林通常是首选的起始治疗方法。对卡麦角林耐药的病例，建议手术治疗；如果肿瘤进展，可以加以放疗。对于尽管采取了上述措施，但病变仍继续进展的情况，可以考虑使用替莫唑胺（一种耗竭 DNA 修复酶的烷化剂）。

20. 催乳素瘤会恶变吗？

每 1 000 例垂体腺瘤中，恶性催乳素瘤占 1~2 例。可能发生恶性病变的特征包括：之前对多巴胺受体激动剂有反应的肿瘤丧失了反应性、术后肿瘤快速再生长、因肿瘤生长和催乳素水平升高再次手术、肿瘤转移以及高 Ki-67 标记。除手术外，其他可能有效的治疗措施包括放疗和 / 或替莫唑胺，后者是一种耗竭 DNA 修复酶的烷化剂。

关键点：催乳素瘤

● 当发现催乳素轻度升高（30~50ng/mL）时，必须排除生理、病理和医源性原因，才能诊断催乳素瘤。

- 除了妊娠,若催乳素水平 >200ng/mL,基本可以确诊催乳素瘤。
- 催乳素水平升高可引起泌乳,并抑制下丘脑 - 垂体 - 性腺轴,导致性腺功能减退和骨密度逐渐降低。
- 未经治疗的催乳素瘤生长非常缓慢,不足 5% 的微腺瘤 2~5 年后明显增大。
- 多巴胺受体激动剂治疗耐受性好,可以快速有效地使催乳素水平正常化,并可使非常大的催乳素瘤体积缩小。

（周亚茹　译　闫朝丽　校）

参考文献

Glezer, A., Bronstein, M. D. (2015). Prolactinomas. *Endocrinology and Metabolism Clinics of North America, 44*, 71–78.

Kaltsas, G. A., Nomikos, P., Kontogeorgos, G., Buchfelder, M., & Grossman, A. B. (2005). Clinical review: diagnosis and management of pituitary carcinomas. *Journal of Clinical Endocrinology and Metabolism, 90*, 3089–3099.

Kars, M., Roelfsema, F., Romijn, J. A., & Pereira, A. M. (2006). Malignant prolactinoma: case report and review of the literature. *European Journal of Endocrinology, 155*, 523–534.

Lim, S., Shahinian, H., Maya, M. M., Yong, W., & Heaney, A. P. (2006). Temozolomide: a novel treatment for pituitary carcinoma. *Lancet Oncology, 7*(6), 518–520.

Melmed, S., Casanueva, F. F., Hoffman, A. R., Kleinberg, D. L., Montori, V. M., Schlechte, J. A., & Wass, J. A. (2011). Diagnosis and treatment of hyperprolactinemia: an Endocrine Society clinical practice guideline. *Journal of Clinical Endocrinology and Metabolism, 96*, 273–288.

Molitch, M. E. (2015). Endocrinology in pregnancy: management of the pregnant patient with a prolactinoma. *European Journal of Endocrinology, 172*, R205–R213.

Molitch, M. E. (2014). Management of medically refractory prolactinoma. *Journal of Neurooncology, 117*, 421–428.

Neff, L. M., Weil, M., Cole, A., Hedges, T. R., Shucart, W., Lawrence, D., . . . Lechan, R. M. (2007). Temozolomide in the treatment of an invasive prolactinoma resistant to dopamine agonists. *Pituitary, 10*(1), 81–86.

生长激素瘤

Mary H.Samuels

摘要

分泌生长激素(GH)的垂体瘤相对少见,通常为良性。在儿童,生长激素瘤导致过度生长和巨人症。在成人则引起肢端肥大症,伴随着骨骼和软组织的逐渐过度生长、高血压、糖耐量异常、睡眠呼吸暂停和充血性心力衰竭。肢端肥大症与高发病率和过高的死亡率有关。生长激素瘤的最佳筛选试验是测定胰岛素样生长因子 1(IGF-1)水平,如果需要,可在葡萄糖负荷后检测生长激素水平。磁共振成像(MRI)或计算机断层扫描(CT)可显示垂体大腺瘤。生长激素瘤的首选治疗方法是经蝶窦手术,当手术不能解决生长激素分泌过多时,可使用生长抑素类似物和 / 或生长激素受体拮抗剂进行辅助药物治疗。

关键词

生长激素,垂体瘤,巨人症,肢端肥大症,胰岛素样生长因子 1,多发性内分泌腺瘤 1 型,McCune-Albright 综合征,Carney 综合征,经蝶窦手术,生长抑素类似物,培维索孟

1. 在儿童和成人中,生长激素的正常功能是什么?

在儿童,生长激素促进身高的生长。在儿童和成人,生长激素对中间代谢有诸多影响,包括蛋白质合成和氮平衡、碳水化合物代谢、脂肪分解和钙平衡。

2. 生长激素水平受哪些因素调控?

垂体分泌的生长激素主要受下丘脑两种激素的调控:促生长激素释放激素(GHRH)和生长抑素。生长激素的分泌也受肾上腺素能激素、多巴胺能激素以及其他中枢神经系统和外周因素的影响。生长激素以脉冲形式从垂体分泌,血浆半衰期很短。因此,在健康和疾病状态下,重复测量可导致 GH 水平发生明显变化。

3. 生长激素直接作用于外周组织吗?

不是的。生长激素的大部分作用(虽然并非全部)是由另一种称为"胰岛素样生长因子 -1(IGF-1)"的激素介导的。生长激素刺激肝脏和其他器官产生 IGF-1,IGF-1 通过负反馈作用抑制垂体分泌生长激素。与生长激素不同,IGF-1 的血浆半衰期很长,因此血浆 IGF-1 水平比生长激素更有助于生长激素异常的诊断。

4. 儿童生长激素过度分泌的临床特点是什么?

对于尚未经历青春期的儿童,他们的长骨对生长激素仍有反应,过量的生长激素可引起身高加速生长,导致巨人症。

5. 成人生长激素过度分泌的临床特征有哪些?

成人生长激素过量可导致肢端肥大症。肢端肥大症是一种罕见病,发病率约为 5 例 /100 万人 / 年,而且往往呈逐渐、隐匿进展。表 26.1 总结了肢端肥大症的病理和代谢异常。

表 26.1 肢端肥大症的临床表现

临床表现	原因
容貌变丑	新骨骨膜形成
手脚增大	软组织增生
多汗	汗腺增生
声音变粗	喉头肥大
皮赘	皮肤增生
上呼吸道梗阻和睡眠呼吸暂停	舌与上呼吸道增生
骨关节炎	关节软骨增生与骨质增生
腕管综合征	关节软骨增生与骨质增生
高血压、充血性心力衰竭	心脏肥厚
性腺功能减退	多因素
糖尿病、糖耐量异常	胰岛素抵抗,其他因素
结肠息肉	结肠增生肥大

6. 对怀疑患有肢端肥大症的患者,什么是唯一的最好的线索?

一张旧的驾照照片或其他旧照片可以提供最好的线索。肢端肥大症患者常常忽略这种因疾病导致的身体逐渐变化,或者将其归因于衰老。对比历年的照片有助于确定诊断和发病日期。

7. 肢端肥大症患者的死亡原因是什么?

肢端肥大症增加心血管疾病和代谢异常的危险因素,包括高血压、糖耐量异常、心肌病变和睡眠呼吸暂停。治疗不当的肢端肥大症的死亡率大约是同年龄健康人群的 2 倍。死亡的主要原因包括高血压、心血管疾病、心力衰竭和糖尿病。改善治疗可以降低这种风险,但肢端肥大症患者的死亡风险仍然增加 30%。

8. 一位肢端肥大症患者的丈夫抱怨说,他因为妻子打鼾而睡不着觉,这和疾病有关系吗?

50%~70% 的肢端肥大症患者存在睡眠呼吸暂停。这是由于上呼吸道软组织过度生长或呼吸中枢调控发生改变所致。睡眠呼吸暂停可导致缺氧和肺动脉高压,增加患者的死亡率。

9. 如果怀疑患者可能患肢端肥大症,应该做哪些实验室检查?

肢端肥大症的最佳筛查方法是检测血浆 IGF-1 水平。与生长激素(呈脉冲式分泌,且夜间较高)不同,IGF-1 可以在一天中的任何时间抽血。在成年人,肢端肥大症是引起 IGF-1 水平升高的唯一原因。生长中的儿童 IGF-1 水平本身就比成年人高,因此儿童 IGF-1 的水平更难解读。在轻度肢端肥大症、营养不良或肝肾疾病中,IGF-1 的准确性受到影响。

10. 患者的 IGF-1 水平不高,但是高度怀疑患有肢端肥大症,应做哪些检查?

排除肢端肥大症的金标准是检测空腹和葡萄糖抑制后的血清 GH 水平。健康受试者口服葡萄糖负荷(75g)2 小时后,GH 水平降至 <1μg/L,而肢端肥大症患者 GH 水平不被完全抑制。对于糖尿病、肝肾疾病、肥胖症、妊娠或接受雌激素治疗的患者,该试验不可靠。

11. 生化检验确诊肢端肥大症或巨人症后,下一步该做什么?

生长激素的过度分泌通常是由良性垂体瘤引起的。因此,下一步应进行垂体的影像学检查。垂体 MRI 是最佳的检查方法,MRI 有助于评估肿瘤的大小、位置和侵袭性,上述信息对神经外科医生而言非常重要。

12. 引起分泌生长激素垂体瘤的原因有哪些?

垂体生长激素瘤是单克隆肿瘤,表明自发性体细胞突变在生长激素肿瘤的发生过程中起关键作用。进一步的研究已阐明了某些生长激素瘤的突变特性,在这些患者中,调节腺苷酸环化酶活性的 G 蛋白刺激性亚基(Gs)产生了变异。在突变细胞中,Gs 亚基的变异可引起自主的腺苷酸环化酶活化,导致生长激素分泌增加。但是,只有大约 40% 的肢端肥大症患者中发现了 Gs 突变。对于其他肢端肥大症患者,生长激素调节和肿瘤生长的机制可能不同。

13. 是不是有些生长激素瘤比其他肿瘤更具侵袭性,有没有办法鉴别?

导致肢端肥大症的生长激素瘤通常在组织学上表现为致密颗粒或稀疏颗粒。分泌生长激素的稀疏颗粒肿瘤分化较差,通常更具局部侵袭性,对生长抑素类似物的治疗反应较差,预后不佳。

14. 肢端肥大症或巨人症患者可伴有其他内分泌综合征吗？

是的。否则肢端肥大症和巨人症就不是内分泌疾病了。有3种内分泌综合征包含肢端肥大症（表26.2）。

表 26.2	与肢端肥大症相关的内分泌综合征		
内分泌综合征	主要受累器官	临床表现	其他线索
多发性内分泌腺瘤1型（MEN 1）	垂体瘤 甲状旁腺增生 胰岛细胞瘤	高钙血症（最多见） 消化性溃疡（若合并胃泌素瘤） 低血糖（如为胰岛素瘤）	常染色体显性遗传 检查肢端肥大症患者的血钙水平
McCune-Albright 综合征	骨 皮肤 性腺 其他	多发性纤维异常增生 牛奶咖啡斑 性早熟	多见于女孩
Carney 综合征	心脏 皮肤 肾上腺 其他	心肌瘤 有色素沉着的皮肤病灶	
色素性结节性肾上腺增生	许多其他肿瘤		常染色体显性遗传

15. 除了垂体瘤，其他肿瘤会产生生长激素并导致肢端肥大症或巨人症吗？

是的。胰腺、肺、卵巢和乳腺的罕见肿瘤可以产生生长激素。

16. 产生过量的 GH-RH 可以引起肢端肥大症或巨人症的肿瘤吗？

是的。分泌 GH-RH 的罕见肿瘤已有报道，这些肿瘤见于肺、胃肠道或肾上腺。上述肿瘤通过刺激垂体分泌生长激素而导致肢端肥大症，其临床和生化特征与垂体腺瘤引起的肢端肥大症没有区别。由于促生长激素细胞增生，上述患者垂体也可增大。在做出正确诊断之前，有些患者已经接受过经蝶窦手术（TSS）。因此，对于任何患有肢端肥大症、垂体外异常或垂体增生的患者，均应测定血浆 GH-RH 水平。

17. 如果垂体 MRI 证实了肢端肥大症患者肿瘤的存在，除了过量生长激素的代谢效应，还要考虑哪些问题？

（1）除了生长激素，肿瘤还分泌其他垂体激素吗？例如，许多分泌生长激素的肿瘤也产生催乳素，少数肿瘤还可分泌促甲状腺激素或其他垂体激素。对于肢端肥大症患者，应测定催乳素以及其他激素水平。

（2）肿瘤是否干扰垂体的正常功能？具体而言，患者的甲状腺、肾上腺和性腺功能是否受损？患者是否存在尿崩症？在治疗生长激素过量分泌之前，特别是计划接受手术治疗的患者,诊断和治疗垂体功减退症十分重要。

（3）肿瘤的大小和位置是否产生占位效应？可能出现的占位效应包括头痛、视野缺损和眼外肌运动异常。垂体大腺瘤患者应进行视野检查。

18. 生长激素瘤有多大？

生长激素瘤在大小上差异很大,但大多数在诊断时直径 >1cm（也就是大腺瘤）,有一些肿瘤非常大。肿瘤大小是一个重要的问题,因为它决定了治疗的成功率。

19. 肢端肥大症或巨人症应该如何治疗？

生长激素瘤的治疗目标包括降低死亡风险、缩小肿瘤体积和控制生长激素的过度分泌。生长激素瘤的治疗是由经验丰富的神经外科医生进行经蝶窦手术。大多数微腺瘤患者能被治愈,大腺瘤体积可缩小。对于经验丰富的医生而言,手术并发症很少见。即使仍需进一步治疗,术后患者的生长激素水平会明显下降,症状得到改善。部分患者（包括充血性心力衰竭、严重睡眠呼吸暂停、存在插管问题或肢端肥大症的其他并发症）可从术前接受药物治疗中获益,并降低手术风险。但是,尚无明确的数据表明术前治疗可以提高治愈率。

20. 肢端肥大症的药物治疗有哪些选择？

40%~60% 的垂体生长激素大腺瘤仅通过手术无法控制,因此需要进行辅助治疗。现有三种可用于治疗肢端肥大症的药物:生长抑素类似物（奥曲肽、兰瑞肽、帕瑞肽）、生长激素受体拮抗剂培维索孟和多巴胺激动剂（卡麦角林、溴隐亭）。对于术后残留病变严重的患者,推荐使用生长抑素类似物或培维索孟作为一线药物治疗。对于残留病变不太严重的患者,尽管其对卡麦角林的反应似乎随时间延长而降低,但是仍推荐采用多巴胺激动剂进行初步治疗。当患者对单一药物的反应不足时,将其中两种或三种药物联合使用可提高疗效并降低副作用。

21. 探讨生长抑素类似物的作用机制。

大多数生长激素瘤都有生长抑素受体,对外源性生长抑素有反应、并降低生长激素水平。长效生长抑素类似物（奥曲肽长效释放剂、兰瑞肽长效剂型和帕瑞肽）的研发是治疗肢端肥大症的一个重大进展。

22. 生长抑素类似物的效果如何？

生长抑素类似物可显著降低大多数肢端肥大症患者的生长激素水平,缓解肢端肥大症的许多症状和副作用。接受生长抑素类似物治疗的患者中有 20%~35% 达到生化指标缓解,另外有些患者获部分生化反应,其症状也得到改善。约 60% 的患者肿瘤明显缩小。然而,这些药物不能治愈肢端肥大症,停药通常会导致生长激素水平升高和肿瘤复发。对于手术未能控制 GH 高分泌的患者,应长期使用生长抑素类似物。也可以在术前使用生长抑素类似物以改善合并症,或在术后短暂使用以等待放疗生效(见下文),或在谨慎筛选的患者中使用以代替手术。常见的副作用包括胃肠道症状和胆结石形成。

23. 描述培维索孟的作用机制。

培维索孟是一种人生长激素受体拮抗剂,通过抑制内源性生长激素与其受体的结合,阻断 IGF-1 的产生。上述作用可以改善肢端肥大症患者的临床症状和代谢缺陷。培维索孟能使大约 2/3 患者的 IGF-1 水平得到控制。对于大多数患者,它似乎并不影响肿瘤的大小,但是考虑到药物的作用机制,应监测肿瘤的大小。它通常用于对生长抑素类似物抵抗或不耐受的患者,或与生长抑素类似物联合使用以改善生化指标的控制。培维索孟的主要副作用是肝功能异常,通常是一过性的。值得注意的是,IGF-1 仍然是接受培维索孟治疗的肢端肥大症患者的精确生物标志物,但是由于生长激素持续过度分泌,生长激素水平不能作为监测指标。

24. 肢端肥大症的放疗效果如何?

生长激素瘤传统的放射治疗会导致生长激素水平在很多年内逐渐下降,最大作用疗效发生在 10~15 年。因此,该方法通常被作为肢端肥大症的三线治疗。放疗还可能增加患者远期死亡的风险。立体定向放射治疗是将高度集中的高能放射治疗束作用于肿瘤部位,与传统的放疗相比,立体定向放射治疗垂体瘤更有效、起效更快。然而,立体定向放射治疗仍需数月至数年才能奏效。如果肢端肥大症需要进行放射治疗,通常首选立体定向放射治疗,除非有明显的残存肿瘤,或肿瘤离视交叉太近。许多患者最终因放疗而出现垂体功能减退,也可能存在较低风险的视力缺陷、继发性肿瘤、脑血管事件或认知功能障碍。

25. 如何判断肢端肥大症是否已治愈?

较早的研究将治愈定义为随机 GH 水平 <5µg/L。最近的研究表明,这一标准并不合适,随着 GH 检测的敏感性日益增加,已经制定了更加严格的标准。为了完全控制 GH 分泌,患者应达到正常的、经年龄校正后的 IGF-1 水平,并且随机 GH 水平 <1.0µg/L。

26. 肢端肥大症患者已经接受了经蝶窦手术治疗,目前 IGF-1 和 GH 水平正常,口服葡萄糖后 GH 水平也被抑制。患者应如何随访?

看起来患者似乎已经痊愈了,但是生长激素瘤可以在数年后缓慢再生长。因此,至少应每 6~12 个月复查患者的 GH 和 IGF-1 水平。有些医生是在葡萄糖负荷后测量生长激素水平。应定期进行垂体 MRI 检查,以评估肿瘤体积的变化情况。部分研究显示,肢端肥大症患者结肠癌前病变的发生率可能增加,因此肢端肥大症患者还需定期检查有无结肠肿瘤。此外,通过评估患者的甲状腺、肾上腺、性腺和垂体后叶功能,判断手术是否损害了正常的垂体功能,这也是非常重要的。最后,还应评估手术对视野的影响,尤其是术前已经存在视野缺损的患者。

27. 患者询问:肢端肥大症治愈后,哪些症状和身体异常会得到改善? 医生应如何回答?

大多数的软组织异常都会得到改善,包括容貌变丑、手脚尺寸增大、上呼吸道增生、腕管综合征、骨关节炎和多汗。遗憾的是,面部骨骼的过度生长,治疗后不会复原。高血压、心血管疾病和糖尿病也会得到改善。然而,并不是所有的合并症都能通过成功治疗 GH 分泌过多而得到解决。高血压、心功能不全、糖尿病、高脂血症、骨关节炎和睡眠呼吸暂停可能需要额外的治疗。

28. 请说出患有肢端肥大症的演员及其主演的电影。

安德烈·雷内·鲁西莫夫,俗称巨人安德烈,在《公主新娘》中饰演费兹克。

关键点:肢端肥大症

- 肢端肥大症可导致软组织逐渐增大和变形,历经数年,患者很可能未意识这些变化。
- 肢端肥大症可引起骨骼、关节、心脏和其他器官的损伤,导致病残率和死亡率增加。
- 肢端肥大症的最佳筛选试验是测定胰岛素样生长因子 1 的水平。
- 肢端肥大症最佳的治疗是由经验丰富的垂体外科医生进行手术。
- 已研发出新的用于治疗肢端肥大症的药物,可以有效地控制生长激素过度分泌对代谢的影响。

（张洁　译　周亚茹　校）

参考文献

Cuevas-Ramos, D., Carmichael, J. D., Cooper, O., Bonert, V. S., Gertych, A., Mamelak, A. N., & Melmed, S. (2015). A structural and functional acromegaly classification. *Journal of Clinical Endocrinology and Metabolism, 100,* 122–131.

Lim, D. S., & Fleseriu, M. (2017). The role of combination medical therapy in the treatment of acromegaly. *Pituitary, 20,* 136–148.

Katznelson, L., Laws, E. R., Jr., Melmed, S., Molitch, M. E., Murad, M. H., Utz, A., & Wass, J. A. (2014). Acromegaly: an endocrine society clinical practice guideline. *Journal of Clinical Endocrinology and Metabolism, 99,* 3933–3951.

Maffexxoni, F., Formenti, A. M., Mazziotti, G., Frara, S., & Giustina, A. (2016). Current and future medical treatments for patients with acromegaly. *Expert Opinion on Pharmacotherapy, 17,* 1631–1642.

库欣综合征

Mary H.Samuels

摘要

　　库欣综合征是由皮质醇分泌过多所致,其特点是中心性肥胖、皮肤变薄、易出现瘀伤、近端肌肉无力、骨质疏松、情绪不稳定、性腺功能减退和代谢紊乱。这些临床表现可能很轻微,往往是非特异性的,大多数疑似库欣综合征的患者可以没有上述症状。因此,仔细评估对于正确诊断至关重要。库欣综合征有许多筛查试验,包括测定午夜唾液皮质醇水平、24 小时尿游离皮质醇水平、地塞米松抑制后的血清皮质醇水平。未经治疗的库欣综合征患者,因心血管疾病和感染导致死亡率显著增加。大多数库欣综合征患者存在分泌促肾上腺皮质激素(adrenocorticotropin hormone,ACTH)的垂体微腺瘤。垂体性库欣综合征的最佳治疗方法是经蝶窦手术。也存在一些辅助药物用于治疗库欣综合征,但没有一种是高度有效且无副作用的。

关键词

皮质醇,促肾上腺皮质激素,肾上腺,库欣综合征,垂体瘤,唾液皮质醇,尿游离皮质醇,地塞米松抑制试验,经蝶窦手术,肾上腺切除术,尼尔森综合征

1. 描述皮质醇在健康人体内的正常功能。

　　皮质醇和其他糖皮质激素有许多生理作用。它们增加葡萄糖产生,抑制蛋白质合成、促进蛋白质分解,促进脂肪分解,影响免疫和炎症反应。糖皮质激素对维持血压很重要,是人体应对应激的重要组成部分。

2. 皮质醇是如何被调控的?

　　垂体促肾上腺皮质激素(adrenocorticotropic hormone,ACTH)刺激肾上腺产生皮质醇。下丘脑促肾上腺皮质激素释放激素(corticotropin-releasing hormone,CRH)和血管升压素(vasopressin,ADH)刺激 ACTH 的分泌。皮质醇反馈抑制垂体和下丘脑 ACTH 和 CRH 的分泌。在非应激状态下,皮质醇的分泌具有明显的昼夜节律,清晨较高,夜间较低。在应激状态下,CRH、ACTH 和皮质醇的分泌均增加,昼夜节律消失。由于皮质醇水平在 24 小时内变化很大,且在应激状态下会适当升高,因此,很难鉴别皮质醇的正常分泌和异常分泌。因此对疑似库欣病患者的评估很复杂且容易混淆。

3. 皮质醇水平过高有哪些临床表现?

皮质醇水平持续升高可导致库欣综合征,其特征是:

- 肥胖,尤其是向心性肥胖,伴有四肢纤细、满月脸、锁骨上脂肪垫和"水牛背";
- 皮肤变薄,多血质面容,容易出现瘀斑,皮肤紫纹;
- 肌肉无力,尤其是近端肌肉无力和肌肉萎缩;
- 高血压、动脉粥样硬化、充血性心力衰竭和水肿;
- 性腺功能减退和月经紊乱;
- 精神心理障碍(如抑郁、情绪不稳定、易怒、睡眠障碍);
- 骨质疏松和骨折;
- 容易发生感染,伤口不易愈合。

4. 库欣综合征有哪些特异性的临床表现?

库欣综合征的某些临床表现很常见,但没有特异性,而另一些临床表现虽然少见,但具有特异性。库欣综合征的临床表现(表 27.1),特异性的临床表现列在前面,其次是常见但不太特异的临床表现。

表 27.1   库欣综合征的症状和体征

特异性强,不常见	常见,特异性差
容易出现擦伤,皮肤菲薄(年轻患者)	高血压
多血质面容	肥胖 / 体重增加
紫纹	糖耐量异常或糖尿病
近端肌无力	抑郁,易怒
低钾血症	周围性水肿
骨质疏松症(年轻患者)	痤疮,多毛
	性欲下降,月经不规律

5. 某患者临床表现为肥胖、高血压、月经不规律和抑郁,她的皮质醇是否分泌过多?

该患者皮质醇过量分泌的可能性微乎其微。虽然患者的临床表现与糖皮质激素过量分泌的表现一致,但上述表现不具特异性。大多数有这些临床表现的患者并没有库欣综合征(见表 27.1)。真正的库欣综合征并不常见,发病率为每年每 100 万人中有 2~3 例。库欣综合征在高血压、糖尿病、骨质疏松症或肾上腺意外瘤的患者中发病率可能更高。

6. 患者主诉毛发过度生长,下颌、上唇生须,上背部多毛,这些表现是否与库欣综合征相关?

多毛症是许多女性患者常见、但不特异的临床表现。但是,多毛症与库欣综合征的某些特点相符合。如果它是由库欣综合征引起的,则多毛症是因促肾上腺皮质激素刺激肾上腺分泌过量的雄激素所致。因此,如果库欣综合征患者有多毛症的表现,就提示存在 ACTH 过量分泌(此外,唯一一个与糖皮质激素和雄激素过量分泌有关的疾病是肾上腺癌,通常在出现时很明显)。

7. 患者的乳晕、掌纹和手术瘢痕处存在色素沉着,这些表现与库欣综合征是否相关?

色素沉着是垂体过量分泌 ACTH 和相关肽的标志。在良性垂体瘤引起的库欣综合征中,色素沉着不常见(但可能会出现),因为良性垂体瘤 ACTH 水平的升高程度不足以引起色素沉着。色素沉着在异位 ACTH 综合征中更常见,因为异位肿瘤产生更多的 ACTH 及其相关肽。库欣综合征合并色素沉着可能预示病情严重。

8. 库欣综合征患者的死因是什么?

未经充分治疗的库欣综合征患者死亡率明显增加(比正常情况高 2~5 倍),通常是由心血管疾病或感染导致的。高血压、糖耐量受损、血脂异常和内脏型肥胖都可导致心血管疾病死亡率增加。适当的治疗可以降低死亡率。

9. 哪些疾病会导致库欣综合征?

库欣综合征是对于任何原因引起糖皮质激素过量分泌的疾病的统称。有四种主要病因,详见表 27.2:

（1）外源性糖皮质激素（ACTH 非依赖性）;
（2）垂体库欣综合征（ACTH 依赖性）;
（3）异位分泌 ACTH（ACTH 依赖性）;
（4）肾上腺肿瘤（ACTH 非依赖性）。

10. 在各种类型的库欣综合征中,哪一种最常见?

总的来说,外源性库欣综合征最常见。因为医生通常知道患者正在接受糖皮质激素治疗,所以诊断很容易。对于内源性库欣综合征,垂体库欣病约占 70%,异位分泌 ACTH 和肾上腺肿瘤大约各占 15%(见表 27.2)。

表 27.2　库欣综合征的病因及其发生率

ACTH 依赖性（80%）	非 ACTH 依赖性（20%）
垂体（85%）	肾上腺肿瘤
促肾上腺皮质腺瘤	肾上腺腺瘤
促肾上腺皮质细胞增生（罕见）	肾上腺癌（罕见）
异位 ACTH 综合征（15%）	小结节样增生（罕见）
燕麦细胞癌（50%）	大结节样增生（罕见）
前肠肿瘤（35%）	外源性糖皮质激素（常见）

续表

ACTH 依赖性（80%）	非 ACTH 依赖性（20%）
支气管类癌	医源性（常见）
胸腺类癌	人为的（罕见）
甲状腺髓样癌	
其他肿瘤（10%）	
胰岛细胞瘤	
嗜铬细胞瘤	
异位 CRH（<1%）	

ACTH，促肾上腺皮质激素；CRH，促肾上腺皮质激素释放激素。

11. 年龄和性别在库欣综合征的鉴别诊断中是否重要？

　　80% 的库欣病（垂体瘤）患者是女性，而异位 ACTH 综合征更多见于男性。因此，对于库欣综合征男性患者，垂体外肿瘤的风险增加。库欣病的年龄范围常见于 20~40 岁，而异位 ACTH 综合征的发病高峰在 40~60 岁。因此，对于库欣综合征老年患者，垂体外肿瘤的风险增加。对于库欣综合征儿童，肾上腺恶性肿瘤的风险增加。

12. 伴有肥胖、高血压、月经不规律、抑郁和多毛症的患者，可疑库欣综合征，应该如何诊断？

　　对于库欣综合征，有 3 种广泛使用的筛查试验，三者的敏感性和特异性相当，每一种都可用于疑似库欣综合征患者的初步评估（图 27.1）：

　　（1）夜间小剂量地塞米松抑制试验：患者晚上 11 点服用 1mg 地塞米松，次日清晨 8 点测定血清皮质醇水平。对于非应激状态的健康人，地塞米松（一种强效的糖皮质激素，不与皮质醇检测发生交叉反应）可抑制 CRH、ACTH 和皮质醇的产生。相反，内源性库欣综合征患者在服用 1mg 地塞米松后，皮质醇的分泌不被抑制（血清皮质醇仍大于 $1.8\mu g/dL$）。

　　（2）在晚上 11 点到午夜两个独立的时间，采集并测定唾液样本中的皮质醇水平：深夜非应激情况下，受试者唾液中皮质醇水平较低；由于皮质醇产生的正常昼夜节律消失，因此，库欣综合征患者的唾液皮质醇水平较高。

　　（3）24 小时尿游离皮质醇（urine free cortisol，UFC）水平：大多数库欣综合征患者的 UFC 升高，但只有高于正常值 4 倍以上才能诊断库欣综合征，因为处于应激状态或疾病时，UFC 也可以轻度升高。

13. 服用 1mg 地塞米松后，患者的皮质醇水平未被抑制，为 7μg/dL，能说明她患库欣综合征吗？

　　可能不是。急性或慢性疾病、抑郁和酗酒可因应激而激活下丘脑 - 垂体 - 肾上腺（hypothalamic-pituitary-adrenal，HPA）轴，导致患者对地塞米松的抑制产生抵抗。事实上，由于库欣综合征罕见，服用地塞米松后皮质醇水平不被抑制，可能是假阳性结果，而不是真的患有库欣综合征。另外两种筛查试验也存在类似的局限性。最好由内分泌科医生进行进一步评估，包括进行其他筛查试验，以了解不同的试验结果是否一致。此外，还需进行其他生化检测（图27.1）。对于某些轻度或周期性的病例，需要经过一段时间重复检测，才能确诊库欣综合征。

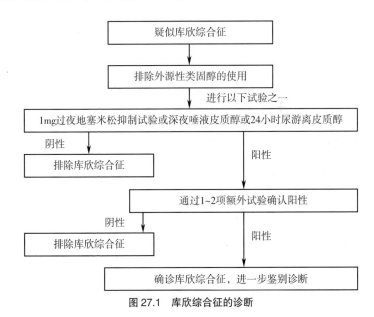

图27.1　库欣综合征的诊断

14. 经进一步的生化检测，确诊该患者患有库欣综合征。接下来怎么办？

对库欣综合征做出生化诊断后，下一步应确定是 ACTH 依赖性库欣综合征还是非 ACTH 依赖性库欣综合征。通过检测血浆 ACTH 水平可以进行区分。由于 ACTH 的分泌变异较大，因此应重复多次测定 ACTH。硫酸脱氢表雄酮（dehydroepiandrosterone sulfate，DHEAS）是一种肾上腺激素，仅在 ACTH 刺激下才从肾上腺皮质分泌。它的半衰期比 ACTH 长得多，因此可作为 ACTH 分泌的有用替代指标。最近的研究表明，血清 DHEAS 可以为进行库欣综合征评估的患者提供 ACTH 依赖性还是非 ACTH 依赖性的支持性证据。

15. 患者的 ACTH 水平"正常"，最初对库欣综合征的怀疑有误吗？

没有。在分泌 ACTH 的垂体瘤中，ACTH 水平正常或轻度升高很常见。尽管小类癌 ACTH 水平也表现为正常或轻度升高，但是 ACTH 水平明显升高提示异位分泌 ACTH。相反，如果 ACTH 水平被抑制（<10pg/mL），则表明是产生皮质醇的肾上腺肿瘤。如果 ACTH 水平不确定，那么测定 CRH 刺激后的 ACTH 水平可能有所

帮助。如上所述,这种情况下,血清 DHEAS 水平可能也有帮助。

16. 确诊 ACTH 依赖性库欣综合征后,下一步怎么办?

由于 ACTH 分泌过多的最常见部位是垂体瘤,因此,下一步应行垂体的影像学检查。最好的方法是进行垂体的高分辨率磁共振成像(MRI)。

17. ACTH 依赖性库欣综合征患者的垂体 MRI 正常,假定垂体不是分泌过量 ACTH 的部位,下一步是寻找类癌吗?

不是。在已证实的垂体性库欣综合征中,至少有一半的垂体 MRI 扫描是阴性的,这是因为大多数 ACTH 腺瘤很小,在 MRI 上可能看不到。

18. 垂体 MRI 显示:垂体外侧有一个 3mm 的低密度区,需要找神经外科医生诊治吗?

不必那么积极。这一影像学发现是非特异性的。10% 的健康成人在 MRI 上可见≤6mm 的垂体病变。该患者很有可能患有分泌 ACTH 的垂体瘤,但 MRI 不能证明这一点。只有当肿瘤较大(>6mm)时,MRI 才具有诊断价值。

19. 那么,下一步该怎么办?

一种选择是直接去垂体外科就诊,因为 MRI 异常的患者,90% 患有垂体 ACTH 瘤。为了获得更多的诊断证据,需进行双侧同步岩下窦取血(inferior petrosal sinus sampling,IPSS)检测 ACTH 水平。从股静脉插管进入岩下窦,对垂体进行引流,采集血样测定 ACTH。如果岩静脉窦的 ACTH 水平明显高于外周血,则证明垂体是分泌过量 ACTH 的部位。如果岩静脉窦和外周血 ACTH 水平之间不存在浓度梯度,则表明患者身体的某一部位可能存在类癌。如果能检测注射外源性 CRH 的 ACTH 水平,则试验的准确性可进一步提高。双侧 IPSS 应由有经验的放射科医生在转诊中心进行。

20. IPSS 显示不存在 ACTH 浓度梯度,下一步怎么办?

开始寻找类癌。因为最有可能的部位是肺,因此应行肺 CT。如果肺 CT 结果为阴性,则应进行腹部 CT 检查,因为类癌也存在于胰腺、肠道和肾上腺。

21. IPSS 显示 ACTH 存在明显的岩静脉窦 - 外周血浓度梯度,下一步该怎么办?

由经验丰富的神经外科医生进行经蝶窦手术(transsphenoidal surgery,TSS),他擅于发现垂体小腺瘤。取样时获得的左岩静脉窦和右岩静脉窦 ACTH 水平,可以提示神经外科医生肿瘤在垂体的哪一侧,但该信息不是 100% 准确。

22. 如果手术失败了,怎么办?

TSS 可使大约 75% 因垂体微腺瘤导致库欣综合征(称为库欣病)的成年患者得到缓解。但是,大腺瘤(>1cm)的初始缓解率较低,不论肿瘤大小库欣病的复发率均很高(15%~65%)。如果 TSS 不能治愈库欣病或该病复发,可以考虑重复进行 TSS。因为未得到充分治疗的高皮质醇血症患者的病残率和死亡率增加,所以还需要其他治疗措施。手术失败后的各种治疗选择,没有一项是令人满意的。患者可能需要反复接受垂体手术、放射治疗、阻断皮质醇分泌或作用的药物治疗、双侧肾上腺切除术,或联合采用上述治疗措施。

23. 库欣综合征有哪些药物治疗选择?

治疗库欣综合征的药物主要有 3 类:①阻断肾上腺分泌皮质醇的类固醇生成抑制剂(酮康唑、甲吡酮、米托坦、依托咪酯);②垂体靶向治疗,以降低 ACTH 分泌(卡麦角林、帕瑞肽);③糖皮质激素受体拮抗剂,阻断皮质醇对其他器官的影响(米非司酮)。每种药物都有优点和缺点,包括疗效、副作用、成本、可用性、诱发肾上腺功能不全、药物相互作用、致畸性以及监测和剂量滴定的难度,应该由经验丰富的内分泌学家做出决策。

24. 为什么不直接摘除患者的肾上腺?

可通过腹腔镜安全地进行双侧肾上腺切除术,经验丰富的术者失败率较低。然而,这会导致终生肾上腺功能不全,并且终生依赖外源性糖皮质激素和盐皮质激素。另一个主要缺点是,双侧肾上腺切除后约 20% 的患者出现 Nelson 综合征。Nelson 综合征是一种侵袭性垂体 ACTH 瘤,有时在肾上腺切除术后数年出现。尽管存在上述风险,在持续监测是否出现 Nelson 综合征的情况下,对于初次手术失败的患者,双侧肾上腺切除术是一个可行的选择。

25. 对于非 ACTH 依赖性(肾上腺)库欣综合征患者,正确的诊断和治疗选择是什么?

这类患者通常患有肾上腺腺瘤或肾上腺癌,因此应进行肾上腺 CT 检查。发现肾上腺肿物,应安排手术。大多数肾上腺性库欣综合征是由单侧良性肾上腺腺瘤引起的,应由经验丰富的肾上腺外科医生切除。如果肿块是恶性的,通过手术可以切除肿瘤,并改善高皮质醇血症产生的代谢后果。如果存在多个肾上腺结节,患者可能患有罕见的库欣综合征(双侧肾上腺大结节样增生、原发性色素结节性肾上腺皮质病、Carney 综合征),应该由内分泌科医生进行评估。需要注意的是,普通人群中偶然发现的、无功能的肾上腺腺瘤也很常见(患病率高达 5%),因此,CT 检查结果可能不是最终结论。

26. 患者成功切除分泌 ACTH 的垂体腺瘤或分泌皮质醇的肾上腺腺瘤后,HPA 轴会发生什么变化?

HPA 轴受到抑制,除非逐渐减少外源性糖皮质激素的剂量,直到 HPA 轴恢复,否则患者会出现肾上腺功能不全。这个过程,通常需要术后 6~12 个月的时间。尽管使用了糖皮质激素,许多患者在这段时间内仍会出现糖皮质激素撤退症状,因此必须告知患者这是常见且可预料的。

27. 如果患者有库欣综合征的所有体征,但血清和尿皮质醇水平均低,最有可能的诊断是什么?

最有可能的情况是,患者隐匿或意外地摄入了糖皮质激素,患者有糖皮质激素过量的临床表现,但在皮质醇检测时检测不到。应询问患者本人和家属是否接触此类药物,特殊的检测方法可以测定各种合成的糖皮质激素。

28. 除了治疗库欣综合征之外,这些患者还应解决哪些常见的合并症?

与库欣综合征相关的糖尿病应采用常规的生活方式干预和降糖药物治疗。此外,米非司酮是一种糖皮质激素受体拮抗剂,已被证明可以降低库欣综合征患者的胰岛素抵抗、血糖水平和糖化血红蛋白(HbA1c),已获得美国食品药品管理局的批准用于治疗合并糖尿病的库欣综合征患者。建议行骨密度检测用于筛查骨量减少或骨质疏松症。建议所有库欣综合征患者都应采取合理的生活方式(如情况允许,摄入足够的钙和维生素 D,并进行规律的锻炼)以预防骨质疏松症;如果患者骨折风险高,应积极考虑给予抗骨质疏松药物。高血压、高脂血症和青光眼也应根据需要进行治疗。

29. 预防静脉血栓栓塞和感染性并发症是否也应成为管理计划的一部分?

库欣综合征与静脉血栓栓塞(venous thromboembolism,VTE)事件的风险显著增加有关。其原因可能与血浆中的凝血因子(特别是凝血因子Ⅷ和血管性血友病因子复合物)水平升高以及血浆纤溶活性降低有关。应该评估库欣综合征患者的总体 VTE 风险。建议所有患者围手术期预防 VTE,如果 VTE 风险足够高,在疾病治愈或控制之前,应进行长期慢性预防。

由于高皮质醇血症导致感染的风险增加,因此建议临床医生讨论并为患者提供适合年龄的疫苗,特别是流感、肺炎球菌肺炎和带状疱疹疫苗。对于接受糖皮质激素治疗、剂量相当于 20mg 泼尼松,治疗 1 个月或更长时间者,推荐预防耶氏肺孢子菌肺炎(pneumocystis jiroveci pneumonia,PJP)。尽管尚未达到临床实践推荐的地位,但是,对长期控制不佳的库欣综合征患者进行 PJP 预防是合理的,可选择的抗生素有复方新诺明、阿托伐醌和氨苯砜。

30. 分泌过量 CRH 的肿瘤能否引起库欣综合征?

是的。有时候原以为是 ACTH 腺瘤而接受 TSS 的患者,结果发现是 CRH 细胞增生。这些病例中有一部分是继发于肺、腹部或其他部位的类癌异位产生 CRH 所致。因此,应在库欣综合征和 ACTH 增生症患者中检测血清 CRH 水平。如果水平升高,应仔细寻找异位 CRH 的可能来源。

关键点：库欣综合征

- 库欣综合征的临床表现可以是轻微的或非特异性的。
- 大多数看起来像库欣综合征的患者并不是库欣综合征。
- 库欣综合征的筛查试验可能产生误导，因此，有必要反复检测或做更多的确诊试验。
- 多数库欣综合征患者的病因是分泌 ACTH 的垂体微腺瘤。
- 垂体瘤导致的库欣综合征患者，应由经验丰富的神经外科医生施以手术治疗，因为其他治疗方法都不理想。

（张洁　译　周亚茹　校）

参考文献

Carroll, T. B., & Findling, J. W. (2010). The diagnosis of Cushing's syndrome. *Reviews in Endocrine & Metabolic Disorders, 11,* 147–153.

Creemers, S. G., Hofland, L. J., Lamberts, S. W., & Feelders, R. A. (2015). Cushing's syndrome: an update on current pharmacotherapy and future directions. *Expert Opinion on Pharmacotherapy, 16,* 1829–1844.

Dennedy, M. C., Annamalai, A. K., Prankerd-Smith, O., Freeman, N., Vengopal, K., Graggaber, J., Koulouri O, ... Gurnell, M. (2017). Low DHEAS: a sensitive and specific test for the detection of subclinical hypercortisolism in adrenal incidentalomas. *Journal of Clinical Endocrinology and Metabolism, 102,* 786–792.

Fleseriu, M. (2012). Medical management of persistent and recurrent cushing disease. *Neurosurgery Clinics of North America, 23*(4), 653–668.

Fleseriu, M., Biller, B. M., Findling, J. W., Molitch, M. E., Schteingart, D. E., & Gross, C. (2012). Mifepristone, a glucocorticoid receptor antagonist, produces clinical and metabolic benefits in patients with Cushing's syndrome. *Journal of Clinical Endocrinology and Metabolism, 97,* 2039–2049.

Nieman, L. K., Biller, B. M. K., Findling, J. W., Newell-Price, J., Savage, M. O., Stewart, P. M., & Montori, V. M. (2008). The diagnosis of Cushing's syndrome: an Endocrine Society clinical practice guideline. *Journal of Clinical Endocrinology and Metabolism, 93,* 1526–1540.

Nieman, L. K., Biller, B. M. K., Findling, J. W. Murad, M. H., Newell-Price, J., Savage, M. O., & Tabarin, A. (2015). Treatment of Cushing's Syndrome: an Endocrine Society clinical practice guideline. *Journal of Clinical Endocrinology and Metabolism, 100,* 2807–2831.

第 28 章

分泌糖蛋白的垂体瘤

Majlinda Xhikola、Shon Meek、and Robert C.Smallridge

摘要

分泌糖蛋白的垂体瘤包括促甲状腺激素瘤（TSH 瘤）和促性腺激素瘤（黄体生成素瘤或卵泡刺激素瘤）。如果甲亢患者血清 TSH 水平升高，应除外不适当的 TSH 分泌（TSH 瘤或甲状腺激素抵抗）。大约 85% 的甲状腺激素抵抗患者存在 TR-β 亚单位基因突变。TSH 瘤可以通过经蝶窦手术和生长抑素类似物来治疗。

促性腺激素瘤可因占位效应而出现神经症状，通常需要垂体手术治疗。药物治疗不会使肿瘤明显缩小，因此一般不推荐将其作为主要治疗方法。

关键词

糖蛋白肿瘤,垂体瘤,促甲状腺激素瘤,TSH 瘤,甲状腺功能亢进症,促性腺激素瘤,FSH 瘤,促性腺腺瘤,经蝶窦手术

1. 什么是糖蛋白激素？

糖蛋白激素包括促甲状腺激素（thyroid-stimulating hormone,TSH）、黄体生成素（luteinizing hormone,LH）、卵泡刺激素（follicle-stimulating hormone,FSH）和绒毛膜促性腺激素（chorionic gonadotropin,CG）。糖蛋白激素由两个非共价键结合的亚基组成。在上述 4 种激素中，α 亚基（alpha subunit,α-SU）是相似的，但每一种激素的 β 亚基（beta subunit,β-SU）都具有独特的免疫学特性和生物学特性。

2. 两种分泌糖蛋白的垂体瘤及其分泌产物。

（1）促性腺激素瘤:LH、FSH、LH-β、FSH-β、α-SU。

（2）促甲状腺激素瘤（TSH 瘤）:TSH、α-SU。

3. 垂体瘤仅分泌一种激素吗？

不是。很多肿瘤可产生两种或两种以上的激素或亚基。有时候,同一患者可过量分泌多种激素,出现多种综合征的临床特征。

4. 在什么情况下,考虑诊断促甲状腺素瘤？

● 可疑甲状腺功能亢进症；

● 血清游离甲状腺素（free thyroxine,FT$_4$）或游离三碘甲状腺素（free triiodo-thyronine,FT$_3$）升高,TSH 水平升高；

- 垂体瘤。

5. 血清总 T_4(TT_4)一过性升高,同时 TSH 正常或升高的患者的鉴别诊断。

(1) 外源性

- 左甲状腺素(L-thyroxine,L-T_4)治疗(依从性差的患者抽血前服用 L-T_4);
- 其他药物(胺碘酮、苯丙胺、肝素、非甾体类抗炎药)。

(2) 内源性(非甲状腺疾病)

- 急性精神病;
- 急性肝病。

6. 血清 TT_4 永久性升高,同时血清 TSH 正常或升高的患者的鉴别诊断。

(1) 结合蛋白异常

- 甲状腺结合球蛋白(thyroxine-binding globulin,TBG)过多;
- 甲状腺结合前白蛋白(thyroxine-binding prealbumin,TBPA)(转甲状腺素蛋白)异常;
- 家族性白蛋白异常性高甲状腺素血症(familial dysalbuminemic hyperthyroxinemia,FDH);
- T_4 或 T_3 抗体(导致模拟试验中人为的高甲状腺激素水平);
- TSH 异嗜性抗体。

(2) TSH 不适当分泌

- 甲状腺激素抵抗(广泛性、中心性);
- TSH 瘤。

7. 哪些试验有助于对血清 TT_4 升高、同时 TSH 正常或升高的患者的鉴别诊断?

病史和体格检查一般可以排除药物因素和非甲状腺疾病。最重要的实验室检查是 FT_4。FT_4 正常但 TT_4 升高,强烈提示结合蛋白异常。反之,FT_4 升高通常可将鉴别诊断的范围缩小到两种疾病:甲状腺激素抵抗综合征或垂体 TSH 瘤。上述两种疾病通常均会出现甲状腺毒症的临床表现,但甲状腺激素抵抗综合征患者也可能没有上述临床表现。在对这两种不常见疾病进行检查之前,应再次测定 FT_4,以确保试验结果的准确性。

8. 如何鉴别表现为甲状腺功能亢进症的甲状腺激素抵抗患者与垂体瘤患者?

垂体 TSH 瘤患者通常具有甲状腺功能亢进的生化证据,包括性激素结合球蛋白(sex hormone-binding globulin,SHBG)水平升高,血清 α-SU 水平升高,α-SU/TSH

的摩尔比值异常升高,促甲状腺素释放激素(thyrotropin-releasing hormone,TRH)对 TSH 的刺激作用或 T_3 对 TSH 的抑制作用丧失。甲状腺激素抵抗患者的 SHBG、α-SU 和 α-SU/TSH 的摩尔比值正常,其 TSH 对 TRH 的刺激和 T_3 的抑制存在明显反应。在美国,由于缺乏商品化的 TRH 制剂以及 T_3 抑制试验潜在的心血管风险(老年人或已确诊心血管疾病的患者禁忌),因此诊断垂体 TSH 瘤的动态试验受到限制。大约 85% 的甲状腺激素抵抗综合征患者存在甲状腺激素受体 β-SU 基因突变。对于垂体微腺瘤或磁共振成像(MRI)未发现明显鞍区病变(排除甲状腺激素抵抗)的患者,基因检测尤其可取。动态 MRI、岩下窦取血、生长抑素受体显像(OctreoScan)有助于诊断 TSH 瘤。

9. 如何计算 α-SU/TSH 的摩尔比值?

见表 28.1。

表 28.1 α-SU/TSH 的摩尔比值

摩尔比值 =[α-SU(ng/mL)/TSH(mU/L)]×10	
以下是正常 α-SU/TSH 摩尔比值:	
如果 TSH 正常:	促性腺激素正常者摩尔比值 <5.7,高促性腺激素者摩尔比值 <29.1
如果 TSH 升高:	促性腺激素正常者摩尔比值 <0.7,高促性腺激素者摩尔比值 <1.0
TSH 和 α-SU 的单位分别为 mU/L 和 ng/mL。	

SU,亚单位;TSH,促甲状腺激素。

10. TSH 瘤的治疗方法。

首选经蝶窦垂体手术,术后 50% 的患者病情可得到缓解,若术后辅以放疗,效果更好。由于更多的微腺瘤已被发现,结局正在日趋改善。

11. 放疗作为单独的治疗方法效果如何?

手术仍是 TSH 瘤的首选治疗方法。当手术失败或有禁忌证时,生长抑素类似物和放疗可以有效控制大多数患者的甲亢症状和肿瘤的生长。放射治疗的最初几年,抑制 TSH 分泌和缩小肿瘤体积的疗效显著,但数年后可能发生垂体功能减退。

12. 治疗 TSH 瘤的药物。

生长抑素类似物(奥曲肽或兰瑞肽)可使 90% 以上患者的血清 TSH 水平降低,并使 75% 患者的游离 T_4 恢复正常,同时使肿瘤体积缩小,视力得到改善。多巴胺受体激动剂(溴隐亭或卡麦角林)的疗效有限。地塞米松可减少 TSH 的分泌,但它的副作用限制了其长期应用。抗甲状腺药物(甲巯咪唑或丙硫氧嘧啶)和 β- 肾上腺素能受体拮抗剂可用于术前控制甲亢。

13. 甲状腺切除术在 TSH 瘤治疗中的作用。

应避免行甲状腺切除术和碘 -131（^{131}I）治疗。上述治疗方法不能控制 TSH 的分泌,还可能促进垂体生长。但是,有报道对两名患者分别随访了 8 年和 12 年,均未见肿瘤生长。

14. 所有垂体增大和血清 TSH 水平升高的患者都有 TSH 瘤吗?

不是的。长期甲状腺功能减退的患者可能出现垂体增生和假瘤(图 28.1)。肿物可向鞍上延伸,造成视野缺损。与 TSH 瘤不同的是,长期甲减情况下的血清 T_4 水平一直很低。据报道,甲状腺功能减退症患者垂体增生的发生率在 25%~81% 之间,TSH $\geqslant$ 50mU/L 的患者发病率很高(70%)。左甲状腺素治疗能使增大的垂体缩小。催乳素细胞增生可导致催乳素水平升高。在垂体手术前,必须检测血清 T_4 和 TSH 水平,否则不得手术。

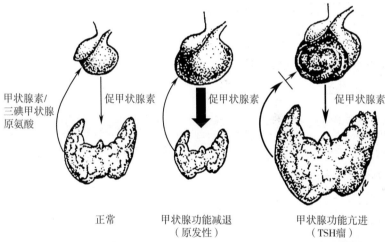

甲状腺素/三碘甲状腺原氨酸　　促甲状腺素　　　　促甲状腺素　　　　　促甲状腺素

正常　　　　　　甲状腺功能减退　　　　甲状腺功能亢进
　　　　　　　　　（原发性）　　　　　　（TSH 瘤）

图 28.1　正常人和促甲状腺激素(TSH)瘤患者的垂体 - 甲状腺轴。左图是甲状腺功能正常者的反馈通路,箭头的宽度代表正常的血清 TSH 和甲状腺素(T_4)浓度。中间图显示原发性甲状腺功能减退症所致的甲状腺缩小,T_4 水平降低导致 TSH 分泌显著增加,部分患者存在垂体前叶增生。右图为自主分泌 TSH 的垂体瘤,尽管血清 TSH 浓度存在很大差异,但是,所有患者的 TSH 都具有足够的生物活性,使 T_4 高于正常水平。增高的 T_4 几乎不能抑制肿瘤自主分泌 TSH

15. 哪些临床特征提示 TSH 假瘤?

几乎所有患者都有甲状腺功能减退的症状,血清 T_4 水平一直较低。原发病通常是自身免疫性甲状腺炎。大约 80% 伴甲状腺功能减退症的垂体增大病例见于女性,而真正的 TSH 瘤只有 55% 发生在女性。75% 以上的假瘤患者存在甲状腺抗体,相比之下,约 10% 的 TSH 瘤患者可导致甲状腺功能亢进症。

16. 视野缺损是否有助于鉴别原发性甲状腺功能减退症引起的垂体增生和 TSH 瘤?

不能。据报道,甲状腺功能减退症引起的垂体增生患者中,28% 存在视野缺损;而 TSH 瘤患者 42% 出现视野缺损。相反,甲状腺激素抵抗综合征患者的视野正常。

17. 家族史是否有助于鉴别上述疾病?

促甲状腺细胞增生所致的假瘤患者,通常存在自身免疫性疾病家族史(如桥本甲状腺炎、Gaves 病、1 型糖尿病、类风湿性关节炎、红斑狼疮、干燥综合征、白癜风、Addison 病、恶性贫血)。TSH 瘤患者通常没有家族史。大多数甲状腺激素抵抗患者为常染色体显性遗传(家族成员中 50% 患病)。

18. 促性腺激素瘤患者的血清中,哪些激素水平会升高?

血清 FSH 升高较 LH 更常见。对于促性腺激素瘤而言,α-SU 的升高并不具有特异性,因为它也可能来源于促甲状腺激素。此外,α-SU/LH(或 FSH)的摩尔比对临床诊断也没有帮助。

19. 列举促性腺激素瘤患者的症状。

见表 28.2。

表 28.2　促性腺激素瘤患者的症状

占位效应(常见)	内分泌功能亢进(罕见)
鞍外生长的大腺瘤	卵巢过度刺激
视力受损 / 复视	睾丸增大
头痛	性早熟
卒中	
垂体功能减退	

20. 当促性腺激素水平升高时,如何鉴别促性腺激素瘤和原发性性腺功能减退症?

垂体促性腺激素瘤必须作为有下述临床症状"三联征"的育龄女性的鉴别诊断:初发的月经稀少、双侧附件囊性肿块(卵巢过度刺激所致)、雌二醇和 FSH 水平升高 /LH 水平正常或降低。但是,对于绝经后女性而言鉴别比较困难,因为绝经后女性的 LH 和 FSH 水平通常升高。回顾病史,患有这种肿瘤的男性可经历正常的青春期,并且可能已育;体格检查时,睾丸大小可能正常或因 FSH 过度分泌而增大;由于完整的 LH 的过度分泌,睾酮水平可能升高。相反,性腺功能减退的男性可能有异常青春期发育或睾丸损伤史,睾丸很小。

21. 哪些实验室检查有助于诊断?

原发性性腺功能减退症患者的 FSH 和 LH 均升高,而促性腺激素瘤患者的 FSH 升高,但 LH 一般正常。当男性促性腺激素瘤患者的 LH 水平较高时,睾酮水平也升高;但是,性腺功能减退症患者,睾酮水平是低的。接近 1/3 的促性腺激素瘤患者在注射 TRH 后,血清 FSH 或 LH-β 会反常性升高,具体原因不明。垂体 MRI 显示为大腺瘤。偶尔,长期性腺功能减退的患者可因促性腺激素细胞增生而出现一定程度的垂体增大。

22. 如何治疗促性腺激素瘤?

首选垂体手术。尽管无法彻底治愈,但一般可使肿瘤体积缩小、激素水平明显下降。激素分泌降低可作为监测肿瘤复发的简便标志物,若 FSH 或 α-SU 突然升高,应立即复查影像学检查。术后一般给予放射治疗,以防止肿瘤复发。

23. 药物治疗是否有效?

少数病例接受了药物治疗,但该治疗与肿瘤缩小并无关联,因此一般不推荐药物治疗作为主要治疗方法。在有限的病例中,观察到多巴胺受体激动剂可降低 FSH 水平、改善卵巢过度刺激综合征。但是,目前普遍认为,多巴胺受体激动剂对控制肿瘤生长或临床综合征无益。生长抑素类似物在一例女性患者中得到成功应用,它使雌二醇和卵巢体积恢复正常,但肿瘤并未缩小。促性腺激素释放激素(gonadotropin-releasing hormone,GnRH)激动剂有一定的益处,但其增加了远期刺激促性腺激素分泌和肿瘤体积增大的风险。部分病例使用了 GnRH 拮抗剂(Nal-Glu-GnRH)治疗,但结果不一致。

24. 垂体瘤是恶性的吗?

垂体癌极为罕见。目前尚不清楚它们是新发肿瘤还是逐渐具有恶性特征的垂体腺瘤。多数垂体癌是由分泌催乳素和 ACTH 的细胞引起的,较为罕见者起源于生长激素、促甲状腺激素或 LH/FSH 分泌细胞。

25. 哪些原因引起垂体瘤?

垂体瘤形成的关键机制是致癌基因激活和抑癌基因失活。上述机制可以独立或同时存在。表 28.3 列出了可能参与垂体腺瘤分子发病机制的有关候选基因。

表 28.3　可能参与垂体腺瘤分子发病机制的候选基因

	致癌基因	抑癌基因
生长激素瘤	*CCND1*(Cyclin D1),*CREB*	
催乳素瘤	*FGF4*,*TGFα*	*BMP4*

续表

	致癌基因	抑癌基因
促肾上腺皮质瘤	*CCNE1*（Cyclin E），*HDAC2*	*SmarcA4*
促甲状腺素瘤	Pit-1 因子	（*TR*）-*beta* 基因
促性腺激素瘤	*STF1*，*GATA2*	*RASSF1A*
无功能腺瘤	*PRKCA*，*AKT1*，*AKT2*	*DKC1*，*MEG3*，*PLAGL1*（*ZAC1*）

关键点：分泌糖蛋白的垂体瘤

- 分泌糖蛋白的垂体瘤包括促甲状腺激素（TSH）瘤和促性腺激素瘤（分泌 LH 或 FSH）。
- 甲状腺功能亢进症患者，如果血清可检测到 TSH，应考虑不适当的 TSH 分泌（TSH 瘤或甲状腺激素抵抗）。
- TSH 瘤可以通过经蝶窦手术和生长抑素类似物治疗。
- 甲状腺功能减退症可导致促甲状腺细胞增生和垂体假瘤。
- 促性腺激素瘤可因肿瘤的占位效应，出现神经系统症状，需行垂体手术治疗。

（张洁　译　周亚茹　校）

参考文献

Al-Gahtany, M., Horvath, E., & Kovacs, K. (2003). Pituitary hyperplasia. *Hormones*, *2*, 149–158.

Amlashi, F. G., Tritos, N. A. (2016). Thyrotropin-secreting pituitary adenomas: epidemiology, diagnosis and management. *Endocrine*, *52*(3), 427–440.

Azzalin, A., Appin, C. L., Schniederjan, M. J., Constantin, T., Ritchie, J. C., Veledar, E., … Ioachimescu, A. G. (2016). Comprehensive evaluation of thyrotropinomas: single-center 20-year experience. *Pituitary*, *19*(2), 183–193.

Beck-Peccoz, P., Lania, A., Beckers, A., Chatterjee, K., & Wemeau, J. L. (2013). European thyroid association guidelines for the diagnosis and treatment of thyrotropin-secreting pituitary tumors. *European Thyroid Journal*, *2*(2), 76–82.

Beck-Peccoz, P., Persani, L., & Lania, A. (2019). Thyrotropin-secreting pituitary adenomas. In K. R. Feingold, B. Anawalt, A. Boyce, et al. (Eds.), *Endotext* [Internet]. PMID: 25905212.

Beck-Peccoz, P., Persani, L., Mannavola, D., & Campi, I. (2009). TSH-secreting adenomas. *Best Practice & Research. Clinical Endocrinology & Metabolism*, *23*, 597–606.

Brown, R. L., Muzzafar, I., Wollman, R., & Weiss, R. E. (2006). A pituitary carcinoma secreting TSH and prolactin: a non-secreting adenoma gone awry. *European Journal of Endocrinology*, *154*, 639–643.

Chaidarun, S. S., & Klibanski, A. (2002). Gonadotropinomas. *Seminars in Reproductive Medicine*, *20*, 339–348.

Clarke, M. J., Erickson, D., Castro, M. R., & Atkinson, J. L. (2008). Thyroid-stimulating hormone pituitary adenomas. *Journal of Neurosurgery*, *109*, 17–22.

Cooper, O., Geller, J. L., & Melmed, S. (2008). Ovarian hyperstimulation syndrome caused by an FSH-secreting pituitary adenoma. *Nature Clinical Practice Endocrinology & Metabolism*, *4*(4), 234–238.

Cote, D. J., Smith, T. R., Sandler, C. N., Gupta, T., Bale, T. A., Bi, W. L., … Laws, E. R. Jr. (2016). Functional gonadotroph adenomas: case series and report of literature. *Neurosurgery*, *79*(6), 823–831.

Dahlqvist, P., Koskinen, L. O., Brännström, T., & Hägg, E. (2010). Testicular enlargement in a patient with a FSH-secreting pituitary adenoma. *Endocrine*, *37*(2), 289–293.

Daousi, C., Foy, P. M., & MacFarlane, I. A. (2007). Ablative thyroid treatment for thyrotoxicosis due to thyrotropin-producing pituitary tumours. *Journal of Neurology, Neurosurgery, and Psychiatry*, *78*, 93–95.

Davis, J. R., McNeilly, J. R., Norris, A. J., Pope, C., Wilding, M., McDowell, G., … McNeilly, A. S. (2006). Fetal gonadotroph cell origin of FSH-secreting pituitary adenoma – insight into human pituitary tumour pathogenesis. *Clin Endocrinol (Oxf)*, *65*, 648–654.

Dong, B. J. (2000). How medications affect thyroid function. *Western Journal of Medicine*, *172*(2), 102–106.

Elhadd, T. A., Ghosh, S., Teoh, W. L., Trevethick, K. A., Hanzely, Z., Dunn, L. T., … Collier, A. (2009). A patient with thyrotropinoma cose-creting growth hormone and follicle-stimulating hormone with low alpha-glycoprotein: a new subentity. *Thyroid*, *19*(8), 899–903.

Garmes, H. M., Grassiotto, O. R., Fernandes, Y. B., Queiroz Lde, S., Vassalo, J., de Oliveira, D. M., & Benetti-Pinto, C. L. (2012). A pituitary adenoma secreting follicle-stimulating hormone with ovarian hyperstimulation: treatment using a gonadotropin-releasing hormone antagonist. *Fertility and Sterility*, *97*, 231–234.

Karapanou, O., Tzanela, M., Tamouridis, N., & Tsagarakis, S. (2012). Gonadotroph pituitary macroadenoma inducing ovarian hyperstimulation syndrome: successful response to octreotide therapy. *Hormones*, *11*, 199–202.

Khawaja, N. M., Taher, B. M., Barham, M. E., Naser, A. A., Hadidy, A. M., Ahmad, A. T., … Ajlouni, K. M. (2006). Pituitary enlargement in patients with primary hypothyroidism. *Endocrine Practice*, *12*, 29–34.

Knoepfelmacher, M., Danilovic, D. L., Rosa Nasser, R. H., & Mendonca, B. B. (2006). Effectiveness of treating ovarian hyperstimulation syndrome with cabergoline in two patients with gonadotropin-producing pituitary adenomas. *Fertility and Sterility*, *86*(3), 719.e15–18.

Malchiodi, E., Profka, E., Ferrante, E., Sala, E., Verrua, E., Campi, I., ... Mantovani, G. (2014). Thyrotropin-secreting pituitary adenomas: outcome of pituitary surgery and irradiation. *Journal of Clinical Endocrinology and Metabolism*, *99*(6), 2069–2076.

Mannavola, D., Persani, L., Vannucchi, G., Zanardelli, M., Fugazzola, L., Verga, U., ... Beck-Peccoz, P. (2005). Different responses to chronic somatostatin analogues in patients with central hyperthyroidism. *Clinical Endocrinology*, *62*, 176–181.

Narumi, S., & Hasegawa, T. (2015). TSH resistance revised. *Endocrine Journal*, *62*(5), 393–398.

Nicholas, A., & Tritos, M. D. (2011). Thyrotropin-secreting pituitary adenomas: pitfalls in diagnosis and management. *Neuroendocrine Clinical Center Bulletin*, *18*(1), 1–3.

Ntali, G., Capatina, C., Grossman, A., & Karavitaki, N. (2014). Functioning gonadotroph adenomas. *Journal of Clinical Endocrinology and Metabolism*, *99*(12), 4423–4433.

Ónnestam, L., Berinder, K., Burman, P., Dahlqvist, P., Engström, B. E., Wahlberg, J., & Nyström, H. F. (2013). National incidence and prevalence of TSH-secreting pituitary adenomas in Sweden. *Journal of Clinical Endocrinology and Metabolism*, *98*(2), 626–635.

Refetoff, S., Weiss, R. E., & Usala, S. J. (1993). The syndromes of resistance to thyroid hormone. *Endocrine Reviews*, *14*, 348–399.

Rotermund, R., Riedel, N., Burkhardt, T., Matschke, J., Schmidt, N. O., Aberle, J., & Flitsch, J. (2017). Surgical treatment and outcome of TSH-producing pituitary adenomas. *Acta Neurochirurgica*, *159*(7), 1219–1226.

Simard, M. F. (2003). Pituitary tumor endocrinopathies and their endocrine evaluation. *Neurosurgery Clinics of North America*, *14*, 41–54.

Smallridge, R. C. (2000). Thyrotropin and gonadotropin producing tumors. In S. G. Korenman, & M. E. Molitch, (Ed.), *Atlas of clinical endocrinology: neuroendocrinology and pituitary disease* (pp. 95–113). Philadelphia: Blackwell Science.

Smallridge, R. C. (2001). Thyrotropin-secreting pituitary tumors: clinical presentation, investigation, and management. *Current Opinion in Endocrinology & Diabetes*, *8*, 253–258.

Smallridge, R. C., Czervionke, L. F., Fellows, D. W., & Bernet, V. J. (2000). Corticotropin and thyrotropin secreting pituitary microadenomas: detection by dynamic magnetic resonance imaging. *Mayo Clinic Proceedings*, *75*, 521–528.

Socin, H. V., Chanson, P., Delemer, B., Tabarin, A., Rohmer, V., Mockel, J., ... Beckers, A. (2003). The changing spectrum of TSH-secreting pituitary adenomas: diagnosis and management in 43 patients. *European Journal of Endocrinology*, *148*, 433–442.

van Varsseveld, N. C., Bisschop, P. H., Biermasz, N. R., Pereira, A. M., Fliers, E., & Drent, M. L. (2013). A long-term follow-up study of eighteen patients with thyrotrophin-secreting pituitary adenomas. *Clinical Endocrinology*, *80*(3), 395–402.

Young, W. F. Jr., Scheithauer, B. W., Kovacs, K. T., Horvath, E., Davis, D. H., & Randall, R. V. (1996). Gonadotroph adenoma of the pituitary gland: a clinicopathologic analysis of 100 cases. *Mayo Clinic Proceedings*, *71*, 649–656.

第29章 水代谢

Leonard R.Sanders

摘要

正常水代谢（water metabolism，WM）是体内复杂的稳态过程，主要包含有效环容量以及调节细胞外液和细胞内液中水的分布和溶质的浓度。WM 异常影响超过 1% 的门诊患者和 4%~30% 的住院患者。正常的 WM 主要被以下因素所调控：水和盐的摄入和排泄，压力感受器功能和血管反应性，垂体、甲状腺、肾上腺、脑、心脏和肾脏的正常功能，以及激素产生和激素受体反应。如果上述因素中的任何一个环节发生障碍，都可能出现身体水分含量和分布、钠浓度、血压异常、全身和外周水肿以及中枢神经系统症状和体征，严重者可危及生命。WM 异常的治疗有赖于全面评估患者的容量、药物的潜在影响，以及识别、纠正和治疗潜在原因。

关键词

水，低钠血症，高钠血症，抗利尿激素，加压素，水通道，有效循环量，抗利尿激素分泌不适当综合征，尿崩症。

1. 人体的水成分是怎样的？

人体的水成分取决于年龄、性别、肌肉质量、体型和脂肪含量。各种身体组织的水分百分比如下：肺、心脏和肾脏（80%），骨骼肌和大脑（75%），皮肤和肝脏（70%），骨（20%），脂肪组织（10%）。显然，与脂肪相比，肌肉含有更多的水分。一般来说，体型瘦的人脂肪含量少、水分多。按重量计算，男性体重中 60% 是水，女性体重中 50% 是水。老年人脂肪含量多、肌肉含量少。因此，平均年龄大于 60 岁的男性和女性，体内水分分别占 50% 和 45%（表 29.1）。大多数关于全身水分（total body water，TBW）的研究认为，对于一位体重 70kg，身高 175cm 的男性，其体内水分含量为 60%。

表 29.1 水占体重的百分比

体型	体重百分比 /%		
	婴儿	男性	女性
消瘦	80	65	55
中等	70	60	50
肥胖	65	55	45

2. 水分布于人体的哪些部位?

　　TBW 包括位于细胞内［细胞内液（intracellular fluid,ICF）］和细胞外［细胞外液（extracellular fluid,ECF）］的水。TBW 占体重的 60%:40% 的 ICF（三分之二）和 20% 的 ECF（三分之一）。在 ECF 中,间质液（interstitial fluid,ISF）约占四分之三,血管内液（intravascular fluid,IVF）约占四分之一。IVF 是维持有效血管压力所需的总血容量的主要组成部分。ISF 占体重的 15%,IVF 占体重的 5%。对于一位 70kg 的男子,TBW=42L,ICF=28L,ECF=14L,ISF 为 10.5L,IVF（血浆）为 3.5L。对于相对容量较少的 IVF 的精细调节,可维持血压、避免出现症状性低血容量和充血性心力衰竭。正常情况下,血浆中 93% 是水分,7% 为蛋白质和脂质。动脉血容量仅占 IVF 的 15%。尽管动脉血容量较少,但其完整性对于维持有效循环和防止水平衡失调至关重要（图 29.1）。

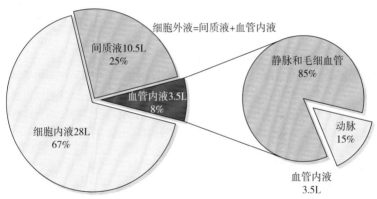

图 29.1　左,体液分布;右,总血容量

3. 什么是跨细胞水（transcellular water,TCW）?

　　TCW 是细胞运输活动形成的水,位于全身不同的管道和空隙中。TCW 包括脑脊液（cerebrospinal fluid,CSF）和房水,汗腺、唾液腺和泪腺中的分泌物,胰腺、肝脏、胆道、胃肠道和呼吸道的分泌物,以及腹膜液、胸膜液和关节滑液。

4. TCW 的意义?

　　TCW 将分泌物带到特定的部位,进行酶促反应并起到润滑的作用。TCW 的量通常很少,占体重的 1.5%。在疾病状态下,TCW 的量过多或不足均可导致功能障碍。TCW 生成过多（称为第三间隙）,可降低有效循环容量,刺激抗利尿激素（antidiuretic hormone,ADH）和醛固酮释放,增加水、钠潴留,导致水肿和低钠血症。

5. 什么控制体内水分的分布?

除了少数例外(如亨利式袢升段和远端肾单位),水可以依靠张力自由地通过细胞膜。由于张力的形成依赖于不能通过细胞膜的溶质,如钠(Na),因此水代谢可通过溶质浓度的变化反映出来。除了水分分布的变化外,TBW、血容量和有效循环容量的变化也会影响全身水分的平衡。要想彻底了解水代谢紊乱的情况,需要清楚了解血浆钠浓度(P_{Na})、血浆渗透压(P_{osm})和有效循环容量的变化。

6. 什么是有效循环容量(effective circulating volume,ECV)?

ECV 是维持正常压力感受器的压力所需的动脉容量。ECV 也称为有效动脉血容量(effective arterial blood volume,EABV)。ECV 的改变通过引起压力感受器张力的变化,对水平衡产生重大影响。低 ECV 导致肾脏盐和水潴留,而高 ECV 导致肾脏盐和水丢失。根据患者的饮水量,这些变化可能导致严重的低钠血症。维持正常的 ECV 可以维持循环平衡。

7. 压力感受器如何影响 ECV?

压力感受器是感受 ECV 变化的主要传感器(图 29.2)。但是,压力感受器的主要作用是在位于颈动脉窦、主动脉弓、心房、肺静脉和肾入球小动脉的压力感受器传感器水平上维持正常压力(而不是容量)。这些解剖位置很重要,因为这些区域的灌注会影响 3 个主要的循环平衡和 ECV 的效应器:大脑、心脏和肾脏。

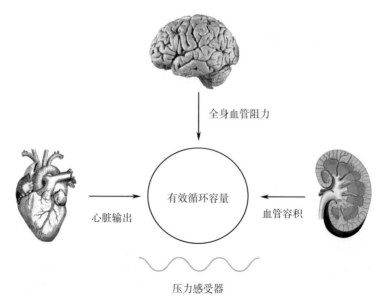

图 29.2   有效循环容量(ECV)的主要成分。通过刺激大脑、心脏和肾脏的变化,压力感受器对血管压力、体积和整体水平衡有重大影响

8. 压力感受器感受到的血管压力与 ECV 和低钠血症有何关系？

压力感受器对缩血管神经和利钠激素的释放具有紧张性抑制作用，但对心脏迷走神经具有紧张性刺激作用。ECV 的下降，使得有效血管压力（effective vascular pressure，EVP）压力感受器张力降低，紧张性抑制作用和紧张性刺激作用下降，导致血管收缩、心率加快、肾素、醛固酮、血管紧张素 II 和 ADH 分泌增加，同时导致心钠素（atrial natriuretic peptide，ANP）、脑钠素（brain natriuretic peptide，BNP）和尿扩张素的分泌减少。这些变化增强了肾脏钠和水潴留。因此，ECV/EVP 降低易导致水潴留和低钠血症。与动脉系统相比，静脉系统通过心房牵张感受器具有产生类似的作用，且对 ECV 变化的反应早于动脉系统。

9. 渗透压和张力有何不同？它们对水的运动有什么影响？

渗透压是溶液中渗透活性物质的浓度。有效渗透压是指局限于细胞膜一侧的渗透活性物质的浓度，该渗透压使水分在 ECF 和 ICF 隔室之间移动。有效渗透压至少部分限制在细胞膜的一侧，有助于维持渗透压和张力，导致 ECF 和 ICF 之间的渗透压差异（张力），并促进水分流动。有效渗透物质包括钠、葡萄糖、甘露醇、山梨醇、甘油和甘氨酸。无效渗透分子自由穿过细胞膜，在 TBW 中均匀分布，对 ECF 和 ICF 之间的渗透性贡献相等，并且不改变张力或水分流动。无效渗透物质包括尿素、乙醇和甲醇。水总是通过细胞膜从低渗透压处流向高渗透压处，直到两侧的渗透压相等。在平衡状态下，以下情况始终成立：

$$ICF 渗透压 =ECF 渗透压 =P_{osm}$$

10. 在评估渗透压和张力时，有哪些有用的公式？

$$ECF 渗透压 =2P_{Na}+ 葡萄糖 /18+ 血尿素氮（BUN）/2.8$$
$$正常的渗透压 =2 \times 140+90/18+14/2.8=280+5+5=290mOsm/kg$$
$$ECF 张力（有效渗透压）=2P_{Na}+ 葡萄糖 /18$$
$$正常的张力 =2 \times 140+90/18=280+5=285mOsm/kg$$

P_{osm} 的正常范围是 275~295mOsm/kg，随着血浆钠、葡萄糖、尿素氮在正常范围内变化而变化。测量的渗透压（Osm_m）与计算的渗透压（Osm_c）的差值 = 渗透间隙。渗透间隙（$Osm_m - Osm_c$）的正常值 <10mOsm/kg。渗透间隙增加（>10）表明有检测不到的渗透物质形成渗透压，如果它们是有效渗透物质，则形成张力。部分有效溶质的校正系数分别是：甘露醇 18、山梨醇 18 和甘油 9；其他无效溶质的校正系数分别是：乙醇 4.6 和甲醇 3.2。

11. P_{Na} 和 TBW，渗透压和张力有什么关系？

下面的公式有助于理解 P_{Na}，血浆钾（P_k），机体总钠和总钾 $[Na^+ + K^+]$ 和 TBW 的关系。$[Na^+ + K^+]$ 代表了机体总的溶质。

$$P_{Na} \cong 总体 [Na^+ + K^+]/TBW$$

$$TBW \cong [Na^+ + K^+]/P_{Na}$$
$$P_{Na} \cong P_{osm} \cong 总渗透压 \cong 总溶质 \cong 1/TBW$$

因此,从上述公式可以看出:P_{Na} 与 $[Na^+ + K^+]$ 成正比,与 TBW 成反比。血浆中总钠离子数目的增多或减少会成比例地改变 P_{Na}。然而,在临床工作中,P_{Na} 的改变通常反映了血浆液体量的变化。当 P_{Na} 高时,血浆液体量是低的;当 P_{Na} 低时,血浆液体量是多的。低 P_{Na} 可发生在低、正常或高渗透压情况下,而高 P_{Na} 总是与高渗透压相关。

12. P_k 与 P_{Na} 和 TBW 有怎样的关系?

虽然 98% 的钾在细胞内,但是钾离子内流可通过以下机制增加 P_{Na}:在低钾血症时,钾离子进入细胞。为了保持电荷呈中性,钠离子从细胞内外流或氯离子进入细胞。由于 ICF 渗透压升高,ECF 的水会跟随钾离子和氯离子进入细胞。这两种机制均可使 P_{Na} 升高。低钾血症患者输入等量的氯化钾或氯化钠,P_{Na} 的升高是一致的。氯化钾加入等渗生理盐水中会产生高渗生理盐水,输入含有氯化钾的生理盐水可以快速地纠正低钠血症(见问题 36 和问题 44)。

13. 描述普通成年人体内水的摄入和排出。

TBW 的摄入(包括内源性产物)和输出是平衡的。一个成人,每日需要摄入大约 1 600mL 液体,700mL 食物和 200mL 碳水化合物和脂肪的代谢氧化产物,总共 2 500mL。平均水分的丢失是 1 500mL 自肾脏,500mL 自皮肤[(400mL 蒸发)和(100mL 排汗)],300mL 自肺的呼吸,以及从胃肠道排出(粪便)200mL,总共 2 500mL。大量出汗、呼吸深快(锻炼)、烧伤、腹泻、呕吐和利尿剂可导致水分大量丢失(排出增多)。渴感丧失、精神或身体功能的改变(尤其在老年人)可导致水摄入的减少。

14. 尿量的正常范围是多少?

水的摄入和代谢产生的渗透性物质决定了每日的尿量。在正常饮食的情况下,一个正常成人每日须排出 800~1 000mOsm 的溶质。正常肾脏浓缩功能的范围是 50~1 200mOsm/kg。基于此,每日水的排出是 0.8~20L。计算如下:

$$1\ 000mOsm/d \div 1\ 200mOsm/L = 0.8L/d(最大浓缩)$$
$$1\ 000mOsm/d \div 50mOsm/L = 20L/d(最大稀释)$$

溶质负荷越高需要排出的水分越多。例如,高蛋白和碳水化合物饮食的健身者,每日需排出 1 400mOsm 的溶质,那么就需要排出(1 400/1 200)~(1 400/50)即 1.2~28L 的尿。反之,低溶质摄入(饥饿状态)时,如水摄入过多,有可能发生水潴留和水中毒。这种情况见于大量饮啤酒者,每日的溶质负荷仅 300mOsm。低溶质摄入也见于饥饿状态和以“茶和吐司面包”为主要食物的老年人。在这些患者中,每日尿量将降至(300/1 200)~(300/50)即 0.25~6L。

15. 控制水代谢的主要因素有哪些?

神经系统、压力感受器、渴感中枢,激素和肾脏共同控制水的代谢(见图 29.2)。

16. 渴感中枢的刺激物包括哪些?

下丘脑前部血管中的渗透压感受器可感受血浆张力的升高,刺激渴感中枢的渗透压阈值比刺激 ADH 释放所需的渗透压高 5mOsm/kg。然而,口咽部的感受器在渴感调节中也占有重要地位。口干增加渴感,而饮酒和饮水虽然降低渴感,但不改变 P_{osm}。容量不足可改变传入压力感受器的输入,并使血管紧张素 II 水平升高——上述两种改变均可增加渴感。血管紧张素转换酶(angiotensin-converting enzyme,ACE)抑制剂的一种不常见的特异作用可能导致中枢性烦渴,ADH 释放增加和低钠血症。

17. 哪些激素参与水的代谢?

虽然利钠肽、醛固酮、前列腺素、血管紧张素 II 和神经体液的变化也影响肾脏水的潴留和排泄,但是 ADH 是最重要的。ADH 亦被称作精氨酸加压素(arginine vasopressin,AVP)。当渗透压升高或血容量下降时,下丘脑的视上核和室旁核分泌 ADH。ADH 与肾脏集合管细胞基底膜上的抗利尿激素 2 受体(V2-Rs)结合,激活环磷酸腺苷(cyclic adenosine monophosphate,cAMP)和蛋白激酶 A,使得细胞内水通道蛋白(aquaporins,AQPs)插入管腔膜。水顺着渗透压梯度通过水通道蛋白从管腔进入细胞和间质。肾脏至少有 7 种 AQP 亚型(AQP1-4、AQP6-8)。AQP1 主要表达于近端肾小管和亨利式袢降段,对等渗液体的重吸收和保水发挥重要作用。集合管中高浓度的 AQP2 是 ADH 介导的水重吸收的主要靶点。大多数肾性尿崩症(diabetes insipidus,DI)是由于 V2 受体异常引起的,但是有部分肾性尿崩症是由于 AQP2 异常引起的。在妊娠和充血性心力衰竭的情况下,AQP2 增多可导致水潴留。集合管细胞中 20% 的 ADH 受体是 V1 受体(V1-Rs)。仅在 ADH 浓度非常高时,ADH 才会激活 V1 受体。V1 受体激活后使得前列腺素 E_2 和前列环素水平增高,并拮抗过量 ADH 的抗利尿作用。

18. 哪些生理变化会影响 ADH 的分泌?

ADH 的功能是维持渗透压和血容量平衡。ADH 起始分泌的渗透压阈值是 280mOsm/kg,随着张力的进一步升高 ADH 成比例的升高。ADH 水平 <0.5pmol/L 时发生最大程度的利尿(尿液稀释),ADH 浓度在 3~4pmol/L 时重吸收能力最大(尿液浓缩)。血浆渗透压升高 1%~2% 即刺激 ADH 分泌,而血管容量下降 8%~10% 才会引起相同的效应。通过作用于压力感受器,升高的 ECV 使得刺激 ADH 分泌的渗透压阈值升高,而 ECV 的下降使得该阈值降低。严重的血容量降低和低血压可以完全抵消低渗对 ADH 分泌的抑制作用,这一发现被称为“循环容量法则”。在严重的血容量不足和低血压时,尽管渗透压很低,ADH 仍持续分泌,因此加重了低钠

血症。

19. 哪些因素导致抗利尿激素分泌过多?

导致 ADH 分泌增多的因素包括:高渗透压,低血容量,呕吐,疼痛,紧张,妊娠期人绒毛膜促性腺激素(重置渗透调定点),低血糖,促肾上腺皮质激素释放激素(corticotropin-releasing hormone,CRH),中枢神经系统(central nervous system,CNS)感染,中枢神经系统肿瘤,中枢神经系统血管性共济失调(血栓形成、大出血),恶性肿瘤异位分泌抗利尿激素[肺癌(主要是小细胞癌)、十二指肠癌、胰腺癌、膀胱癌、前列腺癌和淋巴瘤]。一些严重的肺部疾病也可导致抗利尿激素分泌增加,包括肺炎、肺结核、哮喘、肺不张、囊性纤维化、正压通气和成人呼吸窘迫综合征。人类免疫缺陷病毒(human immunodeficiency virus,HIV)感染可能通过引起中枢神经系统功能障碍、肺部疾病和恶性肿瘤而具有多重效应。恶心、疼痛和紧张(如术后)是抗利尿激素释放的有效刺激,此时如果给予低渗液体,可能导致危及生命的低钠血症。如果有上述症状的患者服用导致低渗的药物,如能增强抗利尿激素释放或作用的止痛药,则情况亦然。给予尿崩症患者过量的外源性抗利尿激素或去氨加压素(DDAVP)可直接增加抗利尿激素效应。在引产时应用的大剂量催产素也具有显著的抗利尿激素活性。其他影响抗利尿激素分泌和作用的药物见表 29.2。

表 29.2 影响抗利尿激素(ADH)分泌和作用的药物 [a]	
增加 ADH 分泌	抗抑郁药
	阿米替林
	普罗替林
	地昔帕明
	选择性 5- 羟色胺再摄取抑制剂
	度洛西汀
	抗精神病药 [a]
	氟奋乃静
	氟哌啶醇
	硫利达嗪
	吩噻嗪类
	丁酰苯类
	单胺氧化酶抑制剂
	其他
	尼古丁
	溴隐亭
	卡马西平
	氯磺丙脲
	氯贝特
	环磷酰胺
	异环磷酰胺

续表

增加 ADH 分泌	吗啡
	尼古丁
	长春新碱
	血管紧张素转换酶抑制剂
	胺碘酮
	甲基多巴
增加 ADH 效应	对乙酰氨基酚
	卡马西平
	氯磺丙脲
	环磷酰胺
	非甾体抗炎药
	甲苯磺丁脲
减少 ADH 分泌	乙醇
	苯妥英
降低 ADH 作用	地美环素
	锂
	醋磺己脲
	妥拉磺脲
	格列本脲
	甲氧氟烷
	丙氧芬
	秋水仙碱
	两性霉素
	长春碱
	前列腺素 E_2（PGE_2）
	前列环素

ᵃ 由于精神病本身可能导致 ADH 不适当分泌综合征（SIADH），诊断时必须审视抗精神病药物刺激 ADH 的真实效应。ADH 分泌的变化可以是直接的，也可以是间接的。

20. 肾脏如何处理盐和水？

为了纠正肾脏水分摄入过多或不足，必须有足够的肾小球滤过率（glomerular filtration rate，GFR）和滤液输送到髓袢和远端肾单位。溶质在髓袢升支、远曲小管（distal convoluted tubule，DCT）和皮质连接段与水分离；ADH 的生理作用是控制皮质和髓质集合管水的重吸收。近曲小管重吸收 65%，髓袢降支等渗吸收 25% 的过滤溶质和水。髓袢升支对水不通透，但对溶质通透，导致管腔滤液稀释，间质液浓缩（对抗利尿激素发挥作用很重要），并将 10% 的滤液输送至皮质集合管，渗透压为 100mOsm/kg。在缺乏 ADH 的情况下，这种液体（≈18L/d）会从尿液中丢失，并导致明显脱水。在抗利尿激素存在的情况下，集合管对水通透，并重吸收 99% 的滤液。因此，最终形成的尿量仅为 1.5~2.0L/d。由于正常肾小球滤过率为 125mL/min，正常肾脏每天过滤 180L 血浆,并重吸收 99%。在正常成年人中,99% 的钠和水被重吸收。

21. 肾脏排泄水减少的原因和后果是什么?

任何原因引起的水排泄减少都会导致低钠血症和低渗透压。影响肾小球滤过率、肾小管液体输送至远端肾单位、远端肾单位将溶质与水分离的能力或增加集合管对水的通透性的因素都会影响水排泄,包括肾功能衰竭、有效循环血容量降低、利尿剂(噻嗪类和袢利尿剂)和过量应用 ADH 或 ADH 作用增强。

22. 甲状腺功能减退和肾上腺功能不全如何引起低钠血症?

甲状腺功能减退和肾上腺功能不全可使心输出量下降,从而降低有效循环血容量并增加抗利尿激素分泌。由甲状腺功能减退引起的有效循环血容量降低使肾血流量、肾小球滤过和最大游离水的排泄减少。由于非渗透性 ADH 释放和 ADH 介导的 AQP2 受体和作用增加,导致不能最大限度地稀释尿液。糖皮质激素缺乏主要使全身血流动力学发生改变,而不是水钠的丢失。皮质醇缺乏会降低心输出量和全身血管对儿茶酚胺的反应,从而降低血压和 ECV。有效血管充盈压的下降使得动脉压力感受器的张力降低,从而使迷走神经和舌咽神经对 ADH 释放的紧张性抑制作用减弱。这种压力感受器张力的变化超过了低渗对 ADH 释放的抑制作用,因此 ADH 分泌增加。ECV 的降低也可使 GFR 下降,从而导致运送到远端肾单位的滤液减少,并增强近端肾小管对水的重吸收。正常情况下,CRH 和 ADH 由下丘脑室旁核的同一神经元共同分泌,两种激素协同作用,通过加压素 V1b 受体从垂体前叶释放促肾上腺皮质激素(ACTH)。皮质醇负反馈作用于下丘脑和垂体,抑制 CRH 和 ADH 的释放。皮质醇缺乏会可使这种负反馈作用减弱,从而增加 ADH 的释放,以增强水的重吸收。与继发性肾上腺功能不全不同,与原发性肾上腺功能不全相关的盐皮质激素缺乏可导致高钾性代谢性酸中毒,其原因与钾离子和氢离子潴留有关,正常情况下,醛固酮的作用使钾离子和氢离子排出。醛固酮缺乏还可导致肾脏 NaCl 损失和 ECF 消耗,由此产生的有效循环血量减少刺激 ADH 释放。此外,集合管 AQP2 和 AQP3 的上调,也增强了 ADH 的作用。ADH 分泌增加和 ADH 反应性增强共同促进低钠血症的进展。高钠饮食可以弥补盐皮质激素缺乏,改善低钠血症。虽然原发性和继发性肾上腺功能不全均可发生低钠血症,但后者在原发性肾上腺功能不全中发生率更高,更严重。说明醛固酮缺乏是肾脏钠丢失、血容量不足和 ADH 分泌的重要原因。所有这些原因加上持续的水摄入共同导致了低钠血症。

23. 血钠浓度到多少需要关注?

低钠血症或高钠血症的严重程度取决于其发展的速度。血钠浓度的急性变化(48 小时内)需引起更多关注。正常血钠浓度范围为 135~145mEq/L。如果低钠血症和高钠血症发生在数天到数周内,则患者血钠值为 115~165mmol/L 可能不会出现任何临床症状。然而,如果这两种情况发生在数小时至数天内,则可能导致严重的神经功能障碍。然而,通常情况下,血钠值 125~155mmol/L 不会引起任何相关临床症状。当血钠值超出上述范围或在上述范围内突然快速出现异常,是需要重点关注的问题。据报道,即使血钠值低至 85mmol/L 和高达 274mmol/L,在适当的护理下,患者依然能够存活且无永久性后遗症。对于慢性低钠、血钠水平为 120~125mmol/L 的老年人,即使没有临床症状,他们也可能有相关的步态障碍,并且可能增加跌倒和骨折的风险。轻度低钠血症(P_{Na}<135mmol/L)患者中也报道过上述并发症,因此,治疗轻度低钠血症可能对这些人有益。

24. 是什么引起了全身水分增加或减少的症状和体征?

全身水分过多(P_{Na}减少)或全身水分不足(P_{Na}增加)的主要症状和体征分别由脑细胞水肿和皱缩引起。如果全身水分变化的速度超过大脑的适应能力,就会出现症状和体征。症状和体征的严重程度取决于全身水分变化的程度和速度。在机体适应代谢异常后,过快地纠正体内水代谢紊乱可能比最初的紊乱更有害。

25. 低钠血症和高钠血症的症状和体征是什么?

低钠血症或高钠血症的症状和体征的严重程度与 P_{Na} 变化的程度和速度成正比。
- 低钠血症:头痛、意识模糊、肌肉痉挛、乏力、嗜睡、淡漠、躁动、恶心、呕吐、厌食、意识状态改变、惊厥、深部肌腱反射减弱、低体温、潮式呼吸、呼吸抑制、昏迷和死亡。
- 高钠血症:乏力、易激惹、倦怠、意识模糊、嗜睡、肌肉抽搐、惊厥、呼吸抑制、麻痹和死亡。

26. 大脑如何适应低钠血症?

由于 ICF 和 ECF 的渗透压总是保持平衡,因此当低钠血症和血浆渗透压降低时,水分立即转移到大脑中,导致颅内压(intracranial pressure,ICP)升高。颅内压增加导致 ICF 的氯化钠进入脑脊液。接下来经过几个小时,细胞内的 K_+ 也会进入脑脊液,经过数天,细胞内的有机溶质也会进入脑脊液。上述变化降低了 ICF 渗透压,使脑容量恢复正常。但是,如果严重低钠血症发生得太快,则大脑没有足够的时间进行适应,将会发生脑水肿,进一步增加颅内压,形成脑疝,最终导致患者死亡。

27. 大脑如何适应高钠血症?

随着急性高钠血症和血浆渗透压增加,水分立即从大脑中移出,颅内压降低。颅内压降低促进脑脊液与氯化钠一起进入脑细胞,部分纠正了脑容量的流失。在数小时内,大脑进一步适应,脑细胞内的钾离子、钠离子和氯离子增加。细胞内渗透压的升高使水从细胞外进入细胞内,并恢复约 60% 的脑容量。经过数天,大脑积聚了有机溶质(渗透物质),以前称为不明原因渗透物质,使大脑容量恢复到接近正常水平。这些溶质包括谷氨酰胺、牛磺酸、谷氨酸、肌醇和磷酸肌酸。如果大脑来不及适应快速进展的高钠血症,将出现脑细胞皱缩,血管撕裂,导致颅内出血、颅内压增高、压迫性损伤、脑疝和死亡。

28. 如何诊治低钠血症患者?

低钠血症见于1%的门诊患者,4%~15%的住院患者,18%的养老院老人,以及近30%的重症监护室(ICU)患者。低钠血症时,首先要评估患者的血容量状态——无论是低血容量、正常血容量还是高血容量。从患者的病史和体格检查开始进行评估。病史询问应包括是否应用利尿剂、其他药物(见表29.2)、泻药,是否合并腹泻、多尿、恶心、呕吐、糖尿病、肾脏疾病和肝脏疾病等。询问其是否合并头晕或者行动失衡等情况。由于全身总血容量与总钠成正比,对患者血容量状态的全面评估有助于确定循环血容量和治疗方案。仰卧位时颈静脉塌陷、体位变化时出现血压和脉搏改变的患者(站立时血压下降超过 20/10mmHg 和脉率增加大于20 次 /min)提示低血容量和盐水(NaCl 和水)耗尽。颈静脉怒张和水肿提示高血容量和水钠潴留。无体位变化和水肿的低钠血症患者血容量正常,但容量可能略有不明显的增加或减少。在询问病史和体格检查后,应评估症状的严重程度。低钠血症(P_{Na}<135mmol/L)可分为轻度(>129mmol/L)、中度(125~129mmol/L)、重度(<125mmol/L)。低钠血症的治疗取决于其临床症状,如果临床症状较为严重,那么就应在全面评估之前立即给予治疗(见问题 25)。为了进一步评估患者的病情,通过测量血浆渗透压(P_{osm})明确低钠血症是高渗性、等渗性还是低渗性。同时,测量尿渗透压(U_{osm})及渗透间隙。如果 P_{osm} 升高(高渗性低钠血症,P_{osm}>295mOsm/kg),并且渗透间隙升高(>10mOsm/kg),则 ECF 中除钠、尿素和葡萄糖外,还含有大量渗透活性物质,如麦芽糖、甘氨酸、甘露醇。患者近期可能有因 ICP 升高的治疗史,近期接受过前列腺或子宫手术或静脉注射免疫球蛋白(intravenous immunoglobulin,IVIG)。若 P_{osm} 正常(等渗性低钠血症,P_{osm}280~295mOsm/kg),且渗透间隙升高,可能是由于过量的脂质(高甘油三酯血症)或蛋白质(多发性骨髓瘤)取代了水分,导致假性低钠血症。假性低钠血症时,测得的 P_{osm} 是正常的,但是,渗透间隙的增加超过 10mOsm/kg。使用直接 Na 选择性电极测量未稀释的 P_{Na} 可提供正常的 P_{Na} 浓度。最后,当 P_{osm} 降低时(P_{osm}<280mOsm/kg 的低渗性低钠血症),P_{osm} 被认为适应 P_{Na},渗透间隙正常。测量 U_{osm} 有助于鉴别诊断。如果 U_{osm} 小于 100mOsm/kg,考虑存在烦渴、大量喝啤酒或营养不良(见问题 45 和 48)。但是,大多数低渗性低钠血症患者的 U_{osm}>100mOsm/kg(在晚期慢性肾脏病患者中 >200mOsm/kg)。这与稀释缺陷和 ADH 效应(适当与否)相一致。如表 29.3 和表 29.4 所示,对容量状态的初步评估对于指导治疗及纠正潜在疾病是非常重要的。测量尿钠对诊断和治疗也至关重要。U_{Na}<30mmol/L 提示 ECV 降低,U_{Na}≥30mmol/L 提示 ECV 正常或升高。如果患者丢失了盐分,那就给他们补充生理盐水。如果他们摄入了过多的水分,则限制水的分摄入。如果他们摄入了过多的盐和水,并且摄入的水多于盐,则限制盐和

水的摄入,但对水的限制更严格。这听起来很简单,然而有时很难确定血容量的微小变化,这种微小变化对于评估至关重要(详见问题 29)。血容量过多的患者慎用祥利尿剂,急症患者慎用 3% 的生理盐水(详见问题 47)。

表 29.3　低钠血症的病因 [a]

病理生理	相关疾病
肾性失钠和有效循环血容量降低 $U_{Na}>30mmol/L$	利尿剂 渗透性利尿(葡萄糖、尿素氮、甘露醇) 原发性肾上腺皮质功能不全 肾小管酸中毒($NaHCO_3$ 丢失) 失盐性肾病 酮尿症 脑性耗盐综合征
非肾性失钠和有效循环血容量降低 $U_{Na}<30mmol/L$	呕吐 腹泻 胰腺炎、横纹肌溶解、烧伤 腹膜炎、肠梗阻
水过多 $U_{Na}>30mmol/L$	SIADH 药物(见表 24.2) 继发性肾上腺功能皮质不全 甲状腺功能减退
钠和水过多伴有效循环血容量降低 $U_{Na}<30mmol/L$	充血性心力衰竭 肝硬化 肾病综合征
钠和水过多伴有效循环血容量升高 $U_{Na}>30mmol/L$	急性肾功能衰竭 慢性肾衰肾功能衰竭 妊娠

注:SIADH,抗利尿激素不适当分泌综合征。

低钠血症通常意味着血浆中水多于钠。仔细进行血容量评估是很重要的。血容量丢失(肾性或非肾性)通常指失盐(失盐 > 失水),伴随有效循环血容量降低。容量过多(高血容量)通常指盐过量(水 > 盐)伴水肿,有效循环血容量降低或升高。水过多通常导致血容量轻度增多,从而影响压力感受器的活性。U_{Na} 反映肾脏灌注、肾小管完整性和激素水平。当 $U_{Na}>20\sim30mmol/L$ 时,提示存在肾性失钠,当 $U_{Na}<20\sim30mmol/L$,提示肾脏保钠。

表 29.4　低钠血症的治疗 [a]

疾病	体征	水肿	U_{Na}	治疗
肾性失钠	有	无	>30mmol/L	给予等渗盐水
非肾性失钠	有	无	<30mmol/L	给予等渗盐水

续表

疾病	体征	水肿	U_{Na}	治疗
水过多	无	无	>30mmol/L	限水
钠和水过多	无	有	<30mmol/L	限水 > 盐
钠和水过多	无	有	>30mmol/L	限水 > 盐

注:显著的高脂血症或高蛋白血症可导致假性低钠血症,后者降低 P_{Na} 的测定值。使用直接 Na 选择性电极测量未稀释的 P_{Na},该方法可校正过量的脂质和蛋白质,提供正确的 P_{Na} 浓度。但是,常规检测或提前稀释会错误地导致 P_{Na} 测定结果偏低。测定血浆渗透压(P_{osm})有助于鉴别假性低钠血症。渗透压力计测量的 P_{osm} 的仅仅是血浆中水的渗透活性,不包括脂质和蛋白质。在假性低钠血症患者中测定的 P_{osm} 是正常的,由于测定的 P_{Na} 偏低,所以渗透间隙可升高到 >10mOsm/kg。应小心谨慎应用袢利尿剂治疗水肿,应用 3% 的盐水治疗急性低钠血症。

29. 对于低钠血症患者,初始的血容量评估要点有哪些?

进行全面的容量评估有助于确定低钠血症的潜在病因(详见表 29.3)并指导治疗(详见表 29.4)。最好通过查看患者的颈静脉、体位性体征及水肿来评估患者的血容量。有时,即使最好的临床医生也无法很好地评估有效血容量,但很少需要中心静脉插管。U_{Na} 和水肿是评估血容量的其他有效线索。应每天测量体重,必要时应连续测量体位性生命体征。实验室检查应包括 P_{osm}、血液生化指标(Na、K、Cl、CO_2、肌酐、BUN、葡萄糖、白蛋白、Ca、Mg);U_{Na}、U_{Cl}、U_{Cr}、U_{osm}、Na 的部分排泄。有无水肿及 U_{Na} 值对评估是最有帮助的。

30. 如何描述和诊断抗利尿激素不适当分泌综合征患者?

抗利尿激素不适当分泌综合征(syndrome of inappropriate secretion of ADH,SIADH)也被称为 SIAD 或不适当抗利尿综合征,在没有适当的渗透或容量刺激时,持续分泌抗利尿激素,就会出现这种情况。临床上,血容量正常、血浆渗透压下降、尿液未被充分稀释都是 SIADH 的诊断线索。应按照问题 28 所讨论的内容接诊患者。通过体格检查来确定血容量正常是很重要的。然后,还应该测量 P_{osm}、U_{osm}、P_{Na}、U_{Na}、U_K。最后,必须排除垂体、肾上腺、甲状腺功能异常等情况才能诊断 SIADH。SIADH 的诊断标准包括:低钠血症(<135mmol/L)、低血浆渗透压(<280mOsm/kg)、高尿渗透压(>100mOsm/kg)、U_{Na}>40mmol/L、$U_{Na}+U_k>P_{Na}$。通常认为 SIADH 患者的血容量是正常的。但是,实际上这些患者的血容量是过量的。与局限于 ECF 的过量盐水不同,过量水分的 2/3 分布到 ICF,1/3 分布到 ECF(见图 29.1)。因此,ECF 过量是轻微的,通常无法通过临床检查发现。尽管如此,SIADH 患者的有效血容量轻度升高,并且可以被肾脏所感知。eGFR 升高,导致血尿酸(<4mg/dL)、BUN、肌酐水平下降。有效血容量升高也会使 ANP 分泌增加,随着 eGFR 升高,促进尿钠排泄。上述改变是 SIADH 的典型表现。脱水及其他一些疾病可以掩盖 SIADH 的典型临床表现。例如,患有肺癌的异位 ADH 分泌患者可能出现腹泻脱水、食物摄入不足(溶质)和因虚弱导致的水分摄入不足。在这种情况下,U_{Na} 和 U_{cl} 可以低于 20mmol/L,此时,直接测量 ADH 可能会有所帮助。

31. 如何治疗 SIADH 患者?

SIADH 患者最初应限制饮水(500~1 000mL/d)。但是,纠正低钠血症所需要的液体限制患者通常难以耐受,尤其是在 $U_{Na}+U_K$ 显著大于 P_{Na} 时。同时给予患者高钠饮食(4~8g/d)、高蛋白饮食[≥2g/(kg·d)]、袢利尿剂(例如呋塞米 20mg,每天 2 次)和限制水可能更有效。如果饮食调整和限水不能耐受或不能达到应有的效果,口服尿素 15~60g/d 可能通过增加游离水的渗透排泄和尿钠排泄来纠正低钠血症。地美环素和碳酸锂均作用于集合管以减少 ADH 的作用并改善低钠血症。地美环素和碳酸锂均以 600~1 200mg/d 分 2~4 次口服给药。由于碳酸锂具有神经系统、心血管系统及其他系统毒性,因此,除非没有其他治疗选择,否则尽量避免使用碳酸锂。此外,上述两种药物均可引起肾毒性,地美环素可能导致肝硬化患者发生严重的肾功能衰竭。因此,肝硬化和严重肝病患者禁用地美环素,如果 eGFR<30mL/(min·1.73m^2),应避免使用锂剂。口服(托伐普坦)或静脉注射(康尼伐坦)V2 受体拮抗剂(普坦类)均对 SIADH 治疗有效(见问题 42)。仔细监测 P_{Na} 很重要,当其他干预措施失败时,可能需要 V2 受体拮抗剂来治疗低钠血症。由于 P_{Na} 变化的反应较慢(以天计),因此,普坦类药物不适用于治疗与急性低钠血症相关的神经系统症状。该药也禁用于严重肝病患者,且不适于长期治疗(大于 30 天)。如果可能,应该纠正 SIADH 的潜在病因或促发因素(详见问题 18、19)。有明显症状的低钠血症的治疗在问题 40 中进行讨论。

32. SIADH 可以分为哪 4 种类型?

根据 ADH 对 P_{osm} 的反应,可以将 SIADH 分为 4 种类型。

● A 型:ADH 分泌不受 P_{osm} 调控,对 P_{osm} 无可预测的反应;

● B 型:ADH 逸脱,对 ADH 的抑制选择性丧失。当 P_{osm} 降低时,ADH 持续分泌,但当 P_{osm} 正常至升高时,ADH 分泌正常或被抑制;

● C 型:ADH 对 P_{osm} 的反应正常,渗透压调定点重置,ADH 释放阈值下调(如 260~275mOsm/kg,或 P_{Na} 125~135mmol/L);

● D 型:低 P_{osm} 时 ADH 分离的抗利尿作用,P_{osm} 降低时,ADH 水平相应下降或检测不到(可能由于肾脏对 ADH 的敏感性增高或未知的 ADH 样物质)。

33. 多尿的主要原因是什么?

多尿是指尿量大于 3L/d。导致多尿的四种主要的原因分别是:(1)中枢性尿崩症(ADH 分泌缺陷),(2)肾性尿崩症(ADH 对肾脏的作用缺陷),(3)精神性烦渴(精神病),(4)致渴性尿崩症(渴觉中枢缺陷)。各种类型的尿崩症可以是部分性的也可以是完全性的,一般来说,尿崩症患者 U_{osm} 小于 P_{osm},通常 U_{osm} 小于 100mOsm/kg。在糖尿病(葡萄糖)、肾功能衰竭恢复期(尿素氮)和静脉输液(盐水或甘露醇)等情况下,渗透性利尿也可以导致多尿。后面这种情况,通过询问病史即可明确,并且 U_{osm} 大于 P_{osm}。有关降低 ADH 分泌和作用的药物和疾病,详见表 29.2。获得性肾性尿崩症的原因包括慢性肾病、电解质异常（低钾血症、低镁血症、高钙血症）、药物（锂、地美环素、顺铂）、镰状红细胞病（骨髓间质受损）、饮食（水分增加、溶质减少——啤酒、饥饿）和炎症性或浸润性肾脏病变（多发性骨髓瘤、淀粉样变性、结节病）。尿崩症可能与特定的遗传异常有关。遗传性中枢性尿崩症通常是常染色体显性遗传，在儿童期而非出生时出现临床症状。Wolfram 综合征是由于 4 号染色体短臂家族性遗传缺陷引起的，通常合并中枢性尿崩症、糖尿病、视神经萎缩和耳聋（DI, and diabetes mellitus, optic atrophy, and deafness, DIDMOAD）。先天性肾性尿崩症是由于 V2 受体或 AQP2 通道异常所致，该病在出生后第一周出现多尿和脱水症状。大多数肾性尿崩症是由于 V2 受体异常所致，且呈 X 染色体连锁，因此几乎都是男性子代患病。目前，已发现 150 余种突变，导致 V2 受体异常相关的尿崩症。与 AQP2 异常相关的肾性尿崩症（10%）可能是常染色体显性遗传或隐性遗传。当隐性遗传发生在女性患者中时，尿崩症可能是由 12 号染色体突变引起的。

34. 如何鉴别各种类型尿崩症引起的多尿与多饮？

过量饮水时，P_{Na}、BUN 和尿酸均较低。而尿崩症患者，P_{Na} 和尿酸升高，BUN 降低。中枢性尿崩症通常是突然发病，通常由于下丘脑分泌 ADH 的神经元被破坏 80%~90% 以上、使得 ADH 分泌大量受损所致，此外，中枢性尿崩症患者更喜冰水。通常情况下，多尿的原因可以通过病史和实验室检查得以明确。不能确诊的病例，可以进行限水试验（water restriction test, WRT），该试验可能需要 6~18 个小时，具体取决于初始的水化状态。血容量不足、甲状腺功能减退、肾上腺功能不全、未控制的糖尿病或肾功能不全的患者不应进行 WRT 试验。

35. 如何进行 WRT 实验？

- 除非不能密切观察患者的一般情况，否则可在门诊进行限水试验。门诊检查受限的患者可能需要住院治疗。
- 测量患者基线体重、P_{osm}、P_{Na}、P_{BUN}、血浆葡萄糖、尿量、U_{osm}、U_{Na} 和 U_K。在试验过程中，需每小时测量患者的体重、尿量和 U_{osm}。
- 试验过程中不允许进食或饮水。
- 密切观察患者是否有脱水迹象（低血压、心动过速）及偷偷饮水。
- 当连续 3 小时 U_{osm} 升高不超过 30mOsm/kg、P_{osm} 达到 295~300mOsm/kg、患者体重下降 3%~5% 或出现低血压时，终止 WRT。如果患者体重下降超过基线体重的 3%~5%，继续脱水也不安全。
- 当 P_{osm} 在 295~300mOsm/kg 时，内源性 ADH 水平应大于 5pg/ml，此时肾脏达到最大的尿液浓缩能力。
- WRT 试验终止时，重复检测所有基线指标。
- 皮下注射 5U AVP 水剂或 2μg DDAVP。
- 在 30、60、120 分钟时，重复检测基线指标。
- 计算 U_{osm}/P_{osm} 和 $[U_{Na}+U_K]/P_{Na}$ 比值，来核实测量的 U_{osm}/P_{osm}。

36. 如何解释 WRT 的结果?

表 29.5 总结了 WRT 可能会出现的结果。WRT 通过增加 P_{osm}、最大程度刺激内源性 ADH 释放,并且通过测量 U_{osm} 来评估肾脏的浓缩能力。如果脱水诱导的 ADH 产生受损,则给予外源性 ADH 以评估肾脏对 ADH 浓缩的反应。如果 WRT 结果可疑,则应冻存基线和试验结束时用于检测的血浆样本,以便以后检测 ADH。当 P_{osm} 小于 280mOsm/kg 时,P_{ADH} 预期的正常值小于 0.5pg/mL,当 P_{osm} 大于 295mOsm/kg 时,P_{ADH} 预期的正常值大于 5pg/mL。

表 29.5 限水前后的数值[a]				
	限水前		限水后	
	血浆渗透压 (P_{osm})	血钠 (P_{Na})	尿渗透压/血浆渗透压 (U_{osm}/P_{osm})	尿渗透压/血浆渗透压 +ADH[b] (U_{osm}/P_{osm}+ADH[b])	PADH
正常情况	正常	正常	>1	>1 (<10%)	↑
精神性烦渴/致渴性尿崩症	↓	↓	>1	>1 (<10%)	↑ or 正常
完全中枢性尿崩症	↑	↑↑	<1	>1 (>50%)	—
部分中枢性尿崩症	↑	↑	>1	>1 (10%~50%)	↓
完全肾性尿崩症	↑	↑	<1	<1 (<10%)	↑↑
部分肾性尿崩症	↑	↑	>1	>1 (<10%)	↑↑

[a] 回想一下,当尿渗透压 > 血浆渗透压时,有抗利尿作用,肾脏保留游离自由水。同样,当 $[U_{Na}+U_K]$ > P_{Na} 时也是如此,而且这些测量值更易获得。当尿渗透压 < 血浆渗透压或者 $[U_{Na}+U_K]$ < P_{Na} 时,存在自由水的净流失,ADH 几乎没有作用。

[b] 括号中的值表示皮下注射 5 单位加压素或 2μg 醋酸去氨加压素后尿渗透压(而非尿渗透压/血浆渗透压的比值)变化的百分比。

↓,下降;↑↑,显著升高;↑,升高;—,无变化;ADH,抗利尿激素;DI,尿崩症;NL,正常。

37. 限水后多尿患者的预期血浆 ADH 浓度和尿渗透压是多少?

详见表 29.6。

表 29.6 限水后 ADH 和 U_{osm} 的预期值		
多尿的原因	ADH	U_{osm}
正常情况	>2pg/mL	>800mOsm/kg
原发性烦渴	<5pg/mL	>500mOsm/kg
完全中枢性尿崩症	测不到	<300mOsm/kg
部分中枢性尿崩症	<1.5pg/mL	300~800mOsm/kg
肾性尿崩症	>5pg/mL	300~500mOsm/kg

ADH,抗利尿激素;DI,尿崩症;U_{osm},尿渗透压。

38. 如何评估高钠血症患者?

与低钠血症相比,高钠血症并不常见,见于不足 1% 的住院患者。实际上,除非患者渴感异常或无法获得水,否则他们可通过饮用与失水成正比的水分维持 P_{Na} 接近正常。然而,高达 5%~10% 的 ICU 患者存在一定程度的高钠血症。失水是高钠血症的常见病因,几乎所有患者都需要补水治疗(表 29.7)。如问题 28、29 所述,必须仔细评估患者的容量状态,在获得实验室检查结果后,根据表 29.8 进行治疗。如果患者存在多尿,则应该包括问题 33 和问题 34 中的治疗方法。

表 29.7   高钠血症的病因 [a]

病理生理	相关原因
肾性失水 > 失钠 $U_{Na}>20mmol/L$	渗透性利尿剂 袢利尿剂 肾脏疾病 梗阻后利尿
非肾性失水 > 失钠 $U_{Na}<20mmol/L$	渗透性腹泻 呕吐 出汗 腹泻 烧伤
钠过多 > 水 $U_{Na}>20mmol/L$	库欣综合征 原发性醛固酮增多症 NaCl 或 $NaHCO_3$ 摄入过多 高渗盐水和碳酸氢盐 高渗透析
肾脏丢水 $U_{Na}>20mmol/L$	中枢性尿崩症 肾性尿崩症
非肾性失水 $U_{Na}<20mmol/L$	显性失水增多 无法获得水

高钠血症意味着血浆中的水分低于血钠,如果及时补充水分,高钠血症通常不会发生或表现很轻微。然而,无人照看的年老、年幼或病情重者由于无法获得足够的水分,因此,高钠血症可能会很严重。全面的血容量评估很重要。血容量减少(低血容量性)通常指肾脏或肾外失盐(失水 > 失盐),通常给予 0.9% 或 0.45% 的盐水纠正血容量不足,然后再补充水分。血容量增多(高血容量性)通常指盐水过多(盐 > 水),体内总钠含量升高,给予补水及限盐治疗。也可以使用袢利尿剂来治疗容量超负荷。正常血容量性高钠血症是由于失水引起的,应用自由水补充治疗,如果失水是由尿崩症引起的,则应采用血管升压素治疗。

表 29.8   高钠血症的治疗方法

疾病	体位性表现	水肿	U_{Na}	U_{osm}	治疗
肾脏失水 > 失 Na	有	无	>20mmol/L	↓ —	0.9%~0.45% 盐水
肾外失水 > 失 Na	有	无	<20mmol/L	↑	0.9%~0.45% 盐水

续表

疾病	体位性表现	水肿	U_{Na}	U_{osm}	治疗
Na 过多	无	有或无	>20mmol/L	↑—	自由水或利尿剂
肾脏失水	无	无	>20mmol/L	↓↑—	自由水
肾外失水	无	无	<20mmol/L	↑	自由水

自由水为 5% 葡萄糖静脉输液或饮水。当患者出现严重血容量不足的迹象时，例如低血压或血压和脉搏的体位性变化，输注生理盐水以纠正血容量不足。给予渗透压为 308mOsm/kg（低于血浆渗透压）的等渗（0.9%）生理盐水是合适的治疗方法。0.9% 的生理盐水可以纠正容量不足和高钠血症。在血容量恢复后，改为 0.45% 的盐水，最后改为 5% 的葡萄糖。Na 过多时可以应用祥利尿剂。

↑，高渗；↓，低渗；—，等渗。

39. 如何诊断和治疗尿崩症患者？

尿崩症是由于 ADH 分泌减少（中枢性尿崩症）或肾脏对 ADH 无反应（肾性尿崩症），导致肾脏失水过多的一组综合征。尿崩症的主要表现是多尿和低渗尿。轻度高钠血症、低尿素氮和尿酸轻度升高均提示尿崩症。ADH 和催产素神经分泌囊泡是正常情况下垂体后叶呈高信号的原因所在，在磁共振成像（MRI）T1 加权像上表现为亮点。在特发性中枢性尿崩症患者中，垂体后叶高信号消失。但是，垂体后叶高信号也会随着年龄的增长而减少，在大多数没有尿崩症的老年患者中，也可表现为垂体后叶高信号消失。突然出现的多尿也提示中枢性尿崩症。尿液浓缩所需的 ADH 很少，因此，分泌抗利尿激素的神经元损失 80%~90%，才会出现多尿。如问题 33 和 34 所述，尿崩症首先要与原发性烦渴相鉴别，然后再区分是中枢性还是肾性尿崩症。确定治疗方案之前，应给患者补水以防止脱水。轻度尿崩症患者仅需摄入足够的水分，不需要其他治疗。尿崩症患者可通过饮水进行治疗，除非有渴感缺失或无法获得水分。中枢性尿崩症可以使用 DDAVP 鼻腔喷雾剂或口服片剂治疗。口服 DDAVP（0.1mg 或 0.2mg/ 片）的起始剂量为 0.05mg，每天 1 次或 2 次，必要时可增加到最大剂量：0.4mg 每 8 小时 1 次。片剂的吸收率仅为 5%，进餐时吸收率进一步降低 50%。至少应在睡前服用一次。因使用鼻腔喷雾剂导致鼻窦炎的患者，首选口服 DDAVP。根据需要，DDAVP 鼻喷剂（100μg/mL 溶液），每隔 12~24 小时给药 1 次，用于治疗口渴和多尿。也可以通过计量吸入器（0.1mL/ 喷）或带有刻度的塑料管进行鼻腔给药。起始剂量为 0.05~0.1mL，每天给药 1~2 次，根据尿量调整剂量。住院患者可以每 12~24 小时静脉、肌内或皮下注射 1~2μg 非口服的 DDAVP（4μg/mL）。肾性尿崩症可以是部分性或不完全性的，因此可能对 DDAVP 有反应。如果可能，应纠正或改善致病原因（见问题 33）。

推荐不影响营养需求的低钠低蛋白饮食，应强调定期排尿以避免膀胱过度充盈并防止膀胱功能障碍。中枢性尿崩症和肾性尿崩症均对氢氯噻嗪有部分反应（25mg，每日 1 次或 2 次）。阿米洛利 5~10mg，每日 1 次或 2 次，可作为噻嗪类药物的辅助药物，对锂所致的肾毒性非常有效。如果一种药物无效，联合治疗可能对肾性尿崩症有效。联合用药可能包括吲哚美辛联合氢氯噻嗪、吲哚美辛联合 DDAVP

或吲哚美辛联合阿米洛利。吲哚美辛 25~50mg,每 8 小时口服 1 次有效,但其他非甾体抗炎药(NSAID;托美汀和布洛芬)可能效果较差。

40. 应以多快的速度纠正水过量或水缺乏?

治疗体内总水量异常的关键是预防破坏性神经系统并发症。如问题 25 和问题 26 所述,大脑适应体内总水量的变化,强调仅对有症状的患者进行紧急治疗。处理水代谢紊乱的 3 个有用原则(通过 P_{Na} 的变化来衡量)如下:

(1)恢复 P_{Na} 至正常范围的速度应根据 P_{Na} 变化的速度而定。如果 P_{Na} 变化的速度慢(数天),纠正时速度也要慢(数天);如果变化速度快(数分钟至数小时),纠正时速度也要快(数分钟至数小时)。

(2)如果没有水钠失衡的症状(见问题 24),则不需要紧急处理。如果有症状,则需要紧急处理。问题 25 和 26 概述了大脑对张力改变的适应性,这种张力的改变可能导致脑容量发生破坏性改变。这些适应也会导致患者出现临床症状。因此,出现症状后临床医生应迅速纠正这种张力改变。

(3)应快速将 P_{Na} 校正到接近正常范围(直到症状减轻),而不是达到正常范围。

这些概念——P_{Na} 校正的速度、症状和程度——既适用于低钠血症,也适用于高钠血症(见问题 47)。

41. [$U_{Na}+U_K$]/P_{Na} 比值的意义是什么?

[$U_{Na}+U_K$]/P_{Na} 比率用于计算每天排泄的自由水,并且有助于确定在不降低 P_{Na} 的情况下可以消耗的水量。如果[$U_{Na}+U_K$]/P_{Na} 比率 >1,则患者没有排泄自由水。因此,给予患者的所有水都得以保留,自由水清除为负值。任何消耗的水会降低 P_{Na}。如果该比率 <1,则患者正在排泄自由水,并且在不降低 P_{Na} 的同时消耗部分自由水。

例如,如果患者 A 每天排尿 2L,U_{Na} 值为 20mmol/L,U_K 为 20mmol/L,P_{Na} 为 135mmol/L,则患者排泄 1.4L 无电解质尿液。如果隐性失水量为 800mL,则患者 A 可消耗 1.4L+0.8L=2.2L 自由水,而 P_{Na} 不变。如果患者 A 有 1 000mL 的液体限制,则净液体平衡为 1 000mL-2 200mL=1 200mL 丢失。

反之,如果患者 B 每天排尿 2L,U_{Na} 值为 130mmol/L,U_K 为 60mmol/L,P_{Na} 为 125mmol/L,则患者 B 保留 1.04L 自由水。因此,没有自由水丢失。如果患者 B 同样有 800mL 的隐性失水,则患者 B 在无额外液体摄入的情况下将保留 204mL 自由水。在相同的 1 000mL 液体限制下,患者 B 的液体净增量为 1 000mL+204mL=1 204mL。这种自由水潴留会使低钠血症恶化。患者 A 和 B 的自由水清除率计算如下:

自由水清除公式为:

$$CH_2O=V\left(1-\frac{[U_{Na}+U_K]}{P_{Na}}\right)$$

患者 A:

$$CH_2O=2L\left(1-\frac{[20+20]}{135}\right)=2L(1-0.30)=2L\times0.70=1.4L$$

患者 B：

$$CH_2O=2L\left(1-\frac{[130+60]}{125}\right)=2L(1-1.52)=2L\times(-0.52)=-1.04L$$

42. 血管升压素受体拮抗剂是什么，何时用于治疗低钠血症？

低钠血症的常规治疗是限水或补充盐水，这种治疗方法适用于大多数低钠血症患者。考尼伐坦是血管升压素受体拮抗剂(vasopressin receptor antagonist，VRA)，是治疗 ECF 容量正常的低钠血症(SIADH)住院患者的一线用药。考尼伐坦阻止 AVP 与位于血管和肾小管内的 V_{1a} 和 V_2 受体结合。阻断 V_2 受体可减少自由水的重吸收并增加自由水的排泄。阻断 V_{1a} 受体不仅导致血管扩张，减少充血性心力衰竭(congestive heart failure，CHF)的后负荷，还能降低肝硬化的血流动力学异常。考尼伐坦是 20mg/5mL 的针剂。推荐剂量是在 30 分钟内静脉注射 20mg 负荷量，然后在 24 小时内连续输注 20mg，再持续 2~4 天。如果血清钠未能按预定的速度升高，增加剂量至 40mg/ 天，持续静脉输注，用药时程不应超过 4 天。托伐普坦是一种单纯 V_2 受体拮抗剂，有 15mg 和 30mg 两种片剂，可供每日一次口服给药。剂量可以每天增加 15~30mg，最大剂量为每日 60mg。与考尼伐坦一样，托伐普坦选择性利水，对 Na 和 K 的排泄没有影响。这些药物被命名为"排水利尿剂"，以强调它们与排钠利尿剂呋塞米具有不同的作用机制。阻断 ADH 对 V_2 受体的作用可以快速纠正低钠血症，因此，监测 P_{Na} 变化对于防止过快校正 P_{Na} 非常重要。短期和长期研究均已证实，此类药物对患有 SIADH、肝硬化和充血性心力衰竭的低钠血症患者有益。但是，这些药物禁用于慢性肝病患者，美国食品药品监督管理局(FDA)已经发布了警告，禁止使用托伐普坦超过 30 天。此外，应用托伐普坦治疗 30 天的费用约为 1.3 万美元。

43. 对于高血糖患者，适当的 P_{Na} 校正系数是多少？

标准纠正系数为：当血浆葡萄糖浓度介于 100mg/dL~400mg/dL 时，血糖每增加 100mg/dL，P_{Na} 降低 1.6mmol/L。如果患者的血糖值 >400mg/dL，则校正系数因子为 2.4mmol/L。

水代谢的临床问题

44. 一名 75 岁的女性出现意识模糊，但无局灶性神经系统体征。她患有 2 型糖尿病。血压为 110/54mmHg，脉搏为 96 次 /min。仰卧位颈静脉不可见。血浆葡萄糖 = 900mg/dL，P_{Na}=135mmol/L，CO_2=20mmol/L，P_{Cr}=3.0mg/dL，BUN=50mg/dL，U_{Na}=40mmol/L；尿糖为 4+，尿酮 3+。该患者的液体和容量状态及治疗情况如何？

由于胰岛素缺乏，葡萄糖保留在 ECF 中，并增加 ECF 张力。更大的张力促进水从 ICF 进入 ECF,ICF 浓缩,ECF 稀释,直到 ICF 和 ECF 渗透压相等。900mg/dL 葡萄糖(900÷18=50mOsm/kg)产生的渗透压是促使水从 ICF 到 ECF 的驱动力。水从 ICF 移动到 ECF 稀释了 ECF,P_{Na} 降低(转移性低钠血症)。当血浆葡萄糖超过 100mg/dL 时,血糖每升高 100mg/dL,P_{Na} 降低 1.6mmol/L。对于该患者,P_{Na} 预计下降(900−100)/100×1.6=13mmol/L。预计 P_{Na} 为 140−13=127mmol/L。但是,如果血糖超过 400mg/dL,更准确的校正系数是 2.4mmol/L(见问题 43)。那么,预计 P_{Na} 下降为(900−100)÷100×2.4=19mmol/L,P_{Na} 为 140−19=121mmol/L。但该患者的 P_{Na} 为 135mmol/L,表明渗透性利尿和严重脱水导致水分进一步流失。有效渗透压为 2×135+900/18=320mOsm/kg,与高渗性昏迷相符合。由于该女性患者的 TBW 降低、血压降低,并且 BUN/Cr 比值提示存在肾前性肾功能不全,您可能认为她的 U_{Na} 低、U_{osm} 高。然而,由尿糖、尿酮和尿素氮引起的渗透性利尿会使尿中的 U_{Na} 和水增多,因此,U_{Na} 和 U_{osm} 均不能作为判断脱水的有效标志。仰卧位时颈静脉塌陷通常是由于血管内容量不足所致。若将她的葡萄糖迅速降至 100mg/dL 可迅速降低 P_{osm},水分转移到 ICF,P_{Na} 增加 13~19mmol/L,可能导致脑水肿和心力衰竭。该患者患有高血糖高渗状态(hyperglycemic hyperosmolar state,HHS),伴有轻度酮症、意识模糊、血容量不足以及有效渗透压 320mOsm/Kg。建议患者到 ICU 住院,给予 0.9% 盐水 500~1 000mL/h,持续 2~4 小时,以补充血容量,输液过程中密切监测以避免容量超负荷。如果经补液后,葡萄糖未能以每小时 50~70mg/dL 的速度下降,应静脉注射(0.1U/kg)常规胰岛素,然后以每小时 0.1U/kg 的速度连续输注常规胰岛素,并调整静脉输液(通常改用 0.45% 盐水)和胰岛素以避免 P_{osm} 的变化 >3mOsm/kg/h。遵循 HHS 的治疗方案。

45. 一名 35 岁的精神分裂症患者,该患者主要表现为精神功能改变和尿量过多。U_{osm}=70mOsm/kg。P_{osm}=280mOsm/kg。24 小时尿量为 12L/d。每日排泄多少自由水?

自由水清除率(C_{H_2O})是每日排泄的无溶质水的量。渗透压清除率(C_{osm})是每天排泄的尿液量,其中包含与血浆等渗的所有溶质。当尿液渗透压低于血浆时,总尿量由两部分组成:一部分不含溶质(C_{H_2O}),另一部分与血浆等渗(C_{osm})。要测量尿中有多少是自由水,首先要计算 C_{H_2O}。计算 C_{H_2O} 需要知道 C_{osm} 和尿量(V)。任何物质(包括渗透压)的清除公式都是相同的:

$$C=\frac{UV}{P}$$

其中 C 为单位时间内清除该物质的血浆体积,U 是尿中该物质的浓度,P 指血浆中该物质的浓度,V 是单位时间内的总尿量。该患者的计算如下:

$$V=C_{osm}+CH_2O$$
$$CH_2O=V-C_{osm}$$
$$C_{osm}=\frac{U_{osm}V}{P_{osm}}$$

$$C_{osm}=\frac{(70mOsm/kg\times12L/day)}{280mOsm/kg}=3.0L/day$$

$$CH_2O=V-C_{osm}=12L/day-3L/day=9L/day$$

对公式进行整理后,提供了另外一种计算自由水清除率的方法,如下所示:

$$CH_2O=V\left(1-\frac{U_{osm}}{P_{osm}}\right)$$

$$CH_2O=12L/day\left(1-\frac{70}{280}\right)=9L/day$$

因此,患者的每日尿量包含 9L/d 的自由水和 3L/d 与血浆等渗的液体。这些信息不能区分原发性烦渴和尿崩症。但是,低 P_{osm}(280mOsm/kg)提示原发性烦渴。

46. 一名 45 岁的男性,30 年吸烟史,表现为咳嗽、呼吸困难、乏力和体重减轻 15 磅。胸片显示纵隔淋巴结肿大和右侧肺不张伴胸腔积液。P_{osm}=270mOsm/kg。P_{Na}=125mmol/L。U_{osm}=470mOsm/kg。U_{Na}=130mmol/L。U_K=60mmol/L。尿量 =1L/d。患者每天排泄多少自由水?肺部病变可能是什么疾病?

如果 $U_{osm}>P_{osm}$ 或 $U_{[Na+K]}>P_{Na}$,则尿液与血浆相比是高渗的。高渗尿由两部分组成:(1)包含所有溶质并保持与血浆等渗所需的体积是渗透压清除率(C_{osm});(2)从等渗肾小球滤液中排出的自由水体积,使 $U_{osm}>P_{osm}$ 或 $U_{[Na+K]}>P_{Na}$,代表负自由水清除率(T^{CH_2O},见下一段)。有两种计算自由水清除率的方法:一种方法使用渗透压,如问题 45 所述;一种应用电解质(Na 和 K)。自由水清除率可以更准确地估计自由水清除率和负自由水清除率,尤其是当尿液中含有大量非电解质物质(如尿素)时,会增加渗透压,但与自由水清除率无关。因此为了计算自由水清除率,使用了 U_{Na} 和 U_K 浓度以及 P_{Na}。由于该患者 $U_{[Na+K]}>P_{Na}$[(130+60)>130],故尿中自由水的净排泄量是负值,因此,其自由水清除率是负值。该患者的渗透压和自由水清除率计算如下:

经典渗透压(负)自由水清除率的计算:

$$V=C_{osm}-T^{CH_2O}$$

$$T^{CH_2O}=C_{osm}-V$$

$$C_{osm}=1L/day\left[\frac{470}{270}\right]=1.74L/day$$

$$T^{CH_2O}=1.74L/day-1L/day=0.74L/day$$

对公式进行整理,提供了另一种计算负自由水清除率的方法,如下所示:

$$T^{CH_2O}=V\left[\frac{U_{osm}}{P_{osm}}-1\right]$$

$$T^{CH_2O}=1L/day\left[\frac{470}{270}-1\right]=0.74L/day$$

自由水清除率(负自由水清除率)公式如下:

$$T^{CH_2O}=C_{[Na+K]}-V$$

$$C_{[Na+K]} = \left[\frac{U_{[Na+K]}}{P_{Na}} \times V \right]$$

$$C_{[Na+K]} = \left[\frac{190mEq/L}{125mEq/L} \times 1L/day \right] = 1.52L/day$$

$$T^{CH_2O} = 1.52L/day - 1L/day = 0.52L/day$$

因此,患者的肾脏每日向血浆中增加(通过水分重吸收)520~740mL自由水。P_{osm} 低时,肾脏不适合保留水分。这个现象提示 SIADH。在诊断 SIADH 之前,必须排除血容量不足、肾上腺皮质功能减退症和甲状腺功能减退。该患者患有肺小细胞癌,伴有异位 ADH 分泌。15% 的小细胞肺癌患者会出现 SIADH。肺小细胞癌与吸烟密切相关,占肺癌的 15%~25%。其他肺部肿瘤很少分泌 ADH。

47. 一名 34 岁、体重 60kg 的女性在胆囊切除术后,出院 12 小时后前来就诊。患者临床表现为头痛、意识模糊、肌肉痉挛、乏力、嗜睡、烦躁、恶心和呕吐。她出院时没有任何症状。P_{Na} 为 110mmol/L。什么原因导致低钠血症,如何快速处理?

患者的低钠血症可能与其术后饮用过多自由水以及疼痛和术后药物引起的 ADH 释放有关。根据患者的病史,低钠血症进展迅速(<48 小时),患者表现为严重的低钠血症症状。脑水肿的风险很高,治疗导致渗透性脱髓鞘综合征的风险较低。因此,应立即在急诊室开始治疗,然后将患者转入 ICU。在这种急性症状性低钠血症的情况下,治疗的目标是使 P_{Na} 迅速升高 4~6mmol/L,在症状改善后使 P_{Na} 逐渐增加至约 130mmol/L。最好在 10 分钟内静脉注射 2~3 次 3% 盐水(每次 100mL),每次静脉注射 3% 的盐水后,继以 3% 的盐水按 1~2mL/kg/h 的速度静脉输液,直至 P_{Na} 升高至预期目标值。以 1~2mL/kg/h 的速度输注 3% 的盐水通常可使 P_{Na} 增加约 1~2mmol/h。每隔 2~4 小时检测一次 P_{Na} 以监测疾病的进展并指导治疗。为了判断尿液中水和电解质损失的恢复情况,特别是如果 P_{Na} 没有以预计的速度发生变化时,应根据需要测量 U_{Na} 和 U_K。在急性低钠血症中,如果患者的症状为轻度至中度,则通过限水或以按 1~2mL/kg/h 的速度输注 3% 的盐水来缓慢纠正低钠血症,直到 P_{Na} 升至 130mmol/L,是较为合理的治疗方法。然后予以限水、同时增加口服钠的摄入量,直到 P_{Na} 恢复正常。该患者体内过量水和将 P_{Na} 校正到 120mmol/L 所需的 3% 盐水量的计算公式如下:

$$过量水 = \left(\frac{正常的\,P_{Na} - 观察到的\,P_{Na}}{正常的\,P_{Na}} \right) \times TBW$$

$$= \left(\frac{140-110}{140} \right) \times 0.5 \times 60kg$$

$$= 0.21 \times 30L$$

$$= 6.3L$$

$$Na\,缺乏 = (预期的\,P_{Na} - 观察到的\,P_{Na})$$

$$= (120-110) \times 0.5 \times 60kg$$

$$=10mEq/L \times 30L$$
$$=300mEq \ Na$$

临床上,了解 Na 的缺乏量是有帮助的,因为临床能以可控制的速度补充钠,以改善低钠血症。3% 盐水中的 Na 为 513mmol/L:

$$\frac{300mEq \ Na}{513mEq/L}=0.585L$$

假设尿液中没有 Na 或水的丢失,给予患者 585mL 3% 的盐水可将其 P_{Na} 纠正至 120mmol/L。输注 3% 的生理盐水使 P_{Na} 增加 6mmol/L 的计算方法如下:在体重为 60kg(体内含 50% 水)的女性中,P_{Na} 增加 6mmol/L 将需要:6mmol/L × 0.5 × 60kg=180mmol 的 Na。由于 3% 盐水含 513mmol/L 钠,因此需要 0.351L(180mmol Na ÷ 513mmol/L)或 351mL 3% 的盐水才能使 P_{Na} 增加 6mmol/L。因此,根据经验给予 3 次 100mL 3% 的盐水,每次在 10 分钟以上,在给予三次静脉负荷量所需的 30~40 分钟内,P_{Na} 纠正约 6mmol/L。

48. 一位极少外出的 80 岁老年女性,在被发现意识模糊后送往医院。三周前就诊,医生开始给她服用利尿剂治疗收缩期高血压。到达医院后她的 P_{Na} 为 110mmol/L。低钠血症的原因是什么?

随着年龄增长,老年患者的 GFR、肾小管浓缩功能、稀释功能降低。因此,80 岁女性的正常肾脏浓度范围(按年龄)为 100~700mOsm/kg。然而,老年人的最大 U_{osm} 可能低至 350mOsm/kg。该老年女性的平均饮食可能只产生 600mOsm/d 溶质。她的正常尿量范围是 0.9~6.0L/d。如果她的饮食摄入量降至 300mOsm/d,她的最大尿量将降至 3L/d,计算如下:

$$300mOsm/day \div 100mOsm/kg=3L/day$$

考虑到患者可自由饮水和应用噻嗪类利尿剂(损害尿液稀释功能),患者很容易出现水中毒和低钠血症。喝大量啤酒和采取"喝茶-烤面包饮食"的人群发生低钠血症的机制是总溶质摄入量低,水摄入量相对增加。排泄的渗透负荷降低限制了水的排泄。该患者的低钠血症可能是慢性的。但是,她唯一的症状是意识模糊,故属于轻度至中度症状。伴有严重低钠血症的轻度症状也提示慢性疾病。如果低钠血症的症状持续时间 >48 小时,或者在门诊不能明确低钠血症的持续时间,则其症状很可能是慢性的,鉴于渗透性脱髓鞘综合征(osmotic demyelination syndrome,ODS)的高风险,按照慢性低钠血症进行治疗是最安全的。对这位意识障碍的患者,计算机断层扫描(CT)或 MRI 有助于明确诊断,如果发现患者存在脑水肿,则可能调整治疗方案。为避免该患者和高危个体发生 ODS,应缓慢将 P_{Na} 纠正至 130mmol/L 这一目标值,并且在前 24 小时内 P_{Na} 升高不超过 4~6mmol/L,后续每 24 小时 P_{Na} 升高不超过 8mmol/L。对于 ODS 正常风险个体,前 24 小时内 P_{Na} 升高 4~8mmol/L,随后每 24 小时 P_{Na} 升高 9mmol/L。该患者的治疗应包括停用噻嗪类利尿剂和限水,直到症状进一步改善或 P_{Na} 达到 130mmol/L。注意:服用噻嗪类利尿剂的老年女性、酗酒者、营养不良患者、低钾血症患者和烧伤患者极易患 ODS。

关键点：水代谢

- 体内水分或分布的变化通常通过血浆钠浓度（P_{Na}）的变化得以反映，可能表现为低钠血症、正常血钠或高钠血症。低 P_{Na} 反映全身水分（TBW）多，高 P_{Na} 反映低 TBW。
- 水总是通过细胞膜从低渗透压向高渗透压处移动。该运动由细胞内液或细胞外液中有效渗透溶质的浓度决定，并与 P_{Na} 变化相关的神经症状和体征有关。
- 低钠血症可表现为低渗透压、正常渗透压或高渗透压，而高钠血症总是与高渗透压相关。
- 身体的水含量处于摄入和输出的平衡之中。
- 水平衡由渴感中枢、水摄入、溶质摄入、抗利尿激素（ADH）、皮质醇、醛固酮、利钠肽、压力感受传感器、ADH 受体、肾水通道（称为水通道蛋白）、肾功能和药物所控制。

关键点：水代谢异常的症状与治疗

- 水代谢异常的临床综合征包括抗利尿激素不适当分泌综合征、尿崩症、有效循环血容量（ECV）变化，上述变化可导致显著的水钠潴留、肺水肿和外周水肿以及严重的神经功能障碍。
- 有效纠正水代谢紊乱需要纠正血浆钠（P_{Na}）异常，并全面了解血浆和尿液渗透压（U_{osm}）、尿钠（U_{Na}）、尿钾（U_K）和有效循环血容量（ECV）的变化。此外，对患者容量和神经系统症状的全面评估至关重要。
- 如果神经系统症状发生迅速或严重，应迅速将血浆钠（P_{Na}）纠正至正常；如果没有症状，则不需紧急应对，应缓慢将血浆钠（P_{Na}）纠正至正常。
- 根据水代谢紊乱的不同情况，治疗包括限水或输液，给予高渗、等渗或低渗盐水，补钠、利尿剂、抗利尿激素，其他药物。

（康雪莹　肖艳新　译　周亚茹　校）

参考文献

Adrogue, H. J., & Madias, N. E. (2000). Hypernatremia. *New England Journal of Medicine, 342*, 1493–1499.

Adrogue, H. J., & Madias, N. E. (2000). Hyponatremia. *New England Journal of Medicine, 342*, 1581–1589.

Berl, T. (2015). Vasopressin antagonists. *New England Journal of Medicine, 372*, 2207-2216.

Berl, T., & Schrier, R. W. (2018). Disorders of water metabolism. In R. W. Schrier, (Ed.), *Renal and electrolyte disorders* (8th ed., p. 1). Philadelphia: Wolters Kluwer; 2018.

Braun, M. M., Barstow, C. H., & Pyzocha, N. J. (2015). Diagnosis and management of sodium disorders: hyponatremia and hypernatremia. *American Family Physician, 91*(5), 299–307.

Chawla, A., Sterns, R. H., Nigwekar, S. U., & Cappuccio J. D. (2011). Mortality and serum sodium: do patients die from or with hyponatremia? *Clinical Journal of the American Society of Nephrology, 6*, 960–965.

Ellison, D. H., & Berl, T. (2007). The syndrome of inappropriate antidiuresis. *New England Journal of Medicine, 356*, 2064–2072.

Filippatos, T. D., Makri, A., Elisaf, M. S., & Liamis, G. (2017). Hyponatremia in the elderly: challenges and solutions. *Clinical Interventions in Aging, 12*, 1957–1965.

Hannon, M. J., Finucane, F. M., Sherlock, M., Agha, A., & Thompson, C. J. (2012). Disorders of water homeostasis in neurosurgical patients. *Journal of Clinical Endocrinology and Metabolism, 97*, 1423–1433.

Hoorn, E. J., & Zietse, R. (2017). Diagnosis and treatment of hyponatremia: compilation of the guidelines. *Journal of the American Society of Nephrology, 28*(5), 1340–1349.

Knepper, M. A., Kwon, T. H., & Nielsen, S. (2015). Molecular physiology of water balance. *New England Journal of Medicine, 372*, 1349–1358.

Maesaka, J. K., Imbriano, L. J., & Miyawaki, N. (2017). Application of established pathophysiologic processes brings greater clarity to diagnosis and treatment of hyponatremia. *World Journal of Nephrology, 6*(2), 59–71.

Pasquel, F. J., & Umpierrez, G. E. (2014). Hyperosmolar hyperglycemic state: a historic review of the clinical presentation, diagnosis, and treatment. *Diabetes Care, 37*, 3124–3131.

Piper, G. L., & Lewis, J. K. (2012). Fluid and electrolyte management for the surgical patient. *Surgery Clinics of North America, 92*, 189–205.

Robinson, A. G., & Verbalis, J. G. (2016). Posterior pituitary. In S. Melmed, K. S. Polonsky, P. R. Larsen, & H. M. Kronenberg, (Eds.), *Williams textbook of endocrinology* (13th ed., p. 300). Philadelphia: Elsevier; 2016.

Robinson, A. G. (2018). The posterior pituitary (neurohypophysis). In D. G. Gardner, & D. Shoback (Eds.), *Greenspan's Basic & Clinical Endocrinology* (10th ed., p. 121). New York: McGraw-Hill Education.

Sterns, R. H. (2018). Treatment of severe hyponatremia. *Clinical Journal of the American Society of Nephrology, 13*(4), 641–649.

Verbalis, J. G., Goldsmith, S. R., Greenberg, A., Korzelius, C., Schrier, R. W., Sterns, R. H., . . . Thompson, C. J. (2013). Diagnosis, evaluation, and treatment of hyponatremia: expert panel recommendations. *American Journal of Medicine, 126*, S1–S42.

Verbalis, J. G. (2018). Hyponatremia and hypoosmolar disorders. In S. J. Gilbert, D. E. Weiner, A. S. Bomback, M. A. Perazella, M. & Tonelli, (Eds.), *Primer on Kidney Diseases* (7th ed. p. 68). Philadelphia: Elsevier.

Yee, A. H., Burns, J. D., & Wijdicks, E. F. (2010). Cerebral salt wasting: pathophysiology, diagnosis, and treatment. *Neurosurgery Clinics of North America, 21,* 339–352.

Zeidel, M. L. (2010). Hyponatremia: mechanisms and newer treatments. *Endocrine Practice, 16*, 882–887.

第 30 章

生长障碍

Philip Zeitler

1. 总结儿童的正常生长速度。

- 出生至 6 个月——16~17cm
- 第 7~12 个月——约 8cm
- 第二年——超过 10cm
- 第三年——约 8cm
- 第四年——7cm
- 儿童后期至青春期(5~10 岁)——每年平均生长 5~6cm

2. 总结青春期正常生长速度。

最大生长速率为每年 11~13cm。在女孩中,生长突增发生在青春期早期(乳房发育 Tanner Ⅱ期)。男孩的生长突增较晚(阴毛发育 Tanner Ⅲ~Ⅳ期,睾丸体积 12~15mL)。有些儿童在青春期开始前可能会经历短暂的生长缓慢期(青春期前发育缓慢)。

3. 如何准确地测量身高?

- 检测生长异常最重要的是有准确且可重复测量的工具。这需要合适的设备和患者适当的体位。
- 在所有年龄段,儿童都应在脊柱伸直的情况下进行测量,这是唯一可重复的体位。
- 儿童应脱鞋,如果影响测距仪的定位,还需要去除头饰或拆开辫子。
- 如果测量尺松动则结果不可靠。

4. 2 岁以下的婴儿怎样测量身高?

婴儿和 2 岁以下的儿童应测量仰卧长度。精确的测量需要一个仰卧的测距仪,这是一种带有头板和可移动踏板的盒状结构。测量需要两个人配合完成,一个人扶着婴儿的头靠在床头板上,另一个人固定好儿童的膝关节,使伸直双腿,将脚踝与活动踏板成 90°。在仪器上读取长度,或标记后用卷尺测量长度。

5. 2 岁以上儿童怎样测量身高?

(1) 站立测量。精确的测量需要一个带有刚性头板、踏板和背板的测距仪。
(2) 儿童背靠背板站立,脚跟、臀部、胸椎和头部均需接触背板。
(3) 测量器在患者下颌对其施加向上的压力,使脊柱完全伸展,然后将头板降低，直到它接触到头顶。计数器读取测量值。

（4）如果没有测距仪，儿童应该用相同的姿势背靠墙站立，靠墙向下移动一个刚性的直角物品来接触头顶，然后做一个标记并测量。

（5）应记录体重和头围（适当时）。

6. 如何记录身高？

评估生长的第二个关键工具是标准化生长曲线，所有测量值都应该标记出来，而不仅仅是绘制曲线。细致的生长曲线对于识别生长异常至关重要。此外，曲线上绘制的点越多，对儿童成长的体现就越清晰。因此，应努力获取患者健康和疾病就诊时所有的生长测量值，因为在最容易出现生长异常的儿童中期，很少有儿童进行健康体检。

7. 列出绘制成长图时常见的错误。

生长曲线异常的最常见原因是图中点的绘制错误。常见的错误包括：

- 绘制错误的高度（例如，将厘米绘制成英寸）；
- 没有在确切的年龄绘制患者的身高（年龄应精确到月份或应用小数表示年龄）；
- 使用不恰当的生长图表。

8. 什么是"适当的生长图"？

生长图表有许多，应仔细为患者选择适当的图表。常见的生长图表包括：

- 仰卧位长度的图表（常用于 0~36 个月的婴幼儿）；
- 站立身高的图表（常用于 2~18 岁儿童）。

特定情况下还可参考以下图表：

- 特定种族的图表；
- 针对常见综合征（如特纳综合征、唐氏综合征、软骨发育不全）的生长图表。

9. 年龄和体位对生长测量有何影响？

- 平卧位测量比站立位测量的数据稍高。
- 在仰卧位生长图上绘制站立的数据会给人生长速度下降的错误印象。这是 2~3 岁儿童第一次站立测量时，将结果绘制在仰卧生长图上，导致生长曲线出现异常的常见原因。

10. 解读生长图表时需要参考哪些既往史？

- 出生史和出生体重；
- 生长发育的重要标志性时间；
- 慢性病史；
- 用药史；
- 手术或外伤史；
- 当前症状（如果有的话）；

- 亲生父母身高及矮小家族史；
- 父母进入青春期的时间和青春期延迟家族史。

11. 解读生长图表时需要参考哪些体检结果？

- 慢性疾病的体征；
- 综合征的体征；
- 激素异常的特定体征（甲状腺缺陷、生长激素缺乏，糖皮质激素增多）。

12. 放射性检查如何帮助解读生长图？

骨龄 X 线片可以提供关于骨骼成熟度的重要信息。骨骼成熟的程度是保持生长潜力的一个重要决定因素，可以辅助估计儿童的预期身高，并判断比同龄人发育得更快或是更慢。

13. 解释父母靶身高或"遗传身高"的重要性。

根据遗传潜力父母身高可预期子女成年身高。父母身高的和（cm），男童加 13cm，女童减 13cm，再除以 2。由此得出的中位父母遗传身高 ±5cm，提供了子代预测身高的第 10~90 个百分位数。

14. 识别异常生长曲线的最重要因素是什么？

某年龄段内的异常生长速度可区分生长异常和正常生长变异。虽然身材矮小的原因很多，包括遗传因素，但身材矮小的正常儿童生长速度正常，而有问题的儿童几乎都是生长速度异常。例如，身高在第 5 百分位但生长速度正常的儿童与身高从第 90 百分位下降到第 75 百分位的儿童相比，尽管后者比前者高，但却更让人担忧。但是，生长速度异常可能不易察觉。

15. 儿童生长异常的原因是什么？

生长异常最常见的原因是正常的生长变异（家族性身材矮小或青春期发育迟缓）或潜在的（已发现的或未发现的）慢性疾病，因激素异常所引起的情况较少。

16. 哪些综合征与异常生长有关？

- 唐氏综合征；
- Prader-Willi 综合征；
- 特纳综合征；
- Noonan 综合征；
- 其他染色体异常。

17. 列出可能导致生长不良的非内分泌疾病和药物。

- 营养不良；

- 肺部疾病（囊性纤维化、哮喘）；
- 心脏疾病；
- 风湿病；
- 胃肠道疾病（克罗恩病、炎症性肠病）；
- 神经系统疾病（生酮饮食、兴奋剂类药物）；
- 肾脏疾病；
- 贫血；
- 肿瘤；
- 长期使用糖皮质激素。

18. 如何通过生长曲线、骨龄和身高等数据区分家族性（遗传性）矮小和其他原因？

家族性身材矮小的儿童各年龄段身高增长速度正常，身高数值低于正常生长曲线，但也在预期的目标高度百分位内生长（即身高与其遗传潜力所预期的一样）。如果儿童的身高符合遗传身高范围，则当前身高由遗传因素解释的可能性很大。家族性身材矮小儿童的骨龄与实际年龄也大致相符。

19. 举一个例子来区分家族性身材矮小和其他原因造成的身材矮小。

身高低于第 3 个百分位的 5 岁儿童，如生长轨迹与第 3 个百分位平行，身高在父母遗传身高范围内，骨龄也符合 5 岁，可能为家族性矮小。然而，如果生长速度异常或高度低于预测范围，则身材矮小可能涉及其他因素（图 30.1 和图 30.2）。

20. 除了家族性身材矮小外，身材矮小最常见的原因是什么？

有高达 2% 的儿童会出现先天性生长迟缓（先天性身材矮小或"晚熟"），其特征是身材矮小和骨龄延迟，这也是一种正常的生长模式，只是生长的比较晚。这类儿童多在 9~30 个月之间有一段低生长期，并在儿童期的剩余时间内保持正常的生长速度。这种情况下骨龄和青春期发育通常也延迟。这类儿童（多为男孩）通常有类似生长模式的家族史，在进入青春期之前，生长速度可能比正常儿童更明显地减速。他们在稍晚的时候完成生长发育，并在成年时达到预期身高（图 30.3）。

21. 体质性生长延迟如何诊断？

符合以下标准即可诊断，不需要实验室检查的支持：
- 生长缓慢出现的第二年，百分位数向下交叉；
- 儿童期生长速度正常，但身高低于遗传预期的百分位数；
- 骨龄延迟；
- 符合遗传的身高预测（按照患者骨龄绘制当前身高，据此得出成人身高的百分数。在体质延迟中，通常预测身高在父母靶身高范围内）；
- 有类似家族史，牙列发育延迟，青春期发育延迟。

女孩：2~18岁
身体生长

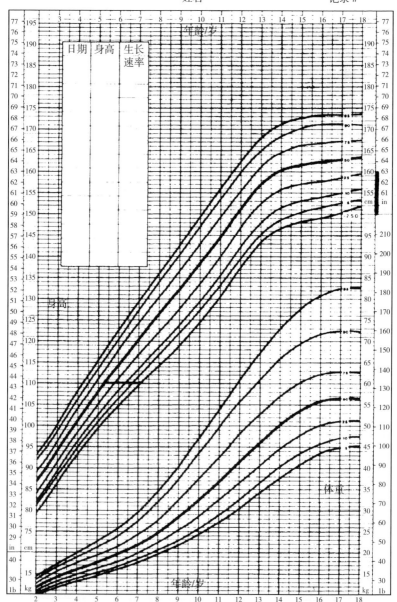

图30.1 身高110cm的7岁女孩的生长图。高度年龄≈5年3个月；骨龄≈7年；父亲身高≈165cm；母亲身高≈157cm；校正的父母身高中值（±1标准偏差）≈155±5cm；预测成人身高≈152cm。该儿童的成年预测身高在遗传潜力范围内，骨龄等于实际年龄。她有遗传性或家族性身材矮小

女孩：2~18岁
身体生长

姓名　　　　　　　　记录 #

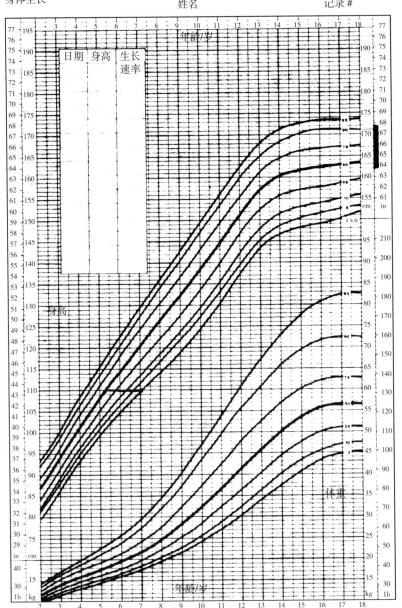

图30.2　身高110cm的7岁女孩的生长图。高度年龄≈5年3个月；骨龄≈5年；父亲身高≈178cm；母亲身高≈168cm；校正的父母身高中值（±1标准偏差）≈167.5±5cm。这个孩子的生长低于第五个百分位，但将她的生长曲线外推到成人身高，得出的最终身高低于遗传潜力。显然，她的身高不能仅仅归因于遗传性身材矮小

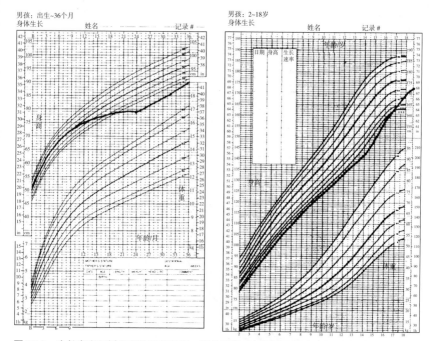

图 30.3 生长发育迟缓患者的生长图表。出生后第二年低于正常速度（左图），随后是儿童时期的正常速度，生长期延长，最终达到正常成人身高（右图）

22. 睾酮治疗对体质性发育延迟男孩的效果？

体质性发育延迟男孩短期睾酮治疗（75~100mg 长效睾酮酯，每月一次，连续 6 个月）可加速生长，刺激青春期发育，但不会影响最终身高或延长骨龄。临床上，这些男孩经历青春期变化，包括生殖器增大（但不是睾丸生长）、阴毛和腋毛生长、声音、体味和痤疮加深。也可能会有青春期早期的性格变化。

23. 按患病率列出儿童身材矮小的内分泌原因。

- 甲状腺功能减退症：先天性或后天性；
- 生长激素缺乏；
- 糖皮质激素过量：医源性或内源性（较少见）；
- 假性甲状旁腺功能减退。

24. 评估身材矮小患者时应做哪些实验室检查？

实验室检查的主要目的：①排除未确诊的慢性病；②排除与生长不良相关的特定疾病。

25. 哪些实验室检查有助于排除慢性病？

- 电解质测定；

- 血尿素氮、肌酐测定；
- 肝脏转氨酶测定；
- 全血细胞分析；
- 红细胞沉降率（erythrocyte sedimentation rate，ESR）测定。

26. 哪些实验室检查有助于排除与生长不良相关的胃肠道疾病？

由于症状有限，可以进行以下检查：

- 腹腔抗体（抗组织转谷氨酰胺酶）试验；
- 如果儿童血沉增快或贫血，则进行炎症性肠病筛查。

27. 列出与生长不良相关的遗传疾病的实验室检测。

- 核型分析——特纳综合征；所有的矮小女孩均需考虑；
- 荧光原位杂交——Prader-Willi 综合征；
- *PTPN11* 突变基因检测——Noonan 综合征。

28. 实验室检查应排除哪些激素紊乱？

- 甲状腺缺乏（促甲状腺激素、总甲状腺素、游离甲状腺素）；
- 生长激素缺乏症（见问题 30）。

29. 描述生长激素缺乏的原因。

大多数生长激素缺乏是孤立的和特发的。有 1∶10 000~1∶15 000 的儿童有特发性生长激素缺乏症。绝大多数病例是偶发的，但据报道，参与生长激素合成或分泌调节的特异性基因发生突变的数量不断增加。后面问题的答案中列出了其他重要的原因。

30. 生长激素缺乏症是如何诊断的？

生长激素缺乏症主要是结合临床进行诊断，而不单单依靠实验室检查的结果。最重要的是判断哪类患者适合该诊断。生长发育不良的儿童只有在彻底检查未发现其他引起生长迟缓的原因后才能诊断生长激素缺乏症。

31. 列出评估 GH 缺乏所需要的实验室检查。

- 测定血清胰岛素样生长因子 1（IGF-1）水平；
- 测定 IGF 结合蛋白 3（IGFBP3）［在特定的临床情况下（如婴儿期、营养不良状态）可能有用，因为这些情况下，IGF-1 因 GH 缺乏以外的原因降低］；
- 生长激素刺激试验。

32. 为什么血清 IGF-1 水平很重要？

IGF-1 是一种生长激素依赖性的蛋白，在靶组织中受生长激素作用产生。IGF-1 主要由肝脏产生，它的水平间接体现了 GH 的分泌。在评估 IGF-1 的血清水

平时,应注意以下特点:

- 与 GH 不同,IGF-1 的浓度在白天是保持恒定的。
- IGF-1 的浓度随年龄的变化而变化,读取报告时必须参考适当的年龄和青春期阶段的标准来进行比较。
- 如果排除了引起 IGF-1 低的其他原因(如营养不良、甲状腺功能减退、肝病),血清 IGF-1 水平比其年龄平均值低超过 2 个标准差,就可对生长激素缺乏有 70%~80% 的预测价值。

33. 正常水平的 IGF-1 可以排除生长激素缺乏症吗?

不可以。正常的 IGF-1 水平是令人放心的,但不能排除特定情况下的生长激素缺乏症。

34. 血清 IGF-1 水平低能否确诊生长激素缺乏症?

不能。营养不良、慢性疾病和甲状腺功能减退会抑制 IGF-1 的浓度。此外,在 6 岁之前,IGF 水平较低,正常水平和生长激素缺乏水平之间有所重叠,使其测量高度不敏感。在这种情况下,可以测量 IGFBP3,尽管这种测试不如 IGF-1 敏感。

35. GH 如何测定?

由于生长激素的分泌是周期性的,随机测量对生长激素缺乏的诊断没有帮助。GH 必须通过对一系列刺激物的反应来测量。临床上应用了各种不同药物进行刺激,但没有证实哪种方法是最佳的。甲状腺功能正常,没有潜在的慢性疾病的情况下,儿童须禁食一晚,并且至少使用两种不同刺激物进行试验。

36. GH 检测的结果如何解读?

生长激素对刺激试验的正常反应取决于刺激试验所用试剂的类型。如所有试剂刺激后的反应均等于或大于正常儿童的预期值,这与典型生长激素缺乏症的诊断一致。

生长激素部分缺乏和神经分泌功能障碍(垂体对刺激的反应正常,但 IGF-1 低,提示内源性生长激素分泌受损)的诊断标准尚不完善。

37. 特发性生长激素缺乏症如何诊断?

生长激素缺乏症可能是孤立的,也可能与其他垂体激素缺乏症有关。它可能是先天性的,也可能是由外伤或颅内肿瘤引起的。所有生长激素缺乏症的患者都应该进行头颅成像,除非既往知道生长激素缺乏症的原因。无明确解剖或生理病因的孤立性生长激素缺乏症被认为是特发性的。

38. 生长激素缺乏症如何治疗?

通过重组 DNA 技术可获得药用的生长激素;大多数儿童每周皮下注射 6 或 7

次,总剂量为每周 0.18~0.30mg/kg。由于生长激素在经过几年治疗后作用逐渐减弱,因此通常会在治疗的第一年或第二年出现追赶性增长(10~12cm/ 年),接下来几年的速度从正常到 1.5 倍不等。

39. 生长激素缺乏症的患儿到成年后身高如何?

尽管几乎所有接受治疗的儿童成年后的身高都明显好于治疗开始前的预期,但许多儿童并没有达到他们预期的遗传身高。早诊断早治疗对身高的恢复效果更好,而诊断时骨骼越成熟,最终结果越差。

40. 何时终止生长激素治疗?

在生长激素缺乏症儿童中,治疗效益的降低点与骨骼成熟度相关,与年龄或治疗持续时间无关。男孩在骨龄 15~16 岁(生长期的 96%~98%)、女孩骨龄 14 岁(生长期的 98%)时,通常停止治疗。然而,生长激素缺乏对成年期也有所影响,一些严重缺乏的患者可能需要终生激素替代治疗。

41. 生长激素治疗还可用于哪些综合征?

GH 现在被美国食品药品管理局(FDA)批准用于以下情况所致的身材矮小:
(1)移植前慢性肾功能不全;
(2)特纳综合征(45,XO 或嵌合体);
(3)获得性免疫缺陷综合征相关的消耗综合征;
(4)Prader-Willi 综合征;
(5)Noonan 综合征;
(6)由于宫内生长迟滞而导致的身材矮小;
(7)预测成年身高男孩 <160cm、女孩 <150cm 的特发性矮小患者(GH 分泌正常)。
适应证 2~6 不需要有 GH 缺乏的实验室证据。使用生长激素治疗特发性矮小在儿科内分泌学家中仍然存在争议。

42. 用 GH 治疗特纳综合征的女孩预后如何?

患有特纳综合征的女孩经 GH 治疗后,通常在身高上表现出显著的增长,比治疗前的成年后预期平均增长了 8.8cm。生长激素治疗的效果就像生长激素缺乏症一样,取决于开始治疗的年龄、骨龄及治疗的持续时间。由于特纳综合征的 GH 疗法使年轻女孩的身高正常化,雌激素替代疗法可以使患者在与同龄人相似的年龄进入青春期。

43. GH 治疗的潜在风险是什么?

生长激素治疗的副作用可分为 3 类:①常见但临床中不重要;②不常见但具有潜在临床重要性;③罕见的或理论上的。

44. 列出生长激素治疗常见但临床上不重要的副作用。

- 使用生长激素后，身体脱水状态快速纠正，可能导致短暂的周围水肿、头痛、关节疼痛和僵硬；
- 血糖升高；
- 收缩压升高。

45. 列出不常见但具有潜在临床重要性的副作用。

- 假性脑瘤；
- 股骨头骨骺滑脱；
- 糖耐量异常；
- 脊柱侧凸恶化。

46. 生长激素治疗有哪些罕见的或理论上的副作用？

- 肿瘤复发或继发肿瘤的风险。最近的分析表明，在接受 GH 治疗的儿童癌症幸存者中，肿瘤复发或继发肿瘤的风险并没有增加；
- 一个大型法国数据库的分析表明，成人和儿童一样，接受 GH 治疗可能增加癌症相关死亡率。但该报告尚未得到确认。

47. 特发性身材矮小（非生长激素缺乏症）**儿童是否应接受生长激素治疗？**

对于预期身高小于 160cm 的男孩和预期身高小于 150cm 的女孩，FDA 已批准使用生长激素治疗。然而，在激素水平正常的儿童中使用生长激素治疗，在儿科内分泌学者中仍然存在争议。几个小型研究表明，生长激素治疗可持续提高儿童的生长速度。有几项研究对儿童的身高进行了监测，但对治疗的总体效果存在分歧。然而，大多数研究都显示，最终身高的增加是有限的，并且需要付出巨大的经济成本才能实现。在特发性矮小的儿童中使用生长激素，需要儿童、家人和经验丰富的儿科内分泌学家共同慎重考虑后再做决定。

48. 糖皮质激素过量儿童的生长模式与外源性肥胖儿童的生长模式有何不同？

糖皮质激素过量，无论是医源性（常见）还是内源性（罕见），都会导致生长受损。其机制主要是蛋白质分解代谢增加、脂肪分解增加和胶原合成减少。糖皮质激素还抑制垂体 GH 的释放和靶器官 IGF-1 的产生。因此，糖皮质激素过量的儿童往往身材矮小，体重与身高比增加，看起来肥胖。另一方面，外源性肥胖症的儿童通常表现出直线生长加速；因此，就他们的年龄而言，他们不仅肥胖而且身材高大。

49. 引起儿童过度发育的因素有哪些？

导致儿童过度生长的情况相对较少，包括家族高身高（父母遗传身高较高）、体质发育提前、激素原因和遗传综合征。

50. 如何解释先天生长过度。

先天生长过度与骨龄的提前、生长的加速和青春期的提前有关,成年预测身高与父母的遗传身高相符(见问题 21)。肥胖和家庭因素可能对其有影响。

51. 列出导致生长过度的激素原因。

- 甲状腺功能亢进;
- 雄激素过量;
- 生长激素过量(垂体巨人症);
- 雌激素过量。

52. 儿童生长激素过量的特点。

生长激素过量在儿童中是罕见的,在儿童中生长激素过量会导致身材高大(巨人症),不同于成人的骨质过度生长(肢端肥大症)。

诊断基于以下实验室结果:

- GH 随机测量值升高;
- IGF-1 水平极高;
- 葡萄糖负荷时 GH 分泌不受抑制。

53. 雄激素过量与哪些情况有关?

- 男孩的性早熟;
- 原发性肾上腺增生;
- 分泌雄激素的肿瘤。

54. 雌激素过量与哪些情况有关?

- 女孩的性早熟;
- 产生雌激素的肿瘤。

55. 列出与过度生长有关的遗传综合征。

- Klinefelter 综合征(47, XXY)——身材高大,睾丸小,青春期延迟;
- 结缔组织疾病;
- 马方综合征——身材高大,蛛网膜下腔畸形,关节松弛,晶状体移位;
- Stickler 综合征;
- Soto 综合征(大脑巨人症)——巨头症、进行性巨头症、心室扩张、发育迟缓、骨龄增加;
- 婴儿期 Beckwith-Wiedemann 综合征——巨舌症、脐疝、低血糖症、巨大儿;
- 同型半胱氨酸尿——蛛网膜下腔发育迟缓,尿中同型半胱氨酸。

关键点:正常生长

- 正确评估生长取决于准确测量高度和在适当生长图上正确绘制测量值。
- 绘图中的常见错误包括绘制了错误的高度、对应的年龄不精确以及使用不适当的生长图。
- 在一个年龄段内的异常生长速度通常可将生长异常与正常的生长变异区分开。
- 生长异常最常见的原因是正常的生长变异,其次是继发于慢性疾病的生长不良,激素引起的生长异常相对较少。
- 2 岁以上的儿童进行左手和手腕的 X 线检查,并将骨骺中心的成熟度与现有标准进行比较。

关键点:生长变异

- 家族性矮小的儿童以正常的速度生长,生长在预期的目标高度百分位数内,骨龄与实际年龄大致相等。
- 体质发育迟缓的儿童在生命的第二年有一段生长缓慢的时期,但随后以正常的速度生长。
- 体质发育迟缓的儿童骨龄也会推迟,与遗传身高预测相符,推迟进入青春期。
- 生长变异的诊断不需要实验室支持,但应随时间监测生长情况以确认初始印象。

关键点:生长激素缺乏

- 生长激素(GH)缺乏症是一种临床诊断。
- 应排除生长不良的其他原因。
- 实验室检测具有支持性和确认性。
- 实验室检测包括血清胰岛素样生长因子 -1 的测定和 GH 刺激试验。

（肖黎　译　张妲　校）

参考文献

Carel, J. C. (2006). Management of short stature with GnRH agonist and co-treatment with growth hormone: a controversial issue. *Molecular and Cellular Endocrinology, 254*, 226–233.

Clayton, P. E., Cianfarani, S., Czernichow, P., Johannsson, G., Rapaport, R., & Rogol, A. (2007). Management of the child born small for gestational age through to adulthood: a consensus statement of the International Societies of Pediatric Endocrinology and the Growth Hormone Research Society. *Journal of Clinical Endocrinology and Metabolism, 92*, 804–810.

Cytrynbaum, C. S., Smith, A. C., Rubin, T., Weksberg, R. (2005). Advances in overgrowth syndromes: clinical classification to molecular delineation in Soto's syndrome and Beckwith-Wiedemann syndrome. *Current Opinion in Pediatrics, 17*, 740–746.

Davenport, M. L. (2006). Evidence for early initiation of growth hormone and transdermal estradiol therapies in girls with Turner syndrome. *Growth Hormone and IGF Research, 16*, 591–597.

Lee, M. M. (2006). Clinical practice. Idiopathic short stature. *New England Journal of Medicine, 354*, 2576–2582.

Myers, S. E., Carrel, A. L., Whitman, B. Y., & Allen, D. B. (2000). Sustained benefit after 2 years of growth hormone on body composition, fat utilization, physical strength and agility, and growth in Prader-Willi syndrome. *Journal of Pediatrics, 137*, 42–49.

Quigley, C. A. (2007). Growth hormone treatment of non-growth hormone-deficient growth disorders. *Endocrinology Metabolism Clinics of North America, 36*, 131–186.

Rosenbloom, A. L., & Connor, E. L. (2007). Hypopituitarism and other disorders of the growth hormone-insulin like growth factor-1 axis. In F. Lifshitz (Ed.), *Pediatric endocrinology* (Vol. 2, pp. 65–100). New York, NY: Informa Healthcare.

Zeitler, P. S., Meacham, L. R., & Allen, D. B. (2005). *Principles and practice of pediatric endocrinology* (pp. 857–910). Springfield, IL: Charles C. Thomas.

生长激素使用和滥用

Carlos A. Torres and Homer J. LeMar, Jr.

第 31 章

生长激素（growth hormone, GH）在人类生长发育中起着至关重要的作用；缺乏会导致身材矮小和其他缺陷，而高水平会导致过度生长和肢端肥大症。除了公认的替代治疗适应证外，GH 还因为运动员使用它来提高成绩而引起了公众的注意。本章将涵盖有关生长激素生理学、治疗用途、滥用和检测的最新证据。

1. 什么是生长激素？

生长激素是垂体前叶产生的最多的激素；它是由垂体前叶的生长激素细胞产生和分泌的一种单链肽类激素，有两种分子形式：22kDa GH 和 20kDa GH，前者比后者更多，但两者具有相似的生物活性。个体生长激素亚型的测定在运动员兴奋剂检测中起着关键作用。内源性生长激素的产生在青春期最高，到中年时下降到峰值水平的 15% 左右。

2. 生长激素是如何分泌的？

生长激素大部分是在夜间以脉冲的方式分泌的。增加分泌的因素包括睡眠、运动、创伤和败血症。肥胖和年龄增长会减少生长激素的分泌。

3. 生长激素的释放是如何调节的？

生长激素释放激素（GH-releasing hormone, GH-RH）刺激生长激素分泌，生长抑素抑制生长激素分泌，两者均来自下丘脑。胃源性肽 Ghrelin 也能刺激生长激素的释放。生长激素产生的另一个主要调节因子是胰岛素样生长因子 -1（insulin-like growth factor-1, IGF-1），它作用于垂体直接抑制生长激素的产生，作用于下丘脑抑制 GH-RH 并刺激生长抑素的产生。

4. 列出 GH 的作用。

顾名思义，生长激素刺激线性生长和内脏生长（表 31.1）。

表 31.1 生长激素在特定系统的作用

靶系统	作用
肝脏和肌肉	增加氮保留、氨基酸吸收和蛋白质合成
心血管	增加心肌质量，增加静息和最大运动时的心输出量
血液系统	增加血浆容量和红细胞质量

续表

靶系统	作用
骨组织	增加骨密度和骨转换
结缔组织	增加非骨性部位(包括肌腱)的胶原转换
代谢系统	增加运动时出汗和散热的速率
内分泌——急性	增加肌肉对葡萄糖的吸收和利用;拮抗儿茶酚胺对脂肪组织的脂解作用
内分泌——慢性	降低葡萄糖利用率,增强脂肪分解,增加瘦体重

5. 生长激素是否直接发挥其所有作用?

不是。许多作用是由 IGF-1 介导的,IGF-1 也称为生长激素 C。GH 刺激外周组织,特别是肝脏中 IGF-1 的产生。对于生长激素抵抗(通常由生长激素受体突变引起)的患者,应用 IGF-1 可以实现生长激素的某些作用;IGF-1 已被批准用于治疗生长激素抵抗的患者。

6. GH 分泌过多的原因是什么? 其后果是什么?

生长激素分泌过多的主要原因是产生生长激素的垂体瘤。生长激素在儿童时期过量会导致巨人症。人们注意到了无数的历史例子,包括"阿尔顿巨人"罗伯特·瓦德洛(Robert Wadlow),他身高超过 271cm,穿着 37AA 码的鞋子。骨骺闭合后生长激素过量导致肢端肥大症。

7. 什么情况与生长激素缺乏有关?

生长激素缺乏症可能是先天性的(基因突变),也可能是由于颅内肿瘤、手术、放射治疗、创伤以及各种浸润性疾病和感染性疾病对垂体的损害所致。成人发病的生长激素缺乏症远较婴儿期和儿童期少,通常与先前的事件有关,如辐射暴露或创伤。

8. 生长激素缺乏症的一些常见症状和体征是什么?

儿童生长激素缺乏导致身材矮小,生长激素抵抗也有类似的表现。成人生长激素缺乏会导致脂肪增加、瘦体重减少、骨密度降低、细胞外水分减少、心功能降低、肌肉力量降低以及运动能力下降。患者运动能力和力量水平降低,感觉疲劳并嗜睡。生活质量下降,表现为抑郁、焦虑、精神疲劳和降低自尊。过量的腹部脂肪会增加心血管疾病的风险,这是 GH 缺乏症患者死亡的主要原因。

9. 我们从哪里得到治疗用的生长激素?

历史上,生长激素来源于人类尸体;而现代技术已经可以大量生产与内源 GH 完全相同的生物合成生长激素。

10. 除了可用性之外,从人类尸体中提取的生长激素还有什么问题?

克 - 雅病(Creutzfeldt-Jakob disease)是一种罕见的、快速进展的、致命的海绵状脑病,据报道是通过人类尸体垂体组织的医源性传播所致。30 多名接受过人类尸体脑垂体产品的年轻人死于这种疾病,且有 60~70 例患者患有克 - 雅病。

11. 美国食品药品管理局批准的生长激素有哪些用途?

历史上,GH 治疗唯一被批准的适应证是治疗患有 GH 缺乏症的儿童身材矮小。目前,GH 还被批准用于治疗特发性身材矮小,或与 Turner 综合征、Prader-Willi 综合征、Noonan 综合征和进行性慢性肾功能不全相关的儿童身材矮小。生长激素还被批准用于获得性免疫缺陷综合征的消瘦患者和成人生长激素缺乏症患者的替代治疗。

12. 生长激素还有哪些潜在用途?

生长激素还有其他潜在的适应证:① Russell-Silver 综合征;②儿童软骨发育不良;③类固醇诱导的生长抑制;④与脊髓脊膜膨出相关的身材矮小;⑤任何严重的消耗状态(如伤口、烧伤、癌症);⑥正常衰老;⑦非胰岛细胞瘤低血糖;⑧性腺发育不良;⑨唐氏综合征;⑩与神经纤维瘤病相关的身材矮小;⑪与人类免疫缺陷病毒相关的脂肪再分配综合征;⑫骨质疏松症。

13. 生长激素如何帮助患有生长激素缺乏症的成年人?

据报道,生长激素对成人的有益作用是增加肌肉质量和功能,减少全身脂肪含量,增加血浆容量,改善外周血流量。血清总胆固醇和低密度脂蛋白胆固醇的降低、舒张压的降低、收缩压的降低趋势以及对骨代谢和骨骼质量的有益影响等也有报道。此外,GH 的替代治疗可以改善心理健康和生活质量。

14. GH 是如何使用的?

生长激素通过皮下注射给药。对于儿童,剂量可分为每周 2~3 次或每天 1 次的方案。每日注射与不频繁给药相比似乎能提高生长速度。在生长激素缺乏的成年人中,通常每天给药。

15. 为什么运动员使用生长激素作为一种能量生成辅助剂?

一些运动员使用生长激素来提高成绩。据报道,在训练有素的运动员中,超生理剂量的生长激素可增加瘦体重和减少体脂。2010 年,澳大利亚悉尼的一家临床研究机构进行了迄今为止规模最大的随机对照试验,以确定生长激素对身体成分和功能指标的影响。研究表明,男性和女性的生长激素都能显著降低体脂质量,增加肌肉质量,提高短跑能力,但不能提高体力、力量或耐力。当生长激素与睾酮合用时,效果更大。

16. GH 滥用检测的最新进展是什么？

在 2004 年之前，由于难以将外源性生长激素与内源性生长激素区分开来，因此没有可靠的方法来检测外源性生长激素的使用。经过多年的研究和国际合作，科学家们开发了一种测试方法，并得到了世界反兴奋剂协会（World Anti-Doping Association）的认可。2010 年 2 月，该测试抓获了首例兴奋剂使用者，一名英国橄榄球运动员，他因违规被禁赛两年。该测试于 2004 年实验性应用，到 2010 年得以广泛使用，2012 年奥运会期间开始扩大测试范围。该测试的局限性包括需要血样以及无法检测测试前 1~2 天以前兴奋剂的使用情况。

17. 为什么生长激素滥用在过去如此难以发现？

过去很难区分外源性注射的生长激素，因为其与内源性生长激素在结构上是相同的，所以简单地检测血液样本中的生长激素并不是使用兴奋剂的证据。此外，内源性生长激素以脉冲方式分泌；因此，在随机测试中检测到的 GH 水平升高，可能是因为 GH 分泌受到急性运动的刺激产生的一个自然峰值。尸体 GH 也被用于兴奋剂，由于 GH 异构体的正常比率，很难被检测到。

18. 如何检测运动员滥用生长激素？

GH 滥用可通过两种不同的方法检测。第一种方法测量两种 GH 异构体的比率，第二种方法测量 GH 作用的标志物，如 IGF-1 和 III 型前胶原的前肽。

19. 运动员使用生长激素的普遍程度如何？

具体数据不得而知，但是普遍的。它的使用可能不如合成代谢型雄激素类固醇广泛。一个限制因素是费用，根据剂量的不同，一个月的药费也可能达到数千美元。

20. 使用生长激素治疗对成人有什么不良影响？

体液潴留导致水肿和腕管综合征在成人中很常见，但在儿童中不常见。关节痛、肌痛、感觉异常和糖耐量恶化也很常见，可能在多达三分之一的使用生长激素的患者中出现。其他潜在的副作用包括男性乳房发育症、胰腺炎、行为改变、神经纤维瘤病恶化、脊柱侧弯和后凸、扁桃体和腺样体肥大。

21. 生长激素对儿童有什么不良影响？

儿童颅内高压已有报道；这在肾病儿童中最为常见，在生长激素缺乏症儿童和特纳综合征女孩中也有观察到。在上述 3 组儿童中，生长激素治疗与股骨头骨骺滑脱的风险增加相关。由于 GH 基因缺失导致的 GH 缺乏症儿童可能会产生 GH 抗体，伴有继发性生长减速。这种现象在其他儿童中很少见。

22. 运动员使用生长激素会产生哪些不良反应？

对于运动员使用生长激素的副作用知之甚少。长期滥用超生理剂量 GH 可能导致肢端肥大症、骨关节炎、不可逆性骨关节畸形、血管、呼吸和心脏异常、其他器官肥大、性腺功能减退、糖尿病、脂代谢异常、乳腺癌和结肠癌风险增加以及肌病引起的肌无力。GH 与合成代谢 - 雄激素类固醇联合使用可能增加左心室重量并导致心脏重构。

23. 生长激素能逆转自然衰老过程吗？

不能。然而，替代药物公司推广刺激生长激素产量增加的产品，希望扭转正常衰老。一项研究部分支持了这一理论，该研究表明，生长激素分泌减少是衰老的原因，包括脂肪组织增加、瘦体重减少和皮肤变薄。虽然生长激素替代物在生长激素缺乏的个体中有一定作用，但没有研究表明补充生长激素可以逆转生理衰老。

关键点：生长激素的使用和滥用

- 生长激素（GH）分泌受运动、睡眠、应激、创伤和生长激素释放激素和胃源性肽的信号刺激。生长抑素和胰岛素样生长因子 -1 的反馈会产生抑制作用。
- GH 滥用在运动员中普遍存在，以提高成绩，但除了一些无氧运动能力的增加外，几乎没有证据支持有意义的成绩提高。
- 最近，包括在奥运会上，大规模检测 GH 兴奋剂已经成为可能。目前的测试依赖于 GH 异构体比率的改变或 GH 作用标志物的改变。
- 运动员使用超治疗剂量 GH 的长期影响尚不清楚，但存在多种可能的负面影响。

（张妲　译　肖黎　校）

参考文献

Althobiti, S. D., Alqurashi, N. M., Alotaibi, A. S., Alharthi, T. F., & Alswat, K. A. (2018). Prevalence, attitude, knowledge, and practice of anabolic androgenic steroid (AAS) use among gym participants. *Materia Socio-Medica, 30*(1), 49–52.

Anderson, L. J., Tamayose, J. M., & Garcia, J. M. (2018). Use of growth hormone, IGF-I, and insulin for anabolic purpose: pharmacological basis, methods of detection, and adverse effects. *Molecular and Cellular Endocrinology, 464*, 65–74.

Berrgren, A., Ehrnborg, C., Rosén, T., Ellegård, L., Bengtsson, B. A., & Caidahl, K. (2005). Short-term administration of supraphysiological growth hormone does not increase maximum endurance exercise capacity in healthy, active young men and women with normal GH-insulin-like growth factor I axes. *Journal of Clinical Endocrinology and Metabolism, 90*, 3268–3273.

Bidlingmaier, M., & Strasburger, C. J. (2007). Technology insight: detecting growth hormone abuse in athletes. *Nature Clinical Practice. Endocrinology & Metabolism, 3*(11), 769–777.

Bidlingmaier, M., & Manolopoulou, J. (2010). Detecting growth hormone abuse in athletes. *Endocrinology and Metabolism Clinics of North America, 39*, 25–32.

Blackman, M. R., Sorkin, J. D., Münzer, T., Bellantoni, M. F., Busby-Whitehead, J., Stevens, T. E., . . . Harman, S. M. (2002). Growth hormone and sex steroid administration in healthy aged women and men: a randomized controlled trial. *JAMA, 288*, 2282–2292.

Bouillanne, O., Raenfray, M., Tissandier, O., Nasr, A., Lahlou, A., Cnockaert, X., & Piette, F. (1996). Growth hormone therapy in elderly people: an age delaying drug? *Fundamental & Clinical Pharmacology, 10*, 416–430.

Cooke, D. W., Divall, S. A., & Radovick, S. (2011). Normal and aberrant growth. In S. Melmed, K. S. Polonsky, P. R. Larsen, & H. M. Kronenberg, (Ed.), *Williams Textbook of Endocrinology* (12th ed., pp. 935–1053). W.B. Saunders: Philadelphia.

Cummings, D. E., & Merriam, G. R. (2003). Growth hormone therapy in adults. *Annual Review of Medicine, 54*, 513–533.

Dean, H. (2002). Does exogenous growth hormone improve athletic performance? *Clinical Journal of Sport Medicine, 12*, 250–253.

Hermansen, K., Bengtsen, M., Kjær, M., Vestergaard, P., & Jørgensen, J. O. L. (2017). Impact of GH administration on athletic performance in healthy young adults: a systematic review and meta-analysis of placebo-controlled trials. *Growth Hormone & IGF Research, 34*, 38–44.

Holt, R. I. (2011). Detecting growth hormone abuse in athletes. *Analytical and Bioanalytical Chemistry, 401*, 449–462.

Hurel, S. J., Koppiker, N., Newkirk, J., Close, P. R., Miller, M., Mardell, R., . . . Kendall-Taylor, P. (1999). Relationship of physical exercise and ageing to growth hormone production. *Clinical Endocrinology, 51*, 687–691.

Jenkins, P. J. (1999). Growth hormone and exercise. *Clinical Endocrinology, 50*, 683–689.

Karila, T. A., Karjalainen, J. E., Mäntysarri, M. J. Viitasalo, M. T., & Seppälä, T. A. (2003). Anabolic androgenic steroids produce dose-dependent increase in left ventricular mass in power athletes, and this effect is potentiated by concomitant use of growth hormone. *International Journal of Sports Medicine, 24*, 337–343.

Laron, Z. (2004). Laron syndrome (primary growth hormone resistance or insensitivity): the personal experience 1958–2003. *Journal of Clinical Endocrinology and Metabolism, 89*, 1031–1044.

Meinhardt, A. U., Nelson, A. E., Hansen, J. L. Birzniece, V., Clifford, D., Leung, K. C., . . . Ho, K. K. (2010). The effects of growth hormone on body composition and physical performance in recreational athletes. *Annals of Internal Medicine, 152*, 568–577.

Melmed, S., Jameson, J. L. (2011). Disorders of the anterior pituitary and hypothalamus. In D. L. Longo, D. L. Kasper, J. L. Jameson, A. S. Fauci, S. L. Hauser, J. Loscalzo. *Harrison's Principles of Internal Medicine* (18th ed., pp. 339, 2876–2902). McGraw Hill.

Melmed, S., Kleinberg, D., Ho, K. (2011). Pituitary physiology and diagnostic evaluation. In S. Melmed, K. S. Polonsky, P. R. Larsen, H. M. Kronenberg, (Ed.), *Williams Textbook of Endocrinology* (12th ed., pp. 175–228). Philadelphia: W.B. Saunders.

Molitch, M. E., Clemmons, D. R., Malozowski, S., Merriam, G. R., Vance, M. L. (2006). Evaluation and treatment of adult growth hormone deficiency: an Endocrine Society clinical practice guideline. *Journal of Clinical Endocrinology and Metabolism, 91*, 1621–1634.

Murray, R. D., Skillicorn, C. J., Howell, S. J., Lissett, C. A., Rahim, A., Smethurst, L. E., & Shalet, S. M. (1999). Influences on quality of life in growth hormone-deficient adults and their effect on response to treatment. *Clinical Endocrinology, 51*, 565–573.

Nelson, A. E., Meinhardt, U., Hansen, J. L., Walker, I. H., Stone, G., Howe, C. J., . . . Ho, K. K. (2008). Pharmacodynamics of growth hormone abuse biomarkers and the influence of gender and testosterone: a randomized double-blind placebo-controlled study in young recreational athletes. *Journal of Clinical Endocrinology and Metabolism, 93*(6), 2213–2222.

Robinson, N., Sottas, P. E., & Schumacher, Y. O. (2017). The athlete biological passport: how to personalize anti-doping testing across an athlete's career? *Medicine and Sport Science, 62*, 107–118.

Rodrigues–Arnao, J., Jabbar, J., Fulcher, K., Besser, G. M. & Ross, R. J. (1999). Effects of growth hormone replacement on physical performance and body composition in growth hormone-deficient adults. *Clinical Endocrinology, 51*, 53–60.

Rudman, D., Feller, A., Nagraj, H., Gergans, G. A., Lalitha, P. Y., Goldberg, A. F., . . . Mattson, D. E. (1990). Effects of growth hormone in men 60 years old. *New England Journal of Medicine, 323*, 1–6.

Travis, J. (2010). Pharmacology, Growth hormone test finally nabs first doper. *Science, 327*, 1185.

Wallace, J. D., & Cuneo, R. C. (2000). Growth hormone abuse in athletes: a review. *Endocrinologist, 10*, 175–184.

Weber, M. M. (2002). Effects of growth hormone on skeletal muscle. *Hormone Research, 58*(Suppl. 3), 43–48.

第四篇

肾上腺疾病

原发性醛固酮增多症

John J.Orrego

1. 原发性醛固酮增多症定义

原发性醛固酮增多症（primary aldosteronism，PA）由 Jerome Conn 于 1954 年首次发现，它是一组由于单侧或双侧肾上腺过量自主分泌醛固酮所导致的疾病；此时醛固酮的分泌与肾素血管紧张素系统、血浆促肾上腺皮质激素（adrenocorticotropic hormone，ACTH）、血清钾离子水平（生理状态下醛固酮分泌的最重要的调节剂）无关，并且不被钠负荷抑制。

目前认为 PA 的病因主要有以下几种：

- 特发性醛固酮增多症（idiopathic hyperaldosteronism，IHA）——双侧肾上腺皮质球状带增生
- 醛固酮分泌腺瘤（aldosterone-producing adenoma，APA）或 Conn 综合征
- 原发性肾上腺增生症（primary adrenal hyperplasia，PAH）——单侧肾上腺皮质球状带增生
- 肾上腺皮质腺癌（adrenocortical carcinoma，ACC）
- 糖皮质激素可抑制性醛固酮增多症（glucocorticoid-remediable aldosteronism，GRA）

2. PA 的发病率是多少？

醛固酮分泌过多最常见的表现是高血压。全世界横断面研究和前瞻性研究证实无论在全科门诊还是专科门诊，PA 在高血压人群中占比为 5%~13%。

3. PA 的临床表现是什么？

醛固酮通常作用于肾远曲小管以促进钠的重吸收，钾和氢离子的排出，作用于皮质和髓质集合管促进氢离子直接分泌。醛固酮分泌过多会导致高血压、低血钾和代谢性碱中毒，也可能会发生低血镁。总体而言，APA 患者比 IHA 的患者表现为更严重的高血压和低血钾。在一项研究中，前者血压平均值为 184/112mmHg，而后者血压平均值为 161/105mmHg。虽然 PA 患者常发生顽固性高血压，却很少发生恶性高血压，自发性低血钾也并不常见。患者的症状多和高血压相关（头痛、头晕）或和低血钾相关（肌无力、肌痉挛、感觉异常、心悸、多尿、烦渴）。与同年龄同性别原发性高血压以及同等血压水平的人群相比，PA 患者心血管疾病发病率和死亡率更高，也更易发生 2 型糖尿病和代谢综合征。

4. 低血钾是诊断 PA 的必要条件吗?

不是。不同研究表明仅 9%~37% 的 PA 患者出现低血钾。在 2006 年开展的一项大型独立研究中,50% 的 APA 患者有低血钾,而只有 17% 的 IHA 患者有低血钾。因此血钾量正常的严重高血压是 PA 最常见表现。

5. 如何进行盐皮质激素性高血压的鉴别诊断?

伴有低血钾和低肾素活性的高血压被称为盐皮质激素性高血压。PA 患者血浆醛固酮水平是升高的,而其他类型的盐皮质激素性高血压表现为血浆醛固酮水平受抑制,这是由于盐皮质激素受体被其他物质激活或是集合管钠离子通道的激活:

(1) 去氧皮质酮(具有盐皮质活性的醛固酮前体):
- 由 11β 羟化酶缺陷症和 17α 羟化酶缺陷症引起的先天性肾上腺增生症;
- 分泌去氧皮质酮的肾上腺皮质瘤;
- 糖皮质激素受体抵抗(糖皮质激素受体突变,米非司酮)。

(2) 皮质醇(严重的高皮质醇血症超过肾脏 11β 羟类固醇脱氢酶 2 型的处理能力,多余的皮质醇和盐皮质受体结合):
- 盐皮质激素过量;
- 摄入甘草和甘草次酸;
- 异位 ACTH 综合征。

(3) 编码集合管上钠离子通道 β 和 δ 亚基的基因突变,导致钠的排出障碍。
- Liddle 综合征。

6. 为什么诊断 PA 很重要?

主要原因是 PA 并发的高血压是可治愈的。然而,最重要的原因在于与同年龄同性别原发性高血压以及同等血压水平的人群相比,PA 患者有更高的心血管疾病发病率和死亡率。尤其是和原发高血压患者相比,PA 患者的左心室重量增加、左心功能下降、发生房颤、卒中和心肌梗死的可能性增加。这些影响是由于心脏和血管的盐皮质激素受体被激活,进而导致内皮功能的损害。因此,及时发现和治疗(手术或者盐皮质激素受体拮抗剂)可以减少醛固酮对这些组织的损害。

7. 哪些高血压患者需要检测有无 PA?

以下患者需要进行检测:
(1) 持续性血压 >150/100mmHg[a];
(2) 用了 3 种降压药,包括噻嗪类利尿药后,血压持续 >140/90mmHg[a];
(3) 应用≥4 种降压药控制后血压仍 >140/90mmHg[a];
(4) 高血压伴发自发性或者利尿剂诱发的低血钾;
(5) 高血压合并肾上腺意外瘤;

（6）高血压合并睡眠呼吸暂停；

（7）高血压并且有高血压家族史或 40 岁之前发生脑血管疾病的家族史；

（8）高血压并且是 PA 患者的一级亲属。

[a] 这些血压临界值是在 2017 年美国心脏病学会 / 美国心脏协会高血压指南发布之前推荐的。

8. 推荐用什么试验来检测 PA？

PA 的诊断是基于血浆醛固酮的不恰当升高并且伴随血浆肾素水平的下降。最可靠的筛查是测定清晨醛固酮与肾素的比值（aldosterone/renin ratio，ARR），要求起床至少两小时并且保持坐位 5~15 分钟。测量 ARR 之前的准备包括纠正低血钾（因为低血钾抑制醛固酮的分泌），不限盐的饮食，如果临床条件允许，在检测 4~6 周前停用盐皮质激素受体拮抗剂（螺内酯和依普利酮）、肾素抑制剂以及阿米洛利（如果每天大于 5mg）。ARR>20 并且血浆醛固酮 >15ng/dL 强烈提示 PA。然而，在已证实是 PA 的患者中，10%~40% 患者的血浆醛固酮水平在 10~15ng/dL，这些患者只有 ARR>30 才能提示 PA。

9. 什么药物会影响 ARR 的测定？

药物治疗不会导致 PA 的假阳性结果。PA 是唯一一会导致血浆醛固酮上升和肾素下降的情况。因此，当高度怀疑病人有 PA 的时候，无论患者服用何种药物都应当行 PA 筛查。如果达到诊断标准，无需停药后再筛查。然而药物治疗会通过上调肾素水平，降低醛固酮水平导致假阴性结果。因此，如果检测结果为边界值或为阴性却高度怀疑有 PA 的患者，需要停药并再次检测。初次检测之前也可以提前停药。以下是导致假阴性结果最常见的药物：

（1）盐皮质激素受体拮抗剂、肾素抑制剂和高剂量阿米洛利可以升高血浆肾素水平，导致假阴性结果。如果需要暂停这些药物的话，应当在 ARR 测量之前停用 4~6 周。当停药并不安全时，可以继续进行 PA 相关检测。如果在应用这些药物时仍然发现血浆肾素水平受抑制，不需要考虑它们对检测结果的影响。

（2）血管紧张素转化酶抑制剂、血管紧张素受体拮抗剂（angiotensin receptor blocker，ARB）和利尿剂也可以升高血浆肾素水平导致检测结果假阴性。因此，当 ARR 检测结果为临界或阴性但仍然怀疑 PA，这些药物应当短暂停止服用 1~2 周之后再次重复检测。然而，如果血浆肾素水平是受抑制的，不会因为这些药物产生错误结果。

（3）β 肾上腺能受体阻断剂和中枢性 α_2 受体激动剂（可乐定、α 甲基多巴）抑制血浆肾素水平并在正常范围内轻度降低血浆醛固酮水平。因此，服用这些药物且没有患 PA 的高血压患者 ARR 值会轻度上升，但醛固酮浓度始终小于 15ng/dL，一般不影响实验结果的解读。

（4）二氢吡啶类钙离子通道阻滞剂可以升高血浆肾素水平并且轻微降低血浆醛固酮水平，导致假阴性结果。

（5）维拉帕米缓释剂、肼屈嗪、哌唑嗪、多沙唑嗪和特拉唑嗪对 ARR 值几乎没有影响，在确证性实验中可替换为该药作为暂时的疾病控制。

10. 建议做哪些检测以确诊 PA？

大多数（但并非全部）患者在获得 ARR 值的阳性结果之后应当进行一次或多次的确证检测以明确诊断或排除诊断。以下几个检测可以证实 PA：

（1）口服盐负荷试验：正常情况下血管内容量的扩张会抑制醛固酮分泌。在口服盐负荷试验中，患者连续 3 天口服超过 200mmol（6g）的食用盐，在第 3~4 天收集 24 小时尿样本以检测醛固酮、钠和肌酐的水平。如尿中分泌的醛固酮量（高效液相色谱 - 串联质谱法）>12μg/d 可以证实 PA 的诊断。至少 200mmol/d 的尿钠水平保证了充分的试验条件。在本项检测之前应当控制高血压和低血钾。

（2）盐水输注试验：另一项检测是通过静脉输注 2 升生理盐水超过 4 小时快速扩张血管容量。患者保持卧位，测量血浆醛固酮基线值以及盐水输注结束时的醛固酮。盐水输注之后，血浆醛固酮 >10ng/dL 证实 PA 的诊断，血浆醛固酮 <5ng/dL 排除诊断，5~10ng/dL 为中间值，可进行另外的确证试验。

11. 何时不需要进行确证试验？

当以下 3 个标准都满足时无需进行确证试验：
（1）自发性低血钾；
（2）血浆肾素水平降低；
（3）血浆醛固酮水平 >20ng/dL。

满足这 3 项无需进行确证试验，因为 PA 是唯一可满足这 3 项的疾病。此时可继续进行肾上腺影像学检查。

12. 还有其他检查可以用来确诊疾病吗？

其余的确证检查通常是不必要的。比较少用的确证试验包括氟氢可的松抑制试验和卡托普利激发试验。前者是让患者每隔 6 小时服用 0.1mg 氟氢可的松和氯化钾缓释剂，与高盐饮食同服，共 4 天。如果第 4 天上午 10 点的血浆皮质醇值低于 7 点的数值，并且立位 10 点的血浆醛固酮 >6ng/dL，血浆 PRA<1ng/mL/h，则可确诊 PA。后者是让患者在直立或坐位至少一小时后口服 25~50mg 卡托普利，让患者保持坐位 2 小时后采血。血浆醛固酮通常抑制超过 30%，而在 PA 患者中，血浆醛固酮依然保持升高，血浆肾素受到抑制。

13. 什么是 PA 最常见的类型？

IHA 是 PA 最常见的类型，占 60%~70%。IHA 的特征是双侧肾上腺球状带增生。虽然病因尚未明确，但有假设称在受累及的肾上腺中，球状带对生理浓度的血管紧张素 II 具有异常高反应。然而，血管紧张素 II 抑制剂无法逆转高醛固酮状态。IHA 的醛固酮分泌相对较少，因此高血压和低血钾的表现也相对较轻。

14. 什么是 PA 第二常见的类型？

30%~40% 的 PA 为 APA。APA 患者通常比较年轻（<50 岁），血浆醛固酮水平更高，导致更严重的高血压和低血钾。APA 较小（<2cm），更常见于左侧肾上腺，由肾上腺球状带细胞、网状带细胞以及两者皆有的混合细胞组成。APA 也称为 Conn 综合征。

15. APA 和 IHA 还有哪些区别？

与 IHA 以及其他 PA 的类型相比，APA 产生更多的醛固酮，进而导致更严重的高血压程度和生化异常（低血钾、血浆醛固酮水平）。APA 对 ACTH 的刺激有部分反应，而 IHA 的肾上腺主要受血管紧张素 II 调控。APA 患者的血浆醛固酮水平与 ACTH 分泌的昼夜节律平行（上午最高，下午最低），而 IHA 患者的血浆醛固酮水平没有昼夜规律，但是可随立位升高。这是进行体位试验（很少应用）的原理，患者于清晨测量血浆醛固酮基线水平，于站立 4 小时之后再次测量。APA 患者醛固酮水平下降而 IHA 患者醛固酮水平上升。

16. 为什么区分这两种病因非常重要？

APA 是一种可通过手术治愈的 PA 类型，而 IHA 无法通过外科手术治愈而需要长期药物治疗。

17. 当 PA 确诊之后应当首先进行什么影像学检查（亚型分类）？

当 PA 的诊断确立之后，高分辨肾上腺 CT 是首选的检查，它可用来判断 PA 的亚型。因为磁共振成像（MRI）更贵，扫描时间更长，空间分辨率更低，MRI 在亚型判断方面不如 CT 有优势。如果患者想要接受手术（发现了 APA），但是断层扫描的结果不够清晰（外观正常的腺体，单侧或双侧肾上腺增厚，微小或大腺瘤），下一步应当由有经验的介入放射科医生进行双侧肾上腺静脉采血（adrenal vein sampling，AVS）。

18. 为什么双侧肾上腺静脉采血是 PA 分型的金标准？

无功能肾上腺意外瘤很常见，真正的 APA 可以非常小，IHA 的肾上腺增大可以是非对称的。基于以上这些原因，仅应用肾上腺影像会导致明显的诊断错误和不必要的手术。因此在大部分病例中，当考虑手术治疗时，双侧 AVS 是一项重要的诊断步骤，用以区分单侧和双侧肾上腺的醛固酮增多症。在梅奥诊所的一项大型研究中，做过 AVS 的患者里，CT 的准确度只有 53%。如果仅基于 CT 的判断，22% 的患者会被错误地归类为无需肾上腺切除术，25% 的患者会进行不必要或不合适的手术。

19. 如何进行双侧肾上腺静脉采血？

将导管置入左右肾上腺静脉和下腔静脉（inferior vena cava，IVC）。通过导管采血并检测这些部位的血浆醛固酮和血清皮质醇基线水平,并在患者应用替可克肽(合成 ACTH)之后再次检测。测量血皮质醇水平是为了确保导管位置正确。肾上腺静脉和 IVC 的皮质醇比值应当大于 10:1。将左右肾上腺静脉的醛固酮的数值除以各自同步对应的皮质醇水平可以校正膈下静脉流入左肾上腺静脉而造成的稀释效应("皮质醇校正"比值)。APA 产生大量的醛固酮,正常情况下肾上腺静脉的醛固酮水平是 100~400ng/dL,而 APA 产生的浓度为 1 000~10 000ng/dL。醛固酮 / 皮质醇比值从优势侧到非优势侧 >4:1 就可提示单侧醛固酮高分泌。这种操作不太常见的并发症包括出血和肾上腺静脉破裂。

20. 为什么肾上腺静脉采血应该由有经验的介入影像科医生完成?

因为左侧肾上腺静脉血直接汇入左肾静脉,收集左肾上腺静脉血测量此处醛固酮和皮质醇水平相对简单。而右肾上腺静脉血直接汇入下腔静脉,因为与左侧相比其尺寸更小,成角更大,在右侧肾上腺静脉置入导管更加困难。有经验的医生可使右侧肾上腺静脉置管成功率由 74% 升至 96%。

21. 已诊断为 PA 的患者何时无需做肾上腺静脉采血?

当以下 3 项标准都满足时则无需做肾上腺静脉采血:

(1)年龄 <35 岁;

(2)血浆醛固酮水平明显上升;

(3)CT 显示单侧肾上腺皮质腺瘤。

当这些标准都满足时,对想要做手术的 PA 患者,术前无需做 AVS。当评估结果支持 IHA 或者患者不愿进行手术或患者无法进行手术时,都无需 AVS。

22. 有其他诊断试验吗?

这在过去有较多关注。如果双侧肾上腺置管都没有成功,体位激发试验和碘代胆固醇显像(NP-95 扫描)可以提示单侧肾上腺肿物。APA 患者血浆醛固酮水平不受站立后升高的血管紧张素 II 影响,而 IHA 患者的双侧肾上腺对血管紧张素 II 敏感性增加。因此站立之后,血浆醛固酮水平在 IHA 患者中上升,APA 瘤患者中下降或保持不变。NP-95 扫描目前在美国已不再使用,它在 >1.5cm 的醛固酮分泌腺瘤中可表现为显像剂高摄取。

23. 什么是原发性肾上腺增生症(PAH)?

这是 PA 一个不常见的病因,特征为单侧肾上腺小结节或大结节性增生。临床表现和结局与 APA 类似。治疗方法是腹腔镜切除病变侧肾上腺。

24. 肾上腺球状带如何调节醛固酮的合成?

人体拥有两种线粒体 11β- 羟化酶同工酶,负责皮质醇和醛固酮的合成(定义为 CYP11B1 和 CYP11B2)。两者都由 8 号染色体编码。CYP11B1 只能从肾上腺皮质束状带分离到,负责 11- 去氧皮质醇转化为皮质醇。CYP11B2 只在肾上腺皮质球状带表达,负责将皮质酮转化为醛固酮。CYP11B1 活性受 ACTH 刺激,而 CYP11B2 活性受血管紧张素 II 和低血钾的调控。

25. 什么是糖皮质激素可抑制性醛固酮增多症(GRA)?

GRA,也被称为家族性醛固酮增多症 I 型(familial hyperaldosteronism type I,FH-I),它占 PA 病因的 1%。该病为常染色体显性遗传。GRA 疾病表现各异,有些患者血压正常而有些患者在年轻时就表现为严重的难治性高血压。不到 50% 的 GRA 患者出现自发性低血钾。脑卒中,大多是由于颅内动脉瘤破裂产生的出血性脑卒中,发生在大约 20% 的患者中。患者基因异常表现为 *CYP11B1* 和 *CYP11B2* 两个基因的融合,形成异常基因产物,进而导致肾上腺束状带处醛固酮合成对 ACTH 敏感。如今基因检测已经代替地塞米松抑制试验成为 GRA 的诊断方法。该病的治疗为生理剂量的糖皮质激素。

26. 解释 GRA 的遗传学基础。

GRA 是遗传突变的结果,这种突变导致 *CYP11B1* 基因启动子(调节)区域和 *CYP11B2* 基因结构(编码)区域融合。这种融合基因的产物醛固酮和前体在束状带中合成,受 ACTH 调控(而不是血管紧张素 II)。代谢产物(18- 羟皮质醇和 18- 氧代皮质醇)可作为一种生化标志物,有助于识别受累的家庭成员。通过给予糖皮质激素抑制垂体 ACTH 的释放可以抑制醛固酮过度分泌。

27. 肾上腺皮质腺癌可以导致 PA 吗?

肾上腺皮质腺癌是 PA 的罕见病因。肿瘤通常很大(>6cm)并且在诊断时已发生转移。所有 PA 病例都应进行 CT 检查以排除这种罕见的 PA 病因。

28. 何种 PA 患者需要进行药物治疗?

IHA、GRA、如果不愿或不能进行手术治疗的 APA 患者应当长期药物治疗。APA 患者手术前也应进行药物治疗。治疗目标是使血压正常,血钾正常且无需补充钾,维持血浆肾素在正常范围内。

29. 治疗 PA 有哪些药物?

可选择的药物治疗有盐皮质激素受体拮抗剂(mineralocorticoid receptor antagonist,MRA,如螺内酯和依普利酮)。螺内酯每日服用量为 25~200mg;依普利酮每次服用量为 25~50mg,每日两次。然而,通常需要更高的服用量。MRA 用量需要上调,直到血压控制,肾素水平恢复正常,血钾无需钾补充剂也在正常范围内。低血钾能立刻被纠正,而高血压需要 4~8 周才能恢复正常。因为螺内酯干扰雄激素活性,副作用可包括性欲减退、阳痿、男性乳房发育、女性月经不规律。依普利酮的活性为螺内酯的 50%,并且价格更高但是副作用也较少。为减少螺内酯剂量相关性副作用以及依普利酮的使用费用,一些医生将两者低剂量组合使用。如果单用 MRA 无法有效控制血压,需要加用其他降压药。

30. 有其他的药物选择吗?

在对 MRA 不耐受的患者中,阿米洛利(每日两次,每次 5~15mg),一种上皮钠离子通道拮抗剂,可以在数天内纠正血钾。它应当搭配一种降压药以降血压。也有报道对 IHA 患者使用钙通道阻滞剂(钙离子参与醛固酮合成的最终步骤)、ACE 抑制剂(IHA 患者对低浓度的血管紧张素 II 敏感)的成功案例。

31. 什么样的 PA 患者需要进行手术治疗?

腹腔镜下单侧肾上腺切除术是良性单侧醛固酮增多症患者的治疗选择。50%的患者在术后可停止降压药治疗,另一半患者也只需要更小剂量的降压药就可以取得更好的血压控制。几乎所有手术成功的患者术后都可以恢复正常血钾水平而无需继续使用 MRA。以下 3 组患者需要进行手术:

(1) AVS 显示患者有明确的单侧醛固酮增多;

(2) <35 岁的高血压患者,同时有低血钾,PAC>30ng/dL,单侧肾上腺大腺瘤(1~2cm),对侧肾上腺形态正常(此组患者无需 AVS);

(3) 醛固酮分泌肾上腺腺癌患者(开放性肾上腺切除术)。

32. PA 患者术后如何进行药物治疗?

以下是对成功进行手术的 APA 患者的术后药物治疗指导:

● 降压药减半;

● 停止服用可以升高血钾的药物:螺内酯,依普利酮,ACE 抑制剂,ARB,钾补充剂;

● 每日监测血压;

● 连续四周每周监测血钾;

● 当血清钾 >5.2mmol/L 时服用氟氢可的松。

33. 还有哪些家族性 PA?

家族性醛固酮增多症 II 型(FH-II),是常染色体显性遗传病,特点是单侧(APA)或双侧(IHA)肾上腺过度分泌醛固酮,地塞米松无法抑制。此种疾病在临床表现上无法与散发性 PA 区分。FH-II 比 FH-I(GRA)更常见。虽然 FH-II 发病的分子基础尚未阐明,但是其 GRA 突变基因检测呈阴性。

家族性醛固酮增多症 III 型(FH-III)是由于编码钾离子通道 Kir3.4 的基因 KCNJ5 突变所致,这影响了离子通道的选择通过性,继而钠离子传导性增高,细胞缓慢去极化。以上改变导致电压控制的钙通道打开,加强钙离子信号转导,最终导致醛固酮合成增多,球状带细胞增生。患者表现为严重的难治性高血压,在年轻时就需双侧肾上腺切除以控制血压。

34. 有哪些体细胞突变和 APA 相关?

在过去几年内,一些和球状带细胞内关键蛋白相关的体细胞突变在 APA 中被发现。这些突变改变了钾通道和钙通道以及离子泵的功能。体细胞杂合激活性突变发生在 *KCNJ5* 基因上,这会导致严重高血压和低血钾,这些突变在女性中更常发生。类似的,*ATP1A1* 基因编码钠钾泵的 α 亚基,*ATP2B3* 编码细胞质膜钙转运 ATP 酶 3,以上基因突变最近都有报道,这些突变在男性中更常见。最后,编码电压门控钙通道的 *CACNA1D* 基因突变也被报道过。这些突变导致细胞内钙内流,提高钙的信号转导以及单侧醛固酮分泌增多。

35. PA 患者的评估和处理流程图。

见图 32.1。

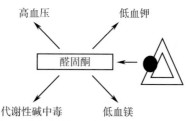

图 32.1　推荐的原发性醛固酮增多症诊断和治疗的流程图。(摘自 Funder,J.W.,Carey,R.M.,Mantero,F.,Murad,M.H.,Reincke,M.,Shibata,H.,...& Young,W.F.,Jr.(2016).The management of primary aldosteronism:case detection,diagnosis,and treatment:an Endocrine Society clinical practice guideline.Journal of Clinical Endocrinology and Metabolism,101,1889-1916.)

> **关键点:PA**
> - 高血压患者发生自发性低血钾提示 PA,但是低血钾不是最常见表现。
> - PA 通常由双侧肾上腺增生或肾上腺小腺瘤导致。
> - PA 最佳筛查试验是醛固酮 / 肾素比值 >20,血浆醛固酮浓度 >15ng/dL。
> - 盐负荷试验后 24 小时尿醛固酮 >12μg/d 可以确诊 PA。
> - 因为 CT 和 MRI 通常无法区分腺瘤和增生,常需使用 AVS 判断过多分泌的醛固酮是来自单侧还是双侧。
> - 腺瘤选择手术治疗,双侧肾上腺增生需要用醛固酮受体拮抗剂药物治疗(螺内酯和 / 或依普利酮)。
> - 糖皮质激素可治疗醛固酮增多症,可用生理剂量糖皮质激素治疗。

(苏婉　译　卢琳　校)

参考文献

Choi, M., Scholl, U. I., Yue, P., Björklund, P., Zhao, B., Nelson-Williams, C., , , ... & Lifton, R. P. (2011). K⁺ channel mutations in adrenal aldosterone-producing adenomas and secondary hypertension. *Science, 331*, 768–772.

Dluhy, R. G., & Lifton, R. P. (1999). Glucocorticoid-remediable aldosteronism. *Journal of Clinical Endocrinology and Metabolism, 84*, 4341–4344.

Fardella, C. E., Mosso, L., Gomez-Sanchez, C., Cortés, P., Soto, J., Gómez, L., . . . Montero, J. (2000). Primary hyperaldosteronism in essential hypertensives: prevalence, biochemical profile, and molecular biology. *Journal of Clinical Endocrinology and Metabolism, 85*, 1863–1867.

Funder, J. W., Carey, R. M., Mantero, F., Murad, M. H., Reincke, M., Shibata, H., . . . Young, W. F., Jr. (2016). The management of primary aldosteronism: case detection, diagnosis, and treatment: an Endocrine Society clinical practice guideline. *Journal of Clinical Endocrinology and Metabolism, 101*, 1889–1916.

Jossart, G. H., Burpee, S. E., & Gagner, M. (2000). Surgery of the adrenal glands. *Endocrinology and Metabolism Clinics of North America, 29*, 57–68.

Magill, S. B., Raff, H., Shaker, J. L., Brickner, R. C., Knechtges, T. E., Kehoe, M. E., & Findling, J. W. (2001). Comparison of adrenal vein sampling and computed tomography in the differentiation of primary aldosteronism. *Journal of Clinical Endocrinology and Metabolism, 86*, 1066–1071.

Milliez, P., Girerd, X., Plouin, P. F., Blacher, J., Safar, M. E., & Mourad, J. J. (2005). Evidence for an increased rate of cardiovascular events in patients with primary aldosteronism. *Journal of the American College of Cardiology, 45*, 1243–1248.

Monticone, S., D'Ascenzo, F., Moretti, C., Williams, T. A., Veglio, F., Gaita, F., & Mulatero, P. (2018). Cardiovascular events and target organ damage in primary aldosteronism compared with essential hypertension: a systematic review and meta-analysis. *Lancet Diabetes and Endocrinology, 6*, 41–50.

Mulatero, P., Rabbia, F., Milan, A., Paglieri, C., Morello, F., Chiandussi, L., & Veglio, F. (2002). Drug effects on aldosterone/plasma renin activity ratio in primary aldosteronism. *Hypertension, 40*, 897–902.

Mulatero, P., Stowasser, M., Loh, K., Fardella, C. E., Gordon, R. D., Mosso, L., . . . Young, W. F., Jr. (2004). Increased diagnoses of primary aldosteronism, including surgically correctable forms, in centers from five continents. *Journal of Clinical Endocrinology and Metabolism, 89*, 1045–1050.

Rossi, G. P., Auchus, R. J., Brown, M., Lenders, J. W., Naruse, M., Plouin, P. F., , . . . Young, W. F., Jr. (2014). An expert consensus statement on use of adrenal vein sampling for the subtyping of primary aldosteronism. *Hypertension, 63*, 151–160.

Rossi, G. P., Bernini, G., Caliumi, C., Desideri, G., Fabris, B., Ferri, C., ,. . . Mantero, F. (2006). A prospective study of the prevalence of primary aldosteronism in 1,125 hypertensive patients. *Journal of the American College of Cardiology, 48*, 2293–2300.

Rossi, G., Bernini, G., Desideri, G., Fabris, B., Ferri, C., Giacchetti, G., Letizia C. . . Mantero, F. (2006). Renal damage in primary aldosteronism: Results of the PAPY study. *Hypertension, 48*, 232–238.

Rossi, P. (2011). Diagnosis and treatment of primary aldosteronism. *Endocrinology and Metabolism Clinics of North America, 40*, 313–332.

Scholl, U. I., Goh, G., Stölting, G., de Oliveira, R. C., Choi, M., Overton, J. D., ... Lifton, R. P. (2013). Somatic and germline CADNA1D calcium-channel mutations in aldosterone-producing adenomas and primary aldosteronism. *Nature Genetics, 45*, 1050–1054.

Schwartz, G. L. (2011). Screening for adrenal-endocrine hypertension: overview of accuracy and cost-effectiveness. *Endocrinology and Metabolism Clinics of North America, 40*, 279–294.

Schwartz, G. L., & Turner, S. T. (2005). Screening for primary aldosteronism in essential hypertension: diagnostic accuracy of the ratio of plasma aldosterone concentration to plasma renin activity. *Clinical Chemistry, 51*, 386–394.

Tanabe, A., Naruse, M., Takagi, S., Tsuchiya, K., Imaki, T., & Takano, K. (2003). Variability in the renin/aldosterone profile under random and standardized sampling conditions in primary aldosteronism. *Journal of Clinical Endocrinology and Metabolism, 88*, 2489–2492.

Tiu, S. C, Choi, C. H., Shek, C. C., Ng, Y. W., Chan, F. K., Ng, C. M., & Kong, A. P. (2005). The use of aldosterone-renin ratio as a diagnostic test for primary hyperaldosteronism and its test characteristics under different conditions of blood sampling. *Journal of Clinical Endocrinology and Metabolism, 90*, 72–78.

Whelton, P. K., Carey, R. M., Aronow, W. S., Casey, D. E., Jr., Collins, K. J., Dennison Himmelfarb, C., . . . Wright, J. T., Jr. (2018). 2017 ACC/AHA/AAPA/ABC/ACPM/AGS/APhA/ASH/ASPC/NMA/PCNA Guideline for the prevention, detection, evaluation, and management of high blood pressure in adults: a report of the American College of Cardiology/American Heart Association Task Force on Clinical Practice Guidelines. *Journal of the American College of Cardiology, 71*, 127–248.

第33章

嗜铬细胞瘤和副神经节瘤

John J.Orrego

概要

嗜铬细胞瘤(phechromocytoma,PHEO)是一种起源于肾上腺髓质嗜铬细胞的肿瘤,分泌一种或多种儿茶酚胺。副神经节瘤(paraganglioma,PGL)是起源于胸腔、腹腔、盆腔的脊柱旁交感神经节嗜铬细胞的肾上腺外肿瘤,也能分泌儿茶酚胺。PHEO 和功能性 PGL 罕见,在门诊高血压患者中占比为 0.2%~0.6%。约 50% 的 PHEO/PGL 患者没有症状,有症状患者的表现为阵发性或者发作性的症状,包括焦虑、出汗、头痛、心悸、呼吸困难、上腹部和胸部疼痛、呕吐和心动过速。PHEO/PGL 的诊断依赖于血浆和尿液儿茶酚胺水平及儿茶酚胺代谢物水平升高。因为 95% 的肿瘤发生在腹腔,一旦诊断确立,需要进行腹部盆腔 CT 成像。其他可用于定位的显像技术包括 ^{123} 碘标记的间碘苄胍显像(MIBG)、氟代脱氧葡萄糖正电子发射断层扫描(^{18}F-FDG PET/CT)和 ^{68}Ga-DOTATATE PET/CT。由于 30%~40% 患者存在胚系致病基因突变,因此大部分患者都需要进行基因检测。发现遗传综合征的先证者有助于其亲属的早期诊断。手术切除是唯一有效的治疗手段。对大部分 PHEO 患者都推荐经腹腔镜肾上腺切除术。对 PGL 患者,推荐开放性或经腹腔镜切除术。在术前 10~14 天应服用 α 受体阻滞剂以降低围术期儿茶酚胺诱发的严重的甚至威胁生命的并发症的发生率,包括高血压危象、心律失常、心肌缺血和肺水肿。只有在使用 α 受体阻滞剂后才可应用 β 受体阻滞剂来控制心动过速。虽然大部分 PHEO/PGL 是良性的,但也有恶性并转移至其他脏器者。

关键词

嗜铬细胞瘤,副神经节瘤,高血压,肾上腺意外瘤,血浆甲氧基肾上腺素,24 小时尿甲氧基肾上腺素,α 受体阻断剂,肾上腺切除术

1. 什么是儿茶酚胺分泌肿瘤?

PHEO 是起源于肾上腺髓质嗜铬细胞的肿瘤,能分泌一种或多种儿茶酚胺,包括肾上腺素(epinephrine,EPI)、去甲肾上腺素(norepinephrine,NE)和多巴胺。80%~85% 的儿茶酚胺分泌肿瘤为 PHEO。PGL 是起源于肾上腺外嗜铬细胞的肿瘤,来自胸腔、腹腔、盆腔的脊柱旁交感神经节,也能够分泌儿茶酚胺。15%~20% 的儿茶酚胺分泌肿瘤为 PGL。无功能性 PGL 沿颈部和颅底的迷走神经和舌咽神经分布,被称为头颈部 PGL。其他交感神经节肿瘤也可来自神经嵴源性细胞,如神经母细胞瘤和神经节神经瘤,他们产生相似的胺类和肽类,但本章不讨论这些肿瘤。

2. 儿茶酚胺分泌肿瘤常见吗?

PHEO 和功能性 PGL 是罕见的,在普通门诊高血压病人中,0.2%~0.6% 的患者发生此病。PHEO 发病率为 0.8/100 000 人 / 年。尸体解剖显示人群中未诊断的肿瘤发病率为 0.05%~0.1%,这表示许多儿茶酚胺分泌肿瘤在生前尚未被发现。5%~10% 的肾上腺意外瘤被证实是 PHEO。

3. 儿茶酚胺分泌瘤的常见临床表现是什么?

PHEO 和交感神经节 PGL 在男性和女性中的发病比例相同,且大部分患者在30~50 岁。大约 50% 的 PHEO/PGL 患者没有症状,有症状患者的表现为阵发性或者发作性的症状,包括焦虑、出汗、头痛、心悸、呼吸困难、上腹部和胸部疼痛、呕吐和心动过速。发作可以自发也可是外因诱导,包括体位改变、锻炼、药物和增加腹压的操作,每位患者的发作表现较为固定。小部分患者表现为经典三联征:严重头痛、大汗和心悸,但这并非这些肿瘤的特异症状。虽然 PHEO 最常见的表现为持续性或阵发性高血压,但 5%~15% 的患者血压正常。其他的临床和生化表现包括直立性低血压(由于血容量不足以及动脉静脉收缩反应受损)、视乳头水肿、视力模糊、体重减轻、便秘(巨结肠可为症状表现之一)、网状青斑、雷诺综合征、高血糖、白细胞增多症、红细胞增多症和应激性心肌病。鉴于多样的临床表现以及对多种器官的影响,PHEO/PLG 被称为"伟大的模仿者"。

4. 什么是 PHEO 的 10% 定律?

这个定律常被用来形容 PHEO 的下列特征:10% 起源于肾上腺外(PGL),10% 为多发和双侧,10% 为恶性,10% 发生在儿童,10% 为家族性。因为现在的研究评估 PHEO 15%~20% 起源于肾上腺外,10%~20% 为恶性,10%~20% 发生在儿童,40% 为遗传性,所以 10% 定律逐渐过时。

5. 讨论 PHEO/PGL 的心血管系统表现。

PHEO/PGL 的心血管表现包括心律失常和儿茶酚胺性心肌病(Takotsubo 心肌病)。儿茶酚胺的大量释放可导致房颤和室颤,主要发生在手术中或是由于服用三环类抗抑郁药、吩噻嗪类药物、甲氧氯普胺、阿片类止痛药和神经肌接头阻滞剂。虽然肺水肿可由心肌病导致,非心源性肺水肿也可来自一过性肺血管收缩和毛细血管通透性增高。这些肿瘤的常见特征是血压不稳定,主要是由于阵发性儿茶酚胺释放、慢性低血容量和交感反射受损所致。

6. 描述 PHEO/PGL 的颅内症状。

癫痫发作、意识改变和脑梗死可由于颅内出血和栓塞导致。也有报道恶性高血压合并视乳头水肿、意识不清和脑水肿。极少数情况下,患者可出现可逆性脑血管痉挛或血管炎。

7. 儿茶酚胺分泌肿瘤的非经典表现有哪些?

PHEO/PGL 的主要症状体征为内分泌异常。肿瘤可分泌促肾上腺皮质激素,进而导致库欣综合征和低血钾性碱中毒。肿瘤也可产生血管活性肠肽,导致腹泻和低血钾。高血糖是由于儿茶酚胺类激素诱导的胰岛素抵抗。高血钙是由于肾上腺素对甲状旁腺的刺激以及甲状旁腺激素相关肽的合成。乳酸中毒是由于儿茶酚胺对组织供氧的干扰。

8. PHEO/PGL 可以发生转移吗?

可以。确定 PHEO/PGL 为恶性的唯一方法是在不含嗜铬细胞的正常组织中找到转移灶。局部侵犯到周围组织器官或远处转移在 PHEO 的发生率为 10%~20%,在 PGL 的发生率为 15%~35%。最常见的远处转移部位是局部淋巴结、肝、骨、肺和肌肉。琥珀酸脱氢酶亚基 B(succinate dehydrogenase subunit B,SDHB)亚基突变的患者中 40% 会发生远处转移。

9. PHEO 的部位在哪里?

80%~85% 的儿茶酚胺分泌肿瘤在肾上腺内,而 15%~20% 位于肾上腺外(PGL)。95% 的 PHEO/PGL 位于腹腔内。散发的孤立的 PHEO 多在右肾上腺,而家族性的肿瘤多在双侧或多发。双侧肾上腺肿瘤增加了多发性内分泌肿瘤 2A 和 2B 型的可能性。

10. PGL 的部位在哪?

PGL 分布广泛,起源部位从颅底到盆底沿整条交感神经分布。大多数 PGL 分布于腹腔,多在腔静脉和左肾静脉交界处或 Zuckerkandl 小体,它位于主动脉分叉处近肠系膜下动脉起始的部位。其他的肿瘤发生部位在胸腔,其中包括心包,另外还有膀胱,前列腺。

11. PHEO/PGL 合成什么?

儿茶酚胺分泌肿瘤可合成肾上腺素、去甲肾上腺素和多巴胺。大多数 PHEO/PGL 分泌去甲肾上腺素。因为肾上腺外交感神经节缺少苯乙醇胺 -N- 甲基转移酶(phenylethanolamine N-methyltransferase,PNMT),PNMT 可以将去甲肾上腺素转化成肾上腺素,产生肾上腺素的肿瘤多位于肾上腺内。多巴胺多与 PGL 和恶性肿瘤相关。

根据甲氧基肾上腺素、甲氧基去甲肾上腺素、3- 甲氧酪胺这三种代谢产物哪种分泌为主,将 PHEO/PGL 分为去甲肾上腺素能型、肾上腺素能型和多巴胺能型。根据肿瘤发生的部位、有无转移和特殊的表型可作为基因检测的决策依据。

12. 儿茶酚胺是如何合成的?

酪氨酸通过主动转运进入嗜铬细胞后被用来合成儿茶酚胺。酪氨酸在酪氨酸脱氢酶的作用下转变为多巴,该步骤为儿茶酚胺合成的限速步骤。多巴在芳香 -L-氨基酸脱羧酶的催化下变为多巴胺。多巴胺被主动转运至颗粒小泡中,在多巴胺 -β- 羟化酶催化下转变为去甲肾上腺素。在肾上腺髓质中,去甲肾上腺素被释放入细胞质里,在苯乙醇胺 -N- 甲基转移酶(PNMT)作用下转变为肾上腺素。肾上腺素之后会被运输至储存小泡中。肾上腺外的交感神经节中缺乏 PNMT,因此去甲肾上腺素无法转变为肾上腺素。

13. 儿茶酚胺如何代谢?

儿茶酚胺的一种清除途径是被交感神经末梢再摄取,另一种途径是通过细胞内两种酶系统代谢,降解之后的儿茶酚胺和硫酸盐结合后经肾脏排出。儿茶酚 -O-甲基转移酶(catechol-O-methyltransferase,COMT)将肾上腺素转变为甲氧基肾上腺素,去甲肾上腺素转变为甲氧基去甲肾上腺素。以上两种代谢产物在单胺氧化酶(monoamine oxidase,MAO)作用下转变为香草扁桃酸(vanillylmandelic acid,VMA)。去甲肾上腺素和肾上腺素也可先经 MAO 氧化成二羟基扁桃酸,然后在 COMT 作用下转化为 VMA。多巴胺经 COMT 作用转变为 3- 甲氧酪胺,之后经 MAO 作用转化为高香草酸(homovanillic acid,HVA)。

14. 描述和循环儿茶酚胺结合的肾上腺能受体。

有两大类和 5 个亚类肾上腺能受体介导儿茶酚胺的生物活性:

● $α_1$ 肾上腺能受体是突触后受体,激动后可导致血管收缩,血压上升。$α_2$ 肾上腺能受体是突触前受体,激动后可通过抑制去甲肾上腺素分泌减少中枢交感传出来降低血压。

● $β_1$ 肾上腺能受体调节心脏活动,激动后可导致心脏正性变时变力作用,增加肾脏产生肾素,增加脂肪细胞脂肪分解。$β_2$ 肾上腺能受体调节气管和血管,激动后导致气管舒张,骨骼肌血管舒张,糖原分解,提高交感神经末梢的去甲肾上腺素分泌。$β_3$ 肾上腺能受体调节能量代谢和脂肪分解。

15. 为什么 PHEO 患者的血压如此多变?

(1)PHEO 合成多种生物胺。去甲肾上腺素是直接作用于 $α_1$ 和 $β_1$ 受体的肾上腺能激动剂。它与肾上腺素类似,但是缺少 $β_2$ 受体效应并且 $α_1$ 受体效应更强。肾上腺素对 $α_2$ 受体亲和力更强。大多数 PHEO/PGL 产生去甲肾上腺素,因此可以产生慢性阵发性高血压。少于 10% 的 PHEO 主要分泌肾上腺素,这些肿瘤可以导致体位性低血压和阵发性高、低血压交替发作。

(2)肿瘤大小和血浆儿茶酚胺浓度间接相关。体积大的肿瘤(>50g)合成率低,可释放儿茶酚胺降解产物。而体积小的肿瘤(<50g)合成率高,产生更多活性儿

茶酚胺。

（3）组织对周围儿茶酚胺浓度的反应性会发生改变。当长期暴露于血浆儿茶酚胺后，组织会下调 α_1 受体并产生快速耐受。因此，血浆儿茶酚胺水平与平均血压并不相关。

16. 如何诊断儿茶酚胺分泌肿瘤？

PHEO/PGL 的诊断有赖于血浆和尿液中过量的儿茶酚胺浓度或其降解物浓度。虽然甲氧基肾上腺素和甲氧基去甲肾上腺素的水平居高不下，一些患者血浆儿茶酚胺浓度可正常或只在发作期浓度上升。这些寂静型或间断发作的肿瘤持续代谢儿茶酚胺为甲氧基肾上腺素，却并不持续释放儿茶酚胺入血。正因如此，推荐测量血浆游离甲氧基肾上腺素和尿液甲氧基肾上腺素组分作为初次生化检查。血浆或尿液甲氧基肾上腺素正常能可靠排除 PHEO/PGL。血浆游离甲氧基肾上腺素水平上升 3~4 倍几乎可以 100% 确诊儿茶酚胺分泌肿瘤。测量血浆游离甲氧基肾上腺素患者提前一晚需要空腹，于抽血前提前置管并平卧三十分钟。当血浆或尿液甲氧基肾上腺素水平可疑，需要再次检测。少数 PGL 主要或全部分泌多巴胺，由于这些肿瘤经常缺少多巴胺 -β- 羟化酶用来将多巴胺转化为去甲肾上腺素，应当测量空腹血浆甲氧基酪胺。

17. 如何进行肾上腺能水平升高发作的鉴别诊断？

其他心因性、神经性、药物性、内分泌和心血管性肾上腺能升高的状态包括惊恐发作、过度通气、直立性心动过速综合征、间脑癫痫、偏头痛、可卡因摄入、肾上腺能阻滞剂撤药反应、拟交感神经药物摄入、低血糖、甲状腺毒症、不稳定原发性高血压、直立性低血压、阵发性心律失常、特发性潮红和大汗发作。

18. 什么药物会导致血浆或尿液儿茶酚胺水平假性上升？

儿茶酚胺检测结果的假阳性可能来自服用干扰测量结果的药物（对乙酰氨基酚、美沙拉嗪和柳氮磺胺吡啶会干扰液相色谱电化学法），也可来自对儿茶酚胺代谢的干扰（三环类抗抑郁药、可卡因、拟交感药物和 MAO 抑制剂）。

19. 什么药物会干扰儿茶酚胺的测定？

- 三环类抗抑郁药阻滞去甲肾上腺素的再摄取，提高尿去甲肾上腺素、甲氧基去甲肾上腺素和 VMA 水平；
- 左旋多巴也能被催化儿茶酚胺的酶催化；
- 咖啡因、尼古丁和拟交感药物可提高血浆和尿液儿茶酚胺；
- 钙通道阻滞剂可通过激活交感神经来提高血浆儿茶酚胺水平；
- 酚苄明阻断 α_2 肾上腺能受体，导致血浆和尿液去甲肾上腺素、甲氧基去甲肾上腺素和 VMA 上升。

20. 什么是可乐定抑制试验？

对于仅仅是由于交感活性增高而不是由于儿茶酚胺分泌肿瘤导致的血浆甲氧基去甲肾上腺素轻度上升，可通过可乐定抑制试验鉴别。试验原理是可乐定作为中枢 α_2 受体激动剂，正常情况下可以抑制神经来源的去甲肾上腺素的产生，但是对儿茶酚胺分泌肿瘤的患者却无法减少儿茶酚胺的分泌。交感神经阻滞剂（β 受体阻滞剂）在实验前至少停用 48 小时。在平卧休息至少 20 分钟后，通过静脉置管测量基础血浆游离甲氧基去甲肾上腺素水平。应用 0.3mg 可乐定，每隔 30 分钟测量血压和脉搏。在试验的第 3 小时再次采血。阳性结果为与基础值相比血浆甲氧基去甲肾上腺素下降小于 40%。

21. PHEO/PGL 定位的最好诊断方法是什么？

只有当 PHEO/PGL 被明确诊断时才应进行影像学检查。大多数肿瘤大于3cm，可在 CT 和 MRI 上显像。最初的定位检测建议使用腹盆腔 CT（95% 的肿瘤位于腹腔内）。非离子显影剂使用安全，因此可在未应用肾上腺能受体阻滞剂的患者中使用。CT 是定位的最有效手段。当肿瘤转移、患者对 CT 显影剂过敏、患者为儿童和孕妇和检测部位为颅底和颈部 PGL 时，建议使用 MRI。MRI 的优势在于无辐射，在 T2 加权成像时有典型的高信号影像。

22. 还有其他 PHEO 的有效定位方法吗？

^{123}I-MIBG 核素显像可以显示未发现的转移灶。MIBG 易被交感髓质摄取，并且受阻断儿茶酚胺再摄取药物的干扰（三环类抗抑郁药、钙通道阻滞剂和拉贝洛尔）。在转移瘤患者中 ^{18}F-FDG PET/CT 比 MIBG 更推荐使用。PHEO/PGL 表达生长抑素受体，因而可以使用 ^{68}Ga-DOTA 偶联肽显像，如 DOTATATE。[68]Ga-DOTATATE PET/CT 显像的病灶 / 背景对比显著优于 ^{18}F-FDG PET/CT。

23. 什么样的 PHEO/PGL 患者需要进行基因检测？

多数本领域内专家推荐所有患者进行基因检测，原因为 30%~40% 的患者有致病基因突变。因此及早确定遗传综合征有助于患者亲属的诊断。然而考虑到经济成本，基因咨询和检测应仅限于双侧 PHEO 患者、多发性 PGL 患者、有阳性家族史和年轻患者。PHEO/PGL 易感基因包括 *NF1*,*RET*,*VHL*,*SDHA*,*SDHB*,*SDHC*,*SDHD*,*SDHAF2*,*EPAS1*,*TMEM127* 和 *MAX*。

24. 如何治疗 PHEO/PGL？

手术切除是唯一确切的治疗手段。对大部分 PHEO 患者推荐经腹腔镜肾上腺切除术。对大体积或者侵袭性 PHEO 推荐开腹手术切除以确保肿瘤切除完全，防止肿瘤破裂。对于 PGL 患者，推荐开腹手术，但若肿瘤体积小且为非侵袭性，位于手术易于处理的位置，则可使用经腹腔镜手术。

25. 为何术前推荐使用 α 受体阻滞剂?

在术前 10~14 天使用 α 受体阻滞剂可以降低围术期发生儿茶酚胺释放导致的严重致命性并发症的发生率,包括高血压危象、心律失常、心肌缺血和肺水肿。术前合适的处理,可将围术期死亡率降至 3% 以下。回顾性研究也支持 α 受体阻滞剂作为一线用药选择。酚苄明(长效、非竞争性 α 受体阻滞剂)或者多沙唑嗪(短效、竞争性 α 受体阻滞剂)为首选治疗用药。酚苄明初始给药剂量是每日两次,每次 10mg,之后根据需要和耐受程度上调至每天 80~100mg。多沙唑嗪开始时每天给药 2~4mg,之后上调至每天 32mg。

26. 讨论术前 β 受体阻滞剂和其他药物的作用。

β 受体阻滞剂只有在应用 α 受体阻滞剂之后才可用来控制快速型心律失常。前者在没有应用后者的情况下使用会导致 α 受体在缺少拮抗的情况下进一步激活,进而导致高血压危象。选择性 β1 受体和非选择性 β 受体阻滞剂都可使用。在使用 α 受体阻滞剂后,至少 3 天才可应用阿替洛尔或普萘洛尔,前者每日 25~50mg,后者每日 3 次,每次 20~40mg。

钙通道阻滞剂常作为已经使用 α 受体阻滞剂患者的辅助药物,以进一步控制血压。拉贝洛尔由于 β 受体阻滞作用比 α 受体阻滞作用更强,应避免作为首选治疗。术中处理肿瘤相关的高血压可应用酚妥拉明或硝普钠。术后低血压可在术前 3~4 天增加液体补充和高钠饮食来避免。

27. 术前治疗的目标是什么?

术前血压要求坐位血压低于 130/80mmg,立位收缩压大于 90mmg,心率坐位 60~70 次 /min,立位 70~80 次 /min。

28. 如何治疗恶性 PHEO?

对于转移性 PHEO/PGL 尚无治愈手段。α 和 β 受体阻滞剂可用来控制儿茶酚胺过量释放产生的症状。肿瘤切除术或减瘤手术是可选的治疗。对于无法手术切除的患者可选用其他治疗措施,包括针对骨转移患者的外放射治疗,针对肝转移患者的经皮射频消融或经血管化疗栓塞,针对多部位转移灶的冷冻消融术或经皮无水乙醇注射。

29. 讨论 ^{131}I-MIBG 消融和化疗的作用。

当有手术无法切除的进展期肿瘤并且无法通过局部手段控制时,对于 ^{131}I-MIBG 扫描结果阳性的患者可以使用 ^{131}I-MIBG 治疗。其他对肿瘤一定反应的治疗措施包括通过环磷酰胺和长春新碱化疗,或通过 ^{177}Lu-DOTATATE 进行肽受体放射性核素治疗。酪氨酸激酶抑制剂,舒尼替尼和卡博替尼也曾被报道过有效的治疗反应。

30. 恶性 PHEO/PGL 的预后如何？

恶性 PHEO/PGL 患者的预后相差较大，有些患者在治疗后可以存活超过 50 年。最近的数据表明总体 5 年和 10 年生存率分别为 85% 和 72.5%。疾病快速进展与男性、高龄、肿瘤体积大、转移、高多巴胺水平和不能切除原发肿瘤有关。

31. 儿茶酚胺分泌肿瘤的分子分型有哪些？

（1）假性缺氧性 PHEO/PGL：在假性缺氧时（由于氧敏感通路异常，机体有氧但是无法处理氧），大量产生缺氧诱导因子，导致可参与肿瘤发生的缺氧反应基因的转录。

● 三羧酸（TCA）循环相关：大部分家族性 PGL 患者有 SDHx（x=A，B，C，D 或 AF2）突变。这些基因突变阻断琥珀酸氧化成富马酸，影响呼吸电子传递链。小部分患者富马酸水合酶突变，阻止富马酸向丙二酸转变。

● VHL/EPAS1 相关：患者存在 VHL 胚系突变、胚系或嵌合性功能获得性 *EPAS1* 突变可导致 von Hippel-Lindau 综合征和 Pacak-zhuang 综合征。

（2）Wnt 信号通路性 PHEO/PGL：这些患者为散发性疾病，与 *CSDE1* 体细胞基因突变或者嗜铬细胞发生 *UBTF-MAML3* 基因融合，进而激活 Wnt 和 hedgehog 信号通路，导致肿瘤发生。

（3）激酶信号通路性 PHEO/PGL：

● 胚系突变：这一亚组最常见的综合征是 MEN2，它是由于 RET 获得功能性基因突变所致。小部分患者致病基因突变发生在 NF1（神经纤维瘤 1 型）、TMEM127 和 MAX（家族性副神经节瘤综合征）。这些病例来自激酶信号通路的异常激活：RAS-RAF-MEK、PI3K-AKT-mTOR（RET）、NF1、TMEM127 和 MYC-MAX（MAX）。

● 体细胞突变：部分散发病例被发现有获得功能性 HRAS 原癌基因突变。

32. PHEO/PGL 和什么综合征有关？

● MEN2A：原发性甲状旁腺功能亢进、甲状腺髓样癌（MTC）和 PHEO。

● MEN2B：MTC、类马方体质、PHEO、黏膜神经瘤和肠道神经节细胞瘤。

● Von Hippel-Lindau 综合征 2 型：小脑、脊柱和视网膜成血管细胞瘤、肾透明细胞癌、胰腺内分泌肿瘤、中耳内淋巴囊瘤、胰腺浆液性囊液瘤和 PHEO/PGL。

● NF1：周围性神经纤维瘤、牛奶咖啡斑、腋窝雀斑、视神经胶质瘤、Lisch 结节和 PHEO。1% 的 NF1 患者患 PHEO。

● 家族性 PGL 综合征 1~5 型：多发胸腔腹腔 PGL、头颈部 PGL 和 PHEO 不同的组合。

● Carney 三联征：PGL、胃肠道间质瘤（gastrointestinal stromal tumor，GIST）和肺软骨瘤。

● Carney-Stratakis 综合征：PGL 和 GIST。

● Pacak-Zhuang 综合征：PGL、生长抑素瘤和红细胞增多症。

- 遗传性平滑肌瘤和肾细胞癌:部分患者可发生 PGL。

> **关键点:嗜铬细胞瘤**
>
> - 高血压患者出现阵发性肾上腺能亢进发作(头痛、大汗、心悸、苍白和焦虑)提示 PHEO/PGL。
> - 80%~85% 的儿茶酚胺分泌肿瘤是 PHEO,而 15%~20% 是 PGL。
> - PHEO/PGL 最好的筛查手段是测量血浆和尿液甲氧基肾上腺素组分。
> - 通过 CT(性价比最好)或 MRI 定位肿瘤。
> - 治疗方法是手术切除,术前服用 α 受体阻滞剂后再服用 β 受体阻滞剂。
> - 30%~40% 的 PHEO/PGL 患者有致病性胚系突变。

(苏婉 译 卢琳 校)

参考文献

Crona, J., Taieb, D., & Pacak, K. (2017). New perspectives on pheochromocytoma and paraganglioma: toward a molecular classification. *Endocrinology Review, 38*, 489–515.

Eisenhofer, G., Goldstein, D. S., Sullivan, P., Csako, G., Brouwers, F. M., Lai, E. W., . . . Pacak, K. (2005). Biochemical and clinical manifestations of dopamine-producing paragangliomas: utility of plasma methoxytyramine. *Journal of Clinical Endocrinology and Metabolism, 90*, 2068–2075.

Fishbein, L., Leshchiner, I., Walter, V., Danilova, L., Robertson, A. G., Johnson, A. R., . . . Wilkerson, M. D. (2017). Comprehensive molecular characterization of pheochromocytoma and paraganglioma. *Cancer Cell, 31*, 181–193.

Hamidi, O., Young, W. F., Jr., Iniguez-Ariza, N. M., Kittah, N. E., Gruber, L., Bancos, C., . . . Bancos, I. (2017). Malignant pheochromocytoma and paraganglioma: 272 patients over 55 years. *Journal of Clinical Endocrinology and Metabolism, 102*, 3296–3305.

Jossart, G. H., Burpee, S. E., & Gagner, M. (2000). Surgery of the adrenal glands. *Endocrinology and Metabolism Clinics of North America, 29*, 57–68.

Krane, N. K. (1986). Clinically unsuspected pheochromocytomas: experience at Henry Ford Hospital and a review of the literature. *Archives of Internal Medicine, 146*, 54–57.

Kudva, Y. C., Sawka, A. M., & Young, W. F. (2003). The laboratory diagnosis of adrenal pheochromocytoma: the Mayo Clinic experience. *Journal of Clinical Endocrinology and Metabolism, 88*, 4533–4539.

Lenders, J. W., Pacak, K., Walther, M. M., Linehan, W. M., Mannelli, M., Friberg, P., . . . Eisenhofer, G. (2002). Biochemical diagnosis of pheochromocytoma: which test is best? *Journal of the American Medical Association, 287*, 1427–1434.

Lenders, J. W. M., Duh, Q. Y., Eisenhofer, G., Gimenez-Roqueplo, A. P., Grebe, S. K., Murad, M. H., . . . Young, W. F., Jr.; (2014). Pheochromocytoma and paraganglioma: an Endocrine Society clinical practice guideline. *Journal of Clinical Endocrinology and Metabolism, 99*, 1915–1942.

Neumann, H. P., & Eng, C. (2009). The approach to the patient with paraganglioma. *Journal of Clinical Endocrinology and Metabolism, 94*, 2677–2683.

Pacak, K. (2007). Preoperative management of the pheochromocytoma patient. *Journal of Clinical Endocrinology and Metabolism, 92*, 4069–4079.

Prys-Roberts, C. (2000). Phaeochromocytoma—recent progress in its management. *British Journal of Anaesthesiology, 85*, 44–57.

Schwartz, G. L. (2011). Screening for adrenal-endocrine hypertension: overview of accuracy and cost-effectiveness. *Endocrinology and Metabolism Clinics of North America, 40*, 279–294.

Wittles, R. M., Kaplan, E. L., & Roizen, M. F. (2000). Sensitivity of diagnostic and localization tests for pheochromocytoma in clinical practice. *Archives of Internal Medicine, 160*, 2521–2524.

Xekouki, P., & Stratakis, C. A. (2011). Pheochromocytoma. *Translational Endocrinology Metabolism, 2*, 77–127.

Zuber, S. M., Kantorovich, V., & Pacak, K. (2011). Hypertension in pheochromocytoma: characteristics and treatment. *Endocrinology and Metabolism Clinics of North America, 40*, 295–311.

肾上腺意外瘤

Michael T.McDermott

第 34 章

摘要

肾上腺意外瘤经常在因其他原因进行的腹腔影像学检查中被发现。单侧意外瘤通常为良性无功能性皮质腺瘤、良性功能性皮质腺瘤（分泌激素）、髓样脂肪瘤、肾上腺皮质癌、嗜铬细胞瘤以及从其他原发病灶转移来的肿瘤。双侧肾上腺意外瘤有更广泛的疾病鉴别诊断谱。初步的评估是鉴别这些肿瘤是否为功能性以及是否为恶性。首选的鉴别诊断措施包括生化检查、断层扫描、功能影像和长期监测。功能性和可疑或已知的恶性肿瘤需要尽可能手术切除，而良性非功能性肿瘤可以在不做积极干预措施的情况下继续观察。

关键词

肾上腺意外瘤，肾上腺肿物，肾上腺结节，髓样脂肪瘤，肾上腺 CT，肾上腺 MRI，肾上腺活检

1. 肾上腺意外瘤的定义是什么？

肾上腺意外瘤为因其他原因进行的腹腔影像学检查中被发现的最大直径超过 1cm 的肾上腺肿物，肾上腺意外瘤可为单侧或双侧。

2. 肾上腺意外瘤有多常见？

大型研究表明肾上腺意外瘤在进行腹部 CT 人群中的发生率大约为 4%。在老年群体发病率更高，约为 10%。单侧肾上腺肿物占肾上腺意外瘤的 85%~90%，而双侧占 10%~15%。

3. 单侧肾上腺意外瘤最常见病因是什么？

单侧肾上腺意外瘤多由良性肾上腺腺瘤、嗜铬细胞瘤、肾上腺皮质癌、转移癌和髓样脂肪瘤引起。

4. 双侧肾上腺意外瘤最常见病因是什么？

双侧肾上腺意外瘤多由转移癌、先天性肾上腺增生、无功能性肾上腺腺瘤、原发性醛固酮增多症（primary aldosteronism，PA；双侧肾上腺增生和其他双侧肾上腺病变）、嗜铬细胞瘤（通常为家族性）、ACTH 依赖性库欣综合征（分泌 ACTH 的垂体腺瘤、异位 ACTH 综合征）、双侧肾上腺大结节增生、肾上腺出血（通常在应用全身

性抗凝药)、结核病、深部真菌感染、淋巴瘤和浸润性疾病(淀粉样变、血色病)引起。

5. 肾上腺意外瘤的诊断评价目标是什么?

单侧肾上腺意外瘤的诊断评价目标是判断肿物是否为恶性,或者肿物是否分泌肾上腺皮质或髓质激素。约 2% 的肾上腺意外瘤为恶性,10% 分泌过量激素。对于双侧肾上腺意外瘤,目标是排除或诊断上面所列举的导致双侧肾上腺增大或产生肿物的疾病。

6. 什么是评估肾上腺意外瘤最有效的影像学检查?

腹部 CT 平扫是评估肾上腺意外瘤的最佳影像学方法。提示良性肾上腺瘤的特征为直径小于 4cm、均一、边界光滑和富含脂质。脂质成分是通过信号衰减来评估,以亨氏单位(Hounsfield unit, HU)来描述,低 HU(<10)提示高脂质成分(良性腺瘤)。与之相反,肾上腺皮质腺癌、嗜铬细胞瘤、转移瘤的表现为低脂质成分和高 HU(>20)。其他提示肾上腺皮质腺癌的特征为直径大于 4cm、不均一、钙沉积、边缘不规则、局部浸润和淋巴结病变。此外,MRI 也可用来进行评估。

表 34.1 展示了一份更详尽的肾上腺肿物病因。CT 显像方案首选 CT 平扫,之后是增强 CT,延迟增强 CT(造影剂注射后 10~15min),计算相对洗脱百分率(relative washout percentage, RWP)。

表 34.1　肾上腺肿物 CT 检查方案

	NCCT	CECT	DCECT	RWP
腺瘤	<10HU	提高	<30HU	>50%
癌	>20HU		>30HU	<50%
嗜铬细胞瘤	>20HU		>30HU	<50%
转移性癌症	>20HU		>30HU	<50%

CT,计算机断层扫描;CECT,对比增强型 CT;DCECT,延迟对比增强 CT;HU,亨氏单位(CT 值);NCCT,非对比增强型 CT;RWP,相对洗脱率。

表 34.2 展示了 MRI 发现的多种肾上腺肿物的特征。肾上腺腺瘤在入相位成像上较亮,但在出相位上信号丢失。注射二乙烯五乙酸钆后腺瘤显示轻度增强和快速洗脱,而恶性肿瘤显示快速明显增强和较慢洗脱。

表 34.2　肾上腺肿物的磁共振成像(与肝脏相比:T1/T2 加权图像)

腺瘤	强度与肝脏相比:等密度(T1 和 T2);化学位移,指示高脂含量
癌	强度与肝脏相比:较低(T1);高 / 中等(T2)
嗜铬细胞瘤	强度与肝脏相比:高(T2)
转移性癌症	强度与肝脏相比:等密度或低(T1);高 / 中等(T2)

7. 功能性肾上腺意外瘤引起的最常见的激素综合征是什么？

大约 10% 的肾上腺意外瘤分泌肾上腺皮质或髓质激素。其中最常见的激素综合征是库欣综合征（<6%）、嗜铬细胞瘤（<3%）和 PA（<0.6%）。

8. 检测肾上腺意外瘤分泌过多皮质醇的最佳方法是什么？

过夜 1mg 地塞米松抑制试验被认为是评估自主皮质醇分泌的最佳检查。在睡前服用地塞米松 1mg，第二天早上 8 点测血清皮质醇。服用地塞米松后的第二天早上，正常的血清皮质醇值为 <1.8μg/dL。血清皮质醇值 >5μg/dL 表示自主皮质醇分泌。血清皮质醇值若为 1.8~5.0μg/dL 值得稍后再次测试。

硫酸脱氢表雄酮（dehydroepiandrosterone sulfate，DHEAS）是肾上腺在 ACTH 的调节下分泌的，其半衰期为 10~16 小时。因此，DHEAS 是反映内源性 ACTH 分泌的稳定指标。肾上腺腺瘤产生的过多皮质醇抑制 ACTH 分泌，进而导致血清 DHEAS 水平低下。2017 年的一项研究表明，DHEAS 比值≤1.12（DHEAS 比值定义为将 DHEAS 水平除以 DHEAS 参考范围的下限）提示自主皮质醇分泌具有 99% 的敏感性和 92% 的特异性。因此，这项检测看上去是对地塞米松抑制试验的有用的补充。

9. 建议进行哪些测试来确定肾上腺意外瘤是否为嗜铬细胞瘤？

嗜铬细胞瘤在 CT 和 MRI 上通常有一种特征性成像（见上文）。如果显像高度提示嗜铬细胞瘤，则首选高灵敏度的测试：血浆甲氧基肾上腺素（敏感性95%~98%，特异性 89%~95%）在这种情况下是首选检测。如果显像并不强烈提示嗜铬细胞瘤（预测可能性低到中度），在这种情况下，建议进行特异性更高的检查，如检测 24 小时尿甲氧基肾上腺素和儿茶酚胺。

10. 何时以及如何评估肾上腺意外瘤患者是否为 PA？

仅在同时患有高血压的肾上腺意外瘤患者中，才建议检测 PA。在这种情况下，应测量血浆醛固酮和血浆肾素活性。

11. 总结肾上腺意外瘤的整体激素评价。

建议评估的大纲见表 34.3。

表 34.3　肾上腺意外瘤推荐的激素评估

所有患者
过夜地塞米松（1mg）抑制试验
硫酸脱氢表雄酮
如有高血压表现
血浆醛固酮和血浆肾素活性

续表

当影像学检查提示嗜铬细胞瘤（前期检查可能性高）
血浆甲氧基肾上腺素组分
影像学检查不强烈提示嗜铬细胞瘤
24 小时尿甲氧基肾上腺素和儿茶酚胺

12. 何时进行肾上腺肿物活检？

当在患有其他已知原发性恶性肿瘤的伴转移的患者中发现肾上腺肿物时需要进行活检以确定肾上腺肿物是否为转移性癌症。如果怀疑肾上腺皮质癌或嗜铬细胞瘤的可能性是中度至高度，应严格避免肾上腺肿物的活检。肾上腺皮质癌的活检很可能导致恶性细胞从肿瘤中遗落。对嗜铬细胞瘤进行活检可导致肿瘤中大量儿茶酚胺的突然释放，诱发高血压危象。

13. 应如何管理意外发现的肾上腺肿物？

表 34.4 中显示了建议的诊治流程。

表 34.4　肾上腺意外瘤的推荐管理方法
推荐手术或应认真考虑手术
诊断或怀疑的肾上腺皮质癌
有临床特征（糖尿病，高血压，骨质疏松症）的库欣综合征
诊断或怀疑嗜铬细胞瘤
诊断为原发性醛固酮增多症
肿物 >4cm
在监测期间，肿物增大 >1cm
可考虑进行手术或监测
没有临床特征的亚临床库欣综合征（糖尿病、高血压、骨质疏松症）

14. 当不进行手术时，应如何监测肾上腺意外瘤？

如果肾上腺意外瘤很可能是一种良性腺瘤，且不分泌激素，则不建议手术。在这些情况下，建议在初始评估后 6~12 个月内复查断层成像（CT、MRI）。如果肿物没有增大，必须结合临床判断，可能没有必要进行进一步的影像学检查。如果肿物增大 >1cm 则建议手术，因为有可能是早期肾上腺皮质癌。因为自主分泌皮质醇可能是很轻微的，经常会随着时间的推移逐渐明显，现在建议每年进行一次过夜 1mg 地塞米松抑制试验重复 4 年。如果其他激素测试在初始评估是正常的，重复检测除皮质醇外有无激素过量是没有必要的。

关键点

- 意外发现的肾上腺肿物大多数是良性的无功能性肾上腺皮质腺瘤。
- 肾上腺意外瘤的评价目标是确定肿物是否恶性或者分泌过量的肾上腺激素。
- 不同类型的肾上腺肿物通常具有断层成像的特征表型，这些显像常可提示明确的诊断。
- 肾上腺意外瘤最常见的激素异常是自主皮质醇分泌。
- 如果怀疑肾上腺肿物是肾上腺皮质癌或嗜铬细胞瘤，不应进行肾上腺活检。
- 出现以下情形考虑手术治疗：肾上腺意外瘤在诊断或怀疑肾上腺皮质癌或嗜铬细胞瘤，肿瘤分泌过量的肾上腺激素，大小 >4cm，或者后期随访的影像中肿物增长 >1cm。

（苏婉　译　卢琳　校）

参考文献

Dennedy, M. C., Annamalai, A. K., Prankerd-Smith, O., Freeman, N., Vengopal, K., Graggaber, J., . . . & Gurnell, M. (2017). Low DHEAS: a sensitive and specific test for the detection of subclinical hypercortisolism in adrenal incidentalomas. *Journal of Clinical Endocrinology and Metabolism, 102*, 786–792.

Dinnes, J., Bancos, I., Ferrante di Ruffano, L., Chortis, V., Davenport, C., Bayliss, S., . . . Arlt, W. (2016). Management of endocrine disease: Imaging for the diagnosis of malignancy in incidentally discovered adrenal masses: a systematic review and meta-analysis. *European Journal of Endocrinology, 175*, R51–R64.

Fassnacht, M., Arlt, W., Bancos, I., Dralle, H., Newell-Price, J., Sahdev, A., . . . Dekkers, O. M. (2016). Management of adrenal incidentalomas: European Society of Endocrinology clinical practice guideline in collaboration with the European Network for the Study of Adrenal Tumors. *European Journal of Endocrinology, 175*, G1–G34.

Morelli, V., Reimondo, G., Giordano, R., Della Casa, S., Policola, C., Palmieri, S., . . . Chiodoni, I. (2014). Long-term follow-up in adrenal incidentalomas: an Italian multicenter study. *Journal of Clinical Endocrinology and Metabolism, 99*, 827–834.

Nieman, L. K., Biller, B. M., Findling, J. W., Newell-Price, J., Savage, M. O., Stewart, P. M., & Montori, V. M. (2008). The diagnosis of Cushing's syndrome: an Endocrine Society Clinical Practice Guideline. *Journal of Clinical Endocrinology and Metabolism, 93*, 1526–1540.

Nieman, L. K. (2010). Approach to the patient with an adrenal incidentaloma. *Journal of Clinical Endocrinology and Metabolism, 95*, 4106–4113.

Terzolo, M., Stigliano, A., Chiodini, I., Loli, P., Furlani, L., Arnaldi, G., . . . & Tabarin, A,; Italian Association of Clinical Endocrinologists. (2011). AME position statement on adrenal incidentaloma. *European Journal of Endocrinology, 164*, 851–870.

Vanderveen, K. A., Thompson, S. M., Callstrom, M. R., Young, W. F. Jr., Grant, C. S., Farley, D. R., . . . Thompson, G. B. (2009). Biopsy of pheochromocytomas and paragangliomas: potential for disaster. *Surgery, 146*, 1158–1166.

Young, W. F. Jr. (2007). Clinical practice. The incidentally discovered adrenal mass. *New England Journal of Medicine, 356*, 601–610.

肾上腺恶性肿瘤

Michael T.McDermott

摘要

肾上腺皮质癌(adrenocortical carcinoma, ACC)是一种存活率很低的罕见恶性肿瘤。断层成像或组织学检查的征象往往可以提示疑诊,但一般要等到远处转移时才能明确诊断。如条件许可,原发部位手术根治性切除是首选的治疗方法。米托坦是针对不可切除的 ACC、不完全切除的 ACC 和转移性 ACC 的重要治疗药物。近年来研发的靶向治疗也有广阔前景。15%~25% 的嗜铬细胞瘤是恶性的,但肿瘤的恶性性质在早期往往不明显,只有在多年后发生远处转移时才被诊断出来。手术是尽可能选择的治疗方法。然而,由于转移性肿瘤难以彻底治愈,长期控制肿瘤生长和激素相关症状成为次要目标。化疗、多种激酶抑制剂和肽受体放射性核素治疗可能都是有用的控制性治疗。

关键词

肾上腺皮质癌,恶性嗜铬细胞瘤,韦斯评分系统,米托坦,化疗,多激酶抑制剂,生长因子受体抑制剂,^{68}Ga-DOTATATE,肽受体放射性核素治疗,^{177}Lu-DOTATE,卡博替尼

1. 肾上腺中发生哪些类型的癌症?

肾上腺皮质会出现肾上腺皮质癌,肾上腺髓质会出现恶性嗜铬细胞瘤。其他器官原发性恶性肿瘤的转移性癌症也可能在肾上腺的血管中看到。肾上腺皮质癌是一种罕见的癌症,每年每百万人中约有 1~2 名成年人受其影响。恶性嗜铬细胞瘤同样罕见,并且难以诊断。

2. 肾上腺皮质癌有何临床表现?

肾上腺皮质癌可能出现过量类固醇激素分泌的症状和体征(<40%~60%)、肿瘤占位效应导致腹部或腰腹部疼痛(<33%),或由于其他原因在腹部影像中意外发现的肾上腺肿物(<20%~30%)。

3. 类固醇激素分泌性肾上腺皮质癌有哪些临床表现?

功能性肾上腺皮质癌分泌皮质醇、雄激素、醛固酮或雌激素,既可只分泌其中一种,也可联合合成多种。最常见的是皮质醇分泌过量(<45%)导致库欣综合征。雄激素分泌过多(<25%)常表现为脱氢表雄酮过量(dehydroepiandrosterone sulfate,

DHEAS),可导致女性多毛、男性化、儿童青春期早熟。醛固酮分泌引起高血压和低钾血症(Conn 综合征)。雌激素分泌(罕见)导致女性月经紊乱,男性乳房发育和性腺功能减退(图 35.1)。多种激素分泌特异性提示肾上腺皮质癌,而不是良性肾上腺腺瘤。

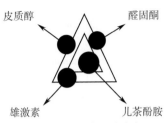

图 35.1　功能肾上腺肿瘤

4. 哪些影像特征可提示肾上腺皮质癌?

腹部计算机断层扫描平扫(non-contrast-enhanced abdominal computed tomography,NCCT)是评估肾上腺肿物的最佳显像方法。能强烈提示肾上腺皮质癌的特征是肿物大小 >4cm、异质性、钙化、边界不规则、局部浸润和淋巴结病变和脂质含量减少。脂质含量通过信号衰减进行评估,以亨氏单位(Hounsfield unit,HU)表示;HU 低表示脂质含量高,HU 高表示脂质含量低。肾上腺皮质癌通常具有非常低的脂质含量,在 NCCT 上的 HU 值 >20。

许多医疗机构的肾上腺肿物 CT 检测方案均应用 CT 平扫,接下来是增强 CT(CECT)、延迟对比增强 CT(DCECT,注射造影剂后 10~15 分钟)和相对洗脱百分率(relative washout percentage,RWP)的计算。在 NCCT 上肾上腺皮质癌通常 HU 值 >20,在 DCECT 上 HU 值 >30 和 RWP<50%。磁共振成像(MRI)也可用于评估肾上腺肿物的大小、特征和脂质含量。氟脱氧葡萄糖正电子发射断层扫描(FDG-PET)或正电子发射断层融合扫描(PET)/CT 也很有用,特别是用于区分肾上腺皮质癌与其他在 CT 具有高 HU 或低 RWP 的肿物(嗜铬细胞瘤、转移性癌症)。

5. 怀疑肾上腺皮质癌时应当进行活检吗?

由于肿瘤恶性细胞溢出的风险,不应对有中度至高度怀疑性肾上腺皮质癌的潜在可切除肿物进行活检。当肾上腺肿物存在于患有已知转移的另一种原发性恶性肿瘤的患者中时,应考虑进行活检,以确定肾上腺肿物是否来自其他肿瘤的转移性癌症。

6. 肾上腺皮质癌的组织学特征是什么?

Weiss 评分系统是最常用的。该系统评价了核分裂象、有丝分裂率、非典型有丝分裂、透明细胞成分、弥漫性分布、肿瘤坏死、静脉侵犯、窦隙样结构侵犯、包膜侵犯等 9 个特征。当存在 ≥ 其中 3 个特征时,诊断为肾上腺皮质癌。肾上腺皮质癌进一步分类为低等级(<20 个有丝分裂细胞 /50 个高倍镜视野,Ki67 表达 <10%)和高等级(>20 个有丝分裂细胞 / 每 50 个高倍镜视野或 Ki67 表达 >10%)。

7. 什么样的遗传或获得性基因异常可导致肾上腺皮质癌?

在成人中,大约 10% 的肾上腺皮质癌与 P53 胚系突变有关,3% 与错配修复基因的突变有关(Lynch 综合征)。已鉴定的体细胞突变包括 P53、B- 连环蛋白、胰岛素样生长因子 -2(insulin-like growth factor-2,IGF-2)、葡萄糖转运体 1(glucose transporter 1,GLUT1)、类固醇生成因子 1(steroidogenic factor 1,SF1)、剪切修复交叉补体 1(excision repair cross-complement 1,ERCC1)和血清 / 糖皮质激素调节激酶 1(serum/glucocorticoid regulated kinase 1,SGK1)。儿童肾上腺皮质癌通常发生 P53 胚系突变(Li Fraumeni 综合征)或 IGF-2 位点印迹缺陷(Beckwith-Weidemann 综合征)中。

8. 描述肾上腺皮质癌最常用的分期系统。

肾上腺皮质癌首先按肿瘤淋巴结转移(tumor node metastasis,TNM)状态分类。T 指原发性肿瘤:TX= 无法评估;T0= 无原发性肿瘤的证据;T1= 肿瘤 <5cm,无其他肾上腺疾病;T2= 肿瘤 >5cm,无其他肾上腺疾病;T3= 任何大小的肿瘤,局部侵犯,但未侵入局部器官;T4= 任何大小肿瘤,侵犯局部器官或大血管。N 指区域淋巴结:NX= 无法评估,N0= 无淋巴结转移,N1= 存在淋巴结转移。M 是指远处转移:M0=不存在转移,M1= 存在转移。

肿瘤由其 TNM 状态进行分期。美国癌症联合委员会(American Joint Committee on Cancer,AJCC)对肿瘤的分期研究如下:1 期为 T1N0M0,2 期为 T2N0M0,3 期为 T1N1M0、T2N1M0、T3AnyNM0、T4AnyNM0,4 期为 M1。欧洲肾上腺肿瘤研究网络(European Network for the Study of Adrenal Tumors,ENSAT)使用略有不同的分期系统:1 期为 T1N0M0,2 期为 T2N0M0,3 期为 T3/T4N0M0、T1/T2/T3/T4N1M0,4 期为 M1。

9. 诊断肾上腺皮质癌时,其不同分期的分布情况如何?

1 期:14%;

2 期:45%;

3 期:27%;

4 期:24%。

10. 描述肾上腺皮质癌的推荐的首选治疗。

手术切除是唯一可能治愈的选择,因此是所有可切除的Ⅰ~Ⅲ期疾病的推荐的首选治疗。最好对这类疾病有丰富经验的中心由肿瘤外科团队进行手术。相比腹腔镜肾上腺切除术,更推荐开放肾上腺手术。建议切除手术过程中遇到的可疑淋巴结,但目前没有足够的证据来进行预防性淋巴结探查。即使在Ⅰ~Ⅲ期疾病患者中,复发也很常见,可能是因为存在未探查到的微小转移灶。

11. 在切除肾上腺皮质癌后,建议何时进行什么种类的辅助治疗?

由于复发率高(60%~80%),建议所有存在肾上腺皮质癌切除不全、肿瘤破裂或漏出、伴发血管浸润的低等级的肿瘤和病理高等级(>20 个有丝分裂 / 每 50 个高倍镜视野或 Ki67 表达 >10%)的患者使用米托坦辅助治疗。对于存在广泛血管浸润或病理为高等级的患者,复发率高,建议使用米托坦加顺铂类化疗的联合辅助疗法,如依托泊苷、多柔比星和顺铂(EDC)。对于肾上腺皮质癌手术切除不全、肿瘤破裂或溢出和病理高等级肿瘤,也建议进行辅助瘤床放射治疗。

12. 什么是米托坦,它该如何使用?

米托坦是一种对肾上腺皮质癌具有显著抗肿瘤功效的肾上腺皮质细胞抑制剂。起始剂量为 500mg,每天两次,在随后的 4~12 周内将每日剂量增加到 6g。米托坦代谢表现出显著的个体差异性,因此强烈建议每 2~3 周监测血清米托坦水平,其目标是将血清米托坦保持在 14~20μg/mL 范围内。恶心是达到药物治疗剂量的一个限制因素,通常可以用甲氧氯普胺或昂丹司琼缓解。

13. 米托坦对肾上腺功能有什么影响,如何管理它?

米托坦可导致肾上腺皮质萎缩和破坏。因此,除了那些有皮质醇分泌肿瘤的患者都会发生肾上腺功能不全。因此,在开始米托坦治疗的同时,应启动糖皮质激素替代治疗。米托坦能有效诱导细胞色素 P450 酶,进而可代谢皮质醇、氢化可的松、地塞米松和氟氢可的松。因此,对于肾上腺功能不全的患者,米托坦治疗的患者需要更高的糖皮质激素替代剂量。通常,应立即开始 30~40mg 的氢化可的松每天分 2 次或 3 次服用(或同等剂量的其他糖皮质激素);甚至由于米托坦剂量增加,可能需要更高的剂量(3 倍高于通常的糖皮质激素替代剂量)。米托坦还提高皮质醇结合球蛋白水平,使血清皮质醇值不准确。监测氢化可的松用量是否适量最好通过 24 小时尿皮质醇排泄的定期测量完成。通常最初不需要盐皮质激素替代,但建议患者定期监测血压、血清钾和钠以及血浆肾素水平,如果患者发生低血压、高钾血症、低钠血症或血浆肾素升高可使用氟氢可的松治疗。

14. 米托坦还有其他内分泌作用吗?

米托坦抑制垂体促甲状腺激素(thyroid-stimulating hormone,TSH)分泌,导致中枢性甲状腺功能减退[低 TSH 和低游离甲状腺素(T_4)];它也增加血清甲状腺素结合球蛋白水平,这可以进一步降低血清游离 T_4 水平。应给出现中枢性甲状腺功能减退症的患者进行左甲状腺素替代治疗。米托坦也会导致男性性腺功能不全,通常严重到需要进行睾酮替代治疗;同时它也增加了性激素结合球蛋白水平,测量总睾酮可能低估睾酮缺乏症的严重程度。在服用米托坦的妇女中,有报道过黄体生成素和卵泡刺激素的升高以及大卵巢囊肿。

15. 分泌皮质醇的肾上腺皮质癌的管理与其他肾上腺皮质癌有何不同?

皮质醇过量使患者容易出现感染、败血症、血栓栓塞事件、伤口愈合不良、高血糖和其他糖皮质激素作用。仅使用米托坦通常不足以控制过量皮质醇。美替拉酮是一种类固醇合成酶抑制剂,是减少皮质醇产生的最有效药物;起始剂量为每 6 小时 250mg,随后的剂量分次递增至每日 6g。当美替拉酮不能充分降低皮质醇水平时,也可使用酮康唑,它也是一种酶抑制剂,起始剂量 200mg,每天 3 次,逐渐滴定到目标剂量达到 400mg,每天 3 次。如果使用以上两种药物后仍然有皮质醇过量,也可以添加糖皮质激素受体拮抗剂米非司酮,这种药物不会血清降低皮质醇水平,但会拮抗糖皮质激素在组织受体水平的作用。依托咪酯是一种静脉注射的 11- 羟化酶抑制剂,对于不能口服药物的患者或必须快速降低血清皮质醇水平时可以使用,初始剂量为 0.3mg/kg/h。如果初步治疗和辅助治疗减少肿瘤负荷有效,最终会发生肾上腺功能不全,此时需要使用糖皮质激素和盐皮质激素替代疗法。

16. 治疗肾上腺皮质癌后,建议进行什么类型和频率的监测?

建议每 3 个月进行胸部、腹部和盆的增强 CT(CECT)或 MRI 的随访影像检查,持续 2~3 年,之后的五年每 4~6 个月检查一次。也有建议每隔 6 个月进行 FDG-PET/CT 成像,但缺乏支持其常规使用的高质量证据。有人建议定期监测激素分泌肿瘤的特定类固醇激素,但也有人建议只有当激素过量的临床症状发生时才做检测。使用米托坦的患者还应定期评估血清米托坦水平(目标:14~20μg/mL)和 24 小时尿皮质醇水平,以指导米托坦和氢化可的松剂量的调整。

17. 应如何处理不可切除、复发和转移性肾上腺皮质癌?

对于肾上腺皮质癌不可切除的患者,建议使用米托坦与 EDC 化疗结合使用。射频消融疗法可能提供额外的益处。利用酪氨酸或多激酶抑制剂和生长因子受体(IGF-1R,表皮生长因子受体)抑制剂的靶向疗法也显示出一定的前景。因此,也应考虑转诊到进行药物临床试验的中心。对于局部复发性疾病,手术切除后,米托坦 +/-EDC 化疗和 / 或放射治疗是最好的选择。对于远处转移性疾病,对特定病变的放射治疗也可能是有益的。

18. 肾上腺皮质癌患者的预后如何?

平均生存期为 15 个月。5 年生存率为 <30%。年轻人、肿瘤体积小、局部病变、肿瘤切除完全和无功能肿瘤等预后更好。最重要的两个影响预后的因素是疾病分期和初始手术切除的完整性。基于 Weiss 评分系统的分级(低分级与高分级)增加了额外的预后信息。肿瘤基因和肿瘤标志物评估目前也被使用,但还没有足够的数据来证明这些分子标记的预测能力。按疾病分期显示的 5 年无病存活率见表 35.1。

表 35.1 根据欧洲肾上腺肿瘤研究网络（ENSAT）2008 年分期系统,肾上腺皮质癌的五年无病生存率

分期	5 年无病生存率
I	82%
II	61%
III	50%
IV	13%

19. 嗜铬细胞瘤为恶性的概率有多大？

15%~25% 的嗜铬细胞瘤和副神经节瘤是恶性的。

20. 恶性嗜铬细胞瘤的临床特征是什么？

嗜铬细胞瘤,无论良性和恶性,通常引起高血压、头痛、出汗和心悸,但有些是无症状的。通过发现血浆或尿液的甲氧基肾上腺素或儿茶酚胺水平升高来诊断,血浆和尿液甲氧基肾上腺素测定在所有检查中具有最高的敏感性和特异性。嗜铬细胞瘤在断层成像上也有特征表型。恶性嗜铬细胞瘤通常与良性嗜铬细胞瘤在临床表现或组织学表现上没有差异。

21. 哪些线索表明嗜铬细胞瘤是恶性的？

肿瘤大小 >6cm,肾上腺外扩散的证据（通常到淋巴结、肝脏、肺或骨头）和血浆或尿多巴胺水平升高可强烈提示恶性。由于恶性嗜铬细胞瘤在组织学上无法与良性肿瘤区分开来,因此在转移性症状出现之前,某些肿瘤的恶性特征可能不会显现出来。

22. 哪些家族性嗜铬细胞瘤/副神经节瘤综合征通常为恶性？

表 35.2 列出了 4 种公认的家族性嗜铬细胞瘤/副神经节瘤综合征。在琥珀酸脱氢酶（succinate dehydrogenase,SDH）突变中,SDHB 通常与恶性副神经节瘤有关。

表 35.2 与嗜铬细胞瘤和副神经节瘤有关的遗传综合征

综合征（基因突变）
多发性内分泌肿瘤 2（Ret）
von Hippel-Lindau 综合征（VHL）
神经纤维瘤病 1（NF-1）
琥珀酸脱氢酶（SDH）

23. 定位转移性嗜铬细胞瘤和副神经节瘤的最佳方法是什么？

断层影像 CT 或 MRI 可以定位大多数转移性嗜铬细胞瘤和副神经节瘤，是大多数情况下首选的影像学检查。若断层影像为阴性，或肾上腺嗜铬细胞瘤大小≥10cm，或诊断副神经节瘤，那么应进行功能显像。基于生长抑素受体成像[^{68}Ga-DOTATATE,In-111 Pentreotide（OctreoScan）]和 PET/CT 扫描已被证明优于并在很大程度上取代了 ^{123}I-MIBG 扫描。2016 年的一项研究报告提示 ^{68}Ga-DOTATATE PET/CT 对转移性病变检测率（97.6%）优于 CT/MRI（81.6%）、^{18}F-FDG PET/CT（77.7%）、^{18}F-FDOPA PET/CT（74.8%）和 ^{18}F-FDG PET/CT（49.2%）。因此，^{68}Ga-DOTATATE PET/CT 是目前用于检测嗜铬细胞瘤和副神经节瘤的最准确的成像技术。

24. 恶性嗜铬细胞瘤和副神经节瘤的治疗方案是什么？

可能的话，手术是可选择的治疗。术前给予 α- 肾上腺素能阻滞剂（酚苄明、哌唑嗪、特拉唑嗪、多沙唑嗪）或钙通道阻滞剂，以控制血压和补充血管内容量。若发生反射性心动过速或持续性高血压，可以添加 β- 阻滞剂。目前报道的对肿瘤有部分反应的疗法包括环磷酰胺、长春新碱和达卡巴嗪的化疗，以及 ^{131}I-MIBG 的放射性核素治疗。使用 ^{177}Lu-DOTATATE 的肽受体放射性核素治疗也显示出有前景的结果。同样，酪氨酸激酶抑制剂卡博替尼也报道了良好的成效。如果治疗不成功或无法实现，则目标是控制血压和症状。α 阻滞剂、钙通道阻滞剂和儿茶酚胺合成抑制剂 α- 甲基酪氨酸是长期管理的最佳治疗药物。

25. 恶性肾上腺嗜铬细胞瘤和副神经节瘤的预后如何？

梅奥诊所 2017 年的一项研究报告的平均总存活期为 24.6 年，平均疾病特异性生存期为 33.7 年。男性、年龄较大、原发部位肿瘤体积大、诊断时发生转移、多巴胺水平升高、未进行原发部位肿瘤切除的患者生存期更短。他们报道了病情稳定了 40 多年的患者发生转移，50 年以前诊断的原发性肿瘤患者又发生转移。因此，肾上腺嗜铬细胞瘤和副神经节瘤需要终生监测，与任何其他慢性疾病一样，重点在于控制血压和儿茶酚胺过量的症状。

26. 哪些肿瘤会转移至肾上腺？

肾上腺血管是肺癌、乳腺癌、胃癌、胰腺癌、结肠癌、肾癌、黑色素瘤和淋巴瘤的双侧转移的常见部位。

27. 转移性疾病对肾上腺的临床意义是什么？

急性肾上腺危象很少见。然而，将近 33% 的患者可能有轻微的肾上腺功能不全表现，为非特异性症状，对 250μg 的 ACTH 刺激试验反应不足（峰值血皮质醇水平 <18μg/dL）。生理性糖皮质激素替代可以改善患者的生活质量。

> **关键点: 肾上腺恶性肿瘤**
>
> ● 肾上腺皮质癌具有过量皮质醇、雄激素、醛固酮或雌激素的特征,腹部或腰腹部疼痛,或是意外发现的肾上腺肿物。
>
> ● 恶性嗜铬细胞瘤通常与良性嗜铬细胞瘤表现类似(高血压、头痛、心悸、出汗)。
>
> ● 提示肾上腺肿瘤是恶性的特征是肿物大小 >4cm、异质性、钙化、边界不规则、局部浸润、淋巴结病变和脂肪含量减少(HU>20),血清雄激素或尿液及血浆多巴胺水平升高。
>
> ● 手术是治疗所有恶性肾上腺肿瘤的首选,米托坦 +/- 化疗和肿瘤床放射治疗是肾上腺皮质癌的辅助疗法。

(苏婉 译 卢琳 校)

参考文献

Assié, G., Letouze, E., Fassnacht, M., Jouinot, A., Luscap, W., Barreau, O., . . . Bertherat, J. (2014). Integrated genomic characterization of adrenocortical carcinoma. *Nature Genetics, 46,* 607–612.

Berruti, A., Grisanti, S., Pulzer, A., Claps, M., Daffara, F., Loli, P., . . . Terzolo, M. (2017). Long-term outcomes of adjuvant mitotane therapy in patients with radically resected adrenocortical carcinoma. *Journal of Clinical Endocrinology and Metabolism, 102,* 1358–1365.

Beuschlein, F., Weigel, J., Saeger, W., Kroiss, M., Wild, V., Daffara, F., . . . Fassnacht, M. (2015). Major prognostic role of Ki67 in localized adrenocortical carcinoma after complete resection. *Journal of Clinical Endocrinology and Metabolism, 100,* 841–849.

Dinnes, J., Bancos, I., Ferrante di Ruffano, L., Chortis, V., Davenport, C., Bayliss, S., . . . Arlt, W. (2016). Management of endocrine disease: imaging for the diagnosis of malignancy in incidentally discovered adrenal masses: a systematic review and meta-analysis. *European Journal of Endocrinology, 175,* R51–R64.

Else, T., Kim, A. C., Sabolch, A., Raymond, V. M., Kandathil, A., Caolili, E. M., . . . Hammer, G. D. (2014). Adrenocortical carcinoma. *Endocrine Reviews, 35,* 282–326.

Else, T., Williams, A. R., Sabolch, A., Jolly, S., Miller, B. S., & Hammer, G. D. (2014). Adjuvant therapies and patient and tumor characteristics associated with survival of adult patients with adrenocortical carcinoma. *Journal of Clinical Endocrinology and Metabolism, 99,* 455–461.

Fassnacht, M., Kroiss, M., & Allolio, B. (2013). Update in adrenocortical carcinoma. *Journal of Clinical Endocrinology and Metabolism, 98,* 4551–4564.

Fassnacht, M., Berruti, A., Baudin, A., Demeure, M. J., Gilbert, J., Haak, H., . . . Hammer, G. D. (2015). Linsitinib (OSI-906) versus placebo for patients with locally advanced or metastatic adrenocortical carcinoma: a double-blind, randomized, phase 3 study. *Lancet Oncology, 16,* 426–435.

Habra, M. A., Ejaz, S., Feng, L., Das, P., Deniz, F., Grubbs, E. G., . . . Vassilopoulou-Sellin, R. (2013). A retrospective cohort analysis of the efficacy of adjuvant radiotherapy after primary surgical resection in patients with adrenocortical carcinoma. *Journal of Clinical Endocrinology and Metabolism, 98,* 192–197.

Hamidi, O., Young, W. H., Iniquez-Ariza, N., Kittah, N. E., Gruber, L., Bancos, C., . . . Bancos, I. (2017). Malignant pheochromocytomas and paragangliomas: 272 patients over 55 years. *Journal of Clinical Endocrinology and Metabolism, 102,* 3296–3305.

Janssen, I., Chen, C. C., Millo, C. M., Ling, A., Taieb, D., Lin, F. I., . . . Pacak, K. (2016). PET/CT comparing 68Ga-Dotatate and other radio-pharmaceuticals and in comparison with CT/MRI for the localization of sporadic metastatic pheochromocytoma and paraganglioma. *European Journal of Nuclear Medicine and Molecular Imaging, 43,* 1784–1791.

Kerkhofs, T. M., Derijks, L. J., Ettaieb, M. H., Eekhoff, E. M., Neef, C., Gelderblom, H., . . . Haak, H. R. (2014). Short-term variation in plasma mitotane levels confirms the importance of trough level monitoring. *European Journal of Endocrinology, 171,* 677–683.

Kong, G., Grozinsky-Glasberg, G., Hofman, M. S., Callahan, J., Meirovitz, A., Maimon, O., . . . Hicks, R. J. (2017). Efficacy of peptide receptor radionuclide therapy for functional metastatic paraganglioma and pheochromocytoma. *Journal of Clinical Endocrinology and Metabolism, 102,* 3278–3287.

Lenders, J. W., Duh, Q. Y., Eisenhofer, G., Gimenez-Roqueplo, A. P., Grebe, S. K., Murad, M. H., . . . Young, W. F. Jr. (2014). Pheochromocytoma and paraganglioma: an Endocrine Society clinical practice guideline. *Journal of Clinical Endocrinology and Metabolism, 99,* 1915–1942.

Miller, B. S., Gauger, P. G., Hammer, G. D., & Doherty, G. M. (2012). Resection of adrenocortical carcinoma is less complete and local recurrence occurs sooner and more often after laparoscopic adrenalectomy than after open adrenalectomy. *Surgery, 152,* 1150–1157.

Miller, B. S., & Else, T. (2017). Personalized care of patients with adrenocortical carcinoma: a comprehensive approach. *Endocrine Practice, 23,* 705–715.

Naing, A., Lorusso, P., Fu, S., Hong, D., Chen, H. X., Doyle, L. A., . . . Kurzrock, R. (2013). Insulin growth factor receptor (IGF-1R) antibody cixutumumab combined with mTOR inhibitor temsirolimus in patients with metastatic adrenocortical carcinoma. *British Journal of Cancer, 108,* 826–830.

Phan, A. T., Grogan, R. H., Rohren, E., & Perrier, N. D. (2017). Adrenal cortical carcinoma. In M. B. Amin (Ed.), *AJCC Cancer Staging Manual* (8th ed., p. 911). New York: Springer.

Russo, M., Scollo, C., Pellegriti, G., Cotta, O. R., Squatrito, S., Frasca, F., . . . Gullo, D. (2016). Mitotane treatment in patients with adrenocortical carcinoma causes central hypothyroidism. *Clinical Endocrinology, 84,* 614–619.

Sabolch, A., Else, T., Griffith, K. A., Ben-Josef, E., Williams, A., Miller, B. S., . . . Jolly, S. (2015). Adjuvant radiation therapy improves local control after surgical resection in patients with localized adrenocortical carcinoma. *International Journal of Radiation Oncology, Biology, Physics, 92,* 252–259.

Salenave, S., Bernard, V., Do Cao, C., Guignat, L., Bachelot, A., Leboulleux, S., . . . Young, J. (2015). Ovarian macrocysts and gonadotropeovarian axis disruption in premenopausal women receiving mitotane for adrenocortical carcinoma or Cushing's disease. *European Journal of Endocrinology, 172*, 141–149.

Sgourakis, G., Lanitis, S., Kouloura, A., Zaphiriadou, P., Karkoulias, K., Raptis, D., . . . Caraliotas, C. (2015). Laparoscopic versus open adrenalectomy for stage I/II adrenocortical carcinoma: meta-analysis of outcomes. *Journal of Investigation Surgery, 28*, 145–152.

Taieb, D., Jha, A., Guerin, C., Pang, Y., Adams, K. T., Chen, C. C., . . . Pacak, K. (2018). 18F-DOPA PET/CT imaging of MAX related pheochromocytoma. *Journal of Clinical Endocrinology and Metabolism, 103*, 1574–1582.

Terzolo, M., Angeli, A., Fassnacht, M., Daffara, F., Tauchmanova, L., Conton, P. A., . . . Berruti, A. (2007). Adjuvant mitotane treatment for adrenocortical carcinoma. *New England Journal of Medicine, 356*, 2372–2380.

Terzolo, M., Baudin, A. E., Ardito, A., Kroiss, M., Leboulleux, S., Daffara, F., . . . Berruti, A. (2013). Mitotane levels predict the outcome of patients with adrenocortical carcinoma treated adjuvantly following radical resection. *European Journal of Endocrinology, 169*, 263–270.

Yan, Q., Bancos, I., Gruber, L. M., Bancos, C., McKenzie, T. J., Babovic-Vuksanovic, D., & Young, W. F. Jr. (2018). When biochemical phenotype predicts genotype: pheochromocytoma and paraganglioma. *American Journal of Medicine, 131*, 506–509.

Zhang, J., Walsh, M. F., Wu, G., Edmonson, M. N., Gruber, T. A., Easton, J., . . . Downing. J. R. (2015). Germline mutations in predisposition genes in pediatric cancer. *New England Journal of Medicine, 373*, 2336–2346.

Zheng, S., Cherniack, A. D., Dewal, N., Moffitt, R. A., Danilova, L., Murray, B. A., . . . Verhaak, R. G. W. (2016). Comprehensive pan-genomic characterization of adrenocortical carcinoma. *Cancer Cell, 29*, 1–14.

第 36 章

肾上腺功能不全

Emily B.Schroeder and Cecilia C.Low Wang

摘要

肾上腺功能不全可为原发性(肾上腺无法产生皮质醇)、继发性(垂体无法产生促肾上腺皮质激素)、三发性(下丘脑无法产生促肾上腺激素释放激素)。对于门诊接受超生理剂量糖皮质激素患者、重症监护室血流动力学不稳定的患者、任何有相应症状体征的患者都应考虑肾上腺功能不全。肾上腺功能不全依靠垂体促肾上腺激素兴奋试验诊断。治疗方案包括糖皮质激素替代疗法,应当依据每个患者的情况调整用药。

关键词

肾上腺功能不全,促肾上腺皮质激素,促皮质素,糖皮质激素,盐皮质激素,肾上腺危象,氢化可的松,氟氢可的松

1. 什么是肾上腺功能不全,它如何分类?

肾上腺功能不全是指肾上腺无法分泌足量糖皮质激素和(或)盐皮质激素。起病原因可为肾上腺皮质功能紊乱或完全破坏(原发性肾上腺功能不全)、垂体促肾上腺激素(adrenoeorticotropic hormone,ACTH)分泌不足(继发性肾上腺功能不全)、下丘脑促肾上腺激素释放激素分泌不足(三发性肾上腺功能不全)。

2. 肾上腺功能不全的常见病因是什么?

自身免疫性肾上腺炎(Addison 病)是最常见的导致原发性肾上腺功能不全的病因,常伴随 21-羟化酶抗体水平升高。Addison 病可单独存在,也可和其他内分泌功能不足一同发生,这种情况称为自身免疫性多腺体综合征。中枢性(继发性/三发性)肾上腺功能不全的最常见病因是长期使用糖皮质激素后的突然撤药,也可是由于垂体大腺瘤及其手术放射治疗导致的全垂体功能减退症的一部分。其他导致肾上腺功能不全的病因见表 36.1。

表 36.1　肾上腺功能不全的病因

原发性	继发性	三发性
● 自身免疫疾病	● 垂体瘤包括颅咽管瘤	● 长期应用糖皮质激素撤药后反应
● 双侧肾上腺出血或血栓:凝血障碍,脑膜炎球菌性菌血症	● 垂体转移瘤	● 下丘脑肿瘤
	● 垂体手术或放疗	

原发性	继发性	三发性
● 转移瘤:肺、乳腺、肾、胃肠道、淋巴瘤	● 淋巴细胞性垂体炎:特发性,药物诱导	● 下丘脑转移瘤
● 感染:结核、HIV、CMV、真菌	● 浸润性疾病:血色病、结节病、组织细胞增多症 X	● 浸润性疾病
● 肾上腺脑白质营养不良以及其他遗传病	● 感染(如结核、组织胞浆菌病、梅毒)	● 头部照射
● 肾上腺切除术	● Sheehan 综合征(产后大出血导致休克)	● 创伤性脑损伤
● 浸润性疾病:淀粉样变、血色素病	● 创伤性脑损伤影响了垂体柄和腺垂体	● 感染(如结核)
● 先天性肾上腺增生		
● 药物(见正文)		

CMV,巨细胞病毒;HIV,人类免疫缺陷病毒。

3. 肾上腺功能不全最常见的症状是什么?

大多数患者产生非特异性症状,例如疲劳、乏力、厌食。许多患者也会产生胃肠道症状,例如恶心、呕吐、腹部隐痛或便秘。也有报道存在精神症状、直立性低血压、关节痛、肌痛和想吃盐等症状。

4. 肾上腺功能不全常见的表现是什么?

体重减轻是常见表现。色素沉着(特别是发生在口腔黏膜和牙龈处)是原发性肾上腺功能不全的显著表现。在 ACTH 过度分泌后,患者体检可发现掌纹、甲床和疤痕处颜色变深。色素沉着与阿黑皮素原(proopiomelanocortin,POMC)产生有关,它是一种激素原,可裂解为 ACTH、黑色素细胞刺激素以及其他激素,POMC 的增多可导致黑色素产生增多。直立性低血压在原发性和中枢性肾上腺功能不全中都较常见。

5. 肾上腺功能不全有哪些实验室检查异常?

最常见的实验室检查异常是低血钠和高血钾。高血钾是由于盐皮质激素分泌不足,而低血钠主要源于糖皮质激素分泌不足。低钠血症是由于加压素浓度升高导致自由水重吸收,将细胞外的钠离子转运至细胞内,肾小球滤过率降低减少了传递到稀释段肾单位的滤出液量。由于血容量不足导致氮质血症。患者常合并正细胞性正色素性贫血、嗜酸性粒细胞增多症以及淋巴细胞增多症。也可出现轻到中度的高钙血症。肾上腺功能不全的患者空腹血糖通常在正常低限,但有时患者可能进展为空腹甚至餐后低血糖。合并 1 型糖尿病的患者低血糖发作可更频繁和严重。

6. 临床上如何区分原发性和继发性肾上腺功能不全?

继发性 / 三发性肾上腺功能不全的患者不会出现色素沉着和高钾血症。其他方面的临床表现都类似。

7. 怎样通过生化检查诊断肾上腺功能不全?

对于门诊患者,清晨血皮质醇浓度降低(低于 3μg/dL)足以确诊肾上腺功能不全,而较高的血皮质醇浓度(大于 18μg/dL)可以排除诊断。3~18μg/dL 之间的值是模棱两可的,需要进行动态试验,即 ACTH 刺激试验以帮助诊断。这项检查可以明确肾上腺能否对 ACTH 的最大刺激产生反应,是评估原发性肾上腺功能不全的最有用的检查。在继发性或三发性肾上腺功能不全患者,只要病程足够导致肾上腺皮质缺乏 ACTH 和(或)CRH 刺激导致肾上腺萎缩,也无法对 ACTH 产生正常反应分泌皮质醇,这项检查在诊断因缺乏 ACTH 刺激导致肾上腺萎缩的继发性/三发性肾上腺功能不全方面同样有效。

标准的 ACTH 刺激试验通过测定血皮质醇基线水平,通过静脉或肌内注射 ACTH 250μg,然后测定给药 30 分钟、60 分钟后血清皮质醇浓度。刺激后(30 分钟或 60 分钟)血清皮质醇浓度低于 18~20μg/dL(450~500nmol/L)为异常,支持肾上腺功能不全。这项试验可以在一天中的任意时刻进行。如果患者正在接受氢化可的松或泼尼松治疗,进行此项检查前需停药(氢化可的松 12 小时,泼尼松 24 小时),以防止皮质醇检测时受到人工合成糖皮质激素的干扰(图 36.1)。

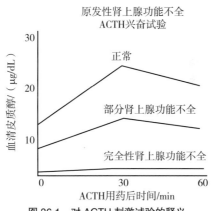

图 36.1　对 ACTH 刺激试验的释义

其他功能检查包括胰岛素耐量试验、甲吡酮试验、胰高糖素刺激试验和 CRH 刺激试验。胰岛素耐量试验用来评估下丘脑 - 垂体 - 肾上腺轴对胰岛素诱发的低血糖(血糖低于 40mg/dL)时的反应情况。这项检查必须在配备了训练后的人员的有经验的试验中心进行,对于患有严重冠心病和未经控制的癫痫患者,不能进行此项检查。甲吡酮阻断皮质醇合成的最后一步。因此,对于下丘脑垂体 - 肾上腺轴功能正常的个体,给予甲吡酮可以降低皮质醇浓度,升高 ACTH 分泌。

8. 什么是小剂量 ACTH 刺激试验?

对轻症的原发性肾上腺功能不全在进行标准剂量的 ACTH 刺激试验时可能被

漏诊是件被争论的事情,因为此项试验中 ACTH 的给药量远远超过了生理剂量。一些学者发表文章,研究给予 ACTH 1μg 的小剂量刺激试验诊断肾上腺功能不全的潜在价值。然而,这些数据并没有明确地显示小剂量试验优于标准剂量试验。不仅如此,进行小剂量试验还存在一些潜在的问题,包括不准确或不可重复的 ACTH 稀释导致的假阳性、必须静脉给药以及需要在准确的时间抽取标本以检测血皮质醇水平。关键问题是不清楚这项检查的结果异常是否与临床有关系。因此,标准剂量试验应该适用于多数情况。

9. 哪项检查可以区分原发性肾上腺功能不全与继发性 / 三发性肾上腺功能不全?

原发性肾上腺功能不全的血浆 ACTH 水平上升,而中枢性肾上腺功能不全 ACTH 水平"异常的正常"(没有对低皮质醇产生该有的反应上升)或降低。

10. 什么时候 ACTH 兴奋试验的结果会被误读?

部分性 ACTH 缺乏或新近发生的 ACTH 缺乏可能导致 ACTH 兴奋试验出现假阴性。胰岛素诱导低血糖试验(胰岛素耐量试验)和甲吡酮试验或许可以用于上述情况。

11. 什么时候适合进行影像学检查?

当生化检查完成后,某些病例可能需要进行影像学检查来确定病因。对于中枢性肾上腺功能不全的病例,还未应用外源糖皮质激素时,可进行垂体和下丘脑的 MRI 检查。如果怀疑为原发性肾上腺功能减退应进行肾上腺薄层 CT 扫描。因为没有临床意义的意外检查异常发生率较高,影像学检查应在生化诊断完成后进行。通常来说,双侧肾上腺偏小常见于自身免疫性肾上腺炎患者和肾上腺脑白质营养不良,肾上腺增大常见于其他原因导致的肾上腺功能不全。

12. 评估肾上腺功能不全的流程图。

见图 36.2。

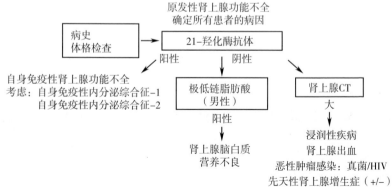

图 36.2　确定肾上腺功能不全的病因。HIV,人类免疫缺陷病毒

13. 什么时候应考虑肾上腺危象诊断？

当患者出现无法解释的儿茶酚胺抵抗性低血压或其他符合肾上腺功能不全的症状或体征时，应考虑肾上腺危象诊断。肾上腺危象的症状常为非特异性的，例如虚弱、疲劳、恶心、呕吐、腹痛、发热和意识改变。当病人病情恶化并出现腹部 / 腰腹部疼痛、低血压 / 休克、发热、低血压和低血糖时，应考虑急性肾上腺出血。原发性肾上腺功能不全比中枢性肾上腺功能不全更容易发生肾上腺危象。

14. 肾上腺危象如何处理？

如果怀疑肾上腺危象，应当积极进行治疗。如果置之不理，肾上腺危象将是致命的。肾上腺功能不全的诊断可以稍后完成。在病人接受血浆皮质醇检测和 ACTH 刺激试验时应给予患者一定剂量（4mg）的地塞米松静脉注射治疗。也可进行经验性的氢化可的松静脉注射治疗（表 36.2）。标准血清质醇检测无法检测到地塞米松。此外，应当静脉输入生理盐水和葡萄糖以纠正低血容量、脱水和低血糖。患者需送至重症监护病房。之后需要寻找疾病的发病原因和诱发因素。

表 36.2　肾上腺危象的治疗

原发性肾上腺功能不全 肾上腺危象治疗	
药物	**剂量**
氢化可的松	100mg IV，然后 200mg/24h 静脉滴注 ×24h，然后 100mg/24h 静脉滴注 ×24h
生理盐水（+/–D5）	1 小时以上使用 1L，之后按照个体需要使用

D5，5% 右旋糖酐；IV，静脉注射。

15. 危重症患者如何诊断肾上腺功能不全？

因为在急性病例中 ACTH 和皮质醇的分泌节律被打断，而且存在刺激皮质醇分泌的严重应激状态，对于危重症患者，可以用随机皮质醇测定来诊断肾上腺功能不全。那些给予足够液体补充后血流动力学仍不稳定或对升压药无反应的患者，以及伴有肾上腺功能不全症状和体征的患者，应立即进行随机皮质醇测定并随后进行 ACTH 刺激试验。然而，对重症患者诊断肾上腺功能不全的益处还存在争论。

诊断肾上腺功能不全的皮质醇水平存在争议 [随机水平小于 $20\mu g/dL$，其他数据如小于 $25\mu g/dL$ 和（或）增加绝对值 $9\mu g/dL$]，这主要是担心重症患者存在炎症因子、皮质醇结合球蛋白亲和力下降和前炎症转录因子导致的皮质醇抵抗。因此，适合能行走的状态或者常规的不复杂的麻醉或外科手术的皮质醇水平，在耗时较长或复杂的外科手术这类应激时是不足的，这被称为相对肾上腺功能不全、功能性肾上腺功能不全或重症相关的肾上腺功能不全。

16. 重症患者何时以及怎样应用糖皮质激素治疗？

关于如何在危重情况下使用糖皮质激素存在许多争议。虽然应用糖皮质激素治疗没有肾上腺功能减退的败血症患者显示了混合的结局，一篇荟萃了33篇研究的系统评价表明对败血症患者应用糖皮质激素治疗降低了28天死亡率，提高了休克的治疗效果。然而，不同研究结果之间异质性相差较大。ADRENAL研究经验性给严重败血症患者应用氢化可的松，发现能更快纠正休克，但是不能改变总体死亡率。相比之下，APROCCHSS研究确实发现应用氢化可的松和氟氢可的松可降低死亡率。

若是严重败血症患者对足量液体复苏，升压治疗反应不佳，多数研究推荐静脉应用氢化可的松，200~400mg每天（每6小时50mg或每8小时100mg静脉注射）。当患者临床症状好转或潜在病因解决之后应迅速减量。

17. 如何管理慢性肾上腺功能不全患者？何时考虑氟氢可的松处方？

慢性肾上腺功能减退患者需要糖皮质激素替代治疗，某些状况下也需要盐皮质激素替代治疗。氢化可的松是原发性肾上腺功能不全患者最常应用的糖皮质激素替代药物，因为这类人工合成的皮质醇具有一定盐皮质激素的活性，并且可以在一定程度上模仿血清皮质醇生理波动。氢化可的松的常用剂量是每天早晨10~15mg，每天下午5~10mg。泼尼松的常用剂量是每天2.5~5mg。对于高钾血症或体位性低血压等需要额外补充盐皮质激素的状况，氟氢可的松的剂量为0.05~0.2mg每日一次。

18. 目前治疗肾上腺功能不全的方法有什么缺陷？

许多肾上腺功能不全患者主观生活质量和健康状态严重下降，疲劳增多，并发生抑郁。部分原因在于目前的治疗方案无法模拟生理性皮质醇波动，或者由于女性患者没有进行雄激素替代治疗。许多研究致力于开发糖皮质激素缓释剂以更好模仿人体自然的皮质醇昼夜节律。其中有一项研究在欧洲已经获得批准，商品名为Plenadren。

19. 是否需要给予肾上腺功能不全患者脱氢表雄酮替代治疗？

脱氢表雄酮（DHEA）和硫酸脱氢表雄酮（DHEAS）是肾上腺产生的主要雄激素形式。这两种都是弱雄激素，但是在女性，这两种雄激素在外周组织被转换为更有效的雄激素形式：睾酮和5α-双氢睾酮（DHT）。对女性而言，这种外周组织的转化，是雄激素的重要来源，而患肾上腺功能减退的女性硫酸脱氢表雄酮的循环水平较低。每天补充口服DHEA 25~50mg，可使肾上腺功能不全的女性循环中雄激素水平正常。包含10个随机的，安慰剂对照实验的荟萃分析表明DHEA可以小幅度提升生活质量，减少抑郁，但对于焦虑和性健康没有显著效果。这些数据不足以推荐所有肾上腺功能不全女性使用DHEA，但是若女性患者在应用足量糖皮质激素和

盐皮质激素治疗后健康水平仍然没有缓解,则可试用 DHEA 治疗。在美国,DHEA
被列为营养补充剂,因此不和药品受同样的质量控制。

20. 不同种类的糖皮质激素效果如何?

见表 36.3。

表 36.3　几种类固醇激素制剂的相对强度

化合物	生理性替代剂量	与氢化可的松相比糖皮质激素效应强度 [a]	与氢化可的松相比盐皮质激素效应强度	作用持续时间
氢化可的松 [b]	15~25mg	1	1.0	短
甲泼尼龙	4mg	4	0.5	短
泼尼松	5mg	4	0.75	中
泼尼松龙	5mg	4	0.75	中
地塞米松	0.25~0.50mg	17	0.0	长

[a] 抑制下丘脑垂体肾上腺轴。

[b] 氢化可的松是人工合成的皮质醇。

21. 如何监测肾上腺功能不全的治疗?

对充分治疗的监测可以包括采集全部关于健康生活的主要病史资料,直立位
晕厥的相关症状,定期监测血压、电解质,连续的体重测量。避免给予患者过度糖
皮质激素治疗很重要,以免导致医源性库欣综合征,后者可以导致不必要的体重增
加、骨质疏松、青光眼或者股骨头无菌性坏死。目标应该是尽可能用最小的糖皮质
激素替代量维持正常的电解质和正常的生活质量。血浆皮质醇和 ACTH 水平不应
用来检测肾上腺功能不全治疗疗效。

22. 慢性肾上腺功能不全患者何时需要"应激剂量"的糖皮质激素?需要多少剂量?

任何医学上的应激状态,包括发热性疾病、外伤、分娩、诊断性或外科手术均可
能使慢性肾上腺功能不全患者诱发急性肾上腺危象。补充激素预防肾上腺危象需
要慎重,但对肾上腺功能不全患者应细致观察,以避免不必要的糖皮质激素补充治
疗。在轻到中度的感染性疾病以及难产和分娩时,通常的替代剂量应该是平常剂
量的 2~3 倍。在牙科手术、小型外科手术(如白内障、腹腔镜)等介入性诊断性手术
等状况下,激素剂量可以在 24 小时内加倍或增至 3 倍剂量。见表 36.4。

肾上腺功能不全患者应该随身携带警示手环或项链提示自己的病情以防他们
无法提供详细的病史。也可提供给患者氢化可的松或地塞米松的其他制剂形式以
便他们将来能够在紧急情况下进行糖皮质激素肌内给药(氢化可的松、甲泼尼龙或
地塞米松)或直肠给药(氢化可的松)。

表 36.4　预防肾上腺危象的应激剂量的糖皮质激素

原发性肾上腺功能不全

肾上腺危象预防

状态	建议处理方案
家中生病伴有发热	T>38℃（100.4℉）剂量加倍　持续 2~3 天
	T>39℃（102.2℉）剂量加至 3 倍　持续 2~3 天
同上但无法口服	氢化可的松 100mg SQ 或 IM
手术:小 / 中	氢化可的松 25~75mg/24h
手术:大、创伤、重症监护	氢化可的松 100mg IV,然后每 6 小时 50mg IV 或 IM

IM,肌内注射;IV,静脉注射;SQ,皮下注射。

23. 什么药物会导致肾上腺功能不全?

中枢性肾上腺功能不全最常见的原因是糖皮质激素治疗。糖皮质激素会引起内源性库欣综合征,导致 HPA 轴的抑制。患者对应激无法产生足够的皮质醇反应,若是突然停药会导致肾上腺危象。经口、眼、皮肤、直肠、吸入或肠外糖皮质激素给药均可导致外源性库欣综合征。某些治疗肌肉骨骼疾病注射的糖皮质激素可持续数周到数月。在某些中药和营养品 / 保健品治疗中也发现有糖皮质激素。蛋白酶抑制剂和其他药物通过与 CYP3A4 酶作用减缓糖皮质激素的代谢。因此,当糖皮质激素和蛋白酶抑制剂合用时,在较低的糖皮质激素剂量下就会发生外源性库欣症状,HPA 轴受到抑制。

高剂量孕酮,例如醋酸甲地孕酮和醋酸甲羟孕酮有足够的糖皮质激素样活性导致外源性库欣综合征并抑制 HPA 轴。阿片类药物也会抑制 HPA 轴,有时可导致极低的血清皮质醇和血浆 ACTH。可导致原发性肾上腺功能不全的药物包括唑类抗真菌药、麻醉药依托咪酯、抗寄生虫药苏拉明以及类固醇合成抑制剂,例如氨鲁米特、美替拉酮和米托坦。米非司酮是一种孕激素受体拮抗剂,也能够拮抗糖质激素受体,因此它也会导致肾上腺功能不全症状但是血清皮质醇水平不低。

24. 治疗非肾上腺疾病时应当如何从激素的治疗剂量逐渐减量?

治疗自身免疫性疾病、肿瘤性疾病、炎症性疾病的患者时医生经常会处方糖皮质激素。终止糖皮质激素治疗通常会遇到来自以下几方面原因的挑战:①担心已经被糖皮质激素控制的疾病恶化;②因糖皮质激素治疗中断,下丘脑 - 垂体 - 肾上腺轴受抑制而导致继发性肾上腺功能减退;③激素撤退综合征。

从糖皮质激素的治疗剂量到生理剂量减量的最初过程取决于需要应用激素的原发疾病。如果减量过程中原发疾病症状加重,则激素剂量需要增加并维持直至症状稳定,再进行下一次减量尝试。如果患者已经减量至接近生理剂量,应当转为更短效的糖皮质激素如氢化可的松,并减量至生理剂量以下,某些病例可采用隔日疗法。当减量至生理剂量或生理剂量以下至少 1 个月时,应当进行检查,以确定肾上腺抑制已解除,下丘脑 - 垂体 - 肾上腺轴的正常反应恢复。最后一次糖皮质激素给药后 12~24 小时应测定清晨皮质醇(短效药物如氢化可的松为 12 小时,中长效药物如泼尼松为 24 小时)。血清皮质醇低于 3μg/L 符合肾上腺功能不全诊断,进行复测前应持续 4~6 周糖皮质激素治疗。血清皮质醇大于 18μg/dL 提示肾上腺功能恢复正常,糖皮质激素可以停药。血清皮质醇 3~18μg/dL 时需要进行进一步检查,常用的是促皮质素刺激试验。下丘脑 - 垂体 - 肾上腺轴恢复对 ACTH 的正常反应需要 9~12 个月的时间。

对于那些出现肾上腺功能不全的临床证据或者接受连续 5 天每天等效于 20mg 泼尼松或者过去 12 个月里接受生理剂量糖皮质激素治疗超过 30 天的患者,应当考虑存在中枢性肾上腺功能不全。这部分患者在面临中到重度疾病或手术时应当给予应激剂量的糖皮质激素治疗。

关键点:肾上腺功能不全的分类和诊断

- 肾上腺功能不全可为原发(肾上腺无法产生皮质醇)、继发性(垂体无法产生促肾上腺皮质激素)、三发性(下丘脑无法产生促肾上腺皮质激素释放激素)。
- 以下患者需要考虑患有肾上腺功能不全:门诊患者应用超生理剂量糖皮质激素超过 1 个月,重症患者在应用足量液体复苏后血压仍然不稳定或者发生感染性休克,任何有肾上腺功能不全症状体征的患者。
- 肾上腺功能不全的诊断依赖标准剂量 ACTH 兴奋试验,30 或 60 分钟皮质醇小于 18μg/dL。

关键点:肾上腺功能不全的治疗

- 肾上腺功能不全的治疗取决于患者状态。
- 非应激状态的门诊患者,取决于肾上腺功能不全的类型,应用氢化可的松替代治疗或泼尼松联合 / 不联合氟氢可的松。
- 应激患者应当依据应激水平接受糖皮质激素替代治疗。
- 肾上腺危象治疗应静脉补液和右旋糖酐,静脉应用糖皮质激素(在测定随机皮质醇和 ACTH 之前用地塞米松,之后用氢化可的松),其他支持治疗,寻找病因。

(苏婉　译　卢琳　校)

参考文献

Alkatib, A. A., Cosma, M., Elamin, M. B., Erickson, D., Swiglo, B. A., Erwin, P. J., & Montori, V. M. (2009). A systemic review and meta-analysis of randomized placebo-controlled trials of DHEA treatment effects on quality of life in women with adrenal insufficiency. *Journal of Clinical Endocrinology and Metabolism, 94*, 3676–3681.

Annane, D., Bellissant, E., Bollaert, P. E., Briegel, J., Keh, D., & Kupfer, Y. (2015). Corticosteroids for treating sepsis. *Cochrane Database of Systematic Reviews, 12*, CD002243.

Annane, D., Pastores, S. M., Rochwerg, B., Arlt, W., Balk, R. A., Beishuizen, A., Briegel J, ... Van den Berghe, G. (2017). Guidelines for the diagnosis and management of critical illness-related corticosteroid insufficiency (CIRCI) in critically ill patients (Part 1): Society of Critical Care Medicine (SCCM) and European Society of Intensive Care Medicine (ESICM) 2017. *Intensive Care Medicine, 43*, 1751–1763.

Annane, D., Renault, A., Brun-Buisson, C., Megarbane, B., Quenot, J. P., Siami, S., ... Bellissant, E. (2018). Hydrocortisone plus fludrocorti-sone for adults with septic shock. *New England Journal of Medicine, 378*, 809–818.

Axelrod, L. (2003). Perioperative management of patients treated with glucocorticoids. *Endocrinology and Metabolism Clinics of North America, 32,* 367–383.

Bornstein, S. R. (2009). Predisposing factors for adrenal insufficiency. *New England Journal of Medicine, 360,* 2328–2339.

Bornstein, S. R., Allolio, B., Arlt, W., Barthel, A., Don-Wauchope, A., Hammer, G. D., … Torpy, D. J. (2016). Diagnosis and treatment of primary adrenal insufficiency: an Endocrine Society clinical practice guideline. *Journal of Clinical Endocrinology and Metabolism, 101,* 364–389.

Bouillon, R. (2006). Acute adrenal insufficiency. *Endocrinology and Metabolism Clinics of North America, 35,* 767–775.

Carroll, T. B., Aron, D. C., Findling, J. W., Tyrrell, J. B. (2018). Chapter 9: Glucocorticoids and adrenal androgens. In D. G. Gardner & D. Shoback. (Eds.), *Greenspan's basic and clinical endocrinology* (10th ed.). Chicago, Il: McGraw-Hill.

Fleseriu, M., Hashim, I. A., Karavitaki, N., Melmed, S., Murad, M. H., Salvatori, R., & Samuels, M. H. (2016). Hormonal replacement in hypopituitarism in adults: an Endocrine Society clinical practice guideline. *Journal of Clinical Endocrinology and Metabolism, 101,* 3888–3921.

Grossman, A. B. (2010). The diagnosis and management of central hypoadrenalism. *Journal of Clinical Endocrinology and Metabolism, 95,* 4855–4863.

Hopkins, R. L., & Leinung, M. C. (2005). Exogenous Cushing's syndrome and glucocorticoid withdrawal. *Endocrinology and Metabolism Clinics of North America, 34,* 371–384.

Meikle, A. W., & Tyler, F. H. (1977). Potency and duration of action of glucocorticoids: effects of hydrocortisone, prednisone and dexamethasone on human pituitary-adrenal function. *American Journal of Medicine, 63,* 200–207.

Neary, N., & Nieman, L. (2010). Adrenal insufficiency: etiology, diagnosis and treatment. *Current Opinion in Endocrinology, Diabetes & Obesity, 17,* 217–223.

Rhodes, A., Evans, L. E., Alhazzani, W., Levy, M. M., Antonelli, M., Ferrer, R., … Dellinger, R. P. (2017). Surviving Sepsis Campaign: international guidelines for management of sepsis and septic shock: 2016. *Critical Care Medicine, 45,* 486–552.

Stewart, P. M., & Newell-Price, J. D. C. (2016). Chapter 15: The adrenal cortex. In S. Melmed, K. S. Polonsky, P. R. Larsen & H. M. Kronenberg (Eds.), *Williams Textbook of Endocrinology* (13th ed., pp. 489–555). Philadelphia, PA: Elsevier.

Venkatesh, B., Finfer, S., Cohen, J., Rajbhandari, D., Arabi, Y., Bellomo, R. … Myburgh, J. (2018). Adjunctive glucocorticoid therapy in patients with septic shock. *New England Journal of Medicine, 378,* 797–808.

第 37 章

先天性肾上腺增生

Harris M.Baloch, Nicole Vietor, and Robert A.Vigersky

1. 先天性肾上腺增生 (congenital adrenal hyperplasia, CAH) 的定义。

CAH 是一组常染色体隐性疾病，包括皮质醇和 / 或醛固酮合成部分或完全缺陷，导致一种或两种激素出现不同程度的缺陷。

2. CAH 有多常见？

CAH 是最常见的遗传性疾病之一。最常见的 CAH 类型为 21- 羟化酶缺乏症，发病率为 1 ：14 000~1 ：18 000。CAH 发病率因不同族裔群体而异，在东欧的德系犹太人中最高。非经典 21- 羟化酶缺乏在高加索人群中发病率大约为 0.2%，但在某些人群中发病率更高 (1%~2%)，如德系犹太人。由于其高发病率，大多数国家 / 地区会对 CAH 进行新生儿筛查。

3. 肾上腺皮质的类固醇生成途径是什么？

肾上腺皮质中胆固醇合成皮质醇需要 6 种酶 (图 37.1)。第一种是类固醇性急性调节因子蛋白 (steroidogenic acute regulator, StAR)，这是将胆固醇运送到线粒体中必不可少的成分。细胞色素 P450 侧链裂解酶 (CYP11A1) 负责胆固醇侧链裂解，形成孕烯醇酮。3β- 羟基类固醇脱氢酶将 Δ5- 类固醇 (孕烯醇酮，17- 羟孕烯醇酮，脱氢表雄酮) 转换为 Δ4- 类固醇 (孕酮，17- 羟孕酮，雄烯二酮)。最后，3 个羟化酶 CYP17A1 (17α- 羟化酶)、CYP21A2 (21- 羟化酶) 和 CYP11B1 (11- 羟化酶) 将皮质醇通路中的特定前体转化为类固醇。这些途径是受到来自垂体前叶的促肾上腺皮质激素 (ACTH) 刺激的。了解这一途径对于识别和预测每种酶缺乏的影响至关重要。

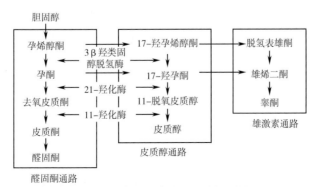

图 37.1　肾上腺皮质中的类固醇合成通路

4. 解释肾上腺增生的原因。

肾上腺增生的过程从胎儿在子宫内就开始。由于皮质醇合成所需的一种酶活性降低,胎儿产生皮质醇减少,导致血清皮质醇水平降低。皮质醇通常通过负反馈作用,抑制脑垂体和下丘脑释放激素促肾上腺激素(ACTH)和促肾上腺激素释放激素(CRH)分泌。因此,在 CAH 患者中发生的血清皮质醇低水平会增加 CRH 和 ACTH 的分泌,以刺激肾上腺而弥补酶的缺乏,使血清皮质醇水平恢复正常。随着时间的推移,血清 ACTH 水平持续升高刺激肾上腺的生长,使其增生。经证明,21- 羟化酶缺乏症患者的肾上腺体积与 17- 羟孕酮(17-OHP)水平呈正相关(图 37.2)。

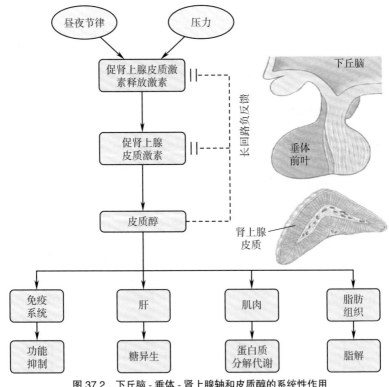

图 37.2　下丘脑 - 垂体 - 肾上腺轴和皮质醇的系统性作用

5. 描述 3 个羟化酶的功能。

● CYP17A1(17α- 羟化酶)对于将孕酮转换为 17-OHP 和孕烯醇酮转换为 17-羟孕烯醇酮至关重要。这种酶还包括 17,20- 裂解酶活性,将 17- 羟孕烯醇化为脱氢表雄酮。

● CYP21A2(21- 羟化酶)将孕酮转化为去氧皮质酮(DOC),将 17-OHP 转化为

11- 去氧皮质醇。

● CYP11B1（11β- 羟化酶）将 DOC 转换为皮质酮（之后转换为醛固酮），11- 去氧皮质醇转换为皮质醇。

6. CAH 是如何遗传的？

所有导致 CAH 的酶缺陷都是常染色体隐性疾病；因此，所涉及的两个等位基因必须同时异常才会发生 CAH。

7. CAH 最常见的病因是什么？

到目前为止，最常见的病因是 21- 羟化酶（CYP21A2）缺乏症，占病例的 90%，可导致保盐激素 DOC 和醛固酮的缺乏，在基因异常的女性还可有女性男性化。这两者都被认为是"经典"的 CAH 表现。

8. 21- 羟化酶基因缺陷杂合子携带者占总体人口的百分比是多少？

不到2%的美国人是21- 羟化酶基因缺陷杂合子携带者。然而，在东欧后裔（约10%）中观察到较高的携带率；这些携带者的 21- 羟化酶基因的两个拷贝中有一个异常。他们在所有方面都表现正常，但可能在 ACTH 刺激实验中产生更高的血清 17-OHP 水平。

9. 哪些基因编码 21- 羟化酶？

有两个基因编码 21- 羟化酶：*CYP21A1*（假基因）和 *CYP21A2*（真基因），两个基因都位于 6 号染色体长臂上的长度为 35-kb 区域（6p21.3）。这两个基因都位于补体因子 4（C4A 和 C4B）的基因编码下游。*CYP21A1* 和 *CYP21A2* 具有 98% 的核苷酸序列同源性，但前者已经汇集了几个突变，而完全灭活其基因产物。因此，*CYP21A1* 是一种非活性假基因，而 *CYP21A2* 基因编码活性 21- 羟化酶。

10. 导致 *CYP21A2* 缺陷的大多数遗传方式是什么？

导致 *CYP21A2* 缺陷的遗传方式大部分源于 *CYP21A1* 和 *CYP21A2* 的相似性。这种相似性导致 *CYP21A2* 和假基因之间两种类型的重组。75% 的这种遗传方式使假基因的有害突变在有丝分裂期转移到 *CYP21A2*，这个过程被称为基因转换（gene conversion）。20% 是由于减数分裂期重组产生无功能嵌合假基因。剩余的 5% 是由超过 100 个其他突变所导致。

11. 是什么决定了 21- 羟化酶缺乏患者的表型？

这种疾病的临床表现取决于皮质醇缺乏程度、醛固酮缺乏程度以及前体物质的积累程度。目前已知超过 100 个 *CYP21A2* 突变。患者的表型通常取决于 *CYP21A2* 基因的特定基因变化，可以分为 3 类：

● 没有酶活性的患者通常有较大的缺失或剪切突变，并且主要表现为失盐型。

- 在外显子 4 中具有非保守性氨基酸替代的患者通常有 1% 到 2% 的酶活性,并且通常表现为单纯男性化型。
- 在外显子 7 中具有点突变的患者具有 20%~50% 的正常酶活性,并且通常表现为非经典型。
- 杂合子携带者有轻度异常,但在临床上没有显著的内分泌紊乱。

12. CAH 的第二常见病因是什么?

CAH 的第二常见的病因是缺乏 11β- 羟化酶(CYP11B1),这是由位于 8 号染色体短臂(8q24.3)基因突变引起的常染色体隐性遗传病。此缺乏的结果是去氧皮质酮(DOC)水平增加,它可以通过激活盐皮质受体而导致高血压,导致钠潴留和低钾性碱中毒。该酶缺乏还可导致雄激素及其前体产生增加,导致女性患者生殖器官发育畸形。

13. 11β- 羟化酶缺乏症有多普遍?

11β- 羟化酶缺乏症是 CAH 的第二大常见形式,在一般人口中,发病率为 1:100 000,但在摩洛哥后裔的犹太人中,发病率为 1:5 000。本章列出的其他酶缺陷导致的 CAH 极为罕见。

14. 总结更罕见的 CAH 形式。

CAH 的罕见形式是 17α- 羟化酶和 3β- 羟基类固醇脱氢酶缺乏症。17α- 羟化酶缺乏症报道的病例不到 200 例,其中 40 例描述了 CYP17A1 基因突变跨越 10 号染色体短臂(10q24.3)的 8.7kb 区域。这种缺乏的后果是钠潴留,进而导致高血压,DOC 过量(与肾素、醛固酮受抑制相关)导致低血钾同时伴有雄激素和雄激素前体缺乏,导致男性假两性畸形,以及两种性别的青春发育延迟。

15. CAH 最严重的临床后果是什么?

新生儿肾上腺危象是 21- 羟化酶缺陷症类型 CAH 最严重的后果。发生在那些由于基因缺陷导致 21- 羟化酶活性严重下降或丧失,进而导致绝对或接近绝对的醛固酮、DOC 和皮质醇缺乏。这在男性患儿中尤为隐匿,他们无法用外生殖器畸形作为早期诊断的线索。总体而言,约三分之二的 21- 羟化酶缺乏症患者有失盐的表现。这些新生儿产生非常低甚至不产生醛固酮和 DOC,导致严重的肾脏失盐、低血压和低血容量性休克;此外,因为孕酮和 17-OHP 是盐皮质激素拮抗剂,其孕酮和 17-OHP 水平增加加剧了醛固酮缺乏的影响。这种情况导致血容量下降、低血压、低钠血症、高钾血症和肾素活性增加。皮质醇缺乏导致心脏功能差、血管对儿茶酚胺反应不良、肾小球滤过率降低和抗利尿激素分泌增加。

16. 女性 CAH 的其他临床后果是什么?

在阻断 21- 羟化酶、11β- 羟化酶或 3β- 羟类固醇脱氢酶之后堆积的许多前体和代谢物都是雄激素前体。它们可能会导致以下表现：

- 女性胎儿外生殖器的男性化，出生时生殖器性别不清（女性假两性畸形）
- 童年时在玩具偏好、体力游戏和攻击性方面更偏向于男孩（然而，大多数女性是异性恋者，其自我身份认知仍是女性。）
- 童年期生长较快，而成年后由于骨骺早闭而身材矮小
- 不孕症发生于 20% 的单纯男性化型女性患者和 40% 的失盐型女性患者
- 45% 的失盐型年轻女性患有骨量减少
- 肥胖症
- 与年龄和性别匹配的人群相比，生活质量评分较低
- 不同程度或者轻微的色素沉着

17. 男性 CAH 的其他临床后果是什么？

21- 羟化酶、11β- 羟化酶 CAH 男性新生儿无生殖器性别不清。由于外观正常，通常很难辨别患病男性，特别是当失盐型症状发生在出生一周以后。

在儿童期后期或成年早期，男性可能出现以下情况：

- 无明显体征
- 性早熟
- 不同程度或者轻微色素沉着
- 幼儿期身高增长快，成年期终身高矮小
- 痤疮
- 肾上腺残余瘤引起的睾丸增大，可能会产生特异性的肾上腺激素
- 少精症和 / 或不育
- 与年龄和性别匹配人群相比，生活质量评分较低

18. CAH 患者患心血管疾病的风险是否增加？

与同年龄对照组相比，在 CAH 患者中的心血管危险因素包括体重指数增加、血压升高和胰岛素抵抗增加。与其他肥胖患者类似，这些患者也有内皮紊乱。这些影响在大于 30 岁男性中尤为突出。

19. 11β- 羟化酶缺乏症的患者有何表现？

11β- 羟化酶缺乏症患者中，酶的缺陷阻断了醛固酮和皮质醇的合成。正因如此，他们会产生肾上腺功能不全的风险。然而，由于过度产生具有较强盐皮质激素活性的醛固酮前体 DOC，所以没有盐皮质激素缺乏的表现。过量的前体也会促进雄激素产生增加，使患者有以下表现：

- 皮质醇缺乏
  - 肾上腺功能不全
- 盐皮质激素过量
  - 高血压

- 低钾血症
- 雄激素过量
  - 男性阴茎增大
  - 女性外生殖器性别不清,包括阴蒂增大和阴唇融合

20. 17α- 羟化酶缺乏症的患者有何表现?

在 17α- 羟化酶缺乏症患者中,酶的缺陷阻断皮质醇和雄激素的合成,但会产生过量的盐皮质激素。因此,患者表现为:

- 皮质醇缺乏
  - 肾上腺功能不全
- 盐皮质激素过量
  - 高血压
  - 低钾血症
- 雄激素缺乏症
  - 男性患者性发育差
  - 女性患者第二性征缺乏和原发性闭经

21. 3β- 羟基类固醇脱氢酶 2 型缺乏症患者有何表现?

在 3β- 羟基类固醇脱氢酶缺乏症 2 型患者中,酶缺陷阻断醛固酮、皮质醇和雄激素的合成。因此,这些患者在所有 3 种途径中都存在缺乏的风险。然而,在外周组织(肝脏和皮肤)中 3β- 羟基类固醇脱氢酶 1 型将脱氢表雄酮转变为雄烯二酮,使雄激素水平轻度增高。这些水平足以导致女性阴蒂扩大、痤疮和多毛,但不足以使男性正常发育。因此,这些患者表现为:

- 皮质醇缺乏
  - 肾上腺功能不全
- 盐皮质激素缺乏
  - 低血压
  - 高钾血症
- 雄激素过量
  - 男性生殖器性别不清
  - 女性阴蒂轻度至中度扩大、多毛和痤疮

一般来说,这些患者在新生儿或婴儿早期时可出现喂养困难、呕吐、血容量降低和上述情况。

22. 非经典型 CAH 患者有何表现?

非经典型 CAH(也称为迟发型 CAH)患者可正常产生皮质醇和醛固酮,但可过度产生性激素前体。2.2% 的非经典型 CAH 女性有高雄激素症状和体征。因此,任何有高雄激素症状的女性患者应当检测卵泡期 17-OHP。通常,这些患者无症状,

有正常的外生殖器,但可能呈现以下表现:

- 性早熟
- 严重囊肿性痤疮——发生在 33% 的患者中
- 多毛——最常见的症状,发生在 60% 的有症状女性中
- 闭经和多囊卵巢——第二常见,发生在 54% 的患者中
- 不孕症——发生在 13% 的患者中

23. 总结肾上腺意外瘤与 CAH 之间的关系。

肾上腺意外瘤在 CAH 患者和杂合携带者中更为常见。而 60% 伴随意外瘤的患者进行 ACTH 刺激试验时 17-OHP 反应更强烈。

24. 描述提示 CAH 的临床特征。

肾上腺危象或新生儿期严重的失盐表现提示 CAH 的可能性。在任何生殖器性别不清的新生儿的鉴别诊断中,必须首先考虑 CAH。如果不及时治疗 CAH 产生的肾上腺危象和失盐可能是致命的,一旦发现生殖器性别不清的新生儿应立即确认或排除 CAH。大多数男性 CAH 患者没有生殖器性别不清;因此,除非有记录的疾病家族史,许多病例在出生时无法识别。

25. 哪些临床线索有助于支持或排除生殖器性别不清的新生儿的 CAH 的诊断?

绝大多数男性 CAH 患者在出生时有正确的外生殖器;相反,CAH 是男性生殖器性别不清的罕见原因。因此,如确定生殖器性别不清的婴儿是男性使得疾病为 CAH 的可能性很低,并降低诊断的紧迫性,因为导致男性外生殖器性别不清的疾病多数不致命。例如,在阴囊或腹股沟阴区域发现可触及的性腺可表明婴儿基因型是男性,因为这种可触及的性腺几乎都是睾丸。相反,通过体格检查或超声检查,在生殖器性别不清的婴儿中检测出子宫,强烈提示婴儿基因型是女性,增加了 CAH 的可能性。

26. 讨论分子生物学技术在 CAH 诊断中的作用。

分子生物学技术可以快速确认新生儿的基因性别,而无需长时间等待传统的染色体分析。由于 CAH 的潜在严重后果,可以谨慎地假设任何生殖器性别不清的女性都患有 CAH,直到证明并非如此。此外,最好等到分子检测完成之前再决定性别,因为性别错位可能导致这些儿童及其家庭出现长期心理问题。早期诊断和适当的治疗还有助于避免过量的肾上腺雄激素的累积效应,这一效应会导致身材矮小、女孩的性别混乱以及男孩和女孩的性心理障碍。

27. 如何确认 CAH 的诊断?

因为没有人知道疑似 CAH 新生儿具体有哪个酶缺乏(除非有特定酶缺陷的家族史),在进行合成 ACTH 250μg 兴奋试验前后,应当测量所有可能受到影响的相关

通路的类固醇水平。近期使用气相色谱/质谱法进行尿类固醇激素检测在经济上可行。也应该检测血浆肾素活性和醛固酮水平以评估醛固酮合成是否充足。确定哪些类固醇过量和哪些过低,有助于明确酶缺乏的类型。

28. 如何确认具体的遗传缺陷?

特定的基因缺陷可以通过分子基因检测得到证实。聚合酶链反应扩增技术(PCR)用于快速检测21-羟化酶缺乏症等位基因突变中占比95%的10个基因突变。CYP21的分子遗传检测对诊断不重要,但可能有助于:

- 确认酶缺陷的依据
- 协助遗传咨询
- 对某些病例确认诊断

29. 当在较大的年龄被怀疑为非经典型 CAH 时应当做什么?

当怀疑青春期前、青少年或成人患有非经典型 CAH 时,应检测清晨 17-OHP 水平;如果 17-OHP 水平为 <200ng/dL,则排除 CAH,若其水平 >1 000ng/dL 则确诊 CAH。如果 17-OHP 水平为 200~1 000ng/dL,则应继续进行 ACTH 刺激试验。ACTH 刺激试验应使用 250μg(不是 1μg)的人工合成 ACTH;分别在 ACTH 注射前和 60 分钟后测量 17-OHP、17-羟孕烯醇酮和皮质醇。经典型 CAH 的 17-OHP 受刺激水平通常为 >10 000ng/dL,而非经典型 CAH 患者的 17-OHP 刺激水平通常为 1 000~10 000ng/dL。女性高雄激素血症可通过测量血清中的睾酮、雄烯二酮和 3α-雄烯二醇葡萄醛酸来判断(图 37.3)。

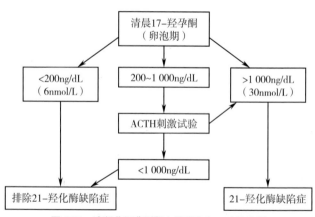

图 37.3 诊断非经典型肾上腺增生(CAH)的流程

30. 描述用于新生儿筛查的检测。

新生儿的筛查过程分为一级筛查和二级筛查。CAH 的一级筛查是在 Guthrie 卡(可用于收集、干燥和运输样本的滤纸)上通过自动时间分辨解离-增强镧系荧光免疫分析进行快速检测经典型 21- 羟化酶缺乏症。这种筛选方法检测 17-OHP。患病婴儿基础 17-OHP 通常超过 10 000ng/dL，而正常婴儿的水平低于 100ng/dL。为了获得高灵敏度，界值通常设置得较低，以便获得 1% 的阳性报告率，这样也会造成一些假阳性结果。早产、患病或应激状态婴儿的 17-OHP 水平较高。二级筛查包括分子基因检测或生化检测，通过液相色谱 - 质谱联用法测量类固醇比例。截至 2009 年，美国所有的 50 个州和至少 12 个其他国家 / 地区在出生时筛查 CAH。图 37.4 概述了常用筛查策略。

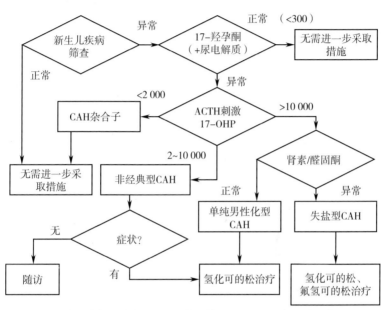

图 37.4 新生儿先天性肾上腺增生（CAH）筛查策略。ACTH，促肾上腺激素；17-OHP，17- 羟孕酮

31. 还可使用哪些其他检测？

如果新生儿怀疑患有 CAH，却无法进行滤纸筛查，则应在出生后 24 小时进行类固醇前体激素测定的 ACTH 刺激试验。肾上腺超声检查发现肾上腺侧肢宽度 >4mm 可作为 CAH 新生儿和生殖器官性别不清、失盐危象的新生儿的筛查方法。

32. 在新生儿中如何治疗 CAH？

最重要的治疗目标是防止新生儿失盐和肾上腺危象。这一目标要求及时使用糖皮质激素，以及许多病例还需要使用盐皮质激素。这种治疗不仅替代了缺乏的激素，而且抑制了血清 ACTH 水平升高，从而减少了雄激素前体及其代谢物在肾上腺的合成。这类治疗在等待实验室结果出来之前即可按经验给予，如果检测结果排除了 CAH,则停止这种治疗。

33. 对于不能服用片剂的婴儿和儿童,应当采用怎样的氢化可的松剂型?

氢化可的松片剂和悬浮液不是生物等效的,悬浮液的分布可能不均匀。不能服用片剂的婴儿和儿童将氢化可的松片剂碾碎后放入液体中服用。

34. 何时对性别不清的生殖器进行手术矫正?

女孩中性别不清生殖器的手术矫正包括阴唇和阴蒂的外生殖器成形术以及阴道成形术。单阶段手术在出生 2~6 个月实施。

35. 描述儿童期 CAH 治疗。

长期替代治疗首选的糖皮质激素是氢化可的松,剂量为 $10\sim15mg/m^2/d$,分 3 次服用。由于氢化可的松半衰期短,能够最大限度地减少生长抑制作用和其他库欣样的副作用,因此作为首选。有时要找到合适的糖皮质激素剂量,使雄激素水平恢复正常,并且恢复正常的生长发育和体重增长是极其困难的。在这种情况下,盐皮质激素(氟氢可的松)和 / 或螺内酯 / 氟他米特(可以抑制男性化的雄激素受体阻滞剂)与芳香酶抑制剂睾内酯(防止雌激素诱导的骨骺融合)结合非抑制剂量的糖皮质激素替代治疗,可能是有用的辅助疗法。在极少数情况下运用肾上腺切除术治疗难治性 CAH,因为肾上腺功能不全的治疗相对简单得多。所有有失盐表现的 CAH 患者应用氟氢可的松治疗,建议每天服用 $0.05\sim0.2mg/d$,每天 1 次或 2 次。

36. 青少年和成人如何治疗 CAH?

单独或在组合使用生长激素、促性腺激素释放激素类似物、抗雄激素和芳香酶抑制剂,可以改善最终预测的身高,尤其是在预测身高≤2.25 标准差(SD)的人群中。然而,这种处理应在医学伦理委员会(IRB)核准的方案的要求下进行,因为这种办法的必要性和长期后果尚未确定。一旦生长完成,可以使用泼尼松(每天 5~7.5mg,分 2 次服用)或地塞米松(每天 0.25~0.5mg)。由于地塞米松药效强,更小的剂量可以通过液体地塞米松(1mg/mL)实现,该用法通常用于婴儿和儿童的其他疾病中。应仔细监测患者有无医源性库欣综合征的表现。超声检查可用于检查男性睾丸肾上腺残余瘤。

37. 糖皮质激素治疗在非典型 CAH 中的作用是什么?

无症状患者不建议进行糖皮质激素治疗,因为他们不太可能患有肾上腺功能不全。出现以下情况再考虑对非经典型 CAH 患者进行糖皮质激素治疗:

- 有证据表明,与非糖皮质激素治疗的妇女相比,接受糖皮质激素治疗的非经典 CAH 妇女流产率较低。
- 如果患者有骨年龄 / 阴毛发育提前或者过度男性化的表现,可开始使用糖皮质激素,然后在达到终身高后停止。

- 如果患者有显著的高雄激素血症,可以考虑治疗。
- 糖皮质激素治疗可能有利于不孕不育妇女或有流产史的妇女。
- 睾丸肾上腺残余瘤在非经典型 CAH 的男性患者中是罕见的;因此,不建议使用糖皮质激素治疗用于预防。

38. 哪些因素有利于实现预测的成人身高?

- 早期诊断
- 出生第一年使用小剂量的氢化可的松
- 在青春期生长快速期使用氢化可的松,而不是泼尼松或地塞米松
- 所有通过基因判断会有失盐表现的患者使用盐皮质激素,即使没有临床表现

39. 医学上有意义的应激时,治疗需要发生哪些变化?

接受类固醇激素治疗的 CAH 患者应佩戴医疗警报手镯或项链,并应提供用于肌内注射的紧急氢化可的松或地塞米松治疗包。对于医学上的有意义的应激,建议采取以下措施(表 37.1):

- 糖皮质激素口服剂量增加 2 倍或 3 倍。
- 如果患者不能使用口服药物,应采用肌内注射(或静脉注射)类固醇。(氢化可的松是首选的糖皮质激素,因为它的盐皮质激素活性)。
- 婴儿需要氯化钠 1~2g/d。
- 在严重应激期间,不建议服用高剂量的氟氢可的松。(氢化可的松的盐皮质激素活性已足够)。
- 之后连续静脉注射氢化可的松作为维持治疗,每天 3~4 次,每 6 小时一次。

表 37.1　对于暴露于临床有意义的应激状态的 CAH 患者的推荐治疗方案	
患者年龄	初始静脉氢化可的松剂量
婴儿和学龄前儿童	25mg
学龄儿童	50mg
成人	100mg

40. 对于经典型 CAH 患者,在妊娠期间有哪些治疗调整?

- 之前剂量的糖皮质激素可以继续使用,但如果出现糖皮质激素不全的症状,剂量可能会调整。
- 应使用不通过胎盘的糖皮质激素,如氢化可的松或泼尼松(胎盘 11B-HSD2 降解这些糖皮质激素),而不是胎盘无法代谢的地塞米松。

- 剂量应在晚孕期增加 20%~40%。
- 在分娩期间应使用应激剂量类固醇。

41. 非经典型 CAH 患者在妊娠期间有哪些治疗变化？

目前的建议是如果病人以前有过流产，考虑治疗糖皮质激素。和前述原因相同，不建议使用地塞米松。通常没有必要给应激剂量，除非患者存在以前对 ACTH 刺激试验不良反应的病史（皮质醇峰值 <14~18μg/dL）。

42. 如何监测治疗？

治疗目标是预防肾上腺功能不全的症状，并抑制 ACTH 和肾上腺雄激素的产生。对于后者，最恰当的是监测受阻断的酶之后的前体物质水平（例如，在 21- 羟化酶缺乏的情况下的 17-OHP 和雄烯二醇）。目标不是使 17-OHP 水平正常化，因为这将导致医源性库欣综合征。监测应最初每 3 个月进行一次，然后每 4~12 个月进行一次。目标是保持正常的血清钠、钾、睾酮和雄烯二酮水平。在试图妊娠的妇女中，卵泡期孕酮水平应为 <0.6ng/mL。

43. 还有什么其他监测手段可能有益？

治疗期间应监测雄激素水平。这些包括睾酮、雄烯二酮和 3α- 雄烯二酮葡萄糖醛酸。此外，失盐型 CAH 患者还应监测血浆肾素活性。儿童必须每年测定骨龄，同时仔细监测其身高。由于 CAH 患者有更多的心血管危险因素，心血管疾病可能比预期更早出现，因此应定期监测和治疗。有 CAH 的成年男性容易发展睾丸残余肾上腺，并可能降低生育能力。可以使用定期超声和精液分析来监测。

44. 对于有一个 CAH 患儿的夫妇，哪些遗传咨询是合适的？

由于所有形式的 CAH 都是常染色体隐性疾病，患有 CAH 的儿童的父母都是基因缺陷的杂合子携带者。因此，同一对夫妇的另一个孩子患有 CAH 的可能性是四分之一。下一代有 50% 的可能性是杂合子的携带者。应给予所有有 CAH 孩子的父母进行遗传咨询。现代遗传技术和在妊娠 9 周时对胎儿 DNA 进行绒毛膜活检测序，可以在妊娠早期诊断 CAH。基因型识别的另一个用途包括表型的预测（即疾病的严重程度）。在经典 CAH 中，基因型和表型之间似乎有着密切的关系，但在非经典 CAH 中却不存在。

45. 是否有产前治疗胎儿 CAH 的方法？

对 21- 羟化酶缺乏症的胎儿进行糖皮质激素治疗目前应被视为试验性治疗，并且仅在医学伦理委员会批准的方案范围内进行。早先关于这种治疗的建议是基于小型的、缺乏对照的研究。糖皮质激素治疗在此时应用的潜在不利影响可能超过任何收益。

关键点:先天性肾上腺增生

- 先天性肾上腺增生(CAH)是最常见的遗传性疾病,它是一组常染色体隐性疾病,其中最常见的是 21-羟化酶缺乏。

- CAH 最严重的后果是新生儿失盐、女性出生时生殖器性别不清、身材矮小和青春期性早熟。

- CAH 可以通过测定静脉注射人工合成的 ACTH 250μg 前和 1 小时后的类固醇激素前体浓度来诊断。

- 可以通过以下方式争取达到预测的成人终身高,包括早期诊断,出生第一年使用小剂量的氢化可的松,在青春期生长快速期使用氢化可的松,而不是泼尼松或地塞米松。给所有通过基因判断会有失盐表现的患者,即使没有临床表现也可使用盐皮质激素

- CAH 是男性生殖器性别不清的罕见原因。

- 女性非经典型 CAH 最常见的症状是多毛。

- 产前应用地塞米松和应用生长激素和/或促性腺激素释放激素类似物(GnRHa)以促进身高增长只应在医学伦理委员会批准后进行。

（苏婉 译 卢琳 校）

参考文献

Arlt, W., Willis, D., Wild, S., Krone, N., Doherty, E. J., Hahner, S., ... Ross, R. J. (2010). Health status of adults with congenital adrenal hyperplasia: a cohort study of 203 patients. *Journal of Clinical Endocrinology and Metabolism*, 95, 5110–5121.

Balsamo, A., Cicognani, A., Baldazzi, L., Barbaro, M., Baronio, F., Gennari, M., ... Cacciari, E. (2003). CYP21 genotype, adult height, and pubertal development in 55 patients treated for 21-hydroxylase deficiency. *Journal of Clinical Endocrinology and Metabolism*, 88, 5680–5688.

Bidet, M., Bellanne-Chantelot, C., Galand-Portier, M., Golmard, J. L., Tardy, V., Morel, Y., ... Kuttenn, F. (2010). Fertility in women with nonclassical congenital adrenal hyperplasia due to 21-hydroxylase deficiency. *Journal of Clinical Endocrinology and Metabolism*, 95, 1182–1190.

Cabrera, M. S., Vogiatzi, M. G., & New, M. I. (2001). Long term outcome in adult males with classic congenital adrenal hyperplasia. *Journal of Clinical Endocrinology and Metabolism*, 86, 3070–3078.

Chrousos, G. P., Loriaux, D. L., Mann, D. L., Cutler, G. B. Jr. (1982). Late-onset 21-hydroxylase deficiency mimicking idiopathic hirsutism or polycystic ovarian disease: an allelic variant of congenital virilizing adrenal hyperplasia with a milder enzymatic defect. *Annals of Internal Medicine*, 96, 143–148.

Claahsen-van der Grinten, H., Otten, B. J., Sweep, F., Span, P. N., Ross, H. A., Meuleman, E., Hermus, R. (2007). Testicular tumors in patients with congenital adrenal hyperplasia due to 21-hydroxylase deficiency show functional features of adrenocortical tissue. *Journal of Clinical Endocrinology and Metabolism*, 92, 2674–3680.

Deneux, C., Veronique, T., Dib, A., Mornet, E., Billaud, L., Charron, D., ... Kuttenn, F. (2001). Phenotype–genotype correlation in 56 women with nonclassical congenital adrenal hyperplasia due to 21-hydroxylase deficiency. *Journal of Clinical Endocrinology and Metabolism*, 86, 207–213.

Escobar-Morreale, H., Sanchón, R., & Millán, Jose. (2008). A prospective study of the prevalence of nonclassical congenital adrenal hyperplasia among women presenting with hyperandrogenic symptoms and signs. *Journal of Clinical Endocrinology and Metabolism*, 93, 527–533.

Falhammar, H., Nyström, H. F., Ekström, U., Granberg, S., Wedell, A., & Thorén, M. (2012). Fertility, sexuality and testicular adrenal rest tumors in adult males with congenital adrenal hyperplasia. *European Journal of Endocrinology, 166*, 441–449.

Falhammar, H., Nyström, H. F., Wedell, A., & Thorén, M. (2010). Cardiovascular risk, metabolic profile, and body composition in adult males with congenital adrenal hyperplasia due to 21-hydroxylase deficiency. *European Journal of Endocrinology, 164*(2), 285–293. doi:10.1530/eje-10-0877.

Forest, M. G., Bétuel, H., & David, M. (1989). Prenatal treatment in congenital adrenal hyperplasia due to 21-hydroxylase deficiency: Update 88 of the French multicenter study. *Endocrine Research*, 15, 277–301.

Harrington, J., Peña, A. S., Gent, R., Hirte, C., & Couper, J. (2012). Adolescents with congenital adrenal hyperplasia due to 21-hydroxylase deficiency have vascular dysfunction. *Clinical Endocrinology*, 76, 837–842.

Hirvikoski, T., Lindholm, T., Lindblad, F., Ritzén, M., Wedell, A., & Lajic, S. (2007). Cognitive functions in children ar risk for congenital adrenal hyperplasia treated prenatally with dexamethasone. *Journal of Clinical Endocrinology and Metabolism*, 92, 542–548.

Hirvikoski, T., Nördenstrom, A., Ritzén, M., Wedell, A., & Lajic, S. (2012). Prenatal dexamethasone treatment of children at risk for congenital adrenal hyperplasia: the Swedish experience and standpoint. *Journal of Clinical Endocrinology and Metabolism*, 97, 1881–1883.

King, J., Wisniewski, A., Bankowski, B., Carson, K. A., Zacur, H. A., & Migeon, C. J. (2006). Long-term corticosteroid replacement and bone mineral density in adult women with classical congenital adrenal hyperplasia. *Journal of Clinical Endocrinology and Metabolism*, 91, 865–869.

Levine, L. (2000). Congenital adrenal hyperplasia. *Pediatric Rev, 21*, 159–171.

Lin-Su, K., Vogiatzi, M., Marshall, I., Harbison, M. D., Macapagal, M. C., Betensky, B., ... New, M. I. (2005). Treatment with growth hormone and luteinizing hormone releasing hormone analog improves final adult height in children with congenital adrenal hyperplasia. *Journal of Clinical Endocrinology and Metabolism, 90,* 3318–3325.

Lin-Su, K., Harbison, M., Lekarev, O., Vogiatzi, M. G., & New, M. I. (2011). Final adult height in children with congenital adrenal hyperplasia treated with growth hormone. *Journal of Clinical Endocrinology and Metabolism, 96,* 1710–1717.

Linder, B., Esteban, N., Yergey, A., Winterer, J. C., Loriaux, D. L., & Cassorla, F. (1991). Cortisol production rate in childhood and adolescence. *Journal of Pediatrics, 117,* 892–896.

Lo, J., Schwitzgebel, V., Tyrrell, J., Fitzgerald, P. A., Kaplan, S. L., Conte, F. A., & Grumbach, M. M. (1999). Normal female infants born of mothers with classic congenital adrenal hyperplasia due to 21-hydroxylase deficiency. *Journal of Clinical Endocrinology and Metabolism, 84,* 930–936.

Merke, D., Keil, M., Jones, J., Fields, J., Hill, S., & Cutler, G. Jr. (2000). Flutamide, testolactone, and reduced hydrocortisone dose maintain normal growth velocity and bone maturation despite elevated androgen levels in children with congenital adrenal hyperplasia. *Journal of Clinical Endocrinology and Metabolism, 85,* 1114–1120.

Merke, D. P., & Bornstein, S. R. (2005). Congenital adrenal hyperplasia. *Lancet, 365,* 2125–2136.

Miller, W. (2012). The syndrome of 17,20 lyase deficiency. *Journal of Clinical Endocrinology and Metabolism, 97,* 59–67.

Mnif, M. F., Kamoun, M., Mnif, F., Charfi, N., Kallel, N., Ben Naceur, B., ... Abid, M. (2012). Long-term outcome of patients with congenital adrenal hyperplasia due to 21-hydroxyase deficiency. *American Journal of Medical Sciences, 344,* 363–373.

Mulaikal, R. M., Migeon, C. J., & Rock, J. A. (1987). Fertility rates in female patients with congenital adrenal hyperplasia due to 21-hydroxylase deficiency. *New England Journal of Medicine, 316,* 178–182.

Muthusamy, K., Elamin, M., Smushkin, G., Murad, M. H., Lampropulos, J. F., Elamin, K. B., ... Montori, V. M. (2010). Adult height in patients with congenital adrenal hyperplasia: a systematic review and metaanalysis. *Journal of Clinical Endocrinology and Metabolism, 95,* 4161–4172.

New, M. I., Carlson, A., Obeid, J., Marshall, I., Cabrera, M. S., Goseco, A., ... Wilson, R. C. (2001). Prenatal diagnosis for congenital adrenal hyperplasia in 532 pregnancies. *Journal of Clinical Endocrinology and Metabolism, 86,* 5651–5657.

Nordenström, A., Frisén, L., Falhammar, H., Filipsson, H., Holmdahl, G., Janson, P. O., ... Nordenskjöld, A. (2010). Sexual function and surgical outcome in women with congenital adrenal hyperplasia due to CYP21A2 deficiency: clinical persepctive and the patients' perception. *Journal of Clinical Endocrinology and Metabolism, 95,* 3633–3640.

Nordenström, A., Servin, A., Bohlin, G,. Larsson, A., & Wedell, A. (2002). Sex-typed toy play behavior correlates with the degree of prenatal androgen exposure assessed by CYP21 genotype in girls with congenital adrenal hyperplasia. *Journal of Clinical Endocrinology and Metabolism, 87,* 5119–5124.

Nordenskjöld, A., Holmdahl, G., Frisén, L., Falhammar, H., Filipsson, H., Thorén, M., ... Hagenfeldt, K. (2008). Type of metation and surgical procedure affect long-term quality of life for women with congenital adrenal hyperplasia. *Journal of Clinical Endocrinology and Metabolism, 93,* 380–386.

Pang, S. (1997). Congenital adrenal hyperplasia. *Endocrinology and Metabolism Clinics of North America, 26,* 853–891.

Reisch, N., Scherr, M., Flade, L., Bidlingmaier, M., Schwarz, H. P., Muller-Lisse, U., ... Beuschlein, F. (2010). Total adrenal volume but not testicular adrenal rest tumor volume is associated with hormonal control in patients with 21-hydroxylase deficiency. *Journal of Clinical Endocrinology and Metabolism, 95,* 2065–2072.

Sherman, S. L., Aston, C. E., Morton, N. E., Speiser, P. W., & New, M. I. (1988). A segregation and linkage study of classical and nonclassical 21-hydroxylase deficiency. *American Journal of Human Genetics, 42,* 830–838.

Speiser, P. W., Arlt, W., Baskin, R. J., Baskin, L. S., Conway, G. S., Merke, D. P., ... Oberfield, S. E. (2018). Congenital adrenal hyperplasia due to steroid 21-hydroxylase deficiency: an Endocrine Society clinical practice guideline. *Journal of Clinical Endocrinology and Metabolism, 103* (11), 4043–4088.

Speiser, P. W., Azziz, R., Baskin, L. S., Ghizzoni, L., Hensle, T. W., Merke, D. P., ... White, P. C. (2010). Congenital adrenal hyperplasia due to steroid 21-hydroxylase deficiency: an endocrine soceity clinical practice guidelines. *Journal of Clinical Endocrinology and Metabolism, 95,* 4133–4160.

Speiser, P., & White, P. (2003). Congenital adrenal hyperplasia. *New England Journal of Medicine, 349,* 776–788.

Therrell, B. Jr., Berenbaum, S. A., Manter-Kapanke, V., Simmank, J., Korman, K., Prentice, L., ... Gunn, S. (1998). Results of screening 1.9 million Texas newborns for 21-hydroxylase-deficient congenital adrenal hyperplasia. *Pediatrics, 101,* 583–590.

Trapp, C. M., & Oberfield, S. E. (2012). Recommendations for treatment of nonclassic congenital adrenal hyperplasia (NCCAH): an update. *Steroids, 77,* 342–346.

Urban, M. D., Lee, P. A., & Migeon, C. J. (1978). Adult height and fertility in men with congenital virilizing adrenal hyperplasia. *New England Journal of Medicine, 299,* 1392–1396.

Van Wyk, J. J., & Ritzen, E. M. (2003). The role of bilateral adrenalectomy in the treatment of congenital adrenal hyperplasia. *Journal of Clinical Endocrinology and Metabolism, 88,* 2993–2998.

Wedell, A. (1998). Molecular genetics of congenital adrenal hyperplasia (21-h/ydroxylase deficiency): implications for diagnosis, prognosis and treatment. *Acta Paediatrica, 87,* 159–164.

White, P., New, M., & Dupont, B. (1986). Structure of the human 21-hydroxylase gene. *Proceedings of the National Academy of Sciences of the United States of America, 83,* 5111.

White, P. C., & Spieser, P. W. (2000). Congenital adrenal hyperplasia due to 21-hydroxylase deficiency. *Endocrine Reviews, 21*(3), 245–291.

第五篇

甲状腺疾病

甲状腺相关检查

Michael T.McDermott

摘要

甲状腺功能或结构异常在普通人群中很常见。血清促甲状腺激素(thyroid stimulating hormone,TSH)是甲状腺功能异常的最佳筛查试验。当血清 TSH 水平升高时,需检测血清游离甲状腺素(free thyroxine,FT_4),并考虑是否需要应用左甲状腺素替代治疗甲状腺功能减退症。当血清 TSH 水平降低时,需检测血清 FT_4 和三碘甲状腺原氨酸(total triiodothyronine,TT_3);对于大多数患者,特别是有症状的患者,应采用个体化的评估策略寻找甲亢的原因,包括放射性碘摄取(radioiodine uptake,RAIU)、甲状腺扫描、促甲状腺激素受体抗体(thyrotropin receptor antibodies,TRAb)或甲状腺刺激免疫球蛋白(thyroid-stimulating immunoglobulins,TSI)和甲状腺超声检查。最常见的甲状腺解剖异常是单个或多个甲状腺结节,评估这些异常首先应检测血清 TSH 水平,然后根据血清 TSH 结果,进行甲状腺超声、可疑恶性结节的细针穿刺活检(fine needle aspiration,FNA)、RAIU 和甲状腺扫描的检查。

关键词

TSH,游离 T_4,总 T_4,游离 T_3,总 T_3,TRAb,TSI,放射性碘摄取,颈部超声,细针穿刺活检

1. 哪项是筛查甲状腺功能异常的最佳指标?

由于绝大多数甲状腺功能异常是由原发性甲状腺疾病引起的,因此血清 TSH 水平测定是评估甲状腺功能的最佳指标。血清 TSH 水平不能准确反映甲状腺功能的情况包括下丘脑 - 垂体疾病、非甲状腺疾病和某些药物如糖皮质激素、多巴胺、米托坦和生长抑素类似物的使用。此时,检测血清甲状腺素(T_4)和三碘甲状腺原氨酸(T_3)水平是非常有必要的(图 38.1)。

2. 如何解释血清 TSH 水平?

TSH 是甲状腺激素合成和分泌的主要调节因子。下丘脑 - 垂体对甲状腺起精细的调节作用,使血清 TSH 水平与血清游离 T_4 水平之间呈对数线性关系。因此,T_4 产生的微小变化即可导致血清 TSH 水平发生较大改变。血清 TSH 在血清 T_4 和 T_3 水平超出其参考范围之前即出现异常。血清 TSH 水平升高,提示患者存在原发性甲状腺功能减退症,此时应联合检测血清游离 T_4。当血清 TSH 水平降低时,提示患者发生原发性甲状腺功能亢进症,此时应检测血清游离 T_4 和总 T_3。在解释血

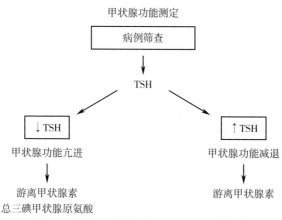

图 38.1　甲状腺激素检测。TSH，促甲状腺激素

清 TSH 值时，应明确 TSH 分泌具有昼夜节律，血清 TSH 水平的峰值出现在傍晚和晚上。

3. 如何运用血清 TSH 水平来管理患者的甲状腺激素治疗?

向患者提供甲状腺激素治疗通常有两个目的：①甲状腺功能减退的替代治疗；②甲状腺癌的抑制治疗。以替代治疗为目标时，应使血清 TSH 水平维持在参考值范围内。以抑制治疗为目标时，大部分患者的血清 TSH 水平应控制在正常下限或者稍低于正常值。而对于侵袭性甲状腺癌或转移性甲状腺癌患者，则应将血清 TSH 水平抑制到低至检测不到的范围。

4. 总 T_4 和总 T_3 水平的测定。

循环中大约 99.98% 的 T_4 和 99.70% 的 T_3 与蛋白质结合，如甲状腺素结合球蛋白（thyroxine-binding globulin，TBG）、甲状腺素结合前白蛋白（或转甲状腺素蛋白）和白蛋白（图 38.2）。总 T_4 和总 T_3 指循环中 T_4 和 T_3（结合蛋白和游离蛋白）的总量。在蛋白质结合功能异常时，血清总 T_4 和总 T_3 水平可发生明显改变。

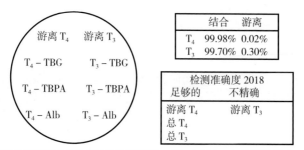

图 38.2　循环中的蛋白结合和游离甲状腺激素。Alb，白蛋白；T_4，甲状腺素；T_3，三碘甲状腺原氨酸；TBG，甲状腺结合球蛋白；TBPA，甲状腺素结合前白蛋白（转甲状腺素蛋白）

5. 游离甲状腺激素测定的意义。

游离 T_4 和游离 T_3 水平代表循环中非结合的、具有生物活性的甲状腺激素的含量。游离甲状腺激素测定主要有两种方法：平衡透析和类似物分析。平衡透析法不受血清甲状腺激素结合蛋白异常的影响，因此更准确，但价格昂贵。多数实验室使用的是受蛋白结合影响的类似物分析法。目前认为，游离 T_4 的测定更佳，而游离 T_3 检测的准确性仍然存在问题。这就是为何多数专家首选测定总 T_3 而不是游离 T_3 的原因。

6. 什么是反 T_3，何时测定反 T_3？

T_4 是甲状腺分泌的主要激素。循环中的 T_4 在肝脏和肾脏被脱碘酶 1（deiodinase 1，D1）转化为 T_3，生成循环中大部分的 T_3；循环中的 T_4 在大脑被脱碘酶 2（D2）转化为大脑所需的大部分 T_3。在脱碘酶 3（D3）的作用下，T_4 可被转化为反 T_3（Reverse T3，RT_3）（见第 45 章，图 45.1 和表 45.1）。RT_3 被认为是一种无活性的甲状腺代谢物；与 T_3 相比，RT_3 对 T_3 受体的亲和力降低了 100 倍。在非甲状腺疾病（甲状腺功能正常的病态综合征）期间，由于 D1 活性降低，血清 T_3 水平显著降低，RT_3 水平升高。相反，在任何类型的甲状腺功能减退症中，D1 活性增强，促进 T_4 更多地向 T_3 转换，减少向 RT_3 的转换。因此，在甲状腺功能减退症中 RT_3 通常较低。测定 RT_3，虽然不能用于评估其他甲状腺疾病，但有时有助于区分与非甲状腺疾病相关的甲状腺激素变化（甲状腺功能正常的病态综合征）和中枢性甲状腺功能减退症。上述两种情况下，血清 TSH、游离 T_4 和总 T_3 都可能较低，但在甲状腺功能正常的病态综合征中 RT_3 通常较高，而在中枢性甲状腺功能减退症中 RT_3 较低。

7. 哪些情况影响甲状腺激素结合蛋白的水平？

最常见的情况是妊娠、使用雌激素、先天性 TBG 增多和家族性白蛋白异常甲亢（FDH）。FDH 是一种遗传性疾病，由于白蛋白同 T_4 的亲和力增强，导致总 T_4 水平升高，但不影响总 T_3 水平。雄激素和先天性 TBG 缺乏可降低 T_4 及 T_3 的蛋白结合量。T_3 树脂摄取试验（T_3 resin uptake，T_3RU）有助于区别蛋白结合功能紊乱和真正的甲状腺疾病。T_3RU 与蛋白结合能力成反比，T_4 蛋白结合增加时 T_3RU 降低，T_4 蛋白结合减少时 T_3RU 升高。表 38.1 显示，如何使用上述检测进行正确诊断。

表 38.1　甲状腺激素结合蛋白异常的诊断

	总 T_4	总 T_3	T_3RU
甲状腺功能亢进症	↑	↑	↑
结合蛋白增高	↑	↑	↓

续表

	总 T_4	总 T_3	T_3RU
甲状腺功能减退症	↓	↓	↓
结合蛋白降低	↓	↓	↑

T_3,三碘甲状腺原氨酸;T_3RU,三碘甲状腺原氨酸树脂摄取;T_4,甲状腺素。

8. 哪些抗甲状腺抗体的检测有临床意义?

桥本甲状腺炎患者血清中存在抗甲状腺过氧化物酶(antithyroid peroxidase,TPO)和抗甲状腺球蛋白抗体。这两种抗体的检测均能确定桥本甲状腺炎的诊断,但 TPO 抗体敏感性更高。TSH 受体抗体(TRAb)和甲状腺刺激性免疫球蛋白(TSI)在大多数 Graves 病患者的血清中可检测到;当 Graves 病诊断明确时,不必检测TRAb 和 TSI,但当诊断有困难时,上述抗体的检测有助于确诊。

9. 甲状腺球蛋白(thyroglobulin,TG)测定的意义?

TG 是甲状腺滤泡中主要的碘结合蛋白,它在许多甲状腺疾病中均轻度升高,TG 显著升高主要见于活动性甲状腺癌和破坏性甲状腺炎(如亚急性、产后或无症状甲状腺炎)。TG 的测定有助于甲状腺癌患者的监测。当患者已经接受治疗且甲状腺癌没有复发时,血清 TG 应该检测不到。存在残留或转移性甲状腺癌的患者,血清 TG 水平正常或升高。需要指出的是,抗甲状腺球蛋白抗体阳性的患者,其 TG测定结果不可靠,因为抗甲状腺球蛋白抗体对 TG 的检测方法有干扰。

10. 在什么情况下需检测血清降钙素水平?

降钙素由甲状腺滤泡旁 C 细胞而非滤泡细胞合成。甲状腺髓样癌(medullary carcinoma of the thyroid,MCT)及其家族性前期(癌前)病变、C 细胞增生患者血清降钙素升高。由于 MCT 是一种罕见的甲状腺肿瘤,因此,血清降钙素测定不应作为大多数甲状腺结节的常规评估指标。但是,当患者出现 MCT 的特征,如家族聚集性或伴腹泻,则需检测血清降钙素。

11. 讨论放射性碘摄取试验(RAIU)的应用。

甲状腺滤泡细胞含有钠碘转运体,可将碘摄入细胞中以合成甲状腺激素。钠碘转运体的活性可通过测量放射性碘摄取试验(RAIU)来评估。在美国,正常的 24小时 RAIU 为 10%~25%,但由于饮食中碘摄入量的地理差异,该数值因地区不同而存在差异。RAIU 试验在甲状腺毒症的鉴别诊断中最为有用,通过测定将患者分为两类:高 RAIU 甲状腺毒症和低 RAIU 甲状腺毒症(表 38.2)。

表 38.2   高 RAIU 甲状腺毒症和低 RAIU 甲状腺毒症的分类

高碘摄取率甲状腺毒症	低碘摄取率甲状腺毒症
弥漫性毒性甲状腺肿	人为甲状腺毒症
毒性多结节性甲状腺肿	碘诱导的甲状腺毒症
孤立性毒性腺瘤	亚急性甲状腺炎
分泌 TSH 肿瘤	产后甲状腺炎
HCG 介导的甲状腺毒症	寂静甲状腺炎

HCG，人绒毛膜促性腺激素；RAIU，放射性碘摄取；TSH，促甲状腺激素。

12. 何时以及为什么要进行甲状腺扫描？

甲状腺扫描有助于鉴别 3 种常见类型的高碘摄取率甲状腺毒症：① Graves 病，其特征是弥散性碘摄取增加；②毒性结节性甲状腺肿，其特征为多发点状摄取增强区域；③孤立性毒性腺瘤，其特征是单个摄取增强区域。甲状腺扫描对低的碘摄取率的甲状腺毒症无帮助。除非血清 TSH 水平低，否则不建议在甲状腺结节的评估中进行甲状腺扫描。在血清 TSH 水平低的情况下，甲状腺扫描可以检测到功能性（热）结节的存在。

13. 生物素如何干扰甲状腺功能的评估？

生物素是一种用于多种激素检测的试剂，包括 TSH、游离 T_4 和 TRAb。它少量存在于检测试剂中，以提供对标本的准确测定。广泛用于美容、美甲和头发护理的高剂量生物素补充剂，可导致循环中的生物素水平明显升高。服用生物素补充剂的患者可能被误诊为甲状腺疾病，例如 Graves 病，这种情况可通过要求患者禁食生物素补充剂至少 2 天后，复查甲状腺功能来解决。

14. 异嗜性抗小鼠抗体（heterophile antimouse antibodies，HAMA）如何干扰甲状腺功能的测定？

HAMA 有时出现在经常接触啮齿类动物的人中，如实验室工作人员、农场工人以及其他长期在户外工作的人，包括流浪者。HAMA 可干扰包括 TSH 和甲状腺球蛋白在内的一些激素的测定。当 TSH 或甲状腺球蛋白的测定值与临床不符时，应考虑 HAMA 的干扰，并询问患者是否有啮齿动物接触史。当实验室对 HAMA 干扰有足够的警惕时，可以最大限度地减小或消除误导性的检测结果。

关键点：甲状腺相关检查

● 血清促甲状腺激素（TSH）是筛查和评估甲状腺疾病及监测甲状腺激素替代治疗的最佳指标。

● 所有 TSH 水平升高的患者均应检测血清游离甲状腺素（FT_4），而 TSH 水平降低的患者应测定 FT_4 和总 T_3。

- 确诊慢性淋巴细胞性甲状腺炎(桥本氏病)时首选抗甲状腺过氧化物酶抗体(TPOAb)检测。
- 血清甲状腺球蛋白可用于监测分化型甲状腺癌的复发,并有助于诊断破坏性甲状腺炎。
- 放射性碘摄取(RAIU)试验主要用于确定甲状腺毒症患者是高的碘摄取率还是低的碘摄取率。
- 甲状腺扫描主要用于鉴别 3 种最常见类型的高的碘摄取率甲状腺毒症:Graves病、毒性多结节性甲状腺肿和孤立性毒性腺瘤。
- 生物素补充剂和人类抗小鼠抗体可能严重干扰甲状腺功能的检测。

(张嘉琪 译 周亚茹 校)

参考文献

Andersen, S., Pedersen, K. M., Bruun, N. H., & Laurberg, P. (2002). Narrow individual variations in serum T_4 and T_3 in normal subjects: a clue to the understanding of subclinical thyroid disease. *Journal of Clinical Endocrinology and Metabolism, 87,* 1068–1072.

Baloch, Z., Carayon, P., Conte-Devolx, B., Demers, L. M., Feldt-Rasmussen, U., Henry, J. F., … Stockigt, J. R. (2003). Laboratory medicine practice guidelines: laboratory support for the diagnosis and monitoring of thyroid disease. *Thyroid, 13,* 3–126.

Elston, M., Shegal, S., Du Toit, S., Yarndley, T., & Conaglen, J. V. (2016). Factitious Graves' disease due to biotin immunoassay interference—a case and review of the literature. *Journal of Clinical Endocrinology and Metabolism, 101,* 3251–3255.

Li, D., Radulescu, A., Shrestha, R. T., Root, M., Karger, A. B., Killeen, A. A., … Burmeister, L. A. (2017). Association of biotin ingestion with performance of hormone and non-hormone assays in healthy adults. *Journal of the American Medical Association, 318,* 1150–1160.

Nelson, J. C., Wang, R., Asher, D. T., & Wilcox, R. B. (2004). The nature of analogue-based free thyroxine estimates. *Thyroid, 14,* 1030–1036.

Nicoloff, J. T., & Spencer, C. A. (1990). The use and misuse of the sensitive thyrotropin assays. *Journal of Clinical Endocrinology and Metabolism, 71,* 553–558.

Preissner, C. M., Dodge, L. A., O'Kane, D. J., Singh, R. J., & Grebe, S. K. (2005). Prevalence of heterophilic antibody interference in eight automated tumor marker immunoassays. *Clinical Chemistry, 51,* 208–210.

Preissner, C. M., O'Kane, D. J., Singh, R. J., Morris, J. C., & Grebe, S. K. (2003). Phantoms in the assay tube: heterophile antibody interferences in serum thyroglobulin assays. *Journal of Clinical Endocrinology and Metabolism, 88,* 3069–3074.

Schmidt R. L., LoPresti J. S., McDermott M. T., Zick S. M., Straseski J. A. (2018). Is reverse triiodothyronine ordered appropriately? Data from reference lab shows wide practice variation in orders for reverse triiodothyronine. *Thyroid, 28,* 842–848.

Wang, R., Nelson, J. C., Weiss, R. M., & Wilcox, R. B. (2000). Accuracy of free thyroxine measurements across natural ranges of thyroxine binding to serum proteins. *Thyroid, 10,* 31–39.

甲状腺功能亢进症

Thanh D.Hoang and Henry B.Burch

1. 甲状腺毒症和甲状腺功能亢进症的区别？

甲状腺毒症是指任何原因引起的甲状腺素（T_4）、三碘甲状腺原氨酸（T_3）或两者水平增加的总称，患者不一定有明显临床症状或"中毒"表现。甲状腺功能亢进症是指甲状腺产生过量甲状腺激素导致的甲状腺毒症。

2. 甲状腺功能亢进时如何定义"自主性"？

甲状腺自主性指甲状腺自主合成和分泌甲状腺激素，不依赖于促甲状腺激素（TSH）。

3. 什么是亚临床甲状腺毒症？

亚临床甲状腺毒症定义为血清 TSH 水平降低，但游离 T_4 和 T_3 水平仍在正常参考范围内。甲状腺激素摄入过多或内源性甲状腺激素释放过多可导致 TSH 水平降低。患者游离 T_4 或 T_3 水平通常在正常高值以内。无临床症状和体征或临床症状/体征不典型。

4. 长期亚临床甲状腺毒症的结局是什么？

研究证实，亚临床甲状腺毒症与以下疾病有关：①进展为临床甲状腺毒症；②对骨骼的影响如骨密度降低，尤其是绝经后女性骨流失加速和骨折风险增加；③心脏疾病如房颤的风险增加 2~3 倍、左心室舒张充盈受损及运动对心室射血分数的损害。最近，Collet 等人做的 meta 分析显示，亚临床甲亢患者的心血管和全因死亡率增加。与 TSH 介于 0.1~0.5mU/L 者相比，TSH<0.1mU/L 时更易产生不良结局。

5. 亚临床甲亢需要治疗吗？

2016 年美国甲状腺协会（American Thyroid Association，ATA）关于甲状腺功能亢进症和其他原因所致甲状腺毒症的诊断和管理指南建议：年龄大于 65 岁或年龄较小但患有症状性疾病或合并症（如冠心病、骨质疏松症和更年期症状）的 TSH<0.1mU/L 的患者，可能因轻度甲亢加重病情，故应积极治疗。对于 TSH 值介于 0.1~0.4mU/L 之间，年龄大于 65 岁或年龄小于 65 岁但合并上述疾病者，应考虑进行治疗。

6. 甲状腺功能亢进症的 3 种最常见原因。

- Graves 病（弥漫性毒性甲状腺肿）
- 毒性多结节性甲状腺肿（toxic multinodular goiter,TMNG）
- 毒性腺瘤或自主高功能性甲状腺结节（autonomously functioning thyroid nodule,AFTN）

7. 弥漫性毒性甲状腺肿（Graves 病）的定义。

　　Graves 病是一种自身免疫性疾病,由于 TSH 受体抗体持续刺激甲状腺合成和分泌甲状腺激素以及促进甲状腺生长（甲状腺肿）所致。毒性弥漫性甲状腺肿的甲状腺外表现,包括眼眶病（表现为眼球突出、眶周水肿、眼外肌功能障碍和视神经病变）、皮肤病（胫前黏液水肿）和甲状腺肢端病变（杵状指和水肿）。

8. 对毒性多结节性甲状腺肿（TMNG）的解释

　　TMNG 多起源于长期存在的多结节性甲状腺肿,其中某些单个结节已形成自主功能并分泌甲状腺激素,且甲状腺激素不受 TSH 刺激。

9. 什么是自主功能性甲状腺结节（AFTN）?

　　AFTN 或毒性腺瘤是具有 TSH 受体或其信号转导特征的良性肿瘤。这些肿瘤经常产生亚临床甲状腺毒症,并有自发性结节内出血或变性的倾向。通常,AFTN 的直径必须大于 3cm,才能达到足够的分泌能力产生明显的甲状腺毒症。常因为碘处理能力低下,AFTN 中 T_3 水平比 T_4 水平增高。

10. 什么是 Jod-Basedow 现象?

　　Jod-Basedow 现象是以最早描述该现象的德国医师 Karl Adolph Von Basedow 博士的名字以及碘的德语单词"Jod"命名的。该术语是指大量碘暴露后发生的甲状腺毒症（通常见于进行 CT 扫描或血管造影时应用碘造影剂或服用抗心律失常药物胺碘酮等）。从历史上看,该现象最初是在碘缺乏地区的人补碘后出现的,与自主甲状腺结节的发展也有一定关系。

11. 甲状腺功能亢进症的一些罕见原因。

　　甲状腺功能亢进的罕见原因包括分泌 TSH 的垂体腺瘤、高水平的人绒毛膜促性腺激素刺激 TSH 受体（最常见于女性绒毛膜癌或男性生殖细胞肿瘤）、卵巢甲状腺肿（含有甲状腺组织的卵巢畸胎瘤,产生异位甲状腺激素）和功能性转移性滤泡性或乳头状甲状腺癌。甲状腺炎（产后、亚急性、无痛、放射性）和摄入过多的外源性甲状腺激素（医源性、意外摄入或隐匿摄入）可引起甲状腺毒症,但不会导致甲状腺功能亢进症（请参阅问题 1）。

12. 甲状腺毒症患者有何临床表现？

常见症状包括心悸、焦虑、躁动不安、失眠、注意力/记忆力受损、易怒或情绪不稳、体重减轻、怕热、出汗、劳累性呼吸困难、疲劳、大便次数增多、闭经/月经稀发/月经不调/无排卵和脱发。偶尔，患者也可出现体重增加而非体重下降。

13. 什么是淡漠性甲亢？

甲状腺功能亢进症老年患者可能缺乏典型的交感神经兴奋的症状和体征，而表现为淡漠或抑郁、体重减轻、房颤、气促，心绞痛加重或充血性心力衰竭。

14. 甲状腺毒症的体征。

甲状腺毒症患者可表现为震颤、心动过速、血流杂音、收缩期高血压、皮肤潮热、头发稀疏、眼睑挛缩（凝视）和甲状腺肿。部分 Graves 病患者还伴有眼病、胫前黏液水肿、杵状指和甲状腺肿。甲状腺毒症的眼部病变将在问题 15 中讨论。

15. 甲状腺功能亢进症如何引起眼部疾病？

眼睑挛缩和凝视可见于任何原因所致的甲状腺毒症，主要由于交感/肾上腺素能神经兴奋所致。真正的甲状腺眼病是 Graves 病的特征性表现，目前认为是由于甲状腺自身抗体引起的，该自身抗体与球后组织的成纤维细胞、前脂肪细胞和脂肪细胞中的抗原发生交叉反应。胰岛素样生长因子 -1 受体信号转导也可能参与了甲状腺眼病的发生。眼病的常见表现包括眼球突出、复视、眼部刺激、流泪、眼球或眼眶后不适、视力模糊和炎症变化（包括结膜充血和眶周水肿）。

16. 何种实验室检查可以确诊甲状腺毒症？

第三代血清 TSH 测定法（检测下限为 0.01mU/L）是诊断甲状腺毒症的最灵敏方法。应检测游离血清 T_4 和 T_3 水平，以确定甲状腺毒症的程度。其他相关的实验室检查结果可能包括：白细胞轻度减少、正常红细胞性贫血、肝脏转氨酶、血清碱性磷酸酶和骨钙素升高（骨转换率增加）、轻度高钙血症和高磷血症，以及血清白蛋白和总胆固醇水平降低。

17. 甲状腺毒症患者何时需要检测甲状腺抗体？

甲状腺毒症的病因通常可以通过病史、体格检查和放射性核素检查确定。TSH 受体抗体（TRAb）检测可用于诊断孕期无法行放射性核素检查的 Graves 病。TRAb 检测还可用于以下情况：①当前或之前已接受治疗的患 Graves 病的妊娠期女性，通过检测 TRAb，确定刺激性或抑制性抗体经胎盘导致胎儿和新生儿甲状腺功能异常的风险；②甲状腺功能正常的甲状腺相关眼病患者；③由于刺激性和抑制性 TSH 受体抗体的波动，导致甲状腺功能亢进和甲状腺功能减退交替出现的患者；④ Graves 病与毒性多结节性甲状腺肿难以鉴别的非典型病例。2016 年美国甲状腺协会关于甲状腺功能亢进症和其他原因所致甲状腺毒症的诊断和处理指南建议,TSH 受体抗体检测可取代放射性碘摄取检查,在甲状腺毒症患者中,确诊 Graves 病。

18. 甲状腺扫描和甲状腺放射性碘摄取率的区别?

放射性碘摄取(RAIU)试验是应用放射性碘(^{131}I)或碘 123(^{123}I)定量评估甲状腺的功能状态。甲状腺扫描是通过口服小剂量放射性碘,然后在 4~24 小时内测定甲状腺区域的放射性。通常测量 4~6 小时和 24 小时两个时点。摄取率升高可确定甲状腺功能亢进症,而放射性碘摄取率降低(几乎不存在)则见于甲状腺组织被破坏,导致之前形成的甲状腺激素释放入血,或者甲状腺外来源的碘或甲状腺激素过多(表 39.1)。甲状腺扫描可以提供甲状腺摄取碘后,碘在腺体内分布的二维图像。甲状腺功能亢进症患者如果碘分布均匀提示 Graves 病,分布不均匀提示毒性多结节性甲状腺肿,与结节相对应的单个病灶活性增高、周围甲状腺组织活性被抑制,提示中毒性腺瘤。

表 39.1　不同原因甲状腺毒症的放射性碘摄取(RAIU)差异

高 RAIU	低 RAIU
常见原因	常见原因
Graves 病	产后甲状腺炎
毒性多结节性甲状腺肿	亚急性甲状腺炎
自主高功能腺瘤	
罕见原因	罕见原因
分泌促甲状腺素(TSH)的垂体腺瘤	无痛性甲状腺炎
产生人绒毛膜促性腺激素(hCG)的绒毛膜癌	隐匿(静脉造影,胺碘酮)或意外摄入左甲状腺素(LT$_4$)或三碘甲腺原氨酸(LT$_3$)
	卵巢甲状腺肿

19. 甲状腺超声可以确定甲状腺毒症的病因吗?

通过超声多普勒检查评估甲状腺血流状况,可以区分 Graves 病的血流增加(有时称为"甲状腺火海征")与破坏性甲状腺炎引起的正常血流的甲状腺毒症。

20. 甲状腺功能亢进症如何治疗?

3 种主要的治疗方法分别是抗甲状腺药物(antithyroid drugs,ATD)治疗、放射性碘(^{131}I)消融和手术治疗。在美国,ATD 包括甲巯咪唑(methimazole,MMI)和丙硫氧嘧啶(prophylthiouracil,PTU)。MMI 是首选的 ATD。由于担心严重的肝毒性,PTU 仅在以下情况应用:①妊娠的前 3 个月(在妊娠前 3 个月使用 MMI 与胚胎病变有关);②甲状腺危象的治疗,因为 PTU 能够阻止 T$_4$ 向 T$_3$ 转化;③拒绝接受 ^{131}I 或手术治疗并对 MMI 有轻微不良反应的患者。除非有禁忌证,否则大多数患者应

接受 β 受体阻滞剂治疗以控制心率和缓解症状。过去,尽管美国大多数患者接受了放射性碘治疗,而非长期使用 ATD 或手术治疗,但现在越来越多的患者和医生选择了长期 ATD 治疗。应建议准备接受 ^{131}I 治疗的患者避孕 4~6 个月,并告知患者,由于性激素结合球蛋白水平升高和避孕药的清除率增加,在甲状腺功能亢进时口服避孕药的效果可能下降。

21. 甲状腺功能亢进症患者何时选择手术治疗?

手术不是甲亢的首选治疗方法。它最常用于:①有压迫症状或甲状腺肿大(≥80g)且对 ATD 或 ^{131}I 治疗效果不理想的患者;②碘摄取率较低的患者;③当证实或怀疑甲状腺癌时;④无功能或功能减退的大结节(>4cm)患者;⑤对 ATD 过敏或不耐受的妊娠女性(妊娠期间禁用 ^{131}I);⑥合并甲状旁腺功能亢进症并需要手术的患者;⑦甲状腺激素水平正常、6 个月内计划妊娠的女性患者,尤其是 TSI 抗体水平升高者;⑧不愿接受 ^{131}I 治疗和长期 ATD 治疗可能出现副作用的患者。当患者合并中度至重度活动性 Graves 眼病时,首选手术治疗,因为 ^{131}I 可导致患者的眼部疾病恶化。术前应保持患者甲状腺功能正常(需进行 ATD 预处理,酌情是否应用 β-肾上腺素能阻滞剂),以降低心律不齐和术后发生甲亢危象的风险。术前通常给予碘化钾(KI)、碘化钾饱和溶液(SSKI)或卢戈碘溶液,以减少甲状腺切除术中的甲状腺血流量和术中失血(参见问题 22)。

22. 碘在甲亢中的作用是什么? 什么是 Wolff-Chaikoff 效应?

无机碘可迅速降低 T_4 和 T_3 的合成和释放。过量碘对甲状腺激素合成的瞬时抑制作用被称为 Wolff-Chaikoff 效应。但是,由于此现象的逸脱作用通常发生在应用碘后 10~14 天,因此,无机碘仅用于已接受 ATD 治疗的甲亢患者的术前准备或"甲亢危象"患者的辅助治疗。在 Graves 病患者进行甲状腺切除术之前,某些医疗中心应用碘以减少甲状腺的血管形成。标准剂量是,术前 10 天,卢戈氏溶液(8mg 碘化物 / 滴)5~7 滴(0.25~0.35mL)或碘化钾饱和溶液(SSKI)(50mg 碘化物 / 滴)1~2 滴(0.05~0.1mL)每天 3 次,混合在水或果汁中口服。

23. 是否有其他治疗方法降低甲状腺激素水平?

是的,有这种方法。两种含碘的口服胆囊造影剂——碘泊酸盐和碘番酸,可通过抑制 T_4 的 5'- 脱碘酶显著降低血清 T_3 和 T_4 水平。然而,这两种制剂目前在美国均已不再销售。其他偶尔用于治疗甲状腺功能亢进症的药物包括锂制剂、高氯酸钾、胆固醇胺;锂可减少甲状腺激素的释放;高氯酸钾可抑制甲状腺对碘的摄取;胆固醇胺可干扰甲状腺激素的肝肠循环,当其与 MMI 联合应用时,比单独使用 MMI 能更快地降低血清 T_4 和 T_3 水平。

24. 哪些药物抑制外周 T_4 向 T_3 转化?

丙硫氧嘧啶、普萘洛尔、糖皮质激素、碘番酸、碘泊酸盐、酪氨酸酯和胺碘酮均

可抑制外周 T_4 向 T_3 的转化。

25. 抗甲状腺药物（ATD）疗效如何？

接受 ATD 治疗的患者中 90% 甲状腺功能转为正常，且无明显不良反应。经过 12~18 个月的治疗，约有一半的 Graves 病患者甲状腺功能亢进症获得缓解。但是，只有 30% 的患者保持长期缓解。其余的患者在停药后的 1~2 年内 Graves 病会复发。毒性多结节性甲状腺肿和自主高功能腺瘤不是自身免疫性疾病，因此，上述疾病患者不会缓解。在这两种疾病中，ATD 的作用仅仅是使患者在手术前甲状腺功能正常或作为 ^{131}I 治疗的前期治疗（见问题 27）。中度甲状腺毒症的常用起始剂量是甲巯咪唑，10~20mg/d，或 PTU，50~150mg，每日 3 次。除问题 20 中列出的临床情况外，建议所有选择 ATD 治疗的 Graves 病患者应用甲巯咪唑。

26. 抗甲状腺药物（ATD）有哪些不良反应？

- 粒细胞缺乏症是 ATD 治疗时发生的一种罕见但危及生命的并发症（发生率 0.11%~0.27%），每 500~900 例接受 ATD 治疗的患者中大约出现 1 例，常发生在开始 ATD 治疗后的 1~3 个月内。应告知患者，当发热、咽喉痛或轻度感染不能很快缓解时应及时就医。粒细胞缺乏症与甲巯咪唑的剂量有关，但与丙硫氧嘧啶的剂量无关。如果患者应用其中一种 ATD 发生了粒细胞缺乏症，也不能选择另一种。

- 丙硫氧嘧啶有肝毒性，甚至可进展为暴发性肝坏死。已有报道应用甲巯咪唑后出现胆汁淤积性黄疸。最近的研究认为，甲巯咪唑和丙硫氧嘧啶发生胆汁淤积或肝细胞毒性的概率较低，且发生率相似（0.03%）。在服用抗甲状腺药物时，应当指导患者如出现右上腹疼痛、厌食、恶心、黄疸、浅色粪便或深色尿液以及皮肤瘙痒时应及时报告。

- 接受 ATD 治疗的患者中，大约 2% 的患者会发生皮疹（常见于丙硫氧嘧啶或高剂量的甲巯咪唑 >30mg/d），范围从局限的红斑到剥脱性皮炎。应用一种抗甲状腺药物出现皮疹时，换成另一种也可能出现，交叉反应的发生率大约 50%。

- 丙硫氧嘧啶或甲巯咪唑很少发生关节炎或狼疮样综合征。

- 抗中性粒细胞胞浆抗体阳性血管炎与丙硫氧嘧啶有关（很少发生在应用甲巯咪唑的患者中）。

- 潜在的致畸作用（所谓的 MMI 胚胎病变）可能与甲巯咪唑有关，包括罕见的胎儿头皮缺损（皮肤再生不良）、胆道闭锁、食管膨出、脐肠系膜管异常、卵黄管未闭和气管食管瘘。丙硫氧嘧啶也可发生轻度出生缺陷，如耳前窦 / 囊肿和尿路异常。

- 有少数报道，使用甲巯咪唑可发生伴症状性低血糖的胰岛素自身免疫综合征。

- 在开始应用抗甲状腺药物治疗之前，应行基线血液指标检查（全血细胞计数和肝功能）。如果基线中性粒细胞计数 <1 000/mm³，则应重新考虑是否采用 ATD 治疗。

27. 服用抗甲状腺药物的患者应监测哪些实验室指标？

在起始抗甲状腺药物治疗大概 2 周后应检测游离 T_4 和总 T_3，并依据检查结果相应调整抗甲状腺药物剂量。TSH 在最初几个月内一直处于受抑制状态，因此，在此期间，游离 T_4 和 T_3 水平对于评估甲状腺激素状态更为可靠。此后每 4~8 周监测一次甲状腺功能，直到应用最小有效剂量的抗甲状腺药物使甲状腺功能恢复正常为止。在临床中，医生会常规监测患者的白细胞（WBC）计数和肝功能，但上述措施不能预防粒细胞缺乏症或肝毒性的发生。所有接受抗甲状腺药物治疗的患者，一旦出现发热、咽痛 / 咽炎发作，均应化验白细胞计数和分类。出现瘙痒性皮疹、黄疸、浅色粪便或深色尿液、关节痛、腹痛或腹胀、厌食、恶心或疲劳的患者应进行肝功能检查。如果转氨酶水平大于正常上限的三倍或自基线水平进行性升高，应停止抗甲状腺药物治疗，并每周监测肝功能，直到转氨酶恢复正常。

28. 放射性碘如何发挥作用？

甲状腺细胞捕获并浓聚碘以生产甲状腺激素。^{131}I 与无机碘的利用方式相同。由于 ^{131}I 可在局部释放有破坏作用的 β 射线，因此，在治疗后 6~18 周内会导致局部甲状腺细胞广泛受损和甲状腺功能消融。^{131}I 的剂量通常取决于甲状腺的大小和治疗前的放射性碘摄取率，且 ^{131}I 的剂量应高到足以引起永久性甲状腺功能减退以降低复发率。治疗 Graves 病的标准剂量通常为 10~15mCi；对于毒性多结节性甲状腺肿，通常要给予 25~30mCi 的更高剂量，该剂量对 90%~95% 的患者有效。

29. ^{131}I 治疗前何时选择抗甲状腺药物进行预处理？

以下情况可在 ^{131}I 治疗前后使用抗甲状腺药物治疗：①患者症状明显或游离 T_4 水平在正常上限的 3~4 倍；②老年人；③伴有严重的合并症，如房颤、心力衰竭、肺动脉高压、肾衰竭、感染、创伤、糖尿病控制不佳以及脑血管或肺部疾病。上述患者在 ^{131}I 治疗前应保持病情稳定，并接受 β- 肾上腺素阻断剂治疗。预先应用抗甲状腺药物治疗，有助于减少甲状腺内贮存的甲状腺激素，从而减少 ^{131}I 诱发甲状腺危象的风险。当预先使用抗甲状腺药物治疗时，应连续用药使患者的甲状腺功能降至正常，然后在给予 ^{131}I 治疗前停药。突然停用抗甲状腺药物可导致患者甲状腺激素水平迅速升高，因此，目前建议在 ^{131}I 治疗前，抗甲状腺药物短暂停用 2~3 天。未经抗甲状腺药物预处理的患者，^{131}I 治疗后甲状腺激素水平可迅速下降。因此，大多数既往体健的患者不需要预先接受抗甲状腺药物治疗，他们也不能从抗甲状腺药物预处理中获益。

30. 接受 ^{131}I 治疗后多久，女性可以妊娠或恢复母乳喂养？

^{131}I 治疗后至少 4~6 个月女性才能妊娠，以确保甲亢治愈并在受孕前纠正甲减。此外，患者应接受稳定剂量的甲状腺激素替代治疗以避免发生活动性眼病。一项研究显示，予以 8.3mCi 的剂量 ^{131}I 治疗后，母乳的放射活性在 45 天内一直保持在

高水平,因此,^{131}I 治疗后无法恢复母乳喂养。如果为了诊断应用了 ^{99m}Tc 或 ^{123}I,则可在 2~3 天内恢复母乳喂养,可以将在此期间生成的乳汁挤出并处理掉。

31. ^{131}I 会引起或加重 Graves 眼病吗?

Graves 病的自然病程中高达 25% 的患者会出现明显的眼病,但只有不足 5% 的患者出现了严重的眼部受累。多数眼病发生在甲状腺毒症出现前后的 18 个月内。因此,有很多新发病例出现眼病的时间与 ^{131}I 发挥消融作用的时间相吻合。但是,来自 3 项随机临床试验的研究表明,与抗甲状腺药物或甲状腺切除术相比,^{131}I 治疗更可能与新发或眼病恶化相关。^{131}I 治疗导致 TSH 受体抗体持续升高,可能是其导致眼病加剧的原因。既往患有眼病的患者、吸烟者以及甲状腺激素水平较高且 TSH 受体抗体滴度较高的患者更有可能出现眼病恶化。因此,明智的做法是:患有中度至重度活动性 Graves 眼病的患者应避免接受 ^{131}I 治疗。对于起病初期伴有轻度眼部受累的患者,尤其是存在其他导致眼病恶化的危险因素时,可以口服糖皮质激素预防 ^{131}I 治疗期间眼病加重。

32. 如何处理妊娠期甲状腺功能亢进症?

在妊娠期间解读甲状腺实验室检查结果时必须格外小心,因为在妊娠早期 TSH 值降低并不少见,此外,甲状腺结合球蛋白水平升高可导致总 T_4 和总 T_3 水平升高。应用平衡透析法或具有妊娠期间特定参考值范围的检测法测定游离 T_4 水平,是评估妊娠期间甲状腺功能的最佳指标。有症状、游离 T_4 水平明显升高或总 T_4 和 / 或总 T_3 水平高于正常上限 1.5 倍者,应考虑进行治疗。患亚临床甲状腺功能亢进(低 TSH,游离 T_4 正常)和无症状或轻度甲状腺功能亢进的孕妇无需治疗,每 4~6 周监测 TSH 和游离 T_4 即可。可以谨慎使用 β- 肾上腺素能阻滞剂(心得安或美托洛尔,但不能使用阿替洛尔),甲状腺功能亢进症一旦经抗甲状腺药物治疗得以控制,就应停用 β- 肾上腺素能阻滞剂,因其存在胎儿生长迟缓、低血糖、呼吸抑制和心动过缓的风险。在妊娠期,为避免胎儿发生同位素暴露,禁止做放射性碘摄取或甲状腺扫描。由于妊娠期禁忌 ^{131}I 治疗,因此只能选择抗甲状腺药物或在妊娠中期进行手术治疗。在妊娠早期器官形成的过程中,甲巯咪唑可能引起严重的致畸作用(如皮肤发育不全、鼻后孔闭锁和气管食管瘘),因此,美国甲状腺学会和美国食品药品管理局(FDA)建议妊娠早期使用丙硫氧嘧啶。至妊娠中期,患者可将抗甲状腺药物改为甲巯咪唑,但是,如果患者发生肝功能异常的风险较低,为使病情稳定,可以继续应用丙硫氧嘧啶治疗。100mg 的丙硫氧嘧啶大致相当于 5~10mg 的甲巯咪唑。为使甲状腺功能维持正常,应在更换抗甲状腺药物后 2~4 周进行甲状腺功能检查。应使用最低有效剂量的抗甲状腺药物,使母体的甲状腺激素水平保持在正常或略高于正常参考值范围,同时 TSH 处于轻度受抑制状态。由于 Graves 病在妊娠期间通常可缓解,故患有 Graves 病的母亲需要密切随访,以确保病情得到充分控制并防止抗甲状腺药物过度治疗引起的甲状腺功能减退。TSH 受体抗体可在妊娠 26 周后穿过胎盘,故应在确诊妊娠时检测该抗体,如果升高,则应在妊娠 18~22 周以及妊娠 30~34 周再次复查，以评估新生儿甲状腺功能异常的风险。评估应包括针对 TSH 受体抗体持续升高的孕妇的胎儿监测是否存在心动过速，以及通过胎儿超声检查评估胎儿是否发生甲状腺肿或生长迟缓。仅在药物治疗不成功或不能使用抗甲状腺药物治疗的情况下选择手术（甲状腺切除术）治疗，由于麻醉药物的致畸作用以及妊娠早期胎儿流产和妊娠晚期胎儿早产的风险，手术尽可能在孕中期进行。

33. Graves 眼病有哪些治疗方法？

　　Graves 眼病患者应根据其眼部疾病的严重程度进行治疗。一般的治疗方法包括治疗甲状腺功能亢进、戒烟、减轻眼部刺激和眶周炎症。眼睛仅轻度受累的患者，通常予以局部治疗，例如，对光敏感者戴墨镜、使用人工泪液（甲基纤维素滴眼液）、抬高床头以防止卧位睡眠第二天球后水肿恶化、戴眼罩或复视棱镜。活动性、中等程度的眼部受累伴眼睑红斑水肿、结膜红斑和水肿（球结膜水肿）者，通常需要糖皮质激素治疗。正在研究中的用于治疗 Graves 眼病的其他药物包括利妥昔单抗和替妥木单抗，但 FDA 均未批准其用于该适应证。严重眼病，包括进展性眼球突出或眼外肌功能障碍，通常需要起始免疫调节药物治疗，继而进行手术修复。威胁视力的眼病是一种急症，是因眼外肌压迫视神经或角膜溃疡所致。对视神经受压者，应立即给予静脉糖皮质激素治疗，此外，患者应入院行紧急眶部减压手术。

关键点：甲状腺功能亢进症

- 甲状腺功能亢进症的 3 种最常见原因是 Graves 病、毒性多结节性甲状腺肿和毒性腺瘤（或自主高功能甲状腺腺瘤）。
- 甲状腺炎可引起严重的甲状腺毒症，但通常无需干预即可自愈，病程中可伴有甲状腺功能减退期。
- 甲亢的常规化验包括促甲状腺激素（TSH）、游离 T_4 和 T_3。可通过放射性碘摄取试验、甲状腺放射性核素扫描、TSH 受体抗体测定或由经验丰富的技术人员行彩色多普勒超声检查来确诊。
- 甲亢的主要治疗方法包括放射性碘，抗甲状腺药物（通常是甲巯咪唑）和甲状腺切除术。β-受体阻滞剂可显著改善甲状腺毒症的交感神经兴奋症状，且不会干扰检查或后续治疗。
- TSH<0.1mU/L 的所有患者均需接受治疗。

（周亚茹　译　卢琳　校）

参考文献

Andersen, S. L., Olsen, J., & Laurberg, P. (2016). Antithyroid drug side effects in the population and in pregnancy. *Journal of Clinical Endocrinology and Metabolism, 101*, 1606–1614.

Bahn, R. S., Burch, H. B., Cooper, D. S., Garber, J. R., Greenlee, C. M., Klein, I. L., ... Stan, M. N. (2009). The role of propylthiouracil in the management of Graves' disease in adults: report of a meeting jointly sponsored by the American Thyroid Association and the Food and Drug Administration. *Thyroid, 19*, 673–674.

Bahn, R. S. (2010). Graves' ophthalmopathy. *New England Journal of Medicine, 362*, 726–738.

Biondi, B., & Cooper, D. S. (2008). The clinical significance of subclinical thyroid dysfunction *Endocrinolgy Review, 29,* 76–131.

Boelaert, K., Torlinska, B., Holder, R. L., & Franklyn, J. A. (2010). Older subjects with hyperthyroidism present with a paucity of symptoms and signs: a large cross-sectional study. *Journal of Clinical Endocrinology and Metabolism, 95,* 2715–2726.

Burch, H. B., & Cooper, D. S. (2015). Management of Graves' disease: a review. *Journal of the American Medical Association, 314*(23), 2544–2554.

Burch, H. B., Solomon, B. L., Cooper, D. S., Ferguson, P., Walpert, N., & Howard, R. (2001). The effect of antithyroid drug pretreatment on acute changes in thyroid hormone levels after ^{131}I ablation for Graves' disease. *Journal of Clinical Endocrinology and Metabolism, 86,* 3016–3021.

Collet, T. H., Gussekloo, J., & Bauer, D. C. (2012). Subclinical hyperthyroidism and the risk of coronary heart disease and mortality. *Archives of Internal Medicine, 172,* 799–809.

Cooper, D. S. (2005). Antithyroid drugs. *New England Journal of Medicine, 352,* 905–917.

Luton, D., Le Gac, I., Vuillard, E., Castanet, M., Guibourdenche, J., Noel, M., ... Polak, M. (2005). Management of Graves' disease during pregnancy: the key role of fetal thyroid gland monitoring. *Journal of Clinical Endocrinology and Metabolism, 90,* 6093–6098.

Mai, V. Q., & Burch, H. B. (2012). A stepwise approach to the evaluation and management of subclinical hyperthyroidism. *Endocrine Practice, 18,* 772–780.

McDermott, M. T., & Ridgway, E. C. (1998). Central hyperthyroidism. *Endocrinology and Metabolism Clinics of North America, 27,* 187–203.

Ross, D. S., Burch, H. B., Cooper, D. S., Greenlee, M. C., Laurberg, P., Maia, A. L., ... Walter, M. A. (2016). American Thyroid Association guidelines for diagnosis and management of hyperthyroidism and other causes of thyrotoxicosis. *Thyroid, 26,* 1343–1421.

Stagnaro-Green, A., Abalovich, M., Alexander, E., Azizi, F., Mestman, J., Negro, R., ... Wiersinga, W. (2011). Guidelines of the American Thyroid Association for the diagnosis and management of thyroid disease during pregnancy and postpartum. *Thyroid, 21,* 1081–1125.

Surks, M. I., Ortiz, E., Daniels, G. H., Sawin, C. T., Col, N. F., Cobin, R. H., ... Weissman, N. J. (2004). Subclinical thyroid disease: scientific review and guidelines for diagnosis and management. *Journal of the American Medical Association, 291,* 228–239.

Wang, M. T., Lee, W. J., Huang, T. Y., Chu, C. L., & Hsieh, C. H. (2014). Antithyroid drug-related hepatotoxicity in hyperthyroidism patients: a population-based cohort study. *British Journal of Clinical Pharmacology, 78,* 619–629.

Yang, J., Li, L. F., Xu, Q., Zhang, J., Weng, W. W., Zhu, Y. J., & Dong, M. J. (2015). Analysis of 90 cases of antithyroid drug-induced severe hepatotoxicity over 13 years in China. *Thyroid, 25,* 278–283.

甲状腺功能减退症

Katherine Weber and Bryan R.Haugen

1. 什么是甲状腺功能减退症?

甲状腺功能减退症是由甲状腺激素生成或作用不足引起的疾病,最常见的原因是原发性甲状腺功能减退症或甲状腺衰竭。可表现为临床甲状腺功能减退症:血清甲状腺素(T_4)水平明显降低,而促甲状腺激素(TSH)代偿性升高。更为常见的是亚临床甲状腺功能减退症(也称为轻度甲状腺功能减退),表现为 TSH 轻度升高,但 T_4 水平正常。亚临床甲状腺功能减退症通常很少有症状或没有症状,但是可出现高胆固醇血症和轻度心脏异常。

2. 甲状腺功能减退症常见吗?

甲状腺功能减退症是一种常见病。在美国,临床甲状腺功能减退的患病率约为 0.3%~0.4%,而亚临床甲状腺功能减退症的患病率更高(4%~8%)。诊断时的平均年龄为 55 岁。甲状腺功能减退症在女性中更为常见,男女比例为 1:3。5%~10% 的女性发生产后甲状腺功能减退症,即妊娠后短暂的甲状腺功能减退期。

3. 甲状腺功能减退症两个最常见原因是什么?

尽管许多疾病都可导致甲状腺功能减退,但最常见的两个原因是慢性淋巴细胞性甲状腺炎(桥本氏病),这是一种自身免疫原因导致的甲状腺破坏;另一原因见于采用放射性碘治疗 Graves 病(自身免疫性甲状腺功能亢进)引起的甲状腺功能减退。

4. 导致甲状腺功能减退症的非常见原因有哪些?

- 甲状腺切除术
- 甲状腺炎(病毒性,产后,寂静性)
- 颈部外照射
- 药物(抗甲状腺药,胺碘酮,锂剂,贝沙罗汀,酪氨酸激酶抑制剂,免疫抑制剂和干扰素)
- 浸润性疾病
- 中枢性甲状腺功能减退症(垂体/下丘脑)(图 40.1)
- 先天性缺陷
- 地方性(碘缺乏)甲状腺肿,在美国以外的地区很常见

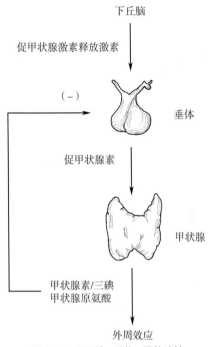

下丘脑

促甲状腺激素释放激素

(–)

垂体

促甲状腺素

甲状腺

甲状腺素/三碘
甲状腺原氨酸

外周效应

图 40.1　下丘脑 - 垂体 - 甲状腺轴

5. 甲状腺功能减退症的常见症状有哪些？

　　甲状腺功能减退症常表现为一些非特异性症状，如疲劳、怕冷、抑郁、体重增加、虚弱、关节疼痛、便秘、皮肤干燥、脱发和月经不规律。

6. 甲状腺功能减退时体格检查有哪些特点？

　　轻度甲状腺功能减退时体格检查可能是正常的，中重度甲状腺功能减退的常见体征包括：

- 高血压（舒张期高血压是一个线索）
- 心动过缓
- 头发粗糙
- 眶周肿胀
- 皮肤发黄（因 β- 胡萝卜素水平升高引起）
- 腕管综合征
- 深部腱反射减弱

7. 甲状腺触诊有何特点？

　　甲状腺功能减退症患者的甲状腺可能肿大、正常或较小，但甲状腺的质地通常变硬。

8. 甲状腺功能减退症的不常见表现。

甲状腺功能减退症的不常见表现包括巨结肠、心脏扩大、心包积液和充血性心力衰竭（congestive heart failure, CHF）。在一个病例报道中，患者因严重 CHF 拟行心脏移植，但在移植手术前，单纯给予甲状腺激素替代治疗就解决了 CHF 问题。

9. 甲状腺功能减退时，哪些实验室检查可能出现异常？

甲状腺功能减退症时，可能异常的实验室检查包括正色素、正细胞性贫血（月经不调的女性也可因出血过多导致铁缺乏性贫血）、低钠血症、高胆固醇血症和肌酸磷酸激酶水平升高。

10. 门诊确诊甲状腺功能减退症的最佳检测指标有哪些？

临床医生可以做多项甲状腺功能检测，包括 TSH、T_4、三碘甲状腺原氨酸（T_3）、T_3 树脂摄取（T_3RU）、游离 T_4、游离 T_3 和反 T_3（RT_3）。在门诊，通常仅需检测 TSH。由垂体前叶合成和分泌的 TSH，是非应激状态下反应甲状腺功能的最敏感指标。基本上，如果 TSH 在正常范围（0.45~4.5mU/L），患者甲状腺功能正常；如果 TSH 水平升高（>4.5mU/L），则患者诊断原发性甲状腺功能减退症。如果怀疑中枢性甲状腺功能减退症，游离 T_4 是最好的筛查指标。

11. 如何解释总 T_4 水平？

应该小心解释总 T_4 水平（偶尔在进行健康体检时会检查此项）：由于超过 99% 的 T_4 是与蛋白质结合的，故总 T_4 的水平取决于甲状腺结合蛋白的数量，而甲状腺素结合蛋白的数量可能存在很大变异，因此，许多与甲状腺疾病无关的因素会导致总 T_4 水平降低或升高。总 T_4 水平必须通过 T_3RU 来解释，后者反映了甲状腺结合蛋白的数量。

12. 为什么急症住院患者的甲状腺功能更难解释？

解释急症住院患者的甲状腺功能更为困难，尤其是怀疑甲状腺功能减退时。急性非甲状腺疾病可导致总 T_4、游离 T_4、总 T_3、游离 T_3 和 TSH 水平发生可逆性抑制；在恢复阶段，TSH 水平可升高（参见第 45 章）。多巴胺和糖皮质激素等药物也可抑制 TSH 水平。

13. 急症入院患者如何诊断甲状腺功能减退症？

住院患者可疑甲状腺功能减退症时，应结合临床体征（不适当的心动过缓、颜面水肿、皮肤干燥以及腱反射减弱）和实验室检查（TSH 和游离 T_4 水平），排除或明确诊断。如果上述检查仍不能确诊，测定反 T_3 水平有助于诊断：非甲状腺病态综合征患者反 T_3 水平正常或升高，而甲状腺功能减退时反 T_3 水平降低。住院患者 TSH 的检测可能受 TSH 昼夜节律变化的影响。甲状腺功能正常的住院患者夜间 TSH

水平可能超过正常参考值范围。清晨检查 TSH 有助于排除这一混淆因素。

14. 什么样的甲状腺功能减退症需要治疗?

所有临床甲状腺功能减退症患者均应接受治疗。对 TSH 水平持续 >10mU/L 的亚临床甲状腺功能减退患者,一般也建议予以治疗,因为治疗后,患者的症状可以得到改善,心脏和血脂异常也能得到缓解。甲状腺抗体是自身免疫性甲状腺疾病的指标,有助于预测哪些亚临床甲状腺功能减退症患者会进展为临床甲状腺功能减退症。建议对 TSH 水平轻度升高的患者要进行筛查。

15. 治疗甲减应选择哪种甲状腺激素制剂?

自 1891 年羊甲状腺提取物首次用于治疗黏液性水肿以来,已经开发了许多制剂用于治疗甲减,并且至今仍可使用。目前,甲减最好的替代疗法是左甲状腺素 (LT_4)。

16. 还有哪些甲状腺激素制剂可以选用?

其他甲状腺激素制剂包括三碘代甲状腺素钠盐 (LT_3) 和干甲状腺激素制剂。LT_3 效力强、半衰期短,故仅在特殊情况下应用;干甲状腺激素制剂的含量和生物利用度变异大,因此无法预测其血清甲状腺激素浓度。

17. 甲状腺功能减退症患者 LT_4 替代治疗的推荐剂量是多少?

无其他严重疾病的年轻甲减患者,可以足量起始 LT_4(1.6μg/kg/d)。老年患者和已知或疑似心脏疾病的患者应小剂量起始 LT_4(25~50μg/d),之后每 4~6 周增加 25μg/d,直到 TSH 达到正常水平。亚临床甲状腺功能减退症患者,通常以总替代剂量的 50%~75% 起始治疗。

18. 治疗原发性甲状腺功能减退症时,TSH 控制的目标值是多少?

通常,甲状腺功能减退症患者接受治疗后,TSH 控制的目标值为 0.5~2.0mU/L,在多数实验室该数值对应的是正常参考值下限。这是因为在建立 TSH 正常参考值范围时,受试者中包括抗甲状腺抗体阳性者,这些人可能存在自身免疫性甲状腺疾病。因此,导致 TSH "正常值" 范围偏高。当在抗甲状腺抗体阴性的正常受试者中建立 TSH 正常参考值范围时,大多数受试者的 TSH 值 <2.5mU/L。但是,几乎没有数据支持,临床中治疗目标 TSH 处于正常参考值范围下限优于 TSH 水平在正常参考范围上限。

19. 讨论一些支持 T_4/T_3 联合治疗的证据。

医学界对联合治疗产生了新的兴趣。动物实验表明,即使 TSH 水平恢复正常,单纯 T_4 治疗也无法将甲状腺组织的 T_4 和 T_3 恢复至正常水平。尽管 LT_4 治疗后 TSH 恢复正常,但部分甲状腺功能减退症患者仍有相关症状。尽管上述研究结果具有启发性,但多数评估联合治疗的研究(包括大型荟萃分析)均未证实,LT$_4$单药治疗与联合治疗在症状或体重改善方面存在差异(尽管缺乏客观的获益证据,参与研究的部分甲减患者还是首选联合治疗)。多数专家认为,推荐大多数甲减患者采用T$_4$/T$_3$联合治疗之前需要更多的证据。我们当前采取的措施是与前来咨询的患者进行公开讨论。

20. 何时应考虑 T$_4$/T$_3$ 联合治疗?

作者推荐在2~4个月内单独应用LT$_4$将TSH控制在正常低值范围(0.5~2.0mU/L)。多数患者采用这种治疗方法效果显著。服用LT$_4$将TSH维持在正常低值范围仍有"甲减"症状的患者,在考虑LT$_3$治疗前需做进一步评估。我们通常需先排除贫血和维生素B$_{12}$缺乏症(与桥本氏甲状腺炎有关),并询问患者有无睡眠呼吸暂停。如果不存在上述情况,我们可以将LT$_4$的剂量减少12~25μg,并在早晨增加5μg LT$_3$。目标是观察血清TSH未被持续抑制(在早晨服药前检测)的情况下,患者的症状是否得到改善。没有证据明确支持或反驳这种治疗方法,笔者认为这是一种"良好"的医疗实践。

21. 应用过量甲状腺激素治疗甲状腺功能减退症患者会导致什么后果?

甲状腺功能减退症过度治疗的后果可能是急性的也可能是慢性的。急性并发症包括甲状腺毒症的症状:焦虑、震颤、心悸、失眠等。已被文献证实的甲状腺激素过度治疗的慢性并发症包括,显著增加的房颤、骨质疏松伴骨折和早逝风险。这些风险在年龄超过60岁的患者中尤为升高。

22. 甲状腺功能减退症患者手术方式的选择?

手术方式有两大类:急诊/心脏手术和择期手术。甲状腺功能减退症术后并发症较少,包括胃肠道方面(长期便秘、肠梗阻)以及神经精神疾病(意识错乱、精神病)。此外,感染性发热发生率较低。计划进行择期手术的患者应等到TSH水平恢复正常后再手术,以避免甲状腺功能减退相关的术后并发症。但是,甲状腺功能减退症患者的术后死亡率和主要并发症(失血、心律不齐和伤口愈合不良)与甲状腺功能正常者相似。

23. 目前有关急诊手术的建议。

目前建议,甲状腺功能减退症患者进行急诊手术时,应给予LT$_4$替代治疗并监测潜在的术后并发症。合并缺血性冠状动脉疾病且需要手术的甲减患者应终止LT$_4$替代治疗,因为手术前给予T$_4$可增加心肌耗氧量,并可能导致心脏症状恶化。术后,患者应缓慢接受LT$_4$替代治疗,并监测慢性心力衰竭(接受心脏手术的甲状腺功能减退症患者心力衰竭风险增加)。

24. 黏液性水肿与甲状腺功能减退症的区别?

　　黏液性水肿是长时间甲状腺功能减退的一种严重的失代偿的状态。相关并发症包括通气不足、心力衰竭、水电解质紊乱和昏迷(请参阅第 44 章)。黏液水肿性昏迷通常由全身性疾病、手术或麻醉 / 催眠药物引发。黏液水肿性昏迷的患者应接受 LT_4 替代治疗:初始静脉注射 300~500μg LT_4,随后每天给予 50~100μg LT_4。由于严重疾病会降低 T_4 向活性 T_3 的转化,因此,对那些需要升压的严重心力衰竭患者或 LT_4 治疗 1~2 天无反应的患者,应每 6 小时静脉注射 12.5μg LT_3。

关键点:甲状腺功能减退症

- 在门诊,筛查原发性甲状腺功能减退症的最佳指标是促甲状腺激素(TSH)。
- 左甲状腺素是治疗甲状腺功能减退症的首选药物,对于健康的年轻患者,起始剂量为 1.6μg/kg/d。
- 原发性甲状腺功能减退症的治疗目标,是将 TSH 控制在 0.5~2.0mU/L 之间。
- 亚临床甲状腺功能减退症(TSH 升高,但 T_4、T_3 水平正常)很常见,对其进行治疗可以缓解症状,改善心脏和血脂异常。

（周亚茹　译　卢琳　校）

参考文献

Almandoz, J. P., & Gharib, H. (2012). Hypothyroidism: etiology, diagnosis, and management. *Medical Clinics of North America, 96*, 203–221.

Arem, R., & Patsch, W. (1990). Lipoprotein and apolipoprotein levels in subclinical hypothyroidism. Effect of levothyroxine therapy. *Archives of Internal Medicine, 150*, 2097–2100.

Boeving, A., Paz-Filho, G., Radominski, R. B., Graf, H., & Amaral de Carvalho G. (2011). Low-normal or high-normal thyrotropin target levels during treatment of hypothyroidism: a prospective, comparative study. *Thyroid, 21*, 355–360.

Bunevicius, R., Kazanavicius, G., Zalinkevicius, R., & Prange, A. J. (1998). Effects of thyroxine as compared with thyroxine plus triiodo-thyronine in patients with hypothyroidism. *New England Journal of Medicine, 340*, 424–429.

Canaris, G. J., Manowitz, N. R., Mayor, G., & Ridgway, E. C. (2000). The Colorado thyroid disease prevalence study. *Archives of Internal Medicine, 104*, 526–534.

Celi, F., Zemskova, M., Linderman, J., Smith, S., Drinkard, B., Sachdev, V., … Pucino, F. (2011). Metabolic effects of liothyronine therapy in hypothyroidism: a randomized, double-blind, crossover trial of liothyronine versus levothyroxine. *Journal of Clinical Endocrinology and Metabolism, 96*, 3466–3474.

Chaker, L., Bianco, A. C., Jonklass, J., Peeters, R. P. (2017). Hypothyroidism. *Lancet, 390*, 1550–1562.

Cooper, D. S. Halpern, R., Wood, L. C., Levin, A. A., & Ridgway, E. C. (1984). L-thyroxine therapy in subclinical hypothyroidism. A double-blind, placebo-controlled trial. *Annals of Internal Medicine, 101*, 18–24.

Demers, L. M. & Spencer, C. A. (2003). Laboratory medicine practice guidelines: laboratory support for the diagnosis and monitoring of thyroid disease. *Thyroid, 13*, 45–56.

Elder, J., McLelland, A., O'Reilly, S. J., Packard, C. J., Series, J. J., & Shepherd, J. (1990). The relationship between serum cholesterol and serum thyrotropin, thyroxine, and tri-iodothyronine concentrations in suspected hypothyroidism. *Annals of Clinical Biochemistry, 27*, 110–113.

Grozinsky-Glasberg, S., Fraser, A., Nahshoni, E., Weizman, A., & Leibovici, L. (2006). Thyroxine-triiodothyronine combination therapy versus thyroxine monotherapy for clinical hypothyroidism: meta-analysis of randomized controlled trials. *Journal of Clinical Endocrinology and Metabolism, 91*, 2592–2599.

Hay, I. D., Duick, D. S. Vliestra, R. E., Maloney, J. D., & Pluth, J. R. (1981). Thyroxine therapy in hypothyroid patients undergoing coronary revascularization: a retrospective analysis. *Annals of Internal Medicine, 95*, 456–457.

Hollowell, J. G., Staehling, N. W., Flanders, W. D., Hannon, W. H., Gunter, E. W., Spencer, C. A., & Braverman, L. E. (2002). Serum TSH, T_4, and thyroid antibodies in the United States population (1988 to 1994): National Health and Nutrition Examination Survey (NHANES III). *Journal of Clinical Endocrinology and Metabolism, 87*, 489–499.

Ladenson, P. W. (1990). Recognition and management of cardiovascular disease related to thyroid dysfunction. *American Journal of Medicine, 88*, 638–641.

Ladenson, P. W., Levin, A. A., Ridgway, E. C., & Daniels, G. H. (1984). Complications of surgery in hypothyroid patients. *American Journal of Medicine, 77*, 266–262.

Mandel, S. J., Brent, G. A., & Larsen, P. R. (1993). Levothyroxine therapy in patients with thyroid disease. *Annals of Internal Medicine, 119*, 492–502.

Panicker, V., Saravanan, P., Vaidya, B., Evans, J., Hattersley, A. T., Frayling, T. M., & Dayan, C. M. (2009). Common variation in the *DIO2* gene predicts baseline psychological well-being and response to combination thyroxine plus triiodothyronine therapy in hypothyroid patients. *Journal of Clinical Endocrinology and Metabolism, 94,* 1623–1629.

Patel, R., & Hughes, R. W. (1992). An unusual case of myxedema megacolon with features of ischemic and pseudomembranous colitis. *Mayo Clinic Proceedings, 67,* 369–372.

Rosenthal, M. J., Hunt, W. C., Garry, P. J., & Goodwin, J. S. (1987). Thyroid failure in the elderly: microsomal antibodies as discriminant for therapy. *Journal of the American Medical Association, 258,* 209–213.

Roti, E., Minelli, R., Gardini, E., Braverman, L. E. (1993). The use and misuse of thyroid hormone. *Endocrine Reviews, 14,* 401–423.

Walsh, J., Ward, L., Burke, V., Bhagat, C. I., Shiels, L., Henley, D., … Stuckey, B. G. (2006) Small changes in thyroxine dosage do not produce measurable changes in hypothyroid symptoms, well-being, or quality of life: results of a double-blind, randomized clinical trial. *Journal of Clinical Endocrinology and Metabolism, 91,* 2624–2630.

甲状腺炎

Ayesha F.Malik, Robert C.Smallridge, and Ana Chindris

第
41
章

摘要

甲状腺炎是甲状腺的炎症,由于甲状腺滤泡短暂破坏,导致过量 T_4 和 T_3 释放到血液循环中所致。甲状腺炎可表现为无痛或疼痛,可由多种疾病引起,如感染、自身免疫性疾病、药物、Riedel 甲状腺炎、放射线和外伤。引起甲状腺炎的详细病史、实验室检查和影像学检查,有助于缩小病因并确定最佳治疗方案。治疗方法包括观察、对症支持治疗、药物治疗,或在某些情况下采取外科手术治疗。随着时间的推移,甲状腺激素异常可能得以恢复,因此,建议常规监测甲状腺激素水平。

关键词

甲状腺炎,急性甲状腺炎,亚急性甲状腺炎,自身免疫性甲状腺疾病,桥本病,产后甲状腺炎,无痛性甲状腺炎,胺碘酮所致甲状腺炎

1. 什么是甲状腺炎?

甲状腺炎是甲状腺的炎症,可由多种疾病引起。破坏性甲状腺炎包括急性、亚急性、产后和无痛性甲状腺炎,由于甲状腺滤泡短暂破坏,导致过量的甲状腺素 (T_4) 和三碘甲状腺素 (T_3) 释放到血液循环中。随着时间的推移甲状腺激素异常可能消失。桥本甲状腺炎是一种自身免疫性疾病,其特征是淋巴细胞浸润和进行性甲状腺功能减退。其他原因包括某些药物、Riedel 甲状腺炎、放射线和外伤。

2. 甲状腺炎的鉴别诊断。

(1) 感染性

a. 急性(化脓性)

b. 亚急性(也称肉芽肿性、非化脓性或 de Quervain)

(2) 自身免疫性

a. 慢性淋巴细胞性甲状腺炎(桥本病)

b. 萎缩性甲状腺炎

c. 免疫球蛋白 G4(IgG4)介导的甲状腺炎

d. 青少年甲状腺炎(甲状腺肿或萎缩)

e. 产后甲状腺炎

(3) 无痛性甲状腺炎(非产后)

（4）药物诱导的甲状腺炎（锂、胺碘酮、酪氨酸激酶抑制剂、免疫检查点抑制剂、碘化造影剂）

（5）Riedel 甲状腺炎（纤维性）

（6）放射性（放射性碘和外部辐射）

（7）外伤或触诊所致

（8）肿瘤栓塞

3. 急性甲状腺炎是如何引起的？

呼吸道感染后患者可能出现颈前疼痛，有时伴甲状腺毒症或甲状腺激素水平异常。这种罕见的疾病与感染因素有关，最常见的病原体是葡萄球菌、链球菌和分枝杆菌；真菌、寄生虫或梅毒感染也有报道；免疫功能低下的患者患病风险增加。转移至甲状腺的疾病很少表现为急性甲状腺炎。

4. 急性甲状腺炎如何治疗？

治疗包括脓肿切开引流或外科手术切除和抗生素治疗。儿童常伴有梨状隐窝瘘，应通过手术修复。

5. 亚急性甲状腺炎的 4 个阶段。

- 第 I 阶段：患者存在单侧或双侧甲状腺压痛，可放射到耳部或下颌。可伴全身症状（如疲劳、周身不适和发热）。受到炎性破坏的甲状腺滤泡使 T_4 和 T_3 释放到血液循环中，继而产生甲状腺毒症。
- 第 II 阶段：T_4 从体内清除后，出现一个短暂的甲状腺功能正常期，通常几周。
- 第 III 阶段：患有严重疾病时，患者可能出现甲状腺功能减退，直到甲状腺自我修复。
- 第 IV 阶段：甲状腺功能恢复正常，但仍有 5%~15% 的患者处于甲状腺功能减退状态。

6. 什么原因导致亚急性甲状腺炎？

亚急性甲状腺炎是一种肉芽肿性炎症，可能是病毒感染引起的。涉及的病原体包括腮腺炎病毒、柯萨奇病毒、流行性感冒或腺病毒。尽管患者几乎都能获得临床康复，但其血清甲状腺球蛋白（Tgb）水平仍居高不下，且甲状腺内碘含量在几个月内均较低（图 41.1）。研究显示，亚急性甲状腺炎后很长一段时期会持续存在亚临床甲状腺功能异常。多年后，多达 4% 的患者将复发。

7. 亚急性甲状腺炎如何治疗？

轻度至中度患者首选非甾体抗炎药（NSAIDs）治疗，病情较重时可能需要给予类固醇激素治疗。需要类固醇激素治疗的患者以后更易发生甲状腺功能减退症。

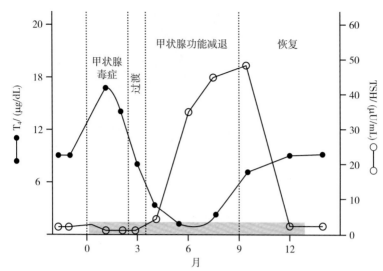

图 41.1　亚急性甲状腺炎期间的甲状腺功能变化。T₄,甲状腺素;TSH,促甲状腺激素

8. 甲状腺炎的最常见原因是什么?

自身免疫性甲状腺疾病是甲状腺炎的最常见原因。通过血清甲状腺过氧化物酶(TPO)抗体和甲状腺球蛋白(Tgb)抗体诊断自身免疫性甲状腺疾病。上述抗体在育龄女性中的发生率约为 10%,在老年女性中约为 19%,在男性中为 5%。

9. 描述自身免疫性甲状腺疾病的临床特征。

慢性淋巴细胞性甲状腺炎(桥本病)通常表现为甲状腺功能正常的甲状腺肿,尤其是女性患者。它以每年 5% 的速度进展为甲状腺功能减退症。进展性疾病可能导致甲状腺体积变小,引起萎缩性甲状腺炎。研究表明,甲状腺生长抑制性抗体可能是萎缩性甲状腺炎缺乏甲状腺肿的原因。患有青少年甲状腺炎的人通常伴有甲状腺肿。目前认为,IgG4 相关性甲状腺炎属于桥本甲状腺炎的范畴,其特征是基质纤维化程度更高、淋巴浆细胞浸润和甲状腺功能减退。

10. 产后甲状腺炎的临床病程是否不同于其他类型的自身免疫性甲状腺炎?

是的。产后甲状腺炎通常发生在分娩后 3~9 个月,有时甚至在 1 年以后。尽管组织学上,患者有淋巴细胞浸润,但其临床过程与亚急性甲状腺炎相似。

11. 产后甲状腺炎常见吗?

分娩后,5%~10% 的女性会出现甲状腺功能异常的表现。大约 1/3 的受累女性会出现临床症状(包括甲状腺功能亢进、甲状腺功能减退或二者兼有)。如果出现甲状腺功能减退症,患者接受 6~12 个月的左甲状腺素(LT₄)治疗会受益。高达 70% 的患者会在再次妊娠时复发。不同临床表现的发生频率如图 41.2 所示。

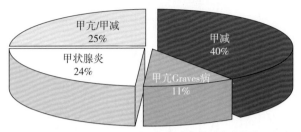

图 41.2   产后甲状腺炎不同临床表现的发生频率

12. 哪些产后甲状腺炎患者需接受治疗?

产后甲状腺炎是甲状腺滤泡细胞被破坏所致。因此,抗甲状腺药物(甲巯咪唑或丙硫氧嘧啶)治疗无效。如果出现甲状腺功能亢进症状,可以使用β受体阻滞剂。有严重症状的甲状腺功能减退症者和希望受孕的患者应接受 LT$_4$ 治疗。但是,在这些情况下,应在治疗后的 6~12 个月逐渐减少药物剂量,以最终停止治疗。

13. 总结亚急性甲状腺炎和产后甲状腺炎的区别。

请参阅表 41.1。

表 41.1   亚急性甲状腺炎与产后甲状腺炎的比较

	亚急性甲状腺炎	产后甲状腺炎
甲状腺疼痛	有	无
红细胞沉降率	增快(>50mm/h)	正常
TPO 抗体	仅短暂增高	阳性
HLA 位点	B-35	DR3,DR5
组织学特点	巨细胞,肉芽肿	淋巴细胞

HLA,人类白细胞抗原;TPO,甲状腺过氧化物酶。

14. 为什么女性产后会患甲状腺炎?

患产后甲状腺炎的女性,通常存在潜在的、无症状的自身免疫性甲状腺炎。妊娠期间,母体免疫系统部分被抑制,分娩后甲状腺抗体急剧反弹。尽管 TPO 或甲状腺球蛋白抗体不具有细胞毒性,但目前仍被认为它是产后甲状腺炎易感性的最可靠标志物。

15. 产后甲状腺炎患者的甲状腺功能会和亚急性甲状腺炎一样恢复正常吗?

不完全是。大约 20% 的女性成为永久性甲状腺功能减退症患者,另有 20% 的女性持续存在轻度甲状腺功能异常。因此,建议这些患者每年监测 TSH 水平。

16. 哪些因素导致女性产后甲状腺炎的风险增加?

TPO 抗体滴度高的女性产后甲状腺炎的风险较高。大约 25% 的 1 型糖尿病女性,分娩后会发生甲状腺炎。具有高危因素的患者,建议在分娩后 3~6 个月筛查甲状腺自身抗体,并密切监测甲状腺功能。

17. 什么是无痛性甲状腺炎?

男性和非产后女性都可能出现短暂的甲状腺毒症症状。与亚急性甲状腺炎相同,这些患者通常会经历后续的甲状腺功能减退阶段。与亚急性甲状腺炎的不同之处在于,这种疾病是无痛的。该病有多个名称,包括高功能甲状腺炎、静息性甲状腺炎、伴有甲状腺功能亢进的短暂性无痛性甲状腺炎和甲状腺功能亢进自发缓解的淋巴细胞性甲状腺炎。该病于 20 世纪 70 年代首次报道,并在 20 世纪 80 年代初达到发病高峰。现在似乎很少诊断。

18. 什么原因导致无痛性甲状腺炎?

部分学者认为,无痛性甲状腺炎是亚急性甲状腺炎的一种类型,因为少部分经活检证实为亚急性(肉芽肿性)甲状腺炎,这些患者没有疼痛(部分伴有发热和体重减轻,可能被误诊为全身性疾病或恶性肿瘤)。其他学者则认为,由于具有相似的组织学特点,无痛性甲状腺炎是桥本病的一种类型。桥本甲状腺炎偶尔出现甲状腺疼痛,但很少需要手术来缓解症状。

19. 破坏性甲状腺炎的自然病程是什么?

破坏性甲状腺炎与亚急性甲状腺炎的临床阶段相似。可在最初 6 周出现甲状腺毒症表现,随后 4 周处于甲状腺功能正常期,接下来的 4~6 周表现为甲状腺功能减退症,最终甲状腺功能恢复正常。

20. 当患者出现甲状腺功能亢进症状,游离 T_4 水平升高、TSH 水平受抑制时,接下来应该做什么检查?

应行 24 小时摄碘率检查。甲状腺处于过度激活状态时(如 Graves 病或毒性结节性甲状腺肿),摄碘率升高。在破坏性甲状腺炎中,甲状腺摄碘率低,这是由于血清 T_4 水平急剧升高抑制了 TSH 和破坏的甲状腺滤泡摄取和浓聚碘的能力明显减弱所致。

21. 对于各种类型的破坏性甲状腺炎患者,恰当的治疗方法是什么?

在甲状腺毒性阶段,β 受体阻滞剂可缓解交感神经兴奋症状。绝对禁忌采用任何形式的抗甲状腺治疗(包括药物、放射性碘 ^{131}I 和手术)。NSAIDs 或阿司匹林可以迅速缓解甲状腺疼痛。如果 2~3 天内疼痛没有改善,则应停止 NSAIDs 治疗,并开始每天 40mg 泼尼松治疗。有研究表明,每天给予 15mg 泼尼松龙可以改善病情。

在甲状腺功能减退期,应给予甲状腺激素(LT_4)缓解甲减的症状,并根据疾病的严重程度持续治疗 6~12 个月。部分患者不需要治疗。

22. 哪些药物可诱发甲状腺炎?

● 胺碘酮(一种含碘的抗心律失常药物)可通过抑制或细胞毒作用或潜在的自身免疫性作用,导致 5%~20% 的服药患者出现甲状腺损伤和甲状腺毒症。

● 用于治疗双相情感障碍的锂制剂与肉芽肿性甲状腺炎以及无淋巴细胞浸润的破坏性甲状腺炎相关。锂制剂导致的甲状腺功能减退症比甲状腺功能亢进症更为常见。

● 常用于治疗丙型病毒性肝炎的干扰素 -α(较少应用干扰素 -β)和用于治疗转移癌和白血病的白细胞介素 -2,可导致甲亢和甲减。

● 酪氨酸激酶抑制剂(如舒尼替尼、索拉非尼、卡博替尼)可引起破坏性甲状腺炎,导致 50%~70% 的患者发生甲状腺功能减退。也有发生甲亢的报道。

● 免疫检查点抑制剂(伊匹木单抗、纳武利尤单抗、帕博利珠单抗、阿替利珠单抗)常用于治疗转移性黑色素瘤和其他多种恶性肿瘤。已有报道,这些药物可引起多种内分泌疾病,包括垂体炎和破坏性甲状腺炎,从而导致甲状腺功能减退症。

● 据报道,非离子造影剂(碘格利酸盐)可导致破坏性甲状腺炎。

23. 胺碘酮引起的甲状腺疾病(amiodarone-induced thyroid disease, AITD)是如何发生的?

胺碘酮含碘量约占其重量的 37%,每 100mg 胺碘酮约有 3 000μg 碘释放到血液循环。男性和非妊娠女性每日推荐碘的摄入量为 150μg,妊娠女性为 220μg。由于胺碘酮中碘的含量很高,因此可能会导致甲状腺功能减退或甲状腺功能亢进。临床较难鉴别碘过量引起的甲状腺功能亢进症(1 型 AITD)和胺碘酮引起的破坏性甲状腺炎(2 型 AITD)。表 41.2 列出了鉴别要点。多普勒超声检查病变部位缺乏血流有助于诊断 2 型 AITD。

表 41.2　1 型 AITD 和 2 型 AITD 的比较

	1 型	2 型
甲状腺大小	甲状腺肿,结节	正常
RAIU	↓,正常,↑	↓↓
甲状腺抗体	↑,阴性	阴性
白介素 -6	正常,↑	↑↑
超声多普勒血流	↑	↓
治疗	抗甲状腺药物,高氯酸钾,甲状腺切除术	抗甲状腺药物,类固醇激素

AITD,胺碘酮引起的甲状腺疾病;RAIU,放射性碘摄取;↓,低;↑,高;↓↓,很低;↑↑,很高。

24. 什么是 Riedel 甲状腺肿?

Riedel 甲状腺肿是一种罕见疾病,表现为甲状腺坚硬、纤维化。邻近组织的局部纤维化可能产生阻塞症状,需要手术治疗。有时可能发生其他组织的纤维化(如纤维性后腹膜炎、眶周纤维化或硬化性胆管炎)。

25. 如何治疗 Riedel 甲状腺炎?

手术切除甲状腺峡部可缓解紧缩症状。糖皮质激素和他莫昔芬通过刺激转化生长因子 β、抑制成纤维细胞的生长,均可发挥治疗作用。已有报道,可采用麦考酚酸酯联合泼尼松治疗 Riedel 甲状腺炎。

26. 还有其他原因导致的甲状腺炎吗?

有。高剂量的外部放射可引起无痛性甲状腺毒性甲状腺炎。各种形式的颈部创伤(颈部手术、囊肿抽吸、安全带损伤)和肿瘤栓子所致的甲状腺炎。结节病或淀粉样蛋白浸润也可引起甲状腺炎。

关键点:甲状腺炎

- 亚急性甲状腺炎初期,放射性碘摄取受抑制,红细胞沉降率明显增快。
- 约 10% 的绝经前女性甲状腺过氧化物酶抗体阳性,许多女性分娩后出现甲状腺功能异常。
- 胺碘酮诱发的甲状腺疾病(AITD)可能是由碘诱发的甲状腺功能亢进症(1 型 AITD)或胺碘酮诱发的破坏性甲状腺炎(2 型 AITD)引起。
- 亚急性甲状腺炎初期可能需要及早使用镇痛药(或类固醇激素)和 β- 受体阻滞剂,并在恢复期使用左甲状腺素治疗,通常可以痊愈。
- 急性感染性甲状腺炎需要及时切开引流和抗生素治疗。

(周亚茹 译 卢琳 校)

参考文献

Alexander, E. K., Pearce, E. N., Brent, G. A., Brown, R. S., Chen, H., Dosiou, C., . . . Sullivan, S. (2017). 2017 Guidelines of the American Thyroid Association for the diagnosis and management of thyroid disease during pregnancy and the postpartum. *Thyroid, 27*(3), 315–389.

Bogazzi, F., Bartalena, L., & Martino E. (2010). Approach to the patient with amiodarone-induced thyrotoxicosis. *Journal of Clinical Endocrinology and Metabolism, 95*, 2529–2535.

Calvi, L., & Daniels, G. H. (2011). Acute thyrotoxicosis secondary to destructive thyroiditis associated with cardiac catheterization contrast dye. *Thyroid, 21*(4), 443–449.

Hennessey, J. V. (2011). Riedel's thyroiditis: a clinical review. *Journal of Clinical Endocrinology and Metabolism, 96*, 3031–3041.

Jimenez-Heffernan, J., Perez, F., Hornedo, J., Perna, C., & Lapuente, F. (2004). Massive thyroid tumoral embolism from a breast carcinoma presenting as acute thyroiditis. *Archives of Pathology & Laboratory Medicine, 128*, 804–806.

Kottahchchi, D., & Topliss, D. J. (2016). Immunoglobulin G4-related thyroid diseases. *European Thyroid Journal, 5*(4), 231–239.

Kubota, S., Nishihara, E., Kudo, T., Ito, M., Amino, N., & Miyauchi. A. (2013). Initial treatment with 15 mg of prednisolone daily is sufficient for most patients with subacute thyroiditis in Japan. *Thyroid, 23*(3), 269–272.

Lazarus, J. H. (2009). Lithium and thyroid. *Best Practice & Research. Clinical Endocrinology & Metabolism, 23*, 723–733.

Mammen, J. S., Ghazarian, S. R., Pulkstenis, E., Subramanian, G. M., Rosen, A., & Ladenson, P. W. (2012). Phenotypes of interferon-α-induced thyroid dysfunction among patients treated for hepatitis C are associated with pretreatment serum TSH and female sex. *Journal of Clinical Endocrinology and Metabolism, 97*(9), 3270–3276.

Meek, S. E., & Smallridge, R. C. (2008). Thyroiditis and other more unusual forms of hyperthyroidism. In D. S. Cooper (Ed.), *Medical management of thyroid disease* (pp. 101–144). New York: Informa Healthcare.

Melme, S., Polonsky, K. S., Larsen, P. R., & Kronenberg, H. M. (2016). *Williams textbook of endocrinology* (13th ed.). Philadelphia, PA. Elsevier.

Nagayama, T. (2017). Radiation-related thyroid autoimmunity and dysfunction. *Journal of Radiation Research, 59* (Suppl. 2), ii98–ii107.

Nicholson, W. K., Robinson, K. A., Smallridge, R. C., Ladenson, P. W., & Powe, N. R. (2006). Prevalence of postpartum thyroid dysfunction: a quantitative review. *Thyroid, 16,* 573–582.

Paes, J. E., Burman, K. D., Cohen, J., Franklyn, J., McHenry, C. R., Shoham, S., & Kloos, R. T. (2010). Acute bacterial suppurative thyroiditis: a clinical review and expert opinion. *Thyroid, 20*(3), 247–255.

Ross, D. S., Burch, H. B., Cooper, D. S., Greenlee, M. C., Laurberg, P., Maia, A. L., . . . Walter, M. A. (2016). American Thyroid Association guidelines for diagnosis and management of hyperthyroidism and other causes of thyrotoxicosis. *Thyroid, 26*(10), 1343–1421.

Rotondi, M., Capelli, V., Locantore, P., Pontecorvi, A., & Chivovato, L. (2017). Painful Hashimoto's thyroiditis: myth or reality? *Journal of Endocrinological Investigation, 40*(8), 815–818.

Samuels, M. H. (2012). Subacute, silent and postpartum thyroiditis. *Medical Clinics of North America, 96,* 223–233.

Smallridge, R. C. (2002). Hypothyroidism and pregnancy. *Endocrinologist, 12,* 454–464.

Smallridge, R. C. (2000). Postpartum thyroid disease: a model of immunologic dysfunction. *Clinical and Applied Immunology Reviews, 1,* 89–103.

Vanderpump, M. P. J. (2005). The epidemiology of thyroid disease. In L. E. Braverman, & R. D. Utiger (Eds.), *Werner and Ingbar's the thyroid: a fundamental and clinical text* (9th ed., pp. 398–406). Philadelphia, PA: Lippincott Williams and Wilkins.

Yavuz, S., Apolo, A. B., Kummar, S., del Rivero, J., Madan, R. A., Shawker, T., . . . Celi, F. S. (2014). Cabozantinib-induced thyroid dysfunction: a review of two ongoing trials for metastatic bladder cancer and sarcoma. *Thyroid, 24*(8), 1223–1231.

第42章

甲状腺结节和甲状腺肿

Michele B.Glodowski and Sarah E.Mayson

摘要

甲状腺结节是指在超声检查中表现为与周围甲状腺组织不同的病变。甲状腺肿是指甲状腺体积增大,可由碘缺乏、自身免疫性甲状腺疾病、结节性甲状腺疾病等引起。甲状腺结节通常因为其他原因行影像学检查(如颈动脉超声或胸部CT扫描)时偶然发现。甲状腺结节的初步评估包括检测血清促甲状腺激素(thyroid stimulating hormone,TSH)水平、行甲状腺和颈部淋巴结超声检查。血清TSH水平低于正常提示应行诊断性甲状腺放射性核素(^{123}I)扫描;对于血清TSH水平正常或升高的甲状腺结节,应根据其大小和超声检查结果考虑行细针穿刺(fine needle aspiration biopsy,FNA)活检。甲状腺结节的长期治疗,需将患者的病史和体格检查与超声、细胞学和分子诊断检测结果(如果有)结合起来考虑,同时要尊重患者的意愿。

关键词

甲状腺结节,甲状腺肿,FNA,不确定的细胞学,分子检测,甲状腺癌

1. 什么是甲状腺结节?

甲状腺结节是指在影像学上表现为与周围甲状腺组织不同的甲状腺病变。在临床检查中可能很明显,也可能不太明显。甲状腺结节的鉴别诊断包括良性和恶性结节。良性病变包括囊肿、炎性结节、胶体结节以及滤泡和Hürthle细胞腺瘤。恶性病变仅占所有甲状腺结节的一小部分,最常见的恶性病变是甲状腺乳头状和滤泡状癌(统称为分化型甲状腺癌,占所有甲状腺癌的90%以上),但也可见甲状腺髓样癌、未分化癌、转移性非甲状腺癌和甲状腺淋巴瘤。甲状腺结节也可以是非甲状腺病变(如甲状旁腺腺瘤)。

2. 甲状腺结节常见吗?

甲状腺结节相当常见,但其患病率取决于受试人群和检测方法。触诊发现的结节,患病率为1%~6%。采用甲状腺超声检查时,甲状腺结节的患病率增加到19%~68%,尸检时的患病率为8%~65%。随着年龄的增长结节患病率增加,此外,女性、生活在碘缺乏地区以及暴露于电离辐射的个体,结节更为普遍。

3. 什么是甲状腺肿?

甲状腺肿是指临床或影像学上发现的增大的甲状腺。它可以是弥漫增大或呈

结节状(单个结节或多个结节,称为多结节性甲状腺肿)。它可以是甲状腺毒性肿大(具有自主性甲状腺功能亢进)或非毒性肿大(甲状腺功能正常)。全球甲状腺肿最常见的原因是碘缺乏。在美国,甲状腺肿的常见病因包括自身免疫性甲状腺疾病(桥本氏甲状腺炎或 Graves 病)、单纯结节性甲状腺肿和甲状腺癌。

4. 单纯性甲状腺肿的临床表现是什么?

单纯(无功能)结节性甲状腺肿的临床决策主要与其大小以及是否有压迫症状相关。颈部和胸骨后甲状腺肿均可压迫周围组织,如气管、食管和喉返神经,导致呼吸困难、咳嗽、吞咽困难、异物感和声音改变。此外,多结节性甲状腺肿与单个无功能结节具有相同的肿瘤风险。因此,需采用与单个结节相同的方法排除多结节性甲状腺肿中的恶性肿瘤。

5. 碘在甲状腺肿形成中的作用?

碘是饮食中必需的微量营养素,是甲状腺素(T_4)和三碘甲状腺素(T_3)的关键组成成分。碘缺乏可导致甲状腺激素的合成减少,继而通过负反馈作用导致促甲状腺激素(TSH)水平升高,TSH 与甲状腺滤泡细胞上的 TSH 受体结合,导致甲状腺体积增大,甲状腺呈弥漫性和结节性生长。

6. 如何评估患者与甲状腺肿相关的压迫症状?

当患者主诉存在与甲状腺肿相关的压迫症状时,可能需要进行进一步诊断。肺活量是一种无创检查方法,可在吸气和呼气期间评估气流,并创建流量 - 容积环路曲线。通过流量 - 容积环路曲线的形状可以识别呼吸道阻塞。食管钡餐造影可用于评估甲状腺对食管的影响。计算机断层扫描(CT)或胸部 X 线片可用于评估甲状腺肿大的范围,以及气管或食管的移位或变窄。但是,由于碘具有引起甲状腺毒症的风险,一般情况下应避免使用放射性碘造影剂。

7. 什么是 Pemberton 征?

Pemberton 征最早于 1946 年由 Hugh Pemberton 博士描述,用于评估胸骨后甲状腺肿可能造成的胸廓出口梗阻。检查时,要求患者双臂上举到头顶,如果甲状腺肿通过"软木塞效应"阻塞了胸腔入口,则会发生弥漫性颈部和面部充血。影像学检查对评估甲状腺肿很重要。但由于碘有引起甲状腺毒症的风险,应避免进行增强扫描。

8. 对于新发现甲状腺结节的患者,最初的处理方法是什么?

图 42.1 概述了新发现甲状腺结节患者的最初处理方法。评估甲状腺结节的第一步是采集完整的病史和进行详细的体格检查。病史中应注意可能增加甲状腺癌风险或预示甲状腺癌的任何因素,包括电离辐射暴露史(尤其在儿童时期)、甲状腺癌家族史、结节快速生长或出现压迫症状(呼吸困难、咳嗽、吞咽困难、异物感和声

音嘶哑)。体格检查应包括全面的颈部检查,包括甲状腺和颈部淋巴结的触诊。之后应化验血清 TSH 水平,如果 TSH 水平正常或升高,应做甲状腺和颈部淋巴结超声检查以确定是否进行甲状腺细针穿刺(FNA)活检。如果 TSH 水平降低,则应化验血清游离 T_4,并预约甲状腺放射性核素成像。

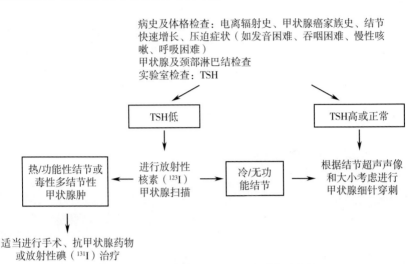

图 42.1　甲状腺结节的评估。TSH,促甲状腺激素

9. 甲状腺热结节和冷结节有什么区别?

甲状腺结节初步评估的第一步是通过化验血清 TSH 来明确甲状腺功能。如果 TSH 水平降低,可能存在临床或亚临床甲状腺功能亢进症,下一步应化验血清游离 T_4 并进行甲状腺摄碘率及放射性碘(通常为 ^{123}I)扫描。热结节表现为结节部位放射性示踪剂摄取增加,但其余甲状腺组织摄取减少,表明结节具有自主功能。冷结节表现为结节部位放射性示踪剂摄取减少。毒性(自主性)多结节性甲状腺肿表现为不均匀的轻度摄取增加。由于热结节发生恶性肿瘤的可能性极低(<1%),故不建议对热结节进行活检。

10. 为什么要在超声引导下进行 FNA?

FNA 的主要目的是识别甲状腺恶性结节,判断哪些患者需要手术。多项研究表明,与常规触诊引导的 FNA 相比,超声引导的 FNA 可让样本采集更精确、更充分,且降低漏诊率和细胞学检查的假阴性率。因此,超声引导下的 FNA 提高了手术选择的准确性,降低了医疗成本。

11. 当甲状腺内发现多个结节时,通过什么方法选择甲状腺结节行 FNA?

如果甲状腺内有多个结节时,应根据结节的大小和超声检查,独立判断每个结节是否适合行 FNA。

12. 超声检查如何描述甲状腺结节的特征?

在评估甲状腺结节时,需明确其成分[实性、囊性、囊实混合性或海绵状(含 >50% 的微囊性成分)]、回声(相对于周围甲状腺组织)、形状(横切面的纵横比或横纵比)、边界(规则、不规则、浸润性或毛刺状)以及是否存在回声灶(大的钙化和微钙化)。此外,还应注意在 3 个径线上结节的大小以及结节在甲状腺中的位置。其他需要考虑的特征包括是否存在声晕及声晕的外观(薄而规则,或厚而不规则)、结节的血供、边缘钙化、结节向甲状腺外生长。此外,也应评估颈淋巴结。甲状腺结节超声图像的示例如图 42.2 所示。

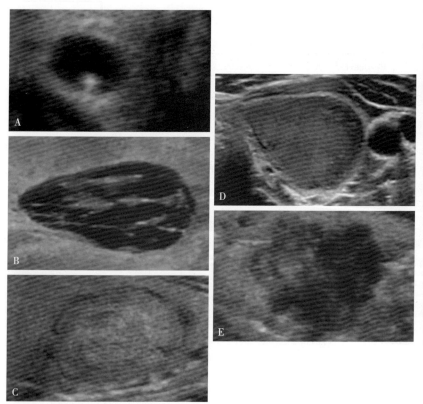

图 42.2   各种结节的超声检查示例。(A)具有彗星尾征的纯囊肿。(B)海绵状。(C)等回声实性。(D)低回声实性。(E)低回声实性,边缘不规则 / 浸润

13. 是否每个甲状腺结节都有相同的肿瘤风险?

多项研究表明,某些超声图谱与甲状腺癌特别是与甲状腺乳头状癌(papillary thyroid carcinoma,PTC)有关。因此,我们通过应用甲状腺超声检查来确定结节的恶性风险。与 PTC 相关的特征包括微钙化、低回声、结节的形状高大于宽、边界不

规则、结节向甲状腺外生长、间断边缘钙化伴软组织受压以及出现任何异常形态的淋巴结。

14. 哪些甲状腺结节需要进行活检?

甲状腺结节是否需要进行活检取决于结节的大小和影像学表现,这些是与其恶性风险相对应的特征。美国甲状腺学会、美国临床内分泌专家学会和美国放射学院均针对甲状腺结节何时考虑 FNA 发表了建议。上述标准汇总在表 42.1 中。

表 42.1　不同指南关于甲状腺 FNA 的比较

ATA	AACE/ACE-AME	ACR
高度怀疑 低回声 + 以下之一: 纵横比大于 1、微小钙化、边缘不规则、结节向甲状腺外生长、边缘钙化不连续伴软组织突出、可疑淋巴结肿大 **结节≥1cm 时进行活检**	**高风险** 至少有以下一项: 明显的低回声、边缘有毛刺或分叶、微小钙化、纵横比大于 1、结节向甲状腺外生长、病理性淋巴结肿大 **结节≥1cm 时进行活检** **结节介于 5~10mm 时考虑活检**	**高度怀疑** 基于成分、回声、形状、边界和回声灶,评分≥7 分 **结节≥1cm 时进行活检**
中度怀疑 低回声(没有上述特征) **结节≥1.5cm 时进行活检**	**中级风险** 轻度低回声或等回声,卵圆形到圆形结节,边缘光滑或边界不清晰,结节内血管形成,超声弹性成像硬度增加,较大钙化或边缘连续钙化,意义不明的高回声斑 **结节≥2cm 时进行活检**	**中度怀疑** 根据成分、回声、形状、边界和回声灶,评分 4~6 分 **结节≥1.5cm 时进行活检**
可疑性低 高回声、等回声、伴有偏心实心区域的囊实性结节(无上述特征) **≥1.5cm 时进行活检** **可疑性极低** 海绵状,部分囊性(无上述特征) **结节≥2.0cm 时行活检** [a]	**低风险** 囊性(>80%)、大部分为囊性(>50%)伴回声伪影(无可疑的超声征象)、等回声海绵状结节 **≥2cm 者,仅在结节增大或特殊情况下才进行活检**	**轻度可疑** 根据成分、回声、形状、边界和回声灶,评为 3 分 **≥2.5cm 时进行活检** **不可疑** 根据成分、回声、形状、边界和回声灶,评为 2 分 **不建议活检**
良性 单纯囊肿 **不建议活检**		**良性** 基于成分、回声、形状、边界和回声灶,评分为 0 **不建议活检**

[a] 可以考虑通过临床和超声随访代替 FNA 活检。

AACE/ACE/AME,美国临床内分泌专家学会 / 美国内分泌学院 / 意大利临床内分泌学会;ACR,美国放射学院;ATA,美国甲状腺学会;FNA,细针穿刺。

15. 如何解释甲状腺细胞学?

当行 FNA 时,通常采用甲状腺细胞病理学 Bethesda 报告系统进行细胞学诊断,该系统最初于 2007 年提出并于 2017 年更新。满意的甲状腺结节 FNA 样本应至少包含 6 组,每组有 10~15 个滤泡细胞。根据特定特征,FNA 样本分为 6 类,每类都有与之相对应的恶性风险。这些类别是:Ⅰ = 样本无法诊断或不满意;Ⅱ = 良性;Ⅲ = 未确定意义的不典型病变或未确定意义的滤泡病变(AUS/FLUS);Ⅳ = 滤泡性肿瘤或可疑滤泡性肿瘤(FN/SFN);Ⅴ = 可疑恶性肿瘤;Ⅵ = 恶性肿瘤。

16. 如何处理经 FNA 细胞学检查结果为良性的甲状腺结节?

细胞学检查呈良性的甲状腺结节有 0%~3% 的恶性风险,因此无需立即进行随访。建议临床定期随访,并根据结节的初次超声检查结果,在 12~24 个月内复查颈部超声。如果超声复查时结节无改变,则可在更长的时间间隔后再次复查。如果在超声复查时发现结节明显增大(体积增大≥50% 或至少在两个径线上增长≥20%,且最少增长 2mm),则应考虑重复 FNA。如果一个结节有两个良性的 FNA 结果,则无需额外进行 FNA 采样。

17. 如何处理不确定的甲状腺结节?

不确定的甲状腺结节是指细胞学检查结果为 Bethesda 分类Ⅲ(AUS/FLUS)、Ⅳ(FN/SFN)或Ⅴ(可疑恶性肿瘤)的结节。对于 Bethesda Ⅲ类结节,应综合考虑超声检查的结果、患者的危险因素和意愿,以确定患者需要手术治疗还是重复 FNA,或临床及超声随诊。此外,可以联合分子诊断技术,以帮助制定临床决策。对于 Bethesda Ⅳ类结节,应行诊断性手术(甲状腺腺叶切除术)或分子检测。Bethesda Ⅴ类结节的管理与细胞学检查为恶性的结节(Bethesda Ⅵ)相同。

18. 分子检测在甲状腺结节管理中的作用?

分子诊断检测可用于评估细胞学不确定的甲状腺结节(Bethesda Ⅲ、Ⅳ或Ⅴ)。分子诊断包括信使核糖核酸(mRNA)或 micro-RNA 基因表达分类谱和基因组,用于评估是否存在遗传改变(突变、插入/缺失、基因融合、拷贝数改变或基因表达改变)。高敏感性和阴性预测值可用于排除甲状腺癌,高特异性和阳性预测值可用于确诊甲状腺癌。阳性预测值和阴性预测值均取决于人群中恶性肿瘤的患病率,因此,必须由每个机构/地区计算各自的预测值。

19. 如何处理可疑恶性或 FNA 诊断为恶性的甲状腺结节?

细胞学上的恶性分类(Bethesda Ⅵ)有 94%~96% 的恶性风险,可疑恶性的分类(Bethesda Ⅴ)则有 45%~60% 的恶性风险。二者均建议手术切除(甲状腺次全切除术或腺叶切除术)。

20. 如何处理不符合 FNA 活检标准的甲状腺结节？

不符合 FNA 标准的甲状腺结节随访,取决于最初的超声检查结果。对于超声检查中高度怀疑恶性的甲状腺结节,因其体积小不符合活检标准,应在 6~12 个月内复查甲状腺超声。没有可疑特征且不符合活检标准的甲状腺结节,可在 12~24 个月内复查甲状腺超声。囊肿和小的海绵状结节无需常规影像学随访。

关键点

- 甲状腺结节很常见,只有一小部分结节是恶性的。
- 甲状腺结节的初步评估包括化验血清促甲状腺激素(TSH)以及行甲状腺和颈淋巴结超声检查,TSH 低于正常值,应行诊断性放射性核素扫描。
- 是否对甲状腺结节进行活检,取决于结节的大小和超声检查结果。
- 分子检测可用于管理细胞学检查不确定的甲状腺结节,特别是 Bethesda Ⅲ 和Ⅳ的甲状腺结节。

（周亚茹　译　卢琳　校）

参考文献

Abu-Shamra, Y., & Cuny, T. (2018). Pemberton's sign in a patient with a goiter. *New England Journal of Medicine*, *378*, (22):e31.

Ali, S. Z., & Cibas, E. S. (2010). *The Bethesda system for reporting thyroid cytopathology: definitions, criteria, and explanatory notes.* New York: Springer.

Allen, B. C., Baker, M. E., & Falk, G. W. (2009). Role of barium esophagography in evaluating dysphagia. *Cleveland Clinic Journal of Medicine*, *76*, 105–111.

Basaria, S., & Salvatori, R. (2004). Pemberton's sign. *New England Journal of Medicine*, *350*, 1338.

Brito, J. P., Gionfriddo, M. R., Al Nofal, A., Boehmer, K. R., Leppin, A. L., Reading, C., . . . Montori, V. M. (2014). The accuracy of thyroid nodule ultrasound to predict thyroid cancer: systematic review and meta-analysis. *Journal of Clinical Endocrinology and Metabolism*, *99*, 1253–1263.

Cibas, E. S., & Ali, S. Z. (2017). The 2017 Bethesda system for reporting thyroid cytopathology. *Thyroid*, *27*, 1341–1346.

Cramer, H. (2000). Fine-needle aspiration cytology of the thyroid: an appraisal. *Cancer*, *90*, 325–329.

Dean, D. S., & Gharib, H. (2008). Epidemiology of thyroid nodules. *Best Practice & Research. Clinical Endocrinology & Metabolism*, *22*, 901–911.

Geraghty, J. G., Coveney, E. C., Kiernan, M., & O'Higgins, N. J. (1992). Flow volume loops in patients with goiters. *Annals of Surgery*, *215*, 83–86.

Gharib, H., Papini, E., Garber, J. R., Duick, D. S., Harrell, R. M., Hegedüs, L., . . . Vitti, P. (2016). American Association of Clinical Endocrinologists, American College of Endocrinology, and Associazione Medici Endocrinologi medical guidelines for clinical practice for the diagnosis and management of thyroid nodules – 2016 Update. *Endocrine Practice*, *22*, 622–639.

Hanson, G. A., Komorowski, R. A., Cerletty, J. M., & Wilson, S. D. (1983). Thyroid gland morphology in young adults: normal subjects versus those with prior low-dose neck irradiation in childhood. *Surgery*, *94*, 984–988.

Haugen, B. R., Alexander, E. K., Bible, K. C., Doherty, G. M., Mandel, S. J., Nikiforov, Y. E., . . . Wartofsky, L. (2016). 2015 American Thyroid Association Management Guidelines for Adult Patients with Thyroid Nodules and Differentiated Thyroid Cancer: The American Thyroid Association Guidelines Task Force on Thyroid Nodules and Differentiated Thyroid Cancer. *Thyroid*, *26*, 1–133.

Hegedus, L., Bonnema, S. J., & Bennedbaek, F. N. (2003). Management of simple nodular goiter: current status and future perspectives. *Endocrine Reviews*, *24*, 102–132.

Hegedüs, L. (2004). Clinical practice. The thyroid nodule. *New England Journal of Medicine*, *351*, 1764–1771.

Jeh, S. K., Jung, S. L., Kim, B. S., & Lee, Y. S. (2007). Evaluating the degree of conformity of papillary carcinoma and follicular carcinoma to the reported ultrasonographic findings of malignant thyroid tumor. *Korean Journal of Radiology*, *8*, 192–197.

Katlic, M. R., Wang, C. A., & Grillo, H. C. (1985). Substernal goiter. *Annals of Thoracic Surgery*, *39*, 391–399.

Mandel, S. J. (2004). A 64-year-old woman with a thyroid nodule. *Journal of the American Medical Association*, *292*, 2632–2642.

Pearce, E. N., & Braverman, L. E. (2004). Pemberton's sign. *New England Journal of Medicine*, *351*, 196.

Sarkar, S. D. (2006). Benign thyroid disease: what is the role of nuclear medicine? *Seminars in Nuclear Medicine*, *36*, 185–193.

Sorensen, J. R., Hegedüs, L., Kruse-Andersen, S., Godballe, C., & Bonnema, S. J. (2014). The impact of goitre and its treatment on the trachea, airflow, oesophagus and swallowing function. A systematic review. *Best Practice & Research. Clinical Endocrinology & Metabolism*, *28*, 481–494.

Steward, D. L., Carty, S. E., Sippel, R. S., Yang, S. P., Sosa, J. A., Sipos, J. A., . . . Nikiforov, Y. E. (2018). Performance of a multigene genomic classifier in thyroid nodules with indeterminate cytology: a prospective blinded multicenter study. *JAMA Oncology*, doi:10.1001/jamaoncol.2018.4616. [Epub ahead of print].

Vanderpump, M. P. (2011). The epidemiology of thyroid disease. *British Medical Bulletin*, *99*, 39–51.

第43章 甲状腺癌

Veena R.Agrawal and Sarah E.Mayson

摘要

甲状腺癌是女性第五大常见恶性肿瘤。目前甲状腺癌发病率的增加在很大程度上归因于影像学上偶然发现的甲状腺结节的增加。最常见的甲状腺癌类型是分化型甲状腺癌（differentiated thyroid cancer，DTC）。DTC 包括乳头状癌、滤泡状癌、嗜酸性细胞癌以及低分化甲状腺癌。DTC 治疗手段包括手术治疗、促甲状腺激素抑制治疗以及针对合适的患者进行放射性碘治疗。从长远看，通常 DTC 的长期存活率是非常高的，但存在复发的风险，需要进一步治疗。DTC 患者的随访包括体格检查、甲状腺球蛋白和抗甲状腺球蛋白抗体测定以及颈部超声检查。据此将患者的治疗效果分为良好、生化反应不完全、结构反应不完全或不确切。未分化甲状腺癌（anaplastic thyroid cancer，ATC）是一种预后较差、较少见的、侵袭性较强的、未分化的甲状腺癌。ATC 的治疗包括手术切除、姑息性或治疗性体外放疗以及细胞毒性化疗或根据基因突变情况进行靶向治疗。甲状腺髓样癌（medullary thyroid cancer，MTC）是一种起源于甲状腺滤泡旁 C 细胞的神经内分泌癌。MTC 可能与 2A 或 2B 型多发性内分泌肿瘤相关。MTC 治疗的主要手段是手术治疗。对 MTC 患者的随访包括测定降钙素和癌胚抗原以及影像学检查。

关键词

分化型甲状腺癌，未分化甲状腺癌，甲状腺髓样癌，放射性碘，甲状腺球蛋白，降钙素

引言

1. 甲状腺癌的发病率有多高？

在美国，甲状腺癌是最常见癌症的第 12 位，其终生患病率为 1.2%。它占到女性恶性肿瘤的第 5 位，也是 20~34 岁女性中最常见的恶性肿瘤。甲状腺癌的发病率每年以 3% 的速度上升，这主要是由于筛查或影像学检查时对意外发现的甲状腺结节进行了鉴别，在世界范围内已经证实了甲状腺癌的确诊率不断增加。尽管晚期甲状腺乳头状癌的死亡率在增加（每年 2.9%），但甲状腺癌的总体死亡率一直在下降。甲状腺癌确诊时的中位年龄为 51 岁。

2. 甲状腺癌的类型有哪些？

甲状腺癌最常见的类型是分化型甲状腺癌（DTC），占所有甲状腺癌的 90% 以上，包括甲状腺乳头状癌（papillary thyroid carcinoma，PTC）、甲状腺滤泡癌（follicular thyroid carcinoma，FTC）、甲状腺嗜酸性细胞癌（Hurthle cell carcinoma，HCC）和甲状腺低分化癌（poorly differentiated thyroid cancer，PDTC）。其他类型的甲状腺癌包括髓样癌和未分化甲状腺癌，还有较罕见的其他肿瘤包括淋巴瘤、唾液腺肿瘤和非甲状腺恶性肿瘤（如乳腺癌、肾癌）的转移癌。

3. 甲状腺癌的表现如何？

在触及患者的甲状腺结节时，通常可以发现甲状腺癌。在评估其他甲状腺疾病或者在非甲状腺相关原因的影像学中可以发现甲状腺结节。诊断的辅助检查通常包括血清促甲状腺激素（TSH）的检测、颈部超声检查以及细针穿刺活检（见第 42 章）。

分化型甲状腺癌

4. 什么是 DTC？

DTC 来源于甲状腺滤泡上皮细胞。甲状腺乳头状癌是最常见的分化型甲状腺癌，病理上表现为细胞核的改变（如假包涵体、核沟）。PTC 亚型中最常见的是经典型和滤泡型，一些甲状腺乳头状癌亚型（如高细胞型和柱状细胞型）临床表现更有侵袭性。有包膜的滤泡变异型乳头状甲状腺癌缺乏侵袭性、坏死或高有丝分裂活性时，可被命名为具有乳头样细胞核特征的非浸润性滤泡状甲状腺肿瘤，不再被认为是恶性肿瘤。FTC 是第二常见的分化型甲状腺癌，它与良性滤泡状瘤的区别在于有无包膜和／或血管浸润。HCC 主要由 Hurthle 细胞组成，以有包膜和／或血管浸润为特征。PDTC 是由分化良好的甲状腺癌演变而来，它更具侵袭性、预后更差。

5. DTC 的危险因素是什么？

甲状腺癌在女性中比男性更常见。大多数 DTC 是偶发的，然而，5%~10% 可能与家族史有关，尽管与遗传相关联的因素还不是很清楚。一些遗传综合征也与 DTC 发生有关，包括磷酸酶和张力蛋白同源物（phosphatase and tensin homolog，PTEN）错构瘤综合征（也称为 Cowden 病）、家族性腺瘤性息肉病、Carney 综合征和Werner（沃纳）综合征或早衰症。电离辐射暴露史（>10rad）包括儿童期头部和颈部辐射或暴露在辐射环境中，都会增加患甲状腺癌的风险。

6. DTC 使用什么分期？

根据第 8 版美国癌症联合委员会（American Joint Committee on Cancer，AJCC）

癌症分期系统(表43.1),10年疾病特异性生存率(disease-specific survival,DSS)的高低取决于诊断时的分期。值得注意的是,年龄是决定DTC分期的因素之一。对于小于55岁的患者,最高分期为Ⅱ期,Ⅱ期为存在远处转移。对于年龄≥55岁的患者,分期从Ⅰ期~Ⅳ期。预计10年DSS,Ⅰ期≥98%;Ⅱ期85%~95%;Ⅲ期60%~70%;Ⅳ期<50%。

表 43.1　分化型甲状腺癌分期系统

原发性肿瘤(T)

肿瘤(T)类别	定义
TX	原发肿瘤不能评估评估
T0	没有原发肿瘤的证据
T1a	肿瘤局限于甲状腺,最大直径≤1cm
T1b	肿瘤局限于甲状腺,最大直径>1cm,但≤2cm
T2	肿瘤局限于甲状腺,最大直径>2cm,但≤4cm
T3a	肿瘤局限于甲状腺,最大直径>4cm
T3b	侵犯甲状腺外带状肌
T4a	肿瘤侵出甲状腺包膜,侵及皮下组织、喉、气管、食管、喉返神经
T4b	肿瘤侵及椎管前筋膜、纵隔血管,或包裹颈总动脉

区域淋巴结(N)

结点(N)类别	定义
Nx	区域淋巴结无法确定
N0a	细胞学或组织学证实的良性淋巴结
N0b	临床上或放射学上证实没有淋巴结转移
N1a	中央区(Ⅵ区或Ⅶ区)淋巴结转移
N1b	侧方区(Ⅰ~Ⅴ区)或咽后淋巴结转移

远处转移(M)

转移(M)类别	定义
M0	无远处转移
M1	有远处转移

分期

分期	标准
Ⅰ期	年龄<55岁:任何T,任何N,M0 年龄≥55岁:T1~2,N0,M0
Ⅱ期	年龄<55岁:任何T,任何N,M1 年龄≥55:T1-2,N1,M0 T3,任何N,M0

续表

Ⅲ期	年龄≥55岁:T4a,任何N,M0
ⅣA	年龄≥55岁:T4b,任何N,M0
ⅣB	年龄≥55岁:任何T,任何N,M1

7. DTC 患者的术前需要做哪些评估?

所有患者在术前均应进行颈部超声检查,仔细评估颈部淋巴结。颈部的解剖结构如图43.1所示,中央区指Ⅵ区和Ⅶ区,侧颈区指其余颈部区域。超声检查发现的可疑淋巴结应在手术前进行活检,以指导手术方案。如果怀疑有肿瘤侵袭,可以考虑颈部计算机断层扫描(CT)或磁共振成像(MRI)。建议在甲状腺手术前测量血清钙以明确是否合并原发性甲状旁腺功能亢进,后者是在甲状腺手术时可以同时解决的另一种内分泌常见疾病(见第18章)。术前检测血清甲状腺球蛋白(Tg)和抗甲状腺球蛋白抗体(TgAbs)以明确TgAb是否为阳性,如TgAb阳性将对免疫测定血清Tg产生干扰,出现假阴性结果。尽管甲状腺切除术后Tg是一个敏感的肿瘤标志物,但术前血清Tg绝对水平与预后无关,因为正常甲状腺组织也会产生Tg(见下面的问题13)。

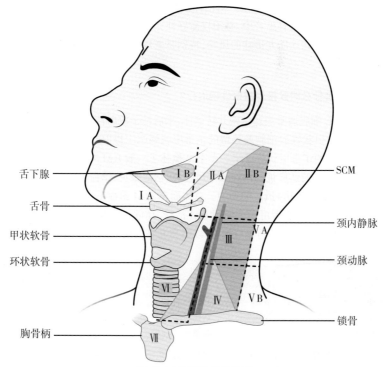

图43.1 颈部淋巴结分区

8. DTC 患者应接受什么类型的手术?

手术是治疗 DTC 的主要手段,但对于无甲状腺外浸润、淋巴结受累或远处转移的甲状腺乳头状微小癌(肿瘤≤1cm),密切监测可能是恰当的选择。大多数证据支持对于没有甲状腺外浸润、淋巴结受累或远处转移的≤4cm 的肿瘤,甲状腺次全切除术(腺叶切除术)和甲状腺全切除术具有相同的效果。不符合这些标准的肿瘤首选甲状腺全切除术。对于经临床或组织学证实的相关淋巴结受累,应进行中央区或侧颈区淋巴结清扫术。当有外侧淋巴结受累或可疑甲状腺外浸润时,也要进行预防性颈中央区淋巴结清扫术。另见甲状腺手术(第 66 章)。

9. 左甲状腺素在 DTC 治疗中的作用是什么?

甲状腺切除术后,由于内源性甲状腺激素分泌减少,需要补充甲状腺激素(口服左甲状腺素)。在正常生理条件下,TSH 与甲状腺滤泡细胞上 TSH 受体结合介导甲状腺滤泡细胞的生长。由于 DTC 细胞通常表达 TSH 受体,超生理剂量的左甲状腺素可抑制血清 TSH,从而阻止 TSH 介导的甲状腺癌细胞生长,潜在降低甲状腺癌复发的风险。一般来说,治疗反应好的低危患者 TSH 的控制目标为 0.5~2.0mU/L;高危患者或对结构不完全反应的患者 TSH 的控制目标为 <0.1mU/L;其余患者 TSH 的控制目标为 0.1~0.5mU/L。那些对治疗效果持续良好的患者,TSH 的控制目标后期可以更宽松。在所有患者中,必须权衡好补充甲状腺激素对癌症的潜在益处与发生亚临床甲状腺功能亢进症的风险,特别是老年患者一定要注意骨量丢失和心律失常的风险。

10. DTC 患者什么时候接受放射性碘治疗?

由于 DTC 细胞通常表达钠碘共转运体,术后给予放射性碘(radioactive iodine,RAI;[131]I)会被甲状腺癌细胞及残留的正常甲状腺组织摄取,放射性碘破坏甲状腺癌细胞及残留的正常甲状腺组织。表 43.2 概述了一般 RAI 的治疗方法。然而,必须平衡 RAI 治疗的适应证与潜在治疗风险,包括涎腺炎、龋齿、鼻泪管阻塞及继发性恶性肿瘤(如白血病)风险的增加。总体而言,RAI 治疗不适用于低危甲状腺癌患者,中危甲状腺癌患者可考虑使用 RAI 治疗,高危甲状腺癌患者应给予 RAI 治疗。应在 RAI 治疗实施后行全身扫描,以明确 RAI 高摄取部位。

表 43.2　放射性碘(RAI)方法

RAI 策略	靶点	目的	剂量
残余消融	剩余的正常甲状腺组织	使治疗后随访更容易	30mCi
辅助治疗	疑似但未确证的残余病灶	降低复发风险	最高至 150mCi
治疗	持续性/转移性病灶	提高生存率	100~200mCi(考虑老年人降低剂量或放射量测定)

11. 如何给予 RAI?

为了增加细胞对 RAI 的摄取,治疗前患者应低碘饮食 1~2 周,特意使 TSH 水平升高。后者一般是通过服用 RAI 前 3~4 周停用甲状腺激素治疗实现的。无远处转移的患者可以使用重组人促甲状腺素(recombinant human thyrotropin, rhTSH)替代停用甲状腺激素。有远处转移的患者中,rhTSH 尚未经严格评估可用于 RAI 治疗前准备。RAI 治疗后,应告知患者预防隔离措施,以尽量减少对其他人和动物的辐射。育龄妇女应在 RAI 治疗前进行血清妊娠试验,并建议在接受 RAI 治疗后的 6~12 个月内避孕,因为存在胎儿甲状腺消融的相关风险,并且建议在妊娠前保持甲状腺功能的相对稳定。

12. 除了临床分期,如何评估 DTC 患者的预后?

美国甲状腺学会(American Thyroid Association, ATA)的 DTC 管理指南建议,根据临床、病理及放射学结果,将患者分为低、中或高甲状腺癌复发风险。高风险特征包括远处转移、甲状腺腺外侵犯或残余肿瘤及滤泡状甲状腺癌广泛血管侵犯(>4 个病灶)、结外侵犯或转移淋巴结大小 >3cm。中等复发风险包括以下情况,侵袭性 PTC 亚型和 PTC 伴血管侵犯、临床上明显淋巴结受累、>5 个受累淋巴结或首次 RAI 治疗后颈部持续存在 RAI 高摄取转移灶。缺乏这些特征的患者复发风险很低。每次就诊时,根据血清 Tg 检测和影像学结果,将患者对治疗的反应确定为良好、生化反应不完全、结构反应不完全或不确切(表 43.3)。

表 43.3 对治疗的反应

分类	特征
良好的	阴性显像,抑制后 Tg<0.2ng/mL 或刺激后 Tg≤1ng/mL
不确切	抑制后或刺激后 Tg 不符合其他类别的定义,或稳定或下降的 TgAb 水平,或影像学无特异性发现
生化不完全反应	阴性显像,且抑制后 Tg≥0.2ng/mL,刺激后 Tg>1ng/mL,或 TgAb 升高
结构不完全反应	影像学提示或经活检证实残留或复发病灶

Tg,甲状腺球蛋白;TgAb,抗甲状腺球蛋白抗体。

13. DTC 患者应如何随访监测复发?

对 DTC 患者应进行体格检查、血清 Tg、TgAb 测定及颈部超声检查。随访的频率取决于患者的复发风险和对治疗的反应。Tg 是合成甲状腺激素的前体蛋白,由甲状腺组织产生,也可由大多数 DTC 产生。血清 Tg 可作为甲状腺切除术后 DTC 的肿瘤标志物。然而,高达 30% 的 DTC 患者血清中存在 TgAb,TgAb 会干扰标准免疫学测定的 Tg 水平,导致血清 Tg 水平假性降低。对于可检测到 TgAb 的患者来说,应考虑非免疫方法测定 Tg,例如放射免疫法或液相色谱 - 串联质谱法。由于 PTC 最常见的复发部位是颈部淋巴结,Tg/TgAb 测定结合颈部超声检查可以发现大多数复发患者。对于 Tg 升高但颈部超声检查无异常的患者,可能需要进行其他影像学检查(胸部、腹部、骨骼和大脑)来确定复发部位。

14. 什么是放射性碘难治性甲状腺癌?

若符合以下条件之一,则认为是 RAI 难治性甲状腺癌:恶性组织从不浓聚 RAI,恶性组织失去浓聚 RAI 的能力,只有部分组织浓聚 RAI,虽然浓聚 RAI 但恶性组织仍持续生长。

15. 复发和 / 或转移性 DTC 采用哪些治疗方式?

通常,复发性和 / 或转移性 DTC 的治疗方式可分为四类:密切观察、定向治疗、系统治疗以及(如适用)临床试验。对于病情进展缓慢、病灶体积小的患者,行 TSH 抑制治疗并定期进行临床、实验室及影像学监测可能是合理的。对于局限无转移的病灶,可以考虑定向治疗,如手术、外照射放射治疗(external beam radiotherapy,EBRT)、乙醇、射频或淋巴结转移的激光消融。RAI 甚至可用于转移性疾病,即对碘保持浓聚和反应能力的疾病,但不适用于 RAI 难治性疾病的患者。对于病灶体积较大、进展性、RAI 难治性疾病的患者,可以使用多激酶抑制剂(如乐伐替尼和索拉非尼)治疗,其缓解率高达 65%。然而,这些药物引起的不良事件是常见的,所以必须权衡未经治疗的疾病进展与治疗之间的风险。在骨转移患者中,应加用地诺单抗或双膦酸盐治疗,以减少骨骼不良事件的发生。

未分化甲状腺癌

16. 什么是未分化甲状腺癌?

未分化甲状腺癌(ATC)占所有甲状腺癌的 1%~2%,但预后最差,中位生存期仅 3~6 个月。与 DTC 不同,ATC 患者通常在诊断时年龄较大,常有颈部肿块迅速增大和压迫症状。尽管 ATC 细胞来自甲状腺滤泡细胞,但它们已经去分化,不再表达 TSH 受体或钠碘共转运体。因此,TSH 抑制治疗和 RAI 治疗不适用于 ATC。在病理学上,经常可见坏死程度高和有丝分裂活跃,免疫组化染色通常不存在传统的甲状腺组织标志物。ATC 经常与 DTC 共存或在有 DTC 病史的患者中被发现,通常认为是由 DTC 产生了更多的获得性突变(如 p53)所致。

17. 未分化甲状腺癌如何分期的?

未分化甲状腺癌中原发肿瘤、区域淋巴结转移及远处转移的定义均与 DTC 相同(见表 43.1)。但是,所有 ATC 都属Ⅳ期,如表 43.4 所示。与 DTC 不同,年龄不能作为 ATC 分期的依据。颈部快速超声成像、颈部和胸部的横断面成像以及 18-氟脱氧葡萄糖正电子发射断层扫描应作为初始分期检查的一部分。

表 43.4　甲状腺髓样癌分期系统

分期	标准
ⅣA	T1~T3a,N0,M0
ⅣB	T1~T3a,N1,M0;T3b~T4,任何 N,M0
ⅣC	任何 T,任何 N,M1

M,转移;N,淋巴结;T,肿瘤。

18. 未分化甲状腺癌如何治疗?

ATC 应该在多学科的管理下进行治疗。如果认为可以手术切除(例如ⅣA 期和一部分ⅣB 期)则应立即进行手术治疗(甲状腺全切除术,同时进行中央区和侧颈区淋巴结清扫术)。一般来说,手术之后不管需不需要全身化疗,都必须行辅助性 EBRT 治疗。不能手术切除局部病变(不能切除的ⅣB 期)的患者可以接受新辅助 EBRT 和细胞毒性化疗。如果疾病在新辅助治疗后可以手术切除,应重新考虑手术治疗。转移性 ATC(ⅣC 期)一般采用姑息性治疗,但也可以考虑新辅助EBRT(特别是有症状的病灶)和 / 或化疗。目前的一些细胞毒性化疗方案常涉及阿霉素、铂类药物和 / 或紫杉烷类,但其疗效有限。然而,在 BRAF^{V600E} 突变 ATC的开放标签 2 期临床试验中,达拉非尼和曲美替尼的联合使用可达到前所未有的69% 的应答率,因此,美国食品药品管理局(FDA)最近批准了该适应证。

甲状腺髓样癌

19. 什么是甲状腺髓样癌(MTC)?

与 DTC 和 ATC 不同,MTC 是来源于甲状腺滤泡旁 C 细胞的恶性肿瘤。胚胎学上,这些细胞起源于神经嵴,故 MTC 被认为是一种神经内分泌肿瘤。C 细胞可产生降钙素,因此免疫组化可用于识别 MTC,在生化上降钙素可以作为 MTC 的血清肿瘤标志物监测疾病变化。MTC 不是来源于甲状腺滤泡细胞的肿瘤,因此它对TSH 抑制治疗或 RAI 治疗无反应。当肿瘤负荷特别高时,有时会伴有水样腹泻。

20. MTC 与哪些遗传综合征有关?

尽管大多数 MTC 病例是散发的,但约 25% 的病例具有遗传性。MTC 可以作为多发性内分泌腺瘤 2A 型(MEN 2A)或多发性内分泌腺瘤 2B 型(MEN 2B)的一部分(请参阅第 60 章)。MEN 2A 更为常见,本病包括一些临床亚型,可能合并嗜铬细胞瘤和 / 或原发性甲状旁腺功能亢进。MEN 2B 常合并嗜铬细胞瘤(但无甲状旁腺功能亢进)和特殊的体征(类马方综合征体型与黏膜神经瘤)。MEN 2A 和 MEN 2B 以及约 50% 的散发 MTC 均与 RET 癌基因突变相关,而不同的基因突变类型与特定表型相关。RET 密码子 M918T 突变是 MEN 2B 中最常见的突变,具有这种突变的患者的侵袭性疾病往往出现在婴儿期。建议对所有 MTC 患者进行一级亲属基因筛查,已知携带高危 RET 突变的儿童应该行预防性甲状腺切除术。

21. 如何确定 MTC 分期?

MTC 的 AJCC 分期系统对原发肿瘤、区域淋巴结和远处转移的定义与 DTC 相同(参见表 43.1)。表 43.5 概述了 MTC 分期。区域淋巴结和远处转移在 MTC 患者中很常见,发生率分别为 80% 和 10%。

表 43.5 甲状腺髓样癌分期系统	
分期	标准
I	T1,N0,M0
II	T2~3,N0,M0
III	T1~3,N1a,M0
IVA	T1~3,N1b,M0;T4a,任何 N,M0
IVB	T4b,任何 N,M0
IVC	任何 T,任何 N,M1

M,转移;N,淋巴结;T,肿瘤。

22. MTC 的术前评估有哪些?

MTC 确诊后(通常基于甲状腺结节的细针穿刺活检),患者应进行颈部超声检查以筛查可疑淋巴结。术前还应测定血清降钙素和癌胚抗原(carcinoembryonic antigen,CEA)水平。如果血清降钙素 >500pg/mL 或怀疑有局部侵袭,可行颈部和胸部横断面成像、肝脏专用三相 CT 或 MRI 和 / 或骨成像。此外,疑似遗传性 MTC 的患者应在手术前筛查嗜铬细胞瘤和甲状旁腺功能亢进症。极少数情况下,MTC 可以分泌促肾上腺皮质激素(ACTH)或促肾上腺皮质激素释放激素,导致异位库欣综合征(见第 27 章)。

23. MTC 的手术范围是什么?

甲状腺全切除术联合中央区淋巴结清扫术是 MTC 的基本治疗。如果超声显示有淋巴结转移,则应进行侧颈区淋巴结清扫术。由于术前血清降钙素和 CEA 水平与疾病严重程度有关,一些人主张当降钙素 >20pg/mL 时进行同侧颈区淋巴结清扫术,当降钙素 >200pg/mL 时进行双侧颈区淋巴结清扫术。如果存在远处转移,则初次手术应不需太积极(例如仅进行全甲状腺切除术),以最大限度地减轻病情。局部复发风险高的患者可考虑使用辅助性 EBRT。术后,患者应开始左甲状腺素(约 1.6μg/kg)替代治疗,其余请参阅甲状腺手术的章节(第 66 章)。

24. MTC 患者术后应如何随访?

所有患者在术后 6 个月均应进行体格检查、颈部超声检查、血清降钙素和 CEA

测定。降钙素水平低或检测不到都提示预后良好。若术后降钙素水平达 150pg/mL 提示有颈部淋巴结转移;若降钙素 >150pg/mL 提示可能有远处转移,应进一步行影像学检查以确定转移的部位。随访时应计算降钙素和 CEA 的倍增时间,如果倍增时间 <6 个月提示预后不良,而倍增时间 >2 年则提示预后较好。计算降钙素和 CEA 倍增时间的工具可以在 ATA 的网站上获得。

25. 转移性 MTC 如何治疗?

转移性 MTC 的治疗可以是定向的或者是全身性的。定向治疗包括骨或脑转移瘤的 EBRT,以及局限性肝转移的手术治疗或化疗栓塞。治疗骨转移时应加用双膦酸盐或地诺单抗。与 DTC 一样,MTC 的系统性治疗也包括多激酶抑制剂,目前有两种 FDA 批准的药物:凡德他尼和卡博替尼,然而不良事件很常见。

此外,转移性 MTC 常伴有腹泻,腹泻通常用洛哌丁胺等减少胃肠运动的药物治疗。

关键点:分化型甲状腺癌

- 分化型甲状腺癌(DTC)是最常见的甲状腺癌,包括乳头状癌、滤泡癌、嗜酸性细胞癌以及低分化甲状腺癌。
- DTC 的预后取决于初始分期、风险分层以及对治疗反应的持续评估。
- DTC 的主要治疗方式是手术治疗和 TSH 抑制治疗,有或无 RAI 治疗。

关键点:未分化甲状腺癌

- 未分化甲状腺癌是一种罕见的、侵袭性的、未分化的甲状腺癌,预后极差。
- 治疗包括对可切除的病变进行手术治疗、姑息性或以治疗为目的的外照射放疗、细胞毒性化疗或靶向治疗,这些治疗取决于基因突变状态。

关键点:甲状腺髓样癌

- 甲状腺髓样癌(MTC)是甲状腺内起源于甲状腺滤泡旁 C 细胞的神经内分泌肿瘤。
- MTC 可能与多发性内分泌肿瘤 2A 和 2B 型相关。
- 手术是治疗的主要手段,转移性 MTC 的全身性治疗包括多激酶抑制剂凡德他尼和卡博替尼。

（忻荣荣　王娟　译　闫朝丽　校）

参考文献

Brito, J. P., Ito, Y., Miyauchi, A., & Tuttle, R. M. (2016). A clinical framework to facilitate risk stratification when considering an active surveillance alternative to immediate biopsy and surgery in papillary microcarcinoma. *Thyroid, 26*(1),144–149.

Brose, M. S., Nutting, C. M., Jarzab, B., Elisei, R., Siena, S., Bastholt, L., . . . Schlumberger, M. J.; (2014). Sorafenib in radioactive iodinerefractory, locally advanced or metastatic differentiated thyroid cancer: a randomised, double-blind, phase 3 trial. *Lancet, 384*(9940), 319–328.

Cibas, E. S., & Ali, S. Z. (2017). The 2017 Bethesda System for Reporting Thyroid Cytopathology. *Thyroid, 27*(11), 1341–1346.

Elisei, R., Schlumberger, M. J., Muller, S. P., Schöffski, P., Brose, M. S., Shah, M. H., . . . Sherman, S. I. (2013). Cabozantinib in progressive medullary thyroid cancer. *Journal of Clinical Oncology, 31*(29), 3639–3646.

Gartland, R. M., & Lubitz, C. C. (2018). Impact of extent of surgery on tumor recurrence and survival for papillary thyroid cancer patients. *Annals of Surgical Oncology, 25*(9), 2520–2525.

Haugen, B. R., Alexander, E. K., Bible, K. C., Doherty, G. M., Mandel, S. J., Nikiforov, Y. E., . . . Wartofsky, L. (2016). 2015 American Thyroid Association Management Guidelines for Adult Patients with Thyroid Nodules and Differentiated Thyroid Cancer: The American Thyroid Association Guidelines Task Force on Thyroid Nodules and Differentiated Thyroid Cancer. *Thyroid, 26*(1), 1–133.

La Vecchia, C., Malvezzi, M., Bosetti, C., Garavello, W., Bertuccio, P., Levi, F., & Negri. E. (2015). Thyroid cancer mortality and incidence: a global overview. *International Journal of Cancer, 136*(9), 2187–2195.

Lamartina, L., Durante, C., Filetti, S., & Cooper, D. S. (2015). Low-risk differentiated thyroid cancer and radioiodine remnant ablation: a systematic review of the literature. *Journal of Clinical Endocrinology and Metabolism, 100*(5), 1748–1761.

Lim, H., Devesa, S. S., Sosa, J. A., Check, D., & Kitahara, C. M. (2017). Trends in thyroid cancer incidence and mortality in the United States, 1974–2013. *Journal of the American Medical Association, 317*(13), 1338–1348.

National Cancer Institute. (2015). SEER Cancer stat facts: thyroid cancer. Retrieved from https://seer.cancer.gov/statfacts/html/thyro.html.

Nikiforov, Y. E., Seethala, R. R., Tallini, G., Baloch, Z. W., Basolo, F., Thompson, L. D., . . . Gossein, R. A. (2016). Nomenclature revision for encapsulated follicular variant of papillary thyroid carcinoma: a paradigm shift to reduce overtreatment of indolent tumors. *Journal of the American Medical Association Oncology, 2*(8), 1023–1029.

Pozdeyev, N., Gay, L. M., Sokol, E. S., Hartmaier, R., Deaver, K. E., Davis, S., . . . Bowles, D. W. (2018). Genetic analysis of 779 advanced differentiated and anaplastic thyroid cancers. *Clinics in Cancer Research, 24*(13), 3059–3068.

Rosen, J. E., Lloyd, R. V., Brierley, J. D., Grogan, R. H., Haddad, R., Hunt, J. L., ... Perrier, N. D. (2017). Thyroid—medullary. In American Joint Committee on Cancer (Ed.), *AJCC Cancer Staging Manual* (8th ed., pp. 891–901). Chicago, IL: Springer.

Schlumberger, M., Tahara, M., Wirth, L. J., Robinson, B., Brose, M. S., Elisei, R., . . . Sherman, S. I. (2015). Lenvatinib versus placebo in radioiodine-refractory thyroid cancer. *New England Journal of Medicine, 372*(7), 621–630.

Smallridge, R. C., Ain, K. B., Asa, S. L., Bible, K. C., Brierley, J. D., Burman, K. D., ,... Tuttle, R. M.; (2012). American Thyroid Association guidelines for management of patients with anaplastic thyroid cancer. *Thyroid, 22*(11), 1104–1139.

Subbiah, V., Kreitman, R. J., Wainberg, Z. A., Cho, J. Y., Schellens, J. H. M., Soria, J.C., . . . Keam, B. (2018). Dabrafenib and trametinib treatment in patients with locally advanced or metastatic BRAF V600-mutant anaplastic thyroid cancer. *Journal of Clinical Oncology, 36*(1), 7–13.

Tuttle, R. M., Haugen, B. R., & Perrier, N. D. (2017). Updated American Joint Committee on cancer/tumor-node-metastasis staging system for differentiated and anaplastic thyroid cancer (eighth edition): what changed and why? *Thyroid, 27*(6), 751–756.

Tuttle, M. R., Morris, L. F., Haugen, B. R., Shah, J. P., Sosa, J. A., Rohren, E., ... Perrier, N. D. (2017). Thyroid—differentiated and anaplastic carcinoma. In American Joint Committee on Cancer (Ed.), *AJCC Cancer Staging Manual* (8th ed., pp. 873–890). Chicago, IL: Springer.

Wells, S. A., Jr., Asa, S. L., Dralle, H., Elisei, R., Evans, D. B., Gagel, R. F., . . . Waguespack, S. G. (2015). Revised American Thyroid Association guidelines for the management of medullary thyroid carcinoma. *Thyroid, 25*(6), 567–610.

Wells, S. A., Jr., Robinson, B. G., Gagel, R. F. (2012). Vandetanib in patients with locally advanced or metastatic medullary thyroid cancer: a randomized, double-blind phase III trial. *Journal of Clinical Oncology, 30*(2), 134–141.

甲状腺急症

Michael T. McDermott

第44章

摘要

甲状腺危象是威胁生命的严重甲状腺毒症状态，通常有诱发因素，不及时治疗的话会有较高的致死率。在大多数患者中，及时服用抗甲状腺药物、冷碘、β受体阻滞剂和应激剂量的糖皮质激素以及治疗明确的诱发因素，都可以挽救生命。黏液性水肿昏迷是甲状腺功能减退症的一种危重状态，通常也有诱发因素，如果治疗不当也有较高的死亡率。及时给予中高剂量的甲状腺激素替代治疗、应激剂量的糖皮质激素以及针对所有明确的诱发因素治疗，会有较高的生存率。

关键词

甲状腺危象，甲状腺中毒危象，失代偿性甲状腺功能亢进，抗甲状腺药物，β受体阻滞剂，冷碘，糖皮质激素，黏液性水肿昏迷，失代偿性甲状腺功能减退

1. 什么是甲状腺危象或甲状腺中毒危象？

甲状腺危象是一种危及生命的疾病，其特征是甲状腺毒症的急性加重。有学者喜欢使用"失代偿性甲状腺毒症"这个术语而不是"甲状腺危象"。首次描述甲状腺危象时，急性期死亡率接近100%。如今，如果早期就开始恰当的治疗，甲状腺危象预后显著改善，目前报道的死亡率低于10%。

2. 甲状腺危象是如何发生的？

甲状腺危象通常发生在还未被识别或治疗不当的甲状腺毒症患者中，会有潜在的诱发事件，如甲状腺手术、非甲状腺手术、感染或外伤。

3. 甲状腺危象的临床表现是什么？

发热（>38.9℃）是主要表现，通常合并心动过速、呼吸急促，血压变化较大。可能会进展为心律失常、充血性心力衰竭和出现缺血性心脏病的症状。恶心、呕吐、腹泻和腹痛是常见的症状（图44.1）。中枢神经系统症状包括运动过度、精神病和昏迷。发现甲状腺肿有利于诊断，但并不是每个患者都会出现。

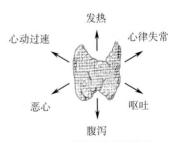

图 44.1　甲状腺危象的特征

4. 甲状腺危象有哪些实验室检验异常?

通常血清甲状腺素(总 T_4 和游离 T_4)和三碘甲状腺原氨酸(总 T_3 和游离 T_3)显著升高,血清促甲状腺激素(TSH)检测不到。然而,单纯依靠这些激素水平不能可靠地将甲状腺危象与单纯甲状腺毒症区分开来。其他常见异常表现包括贫血、白细胞增多、高血糖、氮质血症、高钙血症和肝酶升高。

5. 甲状腺危象是如何诊断的?

甲状腺危象的诊断需基于可疑的、但非特异性的临床发现,如果快速诊断,必须有实验室检查的支持。表 44.1 提供了一个已出版的并经过验证的评分系统以帮助诊断(Burch 和 Wartofsky 等学者于 1993 年所著),还有一个研究组提出了不同的评分系统(Akamizu 等学者于 2012 年所著)。尽管评分系统有所帮助,但不能代替一个有经验的临床医生的仔细评估及合理的临床判断。

表 44.1　甲状腺危象评分系统	
体温	
发热	**评分**
37.2~37.7℃	5
37.8~38.3℃	10
38.4~38.8℃	15
38.9~39.4℃	20
39.5~39.9℃	25
≥40℃	30
中枢神经系统	
焦虑不安	**评分**
无	0
轻微	10
中度	20
重度	30
心血管系统	
心率	**评分**
99~109 次 /min	5
110~119 次 /min	10
120~129 次 /min	15
130~139 次 /min	20

续表

>140 次 /min	25
房颤	10
充血性心力衰竭	**评分**
无	0
轻度（水肿）	5
中度（啰音）	10
重度（肺水肿）	15
胃肠道	
症状	**评分**
无	0
恶心 / 呕吐 / 腹泻 / 腹痛	10
黄疸	20
诱因	**评分**
有	10
甲状腺危象评分说明	
总分	**甲状腺危象**
<25	不太可能
25~44	可疑
>45	很有可能

Burch，H.B.，& Wartofsky，L.（1993）.Life-threatening thyrotoxicosis：Thyroid storm.*Endocrinology and Metabolism Clinics of North America*，22，263-278.

6. 还有哪些情况类似甲状腺危象？

败血症、嗜铬细胞瘤和恶性高热也可能有类似的临床表现。

7. 甲状腺危象应如何治疗？

首要目标是减少甲状腺激素的合成、抑制甲状腺激素的释放、降低心率、循环支持及针对诱因治疗。因为这种疾病患者的 β_1 肾上腺素能受体显著增加，β_1 受体选择性阻滞剂是控制心率的首选药物。表 44.2 列出了治疗甲状腺危象常用的药物和剂量。

表 44.2　甲状腺危象的治疗

减少甲状腺激素的合成
丙硫氧嘧啶（口服，鼻胃管，直肠）:600~1 200mg/d，或

甲巯咪唑(口服,鼻胃管,直肠,静脉给药):60~120mg/d
抑制甲状腺激素释放
碘化钠静脉给药:24 小时给药 1g,或
碘化钾(饱和碘化钾液,Lugol 碘液)口服:5 滴每日 4 次
降低心率
艾司洛尔静脉给药:500μg 静脉注射 1 分钟,然后 50~300μg/kg/min 维持,或
美托洛尔静脉给药:5~10mg q2~4h,或
普萘洛尔口服:60~80mg q4h,或
地尔硫䓬静脉给药:0.25mg/kg 静脉注射 2 分钟,然后 10mg/min 维持,或
口服 60~90mg q6~8h
糖皮质激素治疗(应激剂量 2~3 天)
氢化可的松 200mg/d,或
甲基泼尼松龙 40mg/d,或
泼尼松 50mg/d,或
地塞米松 7.5mg/d
循环支持、吸氧和通气
静脉补液
氧气
治疗诱因(非常重要)

8. 当传统疗法失败时,还可以考虑哪些选择?

当患者对上述标准治疗措施没有明显效果时,血浆置换及透析是挽救甲状腺危象患者生命的有效措施。

9. 黏液性水肿昏迷的定义?

黏液性水肿昏迷是一种危及生命的急症,以甲状腺功能减退症急性加重为特征,有学者更喜欢使用"失代偿性甲状腺功能减退症"这个术语。黏液性水肿昏迷最初的死亡率为 100%,而如今,经过适当治疗后,患者的预后大为改善,近期的研究报道死亡率为 0~45%。

10. 黏液性水肿昏迷的诱因是什么?

黏液性水肿昏迷通常发生在处理不当或未经治疗的、有诱发因素的老年甲减患者中,主要的诱发因素包括长期暴露在寒冷环境、感染、创伤、手术、心肌梗死、充血性心力衰竭、肺栓塞、卒中、呼吸衰竭、胃肠道出血以及服用各种药物(特别是对中枢神经系统有抑制作用的药物)。

11. 黏液性水肿昏迷的临床表现是什么?

体温过低、心动过缓和低通气是常见的临床表现。血压虽然普遍较低,但变化较大。心包、胸腔及腹腔积液较为常见,肠梗阻也较常见,并可见到急性尿潴留。中枢神经系统表现包括癫痫、意识不清以及昏迷(图 44.2),深部腱反射消失或反应延迟。典型的甲状腺功能减退症经常出现皮肤和头发的明显变化。虽然经常没有甲状腺肿出现,但如果有此表现可以帮助诊断。甲状腺切除术后的瘢痕也是一个重要线索。

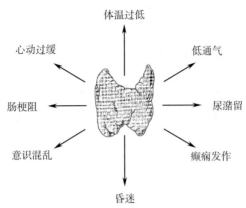

体温过低

心动过缓

低通气

肠梗阻

尿潴留

意识混乱

癫痫发作

昏迷

图 44.2 黏液性水肿昏迷的特征

12. 黏液性水肿昏迷有哪些实验室检验异常?

血清 T_4(总和游离 T_4)和 T_3(总和游离 T_3)通常较低,TSH 显著升高。其他常见的异常表现包括贫血、低钠血症、低血糖、血清胆固醇和肌酸激酶(CK)水平升高。动脉血气常显示二氧化碳潴留和低氧血症。心电图常显示窦性心动过缓、各种类型和不同程度的心脏传导阻滞、低电压和 T 波低平。

13. 黏液性水肿昏迷是如何诊断的?

黏液性水肿昏迷的诊断,和甲状腺危象一样,需基于可疑的、但非特异性的临床发现,如果快速诊断,必须有实验室检查的支持。表 44.3 提供了一个已出版的并经过验证的评分系统以帮助诊断(Popoveniuc 等学者于 2014 年所著),还有一个研究组提出了不同的评分系统(Chiong 等学者于 2015 年所著)。尽管评分系统是有用的,但一个有经验的临床医生仔细的评估和合理的临床判断更为重要。

表 44.3 黏液性水肿昏迷评分系统

体温	
低体温	评分
>35℃	0
32~35℃	10

<32℃	20
心血管 - 肺部	
表现	**评分**
心率 >60 次 /min	0
心率 50~59 次 /min	10
心率 40~49 次 /min	20
心率 <40 次 /min	30
低血压	20
心脏扩大	15
肺水肿	15
心包 / 胸腔积液	10
低氧血症	10
高碳酸血症	10
心电图其他改变 [a]	10
中枢神经系统	
表现	**评分**
无	0
嗜睡 / 淡漠	10
反应迟钝	15
昏睡	20
昏迷 / 癫痫	30
胃肠道	
表现	**评分**
厌食 / 疼痛 / 便秘	5
胃肠动力减弱	15
麻痹性肠梗阻	20
代谢 / 肾脏异常	
表现	**评分**
低血糖	10

续表

低钠血症	10
肾小球滤过率下降	10
诱因事件	
表现	**评分**
有	10
黏液性水肿昏迷评分说明	
总分	**黏液性水肿昏迷**
<24	不太可能
25~59	可疑
>60	很有可能

ᵃ 其他心电图改变:QT 间期延长、低电压、传导阻滞、非特异性 ST-T 改变。

改编自 Popoveniuc, G., Chandra, T., Sud, A., Sharma, M., Blackman, M.R, Burman, K.D., Mete, M., ...& Wartofsky, L. (2014). A diagnostic scoring system for myxedema coma. *Endocrine Practice*, *20*, 808-817.

14. 应如何治疗黏液性水肿昏迷?

治疗目标是快速补充体内耗竭的甲状腺激素池、补充糖皮质激素、支持重要脏器的功能以及处理相关诱因。正常情况下,人体内 T4 的总储存量约为 1 000μg(甲状腺内 500μg,身体其他部位 500μg)。表 44.4 列出了治疗黏液性水肿昏迷常用的药物和剂量。

表 44.4　黏液性水肿昏迷的治疗

甲状腺激素替代治疗(快速)
左甲状腺素 200~300μg 静脉注射 5 分钟,或
三碘甲状腺素每 6~12 小时静脉给药 5~10μg,然后
左甲状腺素 50~100μg/d 口服或静脉给药
糖皮质激素治疗(应激剂量 2~3 天)
氢化可的松 200mg/d,或
甲基泼尼松龙 40mg/d,或
泼尼松 50mg/d,或
地塞米松 7.5mg/d
循环支持、吸氧和通气
静脉补液
氧气
机械通气(必要时)
被动保暖(严重低体温时)
治疗诱因(非常重要)

关键点：甲状腺急症

● 甲状腺危象是严重的、危及生命的甲状腺毒症状态，通常有一定诱因，如果不恰当和及时地治疗，将会有较高的致死率。

● 当怀疑或诊断甲状腺危象后，应立即给予抗甲状腺药物、冷碘、β受体阻滞剂、应激剂量的糖皮质激素并治疗所有明确的诱发因素。

● 黏液性水肿昏迷是一种危及生命的严重甲状腺功能减退状态，通常有一定诱因，如果不恰当和充分地治疗，将会有较高的死亡率。

● 当怀疑或诊断黏液性水肿昏迷后，其治疗包括快速纠正甲状腺激素缺乏、补充应激剂量的糖皮质激素以及针对诱因的治疗。

（秦静　王娟　译　闫朝丽　校）

参考文献

Angell, T. E., Lechner, M. G., Nguyen, C. T., Salvato, V. L., Nicoloff, J. T., & LoPresti, J. S. (2015). Clinical features and hospital outcomes in thyroid storm: a retrospective cohort study. *Journal of Clinical Endocrinology and Metabolism, 100,* 451–459.

Akamizu, T., Satoh, T., Isozaki, O., Suzuki, A., Wakino, S., Iburi, T., Tsuboi K,... Mori, M. (2012). Diagnostic criteria, clinical features, and incidence of thyroid storm based on nationwide surveys. *Thyroid, 22,* 661–679.

Beynon, J., Akhtar, S., & Kearney, T. (2008). Predictors of outcome in myxedema coma. *Critical Care, 12,* 111.

Burch, H. B., & Wartofsky, L. (1993). Life-threatening thyrotoxicosis: thyroid storm. *Endocrinology and Metabolism Clinics of North America, 22,* 263–278.

Chaker, L., Bianco, A. C., Jonklass, J., & Peeters, R. P. (2017). Hypothyroidism. *Lancet, 390,* 1550–1562.

Chiong, Y. V., Brammerlin, E., & Mariash, C. N. (2015). Development of an objective tool for the diagnosis of myxedema coma. *Translational Research, 166,* 233–243.

Cooper, D. S. (2005). Antithyroid drugs. *New England Journal of Medicine, 352,* 905–917.

Fliers, E., & Wiersinga, W. M. (2003). Myxedema coma. *Reviews in Endocrine and Metabolic Disorders, 4,* 137–141.

Hodak, S. P., Huang, C., Clarke, D., Burman, K. D., Jonklaas, J., & Janicic-Kharic, N. (2006). Intravenous methimazole in the treatment of refractory hyperthyroidism. *Thyroid, 16,* 691–695.

Klubo-Gwiezdzinska, J., & Wartofsky, L. (2012). Thyroid emergencies. *Medical Clinics of North America, 96,* 385–403.

Koball, S., Hickstein, H., Gloger, M., Hinz, M., Henschel, J., Stange, J., & Mitzner, S. (2010). Treatment of thyrotoxic crisis with plasmapheresis and single pass albumin dialysis: a case report. *Artificial Organs, 34,* E55–E58.

Kokuho, T., Kuji, T., Yasuda, G., & Umemura, S. (2004). Thyroid storm-induced multiple organ failure relieved quickly by plasma exchange therapy. *Therapeutic Apheresis and Dialysis, 8,* 347–349.

Martin, G. (Ed.). (2018). *Endocrine and metabolic medical emergencies. A clinician's guide* (2nd ed.). New York: Wiley Blackwell.

Nguyen, C., Angell, T., Wu, K., & LoPresti, J. An evaluation of the clinical and laboratory changes after treatment with 500 mcg IV L-thyroxine in 45 patients with myxedema coma. Presented: 84th Annual Meeting of The American Thyroid Association, Coronado, CA, Oct 29–Nov 4, 2014 (Poster 134).

Popoveniuc, G., Chandra, T., Sud, A., Sharma, M., Blackman, M. R, Burman, K. D., Mete M... Wartofsky, L. (2014). A diagnostic scoring system for myxedema coma. *Endocrine Practice, 20,* 808–817.

Sarlis, N. J., & Gourgiotis, L. (2003). Thyroid emergencies. *Reviews in Endocrine and Metabolic Disorders, 4,* 129–136.

甲状腺功能正常的病态综合征

Michael T.McDermott

摘要

　　甲状腺功能正常的病态综合征,又称非甲状腺性病态综合征,见于各种非甲状腺疾病,主要是由于血液循环中的细胞因子和炎症介质在多个水平上干扰甲状腺激素的产生、代谢和功能,从而引起血清促甲状腺激素(thyroid stimulating hormone,TSH)和甲状腺激素水平的变化。TSH 和甲状腺激素的变化程度与基础非甲状腺疾病的严重程度成比例。非甲状腺疾病在恢复时,TSH 会短暂升高。甲状腺功能正常的病态综合征看起来是一种适应性反应,在全身疾病期间减少组织代谢和保存能量;因此,通常不推荐应用甲状腺激素治疗,但对慢性心力衰竭患者甲状腺激素治疗可能是有益的。

关键词

　　甲状腺功能正常的病态综合征,非甲状腺性病态综合征,脱碘酶,适应性,心力衰竭

1. 什么是甲状腺功能正常的病态综合征和非甲状腺性病态综合征?

　　甲状腺功能正常的病态综合征(euthyroid sick syndrome,ESS)又称非甲状腺性病态综合征(nonthyroidal illness syndrome,NTIS),是指各种非甲状腺疾病和饥饿所致的血清 TSH、血清甲状腺激素和组织甲状腺激素水平的变化。它不是由原发性甲状腺疾病导致,而是在非甲状腺疾病时甲状腺激素的分泌、转运和代谢变化引起的。

2. 重症患者应何时进行甲状腺检查?

　　只有在认为重症患者可能出现甲减或者甲亢的情况下,才进行甲状腺检查。严重的非甲状腺疾病引起的甲状腺激素水平的变化,很容易与甲状腺疾病混淆,尤其是易与中枢性甲减相混淆。此外,在从重症恢复的过程中,甲状腺激素的变化可能被误认为是原发性甲状腺功能减退。在这些情况下,解读甲状腺的检查结果通常需要一定的经验。因此,一般最好避免在非甲状腺疾病恢复期间或在恢复的头几周行甲状腺检查。

3. 当需要对重症患者进行甲状腺检查时,建议进行哪些检查?

　　当认为有必要做甲状腺检查时,仅血清 TSH 水平不足以区分甲状腺功能正常的病态综合征和器质性甲状腺疾病。在这种情况下,应该行血清 TSH、总三碘甲状

腺原氨酸（T_3）和游离甲状腺素（T_4）或总 T_4、T_3 树脂摄取（T_3RU）检查。反 T_3（RT_3）测定虽然不能用于对其他甲状腺疾病的评估,但在某些情况下有助于区分甲状腺功能正常的病态综合征和中枢性甲状腺功能减退。

4. 轻中度非甲状腺疾病患者甲状腺激素水平是如何变化的?

即使是在轻中度非甲状腺疾病的非卧床状态的患者中,由于肝脏脱碘酶 I 活性的降低导致 T_4 到 T_3 转化率降低,进而使血清总 T_3 降低到正常低限或明显降低。血清 T_3 降低的程度与非甲状腺疾病的严重程度密切相关。在这种情况下的轻症患者,血清游离 T_4、总 T_4 和 TSH 水平通常保持在正常参考范围内（图 45.1）。

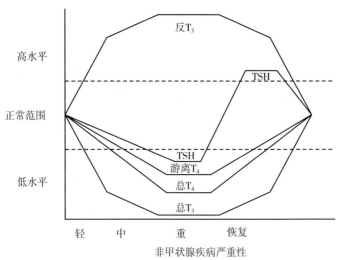

图 45.1　不同程度非甲状腺疾病病患者在恢复期间甲状腺激素水平的变化。TSH,促甲状腺激素

5. 简述中重度非甲状腺疾病患者甲状腺激素的变化。

在更严重的非甲状腺疾病中,血清总 T_3 降到非常低的水平,通常与基础疾病的严重程度成比例。由于肝脏蛋白质合成受损及循环血中出现蛋白结合的抑制剂,减少了甲状腺激素与其转运蛋白的结合,血清总 T_4 降低,T_3RU 升高。由于细胞因子的介导抑制了促甲状腺素释放激素（TRH）和促甲状腺素（TSH）的分泌,血清 TSH 水平在这一阶段也低于参考范围。促甲状腺激素（TSH）的分泌也可以被许多药物所抑制,尤其是糖皮质激素和多巴胺。TSH 的减少进一步降低 T_3 和 T_4 水平。游离 T_4 值水平非常易变（正常,增高与降低）,这取决于所患基础疾病、伴随用药情况和检测的技术。因此,最常见的模式是低 TSH、低总 T_4 或游离 T_4 以及非常低的总 T_3（见图 45.1）。

6. 概述严重的非甲状腺疾病恢复阶段甲状腺激素水平的变化。

当患者开始从严重的非甲状腺疾病中恢复时,血清 TSH 水平会升高,并可能暂时高于参考范围,血清总 T_3 和总 T_4 水平开始升高,但可能会在一段时间内保持低水平,由于肝脏中甲状腺激素结合蛋白合成增加,游离 T_4 通常会降低。在这个转变过程中,一个相对常见的模式是血清 TSH 轻度升高,总 T_4 或游离 T_4 及总 T_3 降低(见图 45.1)。

7. 甲状腺功能正常的病态综合征同中枢性甲状腺功能减退症如何鉴别?

在严重的非甲状腺疾病中,与总 T_4 和游离 T_4 水平相比,总 T_3 的降低比例要大得多;相比而言,在各种病因的甲状腺功能减退症中,相对于各自的参考范围,总 T_4 和游离 T_4 比总 T_3 的降低更多。此外,T_3RU 和 RT_3 在甲状腺功能正常的病态综合征中通常升高,而在甲状腺功能减退症中均降低。因此,甲状腺功能正常的病态综合征的诊断支持需要促甲状腺激素(TSH)降低、总 T_3 水平很低、高 T_3RU 和 RT_3 水平;而中枢性甲状腺功能减退症表现为低 TSH,正常低限或轻度低 T_3、总 T_4 和游离 T_4 成比例降低、T_3RU 和 RT_3 水平降低。怀疑中枢性甲状腺功能减退症应行下丘脑-垂体区域的计算机断层扫描(CT)或磁共振成像(MRI),并进一步明确是否也存在中枢性肾上腺皮质功能不全。

8. 如何区分恢复期甲状腺功能正常的病态综合征和原发性甲状腺功能减退症?

在非甲状腺疾病恢复期,甲状腺激素检查可以显示血清 TSH 水平一过性升高,同时游离 T_4、总 T_4 和总 T_3 水平较低,这种情况很难与轻度原发性甲状腺功能减退症相区别。血清 T_3RU 和 RT_3 水平也不可能对区别两者有所帮助。考虑到甲状腺功能正常的病态综合征恢复期间甲状腺激素的一过性改变,也不急于对轻度原发性甲状腺功能减退症患者进行迅速的治疗,因此,最好在非甲状腺疾病完全恢复后 2~3 个月重复甲状腺相关检查。

9. 甲状腺功能正常的病态综合征的病理生理学是什么?

目前认为基础的非甲状腺疾病可以引起循环细胞因子和其他炎症介质增多,从而导致甲状腺功能正常的病态综合征。这些介质在多个水平上抑制甲状腺轴,包括下丘脑(减少 TRH 分泌)、垂体(减少 TSH 分泌)、甲状腺(降低 T_4 和 T_3 对 TSH 的反应)、转运蛋白(减少甲状腺激素结合)和外周组织(降低组织脱碘酶对 T_4 向 T_3 的转换)。

10. 脱碘酶的功能是什么?

脱碘酶是硒代半胱氨酸酶,通过去除碘分子使甲状腺激素激活和失活。脱碘酶有 3 个主要亚型:脱碘酶 1(D1)、脱碘酶 2(D2)和脱碘酶 3(D3)(表 45.1 和图 45.2)。D1 在肝脏和肾脏将 T_4 转化为 T_3,产生大部分循环中的 T_3,并将 RT_3 转化为二碘甲状腺素(T_2);D1 对 RT_3 的亲和力高于 T_4。D2 在脑和垂体中将 T_4 转化为 T_3,在这些组织中产生大部分细胞内 T_3;D2 对 T_4 的亲和力高于 RT_3。D3 将 T_4 转换为 RT_3,将 T_3 转换为 T_2(图 45.2)。

表 45.1　脱碘酶:甲状腺素脱碘酶是硒代半胱氨酸酶

	脱碘酶 1(D1)	脱碘酶 2(D2)	脱碘酶 3(D3)
底物	$RT_3 >> T_4$	$T_4 >> RT_3$	$T_4 + T_3$
部位	肝脏	大脑	
	肾脏	垂体	
		脂肪	
功能	清除 RT_3	细胞内 $T_3 \uparrow$	保护胎儿
	血清 $T_3 \uparrow$	血清 $T_3 \uparrow$	细胞内 $T_3 \downarrow$
			清除 $T_4 + T_3$

RT_3,反三碘甲状腺原氨酸;T_3,三碘甲状腺原氨酸;T_4,甲状腺素。

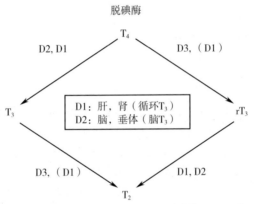

图 45.2　脱碘酶功能。D1,脱碘酶 1;D2,脱碘酶 2;D3,脱碘酶 3;RT_3,反三碘甲状腺原氨酸;T_2,二碘甲状腺原氨酸;T_3,三碘甲状腺原氨酸;T_4,甲状腺素

11. 在甲状腺功能正常的病态综合征中脱碘酶的功能发生了什么变化?

甲状腺功能正常的病态综合征 D1 活性明显降低,D3 活性增强,导致该病特征性的低血清 T_3 和高血清 RT_3。

12. 甲状腺功能正常的病态综合征是一种适应机制还是一种有害的状态?

大多数专家认为,甲状腺功能正常的病态综合征是一种适应机制,在非甲状腺疾病中可以减少外周组织的能量消耗。相反,另一些人则认为,循环中的甲状腺激素水平变化可能是有害的,可能会加重非甲状腺疾病对机体的影响。大多数人赞成前一种观点,但这个问题在未来几年可能仍会有争议。

13. 甲状腺功能正常的病态综合征患者需要应用甲状腺激素治疗吗?

对甲状腺功能正常的病态综合征的治疗仍有争议。在应用碘塞罗宁(LT_3)或左甲状腺素(LT_4)治疗甲状腺功能正常的病态综合征的干预性研究中,并没有一致或令人信服的数据说明治疗有益,但有证据表明应用甲状腺激素治疗可能是有害的。在一项随机对照试验中,LT_3 治疗可改善慢性心力衰竭患者的心室功能和神经内分泌状况。专家们一致认为仍需要进行大规模的前瞻性试验来进行研究。因此除非合并有慢性心力衰竭的患者,目前甲状腺激素治疗并不推荐用于甲状腺功能正常的病态综合征患者。

14. 甲状腺功能正常的病态综合征对提示预后有意义吗?

对于各种严重非甲状腺疾病的预后,血清低 T_3 和 T_4 水平有重要的提示意义。在重症监护室中合并有缺血性心脏病、心脏瓣膜病、充血性心力衰竭、脑膜炎球菌败血症和多种疾病的患者,血清 T_3 降低的程度预示着疾病预后不良。血清 T_3 水平极低的患者死亡率很高。

15. 非甲状腺疾病的患者甲状腺激素水平也会升高吗?

在急性精神疾病和各种急性器质性疾病时血清 T_4 可能一过性升高。T_4 升高的机制尚不清楚,但可能是由于神经递质或细胞因子介导所致。这种情况必须与真正的甲状腺毒症相区别。

关键点:甲状腺功能正常的病态综合征

- 甲状腺功能正常的病态综合征不是甲状腺疾病,而是由于非甲状腺疾病导致循环中细胞因子和炎症介质增加,引起血清促甲状腺激素(TSH)和甲状腺激素的变化。
- 轻度甲状腺功能正常的病态综合征的特征是在肝脏和其他组织中的脱碘酶介导的 T_4 向 T_3 的转化减少,导致血清三碘甲状腺原氨酸(T_3)水平较低。
- 严重的非甲状腺疾病由于抑制垂体 TSH 分泌、降低甲状腺激素与转运蛋白结合以及组织脱碘酶活性的变化,会导致血清 TSH、总 T_4 降低,T_3 显著降低、游离 T_4 不稳定、T_3 摄取(T_3RU)增加和反 $T_3(RT_3)$ 增加。
- 血清 TSH 的一过性升高常被视为患者从非甲状腺疾病中康复。
- 甲状腺功能正常的病态综合征是一种适应性反应,在全身性疾病期间减少组织的新陈代谢和保存能量;因此,甲状腺激素治疗一般不推荐,但对慢性心力衰竭患者可能有益。

（刘超　刘敏　王娟　译　闫朝丽　校）

参考文献

Adler, S. M., & Wartofsky, L. (2007). The nonthyroidal illness syndrome. *Endocrinology and Metabolism Clinics of North America*, 36, 657–672.

Boonen, E., & Van den Berghe, G. (2014). Endocrine responses to critical illness: novel insights and therapeutic implications. *Journal of Clinical Endocrinology and Metabolism*, 99, 1569–1582.

Debaveye, Y., Ellger, B., Mebis, L., Darras, V. M., & Van den Berghe, G. (2008). Regulation of tissue iodothyronine deiodinase activity in a model of prolonged critical illness. *Thyroid*, 18, 551–560.

den Brinker, M., Joosten, K. F., Visser, T. J., Hop, W. C., de Rijke, Y. B., Hazelzet, J. A., ... Koelega, A. C. (2005). Euthyroid sick syndrome in meningococcal sepsis: the impact of peripheral thyroid hormone metabolism and binding proteins. *Journal of Clinical Endocrinology and Metabolism*, 90, 5613–5620.

Fliers, E., Bianco, A. C., Langouche, L., & Boelen, A. (2015). Thyroid function in critically ill patients. *Lancet Diabetes & Endocrinology*,

3, 816–825.

Huang, S. A., & Bianco, A. C. (2008). Reawakened interest in type III iodothyronine deiodinase in critical illness and injury. *Nature Clinical Practice. Endocrinology & Metabolism, 4*, 148–154.

Iervasi, G., Pingitore, A., Landi, P., Raciti M., Ripola A., Scarlattini M., L'Abbate A., Donato L. (2003). Low serum free triiodothyronine values predict mortality in patients with cardiac disease. *Circulation, 107*, 708–711.

Kaptein, E. M., Sanchez, A., Beale, E., & Chan, L. S. (2010). Clinical review: thyroid hormone therapy for postoperative nonthyroidal illnesses: a systematic review and synthesis. *Journal of Clinical Endocrinology and Metabolism, 95*, 4526–4534.

Kimura, T., Kanda, T., Kotajima, N., Kuwabara, A., Fukumura, Y., & Kobayashi, I. (2000). Involvement of circulating interleukin-6 and its receptor in the development of euthyroid sick syndrome in patients with acute myocardial infarction. *European Journal of Endocrinology, 143*, 179–184.

Langouche, L., Vander Perre, S., Marques, M., Boelen, A., Wouters, P. J., Casaer, M. P., & Van den Berghe, G. (2013). Impact of early nutrition restriction during critical illness on the nonthyroidal illness syndrome and its relation with outcome: a randomized, controlled clinical study. *Journal of Clinical Endocrinology and Metabolism, 98*, 1006–1013.

Liu, J., Wu, X., Lu, F., Zhao, L., Shi, L., & Xu, F. (2016). Low T3 syndrome is a strong predictor of poor outcomes in patients with community-acquired pneumonia. *Scientific Reports, 6*, 22271.

Nagaya, T., Fujieda, M., Otsuka, G., Yang, J. P., Okamoto, T., & Seo, H. (2000). A potential role of activated NF-kappa B in the pathogenesis of euthyroid sick syndrome. *Journal of Clinical Investigation, 106*, 393–402.

Pasqualetti, G., Calsolaro, V., Bernardini, S., Linsalata, G., Bigazzi, R., Caraccio, N., & Monzani, F. (2018). Degree of peripheral thyroxin deiodination, frailty, and long-term survival in hospitalized older patients. *Journal of Clinical Endocrinology and Metabolism, 103*, 1867–1876.

Peeters, R. P., Wouters, P. J., Kaptein, E., van Toor, H., Visser, T. J., & Van den Berghe, G. (2003). Reduced activation and increased inactivation of thyroid hormone in tissues of critically ill patients. *Journal of Clinical Endocrinology and Metabolism, 88*, 3202–3211.

Peeters, R. P., Wouters, P. J., van Toor, H., Kaptein, E., Visser, T. J., & Van den Berghe, G. (2005). Serum 3, 3', 5'-triiodothyronine and 3, 5, 3'-triiodothyronine/rT3 are prognostic markers in critically ill patients and are associated with tissue deiodinase activities. *Journal of Clinical Endocrinology and Metabolism, 90*, 4559–4565.

Peeters, R. P., Kester, M. H. A., Wouters, P. J., Kaptein. E., van Toor, H., Visser, T. J., & Van den Berghe, G. (2005). Increased thyroxine sulfate levels in critically ill patients as a result of a decreased hepatic type I deiodinase activity. *Journal of Clinical Endocrinology and Metabolism, 90*, 6460–6465.

Peeters, R. P., van der Geyten, S., Wouters, P. J., Darras, V. M., van Toor, H., Kaptein, E.,... Van den Berghe, G. (2005). Tissue thyroid hormone levels in critical illness. *Journal of Clinical Endocrinology and Metabolism, 90*, 6498–6507.

Pingitore, A., Landi, P., Taddei, M. C., Ripoli, A., L'Abbate, A., & Iervasi, G. (2005). Triiodothyronine levels for risk stratification of patients with chronic heart failure. *American Journal of Medicine, 118*, 132–136.

Pingitore, A., Galli, E., Barison, A., Iervasi, A., Scarlattini, M., Nucci, D., ... Iervasi, G. (2008). Acute effects of triiodothyronine (T3) replacement therapy in patients with chronic heart failure and Low-T3 syndrome: a randomized, placebo-controlled study. *Journal of Clinical Endocrinology and Metabolism, 93*, 1351–1358.

Plikat, K., Langgartner, J., Buettner, R., Bollheimer L. C., Woenckhaus U., Scholmerich J., Wrede C. E. (2007). Increasing thyroid dysfunction is correlated with degree of illness and mortality in intensive care unit patients. *Metabolism, 56*, 239–244.

Rothberger, G. D., Gadhvi, S., Michelakis, N., Kumar, A., Calixte, R., & Shapiro, L. E. (2017). Usefulness of serum triiodothyronine (T3) to predict outcomes in patients hospitalized with acute heart failure. *American Journal of Cardiology, 119*, 599–603.

Schmidt R. L., LoPresti J. S., McDermott M. T., Zick S. M., Straseski J. A. (2018). Is reverse triiodothyronine ordered appropriately? Data from reference lab shows wide practice variation in orders for reverse triiodothyronine. *Thyroid* 28:842-848.

Spratt, D. I., Frohnauer, M., Cyr-Alves, H., Kramer, R. S., Lucas, F. L., Morton, J. R., ... Devlin, J. T. (2007). Triiodothyronine replacement does not alter the hemodynamic, metabolic, and hormonal responses to coronary artery surgery. *American Journal of Physiology. Endocrinol and Metabolism, 293*, E310–E315.

Van den Berghe, G. (2014). Non-thyroidal illnesses in the ICU: a syndrome with different faces. *Thyroid, 24*, 1456–1465.

Vanhorebeek, I., Langouche, L., & Van den Berghe, G. (2006). Endocrine aspects of acute and prolonged critical illness. *Nature Clinical Practice. Endocrinology & Metabolism, 2*, 20–31.

Zhang, K., Meng, X., Wang, W., Zheng, J., An, S., Wang, S., ... Tang, Y. D. (2018). Prognostic value of free triiodothyronine level in patients with hypertrophic obstructive cardiomyopathy. *Journal of Clinical Endocrinology and Metabolism, 103*, 1198–1205.

妊娠期甲状腺疾病

Meghan Donnelly, Linda A. Barbour

第46章

摘要

对妊娠期甲状腺功能的解读具有挑战性,在重要原则指导下的系统化途径是确保母亲不被过度治疗或治疗不足的有效方法。孕期甲状腺激素需求增加,应避免使用 T_3,16~18 周前的胎儿甲状腺素完全依赖母体 T_4。给予 Graves 病母亲进行最佳的治疗非常关键,可避免胎儿 Graves 病、抗甲状腺药物过量引起的甲状腺功能减退或者用量不足导致新生儿中枢性甲状腺功能减退。产后 Graves 病很可能进展,需要与产后甲状腺炎进行鉴别,后者在 20 名女性中会有 1 名发病。对患有甲状腺疾病的母亲提供最实用的方法是最大限度地优化孕产妇和胎儿的结局。

关键词

甲状腺功能亢进症,甲状腺功能减退症,妊娠,Graves 病,胎儿 Graves 病,产后甲状腺炎,抗甲状腺药物,妊娠期甲状腺毒症

1. 正常妊娠对母体甲状腺功能有何影响?

妊娠期激素对母体生理的深远影响以及胎儿代谢需求的增加,引起甲状腺激素的合成、分泌和运输发生显著变化(表 46.1)。妊娠期女性甲状腺激素(thyroid hormone, TH)产生显著增加有以下原因:

- 血浆容量增加 30%~40%,需要扩大 TH 池的储备。
- 胎盘 3 型脱碘酶(type 3 deiodinase, D3)激活导致甲状腺素(thyroxine, T_4)转化成 RT_3。
- T_4 通过胎盘进入胎儿体内。
- 高甲状腺素结合球蛋白(thyroxine-binding globulin, TBG)水平降低游离 TH 水平。
- TH 的肾脏清除增加。
- 孕期铁剂的补充会影响外源性 TH 的吸收。

表 46.1　正常妊娠期间的甲状腺功能变化

	妊娠早期	妊娠中期	妊娠晚期
总 T_4	升高 1.5 倍	升高 1.5 倍	升高 1.5 倍
总 T_3	升高 1.5 倍	升高 1.5 倍	升高 1.5 倍

续表

	妊娠早期	妊娠中期	妊娠晚期
T_3RU	↓	↓	↓
游离 T_4 指数	正常	正常	正常
TSH	↓或正常	↓或正常	↓或正常
游离 T_4	通常正常	通常正常	通常正常

↑,升高;↓,降低;T_3,三碘甲状腺原氨酸;T_3RU,T_3 树脂摄取;T_4,甲状腺素;TSH,促甲状腺激素。

2. 为什么必须谨慎解读甲状腺功能检查,孕期正常值是多少?

与非妊娠状态相比,雌激素和人绒毛膜促性腺激素(human chorionic gonadotropin, hCG)对血中 TH 的影响导致甲状腺功能的正常值发生改变。在妊娠前几周,雌激素会使 TBG 增加 2~3 倍。因为血液中 T_4 和 T_3 与 TBG 有较高的结合能力,使得总甲状腺素(total thyroxine,TT_4)和总三碘甲状腺原氨酸(total triiodothyronine,TT_3)水平增加约 50%。在整个妊娠期,以上两种激素水平大约是非妊娠状态的 1.5 倍。T_3 树脂摄取(T_3 resin uptake,T_3RU)与血清甲状腺激素结合能力呈负相关,测量值相对较低,因此计算的游离 T_4 指数(FT_4 指数:TT_4 乘以 T_3RU)的乘积通常是正常的。尽管正常范围的游离 T_4(FT_4)和游离 T_3(FT_3)水平在妊娠期通常没有变化,但必须谨慎解释,因为制造商提供的参考范围是使用非妊娠人群的血清建立的。只有 0.03% 的血清 TT_4 未与血清蛋白结合,成为组织可摄取的 FT_4,TT_3 和 FT_3 的情况也与之类似。此外,妊娠期 TBG 水平高、白蛋白水平低和非酯化的游离脂肪酸水平增高都可能影响 FT_4 和 FT_3 的免疫测定。FT_3 检测在妊娠期尤其不可靠,所以经常使用 TT_3 水平(比正常非妊娠范围增加 50%)。这些问题可以通过平衡透析分析或在线固相萃取液色谱法/串联质谱法来解决,但是这些方法昂贵而且通常不容易获得。在妊娠晚期,FT_4 轻度降低可能是正常的,也可能代表真正的甲状腺功能减退,应结合血清促甲状腺激素(thyroid-stimulating hormone,TSH)和 TT_4 水平来全面解释。如果 TSH<4mU/L,TT_4 升高 1.5 倍,患者不太可能是真正的甲状腺功能减退(在碘充足地区)。如果有可能,实验室应制定妊娠和妊娠早期 TSH、FT_4 和 FT_3 的正常标准,但这通常不能提供(见表 46.1)。

3. 在整个妊娠期,TSH 水平是如何变化的?

hCGβ 亚基的前 114 个氨基酸与 TSH 具有 85% 的序列同源性,因此可以结合并刺激 TSH 受体。hCG 在妊娠前 3 个月达到峰值,其水平大于 50 000IU/L,因此,增加 FT_4 水平(尽管 FT_4 常在参考范围内)足以抑制血清 TSH 水平。这在多胎妊娠中尤其常见。由于 hCG 的促甲状腺激素作用,TSH 的正常值上限和下限均降低。在一个大型系列研究中,在妊娠早期和中期 TSH 的 95% 的可信区间低至 0.03mU/L,妊娠晚期低至 0.13mU/L。内分泌学会和美国甲状腺协会(American Thyroid Association, ATA)以前建议在妊娠早期 TSH 上限为 2.5mU/L,在妊娠中期和晚期为 3mU/L,2017

年 ATA 指南重新指出整个妊娠期 TSH 的上限为 4mU/L(或者,对于大多数试验中心,将正常 TSH 水平上限降低约 0.5mU/L)。建议下限 0.4mU/L,比未妊娠范围低(≈0.1mU/L)。这一改变是基于母婴医学单元网进行的亚临床甲状腺功能减退或低甲状腺素血症治疗的研究结果做出的,这项研究筛查了 97 000 多名妊娠 20 周内孕妇的甲状腺功能。这项研究证实,在前 15 000 名接受筛查的女性中,TSH 的 97.5 百分位水平为 4mU/L,这促使妊娠期正常 TSH 水平上限新的建议定义被提出。虽然血清 TSH 在妊娠早期或妊娠中期(hCG 达到峰值)可能较低,但目前尚未建立妊娠期 TSH 的特异性参考范围,也没有足够的证据表明把 TSH 值降低到 4mU/L 以下可以改善妊娠结局。种族方面的差异也很显著:黑人和亚洲妇女的 TSH 值平均比白人妇女低 0.4mU/L。考虑到所有这些可变因素,在实际甲状腺激素水平的背景下来解释 TSH 的高低很重要。如果 TT_4 和 TT_3 较非妊娠期升高小于 1.5 倍,并且 FT_4 和 FT_3 未升高,TSH 被抑制可能只是 hCG 的作用,但也可能是由 Graves 病或热结节引起的亚临床甲状腺功能亢进所致。然而,无论病因如何,妊娠期单纯 TSH 减低(亚临床甲状腺功能亢进)不需要治疗。hCG 水平随着孕周增加而下降,在妊娠中期 TSH 被抑制的程度也比妊娠早期减少,妊娠晚期通常可达正常范围。

4. 哪些因素会影响母体甲状腺激素分泌增加的能力?

慢性甲状腺炎、部分 ^{131}I 治疗或手术切除导致甲状腺储备功能有限,这些妇女在妊娠期甲状腺激素的分泌可能无法增加,通常在妊娠期发展为甲状腺功能减退。因为妊娠期碘的需求量增加了大约 40%~50%,故摄入不足的妇女也可能发生甲状腺功能减退和甲状腺肿。

5. 妊娠期碘的需要量是多少? 如果碘摄入不足会发生什么?

由于妊娠期肾小球滤过率(glomerular filtration rate,GFR)增加 50%~100% 导致尿碘排出增加,碘转运到胎儿用以合成 TH 以及母体 TH 需要量增加,因此妊娠期碘需要量显著增加。如果碘摄入不足,TH 生成减少,TSH 分泌增加,将会刺激甲状腺增生。在碘缺乏地区,妊娠期甲状腺体积一般增加≥30%,分娩后通常也不会完全恢复(即妊娠期甲状腺肿)。在碘含量充足的地区(如美国),由于妊娠导致腺体血管充盈,甲状腺体积可增加 10%~15%,但通常不能通过触诊发现。因此,如果在碘充足地区发现妊娠期甲状腺肿,应采用与非妊娠期甲状腺肿相同的方法进行评估。许多欧洲国家和发展中国家的碘缺乏地区未进行碘的补充;因此,妇女在妊娠期有罹患缺碘性甲状腺肿的风险。当碘摄入严重不足时,母体及胎儿均会发生明显的甲状腺功能减退。如果在出生时没有发现和治疗碘缺乏引起的严重甲状腺功能减退,就会发生地方性克汀病。世界卫生组织(WHO)/ATA 建议妊娠期和哺乳期碘摄入量为 250μg/d,非妊娠期为 150μg/d。美国可供应无碘盐,因此碘缺乏在美国已成为一个日益严重的问题,估计占 5%~10%。由于大多数产前维生素不含碘,故应指导育龄期女性只使用加碘盐或确保摄入含碘的产前维生素。

6. 甲状腺激素、TSH、促甲状腺素释放激素（thyrotropin-releasing hormone, TRH）和碘会通过胎盘吗？

众所周知，大量的 T_4 会通过胎盘，因为完全性甲状腺发育不全的胎儿出生时大约有正常 TH 量的 30%~40%。然而，TH 通过胎盘是有限的，部分原因是胎盘上高活性的 D3，将 T_4 转化为 RT_3，并将 T_3 转化为二碘甲状腺氨酸（T_2）。通过胎盘转运的母体 TH 对胎儿脑发育至关重要，特别是在 16~18 周之前，此时胎儿脑发育完全依赖母体 T_4。有证据表明，甲状腺素转运蛋白是一种由胎盘合成和分泌的循环甲状腺激素结合蛋白，可能提供了将 TH 传递给胎儿的一种机制。到目前为止，在胎盘组织中发现了 6 种 TH 转运蛋白。然而 T_3 很少通过胎盘，因此 T_3 制剂不用于治疗妊娠期甲状腺功能减退症。此外，胎儿大脑以 T_4 受体为主，而非 T_3 受体，更突出了 T_4 在妊娠中的重要性。碘很容易通过胎盘进入胎儿甲状腺，妊娠 12~14 周后，胎儿甲状腺比母体甲状腺更容易摄取碘。TRH 能够通过胎盘，但 TSH 不能，有些试验方案尝试使用 TRH 促进胎儿肺成熟。

7. 概述甲状腺相关抗体通过胎盘的能力。

早在妊娠 18~20 周，TSH 受体刺激型抗体免疫球蛋白 G（immunoglobulin G, IgG）[甲状腺刺激型免疫球蛋白（thyroid-stimulating immunoglobulin, TSI）和 TSH 受体抗体（TSH receptor antibodie, TRAb）]可通过胎盘，患有 Graves 病母亲的 TSI 和 TRAb 水平升高至少 3 倍时，偶可引起胎儿 / 新生儿甲状腺功能亢进症。建议在这些妇女中同时检测 TSI 和 TRAb，如果其中任何一个抗体 ≈ 正常值的 3 倍，就需要监测胎儿的 Graves 病。虽然抗甲状腺过氧化物酶（thyroperoxidase, TPO）抗体和抗甲状腺球蛋白（thyroglobulin, TG）抗体也可通过胎盘，但对胎儿甲状腺功能没有具有临床意义的明显影响。极少的情况下，可能与促甲状腺素受体阻断抗体有关，导致新生儿一过性甲状腺功能减退。

8. 列出能通过胎盘的治疗甲状腺功能亢进症的常用药物。

常用于治疗甲状腺功能亢进的丙硫氧嘧啶（propylthiouracil, PTU）、甲巯咪唑（methimazole, MMI）、β 受体阻滞剂和地塞米松均可通过胎盘。

9. 描述胎儿的甲状腺功能和大脑发育。

妊娠约 12~14 周，胎儿甲状腺开始发育，下丘脑 - 垂体 - 甲状腺轴开始发挥作用。然而在 16 周之前，胎儿完全依赖于母体经胎盘转送的 T_4。在胎儿自身甲状腺开始发育前，妊娠早期和中期的较早阶段自母体通过胎盘的 T_4 的量意义重大；因此妊娠早期，胎儿充足的 TH 对神经的正常发育很重要，胎儿大脑的 T_4 水平反映了母体的水平。妊娠 5~7 周时在胎儿大脑皮质可观察到 TH 和 2 型脱碘酶（D2）。胎儿 T_4 与脑星形胶质细胞上的 T_4 受体结合，D2 将其脱碘成 T_3。胎儿大脑中主要以 T_4 受体为主，因此胎儿大脑依赖于母体 T_4 的充足供应。因此，母体 T_3 补充剂不能

用于胎儿大脑 T_3 的充足供应。这些发现着重强调了在妊娠早期源于母体的 T_4 在胎儿大脑转换为 T_3 的重要性,可影响胎儿大脑神经元和星形胶质细胞的增殖和迁移,用 T_4 治疗母体甲状腺功能减退尤为重要,因为发育中的胎儿大脑不能生物学利用外源性 T_3。由于碘缺乏或甲状腺完全发育不全的新生儿 T_4 水平很低,只要在出生时立即给予 T_4,通常神经系统发育大体上是正常的,但细微的认知变化可能持续存在。

10. 胎儿甲状腺激素的产生是否独立于母体?

16~18 周后,胎儿的下丘脑 - 垂体 - 甲状腺轴相对独立于母体,但仍依赖于母体充足的碘储备。然而,抗甲状腺药物或高水平的 TSI 或 TRAb 可能会影响胎儿的甲状腺功能或在这个阶段导致甲状腺肿的发生。胎儿 TH 和 TBG 水平逐渐升高,在妊娠 35~37 周时达到平台期。由于胎盘 D3 活性高,整个妊娠期间胎儿 RT_3 处于高水平,T_3 水平较低。然而,鉴于胎儿 TSH 水平的升高与出生时低水平的 T_4 生成相比,胎儿垂体 - 甲状腺轴相对不成熟。在生产时和新生儿早期,TSH 和 T_4 水平显著增加以及肝脏将 T_4 转化为 T_3 的能力增加。如果胎儿垂体暴露于母体慢性显性甲状腺功能亢进环境下,垂体甲状腺细胞则被抑制,出生时 TSH 可能不会激增,导致新生儿中枢性甲状腺功能减退。

11. 妊娠期甲状腺功能亢进最常见的原因是什么? 甲状腺功能亢进最容易发生在妊娠期的哪个阶段?

0.3% 的妊娠妇女中,显性甲状腺功能亢进的原因与妊娠无关,使妊娠情况变得复杂。Graves 病是妊娠期甲状腺功能亢进最常见的病因,约占近 85%。在妊娠中期和晚期由于免疫抑制,甲状腺抗体水平显著降低,自身免疫性甲状腺疾病最可能出现在妊娠前三个月或产后。其他原因包括毒性多结节性甲状腺肿、孤立性毒性腺瘤、碘致甲状腺功能亢进、亚急性甲状腺炎和妊娠期一过性甲状腺毒症(gestational transient thyrotoxicosis, GTT)。

12. 什么是 GTT 或妊娠期剧吐甲状腺毒症?

有 1%~3% 的妊娠期女性被诊断为 GTT,指母体的甲状腺功能亢进是由于 hCG 水平升高引起的,hCG 与 TSH 受体结合刺激 TH 释放。hCG 唾液酸苷化的翻译后修饰作用可改变其与 TSH 受体的亲和力及循环中的半衰期,从而导致妊娠前半期 TH 水平升高。在妊娠剧吐、多胎妊娠,尤其是葡萄胎妊娠的女性中,hCG 水平可超过 75 000IU/mL,通常可引起甲状腺功能亢进;然而,尚没有 hCG 临界值能预测或排除 GTT。妊娠期剧吐(表现为持续性恶心呕吐伴有电解质紊乱,且体重下降至少 5%)的女性通常有甲状腺功能异常,在一个系列研究中,有一半的患者 FT_4 水平升高。与 Graves 病或结节性毒性甲状腺肿不同,GTT 不伴有甲状腺肿。妊娠 18 周左右随着 hCG 水平的下降,GTT 通常不需要抗甲状腺药物就能恢复,所以很少需要使用 β 受体阻滞剂或抗甲状腺药物(antithyroid drug, ATD)治疗。甲亢通常不是导致恶心的原因；相反，恶心可能是由 hCG 的直接作用引起的。

13. 概述疑似甲状腺功能亢进症孕妇的诊断方法。

正常妊娠可产生类似甲状腺功能亢进的临床特征，如怕热、轻度心动过速、心输出量增加、收缩期血管杂音、外周血管扩张和脉压增大。体重的减轻可能会被妊娠期的体重增加所掩盖。与非妊娠状态一样，妊娠期甲状腺功能亢进的特征通常是血清 TSH 水平低，血清 FT_4 和 / 或 TT_3 水平升高；需要注意的是在正常妊娠中 TSH 水平通常较低，TT_4 和 TT_3 水平与未妊娠时相比升高约 50%。妊娠期禁止使用放射性同位素扫描，因此，妊娠期甲状腺功能亢进的鉴别诊断必须基于病史、体格检查和实验室数据。产科超声检查可排除葡萄胎或确定有无多胎妊娠。

14. 哪些发现有助于区分 Graves 病和 GTT？这么做有什么重要意义？

如果妊娠妇女频繁呕吐，鉴别早期 Graves 病和伴妊娠剧吐的甲状腺毒症（GTT）可能特别困难。既往有甲状腺功能异常病史、孕前的症状、体格检查发现如甲状腺肿、突眼或胫前黏液性水肿提示 Graves 病或多结节性毒性甲状腺肿，而不是 GTT。TRAb 和 TSI 水平升高提示 Graves 病，约 95% 的活动性 Graves 甲亢患者呈阳性。检测 TRAb 或 TSI 的适应证包括：①原因不明的甲状腺功能亢进；②病史中曾接受放射性碘或甲状腺全切除术治疗的甲状腺功能亢进症患者；③生过甲状腺功能亢进的婴儿。重要的是，因为妊娠呕吐导致营养不良，外周组织 T_4 转化为 T_3 减少，Graves 病患者的 TT_3 水平通常较高。区分 GTT 和 Graves 病这两者尤其重要，因为 GTT 通常仅通过支持治疗就会在 18~20 周缓解，而 Graves 病通常需要 ATD 治疗来预防母婴甲状腺毒症的并发症。

15. 为什么女性居住地原籍在评估甲状腺功能亢进症中很重要？

来自地方性碘缺乏地区的甲状腺肿妇女和移居到美国的妇女，当她们突然碘充足时，可能会发展为碘致甲状腺功能亢进。热结节在这些妇女中也更常见，与 Graves 病不同，热结节不会因妊娠晚期的免疫抑制而得到改善。此外，在缺碘状态 T_3 的合成优先于 T_4；因此，虽然很少见，但也可能出现游离 T_4 水平低而 TSH 不升高的情况，因为较高的 T_3 水平负反馈于 TSH，尽管存在明显的低甲状腺素血症（低 FT_4），而 TSH 水平相对正常。

16. 甲状腺功能亢进对孕妇有什么风险？

母体甲状腺功能亢进治疗不当可导致体重减轻、心动过速、近端肌无力、焦虑和房颤，增加先兆子痫和早产的风险。可能发生高输出量的左心功能不全。尤其在先兆子痫、感染、贫血或分娩的时候可能使孕妇面临充血性心力衰竭的风险。甲亢危象也会发生在这些女性身上。

17. 孕妇甲状腺功能亢进对胎儿 / 新生儿有什么风险？

妊娠结局与妊娠期甲状腺功能亢进的控制程度有直接关系。治疗不当的妊娠期甲状腺功能亢进可导致流产、胎儿心动过速、胎儿宫内发育迟缓、早产和低体重儿，低体重儿的发生率增加 9 倍。患有甲状腺功能亢进症的母亲无论治疗与否，婴儿的先天性畸形可能都不会增加。孕妇甲状腺功能亢进治疗不当可引起胎儿下丘脑 - 垂体 - 甲状腺轴受抑制，导致新生儿一过性的中枢性甲状腺功能减退及出生时新生儿 TSH 没有能力进行适当的反应以增加分泌。其他数据表明，母体甲状腺功能亢进控制不佳与胎儿 / 新生儿癫痫发作和日后神经行为障碍的风险有关。

18. 妊娠期 Graves 病抗体如何影响胎儿？

约 5% 的妊娠期 Graves 病，母体 TSH 受体刺激抗体如 TSI 或 TRAb 过高可导致胎儿或新生儿甲状腺功能障碍。甚至在甲状腺消融治疗后，母体的这些抗体水平可能仍然很高，放射性碘治疗后的抗体水平比甲状腺切除术后更高。由于 IgG 通过胎盘的通道有限，胎儿很少发生甲状腺功能障碍，除非在妊娠中期和晚期母体 TSI（功能性分析测定的单磷酸腺苷）或 TRAb（放射免疫法测定 TSH 受体抗体）的滴度升高了至少 3 倍；母体的 TSH 受体刺激性抗体水平达到或超过这个水平，胎儿或新生儿甲状腺功能异常的风险增加达 30%。如果母体 TRAb 或 TSI 水平高 3 倍，应从妊娠 20~24 周开始，进行产前超声检查以评估胎儿的甲状腺肿，对胎儿进行甲状腺功能异常的筛查，应该每 4 周进行一次或根据临床表现而定。胎儿甲状腺功能亢进还可能伴有宫内生长发育迟缓、胎儿心动过速、胎儿水肿、颅缝早闭或骨龄提前。患 Graves 病或既往有 Graves 病史的所有孕妇都应在妊娠 18~20 周进行 TSI 和 TRAb 检测。既往使用碘 131（^{131}I）治疗并正使用甲状腺替代治疗的母亲中，也报道了很多例胎儿 Graves 病。TSI 或 TRAb 有时在妊娠早期偏高，到 18 周随着妊娠免疫抑制的增强而降至正常的 3 倍以下。如果这些抗体在 18 周时升高不到 3 倍，那么胎儿或新生儿 Graves 病的风险可以忽略。

19. 母体 Graves 病引起的胎儿甲状腺功能亢进如何治疗？

如果对胎儿甲状腺肿的病因有疑问，应通过经皮胎儿脐血取样（fetal umbilical blood sampling，PUBS）和直接甲状腺功能化验来确定有无胎儿甲状腺功能的异常，因为 TRAb 可能是刺激性作用（胎儿甲状腺功能亢进），很少的情况下，也可能是阻断性作用（胎儿甲状腺功能减退）。然而，在大多数情况下，母体患甲状腺功能亢进，抗体呈刺激作用。此外，用于治疗母体甲状腺功能亢进症的 ATD 也可通过胎盘使胎儿甲状腺功能减退，导致甲状腺肿大；如果不能使用 ATD 的最小剂量来维持母体的 FT$_4$ 水平在正常范围的上限，更易发生上述情况。

胎儿甲状腺功能亢进的治疗包括给予母体高剂量的 PTU，使足量的药物进入胎儿循环。关于 MMI 在治疗胎儿 Graves 病方面的研究甚少。对于既往因 ^{131}I 治疗或手术治疗导致的甲状腺功能减退的母体需要补充 T$_4$，但 T$_4$ 通过胎盘的效果不如

PTU。当胎儿有甲状腺功能亢进,母亲有 ^{131}I 治疗或手术后甲状腺功能减退时,有时需要这两种药物同时使用。对于 TRAb/TSI 水平升高大于 3 倍的任何女性,或者涉及胎儿 Graves 病的任何问题,都应该咨询母婴医学专家。

20. 为什么新生儿甲状腺功能亢进比胎儿甲状腺功能亢进更常见,它是如何表现的?

由于胎盘 D3 活性高、子宫内血清 T_3 水平相对较低以及母体 ATD 对胎儿的影响,出生后新生儿出现甲状腺功能亢进症较为常见。TSI 和 TRAb 可以通过胎盘并在出生后保持在高水平;由于它们是 IgG 抗体,具有较长的半衰期,故这些抗体刺激新生儿甲状腺产生过量的甲状腺激素可长达 3 个月。新生儿甲状腺功能亢进表现为易怒、发育迟缓、多动、腹泻、喂养不良、黄疸、心动过速、体重增长慢、血小板减少和甲状腺肿。更少见的情况是突眼、心力衰竭、肝脾肿大、高黏血症或颅缝早闭。如果母体在妊娠期接受了 ATD 的治疗,由于药物的残留作用,新生儿可能需要 5~10 天才能出现症状。

21. 新生儿甲状腺功能亢进症有多严重?婴儿甲状腺功能亢进症如何治疗?

如果未及时诊治,新生儿甲状腺功能亢进症死亡率可达 30%。婴儿甲状腺功能亢进可能需要一定时间的抗甲状腺药物治疗,直到第 12 周抗体水平下降。

22. Graves 病孕妇如何安全治疗?

治疗明显的甲状腺功能亢进(受抑制的血清 TSH 和升高的 FT_4 水平)有助于降低母亲和胎儿的发病率。抗甲状腺药物和谨慎地使用 β 受体阻滞剂是首选的治疗方法,使 TT_4 达标(非妊娠范围上限的 1.5 倍)或 FT_4 水平达到妊娠期的正常高限。除非患者有严重的 T_3 型甲状腺毒症,否则 TT_3 通常不作为评估指标,因为已有报道保持 TT_3 正常而没有将 FT_4 维持在正常范围上限会导致甲状腺功能减退。冷碘不是一线治疗,放射性碘绝对禁忌,因为 ^{131}I 容易通过胎盘并在妊娠 10~12 周在胎儿的甲状腺浓聚,对胎儿甲状腺有破坏作用。患有甲亢危象的孕妇可以安全地使用 PTU,其次是冷碘,辅以氢化可的松(很少通过胎盘)以及合理使用 β 受体阻滞剂。

23. 孕期亚临床甲状腺功能亢进症需要治疗吗?

不需要。在一些孕妇中 TSH 水平常会受到抑制。对一共 400 多名患有亚临床甲状腺功能亢进症的孕妇的观察发现未经治疗的孕妇的妊娠结局与 TSH 水平没有被抑制的孕妇之间没有差别。此外,这种治疗可能使胎儿不必要地暴露于抗甲状腺药物,从而导致胎儿甲状腺功能减退。因此,无论是什么病因(Graves 病还是 GTT 或是温结节),妊娠期间仅 TSH 水平受抑制不伴甲状腺激素水平升高的情况不需要治疗。

24. 孕妇应选择哪种抗甲状腺药物治疗更好,PTU 还是 MMI?

在非常轻微的甲状腺功能亢进症的孕妇中,妊娠早期应避免使用 ATD,因为在胎儿器官形成期间,虽然并不常见,暴露于 PTU 和 MMI 与出生缺陷相关(≈5~10周)。对于中度至重度甲状腺功能亢进症,妊娠早期使用 PTU 优于 MMI,因为一直以来认为 MMI 与 2%~4% 的先天性畸形有关,如表皮发育不全、后鼻孔或食管闭锁、腹壁缺损、室间隔缺损、眼睛和泌尿系统异常。从致畸的角度来看,传统上认为 PTU 在妊娠前 3 个月更安全;然而,最近的一项研究报告显示,如果在妊娠早期暴露于 PTU,高达 2% 的儿童患有先天性畸形,如面部、颈部囊肿和尿路异常。这些由 PTU 引起的(不常见)缺陷没有 MMI 引起的那么严重,使 PTU 在妊娠早期成为首选药物。2010 年,美国食品药品管理局(FDA)报告在美国导致肝移植的药物名单中,PTU 排名第三。研究人员估计 PTU 相关肝损伤的风险为 1:1 000,急性肝衰竭需要移植或导致死亡的风险为 1:10 000。有两例报告发生在妊娠期间,而且这两例都有胎儿肝损伤的证据。因此,基于这种考虑,如果能在不影响最佳 ATD 剂量滴定的前提下,推荐在妊娠中期改用 MMI。这种方法平衡了妊娠早期 MMI 导致胚胎疾病的风险和妊娠中、晚期 PTU 引起母体肝损伤的风险。

25. 妊娠期如何确定和调整 PTU 和 MMI 剂量?

由于 PTU 和 MMI 都会通过胎盘,过度治疗可能导致胎儿甲状腺功能减退,因此应给予尽可能低的剂量,目标是使母体的血清 FT_4 水平维持在正常范围高限,或 TT_4 水平约为非妊娠范围的 1.5 倍。FT_4 和 TT_4 水平在这些范围内的女性,血清 TSH 水平往往持续被抑制,在妊娠期间 TSH 水平不应用于对 ATD 剂量的滴定。根据 ATA 指南,妊娠早期(小于 10 周),仅需要低剂量药物(MMI 5~10mg/d,PTU 100~200mg/d)的 Graves 病女性可以考虑停止药物治疗,以降低致畸的小风险。对于妊娠前 3 个月需要低剂量 PTU 的女性,由于妊娠期存在免疫抑制,妊娠后期可逐渐减量;因此,可能没有必要替换成 MMI。通常 PTU 与 MMI 的转化率约为 20:1(200mg PTU ≈ 10mg MMI),但需要密切监测母体的 FT_4 或 TT_4 水平,因为每个人的反应可能有所不同。如果主要表现为 T_3 型甲状腺毒症,PTU 可能优于 MMI,因为 PTU 还能减少 T_4 向 T_3 的转化。停药或继续接受 ATD 治疗后,最初应每 2~4 周进行一次甲状腺功能检测,如果甲状腺功能稳定,可在妊娠中晚期将检查间隔时间延长至 4 周。在宫内曾暴露于 PTU 或 MMI 的新生儿中,在母体滴定 PTU 或 MMI 剂量以维持 FT_4 在正常范围高限时,有 1%~3% 的新生儿会发生一过性新生儿甲状腺功能减退或出现较小的甲状腺肿,但如果母体的 FT_4 降至正常中下限范围内或试图使 TSH 正常化,则此种情况更为常见。虽然目前还不清楚监测肝功能是否有助于预防严重的肝损伤,但对服用 PTU 的女性进行多次肝功能检测是合理的,并建议她们立即报告出现的任何新症状。这两种硫脲酰胺都与 1% 或更低的粒细胞减少症的风险相关;因此,如果患者在服用这些药物时出现发热或咽痛,应建议患者立即报告并及时进行全血细胞计数检测。通常情况下,因为妊娠自然免疫抑制,TRAb 水平会降低,ATD 可以在妊娠中期和晚期减量,甚至停药。然而,必须确保母亲在分娩时没有甲状腺功能亢进症,以减少甲状腺功能亢进所致的心血管系统并发症和胎儿垂体功能被抑制的风险,后者可能导致新生儿出生时出现中枢性甲状腺功能减退。大多数患有 Graves 病的女性产后会复发,需要增加 ATD 剂量或重新开始治疗。

26. 讨论 β 受体阻滞剂在孕期的作用。

β 受体阻滞剂可用于治疗有症状的高肾上腺素能体征和症状,直到 ATD 治疗使患者甲状腺功能正常。但是,当患者的甲状腺功能正常后,应停用 β 受体阻滞剂,因为长期使用这些药物与胎儿宫内生长受限相关。尚没有令人信服的数据表明哪一种 β 受体阻滞剂更安全;然而,美托洛尔和普萘洛尔通常比阿替洛尔更受欢迎。

27. 为什么在孕期禁用放射性碘?

放射性碘(radioactive iodine,RAI)在孕期是禁忌的,因为孕妇服用的 RAI 很容易通过胎盘,且妊娠 10 周后在胎儿甲状腺高度浓聚。妊娠 12~14 周时,胎儿的甲状腺对碘的吸收能力是母体甲状腺的 20~50 倍,一剂 RAI 可以轻易地消融胎儿的甲状腺。

28. 妊娠期甲状腺功能亢进症可以服用冷碘吗?

妊娠期间应该避免使用冷碘(如卢戈氏溶液或饱和碘化钾溶液),除非患有甲亢危象或其他治疗无效的甲状腺功能亢进症。如果必须使用,应在妊娠 10~12 周后,并监测胎儿甲状腺肿的发展,如果可能应该限制用药时间在 3 天内。

29. 妊娠期甲状腺功能亢进症是否可以手术治疗?

妊娠期甲状腺功能亢进症很少需要手术,但是对于那些不能服用抗甲状腺药物(如粒细胞缺乏症)或对高剂量的抗甲状腺药物难以耐受的患者可能是必要的。如有必要,最好在妊娠中期进行手术。妊娠早期手术可能有流产的风险,24 周之后进行手术会增加早产的风险。但是,手术对妊娠的总体风险很低,如果确实有必要,在妊娠期不应该拒绝手术。血浆置换可能有助于降低 Graves 病的 TH 水平,以便在不能给予抗甲状腺药物的情况下安全地进行手术。

30. 如果妊娠女性无意中接受了 ^{123}I 扫描或消融剂量的 ^{131}I,是否建议其终止妊娠?

妊娠早期接受 ^{123}I 甲状腺扫描的女性在很大程度上可以放心,因为胎儿在 10 周前还没有形成浓聚碘的能力,而且这种同位素的辐射暴露非常低,半衰期大约只有 8 小时。然而,妊娠早期给予消融剂量的 ^{131}I 更值得关注,因为 ^{131}I 的半衰期是 8 天,而且辐射对甲状腺的破坏性更大。一般来说,如果在妊娠早期胎儿甲状腺还不能浓聚碘的时候使用,胎儿甲状腺功能减退的风险很低。很少建议终止妊娠,但是应该密切监测胎儿和新生儿的甲状腺肿或甲状腺功能减退的迹象。

31. 如果妊娠女性无意中接受了放射性碘治疗,如何将对胎儿的风险降到最低?

在这种情况下,给予 PTU 或冷碘阻断胎儿甲状腺中的 ^{131}I 循环可能是有用的,

特别是在 ^{131}I 治疗后的 1 周内给予 PTU 或冷碘。如果胎儿确实出现甲状腺功能减退症,可在子宫内通过经皮脐血取样进行诊断,并且可以通过羊水注射 T_4 进行治疗,尽管目前对这种治疗的研究尚不充分,还应该咨询母婴医学医生。当然,所有育龄期的女性,不管采取何种避孕措施,在接受任何剂量的 ^{123}I 或 ^{131}I 之前都应该进行妊娠试验,并确保有效避孕。

32. 患 Graves 病的女性在妊娠前有何优选方案?

许多专家建议计划妊娠的育龄期女性(妊娠试验阴性后)应使用 ^{131}I 彻底治疗。在几组接受 RAI 治疗的甲状腺癌女性中,在随后的妊娠中,死胎、早产、低出生体重儿或先天性畸形方面均没有显著差异。必须建立有效的避孕措施,恢复正常甲状腺功能状态稳定至少 6 个月后再尝试妊娠。患有 Graves 病的女性在接受 ^{131}I 治疗后的 1 年内,TSI 或 TRAb 持续处于较高(>3 倍于正常)水平,增加了胎儿和新生儿 Graves 病的风险。对于 TRAb 水平很高以及需要较大剂量 ATD 治疗并希望在 6~12 个月内妊娠的女性,甲状腺切除术可能是个合理的选择。对于服用稳定低剂量 ATD 的女性来说,这些药物在妊娠期不会出现问题,但是极有可能需要在妊娠期间和产后调整 ATD 剂量。需要高剂量 ATD 或甲状腺肿的女性应在妊娠前咨询关于彻底治疗方案的获益。

33. 描述产后 Graves 病的自然史。

通常约 70% 的 Graves 病女性会在分娩后的前 3 个月内复发或病情加重。在此期间,ATD 几乎必须重新启用或者增加剂量。

34. 母体的甲状腺状态会影响哺乳吗?

几个病例研究和队列研究表明,甲状腺功能亢进症和甲状腺功能减退症都会对泌乳和母乳喂养产生负面的影响,通过适当的治疗,泌乳能力会得到改善。因此,如果没有其他明确原因导致泌乳不足的哺乳期女性,建议测定她们的 TSH 以评估甲状腺功能,如果存在甲状腺功能异常,应给予治疗。

35. 对于希望母乳喂养的甲状腺功能亢进妇女,可以推荐的治疗方案是什么?

与 MMI 相比,PTU 与蛋白质的结合力更强以及进入乳汁的有效剂量更少,因此以前建议在哺乳期使用 PTU 治疗,而不是 MMI。然而,高达 20mg 的 MMI 剂量已被安全地用于哺乳期女性,没有任何证据表明会发生新生儿甲状腺功能减退。因此,由于担心 PTU 引起的肝毒性,通常建议哺乳期女性只要不超过上述 MMI 剂量就可以安全哺乳。如果哺乳期妇女需要 ATD 治疗,应该告诉她们的儿科医生。如果哺乳女性每天服用 >450mg 的 PTU 或者 >20mg 的 MMI,应该对新生儿甲状腺功能进行检测。

36. 哺乳期女性能否接受诊断性 ^{123}I 扫描以明确甲状腺功能亢进症的原因？

在诊断不明确时，如果哺乳期女性愿意中断母乳喂养 2~3 天，可以进行诊断性 ^{123}I 扫描。^{123}I 和 Tc-99(^{99}Tc)高锝酸盐都可进入到乳汁，各自的有效半衰期分别为 5~8 小时和 2~8 小时。

37. 哺乳期女性可以进行 ^{131}I 治疗吗？

除非哺乳期女性愿意完全放弃哺乳，否则不能进行 ^{131}I 治疗，因为即使 5mCi 剂量也需要停止母乳喂养至少 56 天。此外，建议在停止母乳喂养至少 4 周后进行 ^{131}I 治疗，以避免乳房组织中的放射性同位素水平过高。

38. β 受体阻滞剂能用于哺乳期女性吗？

如有必要，β 受体阻滞剂可用于哺乳期女性。然而，阿替洛尔可能会产生比其他 β 受体阻滞剂更高的母乳药物浓度，并且有新生儿心动过缓的罕见报道。首选最低剂量的普萘洛尔或美托洛尔。

39. 哺乳期女性应在什么时候服用抗甲状腺药物可以最大限度减少对婴儿的影响？

哺乳期女性最好在哺乳后立即服用抗甲状腺药物，以避免使婴儿暴露于最高的血药浓度下。

40. 临床和亚临床甲状腺功能减退症对妊娠有危险吗？

2%~4% 的孕妇会发生亚临床甲状腺功能减退症；0.5% 的孕妇发生临床甲状腺功能减退症（定义为 TSH>4mU/L，同时血清 FT$_4$ 浓度降低；当 TSH>10mU/L 时，则无需考虑 FT$_4$ 水平）。未经治疗的临床甲状腺功能减退可导致孕妇贫血、肌病、心动过缓、神经心理症状、腕管综合征和充血性心力衰竭。它还与早产、流产、妊娠期高血压、胎盘早剥、低出生体重儿、产后大出血相关，也可能与婴儿神经发育迟缓有关。

亚临床甲状腺功能减退症的定义为血清 TSH 升高（通常 <10mU/L），FT$_4$ 水平在正常范围内，这与妊娠不良结局有不同程度的相关性。研究中由于对 TSH 升高的定义不同，增加了明确亚临床甲状腺功能减退对妊娠造成真正风险这个问题的难度。现有证据有力地支持亚临床甲状腺功能减退与流产和早产之间的关联，TPO 抗体阳性可能伴随其他风险。在以 TSH 水平轻度升高（TSH<6mU/L）孕妇为研究对象的大多数系列报道中，证明亚临床甲状腺功能减退与胎儿或新生儿的不良结局无关；因此，以较高的 TSH 水平（7~10mU/L）为特征的亚临床甲状腺功能减退是否会导致类似的结果，目前尚不清楚。

41. 临床和亚临床甲状腺功能减退症的孕妇应该治疗吗？

在妊娠或非妊娠人群中对于临床甲状腺功能减退症的治疗，还没有前瞻性随机对照试验（randomized controlled trials，RCTs），因为这被认为是不符合伦理的。现有的回顾性研究支持对临床甲状腺功能减退症的治疗对预防母婴不良妊娠结局有获益，因此妊娠期临床甲状腺功能减退应给予左甲状腺素（LT$_4$）替代治疗。许多人认为，即使 FT$_4$ 水平正常，TSH≥10mU/L，等同于"临床"甲状腺功能减退。

现有研究数据没有明确的证据支持妊娠期轻度亚临床甲状腺功能减退症需要 LT$_4$ 治疗；两项大型多中心随机对照研究显示，在妊娠期进行治疗的患者，在妊娠结局或儿童的认知功能方面没有得到改善。产前甲状腺筛查对照研究（CATS 研究）对近 22 000 名妇女进行了亚临床甲状腺功能减退症的筛查，结果显示，与确诊但未治疗的亚临床甲状腺功能减退症相比，治疗组妇女的妊娠结局或儿童 3 岁时的神经认知功能没有明显改善。最近对妊娠期亚临床甲状腺功减退或妊娠期低甲状腺激素血症进行治疗的研究，随机选择了近 700 例患有亚临床甲状腺功能减退的女性，分别给予 LT$_4$ 和安慰剂治疗，结果显示治疗组和未治疗组的孕妇在妊娠结局、新生儿结局或儿童 5 岁时的认知功能方面没有明显差异。然而，这项研究受到随机入组时孕妇胎龄较大（平均≈17 周）和治疗组相对较低的基线血清 TSH 水平（平均 4.5mU/L）的限制。在 CATS 研究中治疗组孕妇 TSH 的中位数只有 3.8mU/L。此外，两项研究的 TPO 抗体状态都是未知的。因此，妊娠较早期诊断的，TSH 6~10mU/L 或 TPO 抗体阳性的亚临床甲状腺功能减退症，是否进行治疗以及治疗能否改善预后依然没有定论。

ATA 建议对 TSH 水平 >10mU/L 的妊娠期亚临床甲状腺功能减退患者应该给予治疗；TSH 在 4~10mU/L 之间，尤其是 TPO 抗体阳性的患者需要治疗；TPO 抗体阳性，TSH 水平在 2.5~4.0mU/L 的患者可酌情治疗。美国妇产科医师学会（American College of Obstetricians and Gynecologists，ACOG）声明，没有证据支持筛查和治疗妊娠亚临床甲状腺功能减退症，但它没有提及 TPO 抗体的状态或 TSH 升高的程度。因为妊娠期 TSH≥4mU/L 即考虑有异常，大多数医疗卫生机构都以此作为患者需要治疗的标准，无论 TPO 抗体是否阳性。此外，TPO 抗体检测可能会延误治疗，而且 TPO 抗体达到什么水平是阳性这个标准仍然存在争议。由于没有证据表明对 TSH 水平在 2.5~4mU/L 之间 TPO 抗体阳性的患者进行治疗会获益，因此对于 TSH 值 <4mU/L 的患者不建议治疗，因为这可能导致治疗过度。对于 TSH 在 4~10mU/L 之间的患者，治疗应采用小剂量 LT$_4$（50μg/d），治疗中 TSH 的目标水平为 0.5~2.5mU/L。

42. 妊娠早期患甲状腺功能减退的母亲所生的婴儿智力发育异常的危险因素是什么？

在美国，所有新生儿都会接受甲状腺功能减退症的筛查。众所周知，患有严重先天性甲状腺功能减退症的婴儿在出生时接受甲状腺激素治疗后生长和智力发育接近正常。如前所述，胎儿大脑的成熟在 18 周前依赖于母体的甲状腺激素，回顾性研究表明，妊娠期间未经治疗的临床甲状腺功能减退的孕妇，所生的婴儿神经发育测试结果会略有下降。然而，正如前面所讨论的，亚临床甲状腺功能减退是否会引起神经发育异常仍然是一个有争议的问题。

43. 是否所有孕妇都应该在孕早期筛查 TSH 升高？

出于对母亲和胎儿的关注，一些人主张对妊娠早期的孕妇进行全面筛查，以确定 TSH 水平是否升高。研究表明，仅对高危女性进行定向筛查，25%~35% TSH 值升高的女性漏诊。然而，如上所述，由于缺乏对妊娠期轻度亚临床甲状腺功能减退症进行治疗的证据，ACOG 不建议对妊娠期 TSH 是否异常进行普遍筛查。ATA 2017 年的指南声明，没有足够的证据支持或反对在妊娠早期进行 TSH 水平的普遍筛查。目前，ATA 建议对所有孕妇进行甲状腺功能减退危险因素的临床筛查，并对有下列危险因素的女性进行 TSH 水平测定：

1）有甲状腺功能减退或甲状腺功能亢进病史或存在甲状腺功能异常的体征 /症状；

2）已知甲状腺抗体阳性或存在甲状腺肿；

3）头颈部放射治疗史或甲状腺手术史；

4）年龄大于 30 岁；

5）1 型糖尿病（T1D）或其他自身免疫性疾病；

6）有流产、早产或不育史；

7）多次妊娠（>2 次）；

8）自身免疫性甲状腺疾病或甲状腺功能障碍家族史；

9）病态肥胖［体重指数（BMI）>40kg/m^2］；

10）服用胺碘酮或锂盐，或近期进行了含碘造影剂的检查；

11）居住在中至重度碘缺乏的地区。

44. 应该对反复流产的孕妇行 TPO 抗体筛查吗？如果抗体阳性，TSH 正常应予以甲状腺激素治疗吗？

几项荟萃分析发现，TPO 抗体阳性（TPO+）妇女非复发性自发性流产的发生率增加，风险比在 2.3~3.9 之间。还有数据表明，自身免疫性甲状腺疾病与复发性流产（连续两次或三次流产）有关。然而，两者之间的因果关系尚未确定。已有学者提出了解释二者之间联系的几种机制，包括甲状腺储备减少 / 甲状腺功能减退、子宫内膜细胞因子水平改变、滋养层细胞功能改变和自身免疫。然而，这些抗体可能只是与流产相关的其他自身免疫性疾病的标记物。Negro 等人（2006）进行的一项 RCT 研究表明，用小剂量甲状腺激素治疗未经选择的 TPO+ 的甲状腺功能正常的女性，可以减少妊娠早期流产，但不能减少妊娠晚期流产。然而，许多流产发生得如此之早，以至于在流产之前就开始治疗是不可能的，而且很难从机制上理解如何仅用几天的治疗就可以预防流产。Negro 等人（2016）随后进行的一项较大规模的试验发现，对 TPO+ 血清 TSH 水平 <2.5mU/L 的女性进行治疗未见获益。一项来自中国的研究随机选取了 600 名接受体外受精（in vitro fertilization，IVF）和胚胎移植的甲状腺功能正常的 TPO+ 女性，分为接受 25~50μg/d 的 LT$_4$ 治疗组和不治疗组，结果发现治疗组流产率没有降低，活产率也没有改善。有两项正在进行的 RCT

研究拟评估 LT₄ 治疗和安慰剂对活产率的影响。正在英国进行的甲状腺抗体和左甲状腺素研究（Thyroid AntiBodies and LEvoThyroxine study，TABLET）对有不孕史和反复流产史的 TPO+ 甲状腺功能正常的女性进行随机试验，正在荷兰进行的 T₄Lifetrial 对有反复流产病史的女性做了同样的试验。虽然 ATA 认为有反复流产史的 TPO+ 女性可以选择治疗，但 ACOG 认为反复流产女性不必常规筛查 TPO 抗体。TPO+ 的女性在妊娠晚期发生亚临床甲状腺功能减退的风险约为 15%，产后甲状腺炎的风险约为 50%；因此，应密切监测这些病情进展。

关键点：妊娠期甲状腺疾病

- 所有甲状腺疾病风险增加的妇女都应在妊娠早期进行筛查。
- 在妊娠期促甲状腺激素（TSH）、总甲状腺素（TT₄）、总三碘甲状腺素（TT₃）的正常值范围发生改变，类似方法检测游离 T₄、游离 T₃ 可能不够准确。TT₄ 和 TT₃ 增加了大约 50%，近期推荐 TSH 参考值为 0.1~4.0mU/L。
- 妊娠期一过性甲状腺功能亢进与妊娠剧吐有关，可引起明显的甲状腺功能亢进症状，但通常具有自限性，不需要抗甲状腺药物（ATD）治疗。
- Graves 病最常出现在妊娠早期，在妊娠晚期好转，治疗会逐渐减少，但在分娩后经常加重。
- 患 Graves 病或有 Graves 病史的女性（不论是否进行甲状腺 ¹³¹I 治疗或甲状腺切除术史）应评估 TSH 受体抗体（TRAb）和促甲状腺免疫球蛋白（TSI）。如果在妊娠 18 周时，TRAb 或 TSI 水平升高≥3 倍，应监测胎儿的发育或新生儿 Graves 病。
- 亚临床甲状腺功能亢进（只有 TSH 受抑）在妊娠期不需要治疗。
- 亚临床甲状腺功能减退，TSH>4mU/L 应予治疗；治疗采用小剂量左甲状腺素（每天 50μg），TSH 目标值为 0.5~2.5mU/L。
- 虽然甲状腺过氧化物酶（TPO）抗体可能与流产风险的轻微增加有关，但目前没有足够的证据推荐常规筛查 TPO 抗体，也不推荐对反复流产、TPO 抗体阳性、但甲状腺功能正常的女性进行治疗。
- 甲状腺激素的需求量从妊娠早期开始增加，对于无甲状腺的女性确定妊娠后立即增加 25% 的甲状腺激素剂量是合理的。只有 LT₄（而不是 T₃）可用于甲状腺激素替代，妊娠期完全替代剂量估计约为 2μg/kg。
- 约 5% 的正常女性会发生产后甲状腺炎，1 型糖尿病女性约 20%~25% 会发生产后甲状腺炎。

---

45. 孕期 LT₄ 治疗需求是如何变化的？

已接受治疗的甲减患者在妊娠期间对 LT₄ 的需求量通常会增加，多达 75% 的孕妇需要增加 25%~30% 的剂量。一项研究表明，尽管 TSH 正常，但需要完全替代剂量的无甲状腺的甲减女性在确诊妊娠后应立即增加 25% 的剂量。另一项研究证实，85% 的无甲状腺的甲减孕妇在妊娠 16 周时 LT₄ 的剂量需要增加 47%。

46. 是什么原因导致妊娠早期对甲状腺激素的需求量迅速增加？

妊娠早期 TH 需求的迅速增加可能是由于妊娠相关的雌激素刺激 TBG 迅速增

加所致。在雌激素水平很高的接受辅助生殖女性中,这一变化尤为显著。

47. 对于甲状腺功能减退的女性,妊娠期应何时检查 TSH,应给予多少剂量的甲状腺激素,TSH 在什么水平时应进行治疗指导?

确认妊娠后应立即测定 TSH 水平,并适当增加 LT$_4$ 剂量。无甲状腺的甲减女性,或那些需要 LT$_4$ 完全替代剂量的女性,应该在确认妊娠后立即增加 25%~30% 的剂量。一项试验表明,可以通过在患者当前的治疗方案中每周增加 2 片来实现。如前所述,由于 hCG 的促甲状腺作用,正常女性妊娠早期的 TSH 可能被轻度抑制。因此,不应因妊娠早期 TSH 水平低而减少 LT$_4$ 剂量,除非孕妇出现甲状腺功能亢进的表现或血清 FT$_4$ 水平明显升高。

患有亚临床甲状腺功能减退症(TSH 4~10mU/L)的女性,如果体重较大且 TSH 水平在 7~10mU/L 范围内,通常可以给予 50~75μg/d 的 LT$_4$ 治疗。临床甲状腺功能减退的孕妇(TSH 升高;FT4 低于正常范围或 TSH>10mU/L)应立即给予 LT$_4$ 完全替代剂量的治疗;妊娠期间大约 2μg/kg/d。由于 T$_3$ 很少通过胎盘以及胎儿大脑发育需要 T$_4$,因此妊娠期不应使用三碘甲腺原氨酸(LT$_3$)。调整剂量后应每 4 周监测一次血清 TSH 水平,直到妊娠 18 周,TSH 控制目标在 0.5~2.5mU/L 之间(应确保 TSH 维持在 <4mU/L 水平),18 周之前胎儿发育依赖母体的 TH。一旦 TSH 稳定,就可以在妊娠后期每 4~8 周监测一次。对于因甲状腺癌进行了甲状腺切除术的女性,应遵循原则,在孕期血清 TSH 应维持在受抑制但可检测到且不出现甲状腺毒症的水平。LT$_4$ 剂量应该在分娩后立即减量,避免发生甲状腺功能亢进;一旦产妇体重接近孕前,LT$_4$ 就可以恢复孕前剂量。产后 6 周应监测促甲状腺激素(TSH)水平。

48. 常用的补充剂如生物素会影响甲状腺功能的实验室检测吗?

越来越多的患者使用市场上销售的生物素膳食补充剂来改善头发、皮肤和指甲的健康。然而,血液中过量的生物素会影响使用生物素化抗体的实验室测定,从而导致干扰和得出错误的结果,特别是患者在服用了生物素的几个小时内进行采样。服用大剂量生物素的患者误诊为甲状腺功能亢进症已有很多病例报告,因其干扰生物素敏感的免疫测定,包括 T$_4$、T$_3$、TSH、甲状腺球蛋白和 TRAb。其中在一个病例报道中,患者没有甲状腺功能亢进症状,因此对测试结果产生疑问,在停止生物素治疗几天后再次进行测试,结果恢复正常。所有接受甲状腺疾病评估的患者都应询问其膳食补充剂的使用情况,在补充生物素的患者中应避免检测生物素敏感的指标。测定 FT$_4$ 的平衡透析检测不受其影响。另外,对生物素敏感的检测可以在补充剂停用 2~3 天后进行准确的测定。最后,应在临床整体背景下分析结果,如果结果与患者的表现不一致,应对结果提出质疑。

49. 孕妇应该在何时服用甲状腺激素?

建议孕妇服用 LT$_4$ 和产前维生素和 / 或铁补充剂的时间至少间隔 4 小时,因为硫酸亚铁会结合 T$_4$、降低其生物利用度,这一点非常重要。高剂量的钙剂和大豆也

会干扰 LT_4 的吸收。

50. 妊娠期间甲状腺结节应如何评估？

雌激素、孕激素和 hCG 这些激素的作用，以及相对碘缺乏，都可能在妊娠期间导致甲状腺结节的形成。孕妇中单发或主要甲状腺结节的评估与非妊娠女性相似。超声检查可评估多个结节以及提示恶性肿瘤的超声特征（微钙化、低回声、边缘不规则、纵横比大于 1、结节内血管形成和淋巴结肿大）。对于血清 TSH 正常或升高的患者，建议根据结节大小和超声表现进行细针穿刺活检（fine-needle aspiration biopsy，FNAB）。ATA 2015 指南建议对结节进行 FNAB 应符合以下条件：高度怀疑和中度怀疑且结节大小 >1cm，低度怀疑且结节 >1.5cm，极低度怀疑且结节 >2cm，不符合上述情况的可选择临床观察。不建议对单纯囊性结节进行 FNAB 来做细胞学检查。出现异常的颈部淋巴结也应进行活检。ATA 不推荐对小于 1cm 的结节进行 FNAB，除非有病理性淋巴结病变、甲状腺外侵犯或高危的个人史（结节突然出现或生长迅速、儿童时期头颈部照射史、声音嘶哑、持续咳嗽）。在妊娠最后 1 个月发现结节的妇女可以推迟到分娩后进行 FNAB，但在妊娠期间诊断甲状腺癌，往往有助于制定合适的手术治疗计划。有甲状腺结节和 TSH 受抑制的女性可能存在温结节或热结节。温结节或热结节很少是恶性的，FNAB 常常没有诊断价值。因此，TSH 抑制的甲状腺结节孕妇分娩后应进行放射性同位素扫描，以确定是温结节还是冷结节，然后再进行 FNAB 检查。对 FNAB 结果的评估标准与非妊娠患者相同。

51. 妊娠期间发现的甲状腺结节恶性的可能性有多大？

有数据表明，与非妊娠妇女的甲状腺结节相比，妊娠期间发现的甲状腺结节可能有更高的恶性风险。但是，这一发现在一定程度上是选择偏倚或抽样误差所致的结果，因为许多年轻女性在妊娠之前不会进行系统的健康检查。此外，这些数据来自三级转诊中心，因此，可能不能代表一般的妊娠人群。根据患者群体不同，活检结节中良性细胞学的发病率 >80%，分化型甲状腺癌的发生率为 5%~40%。大多数的恶性结节是甲状腺乳头状癌。FNA 细胞学检查在诊断乳头状癌方面具有很高的准确性，而细胞学检查表现为滤泡性或 Hürthle 细胞肿瘤，预测恶性的可能性只有 5%~20%。目前尚无前瞻性研究来评估孕妇细胞学检查不确定的甲状腺结节的结局和预后。妊娠期间，如果有不确定或细胞学检查可疑的结节，除非临床怀疑结节呈高侵袭性，手术通常推迟到分娩后进行。由于妊娠对信号生物标志物的影响还处于未知状态，因此妊娠期进行分子遗传学检测未必有效。因此，不建议在妊娠期间进行这项检查，但该检查在分娩后对不确定结节的恶性风险分层可能有用。

52. 妊娠期间甲状腺恶性结节应如何处理？

如果 FNA 细胞学检查提示或确诊甲状腺乳头状癌，最好在妊娠中期行甲状腺切除术，以避免妊娠早期流产和妊娠晚期早产的风险。妊娠中期进行手术导致早产或胎儿不良结局的风险非常低。如果结节小于 2cm，没有迅速增大，且患者无淋巴结肿大,可推迟至分娩后行甲状腺切除术,同时考虑给予 LT$_4$ 抑制治疗,特别注意避免 T$_4$ 水平升高。对于近期有甲状腺癌病史或妊娠期间诊断为甲状腺癌或高度可疑恶性甲状腺结节的孕妇,给予 LT$_4$ 以达到血清 TSH 被抑制但可检测到的水平,前提是 FT$_4$ 或 TT$_4$ 水平没有超出妊娠的正常范围。只要恶性结节显示为分化良好的甲状腺癌,且在诊断后 1 年内进行治疗,那么在妊娠期间还是在分娩后立即进行甲状腺切除术,都不会对疾病的特异性生存期产生影响。然而,一些证据表明,等待分娩后手术的女性的复发率可能略高于妊娠中期选择手术的妇女,复发是以血清 TG 水平或 TG 抗体滴度升高为指标的。

53. 产后甲状腺炎有多常见？ 哪些人有患病风险,其病理学表现是什么？

5%~10% 的女性发生产后甲状腺功能障碍,某些特定的人群中发病率更高。在一组研究中,25% 的 1 型糖尿病患者出现产后甲状腺功能障碍;因此,建议患有 1 型糖尿病的女性在产后进行甲状腺功能的常规筛查。另一组妊娠 16 周时 TPO 阳性的 152 名孕妇中,产后甲状腺炎发生率为 50%。其中 19% 表现为单纯甲状腺功能亢进,49% 为单纯甲状腺功能减退,32% 的产妇先表现为甲状腺功能亢进,之后出现甲状腺功能减退。TPO 阳性女性分娩后 6~12 周以及 6 个月或出现症状时应监测血清 TSH 水平。

该疾病与 TPO 抗体高度相关,其组织学与桥本甲状腺炎相同,表现为弥漫性单核细胞浸润和甲状腺滤泡破坏。

54. 产后甲状腺炎包括哪些阶段？ 第一阶段的典型表现是什么？

经典的临床表现包括 3 个阶段(甲状腺功能亢进,之后是甲状腺功能减退,然后恢复正常),但是并非所有女性都有每个阶段的表现。

分娩后 1~3 个月,受影响的产妇会由于免疫介导的甲状腺滤泡破坏而发展为轻度甲状腺功能亢进,从而导致储存的 TH 释放到循环系统中。这些女性可能会经历焦虑、易怒、心悸、疲劳和失眠,但通常这个阶段不会引起临床关注。有症状的患者最好使用小剂量的 β 受体阻滞剂进行治疗,随着甲状腺毒症的自发缓解,必须尽快逐渐减量和停药。不建议使用 PTU 或 MMI,因为这些患者的甲状腺功能亢进是由于甲状腺滤泡的炎性破坏导致,而不是 TH 合成增加引起的。

55. 产后甲状腺炎第一阶段如何与 Graves 病鉴别？

偶尔的情况下,产后甲状腺功能亢进的原因难以确定,因为 Graves 病通常在分娩后的最初几个月出现或加重。通过测定血清 TG 水平、TPO 抗体(在产后甲状腺炎中均较高)和 TRAb 或 TSI(通常在 Graves 病中升高)有助于区分这两种情况。但是,如果母亲愿意中断哺乳 2~3 天,则最明确的检查是 ^{123}I 摄取试验(产后甲状腺炎低,而 Graves 病高)。超声检查有时可根据腺体的大小、血管分布情况和腺体是否均质区分 Graves 病与淋巴细胞性甲状腺炎。

56. 描述产后甲状腺炎第二阶段,如何治疗以及通常的病程。

更为常见的是,妇女在分娩后 4~8 个月出现产后甲状腺炎的第二阶段,其特征仅表现为单纯甲状腺功能减退或在短暂的甲状腺功能亢进(第一阶段)之后相继出现甲状腺功能减退。非特异性症状包括疲劳、抑郁、注意力不集中或记忆力减退、皮肤干燥和体重增加,所有这些症状都可能被临床医生忽视。TPO 阳性的女性中,这些症状出现可能早于甲状腺功能异常,可能在甲状腺功能恢复正常后持续一段时间。对于甲状腺功能异常且症状与甲状腺功能减退相符的妇女,应采用 LT_4 替代治疗 6~12 个月,或至少到产后 1 年。那时,可以尝试停用 LT_4,70%~80% 的妇女在分娩 12 个月后甲状腺功能恢复正常。

然而,甲状腺功能测定正常的女性应该至少每年进行一次甲状腺功能检测。在 43 例产后甲状腺炎患者中,23% 的妇女在产后 2~4 年出现甲状腺功能减退,而在更长时间的研究中,大约 50% 的妇女在产后 7~9 年出现甲状腺功能减退。TPO 抗体滴度高和甲状腺功能减退症程度重的女性发生永久性甲状腺功能减退症的风险最高。如果女性在产后一年内甲状腺功能恢复正常,那么她再次妊娠发生产后甲状腺炎的可能性达 70%。

(张丽娟　李晶晶　许益宁　潘娟　马宇　李爱珍　译　闫朝丽　校)

参考文献

Alexander, E. K., Pearce, E. N., Brent, G. A., Brown, R. S., Chen, H., Dosiou, C., … Sullivan, S. (2017). 2017 Guidelines of the American Thyroid Association for the Diagnosis and Management of Thyroid Disease During Pregnancy and the Postpartum. American Thyroid Association Taskforce on Thyroid Disease During Pregnancy and Postpartum. *Thyroid*, 27, 315–389.

American College of Obstetricians and Gynecologists. (2015). Practice Bulletin No. 148. Thyroid disease in pregnancy. *Obstetrics and Gynecology*, 125, 996–1005.

Andersen, S. L., Olsen, J., Wu, C. S., & Laurberg, P. (2014). Severity of birth defects after propylthiouracil exposure in early pregnancy. *Thyroid*, 24, 1533–1540.

Andersen, S. L., Olsen, J., & Laurberg, P. (2015). Foetal programming by maternal thyroid disease. *Clinical Endocrinology*, 83, 751–758.

Azizi, F., Khoshniat, M., Bahrainian, M., & Hedayati, M. (2000). Thyroid function and intellectual development of infants nursed by mothers taking methimazole. *Journal of Clinical Endocrinology and Metabolism*, 85, 3233–3238.

Barbesino, G. (2016). Misdiagnosis of Graves' disease with apparent severe hyperthyroidism in a patient taking biotin megadoses. *Thyroid*, 26, 860–863.

Bilir, B. E., Atile, N. S., Kirkizlar, O., Kömürcü, Y., Akpinar, S., Sezer, A., … Hekimoğlu, S. (2013). Effectiveness of preoperative plasma-pheresis in a pregnancy complicated by hyperthyroidism and anti-thyroid associated angioedema. *Gynecological Endocrinology*, 29(5), 508–510.

Boucek, J., de Haan, J., Halaska, M. J., Plzak, J., Van Calsteren, K., de Groot, C. J. M., … Amant, F. (2018). Maternal and obstetrical outcome in 35 cases of well-differentiated thyroid carcinoma during pregnancy. *Laryngoscope*, 128(6), 1493–1500.

Casey, B. M., Dashe, J. S., Wells, C. E., McIntire, D. D., Leveno, K. J., & Cunningham, F. G. (2006). Subclinical hyperthyroidism and pregnancy outcomes. *Obstetrics and Gynecology*, 107, 337–341.

Casey, B. M., Thom, E. A., Peaceman, A. M., Varner, M. W., Sorokin, Y., Hirtz, D. G., … VanDorsten, J. P. (2017). Treatment of subclinical hypothyroidism orhypothyroxinemia in pregnancy. *New England Journal of Medicine*, 376, 815–825.

De Groot, L., Abalovich, M., Alexander, E., Amino, N., Barbour, L., Cobin, R. H., … Sullivan, S. (2012). Management of thyroid dysfunction during pregnancy and postpartum: an Endocrine Society clinical practice guideline. *Journal of Clinical Endocrinology and Metabolism*, 97, 2543–2565.

De Leo, S., & Pearce, E. N. (2018). Autoimmune thyroid disease during pregnancy. *Lancet. Diabetes & Endocrinology*, 6, 575–586.

Donnelly, M. A., Wood, C., Casey, B., Hobbins, J., & Barbour, L. A. (2015). Earliest case report of severe fetal Graves' disease in a mother previously treated with both thyroid ablation and surgical removal. *Obstetrics and Gynecology*, 25(5), 1059–1062.

Fang, Y., Yao, L., Sun, J., Zhang, J., Li, Y., Yang, R., … Tian, L. (2018). Appraisal of clinical practice guidelines on the management of hypothyroidism in pregnancy using the Appraisal of Guidelines for Research and Evaluation II instrument. *Endocrine*, 60, 4–14.

Haddow, J. E., Cleary-Goldman, J., McClain, M. R., Palomaki, G. E., Neveux, L. M., Lambert-Messerlian, G., … D'Alton, M. E. (2010). Thyroperoxidase and thyroglobulin antibodies in early pregnancy and preterm delivery. *Obstetrics and Gynecology*, 116, 58–62.

Haugen, B. R., Alexander, E. K., Bible, K. C., Doherty, G. M., Mandel, S. J., Nikiforov, Y. E., … Wartofsky, L. (2016). 2015 American Thyroid Association Management Guidelines for Adult Patients with Thyroid Nodules and Differentiated Thyroid Cancer. American Thyroid Association Guidelines Task Force on Thyroid Nodules and Differentiated Thyroid Cancer. *Thyroid*, 26, 1–133.

Haymart, M. R., & Pearce, E. N. (2017). How much should thyroid cancer impact plans for pregnancy? *Thyroid*, *27*(3), 312–314.

King, J. R., Lachica, R., Lee, R. H., Montoro, M., & Mestman, J. (2016). Diagnosis and management of hyperthyroidism in pregnancy. A review. *Obstetrical & Gynecological Survey*, *71*, 675–685.

Korevaar, T., Tiemeier, H., & Peeters, R. P. (2018). Clinical associations of maternal thyroid function with foetal brain development: epidemiological interpretation and overview of available evidence. *Clinical Endocrinology*, *89*, 129–138.

Laurberg, P., Wallin, G., Tallstedt, L., Abraham-Nordling, M., Lundell, G., & Tørring, O. (2008). TSH-receptor autoimmunity in Graves' disease after therapy with antithyroid drugs, surgery or radioiodine: a 5-year prospective randomized study. *European Journal of Endocrinology*, *156*, 69–75.

Lazarus, J. H., Bestwick, J. P., Channon, S., Paradice, R., Maina, A., Rees, R., … Wald, N. J. (2012). Antenatal thyroid screening and childhood cognitive function. *New England Journal of Medicine*, *366*, 493–501.

Leiva, P., Schwarze, J. E., Vasquez, P., Ortega, C., Villa, S., Crosby, J., … Pommer, R. (2017). There is no association between the presence of anti-thyroid antibodies and increased reproductive loss in pregnant women after ART: a systematic review and meta-analysis. *JBRA Assisted Reproduction*, *21*(4), 361–365.

Li, D., Radulescu, A., Shrestha, R. T., Root, M., Karger, A. B., Killeen, A. A., … Burmeister, L. A. (2017). Association of biotin ingestion with performance of hormone and nonhormone assays in healthy adults. *JAMA*, *318*, 1150–1160.

Lockwood, C. M., Grenache, D. G., & Gronowski, A. M. (2009). Serum human chorionic gonadotropin concentrations greater than 400,000 IU/L are invariably associated with suppressed serum thyrotropin concentrations. *Thyroid*, *19*, 863–868.

Luton, D., Le Gac, I., Vuillard, E., Castanet, M., Guibourdenche, J., Noel, M., … Polak, M. (2005). Management of Grave's disease during pregnancy: the key role of fetal thyroid gland monitoring. *Journal of Clinical Endocrinology and Metabolism*, *90*, 6093–6098.

Maraka, S., Ospina, N. M., O'Keeffe, D. T., Espinosa De Ycaza, A. E., Gionfriddo, M. R., Erwin, P. J., … Montori, V. M. (2016). Subclinical hypothyroidism in pregnancy: a systematic review and meta-analysis. *Thyroid*, *26*, 580–590.

Maraka, S., Singh Ospina, N. M., Mastorakos, G., & O'Keeffe, D. T. (2018). Subclinical hypothyroidism in women planning conception and during pregnancy: who should be treated and how? *Journal of Endocrine Society*, *2*(6), 533–546.

Mayson, S., & Barbour, L. A. (2019). Thyroid nodules and cancer in pregnancy. In J. Eaton (Ed.), *Thyroid Disease and Reproduction: A Clinical Guide to Diagnosis and Management* (pp. 137–156). Springer Nature Switzerland AG.

Miranda, A., & Sousa, N. (2018). Maternal hormonal milieu influence on fetal brain development. *Brain and Behavior*, *8*:e00920.

Moog, N. K., Entringer, S., Heim, C., Wadhwa, P. D., Kathmann, N., & Buss, C. (2017). Influence of maternal thyroid hormones during gestation on fetal brain development. *Neuroscience*, *342*, 68–100.

Nachum, Z., Rakover, Y., Weiner, E., & Shalev, E. (2003). Grave's disease in pregnancy: prospective evaluation of a selective invasive treatment protocol. *American Journal of Obstetrics and Gynecology*, *189*, 159–165.

Negro, R., Formoso, G., Mangieri, T., Pezzarossa, A., Dazzi, D., & Hassan, H. (2006). Levothyroxine treatment in euthyroid pregnant women with autoimmune thyroid disease: effects on obstetrical complications. *Journal of Clinical Endocrinology and Metabolism*, *91*, 2587–2591.

Negro, R., Schwartz, A., Gismondi, R., Tinelli, A., Mangieri, T., & Stagnaro-Green, A. (2010). Increased pregnancy loss rate in thyroid anti-body negative women with TSH levels between 2.5 and 5.0 in the first trimester of pregnancy. *Journal of Clinical Endocrinology and Metabolism*, *95*, E44–E448.

Negro, R., Schwartz, A., Gismondi, R., Tinelli, A., Mangieri, T., & Stagnaro-Green, A. (2010). Universal screening versus case finding for detection and treatment of thyroid hormonal dysfunction during pregnancy. *Journal of Clinical Endocrinology and Metabolism*, *95*, 1699–1707.

Negro, R., Schwartz, A., & Stagnaro-Green, A. (2016). Impact of levothyroxine in miscarriage and preterm delivery rates in first trimester thyroid antibody positive women with TSH < 2.5 mU/L. *Journal of Clinical Endocrinology and Metabolism*, *101*(10), 3685–3690.

Nguyen, C. T., Sasso, E. B., Barton, L., & Mestman, J. H. (2018). Graves' hyperthyroidism in pregnancy: a clinical review. *Clinical Diabetes and Endocrinology*, *4*, 4.

Okosieme, O. E., Khan, I., & Taylor, P. (2018). Preconception management of thyroid dysfunction. *Clinical Endocrinology*, *89*(3), 269–279.

Patel, J., Landers, K., Huika, L., & Richard, K. (2011). Delivery of maternal thyroid hormones to the fetus. *Trends in Endocrinology and Metabolism*, *22*, 164–170.

Pearce, E. N., Lazarus, J. H., Moreno-Reyes, R., & Zimmermann, M. B. (2016). Consequences of iodine deficiency and excess in pregnant women: an overview of current knowns and unknowns. *American Journal of Clinical Nutrition*, *104*(Suppl. 3), S918–S923.

Pelag, D., Cada, S., Peleg, A., & Ben-Ami, M. (2002). The relationship between maternal serum thyroid-stimulating immunoglobulin and fetal and neonatal thyrotoxicosis. *Obstetrics and Gynecology*, *99*, 1040–1043.

Sam, S., & Molitch, M. E. (2003). Timing and special concerns regarding endocrine surgery during pregnancy. *Endocrinology and Metabolism Clinics of North America*, *32*, 337–354.

Sapin, R., D'Herbomez, M., & Schlienger, J. L. (2004). Free thyroxine measured with equilibrium dialysis and nine immunoassays decreased in late pregnancy. *Clinical Laboratory*, *50*, 581–584.

van der Kaay, D. C., Wasserman, J. D., & Palmer, M. R. (2016). Management of neonates born to mothers with Graves' disease. *Pediatrics*, *137*(4), e20151878.

Vannucchi, G., Perrino, M., Rossi, S., Colombo, C., Vicentini, L., Dazzi, D., … Fugazzola, L. (2010). Clinical and molecular features of differentiated thyroid cancer diagnosed during pregnancy. *European Journal of Endocrinology*, *162*, 145–151.

Walker, J. A., Illions, E. H., Huddleston, J. F., & Smallridge, R. C. (2005). Racial comparisons of thyroid function and autoimmunity during pregnancy and the postpartum period. *Obstetrics and Gynecology*, *106*, 1365–1371.

Want, H., Gao, H., Chi, H., Zeng, L., Xiao, W., Wang, Y., … Qiao, J. (2017). Effect of levothyroxine on miscarriage among women with normal thyroid function and thyroid autoimmunity undergoing in vitro fertilization and embryo transfer: a randomized clinical trial. *JAMA*, *318*(22), 2190–2198.

Wu, J. X., Young, S., Ro, K., Li, N., Leung, A. M., Chiu, H. K., … Yeh, M. W. (2015). Reproductive outcomes and nononcologic complications after radioactive iodine ablation for well-differentiated thyroid cancer. *Thyroid*, *25*(1), 133–138.

Yassa, L., Marqusee, E., Fawcett, R., & Alexander, E. K. (2010). Thyroid hormone early adjustment in pregnancy (the THERAPY) trial. *Journal of Clinical Endocrinology and Metabolism*, *95*, 3234–3241.

Zhou, Y. Q., Zhou, Z., Qian, M. F., & Wang, J. D. (2015). Association of thyroid carcinoma with pregnancy: a meta-analysis. *Molecular and Clinical Oncology*, *3*(2), 341–346.

第 47 章

精神障碍和甲状腺疾病

Roselyn I.Mateo and James V.Hennessey

1. 过去和现在是如何诊断"甲状腺功能减退症"的？

自从 1888 年伦敦临床协会发表了《黏液性水肿报告》,一个多世纪以来,人们已经认识到,临床上显性的甲状腺疾病可能会诱发精神异常,而此类精神异常会随着甲状腺功能的恢复而消失。在那个时代,甲状腺功能减退是致命的。几乎所有的患者都是在病程后期被诊断出来的,并且经常被智力、神经和精神病方面的缺陷所困扰。

仅仅 50 年后,Asher 再次强调了这样一个现象,即重度甲状腺功能减退症患者可能会出现精神病,并因此提出了"黏液水肿疯狂(myxedema madness)"这个术语。据其报道,虽然每位患者表现不一致,但普遍的思维混乱、定向障碍与被害妄想和幻觉是常见表现。诊断是基于患者的黏液水肿性外观,而不是特定的精神症状。事实上,在 TSH 和甲状腺激素的常规实验室检测出现之前,甲状腺状态是通过一些工具来评估的,这些工具可能与甲状腺功能障碍相关,但对明确诊断不够特异。Asher 会使用在甲状腺治疗前后拍摄的照片,并将可以识别的变化作为确认诊断的测试方法。其他有诊断价值的指标,如血胆固醇、睡眠心率降低、跟腱反射时间延迟、基础代谢率等均作为标准。极高和极低的数值分别与明显的甲状腺功能亢进和甲状腺功能减退有很好的相关性。然而,Asher 评论说,精神变化或呼吸阻塞和其他特殊情况的存在,如急性住院、非甲状腺疾病、妊娠、癌症、肢端肥大症、性腺功能减退和饥饿,都会影响诊断的准确性。

目前,血清促甲状腺激素(thyroid-stimulating hormone,TSH)和游离甲状腺素(free thyroxine,FT$_4$)的测定是诊断原发性甲状腺功能减退(甲减)患者甲状腺功能障碍和评价甲状腺激素替代治疗的主要指标。

2. 甲状腺功能减退与精神疾病有何关系？

众所周知,甲状腺功能明显异常可能会显著影响精神状态、情绪、认知和心境。如表 47.1 所示,甲状腺功能减退的症状是非特异性的,经常与抑郁症的症状相仿;而甲状腺功能亢进症的症状,包括焦虑、烦躁、情绪不稳定和智力障碍,可以在躁狂症和抑郁症中看到,而在(所谓的)淡漠型甲状腺毒症的老年人中,抑郁症状尤为突出。

表 47.1 甲状腺疾病和情绪障碍的临床常见特征

	甲状腺功能减退症	情绪障碍	甲状腺功能亢进症
抑郁	有	有	有

	甲状腺功能减退症	情绪障碍	甲状腺功能亢进症
兴趣减少	有	有	有
愉悦减少	有	有	无
性欲减退	有	有	有时有
体重减少	无	有	有
体重增加	有	有时有	偶尔有
食欲丧失	有	有	有时有
食欲增加	无	有	有
失眠	无	有	有
睡眠过多	有	有	无
激越/焦虑	偶尔有	有	有
疲劳感	有	有	有
记忆力减退	有	有	偶尔有
认知功能障碍	有	有	有
注意力不集中	有	有	有
便秘	有	有时有	无

Adapted from Hennessey,J.V.,& Jackson,I.M.D.(1996).The interface between thyroid hormones and psychiatry.*Endocrinologist*,6,214-223.

3. 症状类似于甲状腺功能障碍的患者中哪些需要进行 TSH 和循环甲状腺激素水平评估?

那些临床怀疑甲状腺功能障碍而进行甲状腺功能测定的人,已经表明他们既往出现心理困扰的比例很高,但他们并不比那些没有症状的受试者患有甲状腺功能减退的可能性更大。因此,如果在有心理困扰的患者中检测到轻度 TSH 升高,符合"亚临床甲状腺功能减退"的诊断,则更有可能是巧合,而不是绝对的因果关系。正因为如此,在没有明显甲状腺功能减退或甲亢的情况下,这类患者不会主动对治疗依从,因为治疗不太可能改善临床症状。

4. 亚临床甲状腺功能减退与抑郁症有何关系?

既往观察性研究报道了亚临床甲状腺功能减退症(定义为 TSH 高于"正常",而 FT₄ 正常)患者抑郁的患病率增加。然而,最近更大规模的研究发现,在基线和后期随访期间,甲状腺功能减退患者和亚临床甲状腺功能减退症患者之间的抑郁症状没有差异。

Kim 等(2018 年)对 220 545 名受试者进行了一项大型前瞻性研究,这些受试者在 2011 年 1 月 1 日至 2014 年 12 月 31 日期间至少接受了两次全面的健康检查,基线时均排除了抑郁症。同时在基线时测量 TSH、游离三碘甲状腺原氨酸(free triiodothyronine，FT_3）和 FT_4 水平，在平均 2 年的随访期内，7 323 名（8%）参与者出现偶发抑郁症状。在校正协变量后，作者发现亚临床甲状腺功能减退症（定义为 FT_4 在正常范围内，TSH>5mU/L）与偶发抑郁症状之间没有相关性。对亚临床甲状腺功能减退症（n=4 384）进行敏感性分析，进一步按 TSH 水平细分，发现 TSH≤10 和 TSH>10mU/L 的参与者与抑郁症之间有相似的关联。同样，在甲状腺功能正常的参与者（n=87 822）中，循环甲状腺激素水平与抑郁症状的风险没有关联。

在 70~82 岁的老年人口中，Blum 等（2016 年）进行了一项横断面和纵向研究，涉及 606 名未使用抗抑郁药物的参与者。亚临床甲状腺功能减退组（TSH 4.5mU/L，FT_4 12~18pmol/L）、亚临床甲亢组（TSH 值 <0.45mU/L，FT_4 12~18pmol/L）和正常甲状腺功能对照组（TSH≥0.45mU/L，FT_4 12~18pmol/L）在基线时的老年抑郁量表评分无统计学差异。3 年后，那些被认为是亚临床甲状腺功能减退症的参与者 GDS-15 评分与基线相比没有明显变化，而那些被认为是亚临床甲状腺功能亢进症的参与者出现了与抑郁发展相一致的 GDS-15 评分的增加。

5. 轻度甲状腺功能障碍对老年人的表现和生存有何影响？

Gussekloo 等（2004 年）进行了一项研究，评估了 599 名老年参与者（入组时年龄为 85~89 岁），他们接受了平均 3.7 年的跟踪调查。结果显示，基线时的血清 TSH 和 FT_4 水平与基线或随访时的日常生活能力下降、抑郁症状或认知障碍无关。在调整了基线的失能和健康状况后，男性和女性的 TSH 水平轻度升高反而与全因死亡率的降低相关，而 FT_4 水平的升高与死亡率的增加有关。因此，TSH 水平较高的"高龄老人"群体似乎不会受到不良的影响，而且可能会延长寿命。

6. 亚临床甲状腺功能亢进症与抑郁症有何关系？

Caerophly 前瞻性研究（Caerphilly Prospective Study，CAPS），包括 2 269 名患有甲状腺功能障碍的中年男性（年龄 45~59 岁），以及基于人群的对甲状腺功能和情绪研究的荟萃分析结果表明，抑郁症与内源性循环 T_4 水平呈正相关（优势比 1.12），与 TSH 呈负相关。另一项前瞻性队列研究评估了 1 503 名荷兰老年男性和女性（平均年龄 70.6 岁），随访了 8 年。在 TSH 三分位水平最低（0.3~1.0mU/L）的人群与 TSH 三分位水平最高的人群（1.6~4.0mU/L）相比，并存更多的抑郁症状，并且在以后的几年中发生抑郁综合征的风险显著高于 TSH 水平最高的人群（1.6~4.0mU/L）。值得注意的是，这些研究表明抑郁症似乎与亚临床甲状腺功能亢进症有更密切的关系，因此在这种情况下，用甲状腺激素进行经验性治疗是不合逻辑的。

7. 血清 TSH 值的正常参考范围是多少？

对于认定什么应该是"正常"的 TSH 参考区间，以及甲状腺素治疗应该从什么值开始，存在着不同的观点和争论。这对每个临床医生来说都是至关重要的。多年来，已经有许多研究检验了各种不同的 TSH 水平范围对于确定甲状腺功能异常以及对治疗出现阳性反应的预测价值。

Surks 和 Hollowell（2007 年）的一项研究分析了在抗甲状腺抗体阴性的无甲状腺疾病人群中血清 TSH 的年龄分布。在这项研究中，按下列血清 TSH 浓度人为地进行分组：0.4mU/L、0.4~2.49mU/L、2.5~4.5mU/L、>4.5mU/L。结果表明，随着年龄的增长，血清促甲状腺激素浓度的分布逐渐向高值方向移动：20~29 岁组和 >80 岁组分别有 88.8% 和 61.5% 的 TSH 在 0.4~2.49mU/L 之间，而这两组 TSH 在 2.5~4.49mU/L 范围内的分别为 6.5% 和 23.9%；在这两组人群中 TSH>4.5mU/L 的比例分别为 2% 和 12%。在小于 30% 的健康人群中 TSH 重新分布，随着年龄的增加，TSH 浓度更高。因此，文章提出了一个问题，即目前使用的 4.5mU/L 的上限，是根据人口中所有年龄组的综合计算得出的，是否适合老年人？Fontes 等（2013 年）前瞻性地评估了 1 200 名按年龄组分层的男女受试者，发现 TSH 与年龄之间的关联非常显著。血清 TSH 中位数，<60 岁为 1.5mU/L，60~79 岁为 1.7mU/L，>80 岁为 2mU/L。TSH 上限（97.5%）由小于 60 岁组的 4.3mU/L 增加到 60~79 岁组的 5.8mU/L，>80 岁组的为 6.7mU/L。根据国家健康和营养调查（National Health and Nutrition Examination Survey，NHANES）Ⅲ，在排除自报甲状腺疾病或甲状腺肿大的无甲状腺疾病人群中，血清 TSH 水平的上限为 4.5mU/L。从无疾病人群中进一步排除妊娠、服用甲状腺活性药物以及那些可检测到抗甲状腺球蛋白（抗 -TG）抗体或抗甲状腺过氧化物酶（抗 TPO）抗体的人群，TSH 水平的上限为 4.12mU/L。在考虑年龄因素时，30~39 岁无病人群 TSH 正常值上限为 3.24mU/L，>80 岁人群 TSH 正常值上限为 7.84mU/L。30~39 岁以后，年龄每增加 10 岁，血清 TSH 的 97.5 百分位数增加 0.3mU/L。因此，在老年人中观察到的非常轻微的 TSH 水平"升高"可能反映了 TSH 随年龄增长的正常生理变化，而不能诊断亚临床甲状腺功能减退，TSH"正常"范围可能需要随着年龄的增长而作出调整。

这些研究表明，TSH 的分布范围随着年龄的增长而逐渐改变，应该使用年龄特异的参考范围，以避免过度诊断和过度治疗非甲状腺功能减退的老年人的甲状腺功能异常，因为我们也并不期望他们的非甲状腺症状会对甲状腺激素替代治疗有反应。

8. 在特定的年龄范围内，甲状腺功能的变化对生活质量有没有影响？

Samuels 等的一项研究（2016 年）分析了来自男性骨质疏松性骨折（Osteoporotic Fractures in Men，MrOS）研究的数据，该研究针对美国的一组年龄 ≥65 岁的社区居住男性。研究纳入 539 名没有服用甲状腺药物的男性，他们在基线水平上接受了详细的生活质量、情绪和认知功能测试。研究采用了来自 NHANES Ⅲ 的经过性别、年龄标化的 TSH 上限参考范围。年龄特异的 TSH 正常上限为 7.48mU/L（60~69 岁），9.80mU/L（70~79 岁），9.36mU/L（≥80 岁）。FT$_4$ 水平均在检测的特异性参考范围内。

基线时，在 539 名甲状腺功能正常的男性中，TSH 或 FT4 水平与生活质量、情绪或认知功能之间没有相关性。在接下来的 5~8 年里，他们再次接受了测试，生活质量、情绪和认知指标的中位数相对都没有变化。在纵向分析中重新评估了 193

名男性,基线甲状腺功能不能预测平均 6 年内上述这些结果中的任一变化。经年龄调整的甲状腺功能在实验室参考范围内的变化与生活质量、情绪或认知功能的变化均无关。

9. 针对老年人亚临床甲状腺功能减退症的治疗是否能缓解症状?

有典型甲状腺功能减退症状且血清 TSH 水平升高合并血清 FT_4 水平低的患者应接受左甲状腺素(LT_4)治疗,但对亚临床甲状腺功能减退症患者(定义为血清 TSH 水平升高且血清 FT_4 水平在参考范围内)的治疗存在争议。不同于传统的想法,亚临床甲状腺功能减退症并不始终是一个预测性的诊断即一经治疗,可能就会使临床症状得到改善。当边缘 TSH 升高和 FT_4 水平正常时,许多抑郁症患者被认为甲状腺功能障碍,并被归类为亚临床甲状腺功能减退。在普通人群中,根据实验室建议的 TSH 分界值,估计亚临床甲状腺功能减退症的患病率为 3%~8%,随着人群平均年龄的增加,亚临床甲状腺功能减退症的诊断也随之增加。与年轻人相比,老年人亚临床甲状腺功能减退的后果是不同的。在目前的临床工作中,许多被诊断为神经精神症状和亚临床甲状腺功能减退的患者开始接受 LT_4 治疗。他们经常在甲状腺激素替代治疗后症状没有改善,这反过来可能导致 LT_4 剂量的多次增加,从而导致外源性甲状腺毒症,或者应该考虑 LT_4 和碘塞罗宁(LT_3)的联合治疗。尽管采取了这些干预措施,仍然经常无法改善症状,因为它们不是由于甲状腺功能减退所致。

Jorde 等(2006)在一项为期 1 年的前瞻性、安慰剂对照、双盲干预研究中,评估了神经心理功能与亚临床甲状腺功能减退(定义为血清 TSH 为 3.5~10mU/L,血清 FT_4 和 FT_3 水平正常)之间的关系,以及补充 LT_4 的效果。研究采用各种认知功能测试、Beck 抑郁量表、一般健康问卷和甲状腺功能减退症状问卷以评估 LT_4 干预的效果。研究结束时,在 69 名亚临床甲状腺功能减退症参与者中,无论是在干预开始还是研究结束时,认知功能、情绪功能或甲状腺功能减退症状的任何参数都没有显著差异。

另一项由 Parle 等进行的随机、双盲、安慰剂对照试验(2010 年)对 94 名年龄≥65 岁的受试者进行了调查。受试者在基线接受了大量的情绪和神经认知测试,然后被随机分为 LT_4 治疗或安慰剂干预;每隔 8 周进行一次甲状腺功能检测,以调整 LT_4 剂量,使 TSH 达到参考范围(0.4~5.5mU/L),并分别在基线和 LT_4 干预后进行认知测试。在 LT_4 治疗组中,分别有 82% 和 84% 的受试者在间隔 6 个月和 12 个月后甲状腺功能达到正常。结果显示,随着时间的推移,认知功能的任何指标都没有显著变化,6 个月和 12 个月的认知评分在组间也没有差异,因此强化了此证据,即 LT_4 替代疗法治疗老年亚临床甲状腺功能减退症患者未能改善认知功能。

Stott 等(2017)进行了一项双盲、随机、安慰剂对照、平行分组试验,涉及 737 名年龄在 65 岁以上的成年人。研究对象血清 TSH 水平在 4.60~19.99mU/L 之间,FT_4 水平在参考范围内,被认定为亚临床甲状腺功能减退。与服用安慰剂的受试者相比,接受 LT_4 治疗的受试者在 1 年随访时接受评估,甲状腺相关生活质量问卷上的甲状腺功能减退症状评分或疲倦评分均没有变化。

目前已有多项研究表明,LT₄治疗未经年龄调整 TSH 范围的所谓"亚临床甲状腺功能减退症"没有任何益处。这可能支持这样一种观点,使用实验室 TSH 切点值来界定甲状腺功能减退症不够特异,而后者可能正是经常出现非特异性不适症状的人进行甲状腺功能的检测的原因。

10. 已知甲状腺功能障碍患者的"标签效应"是什么?

许多接受 LT₄治疗的甲状腺功能减退患者报告有持续存在的神经精神症状,这可能是由于"标签效应"造成的,即了解自身甲状腺功能状况的受试者更有可能报告症状。在一项对 25 000 多名年龄≥40 岁的受试者进行的基于人群的研究显示,在未服用 LT₄的受试者中,较高的促甲状腺素水平与正常或较低程度的抑郁和焦虑相关;而在接受 LT₄治疗的受试者中,较高的促甲状腺激素水平与较高程度的抑郁和焦虑相关。此外,一旦一个人在 TSH 轻度升高的情况下被贴上甲状腺功能减退的标签,通常就会停止寻找其他原因来解释出现的症状。

11. LT₄疗法是否能改善有症状的甲状腺功能正常的受试者的症状?

Pollock 等(2001)在一项随机、双盲、安慰剂对照的交叉试验中显示,对于有甲状腺功能减退症状,但甲状腺功能测定在参考范围内的患者,使用 LT₄治疗并不比使用安慰剂更能有效地改善认知功能和心理健康。服用 LT₄的患者血清 FT₄浓度升高,TSH 降低,这确保了治疗依从性,而服用安慰剂的患者血清 FT₄浓度保持不变。尽管如此,LT₄并没有改善这些甲状腺健康参与者的认知功能或心理健康。甲状腺激素治疗显然不会改变那些没有甲状腺功能减退生化证据的人的甲状腺功能减退样症状,这凸显了在诊断和给予甲状腺激素治疗患者之前确认甲状腺功能减退存在的必要性。

12. 甲状腺激素治疗将 TSH 控制在正常范围内高值还是低值可以更好地改善症状?

Walsh 等(2006)研究了 56 名原发性甲状腺功能减退症患者,每天至少服用 100μg LT₄,然后调整甲状腺激素的剂量,以达到正常的高、中、低 TSH 水平。用一般健康问卷(GHQ-28)、简明表格 36(SF-36)和甲状腺症状问卷在基线和 8 周后对不同 TSH 水平的患者进行幸福感评估。在正常 TSH 范围内,没有发现明显的结果差异。

Samuels 等(2018)分析了 138 名诊断为甲状腺功能减退症经 LT₄治疗 TSH 水平恢复正常的受试者,在接受了生活质量(SF-36,ThyDQL)、情绪(情绪状态概况、情感不稳定量表)和认知(执行功能、记忆)的测试后,他们被随机双盲分配到接受不变、更高或更低的 LT₄剂量 3 个组中,目标是以下 3 个 TSH 范围中的 1 个(0.34~2.50、2.51~5.60 或 5.61~12mU/L)。每 6 周调整一次剂量,直到 TSH 稳定在目标范围内。在 6 个月后重新测定 TSH 水平及使用基线神经认知方法重新评估。研究结束时,按意向性治疗,3 个试验组的平均 LT₄剂量分别为 1.5 ± 0.07、1.32 ± 0.07

和 $0.78 \pm 0.08\mu g/kg$（$P<0.001$），平均血清 TSH 水平分别为 1.85 ± 0.25、3.93 ± 0.38、$9.49 \pm 0.80mU/L$（$P<0.001$）。这项研究的结果表明，将 LT_4 剂量改变为目标 TSH 水平为正常范围内偏低值、正常范围内偏高值或略高于正常范围不会影响生活质量、情绪或认知。尽管缺乏客观指标的改善，受试者更愿意接受更高的药物剂量。

重要的是，医生要记住，并不是所有的亚临床甲状腺功能减退（更常见于老年人）都代表真正的甲状腺功能减退，并不是所有的神经认知和神经精神症状都应该归因于亚临床甲状腺功能减退，开始使用甲状腺激素治疗可能不会导致明显的症状缓解，甚至可能导致医源性甲状腺毒症。已有充分的证据表明，这会显著增加发生心房纤颤和骨骼骨折的风险。因此有必要重新考虑谁应该接受甲状腺激素，以及甲状腺激素替代是否影响预期临床结局。

13. 在精神疾病患者中有哪些类型的甲状腺功能异常？

由于甲状腺疾病患者常常可见明显的精神障碍，通过甲状腺药物治疗可逆转，因此针对那些表现有精神行为异常的患者，应广泛开展对甲状腺轴功能的研究，尤其是有抑郁症的患者，不同类型的甲状腺功能异常已被确定。在大多数抑郁症受试者中，基础血清 TSH、T_4 和 T_3 水平在正常范围内，但也有一个报道指出，三分之一的此类患者 TSH 值降低。

大约 25% 的抑郁症受试者给予促甲状腺素释放激素（thyrotropin-releasing hormone，TRH）后 TSH 反应"迟钝"（定义为 TSH 升高 <5mU/L）。尽管单相抑郁比双相抑郁更易出现这种钝性反应，但是不能据此来区别单相抑郁和双相抑郁。这种 TSH 的钝性反应是一种反映疾病"状态"的标志物，它恢复正常可以提示患者抑郁状态的痊愈。

14. 阐述情感障碍疾病中 TSH 对 TRH 钝性反应的机制。

情感障碍患者的 TSH 钝性反应机制尚不清楚，但是对下丘脑 - 垂体 - 甲状腺轴有抑制作用的糖皮质激素水平在抑郁症时增高可能在其中起作用。TSH 钝性反应并非抑郁症患者的特异性现象，也可见于酒精戒断、饥饿、正常老年男性、肾功能衰竭、肢端肥大症、库欣综合征和垂体功能减退症患者。钝性反应的机制也可能与甲状腺素、糖皮质激素、生长激素、生长抑素、多巴胺和苯妥英钠等多种因素有关，上述激素可能会降低 TSH 的反应性。

15. 抑郁症患者的 TSH 昼夜节律异常可以被确定吗？

对于正常受试者，血清 TSH 水平在睡前开始增高，在晚上 11 点至凌晨 4 点之间达到高峰。在抑郁症患者中，经常缺乏 TSH 的夜间峰值，导致甲状腺激素分泌减少，支持抑郁症患者可能会出现功能性中枢性甲状腺功能减退的观点。具有抗抑郁作用的睡眠剥夺可以使 TSH 的昼夜节律恢复正常。影响夜间 TSH 升高的机制尚不清楚。

16. 自身免疫性甲状腺疾病在抑郁患者中是否常见?

虽然抑郁患者出现 TSH 钝性反应已得到公认,但是目前还不够重视的是,不超过 15% 的抑郁患者基础甲状腺功能正常、出现 TSH 的增强反应。大多数此类患者体内有抗甲状腺抗体,当使用比抗微粒体抗体特异性更高的抗甲状腺过氧化物酶抗体进行免疫学检测时,甚至发现更高的自身免疫性甲状腺疾病的患病率。独立于甲状腺功能之外,抗 TPO 抗体阳性与抑郁、焦虑、情绪易感性和社会功能受损相关。另一项研究涉及抗 TPO 抗体水平 >121IU/mL 且甲状腺功能正常妇女,结果表明,慢性疲劳、慢性易怒、慢性紧张和生活质量下降与抗 TPO 抗体阳性有关。但是并不是所有研究结果均显示抑郁患者的抗甲状腺抗体的阳性率高于对照组。

17. 精神疾病患者甲状腺素升高的概率有多少?

在前往医院就诊的急性精神异常的患者中,大约有 20% 的人会被检测出血清 T_4 水平的轻度升高,而 T_3 水平较少上升。这些急性精神障碍症状包括精神分裂症、严重情感障碍等,但是痴呆症或酗酒患者少见。高达 90% 的此类患者中可能出现对 TRH 反应的钝性现象但是其基线 TSH 水平往往正常。上述结果并不能提示甲状腺毒症,未给予特殊治疗的患者通常能在 2 周内自行恢复。这种现象可能是由于下丘脑 - 垂体 - 甲状腺轴的中枢激活,导致 TSH 分泌增加,从而导致循环中 T_4 水平的升高。

18. 住院的抑郁症患者最常见的甲状腺轴异常是什么?

在抑郁患者中,甲状腺轴最常见的异常可能是血清总 T_4 或 FT_4 水平升高,但通常在正常参考范围内。这种情况常随着抑郁症的成功治疗而好转。

19. 精神疾病人群中甲状腺功能异常的患病率是多少?

老年患者中的甲状腺功能异常较为常见。在年龄大于 60 岁的其他情况都正常的女性受试者中,TSH 值升高和 / 或抗甲状腺抗体阳性的发生率≥10%。在许多(但不是全部)已报道的研究中,对于表面上无症状但 TSH 水平轻度增高、T_3、T_4 正常的受试者进行心理学测试,结果显示,在记忆力、焦虑、躯体化不适以及抑郁等方面与对照组相比均存在显著差异。老年人群的抑郁发生率高这一观点已得到越来越多的人认可。临界甲状腺功能减退是否在这些行为异常中起作用需得到临床关注。针对血清 TSH 水平高于年龄对应范围的抑郁症患者,LT_4 干预的临床结局显得到进一步的研究。使用老年抑郁量表(Geriatric Depression Scale,GDS)对亚临床甲状腺功能亢进症患者进行了超过 3 年的观察研究,表明其与抑郁症状的增加有关。在高龄、慢性酗酒者和神经性厌食症患者中出现血清 T_3 水平降低,反 T_3(RT_3)升高,TSH 值正常,符合“甲状腺功能正常的病态综合征”。这可能是由于热量摄入不足、药物干扰和老龄化造成的。

20. 哪些药物会影响甲状腺功能和甲状腺功能测定结果？

已证明治疗精神疾病的多种常用药物可以影响甲状腺功能的测定(表 47.2)。

表 47.2　治疗精神疾病的药物对甲状腺的损害

药物	作用机制	实验室发现
碳酸锂	↓甲状腺球蛋白水解作用	TSH ↑(短暂性)
	↓ T_4 和 T_3 释放	甲状腺功能减退，甲状腺肿大
抗精神病药物		
奋乃静	↑ TBG 浓度	↑ T_4，　FT_4 正常
抗惊厥药		
苯妥英	↑肝脏对 T_4 清除率	↓ T_4，± ↓ FT_4,TSH 正常
卡马西平	↓ T_4 结合率，↑肝脏清除率	↓ T_4，± ↓ FT_4,TSH 正常
苯巴比妥	↑肝脏清除率	↓ T_4，± ↓ FT_4,TSH 正常
丙戊酸	↓ T_4 结合率(？),↑肝脏清除率(？)	↓ T_4，± ↓ FT_4,TSH 正常
麻醉剂		
海洛因	↑ TBG 浓度	↑ T_4，　FT_4 正常
美沙酮	↑ TBG 浓度	↑ T_4，　FT_4 正常
复杂机制药物		
苯丙胺类	↑ TSH 分泌(？)	↑ T_4,↑ FT_4
生物素	竞争性生物素化	↑ T_4
	T_4 竞争性链霉亲和素结合试验	↓ TSH
	与生物素三明治复合物竞争与链霉亲和素结合	

FT_4,游离 T_4;T_3，三碘甲状腺原氨酸;T_3RU,T_3 树脂摄取比值;T_4,甲状腺素;TBG,甲状腺结合球蛋白; TSH,促甲状腺激素。

21. 锂剂对垂体 - 甲状腺轴有何影响？

治疗双相情感障碍的碳酸锂会对甲状腺激素的有机化和释放过程都产生干扰。治疗剂量的锂剂可以减少甲状腺腺体释放 T_3 和 T_4,高剂量的锂剂(可能为中毒水平)可以抑制碘的摄取和有机化。经过 3 周的碳酸锂治疗,可以出现血清 T_4 和 T_3 水平的抑制,伴随血清 TSH 水平升高,对 TRH 的过度反应;在继续治疗的情况下,上述异常通常可在 3~12 个月内逐渐恢复正常。

22. 接受锂剂治疗的患者中最常见的甲状腺疾病是哪种？

甲状腺肿是接受锂剂治疗的患者中最常见的甲状腺疾病。甲状腺功能减退偶有发生,尤其是桥本氏甲状腺炎和格雷夫斯病曾接受 [131]I 治疗的患者,但在那些治疗前甲状腺功能完全正常和甲状腺抗体阴性的患者中并不常见。如果临床有必要,对那些出现甲状腺肿或甲状腺功能减退的患者可以给予甲状腺素治疗,锂剂继续使用。

23. 苯妥英对甲状腺功能及实验室检查有何影响?

偶尔用于治疗双相情感障碍的苯妥英(狄兰汀)对甲状腺功能的影响较为复杂。仅有很少的一部分长期单独应用苯妥英治疗的患者可见血清总甲状腺水平降低,偶尔可见游离甲状腺素降低,但如果苯妥英合并应用卡马西平(得理多),在高达 75% 的患者中可见到此现象。总 T_4 水平降低可能是由于 T_4 从甲状腺素结合球蛋白(thyroxine-binding globulin,TBG)中解离,而 FT_4 水平的降低则是由于苯妥英诱导肝微粒体氧化酶活性增加了 T_4 的清除。一般说来,T_4 水平降低时 T_3、FT_3 及 TSH 水平是正常的。正常的基础 TSH 水平和 TSH 对 TRH 反应降低是因为苯妥英可以潜在激活 T_3 受体,然而,其他研究显示,这只是测定时的假象,因为采用未被稀释的血清进行测定时,FT_4 水平正常或轻度升高。

24. 阐述卡马西平对甲状腺功能的影响。

卡马西平越来越多地被用于双相情感障碍的治疗。长期应用以达到维持治疗的血药浓度时,超过 50% 的患者会出现血清 T_4 水平降低。其原因可能是由于肝脏对甲状腺素代谢增强。在开始卡马西平治疗前后进行 TRH 刺激试验显示用药后 TSH 反应性降低,推测卡马西平可能是通过影响垂体来抑制甲状腺功能的。与苯妥英的作用类似,卡马西平另一个潜在的效应是可以使 T_4 从 TBG 中解离。

25. 苯巴比妥、丙戊酸和其他精神科药物如何影响甲状腺功能?

据报道,长期应用苯巴比妥和丙戊酸的患者会出现血清 T_4 水平降低的情况。前者是因为增加了肝脏对 T_4 的清除,后者可能是由于蛋白结合的改变。海洛因、美沙酮和奋乃静通常会增加血清 TBG 水平,因此会使血清总 T_4 的水平增加,但是 TSH 和 FT_4 水平正常。安非他命会通过中枢介导作用增加 TSH 的分泌而诱导高甲状腺激素血症。

26. 抗抑郁药物如何影响甲状腺功能?

抗抑郁药物通常不会造成外周甲状腺激素水平的异常,但会影响甲状腺激素在中枢神经系统(CNS)的代谢。选择性 5- 羟色胺再摄取抑制剂(selective serotonin reuptake inhibitor,SSRI)和三环抗抑郁药(tricyclic antidepressant,TCA)似乎能促进 D2 的活性,这会增加大脑中 T_4 向 T_3 的转化。然而,在给予不同药理功效的抗抑郁药物治疗以及电休克治疗(electroconvulsive therapy,ECT)后,循环系统中总 T_4 和 FT_4 水平,而不是 T_3 水平,常常会在正常范围内有一定程度的降低。有一些舍曲林、帕罗西汀和艾司西酞普兰相关的无症状甲状腺功能减退症的个例病例,但最近有关评估氟西汀和舍曲林的研究显示,甲状腺功能测定结果并没有有意义的临床变化。

27. 甲状腺疾病患者应用抗抑郁药物时有哪些注意事项?

对于应用三环类抗抑郁药物(tricyclic antidepressant,TCA)的甲状腺毒症患者应进行严密随诊,因为会诱发或加重患者的心律失常。此外,尽管单胺氧化酶抑制剂通常不影响甲状腺功能或血清甲状腺激素水平,但却可能导致甲状腺毒症患者的血压升高。

28. 甲状腺素能否作为单独治疗抑郁的药物?

Asher(1949 年)关于"黏液水肿疯狂"的报告中阐述了甲状腺激素不足会导致抑郁,经甲状腺提取物治疗可逆转。这一结果促使临床进行了大量的关注于 LT$_4$单独应用治疗抑郁或其他精神类疾病,以及关于高剂量 LT$_4$ 治疗难治性双相情感障碍或抑郁障碍的开放性研究。甲状腺功能正常但是具有甲状腺功能减退症状,心理测试后考虑抑郁症诊断的患者,经甲状腺素治疗症状无改善。实际上,表现有甲状腺功能减退症状但甲状腺功能正常的患者对安慰剂的反应更好。尽管一开始 LT$_3$ 单独应用的报道结果令人鼓舞,但这些研究多在方法学上有不完善之处。因此,单独应用甲状腺激素在治疗甲状腺功能正常的抑郁患者中的作用还不确切。评估 LT$_4$/LT$_3$ 联合治疗改善症状的研究也没有定论。

29. LT$_4$ 和 LT$_3$ 联合治疗甲状腺功能减退症的神经精神症状的疗效如何?

默里于 1891 年将甲状腺激素疗法引入讲英语的临床国家。从一开始,这是一种从动物甲状腺提取物中提取的 T$_4$ 和 T$_3$ 混合制剂的治疗方法。不同批次和不同品牌的 T$_4$ 和 T$_3$ 含量和比率有变化,被药学上更精准的合成 LT$_4$ 和 LT$_3$ 这些"自然"联合疗法所取代。最终,采用简单又安全有效的 LT$_4$ 单一药物成为常规疗法。在可以检测 TSH 之前,历来是根据临床症状滴定 LT$_4$ 剂量的。在 20 世纪 80 年代,灵敏的 TSH 检测开展后使得 LT$_4$ 治疗趋向"正常",这导致剂量显著减少,每天减少 100μg。然而,一旦甲状腺功能正常,临床上注意到一些患者出现了教科书上描述的明显甲状腺功能减退症状列表中的某些症状。从那时起,就出现了多个评估 LT$_3$ 和 LT$_4$ 联合使用改善神经心理学结局有效性的报告。例如,Bunevicius 等 1999 年的报告指出,用 12.5μg LT$_3$ 替代个体常用剂量中的 50μg LT$_4$ 会改善情绪和神经心理功能。但是随后多项旨在弥补先前试验设计缺陷的双盲随机对照试验并未能重现 Bunevicius 等报告的阳性结果,也未能证明 LT$_3$ 和 LT$_4$ 联合治疗能改善患者自身情绪、幸福感或抑郁评分这些客观指标。此外,Grozinsky-Glasberg 等的三项荟萃分析(2006)、Joffe 等(2007)以及 Escobar 等(2015)提示一些接受 LT$_4$/LT$_3$ 联合治疗的受试者中,焦虑评分恶化,但在认知功能、生活质量或对治疗的主观满意度方面与对照组无差异。在这一点上,对于经 LT$_4$ 治疗生化检测甲状腺功能恢复正常,但仍有非特异性抑郁症状的甲状腺功能减退患者,给予 LT$_4$/LT$_3$ 联合治疗并无理论依据。在少数几项研究中,患者更喜欢 LT$_4$/LT$_3$ 组合,而不是单独使用 LT$_4$,这一发现并不能用常用的客观心理学和心理学测量方法或所测的生物学终点指标来解释。

30. 联合应用甲状腺激素和抗抑郁药物能否提高抑郁症治疗疗效？

应用 6 周足量抗抑郁药物症状无改善时，给予辅助治疗是合理的措施。30%~45% 的病例会出现这种耐药现象。在那些甲状腺功能正常的抑郁患者给予 TCA 治疗时辅以甲状腺素治疗的研究持续超过 25 年。LT_3 每日 25~50μg 可以使血清 T_3 水平增加，并抑制血清 TSH 和 T_4。大量的研究发现给予 LT_3 治疗后可以产生两种独立的治疗效果：首先，它能够使抗抑郁药物的效果更早出现；其次，它可以提高那些耐药患者对抗抑郁药物的敏感性。

31. 甲状腺激素加快对抗抑郁药物反应的效果如何？

鉴于 TCA 的抗抑郁作用起效缓慢，有学者对 LT_3 加快这些药物起效的作用进行了研究。一些学者针对使用不同剂量 TCA 和选择性 5- 羟色胺再摄取抑制剂（SSRI）的患者，在治疗伊始同时加用 LT_3（每天 5~40μg）的治疗效果进行了详细的研究并发表论文。被研究人群存在很大的异质性，包括不同类型的抑郁患者。此外，这些研究存在重要的方法学的局限性，包括样本量小、用药剂量不足、缺乏血药浓度的监测和结局测量方法的差异性等。由于近期两项相对大型、前瞻性、随机安慰剂对照的研究得出了截然相反的结论，因此对于 LT_3 是否能加快 TCA 的反应性仍无定论。

32. LT_3 治疗是否能增强临床上抗抑郁药物的反应性？

另有一个假说认为那些接受抗抑郁治疗但是反应性较小或没有反应的患者增加小剂量 LT_3 能够提高抗抑郁药的临床疗效。抗抑郁药的抵抗被定义为给予两种抗抑郁药足疗程连续单药治疗，每一种均使用 4~6 周后，仍不能有效减轻症状。然而 8~12 周的无效抗抑郁治疗通常不能被接受，应该进一步寻找新的策略增强患者对药物的反应性。早期的一些关于 LT_3 是否具有增强抗抑郁药物反应性的研究既没有安慰剂对照，受试者人群也不具有直接的可比性。在第一项随机、双盲、安慰剂对照研究的报告中：16 例门诊的单相抑郁症患者应用 TCA 治疗后临床上无任何改善，在患者开始连续 2 周的另外一种药物治疗前，连续 2 周每日给予 25μg LT_3 或安慰剂作为干预措施，然后患者被交叉到另一抗抑郁药物治疗组，再持续 2 周。结果显示应用 LT_3 无明显获益。唯一的另一项安慰剂对照、随机、双盲试验选取了 33 名单相抑郁症患者应用地昔帕明或丙米嗪治疗 5 周后，被随机分到安慰剂组或每日 37.5μg LT_3 组，2 周后观察 LT_3 的作用；在此期间对 TCA 水平进行检测，结果显示 LT_3 组（10/17；59%）对抗抑郁药的反应性显著高于安慰剂组（3/16，19%）。在此之后进行的关于对丙米嗪抵抗的抑郁症患者的开放临床研究中，在给予 LT_3 前应用了更长时间的 TCA 治疗，结果未提示 T_3 有效。

33. 有何证据表明额外给予 LT$_3$ 可以增强选择性 SSRI 和电休克治疗（ECT）的疗效？

如今，SSRI 类药物（包括氟西汀和舍曲林）是美国首选的抗抑郁药物。旨在确认 LT$_3$ 作为辅助治疗的一项大型、双盲、安慰剂对照研究结果显示，对那些严重抑郁患者加用 LT$_3$ 并未增加对帕罗西汀（SSRI 的一种）的治疗反应性，但一项类似的针对舍曲林和 LT$_3$ 的研究结果却得出了阳性结论。得出这一结论的 Cooper-Karaz 的研究中，观察对象似乎在治疗前具有更低的循环甲状腺激素水平，且给予干预措施后 TSH 水平明显降低。这说明额外加用 LT$_3$ 而获益的这些人甲状腺功能减退更显著，加用 LT$_3$ 弥补了这一不足。最近对现有数据的荟萃分析表明，与单独使用 SSRI 相比，联合应用 LT$_3$ 和 SSRI 治疗抑郁症患者并没有显示更明显的临床效果。功能性 1 型脱碘酶（D1）基因多态性的患者是否对 LT$_3$ 联合治疗更敏感还有待更多的研究来证实。有趣的是，据报道，LT$_3$ 可以增强 ECT 的抗抑郁作用。然而，几乎没有证据可以指导 LT$_3$ 治疗的持续时间，而且关于 LT$_3$ 长期服用的副作用研究也很少。

34. 哪些精神异常情况被认为是对药理剂量的 LT$_4$ 的反应？

10%~15% 的每年出现至少 4 次的躁狂或抑郁性精神障碍发作的双相情感障碍患者中（快速循环型），自身免疫性甲状腺疾病患病率高达 50% 甚至更高。标准治疗的干预措施如锂剂，效果通常令人失望。在一些开放标签的研究中对此类患者应用足量 LT$_4$ 进行治疗，抑制血清 TSH，并提高 T$_4$ 至正常水平的大约 150%，可以降低躁狂和抑郁阶段症状发作的幅度和频率，甚至可使某些患者完全缓解。鉴于这些令人鼓舞的结果，已授权开展更多的关于 LT$_4$ 或 LT$_3$ 的对照研究。

35. 甲状腺激素对大脑的作用机制是否明确？

甲状腺激素对 CNS 的发育和功能起着重要作用。T$_3$ 受体在大脑内广泛分布，有大量证据表明甲状腺激素通过与儿茶酚胺能系统相互作用来调节大脑功能。甲状腺激素在脑组织中发挥作用是通过 T$_3$ 与其核受体的结合实现的。T$_3$ 是 T$_4$ 通过遍布整个 CNS 的 D2（5'D-II 脱氢酶）的作用而产生的。

36. 抑郁症患者是否应该给予 LT$_4$ 或 LT$_3$ 治疗？

大部分使用甲状腺激素作为抑郁症辅助治疗的研究中，使用 LT$_3$ 多于 LT$_4$；这些研究评估两者的优势，结果提示 LT$_3$ 更优。在一项随机试验中，观察了抗抑郁药物联合 LT$_4$ 或 LT$_3$ 治疗的效果，结果显示，在给予 LT$_4$（每天 150μg，连续 3 周）治疗中，仅有 19%（4/21）的患者出现反应，但是在给予 LT$_3$（每天 37.5μg，连续 3 周）治疗中，有 53%（9/17）的患者出现反应。进一步的研究包括了一些对抗抑郁药物抵抗的患者给予 LT$_4$ 治疗的开放实验，但由于缺乏对照组使得研究解释起来有一定困难。其中一项研究表明，对 LT$_4$ 治疗有效者具有较低的血清 T$_4$ 水平和 RT$_3$ 水平，所以作者认为治疗有效者可能是亚临床甲状腺功能减退的患者。当存在亚临床甲状腺功能减退症或快速循环型双相情感障碍时,建议联合应用 LT_4 而不是 LT_3 进行治疗。由于 LT_4 与 LT_3 相比,在组织内均衡分布的速度明显较 T_3 缓慢,因此,LT_4 的治疗时间有必要持续至少 6 至 8 周或更长时间,以确定其有效性。

据推测,可能有一部分患者会通过补充 LT_3 而受益。脱碘酶是将 T_4 转化为 T_3 的酶,为了探索成功的联合治疗的预测标志物,已经开展了各种评估脱碘酶基因多态性的研究,到目前为止还没有定论。

37. 是否存在可能与治疗反应有关的基因?

随着个体化治疗的发展,治疗一定会变得更加有针对性。对 D1 的初步研究表明,LT_3 显著增强 SSRI 反应可能与某些 D1 多态性有关,D1 对肝脏和肾脏内 T_4 转化为 T_3 提供了重要的作用。具有某些等位基因的患者 D1 酶活性较低,因此,血清 T_3 水平自然偏低。与那些服用安慰剂的患者相比,这些患者在补充 LT_3 并联合舍曲林治疗 8 周后抑郁评分有所改善。

尽管如此,到目前为止,研究结果还没有定论。一项针对脱碘酶 2 基因(D2) Thr92Ala 多态性的早期研究表明,具有此种基因多态性、给予 LT_4 治疗的患者基线时的一般健康问卷得分较低;此外,与单独给予 LT_4 治疗相比,这些受试者接受 LT_4/LT_3 联合治疗后有显著改善,尽管对血清甲状腺激素水平没有影响。

然而,最近对 D2-Thr92Ala 和 D2-ORFaGly3Asp 多态性的研究表明,D2-Thr92Ala 和 D2-ORFa-Gly3Asp 多态性与健康相关的生活质量、神经认知功能及是否偏爱 LT_4/LT_3 联合治疗没有相关性。有新的证据表明,特定的一些患者亚群可能对 LT_3 的加强治疗没有反应。分子生物学研究已经确定了一种有机阴离子转运多肽(organic anion transporting polypeptide,OATP),OATP 可能是将 T_4 运送到大脑的关键分子。OATP1C1 基因多态性似乎与甲状腺功能减退症患者抑郁症状的增加有关。与对照组相比,给予 LT_3 治疗后,这些患者的抑郁评分似乎没有任何下降。这些发现的临床意义尚需明确,但可能会对未来的抑郁症治疗产生有意义的影响。

38. 描述甲状腺功能和抑郁之间关系的可能机制。

曾有人提出这样的假设:抑郁症患者 CNS 内 D2 活性缺乏引起脑组织内甲状腺功能减退而全身的甲状腺功能正常现象。换言之,D2 活性可能会被抑郁和压力导致增高的皮质醇水平所抑制,引起 T_4 优先被 3 型脱碘酶(D3)转换成 RT_3,使脑组织内 T_3 水平降低而 RT_3 水平升高。有趣的是,LT_3 治疗可能有潜在益处,因为 T_3 并不依赖于在抑郁时显著降低的转甲状腺素蛋白来运输,外源性 T3 治疗确保足够的 T_3 穿过血脑屏障到达脑组织。

39. 抗抑郁药物与大脑中甲状腺激素的作用机制有关吗?

研究显示,三环类抗抑郁药地昔帕明和 SSRI 类的氟西汀都能增强 CNS 中 D2 的活性,据此推测它们可以增加脑内 T_3 的浓度。这似乎可以解释这类药物的临床功效。

40. 针对精神疾病患者的甲状腺功能检查有哪些建议？

对于精神疾病患者,应谨慎检测甲状腺功能,因为他们是甲状腺疾病的高危人群。45 岁以上的女性、已知患有自身免疫性疾病、有甲状腺疾病家族史、接受锂剂治疗或痴呆患者应该进行筛查以排除潜在的甲状腺功能异常。有些药物会影响甲状腺功能检查的结果,在分析接受这类药物治疗患者的检查结果时,应考虑到这些影响因素。

41. 哪些有精神症状的患者应该接受甲状腺激素治疗？

建议对血清 TSH 水平显著升高(>10mU/L)的抑郁症患者给予 LT_4 治疗,尤其是伴有抗 TPO 抗体滴度升高和 / 或血清 FT_4 水平降低(临床甲状腺功能减退)的患者。甲状腺激素替代治疗可以缓解这些患者的抑郁症状。然而,即使对于没有明显临床甲状腺功能减退的患者在甲状腺轴的各项激素正常前,如果需要进行抗抑郁治疗,也可能是无效的。一项研究表明,具有 D2 基因多态性的患者可能会从 LT_3 的治疗中获益,但相关的前瞻性研究尚未进行,目前也不推荐因为临床的目的而进行基因检测。目前没有明确证据支持给予 LT_3 治疗对甲状腺功能正常的难治性抑郁症患者有效。

关键点

- 甲状腺功能减退症的症状常常没有特异性,可以类似抑郁症的症状,而甲状腺功能亢进症可以和躁狂或抑郁相混淆。
- 在有心理困扰的患者中检测到的血清促甲状腺激素(TSH)水平轻度升高,与亚临床甲状腺功能减退症的诊断一致,更有可能是巧合发现,而不是绝对的因果关系。
- 最近的研究发现,随着时间的推移,甲状腺功能正常的受试者和亚临床甲状腺功能减退症患者之间的抑郁症状没有差异;一些研究甚至表明,抑郁似乎与亚临床甲状腺功能亢进症的关系更密切。
- 存在亚临床甲状腺功能减退的患者并不是所有的神经认知和神经精神症状都应归因于此。
- 对诊断为亚临床甲状腺功能减退症的人给予甲状腺激素治疗可能不会明显改善症状,事实上,可能会导致医源性甲状腺毒症这已被证实的风险。
- 使用年龄调整的 TSH 范围可能会防止过度诊断亚临床甲状腺功能减退,并能更准确地选择需要甲状腺激素治疗的患者。
- 经左旋甲状腺素(LT_4)治疗使血清 TSH 水平正常后可以彻底逆转甲状腺功能减退患者的精神神经紊乱症状,但如果症状不是由潜在的甲状腺功能减退引起的,有效的可能性很小。
- 在前往医院就诊的有急性精神异常的患者中大约 20% 会被检测出 T_4 水平的轻度升高,但 T_3 升高不常见,这些通常能在 2 周内自行恢复,无需针对甲状腺治疗。这些急性精神障碍包括精神分裂症、严重情感障碍等,但是痴呆或酗酒患者少见。

- 根据目前前瞻性对照研究结果,并无证据显示应该对有抑郁症状的甲状腺功能减退症患者在生物化学检测甲状腺功能恢复正常后继续 LT_4 和 LT_3 联合治疗。最近的指南建议,在考虑给予 LT_3 治疗之前,应考虑对症状进行广泛的鉴别诊断。

- 一项旨在确证 LT_3 可作为抗抑郁药物治疗的辅助治疗的大型双盲、安慰剂对照研究结果提示重性抑郁障碍加用 LT_3 并未增加对帕罗西汀治疗的反应性。但最近一项关于给予 LT_3 治疗的荟萃分析显示出复杂的结果。因此,很难对增效治疗提出强有力的建议。

- 推荐对于任何血清 TSH 水平升高的抑郁症患者都应给予 LT_4 治疗,尤其是伴有抗 TPO 抗体滴度阳性和 / 或血清 FT_4 水平降低的患者。

（王娟　译　闫朝丽　校）

参考文献

Appelhof, B. C., Peeters, R. P., Wiersinga, W. M., Visser, T. J., Wekking, E. M., Huyser, J., . . . Fliers. E. (2005). Polymorphisms in type 2 deiodinase are not associated with well-being, neurocognitive functioning, and preference for combined thyroxine/3,5,3'-triiodothyronine therapy. *Journal of Clinical Endocrinology and Metabolism, 90*(11), 6296–6299.

Applehof, B. C., Brouwer, J. P., van Dyck, R., Fliers, E., Hoogendijk, W. J., . . . Wiersinga, W. M. (2004). Triiodothyronine addition to paroxetine in the treatment of major depressive disorder. *Journal of Clinical Endocrinology and Metabolism, 89*(12), 6271–6276.

Asher, R. (1949). Myxoedematous madness. *British Medical Journal, 2*(4627), 555–562.

Bauer, M., & Whybrow, P. C. (1988). Thyroid hormones and the central nervous system in affective illness: interactions that may have clinical significance. *Integrity Psychiatry, 6*, 75–100.

Bauer, M., Baur, H., Berghöfer, A., Ströhle, A., Hellweg, R., Müller-Oerlinghausen, B., & Baumgartner, A. (2002). Effects of supraphysiological thyroxine administration in healthy controls and patients with depressive disorders. *Journal of Affective Disorders, 68*(2–3), 285–294.

Blum, M. R., Wijsman, L. W., Virgini, V. S., Bauer, D. C., den Elzen, W. P., Jukema, J. W., . . . Rodondi, N. (2016). Subclinical thyroid dysfunction and depressive symptoms among the elderly: a prospective cohort study. *Neuroendocrinology, 103*(3–4), 291–299.

Bocchetta, A., & Loviselli, A. (2006). Lithium treatment and thyroid abnormalities. *Clinical Practice and Epidemiology in Mental Health, 2*(23). doi:10.1186/1745-0179-2-23.

Bould, H., Panicker, V., Kessler, D., Durant, C., Lewis, G., Dayan, C., & Evans, J. (2012). Investigation of thyroid dysfunction is more likely in patients with high psychological morbidity. *Family Practice, 29*(2), 163–167.

Bunevičius, R., Kažanavičius, G., Žalinkevičius, R., & Prange, A. J. Jr. (1999). Effects of thyroxine as compared with thyroxine plus triiodothyronine in patients with hypothyroidism. *New England Journal of Medicine, 340*, 424–429.

Chopra, I. J., Solomon, D. H., & Huang, T. S. (1990). Serum thyrotropin in hospitalized psychiatric patients: evidence for hyperthyrotropinemia as measured by an ultrasensitive thyrotropin assay. *Metabolism, 39*(5), 538–543.

Cooper-Kazaz, R., Apter, J. T., Cohen, R., Karagichev, L., Muhammed-Moussa, S., Grupper, D., . . . Lerer, B. (2007). Combined treatment with sertraline and liothyronine in major depression: a randomized, double-blind, placebo-controlled trial. *Archives of General Psychiatry, 64*(6), 679–688.

Escobar-Morreale, H. F., Botella-Carretero, J. I. & Morreale de Escobar, G. (2015). Treatment of hypothyroidism with levothyroxine or a combination of levothyroxine plus L-triiodothyronine. *Best Practice & Research Clinical Endocrinology & Metabolism, 29*(1), 57–75.

Fava, M., Labbate, L. A., Abraham, M. E., & Rosenbaum, J. F. (1995). Hypothyroidism and hyperthyroidism in major depression revisited. *Journal of Clinical Psychiatry, 56*(5), 186–192.

Fontes, R., Coeli, C. R., Aguiar, F., & Vaisman, M. (2013). Reference interval of thyroid stimulating hormone and free thyroxine in a reference population over 60 years old and in very old subjects (over 80 years): comparison to young subjects. *Thyroid Research, 6*(1), 13.

Garber, J. R., Cobin, R. H., Gharib, H., Hennessey, J. V., Klein, I., Mechanick, J. I., . . . Kenneth, A. (2012). Clinical practice guidelines for hypothyroidism in adults: cosponsored by the American Association of Clinical Endocrinologists and the American Thyroid Association. *Thyroid, 22*(12), 1200–1235.

Grozinsky-Glasberg, S., Fraser, A., Nahshoni, E., Weizman, A., & Leibovici, L. (2006). Thyroxine-triiodothyronine combination therapy versus thyroxine monotherapy for clinical hypothyroidism: meta-analysis of randomized controlled trials. *Journal of Clinical Endocrinology and Metabolism, 91*(5), 2592–2599.

Gussekloo, J., van Exel, E., de Craen, A. J., Meinders, A. E., Frölich, M., & Westendorp, R. G. (2004). Thyroid status, disability and cognitive function, and survival in old age. *JAMA, 292*(21), 2591–2599.

Hein, M. D., & Jackson, I. M. D. (1990). *Thyroid function in psychiatric illness. General Hospital Psychiatry, 12*, 232–244.

Hennessey, J. V., & Jackson, I. M. D. (1996). The interface between thyroid hormones and psychiatry. *Endocrinologist, 6*, 214–223.

Hennessey, J. V., & Espaillat, R. (2015). Diagnosis and management of subclinical hypothyroidism in elderly adults: a review of the literature. *Journal of American Geriatrics Society, 63*(8), 1663–1673.

Hennessey, J. V., & Espaillat, R. (2018). Current evidence for the treatment of hypothyroidism with levothyroxine/levotriiodothyronine combination therapy versus levothyroxine monotherapy. *International Journal of Clinical Practice, 72*(2). doi:10.1111/ijcp.13062.

Hennessey, J. V., & Espaillat, R. (2018). Current evidence for the treatment of hypothyroidism with levothyroxine/levotriiodothyronine combination therapy versus levothyroxine monotherapy. *International Journal of Clinical Practice, 72*, e13062.

Jackson, I. M. D., & Whybrow, P. C. (1995). The relationship between psychiatric disorders and thyroid function. *Thyroid Update, 9*, 1–7.

Jackson, I. M. D. (1998). The thyroid axis and depression. *Thyroid, 8*(10), 951–956.

Joffe, R. T., Brimacombe, M., Levitt, A. J., & Stagnaro-Green, A. (2007). Treatment of clinical hypothyroidism with thyroxine and triiodothyronine: a literature review and metaanalysis. *Psychosomatics, 48*(5), 379–384.

Joffe, R. T. (2006). Is the thyroid still important in major depression? *Journal of Psychiatry & Neuroscience, 31*(6), 367–368.

Jorde, R., Waterloo, K., Storhaug, H., Nyrnes, A., Sundsfjord, J., & Jenssen, T. G. (2006). Neuropsychological function and symptoms in subjects with subclinical hypothyroidism and the effect of thyroxine treatment. *Journal of Clinical Endocrinology and Metabolism, 91*(1), 145–153.

Jorgensen, P., Langhammer, A., Krokstad, S., & Forsmo, S. (2015). Diagnostic labelling influences self-rated health. A prospective cohort study: the HUNT Study, Norway. *Family Practice, 32*(5), 492–499.

Kim, J. S., Zhang, Y., Chang, Y., Ryu, S., Guallar, E., Shin, Y. C., . . . Cho, J. (2018). Subclinical hypothyroidism and incident depression in young and middle-age adults. *Journal of Clinical Endocrinology and Metabolism, 103*(5), 1827–1833.

Lindholm, J., & Laurberg, P. (2011). Hypothyroidism and thyroid substitution: historical aspects. *Journal of Thyroid Research, 2011,* 809341.

Nelson, J. C. (2000). Augmentation stategies in depression 2000. *Journal of Clinical Psychiatry, 61*(Suppl 1), 13–19.

Ott, J., et al. (2011). Hashimoto's thyroiditis affects symptom load and quality of life unrelated to hypothyroidism: a prospective case-control study in women undergoing thyroidectomy for benign goiter. *Thyroid, 21*(2), 161–167.

Panicker, V., Evans, J., Bjøro, T., Asvold, B. O., Dayan, C. M., & Bjerkeset, O. (2009). A paradoxical difference in relationship between anxiety, depression and thyroid function in subjects on and not on T4: findings from the HUNT study. *Clinical Endocrinology, 71*(4), 574–580.

Panicker, V., Saravanan, P., Vaidya, B., Evans, J., Hattersley, A. T., Frayling, T. M., & Dayan, C. M. (2009). Common variation in the DIO2 gene predicts baseline psychological well-being and response to combination thyroxine plus triiodothyronine therapy in hypothyroid patients. *Journal of Clinical Endocrinology and Metabolism, 94*(5), 1623–1629.

Pardridge, W. M. (1979). Carrier medicated transport of thyroid hormones through the rat blood-brain barrier: primary role of albumin bound hormone. *Endocrinology, 105,* 605–612.

Parle, J., Roberts, L., Wilson, S., Pattison, H., Roalfe, A., Haque, M. S., . . . Hobbs, F. D. (2010). A randomized controlled trial of the effect of thyroxine replacement on cognitive function in community-living elderly subjects with subclinical hypothyroidism: the Birmingham Elderly Thyroid study. *Journal of Clinical Endocrinology and Metabolism, 95*(8), 3623–3632.

Pollock, M. A., Sturrock, A., Marshall, K., Davidson, K. M., Kelly, C. J., McMahon, A. D., & McLaren, E. H. (2001). Thyroxine treatment in patients with symptoms of hypothyroidism but thyroid function tests within the reference range: randomized double blind placebo controlled crossover trial. *British Medical Journal, 323*(7318), 891–895.

Samuels, M. H., Kaimal, R., Waring, A., Fink, H. A., Yaffe, K., Hoffman, A. R., . . . Bauer, D. (2016). Thyroid function variations within the reference range do not affect quality of life, mood, or cognitive function in community-dwelling older men. *Thyroid, 26*(9), 1185–1194.

Samuels, M. H., Kolobova, I., Niederhausen, M., Janowsky, J. S., & Schuff, K. G. (2018). Effects of altering levothyroxine (L-T4) doses on quality of life, mood, and cognition in L-T4 treated subjects. *Journal of Clinical Endocrinology and Metabolism, 103*(5), 1997–2008.

Sarne, D., & DeGroot, L. J. (2002). Effects of the environment, chemicals and drugs on thyroid function. *Endocrine Education.* www.thyroidmanager.org.

Sawka, A. M., Gerstein, H. C., Marriott, M. J., MacQueen, G. M., & Joffe, R. T. (2003). Does a combination regimen of thyroxine (T4) and 3,5,3'-triiodothyronine improve depressive symptoms better T4 alone in patients with hypothyroidism? Results of a double-blind, randomized, controlled trial. *Journal of Clinical Endocrinology and Metabolism, 88*(10), 4551–4555.

Stott, D. J., Rodondi, N., & Bauer, D. C. (2017). Thyroid hormone therapy for older adults with subclinical hypothyroidism. *New England Journal of Medicine, 377*(14), e20.

Surks, M. I., & Hollowell, J. G. (2007). Age-specific distribution of serum thyrotropin and antithyroid antibodies in the US population: implications for the prevalence of subclinical hypothyroidism. *Journal of Clinical Endocrinology and Metabolism, 92*(12), 4575–4582.

Taylor, P. N., Iqbal, A., Minassian, C., Sayers, A., Draman, M. S., Greenwood, R., . . . Dayan, C. (2014). Falling threshold for treatment of borderline elevated thyrotropin levels-balancing benefits and risks: evidence from a large community-based study. *JAMA Internal Medicine, 174*(1), 32–39.

Tremont, G., & RA, S. (1997). Use of thyroid hormone to diminish the cognitive side effects of psychiatric treatment. *Psychopharmacol Bulletin, 33*(2), 273–280.

Walsh, J. P., Shiels, L., Lim, E. M., Bhagat, C. I., Ward, L. C., Stuckey, B. G., . . . Cussons, A. J. (2003). Combined thyroxine/liothyronine treatment does not improve well-being, quality of life, or cognitive function compared to thyroxine alone: a randomized controlled trial in patients with primary hypothyroidism. *Journal of Clinical Endocrinology and Metabolism, 88*(10), 4543–4550.

Walsh, J. P., Ward, L. C., Burke, V., Bhagat, C. I., Shiels, L., Henley, D., . . . Stuckey, B. G. (2006). Small changes in thyroxine dosage do not produce measurable changes in hypothyroid symptoms, well-being, or quality of life: results of a double-blind, randomized clinical trial. *Journal of Clinical Endocrinology and Metabolism, 91*(7), 2624–2630.

Watt, T., Hegedüs, L., Bjorner, J. B., Groenvold, M., Bonnema, S. J., Rasmussen, A. K., Feldt-& Rasmussen, U. (2012). Is thyroid autoimmunity per se a determinant of quality of life in patients with autoimmune hypothyroidism? *European Thyroid Journal, 1*(3), 186–192.

Whybrow, P. C. (1994). The therapeutic use of triiodothyronine and high dose thyroxine in psychiatric disorders. *Acta Medica Austriaca, 21,* 47–52.

Williams, M. D., Harris, R., Dayan, C. M., Evans, J., Gallacher, J., & Ben-Shlomo, Y. (2009). Thyroid function and the natural history of depression: findings from the Caerphilly Prospective Study (CaPS) and a meta-analysis. *Clinical Endocrinology, 70*(3), 484–492.

Wirth, C. D., Blum, M. R., da Costa, B. R., Baumgartner, C., Collet, T. H., Medici, M., . . . Rodondi, N. (2014). Subclinical thyroid dysfunction and the risk for fractures: a systematic review and meta-analysis. *Annals of Internal Medicine, 161*(3), 189–199.

Wouters, H. J., van Loon, H. C., van der Klauw, M. M., Elderson, M. F., Slagter, S. N., Kobold, A. M., . . . Wolffenbuttel, B. H. (2017). No effect of the Thr92Ala polymorphism of deiodinase-2 on thyroid hormone parameters, health-related quality of life, and cognitive functioning in a large population-based cohort study. *Thyroid, 27*(2), 147–155.

第六篇

生殖内分泌学

性分化异常（障碍）

Richard O.Roberts, III and Robert H.Slover

摘要

性分化异常（障碍）（disorder of sexual differentiation, DSD），是指一组异质性胚胎发育过程，最终导致 3 种生理性别有一个或多个不一致：性染色体、内生殖管结构的分化和 / 或外生殖器的分化。各种病因导致的 DSD 在新生儿中的发病率约为1 : 4 000；然而，最常见的外生殖器畸形的病因为 21- 羟化酶缺乏症（先天性肾上腺皮质增生症），占所有外生殖器畸形的 50% 以上，在 XX 核型个体中可高达 90%。在某些病例中，尚不能明确遗传病因。在处理 DSD 病例时，需要一个多学科团队与患儿父母共同作出决策，以达到患儿的最佳利益，并解决突出的医疗需求，这是非常重要的。

关键词

性分化异常、性分化障碍、先天性肾上腺皮质增生症、外生殖器畸形、性腺发育不全、两性畸形

1. 描述性分化的第一阶段。

性分化的第一阶段是建立染色体性别。绝大多数婴儿要么是 46XX 的女性，要么是 46XY 的男性。因为染色体性别通常决定性腺性别。性腺结构由双向潜能的或原始的生殖嵴分化而来。Y 染色体包含一个被称为性别决定区（sex-determining region）的区域，或称为 SRY。*SRY* 基因产物启动双向潜能的生殖腺分化为睾丸。如果 *SRY* 基因缺失，具有双向潜能的生殖腺在其他基因的影响下分化成卵巢。

2. 性分化的第二阶段是什么？

性分化的第二阶段是生殖管结构的分化。男性和女性胚胎的生殖管结构最初是相同的和双潜能的，可以分化为男性或女性外生殖器。正常男性睾丸间质细胞产生睾酮，这是维持同侧 wolffian 管（中肾管）结构（如输精管、附睾、精囊腺）所必需的。睾丸支持细胞产生抗米勒管激素（anti-Müllerian hormone, AMH），使同侧米勒管（副中肾管）结构（输卵管、子宫、阴道的上三分之一）退化。睾酮缺乏时，wolffian 管结构退化，而 AMH 缺乏时，米勒管结构被保留。

3. 简述外生殖器的发育。

男性和女性的外生殖器起源于相同的胚胎结构。缺乏雄激素刺激的情况下，这些结构就分化成女性外生殖器，有雄激素存在就向男性分化（男性化）。睾酮必须被 5-α 还原酶转化为双氢睾酮（dihydrotestosterone，DHT），并且雄激素受体功能完整时才能完全男性化。过多的雄激素会使女性男性化。雄激素生成不足无法将睾酮转化为 DHT 或对雄激素无反应（如雄激素受体缺陷），均会导致 XY 基因型男性雄性化不足。

4. 什么是睾丸决定因子？

睾丸决定因子（testis-determining factor，TDF）促进双潜能性腺分化为睾丸，SRY 最终被认定是 TDF。SRY 属于脱氧核糖核酸（deoxyribonucleic acid，DNA）结合蛋白家族。导入经过特殊处理的 *SRY* 基因就能使 XX 小鼠的性别反转。在 XY 小鼠中进行 *SRY* 基因的定点突变就会产生一只 XY 雌性小鼠。SRY 的激活受到 Wilms 抑癌基因 *WT1* 的影响，*WT1* 在双潜能性腺分化为睾丸的过程中起着重要作用。其他在 *SRY* 下游发挥作用的基因包括 *SOX9*、*SF-1*、*FGF-9*、*DAX 1*、*WNT4*、*DMRT1*、*ATRX*、*DHH*、*FOXL2* 和 *GATA4* 等。

5. 描述 Lyon 假说。在哪些细胞中，两条 X 染色体是正常发育所必需的？

Mary Lyon 博士对女性另外一条 X 染色体有无染色体遗传物质提出质疑。简单地说，如果每个细胞都需要两条 X 染色体，那么男性是如何正常发育的？Lyon 提出在每个细胞中，两条 X 染色体其中一条是不活跃的，而在任何特定的细胞系中，哪条 X 染色体是活跃的都是随机确定的。事实上，在许多细胞中，不活跃的 X 染色体被识别为在核膜上的一团染色质（巴氏小体）。但在卵巢却是例外，有两个有功能的 X 染色体是卵巢正常持续发育所必需的。如果每个细胞中没有两条 X 染色体（如 45XO Turner 综合征），卵巢则退化，只留下纤维组织，称为条索性腺。

6. 简述正常男性性分化。

在性分化开始之前，胎儿具有双性潜能。图 48.1 示意了男性发育过程。未分化的性腺来自体腔上皮、间充质和卵黄囊来源的生殖细胞，在 SRY 存在的情况下，这些生殖细胞分化为间质细胞、支持细胞、生精小管和精原细胞。睾丸在妊娠 7 周时形成。睾丸间质细胞产生睾酮导致 Wolff 管（中肾管）发育，同时睾丸支持细胞产生 AMH 导致米勒管退化。睾酮通过 5α- 还原酶转化为 DHT，介导外生殖器的男性化。

7. 描述正常女性性分化。

在没有 SRY 的情况下，在促卵巢遗传因素的影响下，原始性腺分化为卵泡、颗粒细胞、卵泡膜细胞和卵子。卵巢发育发生在妊娠 13~16 周。无睾酮和 AMH

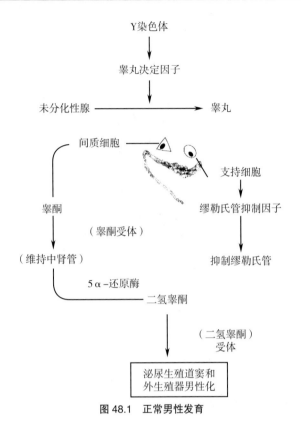

图 48.1 正常男性发育

使 wolff 管（中肾管）退化,保留米勒管结构。无 DHT 的作用可维持女性外生殖器表型。

8. 什么因素决定了外生殖器的发育?

外生殖器起源于泌尿生殖结节、泌尿生殖隆突和泌尿生殖褶。在女性中,它们分别分化为阴蒂、大阴唇和小阴唇。男性在 DHT 的影响下,泌尿生殖结节变成阴茎的龟头,泌尿生殖褶延长和融合形成阴茎体,泌尿生殖隆突融合形成阴囊。融合在妊娠 70 天时完成,在睾丸激素和生长激素的共同作用下,阴茎继续生长至孕期结束。女性外生殖器分化不受卵巢或激素的影响,而男性生殖器的正常发育需要正常的睾酮合成、在 5-α 还原酶的作用下转化为 DHT 以及正常的雄激素受体。参见图 48.2。

9. DSD 包括哪几类?

DSD 有三大类(表 48.1):

1. 性染色体 DSD
2. 46,XY DSD
3. 46,XX DSD

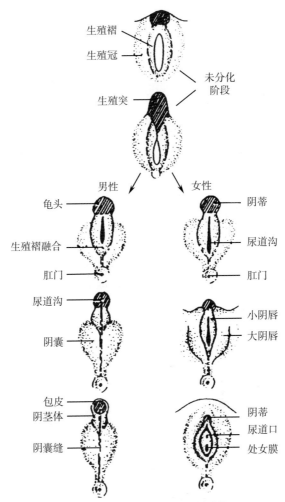

图 48.2 男性和女性外生殖器的分化

表 48.1 DSD 新分类（芝加哥共识）	
性染色体 DSD	45,X（特纳综合征及其变异型） 47,XXY（Klinefelter 综合征及其变体） 45,X/46,XY（混合性性腺发育不全，卵巢睾丸 DSD） 46,XX/46,XY（嵌合体，卵巢睾丸 DSD）
46,XY DSD	睾丸发育障碍（完全和部分性腺发育不全、性腺退化和卵巢性发育不良） 雄激素生物合成障碍、完全型和部分型雄激素不敏感、AMH/AMH 受体障碍、LH 受体缺陷 其他（严重尿道下裂、泄殖腔外翻）

续表

46,XX DSD	卵巢发育障碍(卵巢 DSD,性腺发育不全) 雄激素过多[胎儿(21-羟化酶和 11-羟化酶缺乏症)胎儿胎盘(芳香化酶缺乏症,POR),母体(外源性,黄体瘤)] 其他(阴道闭锁,泄殖腔外翻)

修订后的术语:

新	旧
DSD	雌雄间体 / 雌雄同体 / 阴阳人
46,XY DSD	男性假两性,XY 男性男性化不足
46,XX DSD	女性假两性、XX 女性的过度男性化和 XX 女性的男性化
卵睾丸 DSD	真两性人
46,XX 睾丸 DSD	XX 男性或 XX 性反转
46,XY 完全性性腺发育不全	XY 性反转

AMH,抗米勒管激素;DSD,性分化障碍;LH,黄体生成素;POR,P450 氧化还原酶。

10. 什么是女性男性化?

女性男性化(既往称为女性假两性畸形)的特征是染色体为 46XX 核型,性腺为卵巢,有正常的米勒管结构,没有 wolff 管(中肾管)结构以及有不同程度男性化的生殖器,这是由于妊娠早期暴露于雄激素而导致的。见表 48.2。

表 48.2　Prader 分类:外生殖器男性化程度	
1 型	阴蒂肥大
2 型	阴蒂肥大,尿道和阴道口存在,但非常接近
3 型	阴蒂肥大,单个泌尿生殖口,大阴唇后融合
4 型	阴茎阴蒂、会阴阴囊下裂,大阴唇完全融合
5 型	完全男性化(看起来正常的男性生殖器),但没有触及的睾丸

11. 女性男性化最常见的原因是什么?

最常见的原因是由 21-羟化酶缺乏引起的先天性肾上腺增生(congenital adrenal hyperplasia,CAH)。事实上,这是导致性别模糊最常见的原因。在这种情况下,负责编码 21-羟化酶的基因发生突变,导致胎儿期酶活性的缺乏使类固醇途径中合成皮质醇和醛固酮受阻。由于皮质醇水平低或缺乏,下丘脑-垂体-肾上腺(hypothalamic-pituitary-adrenal,HPA)轴的反馈机制引起促肾上腺皮质激素(adrenocorticotropic hormone,ACTH)分泌增加,从而进一步加强了该通路,最终导致激素前体物质堆积,故测定激素前体物质有助于诊断。ACTH 水平的升高也会促使肾上腺雄激素过量分泌,从而导致男性化。孕期前三个月,母体暴露于雄激素或合成孕激素也可能导致男性化。

12. 女婴男性化有何表现？

　　受影响的女婴可表现出不同程度外生殖器畸形，从单纯的阴蒂增大到阴唇隆起完全融合，形成阴囊和阴茎，类似于正常男性的双侧隐睾表型。然而，即使是男性化程度很高的女孩虽然有可能有阴茎尿道，但实属罕见。

13. 什么是男性化不足？

　　男性化不足（以前称为男性假两性畸形）是指 46XY 男性，具有模糊的或女性化外生殖器，异常的范围可能从尿道下裂到完全女性表型。这些障碍是由于雄激素对生殖器发育的刺激不足造成的，最常见的原因是睾丸间质细胞发育不全、睾酮生物合成缺陷、5-α 还原酶缺陷以及部分或完全的雄激素抵抗（雄激素受体缺陷）。

14. 哪些有尿道下裂的男孩需要对性别模糊进行评估？

　　阴茎头型或阴茎型（一度或二度）尿道下裂作为生殖器异常的唯一表现，且没有明显的内分泌异常，不需要评估。这种异常的发病率占出生人口的 1‰ ~8‰。相比之下，阴囊型、会阴型（三度）尿道下裂是许多性别模糊病因学方面的特征性表现，发现这种儿童应该予以充分评估。

15. 什么是性腺发育不全？

　　Y 染色体或遗传缺陷导致一个或两个睾丸发育不良的患者称为性腺发育不全。他们的生殖器难辨（表现为两性生殖器），可能有 wolff 管（中肾管）结构发育不全和男性化不完全。AMH 可能缺乏，导致米勒管结构继续存在。因此，经常出现生殖管不一致即两种生殖管的存在。含有 Y 染色体异常的睾丸有潜在性腺母细胞瘤风险，必须切除。

16. 婴儿出生时生殖器模糊，婴儿性别不确定。医疗人员应当如何处理？

　　如实进行沟通是必不可少的。需要同他们说明婴儿生殖器既不是男性表型也不是女性表型，需做进一步检查确定婴儿性别。参考更为常见、容易理解的出生缺陷或许会有助于沟通。向他们解释这些检查可能需要若干天，专家组将参与并做出准确的诊断，并给出慎重考虑后的建议。

17. 对婴儿进行评估时需要询问哪些病史？

　　婴儿母亲的病史尤其重要，应该包括既往疾病史、用药史、饮酒史和孕期是否补充激素。有无孕激素治疗先兆流产史，有无子宫内膜异位症使用雄激素病史？母亲是否有过量雄激素暴露的体征？询问家族成员中是否有性别模糊、新生儿死亡、近亲结婚或不孕不育的情况。

18. 医疗人员应如何进行体格检查?

性别模糊的病因诊断很少仅靠查体就能明确,但查体结果可能有助于指导进一步的评估。注意以下几点:

(1)性腺是否存在? 它们的大小、对称性和位置正常吗? 由于性腺下降与米勒管退化有关,可触及性腺意味着该侧有 AMH 作用。

(2)阴茎长度是多少? 沿着阴茎背部测量从耻骨支到龟头尖端的距离为阴茎长度。足月时,拉伸的阴茎长度为 2.5cm 时,比平均值低 2.5 个标准差(standard deviations,SDs)。此外,还需要评估阴茎的宽度和生长发育情况。

(3)注意尿道口的位置,寻找尿道下裂和阴茎下弯畸形(由尿道缩短引起的向腹侧弯曲)的证据。

(4)阴唇皱褶的融合程度如何? 皱褶融合范围从正常的大阴唇到完全融合的阴囊。在某些难以察觉的病例中,需要测量从阴唇系带后面到肛门的距离并计算与从尿道口到肛门的全距离比值。

(5)能否看到有明显的阴道口?

19. 还需要评估哪些部位?

某些类型的先天性肾上腺增生可能导致脱水、低血压 - 高血压、乳晕或生殖器色素沉着。特纳综合征的体征也会出现,包括颈蹼、发际线低和手足水肿。其他相关的先天异常疾病也显示一些复杂的临床表现,包括性别模糊等。

20. 需要进行哪些影像学检查?

需要进行形态学观察以明确性腺和米勒管结构是否存在。应尽快地由经验丰富的人员进行盆腔超声检查,以确定是否存在米勒管结构或隐睾。如有必要,可以通过将造影剂注入泌尿生殖道口(或阴道口)来进行生殖器造影,以确定阴道大小、是否有宫颈和瘘管。此外,由经验丰富的泌尿科医生进行膀胱尿道镜检查可以直接显示内部解剖结构。

21. 解释核型分析的作用。

进行核型分析是必不可少的,必须尽快获得结果。口腔黏膜涂片是绝对禁忌的,因为该检测不准确。在许多实验室,核型分析可以在 48~72 小时内完成。一些实验室还可以进行快速荧光原位杂交分析,明确是否存在 SRY 基因和 X 着丝粒来确定染色体性别。

22. 哪种单一的实验室检测在几乎所有情况下都会有所帮助?

因为 21- 羟化酶缺乏是性别模糊的常见原因,所以我们对所有没有可触及到的性腺的婴儿行 17- 羟孕酮(17-hydroxyprogesterone,17-OHP)水平测定来进行筛查。

23. 如何指导更进一步评估内容？

进一步的评估必须以既往史、查体和初步研究提供的信息为指导。确定是否有可触摸到的性腺（可能是睾丸），有没有子宫，核型分析结果以及任何其他伴随的先天性异常，可以将婴儿归类为女性男性化、男性化不足、性腺分化障碍以及未分类的类型。

24. 婴儿没有明显的性腺，有融合的阴唇皱褶和突出的阴茎，超声检查显示子宫和输卵管，可能有卵巢，核型为 46XX，医疗服务提供者现在应该如何处理？

该婴儿是一名男性化的女婴。如果没有母体雄激素暴露史或男性化的病史，则婴儿患有的三种类型 CAH 中的一种。其中，21- 羟化酶缺乏症是最常见的，并通过检查血清 17-OHP 水平升高而得到证实。在 11-β- 羟化酶缺乏症中，11- 去氧皮质酮升高；而在 3β- 羟类固醇脱氢酶缺乏症中，17- 羟孕烯醇酮和脱氢表雄酮（dehydroepiandrosterone，DHEA）升高。检测上述激素的基线水平通常可以得出诊断，但如有必要，可以通过 ACTH 兴奋试验进行确认。这类疾病的电解质紊乱通常要到出生后 8~14 天才会出现。然而，血浆肾素活性早期会升高，可以作为醛固酮缺乏导致失盐的一个标志。现在，美国所有 50 个州和世界上许多国家都强制要求对新生儿检测 17-OHP 水平以筛查 CAH。

25. 男性表现为男性化不足使诊断较困难。对于一个有可触及的性腺、没有米勒管结构的 46 XY 核型的婴儿，医疗人员应该如何处理？

睾酮合成的缺陷包括肾上腺和睾丸通路共有的 3 个酶阻断［类固醇生成急性调节蛋（StAR）缺陷、3β- 羟类固醇脱氢酶缺陷和 17α- 羟化酶缺乏］。通过 ACTH 兴奋试验和类固醇的前体物质测定来诊断是否存在酶阻断。那些有 StAR 缺陷的患者没有前体物质可测量，但表现出高水平的 ACTH 和低的皮质醇反应。3-β- 羟基类固醇脱氢酶缺乏症的婴儿的 17- 羟孕烯醇酮和 DHEA 水平升高。17-α- 羟化酶缺乏症患者孕酮、去氧皮质酮和皮质酮水平升高，并伴有高血压。参见图 48.3。

26. 讨论由睾丸缺陷而不是肾上腺酶类造成的睾酮合成障碍。

睾酮合成缺陷中剩下的 2 个酶涉及特定的睾丸酶（17,20- 裂解酶和 17-β 羟类固醇脱氢酶），而不是肾上腺酶的缺陷。因此，它们与 ACTH 升高或电解质紊乱无关。这两种缺陷都是通过测量前体物对人绒毛膜促性腺激素（human chorionic gonadotropin，hCG）给药的反应来诊断的。患有 17,20- 裂解酶缺乏的婴儿 17- 羟孕烯醇酮和 17-OHP 水平升高，而 17-β- 羟类固醇脱氢酶缺乏的婴儿 DHEA 和雄烯二酮水平升高。

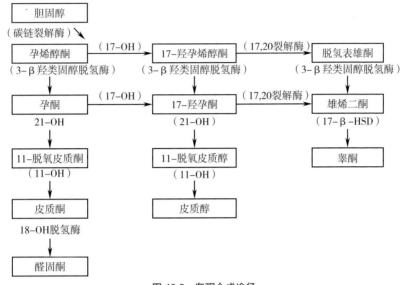

图 48.3　睾酮合成途径

27. 还应考虑其他哪些疾病的可能性?

● 睾丸间质细胞发育不良的婴儿在 hCG 刺激前后睾酮水平较低,但肾上腺功能正常。睾丸活检显示生精小管和支持细胞正常,但间质细胞缺失或数量很少。

● hCG 兴奋试验还可以测量睾酮与双氢睾酮的比值。如果比值升高,应怀疑 5-α- 还原酶缺乏症,并可通过生殖器皮肤成纤维细胞的培养加以证实。

● 最后,睾酮水平正常至较高且 ACTH 及 hCG 兴奋试验均无异常,可诊断为部分雄激素不敏感(雄激素受体缺陷所致)。通过在实验室中培养生殖器皮肤成纤维细胞证实雄激素结合异常或通过分子分析来进行诊断。

28. 什么是完全型雄激素不敏感?

雄激素受体在 X 染色体上被编码,可结合睾酮,更易结合双氢睾酮。雄激素不敏感是由雄激素受体异常所致。完全型雄激素抵抗在 XY 核型的个体中的发生率为 1/20 000~1/64 000。

29. 完全型雄激素不敏感的婴儿有何表现?

完全型雄激素不敏感(睾丸女性化)在新生儿期或儿童早期很少表现为性别模糊。除非睾丸已下降并且在大阴唇中可触及,受影响的婴儿表现为表型正常的女性。患病的儿童直到青春期前均能像正常女性那样成长。由于高水平的睾酮被芳香化为雌激素,因此他们在青春期时乳房发育正常,但几乎没有阴毛或腋毛,也没有月经。因为他们产生 AMH,所以没有米勒管结构。因为缺乏正常的雄激素受体,Wolff 管结构未发育或缺失。性别认同通常是女性。患者因青少年时期的原发性闭经而就医。因此，通常是在青少年中晚期才可以确诊。雄激素不敏感也可能是部分的，并且在新生儿期可能表现出不同程度的性腺模糊。然而，鉴于 AMH 产生正常，患者仍然缺乏米勒管结构。性别认同可以变化的。

30. 什么时候应该切除腹内睾丸组织？

雄激素不敏感或性腺发育不全的 XY 患者的腹腔内睾丸有恶变的风险（在某些系列研究中高达 30%），特别是在青春期启动之后。目前关于性腺切除的时机仍在争论中。由于青春期前发生恶性肿瘤的风险很低，一些人倾向于保持性腺完整，直到自发的青春期发育；然而，有研究者在青春期前的患者中发现了原位癌，因此建议及早切除。性腺切除术是个有争议的问题，应该与每位患者个体化的讨论风险以及获益。如果睾丸在青春期前被切除，必须进行雌激素替代治疗维持正常青春期的发展。如果保留了性腺，则应该密切监测它们发生恶变的风险。由于阴道上部起源于米勒管，患病的个体可能有阴道缩短，需要外科整形手术进行修复。

31. 总结 5α- 还原酶缺乏症的生理表现。

5α- 还原酶的缺乏会影响睾酮向 DHT 转化，由于男性化和外生殖器分化需要依赖 DHT 的作用，所以 5α- 还原酶的缺乏会导致男性化不完全及外生殖器的分化不完全。这种疾病有详实的文献报道，特别是对于多米尼加共和国和加沙的大家族。它是一种常染色体隐性遗传病。

32. 描述 5α- 还原酶缺乏症儿童的临床表现。

患有 5α- 还原酶缺乏症的男婴出生时就有性别模糊。外生殖器异常的范围从单纯尿道下裂到阴道盲端及阴蒂样阴茎。最常见的表现是有阴道盲端的泌尿生殖窦。在青春期，受影响的男孩会经历正常男性化，因为睾酮水平较高及其他同工酶介导睾酮向 DHT 转化；受影响的女孩性发育是正常的。在过去，患有 5α- 还原酶缺乏症的婴儿在青春期之前被作为女孩抚养，青春期后以男性身份生活，一些病例还达到了生育能力。然而，最近，该疾病可以被早期发现，现在患病男性从婴儿期就被按照男孩抚养长大了。

33. 什么是卵巢睾丸 DSD？

卵巢睾丸 DSD（以前称为真两性畸形）是一种性腺分化障碍，指同时具有卵巢和睾丸成分的个体。受影响的儿童可能有双侧卵睾，一侧有卵巢或睾丸，另一侧有卵巢，或者一侧有卵巢，另一侧有睾丸。由于 AMH 和睾酮对生殖管结构的影响是同侧的、局部的，因此内部生殖管的发育通常是不对称的。因此，没有睾丸成分的一侧可能会出现输卵管和单角子宫，而男性管道结构缺乏或退化。而在有睾丸成分的一侧，会出现附睾、输精管和精囊，而没有米勒管结构。患者的外生殖器可能为男性、女性或不明确的类型，这取决于有功能的睾丸组织的量。

34. 为什么需要一个多学科团队来管理一个性别模糊的婴儿?

婴儿性别模糊在许多方面都是一个复杂的问题。准确的诊断是必不可少的,可能需要一些时间。性别分配应与患儿家庭详细讨论,不仅应基于基本的诊断和核型,还应基于可能的成人性别认同、社会心理因素、预期的成人性功能、生育潜力、心理健康以及最小化生理上或手术的风险。出于这些原因,来自几个专业的意见都很重要,包括内分泌学、遗传学、新生儿学、心理学和泌尿学以及伦理学家。团队的所有成员相互之间必须充分沟通。多学科小组的目标是让家长清楚地了解性模糊程度,并为确定性别分配提供指导。此外,该小组应该勾勒出预期的未来医疗保健,并通过关注儿童的意愿及性别认同的进展情况来对家庭进行支持。

35. 关于性别分配的决定是如何做出的?

外源性和内源性激素显然都很重要,正如生殖器的外观所表现出的那样。关于性别分配的决定必须慎重做出,应考虑到性别决定的每一个“水平”。决定性别分配还应该考虑胎儿性激素的暴露、对成人性功能的潜在影响以及心理和文化等层面。至关重要的是,家长们必须完全理解这一过程并不完美,分配的性别可能与未来的性别认同不匹配。儿童对自己性别的适应和维护以及在整个发育过程中关于诊断问题和儿童进行适龄讨论,对于让儿童参与到他或她个人的医疗照护至关重要。

36. 在明确婴儿性别模糊的病因后,在分配患儿的抚养性别时应考虑哪些因素?

明确诊断后,治疗团队对性别分配后的潜在的风险及获益会有更深刻的认识。例如,在男性化程度较低的男性中,睾丸间质细胞发育、睾酮合成、5α- 还原酶活性障碍以及雄激素部分或完全不敏感的儿童结局,其间的差异是巨大的。例如,细胞发育不全或与酶相关的睾酮合成缺陷的儿童作为男孩或女孩抚养,取决于其他的因素;雄激素完全不敏感的儿童应该按女孩抚养;而 5α- 还原酶缺乏的男孩通常当男孩抚养。虽然,以上 3 种受累儿童的核型分析均是 46XY 型。

37. 还有哪些其他因素需要考虑?

- 生殖器外观不明确,其潜在病因是什么?
- 性功能正常化的可能性有多大?
- 有生育潜力吗?
- 什么是子宫内激素暴露,特别要注意的是大脑发育过程中过度雄激素的暴露?
- 可能影响性别认同和心理健康的因素有哪些?
- 除了性腺特征和核型分析之外,阴茎大小、尿道位置、阴道解剖结构是否存在米勒管或中肾管结构也都必须考虑在内。
- 父母的背景和期望、更广泛的家庭动态、社会因素以及种族或文化影响也必须考虑在内。

38. 男性化的女性通常被分配为哪种性别？

男性化的女性通常被赋予女性性别。他们有正常的卵巢和米勒管结构，如果患者愿意，有可能进行手术矫正和类固醇激素的替代治疗，可以有正常的性功能和生育能力。患有男性化 CAH、核型为 XX 的个体中，大约 95% 的患者性别认同为女性，因此，通常应该被指定为女性性别。在具有更多表型如典型的男性外生殖器的严重男性化女性患者中，会结合家庭的意见和上面列出的其他因素来考虑做出性别为男性的分配。

39. 如何在男性化不足的男性中确定性别的分配？

男性化不足的男性通常不育，性别分配通常基于阴茎大小。因为阴茎拉伸长度为 2.5cm 时，意味着小于平均值 2.5 个标准差，从历史上看，阴茎 <2.5cm 的婴儿可能被指定为女性，按女孩抚养。然而，阴茎大小（阴茎或阴蒂）作为性别分配的主要决定因素已受到质疑。成年人的社交和满意的性功能应该是性别分配的首要目标。如果考虑性别分配为男性，都需要试验性地给予药性持久的睾酮治疗（每 3~4 周 50mg）维持 1~3 个月，观察阴茎能否生长。

40. 性腺发育不全患者，决定其性别分配的因素有哪些？

在性腺发育不全和存在 Y 染色体的患者中，由于性腺有恶变的风险，应该考虑性腺切除术。尽管通常情况下，生育是不可能的，但仍应该考虑其生育的潜力。其内部生殖管道结构也经常错乱。尽管需考虑各种与性别分配有关的因素至关重要，但在性别分配时往往会权衡患者的男性化程度。

41. 在卵巢睾丸 DSD 中怎样决定性别分配？

具有单侧卵巢和米勒管结构的卵睾 DSD 个体可能有自发的青春期和正常的生育能力，并可能被当作女孩抚养。外生殖器的大小和结构良好的患者会被指定为男性。但更常见的情况是，外生殖器男性化程度较差，所以受累婴儿多被分配为女性性别。

42. 在进行性别分配时，应该牢记哪些原则？

我们必须充分了解性别认同的问题，必须考虑到长大后可能做出不同性别的决定，而不是只考虑以前的观点（如手术）。有些外科手术干预可以整形或影响未来的生育能力，一些受累患者表示希望他们应该在青春期或成年时做出决定。这一领域挑战了我们对性和性别的许多看法，也对内科医生提出了更高的要求。虽然有生殖器模糊的婴儿是医疗系统和社会的紧急情况，但在获得所有必要的生化和解剖学信息的情况下，应该小心谨慎地做出决定。最重要的是，多学科团队必须包含家长在内，让家长参与到对各种选择的公开和坦诚的讨论中。归根结底，为了孩子的最大利益,父母在性别分配决策中排在第一位。

关键点:性分化异常(障碍)

● 新生儿性别模糊(sexual ambiguity)应被视为是一种医学、社会学和心理学层面的紧急情况,需要一个多学科团队来探讨新生儿性别模糊的具体原因,并指导父母作出以何种性别进行抚养的决定。团队成员包括儿科内分泌学家、泌尿科医生、遗传学家、儿科医生、合适的顾问和一名伦理学家。

● 对性别不明确的孩子进行评估必须考虑以下五个范畴的问题,即46XX女性男性化,46XY男性男性化不足(没有男性化的),性腺分化异常包括染色体异常以及无法分类的情况(隐睾、尿道下裂、发育异常)。

● 新生儿性别模糊最常见原因是21-羟化酶缺乏导致的先天性肾上腺增生,占所有诊断的外生殖器畸形的50%以上,在XX核型个体中高达90%。

● 一般来说,含有Y染色体物质的性腺组织恶变风险较高。这种风险应该向家庭提出并与家庭讨论,必须考虑在某个时候(有可能是在孩子足够大的情况下)手术切除这样的性腺。

● 性分化异常的鉴别诊断是复杂的,但可以基于对性分化过程的理解加以简化。你能想出这样的分类吗?

（张乌云 译 闫朝丽 校）

参考文献

Brown, J., & Warne, G. (2005). Practical management of the intersex infant. *Journal of Pediatric Endocrinology & Metabolism*, 18, 3–23.

Douglas, G., Axelrad, M. E., Brandt, M. L. Crabtree, E., Dietrich, J. E., French, S., … Reid Sutton, V. (2012). Guidelines for evaluating and managing children born with disorders of sexual development. *Pediatric Annals*, 41, 4.

Eugenides, J. (2003). *Middlesex* [novel]. New York: Picador.

Goodall, J. (1991). Helping a child to understand her own testicular feminization. *Lancet*, 337, 33–35.

Houk, C. P., & Lee, P. A. (2005). Intersexed states: diagnosis and management. *Endocrinology and Metabolism Clinics of North America*, 34, 791–810.

Houk, C. P., & Lee, P. A. (2010). Approach to assigning gender in 46,XX congenital adrenal hyperplasia with male external genitalia: replacing dogmatism with pragmatism. *Journal of Clinical Endocrinology and Metabolism*, 95(10), 4501–4508.

Jasso, N., Boussin, L., Knebelmann, B., Nihoul-Fékété, C., & Picard, J. Y. (1991). Anti-Müllerian hormone and intersex states. *Trends in Endocrinology and Metabolism*, 2, 227–233.

Joseph A. A., Kulshreshtha B., Mehta M., Ammini A. C. Sex of rearing seems to exert a powerful influence on gender identity in the absence of strong hormonal influence: report of two siblings with PAIS assigned different sex of rearing. *J Pediatr Endocrinol Metab*. 2011;24(11–12):1071–5.

Kaplan, S. (1990). *Clinical Pediatric Endocrinology*. Philadelphia: W.B. Saunders.

Kim, K. S., & Kim, J. (2012). Disorders of sex development. *Korean Journal of Urology*, 53(1), 1–8.

Lee, P. A., Houk, C. P., Ahmed, S. F., & Hughes, I. A. (2006). Consensus statement on management of intersex disorders. *Pediatrics*, 118, e488–e500.

Liu, A. X., Shi, H. Y., Cai, Z. J., Liu, A., Zhang, D., Huang, H. F., & Jin, H. M. (2014). Increased risk of gonadal malignancy and prophylactic gonadectomy: a study of 102 phenotypic female patients with Y chromosome or Y-derived sequences. *Human Reproduction*, 29(7), 1413–1419.

Low, Y., & Hutson, J. M. (2003). Rules for clinical diagnosis in babies with ambiguous genitalia. *Journal of Paediatrics and Child Health*, 39, 406–413.

McGillivray, B. C. (1992). The newborn with ambiguous genitalia. *Seminars in Perinatology*, 16, 365–368.

Meyers-Seifer, C. H., & Charest, N. J. (1992). Diagnosis and management of patients with ambiguous genitalia. *Seminars in Perinatology*, 16, 332–339.

Mieszczak, J., Houk, C. P., & Lee, P. A. (2009). Assignment of the sex of rearing in the neonate with a disorder of sex development. *Current Opinion in Pediatrics*, 21, 541–547.

Mulaikal, R. M. Migeon. C. J. & Rock, J. A. (1987). Fertility rates in female patients with congenital adrenal hyperplasia due to 21-hydroxylase deficiency. *New England Journal of Medicine*, 316, 178–182.

Ogilvy-Stuart, A. L., & Brain, C. E. (2004). Early assessment of ambiguous genitalia. *Archives of Disease in Childhood*, 89, 401–407.

Pagona, R. A. (1987). Diagnostic approach to the newborn with ambiguous genitalia. *Pediatric Clinics of North America*, 34, 1019–1031.

Penny, R. (1990). Ambiguous genitalia. *American Journal of Diseases of Children*, 144, 753.

Rangecroft, L. (2003). British association of paediatric surgeons working party on the surgical management of children born with ambiguous genitalia: surgical management of ambiguous genitalia. *Archives of Disease in Childhood*, *88*, 799–801.

Thigpen, A. E., Davis, D. L., Gautier, T., Imperato-McGinley, J., & Russell, D. W. (1992). Brief report: the molecular basis of steroid 5 alpha-reductase deficiency in a large Dominican kindred. *New England Journal of Medicine*, *327*, 1216–1219.

Thyen, U., Lanz, K., Holterhus, P. M., & Hiort, O. (2006). Epidemiology and initial management of ambiguous genitalia at birth in Germany. *Hormone Research*, *66*(4), 195–203.

Warne, G. L., & Kanumakala, S. (2002) Molecular endocrinology of sex differentiation. *Seminars in Reproductive Medicine*, *20*, 169–180.

Woodhouse, C. R. J. (2004). Hypospadias Surgery: an Illustrated Guide. *European Journal of Plastic Surgery*, *27*(4), 213.

Zucker, K. J., Bradley, S. J., Oliver, G., Blake, J., Fleming, S., & Hood, J. (1996). Psychosexual development of women with congenital adrenal hyperplasia. *Hormones and Behavior*, *30*:300–318.

青春期疾病

Shanlee M.Davis and Sharon H.Travers

摘要

　　青春期是指生理变化导致的性成熟和生殖系统发育成熟。了解青春期的正常发育对于认识和评估青春期发育异常至关重要。青春期发育提前和延迟均提示可能存在病理状态,需要进一步评估和治疗。性早熟和青春期发育延迟也可能是正常的。病史、体格检查、生长曲线和骨龄在青春期疾病的评估中必不可少。可能还需要实验室检查和其他影像学检查才能做出诊断。具体治疗方法取决于最终诊断。

关键词

　　下丘脑 - 垂体 - 性腺轴,乳房发育,性腺功能初现,肾上腺功能初现,性早熟,青春期延迟,性腺功能减退

1. 生理情况下,青春期发育是如何启动的?

　　下丘脑 - 垂体 - 性腺(hypothalamic-pituitary-gonadal,HPG)轴在出生后被激活两次:婴儿期和青春期。下丘脑促性腺激素释放激素(mature gonadotropin-releasing hormone,GnRH)以神经元脉冲方式分泌 GnRH。进而刺激垂体脉冲式分泌促性腺激素、黄体生成素(luteinizing hormone,LH)和卵泡刺激素(follicle-stimulating hormone,FSH),其中 LH 的升高幅度相对较大。促性腺激素的分泌导致性腺激素分泌增加,最终促使第二性征和配子发育。中枢性青春期指的是 HPG 轴被重新激活,该轴受 kisspeptin 和其他几个刺激 GnRH 神经元的神经肽调节。两性青春期的正常发育需要 HPG 轴的性腺功能成熟以及肾上腺雄激素分泌增加。

2. 青春期发育的最初迹象是什么?

　　男性 HPG 轴激活的第一个体征是性腺功能初现,即睾丸体积≥4mL 或睾丸长径≥2.5cm。在女性中,卵巢的大小不容易测量;因此,女性 HPG 轴激活的第一个体征是乳房发育或乳丘初现,表明卵巢分泌雌激素。

3. 如何判定青春期发育情况?

　　性成熟可通过体格检查,依据 John Tanner 在 1969 年制定的标准加以描述和判定(表 49.1)。根据女性的乳房发育和男女的阴毛生长,Tanner 分期分为 Ⅰ 期(青春期前)至 Ⅴ 期(完全成熟)。使用睾丸计测量男性睾丸体积,睾丸体积 <4mL 代表青

春期未启动,≥4mL 代表青春期启动。除体格检查外,评价青春期发育的工具还包括左手 X 线片测定骨骼发育成熟程度(骨龄)、生长速度和生长模式以及特定的内分泌实验室检查。

表 49.1　青春期发育的 Tannar 分期

特征	特征
女孩:乳房发育	**女孩:阴毛生长**
Ⅰ:发育前,只有乳头突起	Ⅰ:发育前,无阴毛
Ⅱ:乳丘出现或明显可见,乳晕增大	Ⅱ:长、直略带卷曲和颜色的阴毛稀疏生长,主要位于阴唇处
Ⅲ:乳房和乳晕进一步增大,二者没有明显的分界线	Ⅲ:颜色较深、较粗糙的阴毛分布于阴阜
Ⅳ:较之乳房,乳晕和乳头一并突出生长形成第二小丘	Ⅳ:密集的成人状阴毛,大腿内侧尚未长出
Ⅴ:发育成成人乳房,只有乳头突出	Ⅴ:成人状阴毛,且分布在典型的倒三角区内
男孩:生殖器发育	**男孩:阴毛生长**
Ⅰ:发育前,睾丸长度 <2.5cm	Ⅰ:发育前,无阴毛
Ⅱ:睾丸最大直径 >2.5cm,阴囊变薄、变红	Ⅱ:略带卷曲和颜色的阴毛稀疏生长,主要位于阴茎根部
Ⅲ:阴茎变粗、变长,睾丸进一步增大	Ⅲ:阴阜长出更浓密、更卷曲的阴毛
Ⅳ:阴茎进一步变大,睾丸颜色较阴囊皮肤更暗	Ⅳ:成人状阴毛,大腿内侧尚未长出
Ⅴ:发育成成人生殖器的形状和大小	Ⅴ:大腿内侧长出成人状阴毛

Data from Marshall, W.E., & Tanner, J.M. (1969) Variations in the pattern of pubertal changes in girls. *Archives of Disease in Childhood*, 44, 291-303; Marshall, W.E., & Tanner, J.M. (1970). Variations in the pattern of pubertal changes in boys. *Archives of Disease in Childhood*, 45, 13-23.

4. 什么是肾上腺功能初现?

肾上腺功能初现是指在青春期内肾上腺雄激素 - 脱氢表雄酮(dehydroepian-drosterone,DHEA)、脱氢表雄酮 - 硫酸酯(DHEA-sulfate,DHEA-S)和雄烯二酮合成及分泌增加。典型的发育中的儿童肾上腺功能初现的体征为阴毛、腋毛的生长、痤疮和出现体味,在时间上与中枢性青春期大概同步。关于控制肾上腺雄激素分泌的机制明确,但似乎与 HPG 轴无关。

5. 男性青春期正常模式是什么?

男性性腺功能初现年龄范围是 9~14 岁,平均为 11.8 岁。青春期发育开始的时间存在种族差异,黑人男孩最早在 8 岁就开始青春期发育。阴毛和阴茎增大通常发生在性腺功能初现之后,但偶尔由于肾上腺雄激素的作用而提前发生。直到青春期中期,睾酮水平上升后,男孩才会经历变声、腋毛、胡须生长和生长突增。精子发育成熟的平均年龄为 13.3 岁。

6. 女性青春期的正常模式是什么？

女性青春期发育通常开始于 8~13 岁（白人、西班牙裔和黑人的平均年龄分别是 10.4 岁、9.8 岁和 9.5 岁）。青春期发育的最初表现是乳房发育，即乳核初现，然而有一小部分女孩阴毛会首先生长，极少数女孩月经初潮最先出现。最初乳房的发育往往是不对称的，但不必担心。乳房的发育主要受卵巢分泌的雌激素调控，而阴毛和腋毛的生长主要依靠肾上腺产生的雄激素。与男孩不同，女孩的青春期生长突增发生在青春期伊始阶段。月经初潮通常发生在乳房开始发育后的 18~24 个月（平均年龄为 12.5 岁）。尽管大多数女孩在月经初潮时已经达到了她们最高身高的 97.5%，但该数值变化较大。因此，月经初潮的年龄不一定能较准确地预测成年后的最终身高。

7. 青春期生长突增受什么调控？

男孩和女孩青春期的生长突增主要是由性激素雌激素调控。在两性中，性腺（和肾上腺）产生的雄激素被芳香化为雌激素。雌激素促进生长激素（growth hormone，GH）和胰岛素样生长因子 -1（insulin-like growth factor-1，IGF-1）的分泌。雌激素还能抑制破骨细胞的活性，延长成骨细胞和骨细胞的寿命。雄激素在骨骼线性生长和维持足够的骨矿密度方面有一定作用。在青春期末期，由于性激素对骨骼成熟和骨骺融合的影响，骨骼线性生长基本完成。

8. 什么是性早熟？

性早熟的定义为青春期发育早于正常发育年龄的低限。白人女孩 8 岁之前、黑人女孩 6.6 岁之前、西班牙裔女孩 6.8 岁之前出现青春期体征均为性早熟。白人和西班牙裔男孩 9 岁之前、黑人男孩 8 岁之前出现青春期体征为性早熟。

9. 为什么要重视性早熟？

评估青春期早期体征最重要的原因是排除需要处理的潜在病理性病因，如肿瘤或遗传性疾病。由于骨骺过早闭合和社会心理压力，性早熟也导致成人身高矮小。如果不考虑病因和预期身高，性早熟可能不需要常规评估或治疗。

10. 如何评估性早熟？

评估性早熟首先需要获取完整的病史资料，包括青春发育体征开始的时间、进展的速度、是否曾暴露于外源性类固醇激素或雌激素受体激动剂（如薰衣草或茶树油）、中枢神经系统（central nervous system，CNS）异常的现病史和既往史，以及其不同家庭成员的青春史。其次进行体格检查，重点检查 Tanner 分期、身材比例和神经系统体征。应根据身高测量结果绘制生长图表，以确定生长模式，并计算线性生长速率。左手和腕关节的 X 线片有助于确定骨骼成熟度（骨龄）和骨骼生长进度。基于上述初步评估结果，还需要实验室检查和 / 或影像学检查（图 49.1），这个简化的流程图对评估儿童性早熟非常有用。

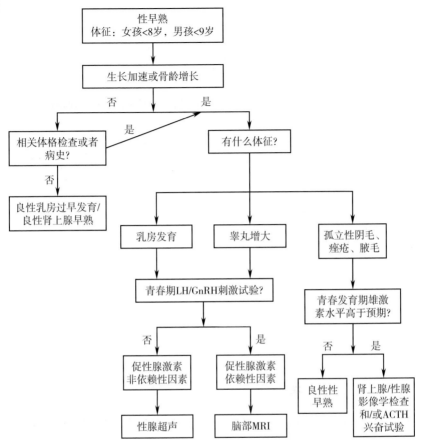

图 49.1 性早熟的评估。ACTH,促肾上腺皮质激素;GnRH,促性腺激素释放激素;LH,黄体生成素;MRI,磁共振成像

11. 什么是 GnRH 依赖性(中枢性)性早熟,如何诊断?

中枢性性早熟(Central precocious puberty,CPP)包括 GnRH 脉冲发生器的激活、促性腺激素的分泌增加、性腺功能初现,以及随之而来的性腺类固醇激素的合成增加。因此,CPP 的激素水平变化和体征出现顺序与正常儿童基本一致。CPP 在女孩中更为普遍。GnRH 刺激试验是诊断 CPP 最重要的试验方法。CCP 儿童 LH 水平对单剂量的 GnRH 激动剂(亮丙瑞林)有明显的反应。随机检测促性腺激素的参考价值可能不大,因为青春期前和青春期早期的促性腺激素水平相近。使用第三代化验检测清晨血液样本,获得基础状态下的性腺激素数据,可能更有助于判断青春期早期的 LH 水平。

12. 是什么原因导致 CPP?

在大多数情况下,CPP 是特发性的,尤其是在女孩中。CPP 也可能由任何破坏调节 GnRH 脉冲发生器平衡的中枢神经系统干扰引起。包括结构性病变,如颅内肿瘤和先前存在的畸形。通常情况下,会有其他中枢神经系统损害的表现,但偶尔也会以性早熟为主要表现。另外,某些遗传病或遗传性单基因突变也可引起 CPP。

13. 什么时候需要进行脑部影像学检查?

已诊断 CPP 的 6 岁以下的女孩和任何年龄的男孩,都应做脑部磁共振成像(magnetic resonance imaging,MRI)检查,以评估中枢神经系统病变。6~8 岁的女孩出现异常的可能性较小,所以在此年龄段是否需要做 MRI 检查需要根据个体情况进行判断。

14. 如何治疗 CPP?

CPP 需尽早确诊和及时治疗,治疗手段主要为抑制性激素的过度分泌,其中促性腺激素释放激素类似物(gonadotropin releasing hormone analogue,GnRHa)为当前主要的治疗选择,常用的 GnRHa 制剂有曲普瑞林和亮丙瑞林缓释剂。CPP 儿童可以用长效 GnRH 类似物,如亮丙瑞林或组氨瑞林治疗。GnRH 类似物抑制内源性 GnRH 的脉冲分泌,从而下调垂体 GnRH 受体,减少促性腺激素的分泌。观察 GnRH 类似物治疗效果最重要的临床指标是青春期发育进展的程度,这是基于以下的认识,即许多患有 CPP 的女孩,特别是 6~8 岁的女孩,在没有任何干预的情况下发育缓慢,能达到正常的成年身高。接受 GnRH 类似物治疗后,青春期生理变化退化或停止进展,线性身高增长放缓到青春期前速度,骨骼成熟减缓。由于骨骼成熟的减缓,预计的终身高通常会增加。GnRH 类似物可以每月或每 3 个月肌内注射一次,或者在皮下留置一个小水凝胶,持续释放 GnRH 类似物(组氨瑞林)。接受 GnRH 类似物治疗的儿童应该每 4~6 个月评估一次,明确治疗效果。停止治疗后,青春期发育复原,可以预期达到正常的生育率。

15. 什么是 GnRH 非依赖性(外周性)性早熟? 如何诊断?

外周性性早熟的发生不依赖于促性腺激素的分泌。肾上腺或性腺早期自主分泌的性腺类固醇激素会导致外周性性早熟。基础血清 FSH 和 LH 水平较低(通常被抑制),LH 对 GnRH 刺激的反应水平不在青春期正常值范围内。导致外周性性早熟的病因很多(表 49.2),但这些情况相比 CPP 而言甚是少见。具体诊断的确立需评估是否存在雄激素或雌激素的临床表现。

表 49.2 性早熟的病因

中枢性(GnRH 依赖性)
特发性真性性早熟
CNS 肿瘤(错构瘤、下丘脑肿瘤)
CNS 疾病(脑膜炎、脑炎、脑积水、创伤、脓肿、囊肿、肉芽肿、放疗)

外周性（GnRH 非依赖性）
男性
    分泌 hCG 的肿瘤（CNS，肝脏）
    CAH（21- 羟化酶、3-β- 羟类固醇脱氢酶或 11- 羟化酶缺乏）
    肾上腺肿瘤
    间质细胞睾丸肿瘤
    家族性促性腺激素非依赖性睾丸间质细胞早熟（睾丸中毒）
    McCune-Albright 综合征（多发性骨纤维性发育不良）
女性
    滤泡囊肿
    卵巢囊肿
    肾上腺囊肿
    CAH（21- 羟化酶、3-β- 羟类固醇脱氢酶或 11- 羟化酶缺乏）
    外源性雌激素
    McCune-Albright 综合征（多发性骨纤维性发育不良）

CAH，先天性肾上腺增生；CNS，中枢神经系统；GnRH，促性腺激素释放激素；hCG，人绒毛膜促性腺激素。

16. 如何评估外周性性早熟？

对于没有 CPP，但是有雌激素分泌征象的女孩，可以通过盆腔超声检查，评估卵巢囊肿或肿瘤以及子宫大小和子宫内膜的变化（尤其是存在阴道出血时）。

对于肾上腺功能初现的男孩或女孩（男孩无睾丸增大），评估应该包括非典型先天性肾上腺皮质增生症（congenital adrenal hyperplasia，CAH）和肾上腺肿瘤的实验室检查。测定血清 17- 羟孕酮、睾酮、脱氢表雄酮和雄烯二酮水平，根据情况可能还需测定促肾上腺皮质激素（adrenocorticotropic hormone，ACTH）刺激的类固醇中间产物（例如 17- 羟孕酮、17- 羟孕烯醇酮、11- 脱氧皮质醇）。肾上腺雄激素水平升高提示肿瘤，应进行肾上腺影像学检查。基因检测对 CAH 的诊断有帮助，特别是在生化检查无法明确诊断时。对于睾丸增大，但是 GnRH 刺激试验提示青春期前期的男孩，应进一步检查人绒毛膜促性腺激素（human chorionic gonadotropin，HCG）和睾酮。睾丸不对称或单侧睾丸增大提示为睾丸间质细胞瘤，应进行睾丸超声检查。

17. 什么是 McCune-Albright 综合征（McCune-Albright syndrome，MAS）？如何治疗？

MAS 三联征包括 GnRH 非依赖性性早熟、皮肤不规则（缅因州海岸）牛奶咖啡斑和多发型骨纤维结构不良，符合上述中的两项即可诊断。男女均可患病，但在男孩中很少见。在女孩中，乳房发育和阴道出血随着自主功能性卵巢囊肿中雌二醇水平间断增加而发生。血清促性腺激素水平低，GnRH 刺激试验表现为青春期前反应。然而，随着时间的推移，雌二醇可能会导致下丘脑成熟，从而出现真正的中枢性(GnRH 依赖性)性早熟。MAS 可能与其他内分泌功能紊乱相关，包括甲状腺功能亢进症、生长激素分泌过多和皮质醇增多症。在受累组织中，编码 Gs(一种刺激腺苷酸环化酶的 G 蛋白)的 α 亚单位的基因存在激活突变。突变的内分泌细胞出现自主功能亢进，并分泌相应的过量激素。患有 MAS 的女孩通常使用芳香化酶抑制剂治疗，如来曲唑或阿那曲唑，可以抑制睾酮向雌激素的转化。雌激素受体拮抗剂他莫昔芬的临床试验目前在进行中。对于男孩，治疗包括用酮康唑抑制雄激素的分泌或联合使用芳香化酶抑制剂和抗雄激素治疗。无论男女，如果已经诱导出现了中枢性性早熟，GnRH 类似物也可作为是治疗方案的一部分。

18. 什么是高睾酮血症？如何治疗？

家族性高睾酮血症是一种常染色体显性遗传病，仅影响男性，是一种非促性腺激素依赖性的男性性早熟。患病的男孩 4 岁时开始出现真正的性早熟特征，双侧睾丸和阴茎增大，生长加速。血清睾酮水平较高，但促性腺激素水平较低，GnRH 刺激试验表现为青春期前反应。从青春期中期到成年期，GnRH 刺激多表现为典型的以 LH 占优势的青春期反应。这种情况是由编码 LH 受体基因的激活突变引起的。睾丸中的突变型 LH 受体在本质上变得高度活跃，能够自主分泌睾酮，不需要 LH 与其结合产生活性。因为睾丸中的间质细胞只占少数，所以睾丸的大小只是轻度增大。治疗方案与患有 MAS 的男孩相同。如果诱发了 CPP，GnRH 类似物也可作为治疗方案的一部分。

19. 什么是非典型 CAH？如何治疗？

CAH 通常是由于 CYP21A2 基因突变导致 21- 羟化酶缺乏，使肾上腺无法正常生产糖皮质激素。由于糖皮质激素分泌不足，使 ACTH 水平升高，导致肾上腺产生雄激素。在经典型 CAH 中，由于功能酶缺失，女性胎儿出现男性化和产后头几周内出现失盐危象。在非经典型 CAH 中，由于酶的部分功能存在，所以临床表现较轻，通常没有肾上腺皮质功能不全的表现。这些儿童可能提前出现肾上腺功能初现、身材高大和骨骼进展。基础 17- 羟孕酮水平可能升高或正常；因此，可能需要ACTH 刺激试验来诊断非经典型 CAH。如果需要处理的话，可以考虑行基因检测。非经典型 CAH 患者可给予糖皮质激素治疗，抑制垂体 ACTH 的分泌的同时还能减少过量分泌的肾上腺激素。然而，该治疗方案会导致医源性肾上腺功能不全，因此该治疗方案的风险和获益需要根据患者个体情况进行权衡利弊。

20. 甲状腺功能减退症和性早熟之间有什么联系？

极少数情况下，严重的原发性甲状腺功能减退症可能会导致女孩的乳房发育和男孩的睾丸增大，被称为 Van Wyk-Grumbach 综合征。其确切机制尚不清楚，但有一种理论认为，在原发性甲状腺功能减退症时升高的促甲状腺激素(thyroid-stimulating hormone, TSH)可以激活性腺 FSH 受体。患有典型的甲状腺功能减退症的儿童通常表现为生长减缓,而患有典型的性早熟的儿童会出现生长加速,前者骨龄通常延迟。甲状腺激素替代治疗会恢复青春期的正常轨道,不需要其他治疗。

21. 何时出现的青春期早期症状为良性?

单纯性乳房发育或较早肾上腺功能初现,但在整个青春期阶段不进展,可视为正常青春期的变异。在这种情况下,青春期发育通常是孤立的(例如只有乳房发育或只有肾上腺功能初现)并且通常不会进展超过 Tanner Ⅱ 和Ⅲ期。通常没有显著的生长加速或骨龄进展。在这种良性变异中没有睾丸增大。良性变异的评估需要合理地排除病理性和进行性性早熟,然后才能确定这种变异是良性过程。

22. 什么是良性乳房过早发育,如何处理?

良性乳房过早发育的定义为女孩出现单纯性乳房发育但没有其他青春期发育的体征。良性乳房过早发育最常见于 2 岁以下或 6~8 岁之间的女孩。女孩良性乳房过早发育可能有乳房发育缓慢或乳房消长的病史。GnRH 刺激试验会表现出 FSH 为主的反应,而不会表现为真正的中枢性性早熟的典型的 LH 占优势的反应。

良性乳房过早发育的自然进程为乳腺组织退化或不再进展。因为该病为良性病变,除了安慰和随访外,不需要特殊治疗。乳房过早发育有时为 CPP 的首发征兆,所以对患者随访至关重要。在门诊随诊期间测量乳腺组织直径有助于在后期随访过程中进行比较。

23. 什么是良性肾上腺功能初现? 如何治疗?

男女均可发生良性肾上腺功能初现,定义为阴毛过早生长,伴或不伴腋毛、有体味和痤疮(孤立性肾上腺功能初现)。没有性腺发育的体征,即女孩无乳腺发育,男孩无睾丸增大。良性肾上腺功能初现是由肾上腺雄激素(主要是 DHEA 和 DHEA-S)的早期分泌引起的,检测的激素水平与 Tanner 分期(通常是 Tanner Ⅱ 和Ⅲ期)中的发育阶段相一致。

在良性肾上腺功能初现的自然进程中,肾上腺功能初现的体征进展缓慢,而对真正青春期启动的时间点没有影响。因为阴毛出现为青春期的第一征兆,所以有必要对其进行随访,以评估性腺发育的证据。良性肾上腺功能初现的女孩在青少年时期或成年后患多囊卵巢综合征的风险增加。

24. 什么是青春期生理性男性乳腺发育症? 应该何时开始及如何治疗?

典型的发育中男孩在青春期经常有单侧或双侧乳房增大。乳房发育一般从青春期中期开始,在两年内消失,这可能是由于雌二醇和睾酮水平的短暂失衡所致。青春期男性乳腺发育症很常见,而且是良性的,通常仅需要安慰治疗。然而,为了评估男性乳腺发育症的病理性原因应该获取完整的病史和体格检查,包括性腺功能减退症、罕见的恶性肿瘤、用药史、药物滥用和薰衣草或茶树油暴露史。

抗雌激素（他莫昔芬）或芳香化酶抑制剂等药物治疗已被用于男性乳腺发育症，但是疗效喜忧参半。如果男性乳腺发育不消退或乳房过度增大，可能需要手术治疗。手术应在青春期结束后进行，以避免男性乳腺再次发育。

25. 什么是青春期延迟？

青春期延迟是指女孩到 13 岁或男孩到 14 岁还未出现青春期体征。青春期轴的异常也可能表现为青春期发育进程异常，即女孩从青春征象第一次出现到月经初潮的间隔时间≥4 年或男孩从青春期征象第一次出现到生殖器发育成熟的间隔时间≥5 年。到 16 岁前无月经初潮或在乳房发育后 4 年内无月经初潮即为原发性闭经。

26. 青少年青春期延迟的病史中会出现哪些特征？

询问病史应包括：是否有慢性病、自身免疫性疾病、营养障碍、运动史、溢乳、嗅觉、药物使用、不育症家族史以及父母和兄弟姐妹的青春期发育时间。还应该注意体重的变化情况。

27. 青春期延迟的青少年体格检查有哪些特点？

体格检查应包括指尖距和上部量和下部量的比例。应注意有无慢性疾病、营养不良、厌食症、甲状腺功能减退症、皮质醇增多症的相关体征，或特纳综合征（女孩）以及克氏综合征（男孩）的特征。另外应该仔细检查青春期的任何体征，如阴毛、腋毛、痤疮、睾丸大小（男孩）、阴茎长度（男孩）或乳房发育（女孩）。阴毛可能只代表有肾上腺雄激素的产生。睾丸体积≥4mL（长径≥2.5cm）提示有促性腺激素的刺激。暴露于雌激素的指征是乳房发育和阴道成熟。此外，还应评估视野和嗅觉。应该分析生长曲线图，评估相对父母而言是否身高过高或过矮，确定线性生长曲线是否正常。

28. 影像学检查和促性腺激素水平测定对青春期延迟的诊断有何帮助？

骨龄对于确定生物年龄和预测青春期发育时间至关重要。如果符合正常线性生长，且骨龄落后于青春期开始的正常年龄，很可能是体质性生长延迟。如果线性生长异常且骨龄延迟，可能需要评估生长激素水平或甲状腺功能。如果骨龄超前，测定促性腺激素水平有助于区别低促性腺激素性和原发性性腺功能减退。

29. 还需要完善哪些其他实验室检查？

其他实验室检查可能包括血液生化检查、全血细胞计数（complete blood count，CBC）、腹腔检查、甲状腺功能测定、雌二醇（女孩）、睾酮（男孩）和泌乳素水平。如果促性腺激素升高，提示男女均应行染色体检查。促性腺激素水平降低时，建议进行嗅觉测试和头颅 MRI 检查，以了解垂体、嗅沟和嗅球的情况。

30. 什么是体质性发育延迟,它对青春期有何影响?

体质性发育延迟是导致青春期延迟的最常见的病因。具有这种模式的儿童在出生后两年内线性生长速度通常较缓慢,此后生长速率恢复正常,但生长轨迹低于预期的双亲身高。骨骼成熟同样延迟,青春期启动时间与骨龄一致而不是与实际年龄一致。例如,一个骨龄为 11 岁的 14 岁男孩,当他的骨龄接近 11.5~12 岁时,青春期将开始。青春期的这种延迟推迟了青春期生长突增和生长板的闭合,导致在他们的同龄人达到成年最终身高后,他们还会继续生长。这种生长模式的主要特征是 2 岁以后有正常的线性生长。通常有"晚熟"的家族史。

31. 何时诊断性腺功能减退症?

无青春期迹象且骨龄已经超过正常青春期开始的年龄时,应该考虑功能性或永久性性腺功能减退症。在青春期发育异常延迟的儿童中,类无睾体型很明显,特征表现为上部量/下部量减小和指尖距较长。通常,首先要测定血清促性腺激素水平,以确定是否存在低促性腺激素性性腺功能减退症(促性腺激素缺乏)或高促性腺激素性性腺功能减退症(原发性性腺功能减退)。如果儿童骨龄低于青春期开始的正常年龄,促性腺激素水平不一定是诊断的可靠依据。

32. 低促性腺激素性性腺功能减退症的病因是什么?

促性腺激素水平正常或受抑制表明垂体无法刺激性腺类固醇激素的产生。慢性疾病、过度运动、营养不良、厌食症和抑郁症可导致功能性促性腺激素缺乏,当这些基础状况改善后病情可缓解。高泌乳素血症可导致低促性腺激素性性腺功能减退症,仅有 50% 的病例有溢乳病史。其他内分泌疾病,如糖尿病、糖皮质激素过量和甲状腺功能减退症等控制不佳时,会导致低促性腺激素性性腺功能减退症。滥用药物,特别是海洛因或美沙酮,也与低促性腺激素性性腺功能减退症有关。排除这些情况后,促性腺激素水平仍低,则应疑诊为永久性促性腺激素缺乏。促性腺激素缺乏可能与其他病因所致的垂体缺陷有关,如透明隔 - 视神经发育不良、肿瘤(如颅咽管瘤)、创伤、空蝶鞍综合征、垂体发育不全、Rathke 囊肿或颅脑放射。各种综合征,如卡尔曼综合征、Laurence-Moon-Bardet-Biedl 综合征和 Prader-Willi 综合征也与促性腺激素缺乏有关,因此根据表型的不同,可以考虑进行基因检测。孤立性促性腺激素缺乏症(即不合并其他垂体激素功能减退)通常很难诊断,因为激素试验不能确定无疑表明孩子是否能产生足够的促性腺激素,还是他/她只是青春期明显延迟。如果不能明确区分促性腺激素缺乏症和青春期延迟,可以给予短期性激素治疗。体质性发育迟缓的患者通常给予该干预治疗之后进入青春期。如果没有自发的青春期启动,可以诊断为促性腺激素缺乏症。

33. 什么是卡尔曼综合征?

卡尔曼(Kallmann)综合征是导致特发性低促性腺激素性性腺功能减退症伴嗅

觉减退（或嗅觉丧失）的一个特殊病因。遗传缺陷导致 GnRH 和嗅觉神经元异常发育和 / 或迁移。在 MRI 上，可以通过存在未发育或发育不全的嗅球来判断。隐睾、小阴茎和乳房发育在患有卡尔曼综合征的男孩中很常见。卡尔曼综合征的其他特殊体征包括唇 / 腭裂、先天性耳聋、色盲、肾脏异常以及某些神经功能的异常。

34. 高促性腺激素性腺功能减退症的病因是什么？

促性腺激素水平升高表明性腺不能分泌足够的性腺类固醇激素抑制下丘脑 - 垂体轴。两个时期内的促性腺激素水平升高可以诊断为性腺功能衰竭：①男孩在出生后 6 个月之内，女孩在 2~3 岁之前；②骨龄达到或超过青春期开始的正常年龄。如果诊断为高促性腺激素性性腺功能减退症，应进行染色体核型分析。

其他潜在的病因包括：

- 卵巢或睾丸发育不全的变异型 -Turner 综合征
- Klinefelter 综合征、纯 XX 或 XY 型性腺发育不全
- 性腺毒素类 - 化学治疗药物（特别是烷化剂）、放射治疗
- 产生雄激素的酶缺陷：男性或女性的遗传性 17-α- 羟化酶缺陷，男性的遗传性 17- 酮类固醇还原酶缺陷
- 男性完全或部分雄激素不敏感综合征（雄激素受体基因突变）
- 半乳糖血症；脆性 X 综合征（只出现于女孩）
- 其他各种病因（感染、性腺的自身免疫性疾病、胚胎睾丸退化症、创伤、手术、扭转）

35. 什么是 Klinefelter 综合征？

Klinefelter 综合征是睾丸衰竭最常见的病因，至少有一条额外的 X 染色体所致。最常见的核型是 47,XXY，在男新生儿中的发病率约为 1/650。相关的体征包括身材高大、四肢较长、睾丸较小和男性乳房发育，发育迟缓和学习障碍也很常见。患有 Klinefelter 综合征的男孩会有自发的青春期发育，但可能无法完成整个青春期的发育。促性腺激素水平在青春期启动后的几年内高于正常值，睾酮水平通常处于平台期甚至下降，而不是维持在成人睾酮水平。随着时间的推移，许多男孩需要补充睾酮，以维持正常的第二性征、新陈代谢和骨骼健康。生殖细胞的数量从出生起就开始减少，睾丸支持细胞和间质细胞受到的影响较小。患有 Klinefelter 综合征的男性通常表现为无精症和不育症；但是，目前先进的生殖技术可以帮助约一半的 Klinefelter 综合征的年轻男性成功地获取精子。

36. 什么是特纳综合征？

女孩如果出现青春期延迟和 / 或闭经，众多病因中必须考虑到特纳综合征的可能性。特纳综合征的特征是第二 X 染色体缺失或结构异常。在活产女婴中，特纳综合征的发病率大约 1/2 000。患有特纳综合征的女孩通常身材矮小，身体畸形，患先天性和获得性心脏病、肾脏异常、反复的中耳炎和听力受损、自身免疫性疾病和

数学学习障碍的风险较高。有关特纳综合征的其他临床表现,请参阅表 49.3。

在缺乏第二条功能性 X 染色体的情况下,卵母细胞的退化加速,通常会留下纤维化的条索状物而不是正常卵巢。由于原发性性腺功能衰竭,在婴儿期血清促性腺激素水平升高,HPG 轴重新激活后再次升高。10%~20% 的患有特纳综合征的女孩在青春期有部分卵巢功能,促进乳房的自行发育。在这些患者中,一小部分会有正常的月经,极少数的患者(不到 1% 的特纳综合征女孩)确实有生育能力。

表 49.3　患有特纳综合征的女孩的临床表现

体征	发生率 /%
身材矮小	95~100
上下段比例增加	97
短颈	40
蹼状颈	25
后发际线低	40
小颌畸形	60
硬腭弓高	35
内眦赘皮	10
斜视	15
上睑下垂	10
肘外翻	50~80
第四掌骨短	35
马德隆畸形	5
手或足水肿	25
指甲未发育或发育不全	5
脊柱侧弯	12
膝外翻	35~86
多发色素痣	25
先天畸形	
二叶主动脉瓣	14~34
主动脉狭窄	7~14
肾脏发育不全	3
马蹄肾	10
肾盂 / 肾盂收集系统位置异常或重叠	15
生理特征	
中耳炎	60
青春期延迟(乳房未发育)	70

续表

体征	发生率 /%
原发性闭经	90
不育	95
高血压	50
桥本氏甲状腺炎和甲状腺功能减退症	15~30
脱发	5
白癜风	5
腹部疾病	8
葡萄糖耐受不良	15~50
2 型糖尿病	10

　　Data from Gravholt,C.H.,Andersen,N.H.,Conway,G.S.,Dekkers,O.M.,Geffner,M.E.,Klein,K.O.,…
Backeljauw,P.F.(2017).Clinical practice guidelines for the care of girls and women with Turner syndrome:
proceedings from the 2016 Cincinnati International Turner Syndrome Meeting.*European Journal of Endocrinology*,
177(3):G1-G70.

37. 如何治疗特纳综合征?

　　大多数患特纳综合征的女孩需要外源性雌激素替代治疗。先给低剂量无对抗性雌二醇,然后给予雌激素和孕激素,以保证第二性征的发育。开始雌激素治疗的时机很关键,应该由内分泌科医师与每位患者及其家属沟通后决定。这个决定取决于几个因素,包括身高和社会心理因素。身材矮小的特纳综合征女孩可以用生长激素治疗,开始应用生长激素治疗的年龄越小,最终的成人身高会越高。特纳综合征需要由跨学科的医护团队进行完善的管理,以解决患有特纳综合征的女孩可能遇到众多医学和神经发育问题。

38. 如何治疗青春期延迟?

　　青春期延迟的治疗选择取决于根本的原因。如果青春期发育延迟是由于厌食、过度运动、甲状腺功能减退症或其他疾病引起的,通过对这些潜在病因的治疗可使青春期发育自发启动。对于体质性发育迟缓,青春期发育虽然较晚但也是自发开始的,因此只需要安慰患者和及其家属可能就足够了。对于一些体质性发育迟缓的患者,诱导青春期发育可能是合适的。对于骨龄至少 11 到 12 岁的男孩,可以给予 4~6 个月的小剂量睾酮(每 4 周肌内注射 50~100mg)。这种治疗在不影响成年最终身高的情况下,可以使患者男性化。自发性青春期启动,通常开始于睾酮治疗疗程结束后的 3~6 个月,表现为睾丸体积增大。对于骨龄至少到 10~11 岁的女孩,可以给予 3 个月的小剂量雌二醇(每天口服 0.25~0.5mg),然后暂停治疗,并评估身体变化。雌激素治疗一个疗程后出现撤退性出血并不常见,但在后续的疗程中可能会发生。

39. 男孩性腺功能减退症的治疗方法是什么？

对于患有低促性腺激素性性腺功能减退症的男孩,生育能力不是紧迫的问题,所有患者需要接受长期睾酮治疗。如果患者还在生长发育过程中,必须关注其生长速率和骨龄。通常在青春期开始时,每 3~4 周肌内注射 50mg 的储存睾酮酯(庚酸盐或环戊烷丙酸盐),剂量逐渐增加,以模拟正常青春期睾丸水平的逐年升高。成人维持剂量约为每月 400mg,通常分为每周或每 2 周肌内注射一次,或者也可使用经皮睾酮凝胶或贴剂。

40. 女孩性腺功能减退症如何治疗？

性腺功能减退症的女孩开始进行雌激素替代治疗时,给予为期 12~18 个月的极低剂量非对抗性雌激素。雌激素可口服或透皮贴剂给药,后者更符合生理状态。雌激素的剂量应根据患者的预期身高和个体反应的不同进行个性化调整。在完成一个疗程的非对抗性雌激素期治疗后,可加用周期性或每日给予黄体酮的治疗。必须给予黄体酮治疗以抵消雌激素对子宫的影响;非对抗性雌激素会导致子宫内膜增生,增加患肿瘤的风险。无论男女,性腺类固醇的替代治疗对正常骨矿化和预防骨质疏松症都是必需的。

41. 如何评估一个原发性闭经的女孩？

为了寻找导致闭经的多种原因,可以通过使用黄体酮来鉴定女孩是否能够产生足够的雌激素。能够分泌雌激素的女孩在口服黄体酮 5 到 10 天后会出现撤退性出血,而缺乏雌激素的女孩很少或根本没有出血。如前所述,对未出现撤退性出血的女孩应该评估是否患有性腺功能减退症。然而,有两种情况下即使雌激素充足也不会出现撤退性出血,宫颈阻塞、宫颈或子宫缺如。在 Rokitansky 综合征中,缪勒管结构发育不良导致子宫和子宫颈(或两者)缺如或发育不良。患有遗传性雄激素完全不敏感综合征(睾丸女性化)的男性表现为女性表型,由于睾酮芳香化为雌激素而具有的乳房发育。雄激素完全不敏感综合征患者体内的抗缪勒管激素会导致缪勒管结构退化,从而导致子宫缺如。在 Rokitansky 综合征和雄激素完全不敏感综合征中都可发现子宫颈缺如。因此,所有出现原发性闭经的女孩都应进行盆腔检查(另见第 53 章)。

关键点:青春期障碍

- 女孩中枢性性早熟比男孩更常见。然而,中枢性性早熟的男孩潜在的中枢神经系统病变的发生率更高。
- 必须对性早熟和正常的早期发育进行鉴别,比如良性早熟和良性肾上腺初现。
- 评估性早熟最有价值的诊断试验是 GnRH 兴奋试验。
- 青春期延迟但是线性生长正常的儿童很可能存在体质性生长延迟。
- 测骨龄是评估儿童青春期延迟的第一步。

● 在确定儿童青春期异常延后后，应测定促性腺激素水平。如果促性腺激素水平升高，通常下一步应进行染色体检查。

（萨如拉 张乌云 译 闫朝丽 校）

参考文献

Carel, J. C., Eugster, E. A., Rogol, A., Ghizzoni, L., Palmert, M. R., Antoniazzi, F., … Berenbaum, S. (2009). Consensus statement on the use of gonadotropin-releasing hormone analogs in children. *Pediatrics, 123*(4), e752–762.

Carretto, F., Salinas-Vert, I., Granada-Yvern, M. L., Murillo-Vallés, M., Gómez-Gómez, C., Puig-Domingo, M., & Bel, J. (2014). The usefulness of the leuprolide stimulation test as a diagnostic method of idiopathic central precocious puberty in girls. *Hormone and Metabolic Research, 46*(13), 959–963.

Cortes, M. E., Carrera, B., Rioseco, H., Pablo del Río, J., & Vigil, P. (2015). The role of kisspeptin in the onset of puberty and in the ovulatory mechanism: a mini-review. *Journal of Pediatric and Adolescent Gynecology, 28*(5), 286–291.

Davis, S., Howell, S., Wilson, R., Tanda, T., Ross, J., Zeitler, P., & Tartaglia, N. (2016). Advances in the interdisciplinary care of children with Klinefelter syndrome. *Advances in Pediatrics, 63*(1), 15–46.

Durbin, K. L., Diaz-Montes, T., & Loveless, M. B. (2011). Van wyk and grumbach syndrome: an unusual case and review of the literature. *Journal of Pediatric and Adolescent Gynecology, 24*(4), e93–96.

Eugster, E. A., Clarke, W., Kletter, G. B., Lee, P. A., Neely, E. K., Reiter, E. O., … Tierney, D. (2007). Efficacy and safety of histrelin subdermal implant in children with central precocious puberty: a multicenter trial. *Journal of Clinical Endocrinology and Metabolism, 92*(5), 1697–1704.

Fuqua, J. S. (2013). Treatment and outcomes of precocious puberty: an update. *Journal of Clinical Endocrinology and Metabolism, 98*(6), 2198–2207.

Gravholt, C. H., Andersen, N. H., Conway, G. S., Dekkers, O. M., Geffner, M. E., Klein, K. O., … Backeljauw, P. F. (2017). Clinical practice guidelines for the care of girls and women with Turner syndrome: proceedings from the 2016 Cincinnati International Turner Syndrome Meeting. *European Journal of Endocrinology, 177*(3), G1–G70.

Herman-Giddens, M. E., Slora, E. J., Wasserman, R. C., Bourdony, C. J., Bhapkar, M. V., Koch, G. G., & Hasemeier, C. M. (1997). Secondary sexual characteristics and menses in young girls seen in office practice: a study from the Pediatric Research in Office Settings network. *Pediatrics, 99*(4), 505–512.

Kang, E., Cho, J. H., Choi, J. H., & Yoo, H. W. (2016). Etiology and therapeutic outcomes of children with gonadotropin-independent precocious puberty. *Annals of Pediatric Endocrinology & Metabolism, 21*(3), 136–142.

Latronico, A. C., Brito V. N., & Carel, J. C. (2016). Causes, diagnosis, and treatment of central precocious puberty. *Lancet Diabetes & Endocrinology, 4*(3), 265–274.

Layman, L. C. (2007). Hypogonadotropic hypogonadism. *Endocrinology and Metabolism Clinics of North America, 36*(2), 283–296.

Macedo, D. B., Silveira, L. F., Bessa, D. S., Brito, V. N., & Latronico, A. C. (2016). Sexual precocity—genetic bases of central precocious puberty and autonomous gonadal activation. *Endocrine Development, 29*, 50–71.

Magiakou, M. A., Manousaki, D., Papadaki, M., Hadjidakis, D., Levidou, G., Vakaki, M., … Dacou-Voutetakis, C. (2010). The efficacy and safety of gonadotropin-releasing hormone analog treatment in childhood and adolescence: a single center, long-term follow-up study. *Journal of Clinical Endocrinology and Metabolism, 95*(1), 109–117.

Maione, L., Dwyer, A. A., Francou, B., Guiochon-Mantel, A., Binart, N., Bouligand, J., & Young, J. (2018). Genetics in endocrinology: genetic counseling for congenital hypogonadotropic hypogonadism and Kallmann syndrome: new challenges in the era of oligogenism and next-generation sequencing. *European Journal of Endocrinology, 178*(3), R55–R80.

Marsh, C. A. & Grimstad, F. W. (2014). Primary amenorrhea: diagnosis and management. *Obstetrical & Gynecological Survey, 69*(10), 603–612.

Marshall, W. A. & Tanner, J. M. (1969). Variations in pattern of pubertal changes in girls. *Archives of Disease in Childhood, 44*(235), 291–303.

Marshall, W. A. & Tanner, J. M. (1970). Variations in the pattern of pubertal changes in boys. *Archives of Disease in Childhood, 45*(239), 13–23.

Novello, L. & Speiser, P. W. (2018). Premature adrenarche. *Pediatric Annals, 47*(1), e7–e11.

Pasquino, A. M., Pucarelli, I., Accardo, F., Demiraj, V., Segni, M., & Di Nardo, R. (2008). Long-term observation of 87 girls with idiopathic central precocious puberty treated with gonadotropin-releasing hormone analogs: impact on adult height, body mass index, bone mineral content, and reproductive function. *Journal of Clinical Endocrinology and Metabolism, 93*(1), 190–195.

Rosenfield, R. L., Lipton, R. B., & Drum, M. L. (2009). Thelarche, pubarche, and menarche attainment in children with normal and elevated body mass index. *Pediatrics, 123*(1), 84–88.

Schoelwer, M. & Eugster, E. A. (2016). Treatment of peripheral precocious puberty. *Endocrine Development, 29*, 230–239.

Wu, T., Mendola, P., & Buck, G. M. (2002). Ethnic differences in the presence of secondary sex characteristics and menarche among US girls: the Third National Health and Nutrition Examination Survey, 1988–1994. *Pediatrics, 110*(4), 752–757.

男性性腺功能减退症

Katherine N.Vu、Vinh Q.Mai、and Robert A.Vigersky

第 50 章

摘要

　　男性性腺功能减退是由下丘脑 - 垂体 - 性腺轴异常引起的原发性(睾丸)或继发性(中枢)功能减退的临床综合征。基于临床表现和生化指标作出诊断。主要的临床症状通常包括性欲减退、性功能低下或勃起功能障碍、不育以及男性第二性征退化。此外,还可能出现非特异性症状,如肌肉容量减少、体脂和体重指数增加、周身不适、疲劳、注意力不集中和体能下降。通过完整的病史采集和体格检查进行初步评估,包括睾丸 / 乳房检查和至少两次间隔几周非同日清晨禁食状态下的睾酮测定。如果患者同时有临床表现和生化指标异常,开始治疗前需要鉴别原发性和继发性病因,因为治疗方案可能会根据病因而有所不同。睾酮替代疗法(testosterone replacement therapy,TRT)存在风险,应该谨慎使用。随访应该包括临床症状和睾酮水平的常规监测,以确定是否进行替代治疗。

关键词

男性性腺功能减退,睾丸功能衰竭,睾丸功能减退,勃起功能障碍,性欲下降,男性不育,Klinefelter 综合征,Kallman 综合征

1. 什么是男性性腺功能减退?

　　男性性腺功能减退是由于下丘脑 - 垂体 - 性腺轴(hypothalamic-pituitary-gonadal,HPG)功能异常引起的临床表现和生化 / 实验室检查的异常。正常睾丸有两种功能:①间质细胞合成和分泌睾酮;②生精小管产生精子。睾丸疾病导致一种和 / 或两种功能障碍,原发性性腺功能减退和 / 或不育。当疾病影响到下丘脑 / 垂体时,由于缺乏促性腺激素[卵泡刺激素 / 黄体生成素(follicle-stimulating hormone/luteinizing hormone,FSH/LH)]对睾丸的适当刺激,可导致继发性 / 中枢性性腺功能减退。根据发育阶段的不同,性腺功能减退症可能有不同的表现。

2. 性腺功能减退在子宫内有哪些表现?

　　子宫内雄激素缺乏会导致女性表型或生殖器模糊(男性假两性畸形),最常见的原因是先天性睾酮生物合成酶缺陷导致睾酮分泌障碍。罕见的情况是外周组织对睾酮缺乏正常反应,即雄激素不敏感综合征,包括睾丸女性化(完全性)和 Reifenstein 综合征(不完全性)。其他表现包括小阴茎、尿道下裂和隐睾。

3. 围青春发育期性腺功能减退有哪些表现？

儿童期雄激素缺乏会导致青春期发育延迟、不完全或不发育。常见的表现包括：

● 类无睾体型（耻骨联合上缘至头顶即上部量与耻骨联合上缘至足底即下部量的比值 <0.9 和 / 或指间距大于身高 5cm。这种表型是由骨骺延迟闭合引起的）

● 小睾丸（<20mL 或 <4.5cm × 3.0cm）

● 体毛减少

● 男性乳腺发育

● 骨量峰值减少

● 男性肌容量和肌力下降

● 持续的高声调

4. 年轻人性腺功能减退有哪些表现？

年轻人中，精子产生减少（无精子或少精子），但无睾酮生成不足的现象常见，导致男性不育。因此，不育是男性性腺功能减退的一种表现。成年期睾酮产生减少，常伴有精子产生减少。当精子产生正常时，则叫作"有生育功能的类无睾者"（类无睾体型、低水平的 LH、低水平的睾酮、正常水平的 FSH 和精子生成）。这类患者的性欲和性功能可能会下降。

5. 中年人和老年人性腺功能减退有哪些表现？

成人性腺功能减退最常见的情况是中年或老年男性的性欲或性功能减退。这些人通常无生育要求，因此很少做精液分析。其他可能的表现包括骨质疏松、雄激素分泌减少和前列腺体积小。如果性腺功能减退症是突发的，患者可能同时伴有潮热和出汗。

6. 睾酮生成是如何正常调控的？

下丘脑的促性腺激素释放激素（gonadotropin-releasing hormone，GnRH）作用于垂体前叶，导致 LH 脉冲式分泌，从而刺激间质细胞产生睾酮。一旦睾酮分泌到血液中，它就会与性激素结合球蛋白（sex hormone-binding globulin，SHBG）和白蛋白结合。非 SHBG 结合（或"游离"）的睾酮负反馈作用于下丘脑—垂体，从而抑制 LH 的释放。这种经典的内分泌负反馈途径将血清睾酮维持在正常水平；如果血清睾酮低于正常水平，则刺激垂体分泌 LH，进而刺激睾丸分泌睾酮，直到血清睾酮水平回到正常。相反，如果血清睾酮超过正常水平，LH 分泌减少会导致睾丸的睾酮释放减少，直到血清水平降至正常水平。

7. 如何测定血清睾酮水平？

虽然大多数总睾酮的自动分析测定是可靠的，且一般能够区分性腺功能减退症和性腺功能正常的男性，但 SHBG 水平的异常可能会导致总睾酮水平的降低或增高。透析平衡是测量游离睾酮水平的金标准,但不是常规的检测方法,仅在可靠的推荐实验室进行。一些推荐实验室目前使用液相或气相色谱/质谱来测量睾酮水平。这是一种非常准确但费用昂贵的方法。模拟法测定游离睾酮应用更广泛,但睾酮水平较低时,测量不准确。

8. 什么情况下血清 SHBG 水平会减少或增加?

SHBG 水平升高→血清总睾酮水平升高	SHBG 水平下降→血清总睾酮水平下降
● 老龄化 ● 抗惊厥药物的使用 ● 变性人(男→女)使用的雌激素(口服避孕药)或植物来源、含有雌激素的"前列腺保健"的草药制剂 ● 肝硬化 ● 人类免疫缺陷病毒(HIV)感染 ● 甲状腺功能亢进症	● 中度肥胖 ● 肾病综合征 ● 甲状腺功能减退 ● 药物(尤其是糖皮质激素和雄激素) ● 糖尿病 ● 肢端肥大症

9. 精子生成是如何正常调控的?

不像对睾酮产生过程的了解,精子生成的调控非常复杂,对它的了解尚不明确。激素和非激素因素都很重要。生精小管内的支持细胞似乎起着重要的协调作用。支持细胞通过生成抑制素(分泌到血液中)、雄激素结合蛋白、转铁蛋白和其他蛋白质(分泌到生精小管的管腔)对 FSH 产生反应。抑制素抑制垂体分泌 FSH,从而完成负反馈调节。理论上,如果精子生成减少,抑制素的产生也相应减少,对垂体的负反馈调节作用减弱,导致 FSH 产生增多,从而刺激精子生成。然而,并非反馈环的所有环节(卵泡刺激素-抑制素-精子生成)均已被实验室证实。此外,精子的发生依赖于睾丸内支持细胞中雄激素受体介导的睾酮生成。青春期启动生精过程需要 LH 和 FSH。虽然 FSH 对维持正常数目的精子是必要的,但是这个过程如果受到了外源因素的影响(见下文),重新启动时仅需要 LH[或促人绒毛膜性腺激素(human chorionic gonadotropin,hCG)]。

10. 原发性性腺功能减退和继发性性腺功能减退有何区别?

睾丸功能衰竭可能是由于睾丸或下丘脑-垂体功能障碍所致。睾丸疾病导致的性腺功能减退症称为原发性性腺功能减退症(图 50.1),而下丘脑-垂体功能障碍导致的性腺功能减退症称为继发性(中枢性)性腺功能减退症(图 50.2)。区别两者具有指导治疗的意义。对于继发性(中枢性)性腺功能减退的男性,恰当的激素治疗通常可以恢复生育能力。原发性性腺功能减退症的男性在提高生育能力方面治疗选择很少,成功例数也更有限。此外,通过评估继发性性腺功能减退症可以发现垂体占位或全身性疾病的潜在病因。原发性性腺功能减退症也称为高促性腺激素性性腺功能减退症,继发性性腺功能减退症也称为低促性腺激素性性腺功能减退症。

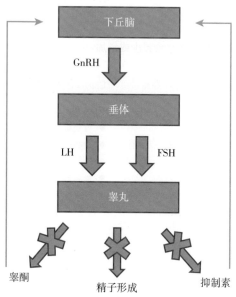

图 50.1 原发性性腺功能减退症——睾酮水平缺陷。FSH,卵泡刺激素;GnRH,促性腺激素释放激素;LH,黄体生成素

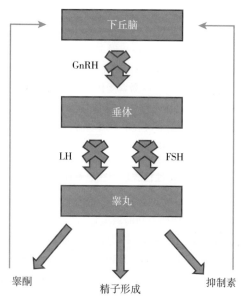

图 50.2 继发性性腺功能减退症——垂体或下丘脑功能异常导致睾酮水平低下。FSH,卵泡刺激素;GnRH,促性腺激素释放激素;LH,黄体生成素

11. 性腺功能减退的初步实验室检查有什么?

　　由睾丸疾病引起原发性性腺功能减退导致睾酮和精子的产生减少,对垂体的负反馈作用减弱,血清 LH 和 FSH 水平相应升高。相反,在由下丘脑-垂体病变引起的继发性或中枢性性腺功能减退症中,尽管血清睾酮水平较低,但血清 LH 和 FSH 有可能低于正常或"不适当"正常(部分原因是生物活性降低)。精子计数低于正常,睾酮和 LH 水平正常,FSH 水平升高,提示原发性性腺功能减退,伴有生精小管和精子生成功能障碍,但间质细胞功能正常。评估性腺功能减退,如图 50.3 所示。

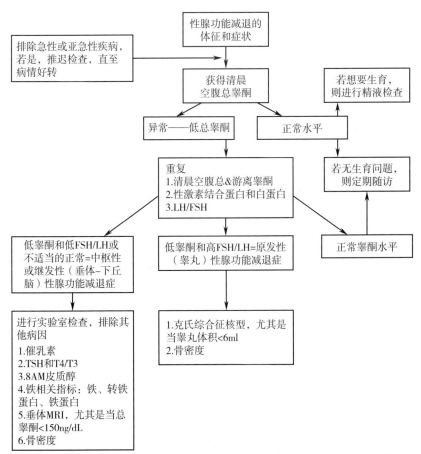

图 50.3　性腺功能减退的评估算法。FSH,卵泡刺激激素;LH,黄体生成素;MRI,核磁共振成像;SHBG,性激素结合球蛋白;T,睾酮;TSH,促甲状腺激素

12. 原发性性腺功能减退症的先天性原因。

- Klinefelter 综合征(47XXY 和嵌合体)

- 无精子因子（azoospermia factor，AZF）Yp 端粒区的微缺失（非阻塞性无精症的男性占 15%；少精症的男性占 5%~10%）
- 隐睾
- 营养不良性肌强直
- 先天性肾上腺增生（3-β- 羟类固醇脱氢酶、17-α- 羟化酶或 17-β- 羟类固醇脱氢酶缺乏）
- 雄激素受体基因突变（定性或定量分析）
- LH 受体突变（轻症为男性表型，重症为女性表型）

13. 获得性原发性性腺功能减退症的原因。

- 癌症治疗：化疗（烷化剂 > 顺铂和卡铂）和放疗（外照射治疗是持续的，放射性碘治疗通常是短暂的）
- 药物（如酮康唑、5-α 还原酶抑制剂）
- 睾丸损伤
- 甲状腺功能亢进症
- 浸润性疾病（如血色素沉着症）
- 感染［如 HIV（可能是多因素的），流行性腮腺炎］
- 全身性疾病（如尿毒症、肝硬化）：可能是多因素的

14. 正常衰老是否与原发性性腺功能减退症有关？

至少有三种睾酮缺乏的症状和 / 或体征，相应的血清总睾酮水平偏低（<320ng/dL）和 / 或游离睾酮水平低（<64pg/mL），称为症状性腺功能减退症，在 40~79 岁男性中约占 2%。仅根据生化指标为依据，该年龄段的患病率更高（2%~6%），70 岁以上男性患病率高达（18%~30%）。并不是所有的性腺功能减退症都有症状。一些横断面研究指出，与年轻男性相比，老年男性的血清总睾酮水平略有下降，而游离睾酮水平显著下降（因为 SHBG 随着年龄的增长而增加）。这种下降伴有 LH 和 FSH 的升高，提示病因在于性腺本身。研究表明，与正常衰老相关的血清总睾酮水平平均每年下降 1%~2%，而游离睾酮（由于 SHBG 升高）的下降幅度更大。更为复杂的情况是，在过去的 20 年中，美国男性整体的血清睾酮水平有所下降。

15. 继发性性腺功能减退的病因是什么？

任何影响下丘脑 - 垂体轴的疾病都可能导致继发性性腺功能减退。下丘脑或垂体柄的病变会干扰 GnRH 的分泌或 GnRH 与垂体的联系。垂体的各种解剖学损伤会干扰 LH 和 FSH 的产生和释放，进而导致继发性性腺功能减退。这些病变包括良性肿瘤和囊肿、恶性肿瘤（包括原发于中枢神经系统肿瘤和远处转移瘤）、血管瘤、浸润性疾病（如血色素沉着病）、垂体出血和垂体外伤。某些炎症性疾病（如结节病和组织细胞增多症）也会影响下丘脑和垂体，减少睾酮的产生。LH 和 FSH 作用受阻的先天性疾病，如 Kallmann 综合征（见下文），也会导致继发性性腺功能减

退。高泌乳素血症、肥胖、睡眠呼吸暂停、抑郁和人类免疫缺陷病毒/获得性免疫缺陷综合征(human immunodeficiency virus/acquired immunodeficiency syndrome,HIV/AIDS)也与继发性性腺功能减退有关。用于治疗良性前列腺肥大的药物5-α还原酶抑制剂,如非那雄胺和度他雄胺,是导致性腺功能低下的医源性原因之一。其他包括麻醉性镇痛药、糖皮质激素、GnRH激动剂的雄激素剥夺治疗,或者运动员滥用合成类固醇激素。

16. 先天性低促性腺激素减退症(congenital hypogonadotropic hypogonadism,CHH)该如何评估?

Kallmann综合征是一种先天性疾病,其特征是低促性腺激素性性腺功能减退导致青春期发育异常以及嗅觉受损。可以通过问病史来明确患者(及其亲属)的嗅觉是否存在异常。嗅觉可以进行定量或半定量测定。此外,还可以查磁共振成像(magnetic resonance imaging,MRI)来评估嗅球。如果CHH综合征的患者嗅觉正常,则不考虑Kallmann综合征,最常见的是GNRHR、KISS1R、GnRH1、TAC3和TACR3基因异常。如果CHH患者出现嗅觉减退或缺失,则诊断为Kallmann综合征。尤其是在镜像运动(双手联动)、肾发育不全和X连锁遗传模式的患者中,KAL1突变会导致Kallmann综合征。但也可以发生在正常的CHH患者中。FGFR1突变在Kallmann综合征和中线发育异常(如唇腭裂、掌骨和/或跖骨短缩)的患者中更常见,但也可能发生在正常的CHH中。FGF8、PROK2或PROKR2突变在Kallmann综合征中更为常见,同样也可在正常CHH患者中出现。

17. 成人最常见的垂体瘤是什么?

成人最常见的垂体瘤是泌乳素瘤。该肿瘤主要通过局部破坏和压迫正常垂体组织,抑制LH和FSH的产生和释放而导致性腺功能减退。在男性中,与占位效应相比,泌乳素水平升高干扰GnRH的分泌通常意义不大。

18. 其他垂体腺瘤是如何导致性腺功能减退的?

分泌生长激素(肢端肥大症)或促肾上腺皮质激素(库欣病)的垂体腺瘤和无功能垂体瘤,由于其占位效应,同样可能导致继发性性腺功能减退。

19. 男性性腺功能减退症有哪些临床症状?

- 与正常女性伴侣无保护措施性交12个月后仍不能受孕,则定义为无精导致的不育症。
- 睾丸不分泌睾酮可能导致性欲减退和勃起功能障碍、第二性征如胡须和阴毛的减少以及睾丸体积的减少。
- 睾酮分泌减少还可能导致更多的症状,如肌肉容量减少和肌力减退、周身不适和疲劳。男孩在性成熟之前发生性腺功能减退,典型表现是青春期未启动或启动延迟。

- 男性乳腺发育在性腺功能减退症中较为常见。
- 许多非特异性症状也通常与性腺功能减退有关,如注意力不集中、情绪低落、体脂和体重指数增加。
- 正细胞正色素性贫血也是性腺功能减退症的一个特征。

20. 哪些问题对确定男性是否患有性腺功能减退最有帮助?

当总睾酮和 / 或游离睾酮水平较低时,以下问题对临床上的性腺功能减退诊断很有帮助:

　　a. 在过去的 1 个月里,你有几次会因完全勃起而醒来?

　　b. 你是否能保持足以进行性交的勃起?

　　c. 你多久考虑一次性行为?

21. 性腺功能减退如何影响骨骼结构?

原发性和继发性性腺功能减退可导致骨质疏松症是众所周知的。在男性性腺功能减退的患者中,骨小梁结构(以及骨强度)比骨密度受到的损害更为严重。因此,在高达 30% 的椎体骨折男性中发现性腺功能减退也就不足为奇了。无论男女,睾酮芳香化生成的雌二醇是保持男女正常骨结构和骨密度最重要的因素。然而,在骨骼中也发现了雄激素受体,或许解释了骨密度的性别差异。

22. 怀疑男性性腺功能减退症时哪些实验室检查可以帮助确诊?

睾丸的主要作用是产生精子和睾酮,可以分别通过精液分析和血清睾酮的测定来评估睾丸功能。

A. 男性在禁欲 2~3 天后的精液正常值:每毫升 2 000 万精子,精子活力 >60%。因为所有男性的精子密度每天都有很大的变化,所以准确的评估通常为多次在相同的禁欲期后进行精液分析。

B. 睾丸激素产生的最佳初始测试是测定空腹晨起血清总睾酮水平。空腹和非空腹状态下睾酮测定结果有差异,因为葡萄糖和食物摄入会抑制睾酮水平;同时受 LH 昼夜分泌节律的影响,血清睾酮测定值也会有很大变化;可能需要几次样本采集才能获得一个准确的测量值。此外,血清中的大部分睾酮与血浆蛋白特别是 SHBG 相结合,因此,在 SHBG 水平升高或降低以及血浆蛋白水平受到干扰的患者中,测定具有生物活性的"游离"睾酮或许更有意义。

C. 使用双能 X 线骨密度测量(dual energy X-ray absorptiometry,DXA)可以提供有用的基线信息,并有助于决定是否需要雄激素替代治疗和筛查骨量减少 / 骨质疏松症(特别是在慢性性腺功能减退的患者中)。

23. 在明确男性性腺功能减退的病因方面,还有哪些其他有用的诊断试验?

进一步诊断试验应该基于可疑的临床症状和初步检测的结果。例如,在继发性性腺功能减退症患者中,应检查血清泌乳素水平和垂体影像,最好是使用钆剂增强磁共振。鞍区的计算机断层扫描（computed tomography，CT）通常能发现大腺瘤（>1cm），但会漏掉许多临床上有重要意义的微腺瘤，因此不如 MRI 敏感。头颅或蝶鞍的平片不足以作出诊断。其他垂体激素的测定也适用于评估高分泌肿瘤（如库欣病、肢端肥大症）或肿瘤相关的垂体功能减退。如果存在巨大腺瘤或腺瘤向鞍上发展，需要检查视野。同样，在原发性性腺功能减退的患者中初步检查结果提示进一步的相关检查。例如，年轻男性出现小而硬的睾丸、男性乳腺发育、无精症、血清睾酮水平轻度降低、血清 LH 和 FSH 水平高，应进行染色体分析，以证实 Klinefelter 综合征的诊断。当临床上女性化表现突出时，继发性性腺功能减退的原因可能是睾丸或肾上腺肿瘤产生过量的雌激素，或变性人偷用雌激素，此时测定血清雌二醇水平有助于诊断。如果不育是主要问题，并且没有发现激素水平异常，则应筛查基因。包括 Y 染色体微缺失综合征的检测。睾丸活检很少能提供有助于建立特定的诊断、预后或治疗信息。此外，如果怀疑是浸润性病变，应检查铁蛋白和铁相关检查除外血色素沉着症。

24. 解释两性畸形。

两性畸形［现称作卵巢睾丸性性发育异常（ovotesticular disorders of sex development，OT-DSD）］是指同一个体内存在卵巢和睾丸两种性腺组织。这些个体通常具有 46XX 或 46XX/46XY 核型。他们可能有卵巢和睾丸或者卵睾。他们的外生殖器通常是模糊的。

25. 解释假两性畸形。

假两性畸形指的是外生殖器与其性腺性别不一致的人。例如，男性假两性人具有 46XY 核型和睾丸，但同时具有模糊的生殖器或完全的女性表型。主要是由睾酮生物合成酶、雄激素受体或 5-α- 还原酶遗传缺陷引起的。表型的严重程度取决于基因缺陷的严重程度。相反，女性假两性畸形有 46XX 核型和卵巢，但外生殖器模糊。最常见的原因是先天性肾上腺增生，导致女性胎儿在子宫内男性化。

26. 如何治疗性腺功能减退症？

对睾酮缺乏的患者进行 TRT 比较容易（表 50.1）。另一种治疗方法是口服克罗米芬，阻断雌激素对下丘脑 - 垂体轴的反馈，使 LH 和 FSH 增多，进而增加睾酮的生成。总的来说，所有 TRT 的治疗目标是使血清总睾酮达到正常范围的中位水平。然而，对于老年男性，治疗的目标应该是将血清睾酮水平达正常低限范围。对于年龄相关性性腺功能减退的男性是否应该接受睾酮替代治疗，目前存在相当大的争议。虽然一些短期研究已经证实了治疗的获益，但缺乏长期研究。因此需要明确治疗的标准以及与睾酮替代相关的风险和获益。最近一项针对老年男性性腺功能减退合并行动不便患者的研究由于心血管事件的增加而提前终止。应该认识到，一些睾酮缺乏的老年男性对性功能不关注，可能不希望进行睾酮替代治疗。任何年龄的睾酮缺乏的男性中，甚至尚无性欲减退或勃起功能障碍的情况下 TRT 被认为可以改善骨质疏松和/或造血功能减退;然而,美国食品药品监督管理局(Food and Drug Administration,FDA)批准的治疗骨质疏松的药物更有效、更安全。睾酮制剂目前被《合成代谢类固醇控制法》列为附表Ⅲ药物,因为它们有可能被运动员和其他人滥用。

用药方式	用法	优点	缺点
注射用药			
脂溶性庚酸睾酮或环戊丙酸睾酮	每周 75~100mg 肌内注射(intramuscular,IM)一次或每 2~4 周肌内注射 50~400mg(深部皮下注射[subcutaneous,SC]是更好的给药途径)	相对价格低廉;剂量可以灵活调整	肌内注射会导致血清 T 水平下降到生理浓度下限;"峰"和"谷"波动会导致情绪不稳定和"失落"效应
十一酸睾酮	首次注射 750mg,4 周后注射 750mg,此后每 10 周注射 750mg	超长效制剂	注射相关性油脂肺微栓塞症
局部用药			
睾酮凝胶(1%、1.62% 或 2%)	每天将 20~100mg 涂抹在清洁、干燥、完整的皮肤上,但不适用于生殖器(剂量取决于浓度)	皮肤耐受性好,给药灵活,使用方便	可通过密切接触皮肤而被他人吸收;引起皮肤局部刺激;使双氢睾酮水平中度升高
睾酮贴片	每天使用 2~6mg 清洁、干燥、完好的皮肤,但不适用于生殖器	便于使用	应用部位经常出现过敏反应
外用睾酮溶液	每天在每个腋下涂抹 30mg	皮肤耐受性好;给药灵活;使用涂药器	可通过密切接触皮肤而被他人吸收;偶有皮肤过敏
其他			
睾酮埋植给药	每 3~6 个月皮下埋植 150~450mg	确保合规性	需要手术切开才能植入;药物易被挤出
睾酮口腔贴片	在门牙上方的牙龈上每 12 小时涂抹 30mg		牙龈相关不良事件发生率约 16%
鼻腔睾酮凝胶	11mg,每天 2~3 次	快速吸收,避免肝脏的首过代谢	局部鼻腔刺激/不良反应,不适用于有鼻腔疾患者,需频繁用药
口服用药			
美国无药物供应			

表 50.1 美国的睾酮替代疗法

27. 睾酮治疗潜在不良反应是什么?

男性乳房发育和痤疮可能发生在开始睾酮治疗的头几个月,虽然减量可减轻不良反应,不过持续治疗也可以解决。目前使用的注射剂型和经皮剂型中肝功能异常不常见,但在较少使用的口服制剂中可以出现。睾酮引起的红细胞比容增加是很常见的,特别是使用注射睾酮时,临床上导致显著的红细胞增多症是非常罕见的,除非有滥用药物的情况。睾酮治疗也可能会诱发或加重睡眠呼吸暂停,红细胞比容的显著增加可能是出现这种副作用的诊断线索。皮肤反应常见于使用透皮贴剂的患者中,使用凝胶的患者偶尔也会出现皮肤反应,但发生概率要低得多。对于尚未进入青春期的男孩,初次治疗后血清睾酮的迅速增加可能会导致严重的心理障碍和行为过激。小剂量起始治疗可能有所帮助。当滴定到推荐的目标值时,与正常男性相比,TRT 对血脂没有不良影响,但是过度治疗会导致严重的血脂异常,包括高密度脂蛋白胆固醇水平的降低。生理剂量睾酮替代治疗有关的心血管风险似乎没有明显增加,一些研究甚至提示有治疗获益。然而,心功能Ⅲ级或Ⅳ级的患者睾酮替代治疗时需谨慎。此外,正如英国一项基于人群的大规模病例对照研究报告指出,睾酮治疗时静脉血栓栓塞症(venous thromboembolism,VTE)的风险增加,特别是在治疗开始后的前 6 个月。

28. 睾酮替代治疗对老年男性的前列腺有影响吗?

对于老年男性,必须考虑睾酮对前列腺的影响,包括睾酮使前列腺增大导致尿潴留的可能性。短期研究未显示睾酮替代对组织学或基因表达有何不良影响。然而,在性腺功能减退的男性中,前列腺体积通常较小,随着长期睾酮治疗,前列腺体积会增加到与正常男性相当的水平,通常睾酮替代治疗在症状、尿流速或残余尿量方面没有任何显著的影响。尽管如此,个别男性可能会出现与前列腺增大相关的排尿症状,应建议他们对此进行监测。用阴囊贴片或凝胶(而不是非阴囊贴剂)睾酮替代疗法比睾酮更能增加双氢睾酮的水平,而正是前者刺激了前列腺肥大。建议在中老年男性开始 TRT 治疗前和接受 TRT 时每年进行一次直肠指诊(digital rectal examination,DRE),并监测前列腺特异性抗原(prostate-specific antigen,PSA)。虽然没有有力的证据表明睾酮治疗会导致前列腺癌,但存在睾酮刺激隐匿性前列腺癌的潜在可能。对于 PSA 水平升高或 DRE 结果异常的男性在开始睾酮治疗之前,应进一步评估,可能包括前列腺活检。

29. 如何治疗原发性性腺功能减退症的精子生成不足?

在原发性性腺功能减退的男性中,血清 FSH 水平升高,药物治疗对增加精子数量似乎无效。解剖学上的损伤,如精索静脉曲张和射精管阻塞,可以通过手术矫正,但不能改善精子生成。如果拟用明确会导致性功能减退的药物(如化疗药物),在不推迟既定治疗的前提下,治疗前最好冷冻保存精液样本。

30. 如何治疗继发性性腺功能减退的精子生成不足？

对于继发性性腺功能减退,尤其是在青春期后患病的患者,治疗前景更为乐观。用促性腺激素(hCG 联合或不联合 FSH)治疗可以成功恢复精子生成和睾酮水平。治疗前睾丸的大小常常提示预后,睾丸体积越大,预后越好。如果垂体仍能产生促性腺激素,继发性性腺功能减退的男性通过便携的脉冲式输注泵给予 GnRH 也可以促进睾酮和精液的产生。用促性腺激素或 GnRH 治疗往往不仅昂贵,而且需要治疗的时间较长。

31. 对生精治疗没有反应的性腺功能减退症的男性有什么替代方案？

原发性或继发性性腺功能减退的男性,在合适的时候进行特定治疗后仍没有反应,并且精液或睾丸中保留了一些生殖细胞的患者,进行胞质内单精子注射(intracytoplasmic sperm injection,ICSI)可能会带来一些希望,尽管该技术成本很高。ICSI 成功的预后取决于 Y 染色体微缺失的部位和程度。如果发现微缺失,应告知患者这种缺陷可能会遗传给他的男性后代。睾丸显微取精术(Microsurgical testicular sperm extraction,Micro-TESE)是一种获取精子的外科手段。还应考虑其他的选择,包括捐精和领养。

32. 各种雄激素替代疗法的优缺点是什么？

目前美国睾酮治疗形式见表 50.1。

33. 接受睾酮治疗的男性应该监测哪些指标？

应在基线和治疗后 3 个月测定以下指标,当患者病情稳定,则至少每年监测一次:
- 红细胞比容和血红蛋白
- 直肠指检前列腺大小
- 血清 PSA
- 肝功能
- 监测男性乳腺发育、痤疮或水肿
- 所有治疗方式后的血清睾酮水平
- 接受阴囊贴片或凝胶患者的血清双氢睾酮水平
- 睡眠呼吸暂停的进展或恶化
- 在基线和每隔 1~2 年进行骨密度检查

34. 睾酮治疗的绝对和相对禁忌有哪些？

绝对禁忌:
- 前列腺癌
- 难以控制的阻塞性睡眠呼吸暂停

- 真性红细胞增多症
- 有症状和 / 或严重的良性前列腺肥大
- 乳腺癌

相对禁忌如下：

- 未经活检的前列腺结节
- 血清 PSA 水平升高
- Ⅲ级或Ⅳ级充血性心力衰竭
- 近 6 个月内有过心肌梗死或脑梗死
- 血栓形成
- 严重的下尿路症状

关键点：男性性腺功能减退

- 性腺功能减退症的临床表现各不相同，这取决于性腺功能减退出现时的患者发育阶段。
- 睾丸体积 <20mL 是性腺功能减退的最常见表现，几乎所有长期性腺功能减退的患者都会出现。
- 性腺功能减退症分为原发性（睾丸功能异常所致）或继发性（下丘脑或垂体功能障碍）。
- 治疗目标是通过局部或注射用药将睾酮纠正到正常范围的中等水平。
- 睾酮替代治疗的患者应监测红细胞增多症、睡眠呼吸暂停、男性乳腺发育、心理障碍、前列腺大小、前列腺症状以及前列腺特异抗原水平的升高。

（李晶晶　张乌云　译　闫朝丽　校）

参考文献

Adamopoulos, D. A., Lawrence, D. M., Vassilopoulos, P., Contoyiannis, P. A., Swyer, G. I. (1978). Pituitary–testicular relationships in mumps orchitis and other viral infections. *British Medical Journal, 1*, 1177.

Armory, J. K., Wang, C., Swerdloff, R. S., Anawalt, B. D., Matsumoto, A. M., Bremner, W. J., . . . Clark, R. V. (2007). The effect of 5 reductase inhibition with dutasteride and finasteride on semen parameters and serum hormones in healthy men. *Journal of Clinical Endocrinology and Metabolism, 92*, 1659–1665.

Araujo, A. B., Esche, G. R., Kupelian, V., O'Donnell, A. B., Travison, T. G., Williams, R. E., . . . McKinlay, J. B. (2007). Prevalence of symptomatic androgen deficiency in men. *Journal of Clinical Endocrinology and Metabolism, 92*(11), 4241–4247.

Bagatell, C. J., & Bremner, W. J. (1996). Androgens in men—uses and abuses. *New England Journal of Medicine, 334*, 707–714.

Baker, H. W. G., Burger, H. F., de Kretser, D. M., Hudson, B., O'Connor, S., Wang, C., . . . Rennie, G. C. (1976). Changes in the pituitary–testicular system with age. *Clinical Endocrinology, 5*, 349.

Basaria, S., Coviello, A. D., Travison, T. G., Storer, T. W., Farwell, W. R., Jette, A. M., . . . Bhasin, S. (2010). Adverse events associated with testosterone administration. *N Engl J Med, 363*, 109–122.

Bannister, P., Handley, T., Chapman, C., & Losowsky, M. S. (1986). Hypogonadism in chronic liver disease: impaired release of luteinising hormone. *British Medical Journal, 293*, 1191.

Bhasin, S., Brito, J. P., Cunningham, G. R., Hayes, F. J., Hodis, H. N., Matsumoto, A. M., . . . Yialamas, M. A. (2018). Testosterone therapy in men with hypogonadism: an Endocrine Society Clinical Practice Guideline. *Journal of Clinical Endocrinology and Metabolism, 103*(5), 1–30.

Bhasin, S. (2007). Approach to the infertile man. *Journal of Clinical Endocrinology and Metabolism, 92*, 1995–2004.

Byrne, M., & Nieschlag, E. (2003). Testosterone replacement therapy in male hypogonadism. *Journal of Endocrinological Investigation, 26*(5), 481–489.

Brambilla, D. J., Matsumoto, A. M., Araujo, A. B., & McKinlay, J. B. (2009). The effect of diurnal variation on clinical measurement of serum testosterone and other sex hormone levels in men. *Journal of Clinical Endocrinology and Metabolism, 94*(3), 907–913.

Caronia, L. M., Dwyer, A. A., Hayden, D., Amati, F., Pitteloud, N., & Hayes, F. J. (2013). Abrupt decrease in serum testosterone levels after an oral glucose load in men: implications for screening for hypogonadism. *Clinical Endocrinology, 78*(2), 291–296.

Castro-Magana, M., Bronsther, B., & Angulo, M. A. (1990). Genetic forms of male hypogonadism. *Urology, 35*, 195.

Dada, R., Gupta, N. P., & Kucheria, K. (2003). Molecular screening for Yq microdeletion in men with idiopathic oligospermia and azoospermia. *Journal of Biosciences, 28*, 163–168.

Gambineri, A., Pelusi, C., Vicennati, V., Pagotto, U., & Pasquali, R. (2001). Testosterone in ageing men. *Expert Opinion on Investigational Drugs, 10*(3), 477–492.

Griffin, J. L., & Wilson, J. D. (1980). The syndromes of androgen resistance. *New England Journal of Medicine, 302*, 198.

Gromoll, J., Eiholzer, U., Nieschlag, E., & Simoni, M. (2000). Male hypogonadism caused by homozygous deletion of exon 10 of the luteinizing hormone (LH) receptor: differential action of human chorionic gonadotropin and LH. *Journal of Clinical Endocrinology and Metabolism, 85*, 2281–2286.

Guo, C. Y., Jones, T. H., & Eastell, R. (1997). Treatment of isolated hypogonadotropic hypogonadism effect on bone mineral density and bone turnover. *Journal of Clinical Endocrinology and Metabolism, 82*, 658–665.

Harman, S. M., Metter, E. J., Tobin, J. D., Pearson, J., & Blackman, M. R. (2001). Longitudinal effects of aging on serum total and free testosterone levels in healthy men. Baltimore Longitudinal Study of Aging. *Journal of Clinical Endocrinology and Metabolism, 86*, 724–731.

Hayes, F. J., Seminara, S. B., & Crowley, W. F. (1998). Hypogonadotropic hypogonadism. *Endocrinology and Metabolism Clinics of North America, 27*(4), 739–763.

Hopps, C. V., Mielnik, A., Goldstein, M., Palermo, G. D., Rosenwaks, Z., & Schlegel, P. N. (2003). Detection of sperm in men with Y chromosome microdeletions on the AZFa, AZFb and AZFc regions. *Human Reproduction, 18*, 1660–1665.

Hsueh, W. A., Hsu, T. H., & Federman, D. D. (1978). Endocrine features of Klinefelter's syndrome. *Medicine, 57*, 447.

Kalyani, R. R., Gavini, S., & Dobs, A. S. (2007). Male hypogonadism in systemic disease. *Endocrinology and Metabolism Clinics of North America, 36*(2), 333–348.

Kidd, G. S., Glass, A. R., & Vigersky, R. A. (1979). The hypothalamic-pituitary-testicular axis in thyrotoxicosis. *Journal of Clinical Endocrinology and Metabolism, 48*, 798–802.

Layman, L. C. (2007). Hypogonadotropic hypogonadism. *Endocrinology and Metabolism Clinics of North America, 36*(2), 283–296.

Lee, P. A., & O'Dea, L. S. (1990). Primary and secondary testicular insufficiency. *Pediatric Clinics of North America, 37*, 1359.

Lehtihet, M., Arver, S., Bartuseviciene, I., & Pousette, A. (2012). S-testosterone decrease after a mixed meal in healthy men independent of SHBG and gonadotropin levels. *Andrologia, 44*(6), 405–410.

Lieblich, J. M., Rogol, A. D., White, B. J., & Rosen, S. W. (1982). Syndrome of anosmia with hypogonadotropic hypogonadism (Kallman syndrome): clinical and laboratory studies in 23 cases. *American Journal of Medicine, 73*, 506.

Marks, L. S., Mazer, N. A., Mostaghel, E., Hess, D. L., Dorey, F. J., Epstein, J. I., . . . Nelson, P. S. (2006). Effect of testosterone replacement therapy on prostate tissue in men with late-onset hypogonadism. *Journal of American Medical Association, 296*, 2351–2361.

Martinez, C., Suissa, S., Rietbrock, S., Katholing, A., Freedman, B., Cohen, A. T., & Handelsman, D. J. (2016). Testosterone treatment and risk of venous thromboembolism: population based case-control study. *British Medical Journal, 355*, i5968.

Matsumoto, A. M., & Bremner, W. J. (1987). Endocrinology of the hypothalamic–pituitary–testicular axis with particular reference to the hormonal control of spermatogenesis. *Bailliere's Clinical Endocrinology and Metabolism, 1*, 71.

Mirone, V., Debruyne, F., Dohle, G., Salonia, A., Sofikitis, N., Verze, P., . . . Chapple, C. (2017). European Association of Urology Position Statement on the Role of the Urologist in the Management of Male Hypogonadism and Testosterone Therapy. *European Urology, 72*, 164–167.

Rhoden, E. L., & Morgentaler, A. (2004). Risks of testosterone-replacement therapy and recommendations for monitoring. *New England Journal of Medicine, 350*(5), 482–492.

Schwartz, I. D., & Root, A. W. (1991). The Klinefelter syndrome of testicular dysgenesis. *Endocrinology and Metabolism Clinics of North America, 20*, 153.

Seminara, S. B., Hayes, F. J., & Crowley, W. F. Jr. (1998). Gonadotropin-releasing hormone deficiency in the human (idiopathic hypogonadotropic hypogonadism and Kallmann's syndrome): pathophysiological and genetic considerations. *Endocrine Reviews, 19*, 521.

Silveira, L. F., MacColl, G. S., & Bouloux, P. M. (2002). Hypogonadotropic hypogonadism. *Seminars in Reproductive Medicine, 20*(4), 327–338.

Snyder, P. J., Peachey, H., Berlin, J. A., Hannoush, P., Haddad, G., Dlewati, A., . . . Strom, B. L. (2000). Effects of testosterone replacement in hypogonadal men. *Journal of Clinical Endocrinology and Metabolism, 85*, 2670–2677.

Swerdloff, R. S., Wang, C., Cunningham, G., Dobs, A., Iranmanesh, A., Matsumoto, A. M., . . . Berman, N. (2000). Long-term pharmacokinetics of transdermal testosterone gel in hypogonadal men. *Journal of Clinical Endocrinology and Metabolism, 85*, 4500–4510.

Szulc, P., Munoz, F., Claustrat, B., Garnero, P., Marchand, F., Duboeuf, F., & Delmas, P. D. (2001). Bioavailable estradiol may be an important determinant of osteoporosis in men: the MINOS study. *Journal of Clinical Endocrinology and Metabolism, 86*, 192.

Tenover, J. L. (1998). Male hormone replacement therapy including "andropause." *Endocrinology and Metabolism Clinics of North America, 27*(4), 969–987.

Whitcomb, R. W., & Crowley, W. F. (1993). Male hypogonadotropic hypogonadism. *Endocrinology and Metabolism Clinics of North America, 22*, 125.

Wu, F. C. W., Tajar, A., Beynon, J. M., Pye, S. R., Silman, A. J., Finn, J. D., . . . Huhtaniemi, I. T. (2010). Identification of late-onset hypogonadism in middle-aged and elderly men. *New England Journal of Medicine, 363*(2), 123–135.

Young, J. (2012). Approach to the male patient with congenital hypogonadotropic hypogonadism. *Journal of Clinical Endocrinology and Metabolism, 97*, 707–718.

Vita, R., Settineri, S., Liotta, M., Benvenga, S., & Trimarchi, F. (2018). Changes in hormonal and metabolic parameters in transgender subjects on cross-sex hormone therapy: a cohort study. *Maturitas, 107*, 92–96.

勃起功能障碍

Mark M.Cruz, Thanh D.Hoang, and Robert A.Vigersky

摘要

在美国,阳痿或勃起功能障碍(erectile dysfunction,ED)是一种常见的疾病,每年影响 1 000 万 ~3 000 万男性。患病率通常会随着年龄的增长而增加。常见原因包括性腺功能减退、高催乳素血症、皮质醇增多/减少症、糖尿病、代谢综合征、酒精中毒、甲状腺功能异常、全身疾病、药物、血管、神经和心理因素。男性勃起功能障碍评估应包括详细询问病史和详尽的体格检查,以明确是否存在上述这些因素。磷酸二酯酶 5 抑制剂常用于治疗 ED,对 80% 的男性器质性勃起功能障碍患者有效,但正在服用硝酸酯类药物的患者禁用。其他可用来治疗 ED 的方式包括阴茎海绵体内注射、血运重建术、阴茎静脉剥离手术、静脉结扎和外科阴茎植入术。

关键词

勃起功能障碍,性腺功能减退,阳痿,早泄,磷酸二酯酶抑制剂,磷酸二酯酶 5

1. 什么是阳痿?

勃起功能障碍(erectile dysfunction,ED)是一个对阳痿更具描述性的术语。按照经典的定义,ED 被定义为至少在 3 个月的时间内,在 ≥50% 的性交尝试中,不能达到并保持足够的强直勃起。这个定义很重要,因为任何正常男性都会经历偶发 ED,对偶有症状的男性进行治疗并非没有风险。

2. 男性 ED 患者是否有其他性功能紊乱?

大多数 ED 男性都能射精。在发生 ED 之前可以出现早泄,使用某些药物可能是其发生的原因。性本能(性欲)通常正常,性欲丧失意味着性腺功能减退或严重的全身或精神疾病。

3. 阳痿常见吗?

至少有 1 000 万美国男性,也可能多达 3 000 万男性存在阳痿。另有 1 000 万人可能患有不完全性 ED。阳痿的患病率随着年龄的增加而增加。大约 2% 的 40 岁男性、20% 的 55 岁男性和 50%~75% 的 80 岁男性有阳痿。有趣的是,存在性欲 - 效力之间的差距,许多老年男性虽然有活跃的性冲动,但只有 15% 的人有性生活。

4. 正常勃起是怎么发生的？

勃起主要是一个血管事件，由于激素、血管、周围神经和中枢神经系统之间的复杂相互作用而发生。精神疾病方面的因素与本病之间存在很大的相互影响，因为潜在的精神疾病或药物会导致勃起功能下降。相反，不良的性症状也会对情绪和自我感觉产生负面影响。

5. 解释神经系统在勃起中的作用。

勃起通常是由大脑皮质的各种心理和／或生理刺激引起的。这种刺激受边缘系统和大脑其他区域的调节，在下丘脑整合，沿脊髓向下传送，经由自主神经和骶部脊神经传达到阴茎，来自龟头的感觉神经强化了此信息，并通过反射弧帮助维持性活动期间的勃起。

6. 激素在勃起过程中的作用。

神经系统刺激释放神经递质，解除了由去甲肾上腺素、内皮素和其他血管收缩因子维持的张力性平滑肌收缩作用。其中最重要的是强效血管扩张剂一氧化氮（nitric oxide，NO）和前列腺素 E_1（prostaglandin E_1，PGE_1）。除了神经来源外，NO 还来自于内皮细胞，这可能解释了为什么内皮的完整性对于维持勃起是必需的。NO 通过增加环磷酸鸟苷（cyclic guanosine monophosphate，cGMP）引起细胞内钙的减少而起作用。肌动蛋白 - 肌球蛋白的解离，导致血管平滑肌细胞松弛。睾酮在勃起功能中的作用依然复杂且存在争议。睾酮在稳定海绵体内一氧化氮合酶中起着关键作用，为了达到完全满意的性功能，必须有"正常"的睾酮的比例。睾酮也是男性性欲的主要调节激素，这意味着睾酮缺乏会对勃起功能产生心理影响。不管怎样，一些睾酮水平低于参考值下限的男性仍然可以实现正常勃起。因此，睾酮替代不能确保可以治愈性腺功能减退男性的 ED，也不能用于睾酮水平正常但性功能受损的男性。

7. 勃起时阴茎的血管发生怎样的变化？

阴茎内两个海绵状的海绵体中含有数百万称作"陷窝"的微小空腔，每一个都内衬一层小梁平滑肌壁。随着神经递质扩张阴茎海绵体和螺旋状动脉，并松弛小梁平滑肌，陷窝腔隙内则充满血液。这导致处在扩张的小梁壁和包裹海绵体的坚硬白膜之间的流出静脉受压，因此，阴茎静脉流出大大减少。这种静脉闭塞机制解释了阴茎变硬和膨胀两种情况。静脉闭塞障碍（静脉漏）是顽固性阳痿的病因之一。

8. 哪种神经和神经递质在阴茎勃起中起作用？

至少有 3 种神经效应系统在阴茎勃起中起作用。肾上腺素能神经通常抑制勃起；胆碱能神经和非肾上腺素、非胆碱能神经（nonadrenergic noncholinergic，NANC）物质可以增强勃起，具体如下：

- 交感神经（通过 β- 肾上腺素能受体）：收缩海绵体和螺旋动脉，收缩小梁平滑肌。

- 副交感神经（通过胆碱能受体）：抑制肾上腺素能纤维，刺激 NANC 纤维。
- NANC 信使（NO、血管活性肠肽、PGs 或其他内皮衍生因子）：扩张海绵体和螺旋动脉，松弛小梁平滑肌。

9. 阴茎疲软是怎么发生的?

磷酸二酯酶 5（phosphodiesterase 5,PD5），通过减少 cGMP，使勃起过程逆转，即疲软；PD5 抑制剂，如西地那非、伐地那非、他达拉非和阿伐那非，成为治疗阳痿的重要药物（见下文）。

10. 阳痿常见原因是什么?

各种阳痿原因的发生频率很难评估，因为大量患者没有报告这个问题、诊断上存在混乱以及初步评估时的复杂程度有不同。到门诊以阳痿就诊的男性，其主要病因估计如下：

- 内分泌因素（甲状腺功能亢进和减退、性腺功能减退、高催乳素血症、皮质醇增多 / 减少症）：30%
- 糖尿病和代谢综合征：15%
- 药物（抗高血压药、抗抑郁药、抗精神病药、抗雄激素药、消遣性毒品等）：20%
- 全身性疾病和酒精中毒：10%
- 原发性血管原因：5%（血流改变在许多导致阳痿的原因中起作用，但是可以治疗的特定病变相对少见）
- 原发性神经病学方面的原因：5%（多发性硬化、帕金森病、强直性肌营养不良、脊髓疾病、卒中、中枢神经系统肿瘤等）
- 心理原因或未知原因：15%

11. 什么样的生活方式与阳痿有关?

- 低强度的体力活动
- 暴饮暴食 / 肥胖
- 吸烟
- 沉迷于电视
- 饮酒

12. 除了糖尿病,引起阳痿最常见的 3 个内分泌原因是什么?

- 原发性（高促性腺激素）性腺功能减退症［黄体生成素（LH）增加,睾酮减少］
- 继发性（低促性腺激素）性腺功能减退症（LH 水平"不适当地"正常或实际降低合并低睾酮）
- 高催乳素血症
- 不常见的原因包括甲状腺功能亢进、甲状腺功能减退、肾上腺皮质功能减退

和库欣综合征

13. 简述最常见的导致阳痿的药物。

非处方品如酒精(正如在《麦克白》第二幕第三场中,看门人对麦克达夫说的那样,"它激起欲望,却剥夺了表演的效果"),以及非法药物,如可卡因、美沙酮和海洛因,都会导致阳痿。最常见的与阳痿有关的处方药包括:

- 抗高血压药,尤其是甲基多巴、可乐定、β-受体阻滞剂、血管扩张剂(如肼屈嗪)、噻嗪类利尿剂和螺内酯
- 抗精神病药物(精神抑制剂等)
- 抗抑郁药和镇静剂(选择性5-羟色胺再摄取抑制剂、三环类抗抑郁药等)
- 其他(尤其是西咪替丁、地高辛、苯妥英钠、卡马西平、酮康唑、甲氧氯普胺和甲地孕酮)

14. 阳痿患者应该使用哪些降压药?

事实上每一种降压药都与阳痿有关。虽然在常用的抗高血压药物中,总体上勃起问题的发生率几乎没有什么差别,但血管紧张素转换酶抑制剂、血管紧张素受体阻滞剂和钙通道阻滞剂是最不可能影响勃起能力的药物。当需要β-受体阻滞剂时,首选选择性的β-受体阻滞剂,如阿替洛尔或醋丁洛尔,因为它们对性功能的影响极小。

15. 什么是间歇性阳痿?它的意义是什么?

与完全正常性功能周期交替出现的阳痿被称为间歇性(口吃性)阳痿。多发性硬化症(multiple sclerosis,MS)是间歇性阳痿最重要的器质性原因。它可能是多发性硬化症的最初表现,可以出现在高达50%以上的男性MS患者中。

16. 病史中哪些信息有助于区分器质性阳痿和精神性阳痿?

真正的精神性阳痿较少见,应该做排除性诊断。表51.1列举了可能有助于区别精神性和器质性阳痿的问题。详细地评估器质性/精神性疾病的病史也有助于鉴别。这些疾病包括肥胖症、高血压、高脂血症、动脉粥样硬化、糖尿病或其他内分泌疾病、神经系统疾病、盆腔手术史或放疗、创伤、Peyronie病、药物滥用、抑郁症或上述药物。详细的社交史也很重要,包括对压力源和患者应对机制、伴随的性心理问题如早泄以及与性伴侣关系的动态变化的评估。

表 51.1 器质性阳痿与精神性阳痿

	器质性	精神性
是突然发病吗?	不是	是
阳痿与压力有关吗?	无	有

续表

	器质性	精神性
有性欲存在吗?[a]	有	无
你有晨勃吗?	无	有
你有性高潮吗?	有	无
你会手淫吗?	不会	会
是所有的性伴侣都会发生阳痿吗?	是	不是

[a] 在人群中,性欲和性激素水平之间存在普遍的关系,但就个人而言,性欲可能不是一个可靠的鉴别点。

17. 讲解一下主诉阳痿的男性体格检查时的主要内容。

- 第二性征,例如肌肉发育、毛发分布以及是否存在乳腺组织。
- 血管检查,特别是股动脉和下肢远端的动脉搏动以及是否有血管杂音。
- 重点神经系统检查,包括通过检测触觉和振动觉评估周围神经病变是否存在,利用提睾反射、肛门括约肌张力和/或球海绵体肌反射、立卧位是否有直立性低血压,以及测量心率对深呼吸和 Valsalva 动作的反应来评估自主神经病变(糖尿病患者不存在周围神经病变时,很少因为自主神经病变导致勃起功能障碍)。
- 检查生殖器,以确定阴茎大小、形状、有无斑块或纤维组织(Peyronie 病);睾丸大小和对称性;前列腺检查(前列腺增大或不规则/结节状)。正常睾丸大小大于 5cm×3cm 或 20mL(以睾丸计测量)。
- 甲状腺相关检查,包括大小、结节的存在和异常反射。

18. 男性阳痿的实验室评估标准是什么?

实验室评估应基于病史和体格检查。通过实验室评估能在 6% 的男性中发现以前未知的疾病。一般来说,应该包括以下内容:

- 全血细胞计数
- 尿液分析
- 空腹血糖(已知糖尿病患者)和血红蛋白 A1c(HbA1c)
- 空腹血脂
- 血清肌酐
- 血清游离甲状腺素和促甲状腺素
- 血清睾酮(空腹,晨起标本)、LH 和卵泡刺激素(FSH)

19. 所有阳痿患者都应该测量催乳素水平吗?

是否应该对所有阳痿患者进行血清催乳素的测定还存在一些争议。一般来说,睾酮和 LH 水平正常且神经系统检查结果正常的患者不需要检测催乳素水平。

然而,如果睾酮水平低,且伴随存在低或正常低值 LH 水平,或既往史或查体提示垂体病变,则应检测催乳素。因为催乳素会影响睾酮作用,在睾酮替代治疗无效的男性性腺功能减退症患者应检测催乳素水平。甲状腺功能减退和肾功能衰竭也可能会使催乳素升高。

20. 什么是阴茎 - 肱指数?

比较阴茎和肱动脉收缩压,可以对阴茎的血管完整性进行全面评估。这种方法敏感度不高,但是无创的且易于实施,可能有助于确定哪些男性需要进行更广泛的血管检查。多普勒超声测量的阴茎收缩压应与肱动脉收缩压相同(即比值约为1.0)。比值 < 小于 0.7 高度提示血管性阳痿。如果在下肢运动几分钟后复测阴茎 - 肱指数,诊断率会提高。这种操作法可以发现盆腔窃血综合征(由于骨盆的挤压导致勃起失败),其特征是静息和运动时阴茎 - 肱指数的差值大于 0.15。

21. 什么是夜间阴茎勃起功能监测仪?

大多数男性夜间快速眼动睡眠时经历 3~6 次勃起。通过夜间阴茎勃起功能监测仪能够监测评估勃起的频率、持续时间,利用一些仪器,甚至可以测定勃起硬度。这些检查有助于区别器质性阳痿和精神性阳痿。这些均可以在家里进行半定量(通过使用 Snap 测量仪)或定量(通过使用 RigiScan)检测。夜间阴茎勃起和硬度评估应至少在 2 个晚上进行,阴茎尖端记录的勃起硬度至少达到 60%,持续时间大于 10 分钟,表明勃起机制正常。

22. 阳痿的治疗方法有哪些?

停用所有可能引起阳痿的药物,或者积极治疗其他潜在疾病(例如糖尿病、高胆固醇血症),表 51.2 中总结了可选择的治疗方案。重要的辅助治疗包括:

- 除了改变生活方式和 / 或减轻体重之外,还可以接受药物治疗
- 体外机械辅助装置和真空 / 抽吸装置
- 心理治疗(特别是缺乏明确的器质性病因者)

23. 内科治疗有哪些?

- 男性性腺功能减退症给予睾酮替代治疗,目标是使血清睾酮达到正常水平的中值(参见第 50 章)
- 多巴胺受体激动剂(溴隐亭或卡麦角林)可降低对睾酮治疗无反应的性腺功能减退症患者的高催乳素水平
- PD5 抑制剂,如枸橼酸西地那非、伐地那非、他达拉非或阿伐那非(表 51.3)
- 肾上腺素能受体阻滞剂(如育亨宾,6.5mg,每日 3 次)
- 草药(如朝鲜红参,90mg,每日 3 次)
- 早泄患者可给予选择性 5- 羟色胺再摄取抑制剂

表 51.2 阳痿的治疗选择	口服 PD5 抑制剂	前列地尔尿道内注射	海绵体内注射(前列地尔、罂粟碱、酚妥拉明)	阴茎假体植入术
药理学	通过抑制 PD5 增强 NO 作用增加 cGMP 水平来增强血管舒张,需要通过肝脏 CYP450 途径代谢	是与 PGE_1 相同的合成血管扩张剂,可舒缓动脉平滑肌抑制血小板聚集	作用于特定部位松弛平滑肌	提供充气和非充气版本
禁忌证	24 小时内使用硝酸盐(使用他达拉非 48 小时内禁用) QT 间期延长(伐地那非) 使用 α 受体阻滞剂注意阴茎畸形 小心是否有肝肾疾病	镰状细胞性贫血 多发性骨髓瘤 白血病 阴茎畸形 阴茎植入物	镰状细胞性贫血 多发性骨髓瘤 白血病 阴茎畸形 阴茎植入物	全身、皮肤或泌尿系统活动性感染
副作用	面部潮红 鼻塞 头痛 听力损失 消化不良 视觉副作用(西地那非、阿伐那非和伐地那非) 背痛 轻度 QT 间期延长(伐地那非) 低血压 晕厥 MI、心绞痛 卒中	低血压 晕厥 异常勃起 GU 疼痛	阴茎异常勃起 阴茎纤维化 低血压 血肿 瘀斑 阴茎疼痛 出血 角化/Peyronie 病	感染 糜烂 机械故障(5 年为 6%~16%) 阴茎缩短 假体自动充气失败吸时药物治疗效果降低
监测指标	血肌酐基线水平	在监测下给予初始剂量(有晕厥的风险)	在监测下给予初始剂量,对阴茎异常勃起的处理进行培训	体格检查

cGMP,环磷酸鸟苷;GU,泌尿生殖系统;MI,心肌梗死;PD5,磷酸二酯酶 5;PGE₁,前列腺素 E_1。

表 51.3　PD5 抑制剂的比较 [a]

	西地那非	伐地那非	他达拉非	阿伐那非
起效时间	20 分钟	10 分钟	20 分钟	15 分钟（100/200mg）30 分钟（50mg）
T_{max}	1 小时	45 分钟	2 小时	30~45 分钟
$T_{1/2}$	3~5 小时	4~5 小时	17.5 小时	5 小时
起始剂量	50mg（年龄≥65 岁为 25mg）	10mg（年龄≥65 岁为 5mg）	2.5mg 或 10mg	50mg
最大剂量	100mg	20mg	20mg	200mg
注意	第一代 PD5 抑制剂，它具有最多的安全性和有效性数据，给药时避免高脂餐	给药时避免高脂餐	对于每周性交 >2 次的男性，每天服用 2.5~5mg，具有同等的疗效和安全性。每日使用 2.5~5mg 无需饮食限制	给药时避免高脂餐

[a] 对于这 4 种可用的药物缺乏疗效比较的数据。一种药物治疗失败并不是试验另一种 PD5 抑制剂的禁忌。

PD5,磷酸二酯酶 5；$T_{1/2}$,半衰期；T_{max},达到最大血浆浓度的时间。

24. 概括海绵体内注射的作用。

对于应用 PD5 抑制剂无效或有禁忌证的男性，单独海绵体注射或联合注射血管活性物质（前列腺素 E_1、罂粟碱和酚妥拉明）可能有效。

25. 可用于治疗阳痿的手术。

- 血运重建术
- 静脉分流闭塞术
- 阴茎静脉剥离术
- 静脉结扎术
- 阴茎假体植入术

26. PD5 抑制剂如何起作用?

选择性 PD5 抑制剂枸橼酸西地那非、伐地那非、他达拉非和阿伐那非的引入，简化了寻找特定病因的相关步骤，从而在治疗阳痿的方法上产生了一种思考模式转变。至少 5 年不会出现快速抗药反应。在预期性行为前 1 小时服用（服用西地那非、伐地那非和阿伐那非时应避免脂肪餐，因为脂肪会减少药物吸收），对 80% 的器质性阳痿治疗有效（但只对 50%~70% 的糖尿病男性和 50% 的老年男性有效）。他达拉非也可以以较低剂量连续每日使用。遗憾的是,目前还没有完善治疗阳痿的试验药物与上述药物做对比,尤其是关于 PD5 抑制剂的文献受到不一致的研究设计、纳入 / 排除标准、剂量、治疗持续时间、随机化和交叉方法的限制。在评估勃起功能障碍治疗是否有效时,不仅要考虑勃起的质量或插入的频率。因为就像虽然有效但有创的介入治疗(即海绵体内注射)并没有受到患者一致的欢迎。就 PD5 抑制剂而言,最大剂量通常优于亚最大剂量疗效,较长的持续治疗时间通常优于短期治疗。心理性 ED 的年轻男性倾向于选择他达拉非,因为他达拉非的作用时间更长,而中度或重度器质性 ED 的老年男性倾向于选择西地那非和伐地那非,因为它们的疗效更好,副作用更少。对于治疗无反应者,从一种 PD5 抑制剂转换到另一种时也可能获益。对于 PD5 抑制剂无效且睾酮水平较低的患者,可采用睾酮"补救"疗法。

27. PD5 抑制剂的不良反应。

与 PD5 抑制剂相关的不良反应较少,如头痛、面部潮红、消化不良、听力损失、鼻塞和视物模糊、视觉异常如蓝视症,很少导致停药。伐地那非、他达拉非和阿伐那非对视网膜 PD6 的交叉抑制作用较小,因此与视觉相关副作用更少。由于 PD5 抑制剂引起的血管扩张与硝酸盐相似,因此在服用任何形式硝酸酯类药物的男性中都是禁忌证。他达拉非(所谓的"周末药片")的半衰期较长,如果患者在服药后 72~96 小时内发生心绞痛,可能会比较麻烦。使用 PD5 抑制剂可能会导致阴茎异常勃起(阴茎持续而痛苦的勃起)。一些研究报道与 PD5 抑制剂相关的恶性黑色素瘤的风险有所增加。

28. 简述 PD5 抑制剂与哪些药物有相互作用?

因为 PD5 抑制剂通过 CYP3A4 通路代谢,任何阻断该酶的药物(如红霉素和其他大环内酯类抗生素、酮康唑和其他抗真菌药物、HIV 蛋白酶抑制剂如沙奎那韦和利托那韦、西咪替丁)都会增加 PD5 抑制剂的血浆浓度。与这些药物合用时,PD5 抑制剂的起始剂量应该是常用量的 1/4~1/2。因为 PD5 抑制剂可能会增强 α- 肾上腺素能阻滞剂的降压作用,所以在男性服用 α- 受体阻滞剂以控制血压或良性前列腺肥大时,应给予低剂量(西地那非)或不使用(伐地那非)。使用 PD5 抑制剂后 24 小时内应避免使用葡萄柚和葡萄柚汁。

29. 何时推荐海绵体内或尿道内注射?

对于 PD5 抑制剂无效、有禁忌证或不能耐受其不良反应的男性,可将血管舒张物质直接注射到阴茎海绵体中进行治疗。这种"PD5 挽救疗法"使一些患 ED 的男性在性交过程中达到满意勃起。PGE_1(前列地尔)、罂粟碱和酚妥拉明可单独使用或联合应用(三联疗法)。

30. 简述海绵体内和尿道内注射的副作用。

副作用取决于药物的类型和剂量。包括低血压、肝酶升高、头痛、阴茎疼痛和出血。局部并发症包括血肿、肿胀、不慎注射入尿道、长期应用可使局部纤维化。最严重的局部并发症是阴茎持续勃起超过 4 小时,可能需要注射 α- 肾上腺素能激动剂或行阴茎海绵体抽吸术来缓解。PGE₁ 栓剂尿道内给药也有效[勃起的尿道投药系统方案(medicated urethral system for erection,MUSE)],该方案侵入性小,使用方便,可能比海绵体内注射更适合作为二线治疗。目前尚无对照研究评估这两种方法在 PD5 抑制剂失效的患者中的有效性。

31. ED 的发生对健康有其他影响吗?

勃起功能障碍患者的心血管事件相关风险增加 45%。这与目前已经广泛认同的其他危险因素相当,如吸烟、心肌梗死家族史。这对如何管理勃起功能障碍是有意义的,因为在治疗 ED 的过程中非致死性心肌梗死风险为 2.5 倍。这相当于既往有心肌梗死病史,之后再发心肌梗死的风险增加了 2.9 倍。在 ED 的治疗中这种风险的增加可能是体力消耗增加的结果(3~4 个代谢当量)。尽管有这些观察结果,但在 ED 治疗期间发生心肌梗死的绝对风险仍然极低(既往心肌梗死用药患者每小时每百万患者有 20 例再发心肌梗死),因此已知心脏病并不是治疗的绝对禁忌证。但是,下述高危患者在治疗 ED 前应保持病情稳定:

- 不稳定或难治性心绞痛
- 高血压未得到控制
- 充血性心力衰竭
- 近两周内的心肌梗死或卒中
- 高危心律失常
- 肥厚性或其他心肌病
- 中度至重度瓣膜疾病

32. 还有哪些方法可以治疗男性勃起功能障碍?

真空勃起装置为勃起功能障碍提供了一种无创的、机械的解决方案。它们使用起来有些麻烦,需要在阴茎底部放置一个收缩环来阻止静脉流出。对于那些因"静脉漏"而导致勃起功能障碍的男性来说,这种治疗方法可能特别有效,收缩环可防止由于尿道收缩而引起的顺行射精。由于外科血运重建术是有创的且成功率较低,它在勃起功能障碍的治疗中地位有限。同样,阴茎假体植入术很少进行,因为有其他几种有效且无创的方法可以替代。在以早泄为主要问题的男性中,间断使用表面麻醉剂、曲马多和 / 或选择性 5- 羟色胺再摄取抑制剂可以有效延迟射精。

33. 未来可能会有哪些治疗方法?

目前正在研究一种脂肪干细胞海绵体内注射治疗勃起功能障碍的新疗法。另一种方法是使用作用于中枢的黑皮质素受体激动剂治疗,可以通过鼻腔喷雾给药,目前正在进行临床试验。它们单独使用或与 PD5 抑制剂联合使用似乎是有效的。另一项新兴技术是低强度休克疗法(low-intensity shock therapy,LIST),以刺激阴茎组织中的血管再生和新血管形成,增强血流或内皮功能,并将对 PD5 抑制剂无反应者转化为有反应者。最后,二甲双胍作为西地那非的辅助药物这一新用途,可能会缓解无糖尿病但有胰岛素抵抗患者的勃起功能障碍。

关键点:勃起功能障碍

- 勃起是通过神经和内皮一氧化氮释放介导的血管舒张过程。
- 85% 的勃起功能障碍患者可以诊断出具体的病因。
- 除了糖尿病外,勃起功能障碍的 3 个最常见的内分泌原因是原发性性腺功能减退、继发性性腺功能减退和高催乳素血症。
- 最不可能导致勃起功能障碍的抗高血压药物是血管紧张素转换酶抑制剂、血管紧张素受体阻滞剂和钙离子通道阻滞剂。
- 所有勃起功能障碍患者都应考虑危险因素、生活方式改变和心理因素的作用。
- 在继发性性腺功能减退症患者或提示垂体病变的患者中,应检测血清催乳素水平。
- 在开始治疗勃起功能障碍之前,考虑勃起功能障碍患者合并心血管疾病的可能性,并治疗不稳定的心脏疾病。
- PD5 抑制剂(西地那非、伐地那非、他达拉非和阿伐那非)是治疗非激素性勃起功能障碍最有效的药物。当服用西地那非、伐地那非和阿伐那非时,应当避免高脂肪食物,因为脂肪会抑制药物吸收。
- 服用任何类型硝酸酯类药物的男性均禁用 PD5 抑制剂,因为 PD5 抑制剂可以引起与硝酸酯类药物相似的血管舒张。

（王娟　张乌云　译　闫朝丽　校）

参考文献

Adams, M. A., Banting, B. D., Maurice, D. H., Morales, A., & Heaton, J. P. (1997). Vascular control mechanisms in penile erection: phylogeny and the inevitability of multiple and overlapping systems. *International Journal of Impotence Research, 9*, 85–95.

Andersson, K. E. (2003). Erectile physiological and pathophysiological pathways involved in erectile dysfunction. *Journal of Urology, 170*, S6–S14.

Bagatell, C. J., & Bremner, W. J. (1997). Androgens in men—uses and abuses. *New England Journal of Medicine, 334*, 707–714.

Bhasin, S., Cunningham, G. R., Hayes, F. J., Matsumoto, A. M., Snyder, P. J., Swerdloff, R. S., & Montori, V. M. (2006). Testosterone therapy in adult men with androgen deficiency syndromes: an Endocrine Society Clinical Practice Guideline. *Journal of Clinical Endocrinology and Metabolism, 91*, 1995–2010.

Cohan, P., & Korenman, S. G. (2001). Erectile dysfunction. *Journal of Clinical Endocrinology & Metabolism, 86*, 2391–2394.

Cookson, M. S., & Nadig, P. W. (1993). Long-term results with vacuum constriction device. *Journal of Urology, 149*, 290–294.

Esposito, K., Giugliano, F., Di Palo, C., Giugliano, G., Marfella, R., D'Andrea, F., . . . Giugliano, D. (2004). Effect of lifestyle changes on erectile dysfunction in obese men: a randomized controlled trial. *Journal of the American Medical Association, 291*, 2978–2984.

Esposito, K., Giugliano, F., Martedi, E., Feola, G., Marfella, R., D'Armiento, M., & Giugliano, D. (2005). High proportions of erectile dysfunction in men with the metabolic syndrome. *Diabetes Care, 28*, 1201–1203.

Feldman, H. A., Goldstein, I., Hatzichristou, D. G., Krane, R. J., & McKinlay, J. B. (1994). Impotence and its medical and psychosocial correlates: results of the Massachusetts male aging study. *Journal of Urology, 151*, 54–61.

Goldstein, I., Lue, T. F., Padma-Nathan, H., Rosen, R. C., Steers, W. D., & Wicker, P. A. (1998). Oral sildenafil in the treatment of erectile dysfunction. *New England Journal of Medicine, 338*, 1397–1404.

Goldstein, I., Young, J. M., Fischer, J., Bangerter, K., Segerson, T., & Taylor, T. (2003). Vardenafil, a new phosphodiesterase type 5 inhibitor, in the treatment of erectile dysfunction in men with diabetes: a multicenter double-blind placebo-controlled fixed-dose study. *Diabetes Care, 26*, 777–783.

Grimm, R. H., Jr., Grandits, G. A., Prineas, R. J., McDonald, R. H., Lewis, C. E., Flack, J. M., . . . Elmer, P. J. (1997). Long-term effects on sexual function of five antihypertensive drugs and nutritional hygienic treatment in hypertensive men and women. Treatment of Mild Hypertension Study (TOMHS). *Hypertension, 29*, 8–14.

Guay, A., Spark, R. F., Bansal, S., Cunningham, G. R., Goodman, N. F., Nankin, H. R., . . . Perez, J. B. (2003). American Association of Clinical Endocrinologists medical guidelines for clinical practice for the evaluation and treatment of male sexual dysfunction: a couple's problem – 2003 update. *Endocrine Practice, 9*, 77–95.

Hanash, K. A. (1997). Comparative results of goal oriented therapy for erectile dysfunction. *Journal of Urology, 157*, 2135–2139.

Herrmann, H. C., Chang, G., Klugherz, B. D., & Mahoney, P. D. (2000). Hemodynamic effects of sildenafil in men with severe coronary artery disease. *New England Journal of Medicine, 342*, 1622–1626.

Hong, B., Ji, Y. H., Hong, J. H., Nam, K. Y., & Ahn, T. Y. (2002). A double-blind crossover study evaluating the efficacy of Korean red ginseng in patients with erectile dysfunction: a preliminary report. *Journal of Urology, 168*, 2070–2073.

Khera, M., Albersen, M., & Mulhall, J. P. (2015). Mesenchymal stem cell therapy for the treatment of erectile dysfunction. *The Journal of Sexual Medicine, 12*(5), 1105–1106.

Krane, R. J., Goldstein, I., & DeTejada, J. S. (1989). Impotence. *N Engl J Med, 321*, 1648–1659.

Krassas, G. E., Tziomalos, K., Papadopoulou, F., Pontikides, N., & Perros, P. (2008). Erectile dysfunction in patients with hyper- and hypothyroidism: how common and should we treat? *Journal of Clinical Endocrinology and Metabolism, 93*, 1815–1819.

Lerner, S. F., Melman, A., & Christ, G. J. (1993). A review of erectile dysfunction: new insights and more questions. *Journal of Urology, 149*(5 pt 2), 1246–1252.

Linet, O. I., & Ogrinc, F. G. (1996). Efficacy and safety of intracavernosal prostaglandin in men with erectile dysfunction. *New England Journal of Medicine, 334*, 873–878.

McMahon, C. (2005). Comparison of the safety, efficacy, and tolerability of on-demand tadalafil and daily dosed tadalafil for the treatment of erectile dysfunction. *Journal of Sexual Medicine, 2*, 415–427.

McMahon, C. G., & Touma, K. (1999). Treatment of premature ejaculation with paroxetine hydrochloride as needed: two single-blind placebo controlled crossover studies. *Journal of Urology, 161*, 1826–1830.

McNamara, E. R., & Donatucci, C. F. (2011). Newer phosphodiesterase inhibitors: comparison with established agents. *Urologic Clinics of North America, 38*, 155–163.

Melman, A. (2007). Gene therapy for male erectile dysfunction. *Urologic Clinics of North America, 34*, 619–630.

Molodysky, E., Liu, S. P., Huang, S. J., & Hsu, G. L. (2013). Penile vascular surgery for treating erectile dysfunction: current role and future direction. *Arab Journal of Urology, 11*(3), 254–266.

Montague, D. K., Jarow, J. P., Broderick, G. A., Dmochowski, R. R., Heaton, J. P., Lue, T. F., . . . Sharlip, I. D. (2005). The management of erectile dysfunction: an AUA update. *Journal of Urology, 174*, 230–239.

Morley, J. E., & Kaiser, F. E. (1993). Impotence: the internists' approach to diagnosis and treatment. *Advances in Internal Medicine, 38*:151-168.

Mulhall, J. P., & Montorsi, F. (2006). Evaluating preference trials of oral phosphodiesterase 5 inhibitors for erectile dysfunction. *European Urology, 49*, 30–37.

Meisler, A. W., & Carey, N. P. (1990). A critical reevaluation of nocturnal penile tumescence monitoring in the diagnosis of erectile dysfunction. *J Nerv Ment Dis, 178*, 78–79.

NIH Consensus Conference: Impotence. (1993). *JAMA, 270*, 83–90.

Nunes, K. P., Labazi, H., & Webb, R. C. (2012). New insights into hypertension-associated erectile dysfunction. *Current Opinion in Nephrology and Hypertension, 21*(2), 163–170.

Padma-Nathan, H., Hellstrom, W. J., Kaiser, F. E., Labasky, R. F., Lue, T. F., Nolten, W. E., . . . Gesundheit, N. (1997). Treatment of men with erectile dysfunction with transurethral alprostadil. Medicated Urethral System for Erection (MUSE) Study Group. *New England Journal of Medicine, 336*, 1–7.

Park, K., Ku, J. H., Kim, S. W., & Paick, J. S. (2005). Risk factors in predicting a poor response to sildenafil citrate in elderly men with erectile dysfunction. *BJU International, 95*, 366–370.

Porst, H., Padma-Nathan, H., Giuliano, F., Anglin, G., Varanese, L., & Rosen, R. (2003). Efficacy of tadalafil for the treatment of erectile dysfunction at 24 and 36 hours after dosing: a randomized controlled trial. *Urology, 62*, 121–125.

Rajfer, J., Aronson, W. J., Bush, P. A., Dorey, F. J., & Ignarro, L. J. (1992). Nitric oxide as a mediator of relaxation of the corpus cavernosum in response to nonadrenergic, noncholinergic neurotransmission. *New England Journal of Medicine, 326*, 90–94.

Rendell, M. S., Rajfer, J., Wicker, P. A., & Smith, M. D. (1999). Sildenafil for treatment of erectile dysfunction in men with diabetes. A randomized controlled trial. *JAMA, 281*, 421–426.

Rey Valzacchi, G. J., Costanzo, P. R., Finger, L. A., Layus, A. O., Gueglio, G. M., Litwak, L. E., & Knoblovits, P. (2012). Addition of metformin to sildenafil treatment for erectile dysfunction in eugonadal non-diabetic men with insulin resistance. A prospective, randomized, double blind pilot study. *Journal of Andrology, 33*, 608–614.

Rosenthal, B. D., May, N. R., Metro, M. J., Harkaway, R. C., & Ginsberg, P. C. (2006). Adjunctive use of Androgel (testosterone gel) with sildenafil to treat erectile dysfunction in men with acquired androgen deficiency syndrome after failure using sildenafil alone. *Urology, 67*, 571–574.

Sidi, A. A. (1988). Vasoactive intracavernous pharmacotherapy. *Urologic Clinics of North America, 15*, 95–101.

Thompason, I. M., Tangen, C. M., Goodman, P. J., Probstfield, J. L., Moinpour, C. M., & Coltman, C. A. (2005). Erectile dysfunction and subsequent cardiovascular disease. *Journal of the American Medical Association, 294*, 2996–3002.

Witherington, R. (1989). Mechanical aids for treatment of impotence. *Clinical Diabetes, 7*, 1–22.

第 52 章

男性乳腺发育症

Mark Bridenstine、Brenda K.Bell、and Micol S.Rothman

1. 男性乳腺发育症的定义。

男性乳房发育症的定义是男性存在可触摸到的乳腺组织。真性的男性乳房发育症是由腺体组织增大引起的,需与脂肪过度堆积(即假性男性乳腺发育症)相鉴别。

2. 男性乳腺发育症的临床表现是什么?

男性乳腺发育症通常表现为乳头和乳晕下方可触摸到的弥漫隆起的同心圆组织。与周围的脂肪组织相比,男性乳腺发育症的感觉是坚硬的、可移动的、"砂砾状"。与男性乳腺发育症不同,从外周至乳头触诊脂肪组织不会感到阻力。如果依然可疑,可以将肥皂水涂在乳房上,通过减少皮肤摩擦以利于检查。

3. 痛性乳腺发育的意义是什么?

男性乳腺发育症通常是无症状和偶然发现的。出现疼痛或压痛意味着乳房组织近期迅速生长。这可能暗示了男性乳腺发育症的病理原因,需进一步评估。

4. 男性乳腺发育症总是双侧的吗?

男性乳腺发育症往往是双侧受累,但不对称发育也较常见。5%~25% 的患者表现为单侧增大,这可能是双侧受累的初期表现。在尸检中发现,即使单侧乳腺增大但仍表现为双侧乳腺发育的组织学特征。

5. 男性乳腺发育症的病理生理学

男性乳腺发育症是由于雌激素对乳腺导管增殖的刺激作用和雄激素对乳腺发育的抑制作用失衡造成的。这种失衡最常见的原因是雌激素增加、睾酮减少或者外周组织中雄激素向雌激素的转换增加所致。性激素结合球蛋白(SHBG)异常或与雄激素受体结合障碍也可导致男性乳腺发育。

6. 男性的雌激素是在哪里产生的?

男性雌激素由睾丸直接产生的占 15% 以下。大部分是由肾上腺和睾丸中的雄激素在外周组织中,特别是脂肪组织和肝脏中的芳香化酶作用下转化而来的。

7. 男性乳腺发育最常见的原因是什么?

无症状、可触及的乳腺组织在正常男性中很常见,特别是在新生儿(60%~90%)、青春期(60%~70%,12~15岁)及随着年龄的增长男性乳腺发育的发生率增加(20%~65%的年龄大于50岁)。在尸检中,经组织病理学证实的男性乳腺发育的患病率高达40%。由于这种高患病率,在上述时期出现的男性乳腺发育是相对正常的表现,通常认为是生理性或特发性的。

8. 为什么男性乳腺发育在这些阶段如此常见?

男性新生儿期乳腺发育是由于雌激素通过胎盘进入胎儿体内所致。在青春期早期,雌激素的产生早于睾酮,导致雌激素与雄激素的比例暂时失衡。随着年龄的增长,睾酮的产生减少,外周脂肪组织增加,雄激素向雌激素的转换通常也增加了。由于不合理药物的使用和病情的影响,在老年人中的患病率可能更高。

9. 男性乳腺发育的其他原因有什么?

大多数男性乳腺发育为特发性或发生在青春期男性。其他原因中,药物所致占10%~20%,性腺功能减退占10%。肾上腺或睾丸肿瘤患者不到3%,男性乳腺发育的出现甚至先于睾丸肿瘤的诊断。其他病因不足10%,包括雄激素抵抗、营养不良、肝硬化、酗酒、肾脏疾病、先天性肾上腺皮质增生症、性腺外肿瘤、再喂养综合征和甲状腺功能亢进症。有报道非特异性感染(例如结核病和丝虫病)和局部暴露于精油(例如薰衣草和茶树)可引起男性乳腺发育。

10. 哪些药物可以引起男性乳腺发育?

许多药物都与此病相关,其中一些是机制明确的类固醇激素,另外一些药物有病例报道,但机制不详(表52.1)。

表 52.1　男性乳房发育的原因和机制

机制	原因
雌激素/雄激素的比例改变	
雌激素过量(外源性)	雄激素和合成的类固醇药物(可将雄激素芳构化为雌激素)、雌激素乳膏和全身制剂、人绒毛膜促性腺激素(HCG)、洋地黄毒苷(雌激素样活性物质)、薰衣草和茶树精油。
雄激素缺乏/抑制雄激素合成	非那雄胺、度他雄胺、酮康唑、甲硝唑、甲氨蝶呤、各种化疗药物、促性腺激素释放激素(GnRH)激动剂(如亮丙瑞林、戈塞瑞林)
雄激素作用减弱	螺内酯、西咪替丁、雷尼替丁、治疗前列腺癌的抗雄激素药物(如比卡鲁胺、苯扎鲁胺、氟他胺)、大麻、醋酸环丙孕酮
催乳素增加	
抗多巴胺能药	氟哌啶醇、利培酮、甲氧氯普胺、多潘立酮、吩噻嗪

续表

机制	原因
尚未阐明的机制	
血管紧张素转换酶抑制剂	卡托普利、依那普利
钙通道阻滞剂	硝苯地平、氨氯地平、地尔硫䓬、维拉帕米
α 受体阻滞剂	多沙唑嗪、哌唑嗪
中枢抗胆碱药	可乐定、甲基多巴、利血平、二乙丙酮、安非他明
他汀类药物(抑制肾上腺/性腺类固醇合成)	瑞舒伐他汀、洛伐他汀、普伐他汀、辛伐他汀
免疫调节剂	沙利度胺、伊马替尼、达沙替尼
抗抑郁药	三环类抗抑郁药,度洛西汀,氟西汀
抗癫痫药	苯妥英钠、地西泮、加巴喷丁
抗结核药物	异烟肼、乙硫酰胺
补品	褪黑素、东奎、HCG 减肥品
其他	胺碘酮、蛋白酶抑制剂、质子泵抑制剂、生长激素、非诺贝特、海洛因、美沙酮、酒精、米诺环素、青霉胺、乙酸乙酯、茶碱、金诺芬、舒林酸

11. 睾丸肿瘤如何导致男性乳腺发育?

生殖细胞肿瘤可以产生人绒毛膜促性腺激素(HCG)。与黄体生成素(LH)一样,HCG 也能促进睾丸产生雌二醇。另外,间质细胞瘤可直接分泌雌二醇。

12. 哪些性腺外肿瘤会导致男性乳腺发育?

胰腺、胃和肺肿瘤、膀胱移行细胞癌和肾癌与 HCG 的产生有关。肝癌可能增加了芳香化酶活性,导致雄激素过度转化为雌激素。

13. 哪些人应该接受男性乳腺发育评估?

所有患者都需询问病史,进行体格检查,其中 30% 到 40% 的患者需明确病因。虽然男性乳腺发育很普遍,但许多专家认为对于原本无症状的、仅存在少量乳腺组织的男性进行检测十分重要。在青少年中,乳腺弥漫性增大或男性乳腺发育持续时间超过 2 年,则必须进行内分泌检查。超过 20 岁的男性出现乳腺组织急性增大和压痛,以及偏心性、坚硬的肿块和大于 4cm 的病变,需要进行详细评估。

14. 哪些信息在病史中有重要意义?

参见框 52.1。

框 52.1 确诊男性乳腺发育症需要的重要信息	
年龄	男性乳腺发育或乳腺癌家族史
甲状腺相关症状	其他疾病
发育的持续时间	先天畸形
药物、中药制剂、补品	营养状况和近期体重变化
乳房症状(压痛、分泌物)	青春期
酒精和非法药物使用	阳痿与性欲

15. 体格检查应该注意什么？

重要体征包括乳房组织的特征(大小、不规则、坚硬、偏心性、乳头分泌物)，覆盖的皮肤变化(溃疡、乳头挛缩)、睾丸(大小、不对称)，腹部(肝脏增大、腹水、蜘蛛痣)，第二性征，甲状腺状况(甲状腺肿、震颤、反射)和皮质醇过多的表现(水牛背、向心性肥胖、高血压、紫纹、满月脸)、体重指数(BMI)和体型(健美体型、肥胖体型)。

> **关键点：男性乳腺发育的一般表现**
>
> - 最重要的是鉴别男性乳腺发育和乳腺癌。如果体格检查后仍有怀疑，应进行乳房钼靶检查。
> - 大多数病例是双侧的、没有症状，且偶然被发现。此类患者需在 3~6 个月后重新评估病史和体格检查。
> - 男性乳腺发育若迅速增大、>4cm、疼痛、年龄 <10 岁或 20~50 岁之间，则与系统性疾病或其他病理原因有关。如果询问病史和体格检查后仍不能明确病因，应进一步评估。
> - 恶性肿瘤可能会导致男性乳腺发育，尽管很少见。可见于睾丸、肺和腹部肿瘤(胰腺、肾上腺、胃、肾、膀胱肿瘤)。

16. 应该进行哪些实验室检查？

一些人认为激素检测并不经济，他们更倾向于使用睾丸超声排除 3% 的睾丸女性化肿瘤。然而，大多数人认为应该监测肝酶、血尿素氮、肌酐、促甲状腺激素(TSH)和睾酮(总睾酮和游离睾酮)。在基本筛查后测定雌二醇、人绒毛膜促性腺激素(HCG)、泌乳素、黄体生成素(LH)和卵泡刺激素(FSH)的水平。如果 HCG 或雌二醇水平升高，是进行睾丸超声检查的适应证。如果这些检查结果均为阴性，则应进一步行胸部和腹部计算机断层扫描(CT)。对于青春期前的患者，肾上腺 CT 优先于睾丸超声。

17. 哪些结果高度怀疑乳腺癌？

男性乳腺癌很少见(0.2%)。但 Klinefelter 综合征(3%~6%)患者和年轻乳腺癌女性的男性亲属患病风险增加。乳腺癌通常是单侧的、无痛感、无触痛。如果出现血性分泌物、溃疡、乳腺组织坚硬、与下面组织粘连、偏心性生长、淋巴结肿大均高度怀疑乳腺癌。如果可疑,应给予钼靶检查或活检。钼靶检查诊断男性乳腺癌的敏感性和特异性接近 90%。细针穿刺细胞学检查的准确率大于 90%。细针穿刺细胞学或钼靶检查提示恶性或可疑的,建议行切片活检或乳房切除术。

18. 男性乳腺发育会恢复吗?

在新发且乳腺发育直径小于 3cm 的患者中,85% 的患者将会恢复。虽然乳腺发育可能需要 18~36 个月的时间才能恢复,但是超过 90% 的青春期男孩能够恢复。17 岁之后仍未恢复的病例并不常见。由药物或基础疾病引起的男性乳腺发育会在停药或治疗原发疾病后得以恢复。应该强调的一点是,合成类固醇药物的使用可能诱发该病。增生的组织持续存在会加重纤维化,如果超过 12 个月,就不太可能自行恢复。分期较高的乳腺组织(Tanner 分期Ⅲ、Ⅳ和Ⅴ期)恢复的可能性不大。

19. 男性乳腺发育不恢复该如何治疗?

可以尝试激素治疗。他莫昔芬、氯米芬、达那唑、双氢睾酮、睾酮和阿那曲唑都可以使用。尽管对他莫昔芬的研究规模很小,而且属于超说明书用药,但在改善乳腺增生引起的疼痛和缩小肿块方面效果最好,副作用最少。大约 80% 的患者可以部分恢复,大约 60% 的患者可以完全恢复。他莫昔芬的使用剂量为 10mg,每日两次,随访 3 个月以评估疗效。腹泻、便秘和潮热是常见的不良反应。芳香化酶抑制剂通过阻断睾酮的芳香化抑制雌二醇生成,但效果不理想,且潜在影响男性的骨量、造成脂肪堆积和性功能下降。如果男性乳腺发育时间小于 4 个月,且直径小于 3cm,药物治疗有效。对于复发或持续性的男性乳腺发育且直径大于 3cm,推荐手术治疗。可进行吸脂 / 超声引导下吸脂、切除术或两者并用。研究表明预防性的小剂量双侧乳房照射和他莫昔芬治疗,均可抑制前列腺癌治疗中使用雌激素和对抗雄激素药物引起的男性乳腺发育的进展。

关键点:男性乳腺发育的治疗

- 大多数男性乳腺发育会自行恢复,或在停用相关药物及治疗原发疾病后恢复。
- 如果有必要,可以使用他莫昔芬治疗 3~6 个月。
- 男性乳腺发育持续的时间越长,增生的组织范围越大,对他莫昔芬的反应越差。这些病例可能需要手术治疗。

（王铭婕　译　闫朝丽　校）

参考文献

Braunstein, G. D. (2007). Clinical practice. Gynecomastia. *New England Journal of Medicine, 357*, 1229–1237.
Braunstein, G. (2003). Pathogenesis and diagnosis of gynecomastia. *Up to Date in Endocrinology and Diabetes, 11*(2), 1–11.
Braunstein, G. (2003). Prevention and treatment of gynecomastia. *Up to Date in Endocrinology and Diabetes, 11*(3), 1–9.
Bowers, S. P., Pearlman, N. W., McIntyre, R. C., Jr., Finlayson, C. A., & Huerd, S. (1998). Cost-effective management of gynecomastia. *American Journal of Surgery, 176*, 638–641.

Carlson, H. E. (2011). Approach to the patient with gynecomastia. *Journal of Clinical Endocrinology and Metabolism, 96,* 15–21.

Ersöz, H. Ö., Onde, M. E., Terekeci, H., Kurtoglu, S., & Tor, H. (2002). Causes of gynaecomastia in young adult males and factors associated with idiopathic gynaecomastia. *International Journal of Andrology, 25,* 312–316.

Evans, G. F., Anthony, T., Turnage, R. H., Schumpert, T. D., Levy, K. R., Amirkhan, R. H., … Appelbaum, A. H. (2001). The diagnostic accuracy of mammography in the evaluation of male breast disease. *American Journal of Surgery, 181,* 96–100.

Fruhstorfer, B. H., & Malata, C. M. (2003). A systematic approach to the surgical treatment of gynaecomastia. *British Journal of Plastic Surgery, 56,* 237–246.

Gruntmanis, U., & Braunstein, G. (2001). Treatment of gynecomastia. *Current Opinion in Investigational Drugs, 2,* 643–649.

Henley, D. V., Lipson, N., Korach, K. S., & Block, C. A. (2007). Prepubertal gynecomastia linked to lavender and tea tree oils. *New England Journal of Medicine, 356,* 479–485.

Ismail, A. A., & Barth, J. H. (2001). Endocrinology of gynaecomastia. *Annals of Clinical Biochemistry, 38,* 596–607.

Khan, H. N., & Blarney, R. W. (2003). Endocrine treatment of physiological gynaecomastia. *British Medical Journal, 327,* 301–302.

Kolhi, K., & Jain, S. (2012). Filariasis presenting as gynecomastia. *The Breast Journal, 18,* 83–84.

Koh, J., & Tee, A. (2009). Images in clinical medicine: tuberculous abscess manifesting as unilateral gynecomastia. *New England Journal of Medicine, 361,* 2270.

Narula, H. S., & Carlson, H. E. (2007). Gynecomastia. *Endocrinology and Metabolism Clinics of North America, 36,* 497–519.

Widmark, A., Fossa, S. D., Lundmo, P., Damber, J. E., Vaage, S., Damber, L., ,… Klepp, O. (2003). Does prophylactic breast irradiation prevent antiandrogen induced gynecomastia? Evaluation of 253 patients in the randomized Scandinavian trial SPCG-7/SFUO-3. *Urology, 61,* 145–151.

William, M. J. (1963). Gynecomastia: its incidence, recognition and host characterization in 447 autopsy studies. *American Journal of Medicine, 34,* 103–112.

Yaturu, S., Harrara, E., Nopajaroonsri, C., Singal, R., & Gill, S. (2003). Gynecomastia attributable to HCG secreting giant cell carcinoma of the lung. *Endocrine Practice, 9,* 233–235.

Finkelstein, J. S., Lee, H., Burnett-Bowie, S. A., Pallais, J. C., Yu, E. W., Borges, L. F., , … &… Leder, B. Z. (2013). Gonadal steroids and body composition, strength, and sexual function in men. *New England Journal of Medicine, 369,* 1011–1022.

闭经

Micol S.Rothman and Margaret E.Wierman

摘要

　　闭经或月经周期不规律在绝经前妇女中很常见。原发性闭经是指月经从未来潮,而继发性闭经是指月经周期建立后又停止。闭经的原因是多方面的,可以是先天性的,也可以是后天性的。病因可能是下丘脑、垂体或性腺功能障碍引起的形态或功能异常。实验室检查和影像学检查有赖于完整的病史和体格检查。治疗方案取决于病因。

关键词

　　闭经,雌激素,高雄激素血症

1. 闭经的定义。

　　闭经是指月经周期停止。原发性闭经是指月经从未来潮,而继发性闭经是指月经周期建立后又停止。月经过少是指经量减少、不规律。

2. 青春期发育的正常时间。

　　对女孩而言,青春期通常自 8 岁以后开始,乳房开始发育是青春期启动的标志。在美国,女孩月经初潮的平均年龄是 12 岁。月经来潮发生在身高突增和大部分躯体变化完成之后,这通常预示青春发育过程的结束。国家健康和营养检查调查(National Health and Nutrition Examination Survey,NHANES)的数据表明月经初潮的平均年龄略有下降。与高加索女孩相比,非洲裔美国女孩乳房发育开始的平均年龄更早(8.9 岁 *vs* 10 岁)。

3. 简述青春期发育的基本过程。

　　该过程是由促性腺激素释放激素(gonadotropin-releasing hormone,GnRH)诱导的垂体促黄体生成素(luteinizing hormone,LH)和卵泡刺激素(follicle-stimulating hormone,FSH)的周期性分泌触发的。促性腺激素脉冲性释放激活了卵巢,使卵泡成熟并产生雌激素以及之后的孕激素。这些性类固醇激素反馈作用于下丘脑和垂体水平,以调节 GnRH 和促性腺激素的分泌。通过雌二醇引起的正反馈诱导中期的 LH 激增,刺激排卵为最终成熟的标志。在许多青少年中,月经初潮后的 12~18 个月是无排卵的,因而月经周期不规律。随着下丘脑 - 垂体 - 性腺轴(hypothalamic-pituitary-gonadal,HPG)的成熟,排卵周期变得规律。在正常的成年女性中,每年只有一或两个周期是不排卵的。

4. 原发性闭经是由哪些疾病引起的?

原发性闭经的定义是 16 岁之前没有月经,或者 14 岁之前没有第二性征。它通常是由于女性生殖器官的解剖发育异常或来自下丘脑、垂体或卵巢的激素分泌障碍所致(表 53.1)。这类患者如表现正常的第二性征则提示存在解剖异常,如子宫或阴道的阻塞或发育不良。相比而言,缺乏第二性征则提示可能是激素分泌异常。

表 53.1 原发性闭经的病因

- 解剖学方面
  - 先天性卵巢、子宫或阴道缺失
  - 宫颈狭窄
  - 处女膜闭锁
- 激素方面
  - 下丘脑疾病
  - 促性腺激素释放激素缺乏
  - 下丘脑肿瘤(颅咽管瘤)
- 垂体疾病
  - 催乳素瘤
  - Rathke 囊肿
  - 基因突变所致的全垂体功能减退
- 卵巢
  - 性腺发育不全(XO)
  - 化疗或放射损伤
  - 雄激素抵抗综合征(XY)
- 其他
  - 先天性肾上腺皮质增生症

---

5. 哪些下丘脑和垂体疾病可以引起原发性闭经?

特发性低促性腺激素性性腺功能减退症(idiopathic hypogonadotropic hypogonadism, IHH)可由产生 GnRH 的神经元在胚胎发育阶段发育停滞(伴有嗅觉障碍时也称为 Kallmann 综合征)或在青春期 GnRH 分泌失调引起。最近研究发现 Kisspeptin/Kiss 受体系统能够调控青春期 GnRH 的分泌。该通路及垂体 GnRH 受体的突变也可能引起性成熟的障碍或损伤。垂体瘤、颅咽管瘤和 Rathke 囊肿引起脑垂体青春期 LH 和 FSH 分泌障碍而影响性成熟。

6. 总结引起原发性闭经的卵巢疾病。

特纳综合征（45XO 核型）或性成熟前的放化疗可能损伤卵巢导致性腺发育不全。在阴唇或腹股沟区域发现模糊不清的生殖器或可触及的生殖腺提示性分化疾病，例如先天性肾上腺皮质增生症（congenital adrenal hyperplasia，CAH）（21-羟化酶缺乏）或由于雄激素受体突变引起的雄激素抵抗综合征（睾丸女性化）。

7. 哪些疾病会导致继发性闭经？

继发性闭经比原发性闭经更常见，发生在青春期后。表 53.2 概述了继发性闭经的常见原因。所有闭经妇女都应排除妊娠的可能。月经规律后开始出现月经不调，并伴有潮热提示早发性卵巢功能不全（premature ovarian insufficiency，POI；即过早停经）。3%~5% 的女性发生下丘脑性闭经，通常是由于精神紧张或厌食导致 GnRH 诱导的促性腺激素异常分泌，但是必须排除其他疾病才可诊断。由药物或肿瘤引起的高催乳素血症发生在 10% 的闭经妇女中。垂体瘤也可能导致继发性闭经。高雄激素性无排卵性疾病，如多囊卵巢综合征（polycystic ovary syndrome，PCOS）、CAH 及罕见的性腺或肾上腺肿瘤，通常表现为月经稀发（而不是闭经）、多毛症和痤疮的高雄激素的症状和体征。

表 53.2 继发性闭经的原因
妊娠
低促性腺激素性性腺功能减退症
高催乳素血症（由药物或催乳素瘤引起）
垂体肿瘤抑制促性腺激素分泌
下丘脑性闭经
高促性腺激素性性腺功能减退症
早发性卵巢功能不全（手术或自身免疫）
产生促性腺激素的垂体肿瘤
高雄激素性无排卵

8. 如何评估一名闭经患者？

我们必须明确这种疾病是形态学的还是功能的异常，是先天性的还是获得性的，并进行定位诊断。完整的病史和体格检查能提供重要线索，需排除妊娠。在自然或诱导发生的月经前 5 天内检测 LH 和 FSH 水平。然而应该注意的是，一直使用节育药或其他方式的激素避孕药的患者需要等待一个周期以确保结果准确。LH 和 FSH 水平低或正常的低促性腺激素性性腺功能减退症患者在下丘脑或垂体水平存在功能异常。相反，LH 和 / 或 FSH 水平高的高促性腺激素性性腺功能减退症患者可能在卵巢或下丘脑-垂体水平存在缺陷（如 PCOS 为下丘脑 GnRH 脉冲发生器异常加速,而垂体促性腺激素肿瘤分泌了 FSH 和 / 或 LH)。其他要完善的实验室检查包括测定催乳素水平以排除高催乳素血症,测定甲状腺功能以排除甲状腺疾病。对于有雄激素过多表现的患者,应测定硫酸脱氢表雄酮(DHEAS)和睾酮。应该通过 24 小时尿游离皮质醇、1mg 地塞米松抑制试验或午夜唾液皮质醇测定中至少 2 项检查来排除库欣综合征。

9. 讨论低促性腺激素性性腺功能减退症的主要先天性病因。

特发性低促性腺激素性性腺功能减退症(IHH)是由 GnRH 缺乏所致。女性患者表现为原发性闭经及缺乏第二性征。当合并嗅觉缺失时,这种疾病被称为卡尔曼综合征(Kallmann's syndrome)。GnRH 缺乏见于 1/8 000 男性和 1/40 000 女性中,可能是 X 连锁遗传、常染色体显性遗传、常染色体隐性遗传或散发的。X 连锁遗传与 KAL-1 基因的突变有关,该基因编码一种叫作嗅因子(anosmin)的神经细胞黏附蛋白,该蛋白被认为在胚胎发育期间为 GnRH 神经元从嗅板到下丘脑迁移过程中充当"脚手架"的重要作用。同样,FGF8 或其受体 FGFR1 的突变也使神经元和嗅神经的迁移中断。因此,GnRH 神经元无法到达下丘脑的指定位置。但下丘脑 - 垂体的其他功能正常。最近研究人员发现,介导青春期促性腺激素释放激素分泌的kispeptin/KissR 系统突变也可能导致 IHH。这些年轻女性补充雌激素后可以启动第二性征,而生育能力可以通过脉冲性促性腺激素释放激素(GnRH)或促性腺激素(Gn)治疗来实现。

10. 低促性腺激素性性腺功能减退症引起闭经的最常见的获得性病因是什么?

- 高催乳素血症
- 下丘脑性闭经

11. 高催乳素血症是如何导致闭经的?

催乳素水平升高可能是由于催乳素瘤、甲状腺功能减退、药物(通常是精神药物)或妊娠导致的。高催乳素血症损害 HPG 轴致使多个水平受到抑制,但主要抑制部位是下丘脑 GnRH 脉冲发生器。随着催乳素水平的升高,出现黄体功能不足、排卵停止和月经周期变短且不规律。催乳素水平显著升高与闭经相关。针对催乳素水平升高的病因治疗通常可使月经周期恢复正常。

12. 什么是下丘脑性闭经?

下丘脑性闭经是指由于 GnRH 脉冲发生器紊乱而导致的闭经。已经证实,过度紧张、运动和减肥主要干扰了 GnRH 诱导的脉冲性促性腺激素分泌模式。男性GnRH 诱导的 LH 脉冲通常每 2 小时出现一次。相比之下,女性的 LH 脉冲分泌模式随着月经周期而变化,从卵泡期的每 60~90 分钟增加到排卵期的每 30 分钟一次,然后在黄体期从每小时一次减慢到每 4~8 小时一次。如果这种精确的节律受到影响将导致无排卵、月经不调,最终闭经。

13. 哪些类型的 GnRH 脉冲发生器缺陷会导致下丘脑性闭经？

下丘脑性闭经可能由几种类型的促性腺激素分泌紊乱引起。一些神经性厌食症的女性患者缺乏 GnRH 诱导的 LH 脉冲性分泌（青春期前模式），一些只在夜间有脉冲性分泌（青春期早期模式），还有一些在 24 小时内都有 LH 脉冲性分泌，但其幅度和频率明显下降。

14. 如何诊断下丘脑性闭经？

诊断需要排除其他原因引起的闭经，很大程度上依赖于病史，包括减肥、运动过量或精神高度紧张的一种或多种情况。存在雌激素减少的体征而无其他重大疾病的检查支持下丘脑性闭经的诊断。实验室检查通常显示血清雌二醇水平低和血清 LH 和 FSH 水平下降或在正常低限；β-hCG 测试为阴性，且催乳素水平正常。相反，FSH 水平升高伴雌二醇水平下降则提示可能存在早发性卵巢功能不全。

15. 雌激素缺乏的后果是什么？

短期雌激素缺乏的表现有性交痛、潮热和睡眠障碍。更重要的是长期缺乏会导致骨质疏松症和早发冠心病。

16. 下丘脑性闭经有哪些治疗选择？

减轻压力、平衡营养摄入量和运动量应作为初始的干预措施。如果这些干预措施无效，应给予雌激素替代疗法。然而，关于雌激素对神经性厌食症妇女骨骼健康的保护作用是不确定的。内分泌学会最近的指南不建议使用炔雌醇，建议使用透皮雌激素和环孕酮治疗。应该注意的是，这种方案没有避孕作用，而且可能导致病情轻微的老年妇女出现不规则出血。如果想要生育，病情轻微的患者可以使用克罗米芬，而病情较严重患者使用人绝经期促性腺激素或脉冲性给予 GnRH 诱导排卵来实现生育。

17. 哪些疾病引起伴有高促性腺激素性性腺功能减退症的闭经？

- 早发性卵巢功能不全（高 FSH，之后高 LH，低雌激素）
- 多囊卵巢综合征（PCOS）（低 FSH，高 LH，正常雌激素）
- 分泌促性腺激素的垂体肿瘤（高 FSH 和 / 或 LH，常见于低雌激素的绝经后女性）

18. 如何诊断早发性卵巢功能不全（POI）？

POI 是指 40 岁前绝经，可能是由外科手术切除卵巢或卵巢自身免疫性破坏所致。卵巢自身免疫性破坏的特点是具有正常青春期和规律的月经周期，然后出现早发的潮热、月经不调，最终出现闭经。血清 FSH 水平升高是性腺功能减退的标志。正常排卵的女性，月经中期 FSH 与 LH 均升高，为避免误诊，应在早卵泡期（自然月经或诱导发生的月经第 1~5 天)测定 FSH 和雌二醇。特纳综合征(XO/XX)在绝经前可能有几次月经,因此,如果卵巢衰竭发生在青春期或 20 岁出头,核型检测对于诊断可能会有帮助。测定抗缪勒氏激素(AMH)可预测绝经年龄,评估卵巢功能不全。AMH 是由卵巢中的颗粒细胞产生的,并随着年龄的增长而降低,最终在绝经时停止分泌。

19. 哪些疾病可能与 POI 并存?

POI 患者和家庭成员都有发生其他自身免疫性疾病的风险,包括原发性肾上腺皮质功能不全(Addison 病)、自身免疫性甲状腺疾病(Graves 病、桥本氏甲状腺炎)、1 型糖尿病、恶性贫血(维生素 B_{12} 缺乏症)、乳糜泻(通常伴有维生素 D 和铁缺乏)和 / 或风湿性疾病。

20. 对 POI 的女性患者如何选择治疗方案?

雌激素替代治疗与孕激素联合使用可减少绝经后骨质疏松和早发冠心病。为了解决 POI 妇女的生育问题,可以使用捐赠者的卵子与配偶的精子在体外受精,调整患者激素水平以确保胎儿能在其子宫内存活。

21. 什么是高雄激素性无排卵?

高雄激素性无排卵是表现为月经不调或闭经、雄激素过多的症状如多毛症和痤疮的一组疾病。这组疾病包括 PCOS、卵巢或肾上腺雄激素分泌肿瘤、库欣综合征、CAH(经典或非经典型即轻型)和肥胖引起的月经不调。PCOS 是这类疾病中最常见的一种,大概发生在 6%~10% 的育龄妇女中,第 54 章中有更详细的描述。

22. 肿瘤是如何引起高雄激素性无排卵的?

多毛症和男性化(暂时性发际后移、阴蒂增大和乳房萎缩)的快速进展以及血清雄激素水平(睾酮或 DHEAS)升高提示产生雄激素的卵巢和肾上腺可能存在肿瘤。血清睾酮水平高于 200ng/dL 或 DHEAS 水平高于 1 000ng/mL 提示肿瘤可能。然而,不能完全依赖睾酮或 DHEAS 的水平确诊或排除诊断。这些肿瘤的诊断依赖于准确的影像学检查。

23. 哪些临床和生化特征提示多毛症患者存在 CAH?

CAH(最常见的原因是 21- 羟化酶缺乏)出现在女孩的婴儿期表现为模糊的生殖器,有时伴有盐耗综合征。轻型患者在青春期会出现过早的阴毛初现、月经不规律。家族史和种族(德系犹太人、意大利人、西班牙人、因纽特人)增加了对 CAH 的疑诊。基础 17- 羟孕酮水平较高(>2~3ng/mL)或促肾上腺皮质激素(ACTH)刺激的 17- 羟孕酮水平升高(>10ng/mL)可以诊断 CAH。参阅第 37 章。

24. 什么情况下考虑存在肥胖导致的高雄激素性无排卵?

一个具有正常的青春发育和月经史的女孩,出现进行性体重增加引起多毛症、痤疮、月经过少,以及后来的闭经,这种情况提示肥胖诱导的高雄激素无排卵。与多囊卵巢综合征女性相比,患病女性在卵泡期的血清 FSH 和 LH 水平较低(见后面的讨论)。

25. 描述肥胖引起的闭经的病理生理学。

脂肪组织中含有芳香化酶和 5-α- 还原酶。芳香化酶将雄激素转化为雌激素;当芳香化酶的含量增加时,如肥胖症,血清雌激素水平持续增高(而非波动性),抑制 LH 和 FSH 的分泌,从而影响正常排卵。将睾酮转化为双氢睾酮(DHT)的 5-α 还原酶活性增加,导致 DHT 产生过多,促进多毛症和痤疮的发生。最初的减重治疗通常会使生育功能恢复正常。

关键点:闭经

- 伴有雌激素缺乏的闭经可能导致骨质疏松症和早发心血管疾病。
- 高催乳素血症性闭经和下丘脑性闭经是伴有低雌激素和低卵泡刺激素(FSH)水平的获得性闭经最常见的原因。
- 早发性卵巢功能不全(POI)是一种自身免疫性疾病;患者存在其他自身免疫性疾病的风险,如肾上腺和甲状腺疾病、恶性贫血、乳糜泻和风湿病。
- 高雄激素性无排卵是指伴有多毛症和痤疮的闭经。
- 多囊卵巢综合征(PCOS)是最常见的高雄激素性闭经的类型,与不育、子宫内膜癌、代谢综合征和 2 型糖尿病的风险相关。

(张智慧　译　闫朝丽　校)

参考文献

Berga, S. L. (1996). Functional hypothalamic chronic anovulation. In W. Y. Adashi, J. A. Rock, & Z. Rosenwaks (Eds.), *Reproductive Endocrinology, Surgery, and Technology* (pp. 1061–1075). Philadelphia: Lippincott-Raven.

Broer, S. L., Eijkemans, M. J., Scheffer, G. J., van Rooij, I. A., de Vet, A., Themmen, A. P., … Broekmans, F. J. (2011). Anti-Mullerian hormone predicts menopause: a long-term follow-up study in normoovulatory women. *Journal of Clinical Endocrinology and Metabolism, 96*(8), 2532–2539.

Cumming, D. C. (1996). Exercise-associated amenorrhea, low bone density, and estrogen replacement therapy. *Archives of Internal Medicine, 156*, 2193–2195.

Gordon, C. M., Ackerman, K. E., Berga, S. L., Kaplan, J. R., Mastorakos, G., Misra, M., … Warren, M. P. (2017). Functional hypothalamic amenorrhea: an Endocrine Society Clinical Practice guideline. *Journal of Clinical Endocrinology and Metabolism, 102*, 1413–1439.

Legro, R. S. (2007). A 27-year-old woman with a diagnosis of polycystic ovary syndrome. *Journal of the American Medical Association, 297*, 509–519.

Legro, R. S., Barnhart, H. X., Schlaff, W. D., Carr, B. R., Diamond, M. P., Carson, S. A., … Myers, E. R. (2007). Clomiphene, metformin, or both for infertility in the polycystic ovary syndrome. *New England Journal of Medicine, 356*, 551–566.

Norman, R. J., Dewailly, D., Legro, R. S., & Hickey, T. E. (2007). Polycystic ovary syndrome. *Lancet, 370*(9588), 685–697.

Rothman, M. S., & Wierman, M. E. (2008). Female hypogonadism: evaluation of the hypothalamic-pituitary-ovarian axis. *Pituitary, 11*, 163–169.

Pralong, F. P., & Crowley, W. F., Jr. (1997). Gonadotropins: normal physiology. In M. E. Wierman (Ed.), *Diseases of the Pituitary: Diagnosis and Treatment* (pp. 203–219). Totowa: Humana Press.

Santoro, N. (2011). Update in hyper- and hypogonadotropic amenorrhea. *Journal of Clinical Endocrinology and Metabolism, 96*(11), 3281–3288.

Schlechte, J. A. (1997). Differential diagnosis and management of hyperprolactinemia. In M. E. Wierman (Ed.), *Diseases of the Pituitary:*

Diagnosis and Treatment (pp. 71–77). Totowa: Humana Press.

Taylor, A. E., Adams, J. M., Mulder, J. E., Martin, K. A., Sluss, P. M., & Crowley, W. F. Jr. (1996). A randomized, controlled trial of estradiol replacement therapy in women with hypergonadotropic amenorrhea. *Journal of Clinical Endocrinology and Metabolism, 81,* 3615–3621.

Warren, M. P. (1997). Anorexia, bulimia, and exercise-induced amenorrhea: medical approach. *Current Therapy in Endocrinology and Metabolism, 6,* 13–17.

Welt, C. K., & Hall, J. E. (1997). Gonadotropin deficiency: differential diagnosis and treatment. In M. E. Wierman (Ed.), *Diseases of the Pituitary: Diagnosis and Treatment* (pp. 221–246). Totowa: Humana Press.

Wierman, M. E. (1996). Gonadotropin releasing hormone. In W. Y. Adashi, J. A. Rock, & Z. Rosenwaks (Eds.), *Reproductive Endocrinology, Surgery, and Technology* (pp. 665–681). Philadelphia: Lippincott-Raven.

第 54 章

多囊卵巢综合征

Melanie Cree-Green and Anne-Marie Carreau

摘要

多囊卵巢综合征(polycystic ovarian syndrome,PCOS)是一种常见的女性疾病,可发生于青春期。多囊卵巢综合征包括雄激素升高和月经过少、不育、多毛症和痤疮等临床症状。多囊卵巢综合征与代谢性疾病、妊娠并发症和子宫内膜癌发生的风险增加有关。代谢性疾病的筛查包括糖尿病、非酒精性脂肪性肝病、高血压、血脂异常和阻塞性睡眠呼吸暂停。患有多囊卵巢综合征的女性发生抑郁和焦虑的概率增加。多囊卵巢综合征的治疗在整个生命周期内有所不同,应该针对患者进行个体化和多学科的根本治疗。治疗应包括采用健康的生活方式,并可能包括雌激素治疗、胰岛素增敏剂、不育症治疗或局部治疗。任何有关的代谢性疾病或精神疾病都应该被解决。

关键词

多囊卵巢综合征、月经过少、睾酮、不育症、多毛、痤疮

1. 多囊卵巢综合征(PCOS)患者临床表现有哪些?

大多数患有多囊卵巢综合征的女性在青春期就出现了症状,有肾上腺功能早现(<8 岁)和月经初潮(<10 岁)的病史,并且经期持续不规律,许多女性直到成年后出现受孕困难时才引起注意。多毛症和痤疮可以出现在青春期,是这种疾病的常见特征,通常是就诊的一个原因。大约 60% 多囊卵巢综合征的女性常伴有超重,因此持续的体重增加和减肥困难也是常见的主诉。患有多囊卵巢综合征的女性也有其他皮肤病变的表现,包括黑棘皮(颈部和腋下皮肤天鹅绒样色素沉着)、皮赘过多、汗腺炎、藏毛囊肿和雄激素性脱发。极少数情况下,PCOS 在发生了子宫内膜增生或子宫内膜癌时才得以诊断。

2. 描述多囊卵巢综合征的发病机制。

专家们对于引起多囊卵巢综合征的内在原发性原因仍有争议。高雄激素血症的主要原因有 3 种:①原发性卵巢功能障碍;②胰岛素抵抗和高胰岛素血症诱导的卵泡膜细胞增生;③下丘脑/垂体功能障碍导致黄体生成素(LH)分泌增加。所有这些途径似乎都与 PCOS 的病理生理和临床表现有关。

一些研究表明通过胰岛素介导可以导致高雄激素血症、无排卵和其他代谢表现的综合征。40%~70% 患有多囊卵巢综合征的女性,不管体重指数(BMI)如何,

都存在胰岛素抵抗,并表现出代偿性的高胰岛素血症。卵巢雄激素的产生似乎部分依赖于胰岛素,并可能对胰岛素的反应过敏感,即使是在消瘦的和正常胰岛素血症的女性中也是如此。

卵巢和肾上腺对 LH 和促肾上腺皮质激素(ACTH)的高反应性也是 PCOS 的重要特征。多囊卵巢综合征患者的 LH 与卵泡刺激素(FSH)的分泌比率常常增加,导致多个卵泡的募集而没有优势的卵泡发育,并且无法触发促性腺激素释放激素(GnRH)诱导的 LH 水平的高峰。这会导致无排卵和出现多个被膜下囊肿。异常的促性腺激素释放激素(GnRH)模式触发卵巢持续分泌雌激素和增加雄激素的产生。此外,过多的卵泡释放过多的抗缪勒激素(AMH)可能会抑制 GnRH 的分泌。全基因组关联研究(GWAS)已经证实了卵巢功能障碍和胰岛素抵抗的潜在遗传易感性,尽管还没有鉴定出特定的基因。患有多囊卵巢综合征的女性通常有多囊卵巢综合征或 2 型糖尿病的家族史。此外,多囊卵巢综合征的发生也可能与宫内因素有关,如母亲肥胖、胎儿生长不良以及母体雄激素和 AMH 浓度的这些产前环境。

3. 成人多囊卵巢综合征的诊断标准是什么?

成年女性多囊卵巢综合征的诊断有 3 个主要指南;这些指南略有不同,总结如下。美国国立卫生研究院(NIH)的标准是最严格的,也更有可能识别患有代谢性疾病的女性。必须排除月经不调或高雄激素血症的其他原因。

指标	美国国立卫生研究,1990	鹿特丹,2003	高雄激素协会,2006
月经稀发			
(每年月经≤8 次)	+	+/-	+/-
高雄激素血症			
(雄激素水平升高的临床表现和 / 或高雄激素血症)	+	+/-	+
多囊卵巢的超声表现			
(卵巢体积 >10mL 和 >12 个卵泡)	+/-	+/-	+/-
满足多囊卵巢综合征的标准	必须有前两个	满足 3 个中的 2 个	满足高雄激素血症 + 其他一项

4. 青少年多囊卵巢综合征的诊断标准是什么?

青少年必须符合 3 个标准才能被诊断为多囊卵巢综合征:①月经异常,定义为(aa)月经过少,月经初潮后至少 2 年,每年月经少于 9 次;或(b)月经初潮后 1 年后,月经间隔 90 天以上;或(c)15 岁后原发性闭经。②临床(痤疮 / 多毛症 / 雄激素性脱发)和 / 或高雄激素血症的生化证据。③排除其他导致月经不调或高雄激素血症的原因。卵巢超声在诊断青少年多囊卵巢综合征方面没有作用,因为这个年龄段的卵泡计数和卵巢大小的标准数据还没有很好地建立起来。鹿特丹最初的卵巢标准是基于女性平均年龄 28 岁的数据制定的；由于卵泡计数在青春期早期达到峰值，鹿特丹标准不适用于青少年。此外，许多女孩不能进行阴道超声检查，腹部超声检查也不那么准确，特别是肥胖的女孩。超声检查可用于检查原发性闭经的解剖原因，可以在黄体酮刺激后没有撤退性出血的情况下检测子宫内膜的厚度，或用于检查疑似卵巢大囊肿或扭转引起的疼痛。

5. 多囊卵巢综合征的远期并发症有哪些？

多囊卵巢综合征的远期并发症包括不孕不育、子宫内膜癌、代谢综合征（高血压、向心性肥胖、血脂异常、高血糖）和 2 型糖尿病。校正了年龄因素后，患有多囊卵巢综合征的女性患 2 型糖尿病的相对风险几乎是对照组的 4 倍，在进一步校正 BMI 后，患 2 型糖尿病的相对风险是对照组的 2.4 倍。流行病学研究还没有明确长期心血管事件是否增加，但心血管疾病的危险因素、早期动脉粥样硬化沉积和内皮功能障碍在患有多囊卵巢综合征的女性中的确存在。

6. 高雄激素血症是如何定义的，什么会影响睾酮的测定？

高雄激素血症是血清睾酮值超过实验室定义的正常标准。许多女性的硫酸脱氢表雄酮（DHEAS）水平也会轻度升高。睾丸有很强的昼夜节律，所以实验室检查必须在早上进行，以捕捉峰值，理想情况下是在上午 10 点之前。睾酮会在排卵期间升高，因此最好在月经周期的前 5 天对有月经周期的女性进行检查。肥胖者的性激素结合球蛋白（SHBG）低，因此对肥胖女性需测定血清游离睾酮水平。过去睾酮的检测一直存在争议。目前推荐用串联液相色谱 / 质谱法测定总睾酮，用平衡透析法测定游离睾酮。

7. 疑似多囊卵巢综合征时需与哪些疾病鉴别？

多囊卵巢综合征的诊断属于排除性诊断。需要排除多毛症和闭经的其他病因。

项目	实验室化验	其他体征
催乳素瘤	催乳素↑	溢乳；乳房增大 / 压痛；视野缺损
甲状腺功能减退	促甲状腺激素↑ 甲状腺激素正常或↓	便秘；皮肤干燥；乏力
原发性卵巢功能不全	黄体生成素↑，卵泡刺激素↑ 雌二醇↓	潮热；阴道干涩
下丘脑性闭经	黄体生成素↓，卵泡刺激素↓， 雌二醇↓	剧烈运动；体质指数过高或过低
先天性肾上腺增生症	清晨 17- 羟孕酮↑	肾上腺功能早现；家族性矮小； 家族史

续表

项目	实验室化验	其他体征
分泌雄激素的肿瘤	脱氢表雄酮↑雄烯二酮↑	
库欣综合征	午夜唾液皮质醇↑,24h尿皮质醇↑,过夜地塞米松抑制试验服药后皮质醇↑	向心性肥胖;起病迅速;皮肤菲薄,紫纹;肌无力
外源性雄激素	既往史	

8. 肥胖在多囊卵巢综合征中的作用?

总体而言,看起来不肥胖的女性与肥胖的女性患多囊卵巢综合征的风险是相同的。不过肥胖与 PCOS 临床表现的恶化有关,因为它会加重胰岛素抵抗,从而导致高雄激素血症。肥胖的女性更容易去咨询多囊卵巢综合征的问题,因为 PCOS 出现的症状更严重促使她们去就诊。

9. 多囊卵巢综合征需要进行哪些代谢筛查?

患有多囊卵巢综合征的女性患代谢性疾病的风险增加,包括胰岛素抵抗、糖尿病前期、2 型糖尿病、高脂血症、非酒精性脂肪性肝病,以及潜在的心血管疾病。患有多囊卵巢综合征的女性,无论体重如何,都应该在确诊时进行 2 小时 75g 口服葡萄糖耐量试验,然后每 1~3 年复查一次。糖化血红蛋白的测定虽然不太准确,但也是一种容易接受的对于高血糖的检测方法。应每年进行一次空腹血脂谱的检查,并在每次就诊时测量血压。应确定所有可以改变的心血管疾病危险因素。目前还没有关于非酒精性脂肪性肝准确的实验室筛查试验,但这种情况可能会在未来 10 年内改变。当怀疑脂肪肝时,肝脏超声瞬时弹性成像可能是一种诊断脂肪肝的非侵入性方法。

10. 患有多囊卵巢综合征的女性还需要筛查哪些其他情况?

精神疾病:多囊卵巢综合征的女性有较高的精神疾病患病率,特别是抑郁和焦虑。往往在皮肤表现更严重和那些接受不孕不育治疗的女性中,这种情况会更糟糕。

阻塞性睡眠呼吸暂停:与体重匹配的对照组相比,多囊卵巢综合征的女性患阻塞性睡眠呼吸暂停的风险增加了 2 倍以上。未经治疗的睡眠呼吸暂停会导致代谢紊乱、情绪改变、食欲增加和疲劳。应该通过睡眠质量问卷和多导睡眠图对那些有阻塞性睡眠呼吸暂停症状的所有女性进行筛查。确诊阻塞性睡眠呼吸暂停的患者应进行治疗。

子宫内膜癌:月经长期不规律并在以后的生活中这种情况仍持续存在的女性,她们患子宫内膜癌的风险更高。如何筛选将在下面讨论。

11. 哪些患者需要对生活方式的改变进行指导？

健康的生活方式应该推荐给所有患有多囊卵巢综合征的女性，无论她们的体重如何。控制饮食和运动对于体重正常的多囊卵巢综合征患者的正常月经恢复疗效欠佳，但健康的生活方式仍将改变相关代谢性疾病的风险因素。在肥胖的女性中，如果体重减轻8%~10%，高达60%的女性月经恢复正常，血清睾酮水平下降。

12. 对患多囊卵巢综合征的女性来说，最有效的生活方式是什么？

根据有关肥胖方面的文献，最有效的生活方式干预是患者可以保持的方案，应该尽一切努力开发个体化方案，以确保最佳效果。总体的饮食建议重点集中在热量限制上；到目前为止，还没有关于PCOS患者本身的常量营养素的具体建议，尽管低含量的浓缩糖和果糖饮食对那些有葡萄糖不耐受、高甘油三酯血症和非酒精性脂肪性肝病的人是有益的。锻炼的第一个方法应该是增加基线活动量，因为肥胖的女性可能会有明显的不适应。以后应该增加到每周3~5天的有氧运动。没有确凿的证据支持营养补充剂在多囊卵巢综合征中的作用。如果有必要，减肥药应该被视为辅助治疗。

13. 在患有多囊卵巢综合征的女性中有哪些妊娠并发症？

患有多囊卵巢综合征的女性患妊娠高血压和先兆子痫的风险增加（大约是正常人的3~4倍）。她们患妊娠期糖尿病的风险也高出三倍。肥胖也会使这些疾病加重。因此，对肥胖和体重增加进行全面的评估和管理是至关重要的。患有多囊卵巢综合征的孕妇早产的风险也会增加。多囊卵巢综合征是否会增加早孕流产的风险仍有争议。

14. 多囊卵巢综合征是否影响更年期？

围绝经期和绝经期多囊卵巢综合征的诊断具有挑战性，需要根据既往月经不调和高雄激素表现的病史进行诊断。通常，多囊卵巢综合征的症状在绝经前后趋于减轻，源于雄激素分泌的自然下降和卵泡减少。然而，由于绝经期代谢并发症的风险仍然存在，因此考虑这些并发症的诊断、预防和治疗是很重要的。研究表明，患有多囊卵巢综合征的女性更年期可能稍晚一些。

15. 对于不愿妊娠的多囊卵巢综合征患者，有哪些治疗可以选择？

最初的治疗目标应该是个性化的，以解决患者主诉的问题。月经调节包括联合口服避孕药、雌激素贴片、阴道环或周期性孕酮的使用。对那些没有明显多毛并不期待规律月经的患者和可以选择长效避孕药，如孕酮宫内节育器或缓释孕酮植入物。主要关注代谢性疾病或体重增加的女性，可能希望开始使用二甲双胍和/或减肥药进行治疗。对于皮肤病变的治疗将在下面讨论。

16. 相关皮肤病变的治疗有哪些选择?

对于与雄激素增加有关的皮肤病变(痤疮、多毛症和雄激素性脱发),最好的治疗方法是用雌激素联合口服避孕药、雌激素贴片或阴道环,恢复正常的雌激素/睾酮比值。雄激素受体阻滞剂如螺内酯,可能有些益处,局部依氟鸟氨酸治疗可能也有帮助,尽管这些疗法不会引起毛囊的长期变化。目前推荐更确切的治疗方法如光电治疗和激光脱毛。米诺地尔局部治疗对女性雄激素性脱发有帮助。

使用水杨酸或过氧化苯甲酰为非处方药中治疗痤疮的标准一线方案。严重的痤疮患者可能需要咨询皮肤科医生使用抗生素的疗程、局部维甲酸或口服异维甲酸以防严重的囊性痤疮。这些治疗方案中许多药物可致畸,禁用于有生育要求的女性。

对于患有汗腺炎或毛囊炎的女性来说,穿上合适的衣服和吸收性好的棉质内衣是至关重要的。用洗必泰局部清洁结合使用局部抗生素和/或口服抗生素以防止脓肿或更严重的感染发生。

17. 患有多囊卵巢综合征的女性口服避孕药有哪些风险和益处?

联合口服避孕药对调节月经和治疗多囊卵巢综合征的皮肤症状非常有效。患有多囊卵巢综合征的女性被认为有轻微升高的血栓风险,因此进行有关血栓风险因素的标准筛查是至关重要的,如静脉血栓栓塞性疾病的个人或家族史、卒中和有先兆的复杂性偏头痛。长期雌激素治疗在改变多囊卵巢综合征心血管疾病风险中的作用尚不清楚。总体人口研究表明,联合口服避孕药不会导致体重增加,但每个病例都表现不一;一些妇女会增加体重,而另一些妇女会减轻体重。口服避孕药可能会加重胰岛素抵抗,如果在肥胖和有胰岛素抵抗或高血糖的女性中使用应该考虑到这个问题。情绪障碍有时可能会因雌激素的治疗而恶化,在有潜在精神疾病的女性中使用应注意监测。

18. 胰岛素增敏剂在治疗多囊卵巢综合征的女性中是否发挥作用?

使用改善胰岛素抵抗和降低血清胰岛素水平的二甲双胍或其他胰岛素增敏剂,可以降低血清雄激素水平,降低血压,改善血脂谱,使月经规律,并改善葡萄糖耐量异常。然而,二甲双胍治疗需要一定时间才能达到完全影响高雄激素血症的效应,可能需要长达6个月的时间来改善月经周期。二甲双胍被推荐用于治疗合并糖耐量受损或糖尿病的多囊卵巢综合征患者,这些患者在患有多囊卵巢综合征的女性中占20%~40%。

噻唑烷二酮类胰岛素增敏剂已被证明在改善多囊卵巢综合征的代谢方面和高雄激素症状与二甲双胍基本等效,但体重增加、心血管问题和骨质疏松的风险限制了它们的使用。最近小规模试验研究了胰高血糖素样肽-1(GLP-1)激动剂用于治疗多囊卵巢综合征;目前为止,研究结果表明,在治疗3~6个月后,这些药物有可能降低血清睾酮水平,改善排卵和使月经周期规律。

19. 维持子宫内膜健康的治疗方案有哪些?

由于慢性无排卵会增加子宫内膜增生和癌症的风险,因此确保子宫内膜增生的周期性变化和/或每日孕激素的暴露是很重要的。有几种选择方案可以导致内膜周期性脱落:联合口服避孕药、雌激素贴片或阴道环或间歇性黄体酮的使用。联合避孕药的优点是可以减少高雄激素血症,从而改善痤疮和多毛症。每个月或两个月间歇性服用 10~14 天的黄体酮也可以提供对子宫内膜的保护,但是产生的副作用可能会限制在这些患者中的使用。此外,这种方法不能避孕。由孕酮宫内节育器或缓释孕酮植入物提供的长效孕激素会导致子宫内膜变薄,认为它在预防子宫内膜增生方面长期有效。二甲双胍可能会增加月经的周期性和排卵,并提供子宫内膜保护,但可能需要 3~6 个月的时间才能见效。

20. 多囊卵巢综合征患者行子宫内膜活检的适应证是什么?

患有多囊卵巢综合征的女性患子宫内膜癌的风险增加了三倍。除无排卵外,其他危险因素还包括未产妇、高血压、$BMI>30kg/m^2$ 和子宫内膜癌的家族史。由于功能失调性子宫出血也是子宫内膜癌的症状之一,建议对子宫内膜癌风险增加且症状符合的女性进行子宫内膜活检。这对年龄 >45 岁的女性尤其重要,因为子宫内膜癌的风险随着年龄的增长而增加。治疗后异常子宫出血仍未纠正的患者应考虑到对子宫内膜进行评估。

21. 对于希望妊娠的多囊卵巢综合征女性有哪些与生育相关的治疗?

患有多囊卵巢综合征的女性自然妊娠是绝对可能的,因为其中大多数女性仍然有排卵周期。对于超重或肥胖的女性,改变生活方式和减肥可能有利于重建排卵周期、提高生育治疗的效率和改善妊娠结局。然而,许多女性仍需要诱导排卵;治疗方案包括氯米芬、来曲唑、二甲双胍和促性腺激素。

氯米芬(选择性雌激素受体调节剂)和来曲唑(芳香化酶抑制剂)都通过减少雌激素对下丘脑的负反馈作用,从而促进 FSH 的分泌和相继的排卵。与安慰剂相比,已证明这两种药物都可以提高妊娠率和活产率,并被认为是治疗多囊卵巢综合征和无排卵性不孕症的一线药物。然而,目前还不清楚哪一种更有优势。它们都会增加多胎妊娠的风险(约 5%),而且这种风险是与剂量相关的。建议二甲双胍作为一种替代疗法,因为它不会增加多胎妊娠的风险。与氯米芬相比,二甲双胍单一治疗的随机对照试验结果显示妊娠率未增加,而且疗效更低。二甲双胍可以作为其他促排卵方案的辅助治疗,特别是对肥胖的女性,但支持这一点的文献报道仍然有限。

促性腺激素是二线治疗,必须由生殖科医师来管理处置,因为它们会带来卵巢过度刺激综合征和多胎妊娠的风险。

关键点

- 多囊卵巢综合征(PCOS)的临床症状和体征包括月经稀发或不规则、不育、多毛、痤疮、脱发和体重增加。
- 多囊卵巢综合征是一种排除性诊断,需要排除月经不规律和多毛/痤疮的其他原因。
- 多囊卵巢综合征与其他许多疾病有关,包括 2 型糖尿病、非酒精性脂肪性肝病、高血压、阻塞性睡眠呼吸暂停和抑郁症。
- 应该鼓励所有患有多囊卵巢综合征的女性选择健康的生活方式,无论体重如何。
- 药物治疗可以包括雌激素治疗和/或胰岛素增敏剂,以及相关疾病的具体治疗,并应个性化处理,以实现患者特定的治疗目标。

（云素芳 译 闫朝丽 校）

参考文献

Balen, A. H., Franks, S., Legro, R. S., Wijeyaratne, C. N., Stener-Victorin, E., Misso, M., . . . Teede, H. (2016). The management of anovulatory infertility in women with polycystic ovary syndrome: an analysis of the evidence to support the development of global WHO guidance. *Human Reproduction Update*, *22*(6), 687–708.

Committee on Practice Bulletins—Gynecology. (2012). Practice bulletin no. 128: Diagnosis of abnormal uterine bleeding in reproductive-aged women. *Obstetrics and Gynecology*, *120*(1), 197–206.

Goodman, N. F., Cobin, R. H., Futterweit, W., Glueck, J. S., Legro, R. S., & Carmina, E. (2015). American Association of Clinical Endocrinologists, American College of Endocrinology, and Androgen Excess and PCOS Society disease state clinical review: guide to the best practices in the evaluation and treatment of polycystic ovary syndrome—Part 1. *Endocrine Practice*, *21*(11), 1291–1300.

Goodman, N. F., Cobin, R. H., Futterweit, W., Glueck, J. S., Legro, R. S., & Carmina, E. . . . (2015). American Association of Clinical Endocrinologists, American College of Endocrinology, and Androgen Excess and PCOS Society disease state clinical review: guide to the best practices in the evaluation and treatment of polycystic ovary syndrome—Part 2. *Endocrine Practice*, *21*(12), 1415–1426.

Grover, A., & Yialamas, M. A. (2011). Metformin or thiazolidinedione therapy in PCOS? *Nature Reviews. Endocrinology*, *7*(3), 128–129.

Legro, R. S., Arslanian, S. A., Ehrmann, D. A., Hoeger, K. M., Murad, M. H., Pasquali, R., & Welt, C. K.; (2013). Diagnosis and treatment of polycystic ovary syndrome: an Endocrine Society clinical practice guideline. *Journal of Clinical Endocrinology and Metabolism*, *98*(12), 4565–4592.

Legro, R. S. (2016). Ovulation induction in polycystic ovary syndrome: current options. *Best Practice & Research. Clinical Obstetrics & Gynaecology*, *37*, 152–159.

Martin, K. A., Anderson, R. R., Chang, R. J., Ehrmann, D. A., Lobo, R. A., Murad, M. H., . . . Rosenfield, R. L. (2018). Evaluation and treatment of hirsutism in premenopausal women: an Endocrine Society clinical practice guideline. *Journal of Clinical Endocrinology and Metabolism*, 103(4), 1233–1257.

Niafar, M., Pourafkari, L., Porhomayon, J., & Nader, N. (2016). A systematic review of GLP-1 agonists on the metabolic syndrome in women with polycystic ovaries. *Archives of Gynecology and Obstetrics*, *293*(3), 509–515.

Rosenfield, R. L., & Ehrmann, D. A. (2016). The pathogenesis of polycystic ovary syndrome (PCOS): the hypothesis of PCOS as functional ovarian hyperandrogenism revisited. *Endocrine Reviews*, *37*(5), 467–520.

Teede, H. J., Misso, M. L., Costello, M. F., Dokras, A., Laven, J., Moran, L., . . . Norman, R. J. (2018). Recommendations from the international evidence-based guideline for the assessment and management of polycystic ovary syndrome. *Clinical Endocrinology, 89*(3), 251-268.

Witchel, S. F., Oberfield, S., Rosenfield, R. L., Codner, E., Bonny, A., Ibáñez, L., Pena, A., . . . Lee, P. A. (2015). The diagnosis of polycystic ovary syndrome during adolescence. *Hormone Research in Paediatrics* 83:376–389.

多毛症与男性化

Tamis M.Bright and Aziz Ur Rehman

摘要

多毛症是指雄激素依赖部位出现终毛过快生长。多毛症影响着 5%~10% 的女性,常伴有月经不规律和痤疮。多毛常见病因是多囊卵巢综合征、非经典型先天性肾上腺皮质增生症、特发性或家族性多毛以及药物引起的多毛。男性化特征包括多毛症、痤疮、月经不规律、伴有其他男性化迹象如声音变粗、肌肉粗壮、颞侧脱发、阴蒂肥大和性欲亢进。男性化最常见的原因有卵巢肿瘤、肾上腺肿瘤、先天性肾上腺皮质增生症。多毛症和男性化通常是由雄激素过多引起的。最新的指南推荐,先做总睾酮筛查,如果总睾酮水平正常,则测定游离睾酮水平。为了明确高雄激素血症的病因,只有总睾酮或游离睾酮升高的患者,需要进一步测定硫酸脱氢表雄酮(DHEAS)和 17- 羟孕酮(17-OHP)水平。对于无生育意向的患者,最常见的治疗方法是口服避孕药物(oral contraceptive pills,OCP)。抗雄激素药物可与口服避孕药物联用或单独使用,前提是患者正在采取着一种可靠的避孕措施。外用依氟鸟氨酸也可以用于治疗多毛症。多种不同的有效的美容手段常与口服避孕药物及抗雄激素药物联合应用,比如剃毛、拔毛、打蜡、化学脱毛、电解脱毛、使用激光或强脉冲光进行光脱毛。

关键词

多毛症,男性化,高雄激素血症,多囊卵巢综合征,光脱毛

1. 多毛症的定义。

多毛症是指在雄激素依赖部位出现终毛过多生长:上唇、下颌、鬓角、耳垂、鼻尖、背部、胸部、乳晕、腋下、下腹部、耻骨三角区和大腿前侧。多毛影响着 5%~10% 的女性,常伴有月经不规律和痤疮。多毛症应与毛发过多相区别,后者是非雄激素依赖性毳毛增多。根据毛发的九个雄激素依赖区域的终毛数量情况,多毛症可以使用修订后的 Ferriman-Gallwey 评分系统进行定量评价。

2. 男性化的定义。

男性化特征包括多毛症、痤疮、月经不规律、伴有其他男性化迹象如声音变粗、肌肉粗壮、颞侧脱发、阴蒂肥大和性欲亢进。男性化源于高水平的雄激素浓度,接近或在男性的正常范围内,通常是由于分泌雄激素的肿瘤引起的。

3. 雄激素是在哪里产生的?

女性 25% 的睾酮来自卵巢,25% 来自肾上腺,50% 由产生于卵巢和肾上腺的雄烯二酮在外周转换而来。睾酮由存在于毛囊的 5α- 还原酶转化成二氢睾酮(dihydrotestosterone,DHT),或在脂肪组织的芳香化酶作用下转化为雌二醇(图 55.1)。DHT 结合于雄激素受体,作用是将毳毛转化为终毛。毛囊也包含转换去氢表雄酮(DHEA)的酶,能将雄烯二酮转化为睾酮,DHEA 是由肾上腺产生的。

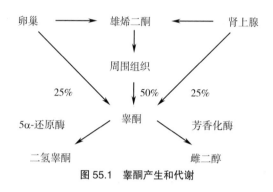

图 55.1　睾酮产生和代谢

4. 多毛症的原因是什么?

多毛症是由雄激素过多引起的。雄激素能够将分布在雄激素敏感部位细微柔软的、色素沉着很少的毳毛转变成粗糙、有色素沉着的终毛。任何一种雄性化类固醇激素的增加均可导致毛囊中的 DHT 水平升高,从而导致多毛症。在肝脏产生的性激素结合球蛋白(sex hormone-binding globulin,SHBG)水平的降低,可促进多毛症发生。SHBG 的减少,增加了雄激素敏感部位毛发的游离雄激素水平。胰岛素抵抗引起的高胰岛素血症、雄激素过多和甲状腺功能减退症会降低 SHBG 的水平。毛囊内的 5α- 还原酶的活性增加,即使循环雄激素水平正常,也可能会将睾酮过度转化成 DHT,这种情况称为特发性多毛症。

5. 列出导致多毛症的原因。

- 多囊卵巢综合征(polycystic ovary syndrome,PCOS)
- 特发性 / 家族性多毛症
- 先天性肾上腺皮质增生症(congenital adrenal hyperplasia,CAH)
- 库欣综合征
- 催乳素瘤
- 甲状腺功能减退症
- 肢端肥大症
- 药物影响

6. 说明 PCOS 的病理生理机制。

PCOS 的确切病因尚不清楚,但已经明确的是患者下丘脑促性腺激素释放激素(gonadotropin-releasing hormone,GnRH)的脉冲性分泌的速度加快。促性腺激素的分泌谱高度依赖于 GnRH 脉冲性分泌的速度。GnRH 的快速脉冲性释放,刺激垂体分泌黄体生成素(luteinizing hormone,LH),但不影响促卵泡激素(follicle-stimulating hormone,FSH)的分泌。LH/FSH 的分泌率升高可导致卵巢卵泡发育停止以及卵巢多囊的形成和卵泡膜细胞增生。进而导致伴有慢性无排卵的雌激素持续分泌和雄激素产生增加。全基因组关联研究(genome-wide association studies,GWAS)已经证实了一些基因位点与 PCOS 相关。

7. PCOS 的临床表现是什么?

PCOS 影响着 5%~10% 的绝经前女性,表现为高雄激素血症和无排卵。PCOS 是多毛症的最常见原因,占 70%~80%。多毛是渐进性的,通常开始于青春期,大多数患者从初潮时就出现月经不规则。然而,在一项伴有多毛且月经规律患者的研究中,50% 的患者有多囊卵巢。PCOS 患者也常有胰岛素抵抗和高胰岛素血症。因为胰岛素降低 SHBG 水平,增加卵巢来源的雄激素对 LH 刺激的反应,所以高胰岛素血症会导致 PCOS 患者游离雄激素水平增高。因此,PCOS 表现为一系列综合征,部分患者只有轻微的症状,而另一些患者有一系列的表现,如多毛、痤疮、肥胖、不育、闭经或月经稀发、男性型脱发、黑棘皮病、高胰岛素血症和高脂血症。

8. 描述特发性和家族性多毛症的病理生理机制。

特发性多毛症被认为是由于 5α- 还原酶活性增加或者皮肤对雄激素的敏感性增强所致。家族性多毛症具有人种倾向性,以每单位面积上的皮肤毛囊密度较高为特征。地中海和西班牙裔的人种毛发密度大,而亚洲人毛发密度较低。特发性或家族性多毛症的患者,通常在青春期启动后不久发病,随后缓慢发展。她们有包括雄激素在内的正常激素水平以及正常的月经和生育能力。

9. 描述 CAH 导致高雄激素血症的病理生理。

CAH 是由于皮质醇生物合成通路中关键酶之一缺乏所致。90% 的 CAH 是由于 21- 羟化酶缺乏,从而导致 17- 羟孕酮(17-hydroxyprogesterone,17-OHP)转化为 11- 脱氧皮质醇以及孕激素转化为去氧皮质酮(deoxycorticosterone,DOC)存在缺陷。皮质醇产生过少导致垂体促肾上腺皮质激素(adrenocorticotropic hormone,ACTH)分泌增加,刺激 17-OHP 和孕激素以及肾上腺雄激素特别是雄烯二酮产生过多(图 55.2)。经典型 CAH 在出生时会出现肾上腺功能不全以及女婴出现生殖器模糊。女性的 CAH 患者如果不能得到恰当的治疗或对激素治疗的依从性差,可能会发展为多毛症。21- 羟化酶轻度缺乏的迟发性或非经典型 CAH(NCCAH)的女性患者,多毛症会出现得较晚,可能在幼年期或青春期后出现。

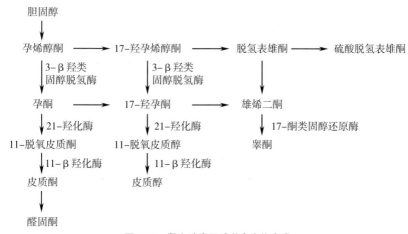

图 55.2　肾上腺类固醇激素生物合成

10. NCCAH 中其他酶的缺陷会引起多毛症吗?

除 21- 羟化酶以外的酶缺乏而引起的 NCCAH 罕见。11-β 羟化酶的缺陷降低了 11- 脱氧皮质醇向皮质醇以及 DOC 向皮质酮的转化。这刺激了 ACTH 的过多分泌,以及随之而来的 11- 脱氧皮质醇、DOC 和雄烯二酮的产生过多。由于 DOC 的盐皮质激素样作用,患者常常出现高血压。3-β 羟类固醇脱氢酶的缺陷,降低孕烯醇酮向孕酮的转化以及 17- 羟孕烯醇酮向 17-OHP 的转化。同时增加了孕烯醇酮、17- 羟孕烯醇酮、雄激素去氢表雄酮、DHEAS 以及雄烯二酮的水平,促进了多毛症的发生(见图 55.2)。

11. 库欣综合征、催乳素瘤、甲状腺功能减退症还有肢端肥大症是如何引起多毛的?

各种原因的库欣综合征都可能导致多毛症,由于皮质醇分泌过多,面部、额头、四肢和躯干的毳毛增加。肾上腺肿瘤所致的库欣综合征,也可能会由于伴随皮质醇分泌的雄激素水平的增加,产生多毛症和男性化表现。高催乳素血症抑制了 GnRH 的活性,从而减少垂体 LH 的脉冲式释放,导致卵巢雌激素分泌减少和闭经。催乳素也增加了肾上腺雄激素、DHEA 和 DHEAS 的生成。低雌激素和增加的雄激素联合作用也会导致多毛。甲状腺功能减退症降低了 SHBG 的水平导致游离睾酮增加。肢端肥大症常伴有 PCOS,多毛症是 PCOS 与过量的 IGF-1、生长激素还有胰岛素抵抗协同作用的结果。

12. 哪些药物可引起多毛症?

达那唑、睾酮、糖皮质激素、美替拉酮、吩噻嗪、合成类固醇激素和丙戊酸可引起多毛。伴侣局部使用的雄激素可通过皮肤接触而产生多毛症。苯妥英钠、环孢素、二氮嗪、米诺地尔、糖皮质激素、链霉素、青霉胺和补骨脂素也可引起多毛症。

13. 什么样的疾病可引起男性化?

卵巢肿瘤	肾上腺疾病
卵泡膜细胞瘤	先天性肾上腺皮质增生症
纤维卵泡膜细胞瘤	腺瘤
卵巢颗粒细胞 - 卵泡膜细胞瘤	癌
卵巢支持间质细胞瘤(Sertoli-Leydig 细胞瘤)	
门细胞瘤	
卵巢肾上腺残余瘤	其他:合成类固醇激素
妊娠黄体瘤	

14. 何时需要对患者进行多毛症评估?

任何患者存在中到重度的多毛、Ferriman-Gallwey 评分增加、快速进展的多毛症或合并闭经、月经不调、不育症、黑棘皮或男性化表现时,均应该评估。月经规律的女性若对自身的多毛表现出明显的苦恼,也应该全面评估。

15. 病史中什么信息重要?

- 发病年龄、病情进展以及毛发生长的程度。
- 目前采用的脱毛方法及使用频率。
- 初潮的年龄、月经的规律性以及生育能力。
- 多毛症家族史。
- 性欲或声音改变。
- 库欣综合征、催乳素瘤、肢端肥大症或甲状腺功能减退症的症状。
- 药物、合成类固醇激素、伴侣局部使用雄激素。

16. 体检中哪些发现是重要的?

- 毛发的分布和浓密程度
- 肌肉容量增加、颞侧脱发、阴蒂肥大或痤疮
- 肥胖
- 黑棘皮病
- 视野缺损
- 满月脸、多血质貌、水牛背、锁骨上脂肪垫、紫纹或皮肤菲薄
- 溢乳
- 甲状腺肿、外侧眉毛缺失、眼眶周围水肿、皮肤干燥或反射迟钝
- 肢端肥大症特征
- 腹部或盆腔肿块

17. 多毛症患者应该做哪些实验室检查？

实验室检查应该基于患者病史和查体的结果进行。许多学者建议不必对月经规律和仅伴有轻度多毛症缓慢进展的患者进行检查。依据患者不同的个体表现，进行血清总睾酮和游离睾酮、SHBG、DHEAS 以及 17-OHP 的测定是有用的。有些学者推荐一次性完成全部筛查，但是最近的指南推荐先进行总睾酮测定，如果总睾酮正常，然后再筛查游离睾酮。DHEAS 和 17-OHP 仅在那些总睾酮或游离睾酮升高的患者中进行测定，用来确定高雄激素血症的病因。如果患者属于 NCCAH 的高风险人种，即便雄激素水平正常，也可检测 17-OHP 的水平。具有甲状腺功能减退、高催乳素血症、肢端肥大症或库欣综合征的症状或体征的患者，也应该分别测定 TSH、PRL、IGF-1 或进行库欣综合征相关筛查（如 24 小时尿皮质醇、午夜唾液皮质醇、或 1mg 过夜地塞米松试验）。但是，并不是每一位患者都需要进行这些检测。

18. 如何解释这些实验室检查结果？

对于没有男性化体征的患者，应注意与特发性多毛症、PCOS 和 NCCAH 相鉴别，因为每种疾病的处理方式不同。特发性多毛的总睾酮和游离睾酮水平均正常。PCOS 患者有高正常或增加的总和 / 或游离睾酮，正常或轻微增加的 DHEAS，和正常的 17-OHP。NCCAH 有睾酮和 DHEAS 升高，17-OHP 轻度至显著升高。清晨卵泡期水平（闭经时随机）17-OHP>1 000ng/dL 确认为 NCCAH。200~1 000ng/dL 强烈提示 NCCAH，应通过 ACTH 刺激试验确认。如果 250μg ACTH 后 60 分钟 17-OHP>1 000ng/dL，则确认 NCCAH（关于这个问题的更多讨论见第 37 章先天性肾上腺增生）。

19. 男性化患者应该做什么样的检查？

除外了滥用合成类固醇激素的原因外，应该对男性化患者进行评估，要确定是否患有卵巢肿瘤、肾上腺肿瘤或 NCCAH。检查应包括血清总睾酮、DHEAS 和 17-OHP。睾酮水平明显升高，通常高至成年男性范围，而其他检查结果在正常范围内，提示卵巢肿瘤。高水平的 DHEAS（>700ng/mL），伴或不伴有高睾酮水平，提示肾上腺肿瘤。17-OHP 的升高与 DHEAS 和总睾酮轻度升高更符合 NCCAH 诊断，如上所述，确诊需要进行 ACTH 兴奋试验。若实验室检查提示肿瘤，应进行肾上腺或卵巢计算机断层扫描（CT）与经阴道卵巢超声确认是否存在肿瘤。如果没有发现肿块，在手术切除前行肾上腺和卵巢静脉采血，或 18 氟 - 脱氧葡萄糖正电子发射断层扫描（^{18}F-FDG PET）进行定位。

20. 多毛症该如何治疗？

对于无生育意向的患者，最常用的治疗方法是使用 OCP。如果正在采取着一种可靠的避孕措施，抗雄激素药物可与口服避孕药物连用或单独使用。多种不同的有效的美容手段常与口服避孕药物及抗雄激素药物联合应用。对于有生育要求的患者,只有采取美容脱毛的措施是安全的。鼓励 PCOS 患者减重,这可以提高 SHBG 水平,可能对恢复规律月经有帮助,也可能解决无排卵的问题。某些严重病例在应用其他方法无效后,可以尝试 GnRH 激动剂。PCOS 患者也应该评估是否存在糖耐量异常、糖尿病和高血脂,因为他们是这些代谢紊乱的高患病人群。这些问题应该分别进行处理,因为不能仅依靠治疗高雄激素血症来解决。如果 NCCAH 患者的多毛症通过上述措施没有得到改善,夜间使用 4~6mg 的泼尼松或 0.25~0.5mg 的地塞米松通常能将雄激素降至正常水平。药物可以逐渐减量至最低有效剂量,患者同时应该监测应用糖皮质激素的所有副作用。

21. 如何应用口服避孕药治疗多毛症。

OCP 是最常用的治疗药物。孕酮能够降低 LH 水平,减少雄激素的产生;雌激素增加 SHBG 水平,减少了游离睾酮水平。OCP 还能减少闭经或月经稀发患者的子宫内膜增生的风险。单相和三相制剂同样有效。关于制剂的研究结果表明,具有更强雄激素效应的左炔诺孕酮与雄激素作用较弱的孕酮对多毛症的治疗有相似的效果。低剂量的雌激素(20μg)OCP 也与更高剂量的雌激素作用效果相同。潜在的副作用包括体重增加、腹胀、恶心、情绪不稳、乳房胀痛及下肢深静脉血栓形成。使用低剂量的雌激素 OCP,下肢深静脉血栓形成的风险较低。由左炔诺孕酮、诺孕酯或炔诺酮组成的 OCP 与包括其他孕酮的 OCP 相比,VTE 风险较低。

22. 说明抗雄激素类药物如何治疗多毛症。

螺内酯是一种雄激素受体阻滞剂,也可抑制 5-α 还原酶。不良反应包括多尿、乏力、高钾血症、功能失调性子宫出血。剂量为 50~100mg,每日两次。5-α 还原酶抑制剂非那雄胺每日剂量 2.5~7.5mg,能有效减少多毛。不良反应也是最少的。氟他胺是另一种雄激素受体阻滞剂,与其他抗雄激素药物的作用效果相似,但有罕见的致命性肝毒性,因此不推荐使用。由于抗雄激素能够使男性胎儿女性化,抗雄激素类药物通常需联合 OCP 使用,以产生叠加效应并达到适当的避孕效果。如果患者没有使用 OCP,那么需要采取另一种可靠的避孕措施。

23. 简述 GnRH 激动剂如何治疗多毛症。

通过对垂体提供恒定的而非脉冲式的 GnRH,GnRH 激动剂可以减少促性腺激素的分泌,从而降低卵巢雌激素和雄激素的产生。为避免潮热、阴道干涩和骨密度的丢失,应考虑雌激素替代治疗。可以使用亮丙瑞林(3.75mg,每月 1 次,肌内注射)、那法瑞林鼻喷剂和戈舍瑞林皮下植入。一些研究表明,GnRH 激动剂较单独服用 OCP 更有效,而另一些研究则显示效果相类似。这些制剂价格昂贵,因此,通常被用于其他治疗无效的严重 PCOS 患者。

24. 哪些外用制剂被批准用于多毛症的治疗?

13.9% 盐酸依氟鸟氨酸乳膏每日两次应用,用于治疗面部多毛。依氟鸟氨酸不可逆地抑制鸟氨酸脱羧酶,这个酶是毛囊细胞分裂所必需的酶。鸟氨酸脱羧酶的抑制作用导致毛发的生长速率下降,使用 6~8 周后可改善多毛症。最常见的不良反应为假性毛囊炎、灼热、刺痛、红斑、皮肤干燥或局部出现皮疹。一般情况下,不良反应无需处理,很少需要停药。停药 8 周后,患者的多毛会回到基线状态。

25. 哪些美容措施可用于多毛症?

剃毛、拔毛、蜡脱毛和化学脱毛都是有效的方法,用于暂时去除终毛。漂白也能使多毛不明显。这些方法可以单独使用或联合使用,以等待药物发挥作用,抑制患者终毛的生长和降低终毛的转换率。电解脱毛,无论是通过热分解还是直流电,都是一种永久性的脱毛方法,但是会引起疼痛。使用红宝石、绿宝石或钇铝石榴石激光或强脉冲光治疗,是针对多毛症的一种有效措施。至少需要 3~6 次治疗,间隔4~6 周。该技术通过热损伤毛囊去除毛发,毛发再生通常需要 6 个月时间,新生毛发会变得更细更软。浅色皮肤深色毛发的患者效果最好且副作用最小。不良反应包括轻微不适、持续 24~48 小时的局部水肿和红斑、灼伤,还有少见的色素缺失或沉着。激光治疗的一个罕见的副作用是反常性的多毛,它会增加毛发生长而不是去除毛发。

26. 如何为多毛症患者选择合适的治疗?

多数患者试验性使用 OCP 治疗 6 个月,并建议她们在等待药物起效期间采取美容措施。如果需要可以加用抗雄激素药物。可以单独局部使用依氟鸟氨酸或与其他措施联合使用。对于 OCP 和抗雄激素治疗失败的严重病例,应考虑到其他药物更严重的副作用和昂贵的费用,需谨慎使用。无论选择何种治疗方法,必须告知患者至少 3~6 个月后才能看到效果。尽管许多药物都可以应用,但只有外用的依氟鸟氨酸目前被美国食品药物管理局批准用于治疗多毛症。遗憾的是,大多数药物治疗的多毛症患者,在停药后大约 12 个月复发。

关键点:多毛症

- 多毛症是终毛的过快生长,常伴有月经不规律。
- 男性化包括多毛症和不规律月经伴有男性化征象。
- 多毛症和男性化通常是由于过量的雄激素造成的。
- 多毛症的常见原因是 PCOS、NCCAH、特发性或家族性多毛症以及药物。
- 女性男性化的常见原因是卵巢肿瘤、肾上腺肿瘤和 CAH。

关键点:多毛症和男性化的诊断与治疗

- 合适的实验室检查应至少包括总睾酮,之后选择测定游离睾酮、DHEAS 和 17-OHP。

- 多毛症的治疗通常是口服避孕药物、抗雄激素药物、依氟鸟氨酸和美容措施相结合的方案。
- 男性化的处理根据病因可以进行手术切除肿瘤或类固醇激素治疗 CAH 等。

（岳瑶　邱琳　译　闫朝丽　校）

参考文献

Barrionuevo, P., Nabhan, M., Altayar, O., Wang, Z., Erwin, P. J., Asi, N., . . . Murad, M. H. (2018). Treatment options for hirsutism: a systematic review and network meta-analysis. *The Journal of Clinical Endocrinology and Metabolism, 103*(4), 1258–1264.

Ferriman, D., & Gallwey, J. D. (1961). Clinical assessment of body hair growth in women. *The Journal of Clinical Endocrinology and Metabolism, 21*(11), 1440–1447.

Goodman, N. F., Cobin, R. H., Futterweit, W., Glueck, J. S., Legro, R. S., & Carmina, E. (2015). American Association of Clinical Endocrinologists, American College of Endocrinology, and Androgen Excess and PCOS Society disease state clinical review: Guide to the best practices in the evaluation and treatment of polycystic ovary syndrome—Part 1. *Endocrine Practice, 21*(11), 1291–1300.

Lapidoth, M., Dierickx, C., Lanigan, S., Paasch, U., Campo-Voegeli, A., Dahan, S., . . . Adatto, M. (2010). Best practice options for hair removal in patients with unwanted facial hair using combination therapy with laser: guidelines drawn up by an expert working group. *Dermatology, 221*, 34–42.

Legro, R. S., Arslanian, S. A., Ehrmann, D. A., Hoeger, K. M., Murad, M. H., Pasquali, R., & Welt, C. K.; Endocrine Society. (2013). Diagnosis and treatment of polycystic ovary syndrome: an Endocrine Society clinical practice guideline. *The Journal of Clinical Endocrinology and Metabolism, 98*(12), 4565–4592.

Martin, K. A., Anderson, R. R., Chang, R. J., Ehrmann, D. A., Lobo, R. A., Murad, M. H., . . . Rosenfield, R. L.(2018). Evaluation and treatment of hirsutism in premenopausal women: an Endocrine Society clinical practice guideline. *The Journal of Clinical Endocrinology and Metabolism, 103*(4), 1233–1257.

Practice Committee of the American Society for Reproductive Medicine. (2006). The evaluation and treatment of androgen excess. *Fertility and Sterility, 86*, S241–S247.

Rosenfield, R., & Ehrmann, D. (2016). The pathogenesis of polycystic ovary syndrome (PCOS): the hypothesis of PCOS as functional ovarian hyperandrogenism revisited. *Endocrine Reviews, 37*(5), 467–520.

Rothman, M. S., & Wierman, M. E. (2011). How should postmenopausal androgen excess be evaluated? *Clinical Endocrinology, 75*, 160–164.

Vinogradova, Y., Coupland, C., & Hippisley-Cox, J. (2015). Use of combined oral contraceptives and risk of venous thromboembolism: Nested case-control studies using the QResearch and CPRD databases. *British Medical Journal, 350*, h2135.

Wolf, J. E., Jr., Shander, D., Huber, F., Jackson, J., Lin, C. S., Mathes, B. M., & Schrode, K.; Eflornithine HCl Study Group. (2007). Randomized, double-blind clinical evaluation of the efficacy and safety of topical eflornithine HCl 13.9% cream in the treatment of women with facial hair. *International Journal of Dermatology, 46*, 94–98.

Zimmerman, Y., Eijkemans, M. J., Coelingh Bennink, H. J., Blankenstein, M. A., & Fauser, B. C. (2014). The effect of combined oral contraception on testosterone levels in healthy women: a systematic review and meta-analysis. *Human Reproduction Update, 20*(1), 76–105.

第 56 章

绝经期

Wesley Nuffer

摘要

　　既往许多研究者认为不能使用激素替代疗法来控制绝经期症状。而在妇女健康倡议（Womens Health Initiative，WHI）研究后，绝经期的治疗发生了巨大变化。自这次研究以来的 14 年里，我们已经对此有了很多认识，目前普遍认为，在 50 岁左右的早期绝经期阶段使用激素替代疗法（hormone replacement therapy，HRT），能明显缓解绝经期症状，且不会增加女性心血管风险。激素替代疗法主要用于缓解症状，而不是治疗或预防其他并发症。在各个国家医疗机构普遍认为，治疗绝经期综合征可以短期使用较低剂量激素。本章围绕目前关于绝经期和其治疗的潜在问题、生物激素替代治疗及复合激素疗法的争议进行讨论。这部分内容为妇女获得额外的信息、阐明关于激素替代的关键术语以及选择改善绝经期潮热症状的可能治疗方案提供了很好的参考。

关键词

　　绝经期，激素替代，生物相同，雌激素，复合激素，潮热，孕酮

1. 绝经期的定义。

　　在临床上，绝经期的正式定义是妇女最后一个月经周期结束 12 个月后永久停止月经，它标志着女性正常卵巢功能的结束。

2. 绝经期通常是什么时候开始?

　　末次月经的中位数年龄是 51.4 岁。绝经期发生的确切年龄有很大的变异性，这似乎与遗传因素有关，因为女性通常与她们的母亲或姐妹在相近的年龄经历绝经期，但也有很多例子证明这并不成立。研究还发现，亚洲女性的绝经年龄可能更早。

3. 临床上如何诊断绝经期?

　　对于年龄 >45 岁的女性，12 个月的继发性闭经足以诊断绝经期。虽然盆腔检查可反映阴道黏膜的萎缩，但这一表现并不是最突出的。卵泡刺激激素（follicle-stimulating hormone，FSH）和黄体生成素（luteinizing hormone，LH）通常都有显著升高（FSH 升高 10~20 倍，LH 呈中度升高，约 3 倍）。一般认为，FSH 水平高于 40IU/L 表明卵巢功能衰竭，但这对于诊断并不可靠，因为在某些情况下，这些激素可能在

绝经前升高。

4. 什么是围绝经期？

目前认为绝经期不是突然发生的，而是一个随着时间推移的过渡过程。围绝经期（也称为绝经期过渡期）描述的是向绝经期的过渡，在这种情况下，月经周期的频率和月经量会有所变化。通常在这段时间开始出现绝经期症状。

5. 什么决定了生理性的绝经期时间？

卵巢卵母细胞的缺乏是女性月经停止的信号。卵母细胞的数量在女性的一生中都在减少，实际上在母体子宫内达到高峰，在出生前迅速减少，那时大约 80% 的卵母细胞已经消失了。最终大部分或全部的卵母细胞耗竭会导致月经停止。

6. 什么是早发性卵巢功能不全（premature ovarian insufficiency，POI）？

40 岁以下的女性发生卵巢功能不全为早发性卵巢功能不全。其症状与正常经历绝经期的女性非常相似。这种情况可能有多种原因，包括自身免疫性疾病、染色体缺陷、化疗和一些未知原因。在美国，早发性卵巢功能不全的发生率约为 0.3%。

7. 绝经期有哪些症状？

绝经期的标志性症状是反复出现的潮热，通常发生在围绝经期的过渡时期。这些症状持续几秒到几分钟，在此期间，女性会感到身体的明显发热，通常伴有皮肤发红和出汗。正经历绝经期的女性通常描述这种温度的变化发生在夜间，术语称为"盗汗"。其他不常见的症状包括失眠、短期记忆缺失或"精神恍惚"、阴道干燥、皮肤、头发和指甲失去"年轻态"。

8. 所有女性都会经历绝经期症状吗？

据估计，大多数女性（约 85%）在绝经期会经历某种类型的血管舒缩症状。严重程度可以有所不同，最严重的症状通常发生在手术摘除卵巢的女性身上，即所谓的"立即绝经"。

9. 绝经期症状会无限期持续吗？

一般来说，绝经期症状在围绝经期或绝经后最初几年最为突出。大多数妇女在 3~5 年后能够较好地耐受这些症状。然而，一些女性在绝经后 10 年甚至更久的时间里，仍然遭受潮热和其他绝经期症状的折磨，其严重程度几乎与最初一样。

10. 绝经期还有什么其他的生理变化吗？

在围绝经期及绝经后，会出现骨矿物质和蛋白质基质的丢失、冠状动脉疾病发病率增加、皮肤和阴道萎缩、潮热以及血脂谱变化（甘油三酯和低密度脂蛋白胆固醇升高，高密度脂蛋白胆固醇降低）。

11. 女性体内有哪些雌激素?

女性生来就有 3 种不同数量的雌激素——雌酮(estrone,E_1)、雌二醇(estradiol,E_2)和雌三醇(estriol,E_3)。E_2 是其中效力最强的;它均等地结合在 α 和 β 雌激素受体上,并在体内与 E_1 自由转换。有证据表明,E_1 与其他雌激素相比具有更高的致癌风险,可能是因为其对 α 雌激素受体的亲和力更高(α/β 约 5∶1)。E_3 是 E_2 和 E_1 的代谢物,一旦形成就不会转化为 E_1 或 E_2,通过尿液排出。同时它与 β 雌激素受体有更高的选择性结合(β/α 为 3∶1)。

12. 绝经期和绝经后血液循环中最主要的雌激素是什么?

E_2 是育龄妇女体内最多的雌激素,由卵巢产生。在绝经期,E_2 生成减少,然后停止,E_1 成为主要的雌激素。E_1 是雄烯二酮在脂肪组织中的芳香化酶作用下形成的,雄烯二酮是由肾上腺分泌的。

13. 妇女健康倡议(WHI)研究后,对绝经期妇女的管理发生了重大变化。为什么会发生这种情况?

妇女健康倡议试验是美国国立卫生研究院(NIH)的一项里程碑式研究,招募了超过 27 000 名 50~79 岁的女性。既往未行子宫切除术的妇女接受联合雌激素(conjugated equine estrogen,CEE)+ 醋酸甲羟孕酮(medroxyprogesterone acetate,MPA)或安慰剂治疗(16 608 例),既往行子宫切除术的妇女接受 CEE 或安慰剂治疗(10 739 例)。这项试验的主要结局是冠心病事件。2002 年 7 月初,研究人员发现相关的健康风险超过了治疗的潜在获益后,CEE 和 MPA 的联合治疗被停止,这引起了许多媒体的关注。数据显示浸润性乳腺癌的风险增加,同时冠心病、肺栓塞和卒中的发病率增加。好的结局包括结肠癌的减少和髋部骨折的发生率降低。单独雌激素组也显示卒中和血栓风险增加,但没有发现能够预防心脏病(图 56.1)。

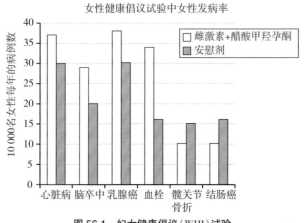

图 56.1　妇女健康倡议(WHI)试验

14. WHI 试验数据有哪些局限性?

这些数据公认的最大的局限性之一是入组时女性的年龄。普遍认为,女性从激素替代疗法中获得的最大益处发生在绝经后的前几年,或者年龄在 50~60 岁。入组年龄在 50~79 岁的妇女中包括了很多 60 岁以上的妇女,这可能影响了试验的结果。另一个主要局限性是子宫完整的女性只使用一种激素方案(CEE 0.625mg/d 和 MPA 2.5mg/day),而曾行子宫切除的女性只使用了 CEE 0.625mg/d 这一方案;据此推断所有雌孕激素产品(口服和经皮雌二醇和孕酮制剂)都具有相同风险,这个观点是值得质疑的。

15. 关于绝经期妇女的激素替代疗法,国家机构的观点是什么?

总的来说,对于激素替代疗法(HRT)在绝经期的作用,各主要组织都有强烈推荐的共识。美国妇产科学会(American College of Obstetrics and Gynecology,ACOG)和北美绝经协会(North American Menopause Society,NAMS)都建议雌激素和孕激素治疗仅用于缓解症状。他们进一步建议,女性应该尽可能在最短的时间内使用最低剂量的激素替代。同样,美国临床内分泌学会(American Association of Clinical Endocrinologists,AACE)的临床指南建议,不要长期使用激素替代疗法,也不要将其用于预防心血管疾病。雌激素可用于预防骨质疏松症,但长期使用的风险大于益处。因此,这种适应证一般只适用于年龄 <60 岁的女性,每个人都应该仔细评估其风险和选择其他可使用的治疗骨质疏松的药物。虽然激素替代疗法不应该用于心血管保护,但目前的证据表明,激素替代疗法在绝经早期的妇女中并不增加心脏病的风险。由于激素替代疗法的最大获益见于年龄 <60 岁的女性,因此一般建议在 50~60 岁使用激素替代疗法,并尝试每 3~5 年减量停用一次。对于有严重绝经期症状的妇女是否应该接受激素替代疗法,最终的决定应该是个体化的,应该由医患双方共同决策。应提供 WHI 试验数据和相关文献报道的预知风险,并在症状的严重程度和妇女健康相关的生活质量之间进行权衡。

16. 在 HRT 中,给药方式是否重要?

透皮吸收激素(通过皮肤)与口服激素相比产生不同的影响,因为它避免了"首过效应";即与身体其他部位相比,肝脏暴露于更高浓度的激素并将其代谢为部分活性或无活性的代谢物。AACE 指南认为,理论上经皮雌激素血栓栓塞性疾病的风险低。同样地,口服孕激素代谢广泛,它的一些代谢物有镇静作用,因此,经皮给药的孕激素使用剂量较低,镇静副作用也较小。局部给药也有助于减轻部分症状,如阴道干燥,也就是说局部用药全身吸收减少,有助于改善局部症状。一般来说,激素的局部剂型比相应的口服剂型剂量更低。

17. 什么是生物激素?

"生物相同"一词是用来描述与人体自然产生的激素完全相同。虽然生物激素通常是由药店销售,但获得了美国食品药品管理局(FDA)批准的许多处方激素产品也是生物激素,如雌二醇和孕酮。这一术语被用来与其他激素产品做对比,比如最明显的是源自妊娠母马尿液的 CEE 和合成孕激素化合物 MPA。

18. 补充生物激素是否更安全?

在 WHI 研究之后,为寻求其他控制严重绝经期症状的药物,出现大量关于生物激素的宣传和推广。目前,多数证据表明,无论来源如何,所有雌激素产品在性质和效果上都是相似的。生物激素的支持者坚持认为,这些生物激素分子上与生理激素相似,会产生其他雌激素和孕激素所没有的益处。一些复合激素包括 E3,尽管它在欧洲和其他国家使用,但 FDA 没有批准在美国使用。支持 E3 有效性的数据有限;2008 年,对于 Wyeth Ayerst 提出的禁止使用 E3 的请求,美国 FDA 采取了强硬立场,理由是缺乏安全性和有效性的证据。与 MPA 相比,有一些数据支持孕激素有不同的生理活性,来自于观察研究和灵长类动物对照试验的证据也显示孕激素有更好的安全性,但是还没有进行大型的、随机的、安慰剂对照试验来证实这种潜在的好处。

19. 如果妇女正在接受激素替代治疗,剂量应该根据血清或唾液激素水平来确定吗?

根据 AACE 指南,使用激素替代疗法主要是根据女性的症状,而不是根据特定的激素水平。在监测女性的激素水平时,血清或唾液激素水平的测定哪一个更好存在争论。支持唾液检测的研究者指出,性激素通常具有亲脂性和蛋白质结合性,因此活性激素在血液中测量的结果不可靠,而唾液水平更能代表循环和细胞内的游离激素水平。然而,唾液激素水平在一天中收集唾液的不同时间有很大差异,而且还没有被确定为治疗反应的可靠指标。它们的检测方法未获 FDA 批准,通常认为唾液激素水平与血清激素水平无相关性,而且花费很高。妇女也往往难以通过其医疗福利获得支付唾液检查的费用。最后,由于尚未明确绝经后妇女的血清或唾液雌激素或孕激素水平的治疗范围。目前的建议是激素替代治疗在充分控制绝经期症状的前提下,采用最小剂量。

20. 补充孕激素的作用是什么?

孕激素,最值得关注的是 MPA,与雌激素联合治疗,以预防妇女子宫内膜癌。该药用于未行子宫切除术的女性。一项小型研究结果提示,补充孕激素可能有额外的获益,即使对做过子宫切除术的妇女也是如此,但除了保护子宫内膜外,孕激素不作为常规推荐。

21. 女性需要补充雄激素吗?

这是一个有争议的话题。内分泌学会的共识声明建议,不能诊断女性雄激素缺乏,因为缺乏数据来记录女性一生中"正常"的雄激素水平。有证据表明,在一些女性中,补充低剂量的睾酮(通常从 1% 的睾酮乳膏开始)可能有助于治疗疲劳、精神不振和性欲下降的症状。补充时,剂量往往受到多余的副作用(油性皮肤和痤疮,多毛,声音降低)的限制。

22. 还有其他方法可以治疗绝经期症状吗?

根据女性症状的特点和严重程度,可以使用除激素替代疗法之外的其他方法。抗抑郁药物,如氟西汀、帕罗西汀和文拉法辛,已经有证据证明对控制潮热症状有益;可乐定在这方面也有成功的应用,尤其是夜间潮热,尽管副作用(低血压和口干)限制了其使用。一种新的药物,称为神经激肽 B(neurokinin B,NKB)拮抗剂,目前正被评估能否用于治疗潮热和其他绝经期症状。这些药物阻断了 NKB,一种与引起潮热有关的化学物质。某些草药产品,如大豆衍生物和黑升麻,有相对较弱的植物雌激素活性,其中一些已被证明有效。这些药物通常不能有效控制严重的绝经期症状,但可以适当地缓解轻度到中度的症状。行为治疗和辅助性干预措施,包括针灸、冥想和瑜伽,已经被评估并显示在控制轻中度症状方面有一些益处。

23. 复合激素是否优于其他激素治疗?

目前,没有证据表明复合激素优于其他形式的激素替代疗法。复合激素疗法引起了一些国家机构,如 ACOG 的关注。他们的理由是缺乏证据、担心产品纯度和效果的不稳定以及缺乏安全性和有效性数据。复合药物的质量依赖于可靠的来源,因此寻求复合激素的妇女应该确定一家对产品有自身质量保证、遵循规章制度、并拥有可靠设备以提供一致、精准的产品的制药公司。一些数据表明复合孕酮乳膏可能不能使机体达到足够高的激素水平,以充分保护子宫内膜。

24. 男性绝经期存在吗?

男性的雄激素水平随着年龄的增长而下降,在某些情况下有补充治疗的适应证。但并不认为这是"男性绝经期",主要是因为这似乎不是生理上的序贯性事件。

25. 有哪些好的关于绝经/激素替代治疗的参考文献?

在 Endotext.com 上,McAvey 和 Santoro 写的《绝经后的女人》一文是关于这个话题的一个很好的参考。关于生物激素的文献综述见 Cirigliano,M.(2007)和 Holtorf,K.(2009)。

Cirigliano,M.(2007).Bioidentical hormone therapy:A review of the evidence. *Journal of Women's Health*(*Larchmt*),*16*(5),600-631;

Holtorf,K.(2009).The bioidentical hormone debate:are bioidentical hormones (estradiol,estriol,and progesterone)safer or more efficacious than commonly used synthetic versions in hormone replacement therapy? *Postgraduate Medicine*,*121*(1),73-85.

生物激素疗法的一些回顾性分析见:

Cirigliano,M.Bioidentical hormone therapy:A review of the evidence.*Journal of*

Women's Health(*Larchmt*),2007,*16*(5),600-631;

　　Holtorf,K.The bioidentical hormone debate:are bioidentical hormones(estradiol, estriol,and progesterone)safer or more efficacious than commonly used synthetic versions in hormone replacement therapy? *Journal of Women's Health*(*Larchmt*),2009,*16*(5), 600-631.

关键点:绝经期

- 绝经是月经的停止,绝经后时间约占妇女生命的后三分之一。
- 绝经期症状在围绝经早期和绝经期最为严重,主要症状是潮热。
- 对于年龄在 50~60 岁的妇女,短时间、低剂量激素替代疗法主要用于缓解症状。
- "生物相同"的术语是指任何与体内的生理激素相同的激素,包括两种处方激素 (即雌二醇、黄体酮),以及一些复合产品。
- 激素治疗主要用于控制症状,而不是基于血液或唾液激素水平的测定。
- 与欧美女性相比,亚洲女性的绝经期似乎要早 5~10 年。
- 含有雌二醇和孕激素的处方产品被认为是"生物相同"激素。
- 尽管 WHI 的研究设计很好,但其结果可能不能准确地适用于所有绝经妇女,因 为 WHI 参与者的年龄范围很广,一直到 79 岁。

（乌仁斯琴　译　闫朝丽　校）

参考文献

Anderson, G. L., Limacher, M., Assaf, A. R., Bassford, T., Beresford, S. A., Black, H., . . . Wassertheil-Smoller, S.; (2004). Effects of conjugated equine estrogen in postmenopausal women with hysterectomy: The Women's Health Initiative randomized controlled trial. *Journal of the American Medical Association, 291*(14), 1701–1712.

Bachmann, G., & Rojas, V. (2016). Menopausal hormonal therapy: more good news for women. *Journal of Women's Health, 25*(5), 419.

Cirigliano, M. (2007). Bioidentical hormone therapy: a review of the evidence. *Journal of Women's Health (2002), 16*(5), 600–631.

Goodwin, T. M. (2010). *Management of common problems in obstetrics and gynecology* (5th ed.). Chichester, West Sussex; Hoboken, NJ: Wiley-Blackwell.

Grady, D. (2006). Clinical practice. Management of menopausal symptoms. *New England Journal of Medicine, 355*(22), 2338–2347.

Holtorf, K. (2009). The bioidentical hormone debate: are bioidentical hormones (estradiol, estriol, and progesterone) safer or more efficacious than commonly used synthetic versions in hormone replacement therapy? *Postgraduate Medicine, 121*(1), 73–85.

Kohrt, W. M., & Wierman, M. E. (2017). Preventing fat gain by blocking follicle-stimulating hormone. *New England Journal of Medicine, 377*, 293–295.

Mahmud, K. (2010). Natural hormone therapy for menopause. *Gynecological Endocrinology, 26*(2), 81–85.

Nelson, H. D. (2004). Commonly used types of postmenopausal estrogen for treatment of hot flashes: scientific review. *Journal of the American Medical Association, 291*(13), 1610–1620.

The NAMS 2017 Hormone Therapy Position Statement Advisory Panel. (2017). The 2017 hormone therapy position statement of the North American Menopause Society. *Menopause (New York, N.Y.), 24*(7), 728–753.

Rossouw, J. E., Anderson, G. L., Prentice, R. L., LaCroix, A. Z., Kooperberg, C., Stefanick, M. L., , . . ., . . . Ockene, J.; (2002). Risks and benefits of estrogen plus progestin in healthy postmenopausal women: principal results from the Women's Health Initiative randomized controlled trial. *Journal of the American Medical Association, 288*(3), 321–333.

Santoro, N., Braunstein, G. D., Butts, C. L., Martin, K. A., McDermott, M., & Pinkerton, J. V. (2016). Compounded bioidentical hormones in endocrinology practice: an Endocrine Society Scientific statement. *Journal of Clinical Endocrinology and Metabolism, 101*, 1318–1343.

Shepherd-Banigan, M., Goldstein, K. M., Coeytaux, R. R., McDuffie, J. R., Goode, A. P., Kosinski, A. S., , ... & Williams, J. W., Jr. (2017). Improving vasomotor symptoms; psychological symptoms; and health-related quality of life in peri- or post-menopausal women through yoga: an umbrella systematic review and meta-analysis. *Complementary Therapies in Medicine, 34*, 156–164.

Stuenkel, C. A., Davis, S. R., Gompel, A., Lumsden, M. A., Murad, M. H., Pinkerton, J. V., & Santen, R. J. (2015). Treatment of symptoms of the menopause: an Endocrine Society clinical practice guideline. *Journal of Clinical Endocrinology and Metabolism, 100*, 3975–4011.

Weinstein, M., & O'Connor, K. (2010). *Reproductive aging*. Boston, MA: Blackwell Publishing on behalf of the New York Academy of Sciences.

成人性别识别障碍和性别焦虑症的性别确认治疗

Micol S.Rothman and Sean J.Iwamoto

摘要

变性人的性别身份与出生时的性别不同,这导致其中一些人的性别焦虑症。众所周知,性别确认治疗可以改善变性人的心理健康和提高生活质量。内分泌学专家拥有丰富的激素生理学知识和治疗方法,能够为进行激素转换的变性患者提供专业的治疗。我们分别讨论了变性成人的健康状况的差异、药物 / 外科干预的标准以及性别激素确认治疗的变性女性的女性化和变性男性的男性化的方案选择。本章还包括性别确认激素治疗的益处、风险和相关指标的监测(特别是心血管疾病、骨骼健康、癌症筛查、生育和衰老)。

关键词

变性人,变性女性,变性男性,性别焦虑症,性别确认激素治疗,性别确认手术,睾酮,雌二醇,促性腺激素释放激素激动剂(GnRHα),健康差异

1. 什么是性别身份?

性别身份是指先天的、自我认同的性别(例如:作为男人、女人或其他),可能与其外生殖器或出生时指定的性别一致,也可能不一致。一个人的性别身份对于其他人来说可能是无法识别的。

2. 性别识别障碍和性别焦虑症有什么区别?

性别识别障碍是指一个人的性别身份和 / 或(心理)性别表达不同于出生时赋予的性别或与指定性别的特征性表现不同。不是每个性别识别障碍的人都有性别焦虑症或需要治疗。

性别焦虑症是指与性别识别障碍相关的苦恼和不安。目前"性别身份障碍(gender identity disorder)"一词已不再使用,2013 年第 5 版 American Psychiatric Association's *Diagnostic and Statistical Manual*(DSM-5)将其替换为"性别焦虑症(gender dysphoria)"。其他术语见表 57.1。

在社会学和医学文献中,关于变性人和性别识别障碍 / 性别焦虑症的术语正在不断更新中。虽然上述列表中的术语并非那么详尽,但它代表了目前实际使用的一些术语。尽管人们仍然可以看到或听到这些术语,但现在已经不再用"男性变成女性"(male-to-female,MTF)来代表变性女性,也不再用"女性变成男性"(female-to-male,FTM)来代表变性男性。

重要的是要意识到生物性别或出生时赋予的性别、性别身份和（心理）性别表达不是完全相同的。即使知道某人的性别属于传统的性别二元论的男或女,也并不能确定此人的性取向、性行为或性吸引力。所以,不要做任何假设,一定要询问患者的姓名、性别和他们使用的人称代词。

表 57.1　术语

术语/词组,短语	定义
顺性别者	性别身份和性别表达与出生时的性别相符的人(即非变性人;例如,顺性女性,顺性男性)。如果指的是顺性别的人,避免使用"正常"一词
异装者,变装者	衣着、戴首饰和/或打扮与传统解剖性别不一致的人;通常不打算或不希望改变其解剖学性别;更多发生在男性;更多的是偶尔出现;不一定能反映其性取向或性别身份。注意:"异装癖"一词具有明显的负面含义,应避免使用
性别表达	一个人性别的外在表现。可能是或可能符合传统社会定义的被称为"男性或女性"(例如,服装、发型、首饰、社交互动、言语方式)行为和外在特征的人
非二元性别,流性人,泛性别,多重性别	这些人确定或认为自己既是男性又是女性,或者是男性和女性中的一种,或者既不是男性也不是女性,或者是男性/女性二元之外的性别
性别不明者	既不是男性也不是女性的性别表达,或者表现和行为与男性或女性传统固有的认知不同
雌雄间性	是指一个罕见的群体,涉及性染色体、性腺、生殖管道和/或外生殖器的异常(例如,出生时既有男性生殖器又有女性生殖器,或生殖器模糊)。术语"雌雄同体"具有负面的含义,因此不应使用
出生时指定的性别	通常指出生时基于生殖器指定的性别(例如,男性、女性或雌雄间性)
性取向	一个人对另一个人生理上的、情爱的、感情上的和/或精神上的吸引力(例如,女同性恋、男同性恋、异性恋、双性恋、泛性恋、多性恋或无性恋)
变性人	包括性别身份和/或性别表达与出生时所指定的性别不同的人群;与是否决定使用性别确认激素或接受手术无关。不应使用术语"变性的"
变性男性	通常指在出生时被指定为女性,但其性别身份和/或性别表达为男性的人
变性女性	通常指在出生时被指定为男性,但其性别身份和/或性别表达为女性的人
双性人	表现为男性和女性特征的人;被称为第三性别或男-女性别;这源于北美土著的性别文化传统

3. 在美国成年人中,性别焦虑症的患病率是多少?

历史上很难评估性别焦虑症的患病率,因为它需要性别的自我识别。然而,随着对性别不一致 / 非二元性别人群的认识和接受程度的提高,近期估算的人数要比以前估算的人数多。2016 年威廉斯研究所的一项研究数据显示,大约有 140 万成年人自称为"变性人"(约占总人口的 0.6%)。上述研究中,"变性人"的自我报告和所用术语仍有局限性。威廉姆斯研究所的研究不包括变性青年,他们在更小年龄的时候就逐渐在寻求治疗。其他研究表明,与普通人群相比,美国退伍军人中的性别焦虑症患病率更高。

4. 为什么对内分泌医学专家进行变性医学的培训是非常重要的?

尽管在过去十年中,对性别焦虑症的认识有了很大的提高,但在为变性人提供医疗服务方面仍然存在障碍。在 2015 年的美国变性人调查中显示,来自 50 个州的 27 715 名受访者中,33% 的人在接受医疗服务中有不好的经历,23% 的人表示他们不寻求医疗服务是因为担心受到不公平的待遇。为患者创造一个舒适的环境,包括但不仅限于对医疗服务人员和工作人员进行培训,还需要确定和使用患者选定的姓名和人称代词,注意保护纸质和电子表格上的健康信息,以及提供不分性别的设施。

由于内分泌学专家掌握详尽的激素生理学和治疗方面的知识,所以在提供性别确认激素治疗方面具有权威性。2017 年,梅奥诊所和内分泌学会(Endocrine Society,ES)对内分泌学奖学金项目负责人进行了网上匿名调查。虽然回复率仅略高于 50%,调查也发现,72% 的调查对象曾进行过变性健康主题的教学,其中 94% 的调查对象表示关于变性健康方面的奖学金培训很重要。在对同样的调查做出回复的美国执业医生 ES 成员中(只有 6% 的回复率),80% 的人治疗过变性患者,但81% 的人从未接受过变性人管理的培训。此外,内分泌工作者对非激素方面的治疗也信心不足。这些结果表明,内分泌工作者需要提高他们的信心和能力,特别是越来越多的患者会被转诊到内分泌科治疗。

5. 变性患者在躯体和精神健康方面存在哪些差异?

变性人和顺性别人(顺性别人,指个人身份和性别与出生时的性别对应的人)之间确实存在躯体和精神健康差异。一项采用《疾病和相关健康问题的国际统计分类(第 9 次修订版)》(ICD-9-CM)代码进行美国变性退伍军人的性别身份确认的病例对照研究结果显示,1996—2013 年间的美国变性退伍军人在抑郁、自杀、创伤后应激障碍(posttraumatic stress disorder,PTSD)、饮食障碍和其他心理健康状况方面与顺性别退伍军人相比存在显著的统计学差异。变性退伍军人更有可能无家可归,更有可能自诉在服役期间遭受性创伤,更有可能被监禁。人类免疫缺陷病毒(human immunodeficiency virus,HIV)感染在所有研究的疾病中组间差异最大[校正比值比 / 优势比(OR)4.98,95% 可信区间(CI)3.70~6.69],尽管在其他疾病记录中也显示 OR 值增加,如心搏骤停、脑血管疾病、充血性心力衰竭、糖尿病、高胆固醇血症、高血压、缺血性心脏病和肥胖。

2015 年在美国 22 个州关于行为风险因素的监测调查中,涉及性别身份问题的数据显示,变性男性缺乏医疗保险的可能性是顺性男性的 2.5 倍,几乎是顺性女性的 4 倍。与顺性男性相比,变性男性在自我报告的超重或肥胖、高血压、心肌梗死(myocardial infarction,MI)、心绞痛或冠心病、卒中或糖尿病方面均没有差异。相比而言,变性女性自我报告酗酒的可能性是顺性女性的 2 倍以上。在上述心脏代谢疾病中,变性女性报告心肌梗死病史的可能性大约是顺性女性的 3 倍;顺性女性和顺性男性心肌梗死的发生率没有显著差异。

6. 在起始性别确认激素治疗之前,应该做什么评估?

根据患者的现实生活经验,即在激素治疗之前患者以自己所想要的性别角色生活了多长时间,专家们提出不同的建议。之前的 ES 临床实践指南和世界变性人健康专业协会(World Professional Association for Transgender Health,WPATH)护理标准(Standards of Care,SOC)都要求有现实生活经验,但最近的指南并不认为这是起始性别确认激素治疗的条件。ES 和 WPATH 都特别强调是否存在持续性性别焦虑症、成年的法定年龄和签署知情同意的能力,并建议如果涉及心理健康和躯体问题,应在开始激素治疗之前得到合理的控制。值得注意的是,研究表明在接受性别确认激素治疗后,患者的焦虑和抑郁情绪有所改善,所以上述情况当然不被视为激素治疗的禁忌证。

在最近的指南中,心理健康服务者的角色也是一个有争议的话题。虽然以前要求患者在开始激素治疗之前需要心理健康专业人员出具诊断评估结果和信函,但 ES 指南规定任何有相关专业知识的成年人都可以做出诊断。其他模式,即"知情同意"模式,由医疗服务者进行评估和诊断,评估患者是否具备知情并同意治疗的能力。一些医疗服务者和诊所需要患者签署知情同意书,而另一些则在表格中记录告知患者的内容和患者知情理解的结果。

在我们的综合性变性人健康诊所中,要求在开始使用激素之前,由心理健康专家明确性别焦虑症的诊断。尽管不要将性别识别障碍或性别焦虑症当作病态很重要,但我们已经看到,这种诊断易与身体畸形等其他疾病导致的心理健康问题相混淆,以至于激素治疗服务者不能准确作出诊断。正如我们的生活变化一样,存在着一些与性别转换相关的压力事件,此时,团队中的心理健康服务者发挥着至关重要的作用。我们并不认为这是患者必须克服的障碍,而是作为整体治疗的必经之路。

7. 变性女性的性别确认激素治疗有哪些选择?

对于期望女性化治疗的性别识别障碍/性别焦虑症的患者,雌激素是主要的激素治疗。它可以通过口服、经皮或肌内注射的途径给药。尽管指南中没有列出给药途径,也没有研究为这一人群提供证据,但一些变性女性舌下含服雌二醇,对激素水平的影响有所不同。抗雄激素可与雌激素联合使用。在美国,螺内酯是最常用的、可获得的抗雄激素药物(注:在美国不使用醋酸环丙孕酮)。促性腺激素释放激素激动剂(GnRHα)有时也用于阻止睾酮的产生;这些药物必须注射使用,而且价格昂贵。一些指南中提到 5-α 还原酶抑制剂有助于治疗脱发和皮肤变化,尽管在那些已经有明显雄激素阻断的患者中,其作用(阻止睾酮转化为更活跃的 5-α- 二氢睾酮)可能有限。本章末尾提供了 ES、WPATH 和加州大学旧金山分校(University of California San Francisco,UCSF)指南的参考资料。

8. 雌激素和抗雄激素治疗何时才能出现生理方面的变化?

患者应该被告知,尽管治疗后女性化的程度因人而异,但就像正常青春期的变化一样,其生理方面的变化是缓慢的。没有数据表明较大剂量雌激素会引起更迅速的变化;事实上,大剂量雌激素可能会增加不良事件。典型的变化发生在第一年,包括勃起减少、皮肤改变、脂肪再分布和乳房发育。性欲的改变是一个可预期的结果,应该提前与患者讨论。重要的是向患者宣教,最大的改变可能需要 3 年以上的时间才能实现,年龄较大时开始性别确认激素治疗的成年人,效果可能不太明显。对于经历过男性青春期的变性女性来说,单独使用雌激素不会使音调变得更高,言语病理学家对其进行语音训练是最有效的。

9. 雌激素和抗雄激素治疗实验室数据有哪些变化,应该如何监测?

当使用以雌二醇为基础的制剂时,预计雌二醇水平会增加。然而,结合雌激素或炔雌醇的使用不能通过测定的雌二醇水平反映。这些制剂不再推荐为性别确认激素治疗的常规药物。预计所有类型的雌激素治疗都会降低睾酮水平,但不能完全抑制睾酮作用,因此常需使用抗雄激素药物。ES 指南建议,血清雌二醇水平的目标是峰值不超过 100~200pg/mL,睾酮水平被抑制到 50ng/dL 以下。他们还建议,第一年每 3 个月对患者进行一次评估,检测血清雌二醇和睾酮水平,如果服用螺内酯还需评估电解质水平。此后,如果指标稳定,可以每年进行一到两次评估和实验室检测。

口服雌激素治疗可使血清甘油三酯升高,但可以通过使用经皮制剂来改善。雌激素通常也会增加高密度脂蛋白胆固醇水平。也有报道会升高催乳素水平。

10. 起始雌激素治疗有哪些禁忌证?

尽管启动雌激素治疗没有绝对禁忌证,但根据 ES 指南,有些情况被认为有较高的不良结局。风险最高的是静脉血栓栓塞(venous thromboembolism,VTE)。其他中度危险因素包括心脑血管疾病、乳腺癌、催乳素大腺瘤、高甘油三酯血症和胆石症。有人对先兆偏头痛提出疑问,因为这是已知的顺性女性使用联合口服避孕药的禁忌证,这种避孕药含有乙炔雌二醇。目前还没有数据支持在性别确定激素治疗中使用哪种具体的雌二醇类型,但是一些指南建议使用口服或经皮雌激素(而不是肌内注射雌激素)来保持更加稳定的雌激素水平。雌激素治疗的风险和益处应该告知每个患者。有时,我们会与其他学科的专家讨论,如神经科或血液科,对了解血栓栓塞性疾病的危险因素和管理是有用的。

11. 孕激素对变性女性有作用吗?

目前还没有数据支持变性女性常规使用孕激素促进乳房发育。一项研究评估了不同的激素治疗方案(使用或未使用孕激素)中,要求隆胸的比率在两组间没有差异。对于特纳综合征患者,会有这样的担心,早期服用孕激素可能会导致整体乳房发育减缓。此外,孕激素在乳腺癌发展中的作用也引起了人们的关注。在妇女健康倡议(WHI)中,与仅使用雌激素组相比,联合使用马雌激素和醋酸甲羟孕酮的年长顺性女性患者中乳腺癌的风险增加。醋酸甲羟孕酮也可能对血脂、体重和情绪产生不利影响。只有患者在使用雌二醇一段时间后仍坚持要求应用微粒化孕酮的情况下,有些医生才考虑使用,但同样没有数据支持变性女性需要常规使用孕激素。我们也见到了一些患者使用长效醋酸甲羟孕酮来抑制睾酮,尽管目前缺乏支持孕激素可以作为常规使用的数据。

12. 变性女性使用雌激素治疗是否会增加血栓风险?

一些研究也表明,变性女性静脉血栓栓塞风险增加。其中包括一项对欧洲变性人群的回顾性研究,表明变性女性发生静脉血栓栓塞风险增加,但主要是发生在使用炔雌醇的个体,而炔雌醇已不再被推荐使用。最近,另一项对这些未设对照的观察性研究的荟萃分析(包括上述的类似研究)显示,报道的静脉血栓栓塞、心肌梗死、卒中和死亡率的事件太少,不足以得出结论;然而,变性女性比变性男性更容易发生此类事件。近期,一项由 6 456 名凯萨医疗机构成员组成的 STRONG(Study of Transition,Outcomes and Gender)队列研究报告显示,与对照女性和对照男性相比,变性女性队列中静脉血栓栓塞的发生率增高。研究显示,变性女性比顺性男性罹患静脉血栓栓塞的比率更高,每 1 000 人中两组间 2 年患 VTE 的风险差异为 4.1(95% CI:1.6~6.7),8 年的风险差异为 16.7(95% CI:6.4~27.5)。与顺性女性相比,虽然绝对比率很低,但是每 1 000 人中两组间 2 年患 VTE 的风险差异仍可达 3.4(95% CI:1.1~5.6),8 年的风险差异为 13.7(95%CI:4.1~22.7)。

13. 变性女性长期服用雌激素还要考虑哪些健康问题?

这是一个热门的研究领域。迄今为止随访时间最长的研究是在 966 名变性女性中进行的队列研究,持续使用激素的中位时间为 18.5 年。他们开始激素治疗时的平均年龄为 31 岁,其中 20% 的受试者大于 40 岁。与顺性男性相比,这些变性女性的标准死亡率显著增加。在 25~40 岁的变性女性中,死亡率增加的主要原因是获得性免疫缺陷综合征(艾滋病)、自杀和与药物相关的死亡,而在 40~64 岁的妇女中,死亡率增加的主要原因为自杀和心血管疾病(cardiovascular disease,CVD)。长期使用炔雌醇是心血管死亡风险增加 3 倍的独立危险因素。这也提醒我们,虽然激素治疗可以减轻性别焦虑症,但更重要的是要为有抑郁症的性别不一致患者提供适当的治疗。与一般人口相比,变性女性的艾滋病毒感染率较高,其中性工作者的感染率更高。应酌情考虑对高危患者进行艾滋病毒筛查,并将其转诊到暴露前预防(preexposure prophylaxis,PrEP)诊所。

14. 变性男性的性别确认激素治疗有哪些选择?

对于期望男性化治疗的性别识别障碍/性别焦虑症的患者,睾酮是主要的激素治疗。通常经典的治疗方案是每周或每隔一周通过皮下或肌内注射一次庚酸睾酮或环丙戊酸睾酮。也可以每 3 个月给予一次十一酸睾酮。睾酮也可以通过透皮凝胶或贴片给药,这取决于患者的偏好、依从性、保险范围和成本。当睾酮初次治疗时间超过 6~12 个月时仍有月经,需使用 GnRH 激动剂或孕激素。本章末尾提供了ES、WPATH 和 UCSF 指南的参考资料。

15. 起始睾酮治疗的有哪些禁忌证?

虽然使用睾酮进行性别确认激素治疗没有绝对的禁忌证,但根据 ES 指南显示风险最高的因素是红细胞增多症(红细胞比容 >50%)。其他中度风险因素包括高血压、肝功能异常、冠心病或脑血管病、乳腺癌或子宫癌和高血压。患有性腺功能减退症的顺性男性患者使用睾酮后,需考虑到会加重阻塞性睡眠呼吸暂停综合征。近期有病例报道,接受睾酮治疗的变性男性患者在乳腺切除前后均可发生乳腺癌。

16. 睾酮治疗多久可以引起生理方面的变化?

患者应该被告知,尽管治疗后男性化的程度因人而异,但就像正常青春期的变化一样,其生理方面的变化是缓慢的。没有数据表明较大剂量睾酮会引起更迅速的变化;事实上,大剂量睾酮可能会增加不良事件。典型的变化发生在 3 个月内,包括面部/身体的毛发生长、声音变化、阴蒂增大和肌肉量增加、脂肪再分布,但最大变化可能需要 5 年或更长时间。

17. 睾酮治疗后实验室数据有哪些变化,应该如何监测?

随着血清睾酮水平的升高,雌二醇和促性腺激素水平将受到抑制。ES 指南建议,目标睾酮在两次注射中间的水平为 400~700ng/ml。该指南建议第一年每 3 个月监测,然后每年进行 1~2 次监测。2017 年 ES 指南中已删除关于常规监测雌二醇水平的建议。睾酮治疗经常导致红细胞比容增加,这时可能需要降低睾酮剂量或更换睾酮制剂/给药途径。除家族史影响外,其他导致红细胞比容升高的病因需要探讨,如阻塞性睡眠呼吸暂停和吸烟。已经观察到血脂中血清甘油三酯和低密度脂蛋白胆固醇的增加,伴随高密度脂蛋白胆固醇的降低。ES 指南建议在起始治疗时需检查血红蛋白和红细胞比容,在睾酮治疗的第一年每 3 个月检查一次,然后每年检查一次或两次。指南建议按"常规"间隔时间定期检查体重、血压和血脂。

18. 变性男性长期使用睾酮激素对健康有哪些影响?

同样,这也是一个热门的研究领域,迄今为止最长的一个研究是对 365 名变性男性跨越 18.5 年的研究。与顺性女性相比,变性男性的标准死亡率没有显著增加。应该指出,本研究的平均年龄约为 26 岁,在开始研究时大多数患者的年龄在 15~24 岁。患有多囊卵巢综合征的顺性女性,是血清睾酮激素水平升高的具有代表性的生物学女性模型,会出现一些值得关注的心血管参数的变化,但至今还没有确切的数据表明这些人 CVD 的发病率增加或者发病年龄年轻化。

19. 对于希望开始或继续进行性别确认激素治疗的年长变性患者,需要考虑哪些因素?

变性患者和一般人一样,也会随着年龄的增长而老龄化。在年长变性人群中,也存在一些与衰老相关的共患病,所以提出了性别确认激素治疗的安全性问题。在年长变性患者中还没有关于开始或继续各种激素制剂或给药途径安全性方面的随机对照试验,尤其是关于心血管疾病和死亡率方面。专家建议,起始性别确认激素治疗不会有年龄相关的额外风险,较大的年龄本身不应成为起始激素治疗的禁忌证。其他需要研究的领域包括到达一定年龄后激素的减量或者停止使用(虽说骨密度丢失的风险可能超过其他不可预见的好处)。一些机构认为,年龄大于或等于 45~50 岁的年长变性女性可给予从口服雌激素变为经皮雌激素的治疗方案。应该对年长变性患者进行像年轻患者一样的讨论,关于风险和受益、既往史和家族史、并发症以及在性别确认激素治疗时会增加风险的可改变的行为方式。建议未来对老龄化人口开展的进一步研究专题包括姑息治疗和临终关怀。

20. 何时进行性别确认手术?

性别确认手术有多种形式,但不应该要求变性患者进行外科变性手术。这取决于特定地区的法律规定,有些地方的患者仍可能需要进行外科手术以更改其法定姓名、性别标记或出生证明。许多变性男性会要求行双侧乳房切除术或处理乳房的"顶级手术",术前不需要考虑睾酮使用时间。变性女性经常要求进行乳房植入术和睾丸切除术。一些变性女性也要求进行面部女性化手术。性别确认可以创建新阴道或进行阴茎成形的生殖器手术。阴核释出术指的是抬高阴蒂以利于站着排尿,这也是变性男性的选择。ES 指南和 WPATH 建议变性患者至少要进行 1 年的性别确认激素治疗(除非有禁忌),而且需要在生殖器重建手术之前全部时间都以新的性别角色去生活。尽管隆胸手术可以早一些进行,但推迟手术的理由之一是利用激素可以使乳腺最大限度地发育,以达到更理想的手术(美学)效果。在美国,虽然更多的保险公司可以为确认性别的外科手术的花费提供保险,但持续存在的困难包括缺乏专业的外科医生、缺乏足够的保险和成本较高。性腺切除术后,由于不需要进一步抑制内源性激素,使用生理剂量的激素即可,变性女性可以停用螺内酯。

21. 变性患者的性腺切除有多普遍,为什么很重要?

我们尚不完全清楚在接受或未接受过性腺切除术的性别确认激素治疗的变性患者之间,健康结局(以及激素剂量变化的影响)是否存在差异。大多数已发表的纵向研究数据(例如 CVD 风险、身体组成、骨密度、心理健康、生活质量等)都来自欧洲性别识别障碍研究网络(European Network for the Investigation of Gender Incongruence,ENIGI)和阿姆斯特丹的一个队列研究。此外,大多数系统评价和荟萃分析都分析总结了来自 ENIGI 队列的数据。由于手术方式的多样化,ENIGI 队列的患者进行性别确认手术(尤其是性腺切除术)的比率明显增高。一项荷兰的队列研究中,86.7% 的变性女性和 94% 的变性男性进行了性腺切除术;一项比利时的队列研究中,64.8% 的变性女性和 85.5% 的变性男性进行了性腺切除术。相比之下,2015 年美国变性调查报告显示,只有 25% 的受访者接受了某种形式的外科手术,只有 14% 的变性男性接受了子宫切除术,没有提及卵巢的情况,只有 11% 的变性女性接受了睾丸切除术。这项调查也显示,既往有 55% 患者在寻求变性手术时被拒绝。如上文所述,在凯萨医疗机构的 STRONG 队列中,变性男性中子宫切除率(有或没有卵巢切除)较低(11%),变性女性中睾丸切除率较低(1.5%)。

22. 如何建议患者保持生育能力?

理想情况下,在开始激素治疗之前,应告知患者有关生育能力保护的选择方案,因为开始接受性别确认的激素治疗后,生育能力/性功能将下降。保存生育能力可以使用精子和卵母细胞库,但是价格昂贵,而且没有保险覆盖。目前尚没有研究证实长期激素治疗有永久性不育的风险。如果在治疗开始后需要生育,通常会停止使用激素一段时间,目的是让自然性腺功能得到恢复。有一些病例报道,服用睾酮治疗的变性男性在停用睾酮后妊娠,结局良好。向患者提供咨询也很重要,尽管性别确认激素治疗可能会导致不育,但这并不是可靠的避孕方法。医疗服务者应全面记录性生活史,并在合适的情况下与患者讨论避孕的问题。

23. 对于骨质疏松症筛查有哪些建议?

一般来说,如果患者继续性别确认激素治疗,那么性激素的使用有助于维持骨密度。睾酮被转化为雌二醇,雌二醇被认为是维持顺性男性骨量的关键激素。然而,如果患者在性腺切除术后停止激素治疗,那么骨质流失可能会大大地增加。迄今为止,既无骨折发生的数据,也没有对骨密度如何解读以及是否在报告中使用出生性别达成共识。一些值得关注的数据表明,大部分的变性女性在开始服用雌激素之前骨密度偏低,与同龄人相比,这可能是社会和行为等多种因素导致的差异,ES 指南建议在所有变性女性均应考虑基线骨密度,并从 60 岁开始筛查低危患者或停止使用雌激素的患者。对于变性男性,他们建议对停止使用睾酮或出现其他风险因素的患者进行筛查。

24. 对癌症筛查有哪些建议？

癌症的筛查应在现有组织器官上进行。例如，变性女性和变性男性都可能有乳腺组织。用乳腺 X 线照相或其他影像学检查对变性患者的乳腺进行筛查，视年龄和家族史酌情而定；加州大学旧金山分校的卓越中心建议，变性女性超过 50 岁并且接受雌激素治疗超过 5 至 10 年者，则应每年或每隔一年进行一次乳腺 X 线照相。ES 指南建议，根据国家 / 地区指南，对变性女性的乳腺癌筛查应与顺性女性的乳腺癌筛查一样。建议变性男性及顺性女性应从 21 岁开始使用宫颈涂片检查（"Pap"）筛查宫颈癌。有报道在睾酮治疗的变性男性中发生率较高，因为操作过程中可能产生不适感，所以由经验丰富的医疗服务者进行这项检查是很重要的。此外，根据我们的个人经验，在不分性别的场所进行宫颈涂片可以提高依从性并减轻患者的痛苦。因在变性女性中有前列腺癌的病例报道，还应根据年龄和其他危险因素酌情对前列腺癌进行筛查。其他疫苗接种和对预防癌症的所有筛查应根据年龄和家族史酌情进行。

25. 如何建议患者戒烟？

近期研究表明，无论性别身份如何，吸烟是激素治疗患者发生 VTE 的主要危险因素。2017 年对 156 名变性患者进行的一项回顾性研究发现，与普通成年吸烟者（6%，特定年份）相比，进行戒烟咨询后这些患者（64% 的变性女性和 25% 的变性男性）更有可能戒烟。尽管正在吸烟并不是开始性别确认激素治疗的绝对禁忌证，但一些指南强烈推荐吸烟患者使用透皮雌激素治疗。无论性别身份如何，都应对患者制定相同的戒烟咨询方案。

26. 对变性患者进行多学科干预有什么好处？

近年来，对于变性患者已经创建了专业的和基于社区医院的多学科治疗模式（主要针对成人和儿童患者）。这种多学科模式，既包括综合变性健康诊所，也包含各个领域的专家（如内分泌学、内科、精神病学、妇科、整形外科、儿科内分泌学、泌尿外科、传染病、生殖医学、皮肤科、耳鼻喉科和语言治疗），为变性患者提供更为细致和全面的治疗，以减少相关的障碍。人们也乐于更多地了解从儿科过渡到成人内分泌科性别转换相关的最佳治疗方法。

27. 医疗服务者如何协助解决法律问题？

关于变性患者相关资料的变更，各州和地区之间会有差异。地方机动车管理局和护照、出生证明的政府网站可以提供最新信息。通常，需要医生的诊断证明患者正在接受医疗治疗，并且性别转换已经完成。

关键点

- 性别识别障碍会导致性别焦虑症，这是当一个人的性别身份和／或性别表达与出生时指定的性别不同时可能出现的困扰和不安。
- 性别确认激素治疗对患者有很多好处。优先选择可监测血清激素水平的激素制剂，调整剂量使雌二醇和睾酮水平保持在实验室目标范围内，并且平衡风险、收益和患者的期望。
- 变性女性发生血栓栓塞事件的风险、心血管疾病和死亡率的风险可能增加，因此有必要进行更多高质量的前瞻性研究。
- 关于性别确认激素治疗的长期效果还有很多尚未解决的问题，尤其是在美国和世界各地日益增长的老年人和多样化的变性人群中。
- 内分泌学家应熟知性别焦虑症的激素管理，也应该借助于初级保健和其他专家组成的多学科团队进行全面治疗。与患者进行知情讨论是制定治疗方案的关键环节。

（王慧　朱智峰　周丹丹　译　闫朝丽　校）

参考文献

Asscheman, H., Giltay, E. J., Megens, J. A., de Ronde, W. P., van Trotsenburg, M. A., & Gooren L. J. (2011). A long-term follow-up study of mortality in transsexuals receiving treatment with cross-sex hormones. *European Journal of Endocrinology*, 164(4), 635–642.

Baral, S. D., Poteat, T., Strömdahl, S., Wirtz, A. L., Guadamuz, T. E., & Beyrer, C. (2013). Worldwide burden of HIV in transgender women: a systematic review and meta-analysis. *Lancet. Infectious Diseases*, 13, 214–222.

Brown, G. R., & Jones, K. T. (2016). Mental health and medical health disparities in 5135 transgender veterans receiving healthcare in the Veterans Health Administration: a case-control study. *LGBT Health*, 3(2), 122–131.

Center of Excellence for Transgender Health, Department of Family & Community Medicine, University of California, San Francisco, Editor: Deutsch MB. (2016). *Guidelines for the primary and gender-affirming care of transgender and gender nonbinary people* (2nd ed.). Retrieved from http://transhealth.ucsf.edu/pdf/Transgender-PGACG-6-17-16.pdf. Accessed June 8, 2018.

Coleman, E., Bockting, W., Botzer, M., Cohen-Kettenis, P., DeCuypere, G., Feldman, J., Fraser, L., Green, J., Knudson, G., Meyer, W. J., Monstrey, S., Adler, R. K., Brown, G. R., Devor, A. H., Ehrbar, R., Ettner, R., Fyler, F., Garofalo, R., Karasic, D. H., Lov, A. I., Mayer, G., Meyer-Bahlburg, H., Hall, B. P., Pfaefflin, F., Rachlin, K., Robinson, B., Schechter, L. S., Tangpricha, V., van Trotsenburg, M., Vitale, A., Winter, S., Whittle, S., Wylie, K. R., & Zucker, K. (2011). Standards of Care for the health of transsexual, transgender, and gender-nonconforming people, version 7. *International Journal of Transgenderism*, 13(4), 165-232. Also available at: https://www.wpath.org/media/cms/Documents/SOC%20v7/Standards%20of%20Care_V7%20Full%20Book_English.pdf. Accessed 3/18/19.

Davidge-Pitts, C., Nippoldt, T. B., Danoff, A., Radziejewski, L., & Natt, N. (2017). Transgender health in endocrinology: current status of endocrinology fellowship programs and practicing clinicians. *Journal of Clinical Endocrinology and Metabolism*, 102(4), 1286–1290.

Dekker, M. J. H. J., Wierckx, K., Van Caenegem, E., Klaver, M., Kreukels, B. P., Elaut, E., . . . T'Sjoen, G. (2016). A European Network for the Investigation of Gender Incongruence: endocrine part. *Journal of Sexual Medicine*, 13(6), 994–999.

Fenway Health. (2010). *Glossary of gender and transgender terms*. Retrieved from http://fenwayhealth.org/documents/the-fenway-institute/handouts/Handout_7-C_Glossary_of_Gender_and_Transgender_Terms__fi.pdf. Accessed June 8, 2018.

Getahun, D., Nash, R., Flanders, W. D., Baird, T. C., Becerra-Culqui, T. A., Cromwell, L., . . . Goodman, M. (2018). Cross-sex hormones and acute cardiovascular events in transgender persons: a cohort study. *Annals of Internal Medicine*, 169(4), 205–213.

Gooren, L. J., & T'Sjoen, G. (2018). Endocrine treatment of aging transgender people. *Reviews in Endocrine & Metabolic Disorders*, 19(3), 253–262.

Gooren, L. J., Wierckx, K., & Giltay, E. J. (2014). Cardiovascular disease in transsexual persons treated with cross-sex hormones: reversal of the traditional sex difference in cardiovascular disease pattern. *European Journal of Endocrinology*, 170(6), 809–819.

Grant, J. M., Mottet, L. A., Tanis, J., Harrison, J., Herman, J. L., & Keisling, M. (2011). Injustice at every turn: a report of the National Transgender Discrimination Survey. Washington: National Center for Transgender Equality and National Gay and Lesbian Task Force.

Hembree, W. C., Cohen-Kettenis, P. T., Gooren, L., Hannema, S. E., Meyer, W. J., Murad, M. H., . . . T'Sjoen, G. G. (2017). Endocrine treatment of gender-dysphoric/gender-incongruent persons: an Endocrine Society Clinical Practice guideline. *Journal of Clinical Endocrinology and Metabolism*. 102(11), 1–35.

Irwig, M. S. (2017). Testosterone therapy for transgender men. *Lancet. Diabetes & Endocrinology*, 5(4), 301–311.

Kreukels, B. P. C., Haraldsen, I. R., De Cuypere, G., Richter-Appelt, H., Gijs, L., & Cohen-Kettenis, P. T. (2012). A European network for the investigation of gender incongruence: the ENIGI initiative. *European Psychiatry*, 27(6), 445–450.

Maraka, S., Singh Ospina, N., Rodriguez-Gutierrez, R., Davidge-Pitts, C. J., Nippoldt, T. B., Prokop, L. J., & Murad, M. H. (2017). Sex steroids and cardiovascular outcomes in transgender individuals: a systematic review and meta-analysis. *Journal of Clinical Endocrinology and Metabolism*, 102(11), 3914–3923.

Meyers, S. C., & Safer, D. J. (2017). Increased rates of smoking cessation observed among transgender women receiving hormone treatment. *Endocrine Practice*, 23(1), 32–36.

Nokoff, N. J., Scarbro, S., Juarez-Colunga, E., Moreau, K. L., & Kempe, A. Health and cardiometabolic disease in transgender adults in the United States: Behavioral Risk Factor Surveillance System 2015. *Journal of the Endocrine Society*, 2(4), 349–360.

Quinn, V. P., Nash, R., Hunkeler, E., Contreras, R., Cromwell, L., Becerra-Culqui, T. A., . . . Goodman, M. (2017). Cohort profile: Study of

Transition, Outcomes and Gender (STRONG) to assess health status of transgender people. *BMJ Open, 7,* e018121.

Streed, C. G., Jr., Harfouch, O., Marvel, F., Blumenthal, R. S., Martin, S. S., & Mukherjee, M. (2017). Cardiovascular disease among transgender adults receiving hormone therapy: a narrative review. *Annals of Internal Medicine, 167*(4), 256–267.

Tangpricha, V., & den Heijer, M. (2017). Oestrogen and anti-androgen therapy for transgender women. *Lancet Diabetes & Endocrinology, 5*(4), 291–300.

James, S. E., Herman, J. L., Rankin, S., Keisling, M., Mottet, L., & Anafi, M. (2016). The Report of the 2015 U.S. Transgender Survey. Washington, DC: National Center for Transgender Equality. http://www.ustranssurvey.org/reports/ Accessed 8/6/18.

Wierckx, K., Gooren, L., & T'Sjoen, G. (2014). Clinical review: Breast development in trans women receiving cross-sex hormones *Journal of Sexual Medicine, 11*(5), 1240–1247.

Wierckx, K., Elaut, E., Declercq, E., Heylens, G., De Cuypere, G., Taes, Y., . . . T'Sjoen, G. (2013). Prevalence of cardiovascular disease and cancer during cross-sex hormone therapy in a large cohort of trans persons: a case-control study. *European Journal of Endocrinology, 169*(4), 471–478.

Williams Institute. (2016). *How many adults identify as transgender in the United States.* Retrieved from https://williamsinstitute.law.ucla.edu/wp-content/uploads/How-Many-Adults-Identify-as-Transgender-in-the-United-States.pdf. Accessed June 8, 2018.

第 58 章

合成雄性类固醇激素和雄激素前体的应用和滥用

Carlos A. Torres and Homer J. LeMar, Jr.

1. 什么是合成雄性类固醇激素？

合成雄性类固醇激素（anabolic-androgenic steroid, AAS）是一组在睾酮基础上化学修饰而成的类固醇激素。睾酮的前体是胆固醇，内源性合成受到胆固醇输送到线粒体进行修饰的限制。睾酮合成和分泌后，通过 5α- 还原酶进一步转化为强效雄激素包括双氢睾酮（dihydrotestosterone, DHT），弱雄激素包括脱氢表雄酮（dehydroepiandrosterone, DHEA）和雄烯二酮。睾酮也通过芳香化酶转化为雌二醇，后者是一种活性代谢物，而不是 AAS。合成代谢和雄性激素这两个术语源于它们促进正氮平衡、增加瘦体重及雄性化的能力。

2. AAS 是哪里产生的？

男性睾丸间质细胞分泌睾酮。在女性体内，睾酮是由卵巢的卵泡膜细胞产生的。睾酮在皮肤、前列腺和外生殖器外周转化为双氢睾酮。脱氢表雄酮是最重要的弱雄激素之一，主要由肾上腺皮质产生。

3. 总结一下 AAS 的生物学效应。

内源性 AAS 在 3 个分泌高峰期具有不同的独特生理学作用。第一次发生在胎儿期，即妊娠的第 6 周到第 8 周，此时它们的主要作用是促进了男性生殖器的发育。第二次激增发生在新生儿期，这时期它们的作用包括使阴茎生长到正常大小、睾丸下降、精原细胞的发育。最后一次分泌高峰协助了青春期第二性征的发育，包括前列腺、精囊、阴茎和阴囊的生长和发育。毛发生长和皮脂腺的青春期变化导致了男性型体毛的出现，包括下颌、阴部、胸部和腋窝区域的毛发生长，以及皮脂产生增加诱发痤疮。声带开始增厚，同时喉结突出，导致声音变粗。尿素氮水平下降的数据表明 AAS 对蛋白质合成代谢的影响——导致瘦体重增加（特别是腰部以上）及脂肪分布的改变。继而骨结构发生变化，骨密度增加、长骨生长以及骨骺发生闭合。神经系统的变化包括性欲增强和自发性勃起。其他作用包括促进伤口愈合；刺激肝脏释放凝血因子和促红细胞生成素，使红细胞比容增加；并抑制高密度脂蛋白（high-density lipoprotein, HDL）的合成（表 58.1）。

表 58.1 雄激素的生理效应

胎儿时期
● 男性内外生殖器的发育

续表

新生儿期
- 阴茎的生长
- 睾丸下降
- 精原细胞的发育

青春期
- 前列腺和精囊的生长发育
- 增加阴茎长度和宽度
- 阴囊增大
- 增加了男性型体毛的生长
- 皮肤厚度的增加
- 增加皮脂腺的分泌,导致油性皮肤和痤疮的发展
- 通过声带增厚和喉部变大使声音低沉
- 瘦体重的增加
- 脂肪分布改变
- 增加骨密度
- 长骨生长和骨骺闭合
- 增强生命力、性欲和自发性勃起
- 刺激成纤维细胞促进伤口愈合
- 肝脏合成凝血因子和红细胞生成
- 抑制高密度脂蛋白胆固醇的形成

成人
- 维持睾酮对组织的效应

4. 睾酮是如何通过雌二醇介导其作用的?

青春期,随着睾酮水平激增刺激骨骼生长,同时雄激素通过芳香化酶的外周转化也达到高峰。在青春期新合成的雌二醇促进骨骺闭合,抵消了睾酮的效应。在芳香化酶缺乏或雌二醇受体功能障碍的患者中,长骨继续生长,会导致骨质疏松,其原因是失去了雌二醇的作用,雌二醇是骨量增加最重要的调节因子。值得注意的是,这一机制不同于雌激素对破骨细胞和成骨细胞在绝经后女性骨质疏松中相关的作用。

5. AAS 和年龄之间的关系是什么? 它的重要性如何?

总睾酮、游离睾酮和生物活性的睾酮水平随年龄增长而下降。这会导致肌肉减少、脂肪增加、性欲下降、疲劳增加以及老年人的认知功能轻微下降。

6. AAS 是如何发挥其效应的?

大约 50% 循环中的睾酮与性激素结合球蛋白(sex hormone-binding globulin, SHBG)紧密结合,40% 与白蛋白较弱的结合,2% 处于游离状态。这样,蛋白结合

型和非结合型构成了"生物可利用型"的睾酮状态,是睾酮的活性形式。AAS 与分布在全身的特异性雄激素受体结合后起作用;这种相互作用介导了雄激素的雄性作用及蛋白合成效应。双氢睾酮是一种强雄激素,对雄激素受体有很高的亲和力。雌二醇是由睾酮经芳香化酶转化而成,通过与全身的雌激素受体结合而发挥作用。

7. 雄激素是如何代谢的? 为什么需要使用修饰的睾酮来给药?

AAS 通过肠道和肝脏时因为首过效应被迅速代谢,使口服睾酮补充剂在没有修饰的情况下无任何效果。烷基化的睾酮可以抵抗肝脏的代谢,使得 AAS 可以口服给药。睾酮的酯化作用使睾酮乳化,用于肌内注射。在睾丸素的环形结构中加入碳链,可增加脂溶性,延长作用时间。

8. 雄激素水平增高或降低的症状和体征是什么?

低雄激素水平的患者可能主诉疲劳、性欲减退、勃起功能障碍、阴毛和 / 或面部毛发减少以及睾丸萎缩。其他表现包括前列腺缩小、精子形态异常、精子活力减低以及低增生性正常色素性贫血。高雄激素水平的患者可能主诉耐药性痤疮或粉刺突然出现。女性患者尤其会出现多毛症和月经不调。

9. AAS 治疗的适应证是什么?

AAS 适用于男性性腺功能减退和体质性青春期发育延迟。需谨慎将 AAS 用于刺激身高生长,因其会同时加速骨骺闭合,从而限制最终身高。雄激素也被用作预防遗传性血管神经性水肿及骨质疏松症和再生障碍性贫血的二线治疗。妇科使用弱雄激素治疗子宫内膜异位症,结合雌激素减少产后乳房充血,以及为绝经后接受激素替代治疗的妇女消除雌激素引起的月经出血。在肿瘤科,雄激素可以用来抑制绝经前妇女的一些乳腺肿瘤。

10. AAS 还有其他潜在的用途吗?

AAS 有助于老年人增加体重和肌肉质量、预防骨量丢失(椎体骨而非股骨骨密度)、提高血红蛋白含量;然而,AAS 并非没有副作用。目前也有研究将雄激素用作男性避孕药、慢性阻塞性肺疾病和其他性腺功能减退综合征,如人类免疫缺陷病毒(HIV)感染引起的肌肉萎缩和糖皮质激素引起的肌肉和骨骼萎缩。所有这些用途仍在观察中。

11. 雄激素拮抗剂和 / 或抑制剂有什么用途?

5-α 还原酶抑制剂阻止周围组织中将睾酮转化为双氢睾酮,特别是作用于前列腺和毛囊。他们已经获得了美国食品药品管理局(FDA)的批准,用于治疗良性前列腺增生和早期男性秃顶。雄激素受体拮抗剂可用于治疗转移性前列腺癌和女性多毛症。

12. 滥用合成雄性类固醇激素有多普遍?

20 世纪 50 年代首次报道了 AAS 的滥用,主要发生在健美运动员、其他增肌爱好者和各种职业运动员中。现在我们知道,滥用 AAS 的范围更为广泛。根据一项研究结果,3.3% 的高中生使用过合成类固醇激素;另一项研究显示,女孩们和男孩们都通过使用 AAS 来改善外貌、增加肌肉质量或力量,其比例分别为 8% 和 12%。2007 年国家药物滥用研究所(National Institute of Drug Abuse,NIDA)报告指出,2.3% 的男孩和 0.6% 的女孩曾使用该类药物。NIDA 最近估算,超过一半的 8 年级到 10 年级的学生正在滥用 AAS。另一项研究显示,有 1 084 000 名美国人(占成年人口的 0.5%)承认使用过 AAS。

13. 哪些人有滥用不合法 AAS 的风险?

在竞技运动领域,健美运动员是 AAS 滥用的最大人群。由于 AAS 可以通过刺激促红细胞生成素的生成而增加红细胞比容,所以它们也被参加耐力运动的运动员所使用。非运动员使用 AAS 只是为了改善外观。调查显示,在过去十几年中,使用 AAS 的学生比例从 2.7% 上升到 6.1%。尽管女性使用者可能达到 2%,但大多数使用者是男性。其他风险因素包括学校体育活动的参与者和使用其他非法药物、酒精或烟草者。

14. AAS 真的能帮助运动员吗?

运动员和教练都可能会毫不含糊地回答"是"。在有经验的运动员中,AAS 与充足的蛋白质、碳水化合物摄入和适当的训练结合使用,似乎可以诱导产生更强更快速的效果。在性腺功能正常的男性人群中,研究对比了超生理剂量的庚酸睾酮和安慰剂的效果,结果显示,无论是否进行负重训练,超剂量组男性的肌肉大小和力量明显增加。对使用 AAS 运动员的调查表明,其体重和瘦体重都有所增加,但体脂百分比没有显著下降。使用合成类固醇激素不仅使肌肉纤维的横截面直径增加,而且还会形成新的肌肉纤维。由于身体上部区域雄激素受体数量相对较多,在使用 AAS 后,这些区域肌肉质量增长最为明显。

15. 为了提高运动成绩和外观表现,AAS 的使用剂量是多少?

用于非法目的的剂量明显高于生理和治疗剂量(≥10 倍)。此外,在所谓的叠加方案或序贯方案中经常使用多种药物,并增加剂量使用,以获得进一步的效果。这些药物通常以 6~12 周为一个周期服用,停用药物的时间也不固定,一些运动员可能会持续用药 1 年以上。人绒毛膜促性腺激素在一个周期结束时使用,以防止性腺功能的抑制。关于精确的剂量或叠加方案,人们知之甚少。但是,还是在轶事记载中获得了一些信息。

16. 使用 AAS 潜在的副作用是什么?

最常见的副作用是肝功能障碍,包括胆汁淤积性黄疸和肝肿瘤的发生,最令人担忧的是紫癜性肝病,其破裂可导致死亡。其他常见的副作用包括男性乳房发育、痤疮、男性型脱发、攻击行为的加强及胆固醇谱的变化[包括低密度脂蛋白(LDL)增加和高密度脂蛋白(HDL)减少]。幸运的是,大多数副作用是暂时的,在停止服用 AAS 后是可逆的(表 58.2)。长期服用 AAS 会使人体本身的性激素分泌减少;然而,这通常也是可逆的,可能需要一年多的时间来恢复。此外,由于体液潴留、高血压和高血脂恶化、肝脏凝血因子合成增加、红细胞进行性增多、影响一氧化氮的血管效应诱发血管痉挛,心血管疾病也会增加。男性原有良性或局部前列腺疾病有进一步加重的风险,出现勃起功能障碍和睾丸萎缩而最终导致不育。女性使用者们可能会出现月经不规律,如月经稀少或闭经以及出现男性化表现,如多毛、阴蒂增大和声音低沉。在青少年中,存在骨骺过早闭合导致成年终身高降低的风险,另外由于雄激素对人脑发育的影响,也有出现心理障碍的风险。

表 58.2　AAS 使用和滥用的潜在不良影响	
受累系统 / 器官	不良反应
肝脏	● 胆汁淤积性肝炎 ● 紫癜样肝病(出血性肝囊肿) ● 肝肿瘤——良性和恶性(口服剂)
心血管	● 卒中和心肌梗死发生率增高 ● 高密度脂蛋白(HDL)胆固醇降低,低密度脂蛋白(LDL)胆固醇升高 ● 左心室增大(心脏雄激素受体) ● 血管舒缩张力增强和血管痉挛(对血管一氧化氮的影响)
生殖	● 睾丸萎缩 ● 精子减少 / 精子缺乏 ● 阴茎异常勃起 ● 男性乳房女性化 / 乳房疼痛 ● 自身性激素分泌减少 ● 前列腺疾病恶化(良性 / 局部病) ● 阴蒂肥大 ● 月经紊乱、闭经和不孕
血液	● 血小板计数和聚集增加 ● 红细胞增多症
心理	● 攻击行为 ● 精神病症状 ● 依赖 / 回避 ● 抑郁

续表

受累系统 / 器官	不良反应
皮肤	<ul><li>皮脂分泌和痤疮增加</li><li>男性型脱发秃顶</li><li>多毛症（女性）</li></ul>
其他	<ul><li>液体潴留导致外周水肿,加重高血压和 / 或充血性心力衰竭</li><li>声音低沉</li><li>生长停滞(指青少年)</li><li>骨骺闭合,最终成人身高下降</li></ul>

17. AAS 的使用对神经精神的影响是什么？

文献已有报道,会出现严重的情绪障碍、攻击性行为甚至发生犯罪。1994 年进行的一项研究比较了积极服用 AAS 和未服用 AAS 男性的神经精神行为。从健身房招募的 160 名男性受试者回答了关于雄激素使用和精神症状方面的问卷。服用雄激素的男性比未服用雄激素的男性更容易出现精神症状,包括重症心境障碍和攻击性行为;当他们正在服用雄性激素的时候,上述症状更为常见。一些研究也描述了雄激素滥用和危险行为甚至犯罪行为之间的联系。对 1993—2001 年 1 万 ~ 1.5 万名大学生进行的问卷调查中,雄性激素滥用与吸烟、其他违禁药物使用、酒后驾车和酒精成瘾有关。

18. 哪些筛选方法可用于检测运动员体内的合成雄性类固醇激素？

可以通过质谱分析法和气相色谱法对尿液样本进行检测,证实 AAS 使用的直接方法是测定蛋白激酶 C(protein kinase C,PKC)。PCK 反映的是外源合成的激素,需证实或排除可能存在的生理异常情况。世界反兴奋剂机构(World Anti-Doping Agency,WADA)目前主要使用两种方法检测 AAS 的使用。尿液睾酮与表睾酮比值增加(>4:1)证实使用了 AAS。这项诊断性研究的最大缺陷是阳性结果可以被服用促性腺激素或表睾酮所掩盖。第二个诊断方法是碳 13(C13)和碳 12(C12)的比例。这项测试是使用同位素质谱来测量尿液中睾酮代谢物(C13 和 C12)的比值。目前这种检测是睾酮 / 表睾酮(T/E)比值检测呈阳性结果的确证性试验。外源性睾酮是由植物固醇制造加工的,与动物相比,植物固醇的 C13/C12 比值较低。C13/C12 相对于 T/E 比值的最大优势是,结果不被促性腺激素或表睾酮的使用所掩盖。此外,尿液标本中睾酮与黄体生成素(LH)比例 >30 的高比值提示 AAS 的滥用,因为在使用睾酮的受试者中,LH 分泌被抑制。只要运动员在测试时正在服用 AAS,就可以通过气相色谱法和质谱法检测到睾酮的衍生物。睾酮的衍生物也会导致 T/E 比值的增加。

19. 职业运动员和娱乐使用者目前正在使用哪些方法来避免检测到 AAS?

文献和轶事记载中,描述了几种避免检测到 AAS 的方法。最常见的方法是在实验室检测前停药。其他常见的方法包括增加大量液体的摄入来稀释尿液和在检测前使用利尿剂。先前也曾有过将物质直接放置在尿道内以混淆测试结果的个案报告。其他方法包括简单地直接拒绝提供尿样或血样,最近也有报道使用特制的类固醇避免检测到 AAS 的案例。2003 年,加州大学洛杉矶分校的奥林匹克分析实验室发现了第一种由私人实验室制造的设计类固醇——四氢孕三烯酮(tetrahydrogestrinone,THG)。该药物不能被标准的方法检测到,只能通过液相色谱串联质谱来确认。

20. 什么是所谓的雄激素前体,或激素原?

据宣传,这些产品 / 补充剂可代谢为睾酮或其他活性代谢物。2004 年,美国国会通过了《合成代谢类固醇控制法》,无限期地禁止使用激素原。过去十几年的数据喜忧参半,口服每天≥200mg 的雄烯二酮或雄烯二醇可适度增加男性和女性血清睾酮和循环雌激素的浓度;然而,剂量小于 300mg 连续服用 12 周对身体成分或生理功能没有影响。

21. 什么是选择性雄激素受体调节剂,它们真的有效吗?

选择性雄激素受体调节剂(selective androgen receptor modulator,SARM)是特殊的非甾体类口服的活性分子,旨在结合某些组织如肌肉和骨骼的雄激素受体。在过去的十几年里,它们作为提高比赛成绩的药物受到欢迎。没有一种药物被批准用于人类,也没有研究可以证明它们的功效。许多 SARM 都是在网上出售的,而且大多数的标签都不准确。一项从网上购买的 44 种 SARM 产品的研究中,研究人员使用 WADA 批准的程序进行分析,只有 18 种产品有准确的标签(如标签显示了正确的 SARM 及剂量)。其中 4 种产品根本不含任何活性化合物,其余产品的标签也不准确(大多数产品至少含有一种未经批准的药物或成分,例如生长激素促分泌剂和 / 或雄激素)。

22. 雄激素前体在男性或女性中是否具有合成代谢作用?

是的,最近的文献表明,在某些情况下使用超药理剂量的雄激素前体能够产生合成代谢作用;但其作用情况和机制尚不清楚,而且副作用与 AAS 相似。

23. 合成雄性类固醇激素正在成为一个全球公共卫生问题吗?

2013 年,据美国疾病预防控制中心(Centers for Disease Control and Prevention,CDC)报告,美国高中生使用 AAS 的比例惊人,达到了 3.2%。自 1991—2001 年间流行率上升(2.7%~5%),然后在 2001—2013 年间流行率下降(5%~3.2%)。高中女生和男生终生使用的流行率分别为 2.2% 和 4%。在全球范围内,对 187 项研究的

meta 分析表明，全球总体长期使用率为 3.3%，但男性使用率（6.4%）高于女性使用率（1.6%）。娱乐运动员的这一比例高于职业运动员（18.4% vs 13.3%），且各地区差异较大[最高的是中东（22%），高于世界其他地区（2%~5%）]。

（周丹丹　朱智峰　译　闫朝丽　校）

参考文献

108th U.S. Congress. Anabolic Steroid Control Act of 2004.

Althobiti, S. D., Alqurashi, N. M., Alotaibi, A. S., Alharthi, T. F., & Alswat, K. A. (2018). Prevalence, attitude, knowledge, and practice of anabolic androgenic steroid (AAS) use among gym participants. *Materia Socio-Medica*, *30*(1), 49–52.

Ayotte, C. (2010). Detecting the administration of endogenous anabolic androgenic steroids. *Handbook of Experimental Pharmacology*, 77–98.

Basaria, S. (2010). Androgen abuse in athletes: detection and consequences. *Journal of Clinical Endocrinology and Metabolism*, *95*(4), 1533–1543.

Bhasin, S., & Jameson, J. L. (2012). Disorders of the testes and male reproductive System. Harrison's Online Featuring the Complete Contents of Harrison's Principles of Internal Medicine. 18th ed. New York: McGraw-Hill, Medical Pub. Division, 2012.**

Bonci, L. (2009). DeLee J., Drez D. (eds.). Nutrition, pharmacology, and psychology in sports. In *DeLee & Drez's Orthopaedic Sports Medicine: Principles and Practice* (3rd ed., pp. 399–461). Philadelphia: Saunders.

Buckman, J. F., Farris, S. G., & Yusko, D. A. (2013). A national study of substance use behaviors among NCAA male athletes who use banned performance enhancing substances. *Drug and Alcohol Dependence*, *131*(1–2), 50–55.

Chrousos, G. P. (2012). Katzung B. G., Masters S. B., Trevor A. J. (eds.) The gonadal hormones & inhibitors. In *Basic & Clinical Pharmacology* (12th ed.). New York: McGraw-Hill Medical.

Fink, J., Schoenfeld, B. J., & Nakazato, K. (2018). The role of hormone in muscle hypertrophy. *Physician and Sportsmedicine*, *46*, 129–134.

Kann, L., Kinchen, S., Shanklin, S. L., Flint, K. H., Kawkins, J., Harris, W. A., . . . Zaza, S. (2014). Youth risk behavior surveillance—United States, 2013. *MMWR Supplements*, *63*(4), 1.

Leder, B. Z., Leblanc, K. M., Longcope, C., Lee, H., Catlin, D. H., & Finkelstein, J. S. (2002). Effects of oral androstenedione administration on serum testosterone and estradiol levels in postmenopausal women. *Journal of Clinical Endocrinology & Metabolism*, *87*(12), 5449–5454.

Matsumoto, A. M., & Bremner, W. J. (2011). Melmed S, Polonsky K., Larsen P. R., Kronenberg H. M. (eds.) Testicular disorders. In *Williams Textbook of Endocrinology* (12th ed., pp. 688–777). Philadelphia: Saunders.

Morales, A. (2012). Androgen deficiency in the aging male. In *Campbell-Walsh Urology* (10th ed., pp. 810–822). Philadelphia, PA: Elsevier/Saunders.

Nelson, J. B. (2012). Wein A. J., Kavoussi L. R., Novick A. C., Partin A. W., Peters C. A. (eds.) Hormone therapy for prostate cancer. In *Campbell-Walsh Urology* (10th ed., pp. 2934–2953). Philadelphia, PA: Elsevier/Saunders.

Parr, M. K., Laudenbach-Leschowsky, U., Höfer, N., Schänzer, W., & Diel, P. (2009). Anabolic and andogenic activity of 19-norandro-stenedione after oral and subcutaneous administration – analysis of side effects and metabolism. *Toxicology Letters*, *188*(2), 137–141.

Pope, H. G., Jr., & Katz, D. L. (1994). Psychiatric and medical effects of anabolic-androgenic steroid use. A controlled study of 160 athletes. *Archives of General Psychiatry*, *51*(5), 375.

Sagoe, D., Molde, H., Andreassen, C. S., Torsheim, T., & Pallesen, S. (2014). The global epidemiology of anabolic-androgenic steroid use: a meta-analysis and meta-regression analysis. *Annals of Epidemiology*, *24*(5), 383–398.

Steroids (Anabolic-Androgenic): Drug Facts. (2018 January). National Institute on Drug Abuse. N.p., n.d. Web. Retrieved from http://www.drugabuse.gov/publications/drugfacts/anabolic-steroids.

Tenover, J. L. (2009). Halter J. B., Ouslander J. G., Tinetti M., Studenski S., High K. P., Asthana S. (eds.) Sexuality, sexual function, androgen therapy, and the aging male. In *Hazzard's Geriatric Medicine and Gerontology* (6th ed.). New York: McGraw-Hill Medical.

Van Wagoner, R. M., Eichner, A., Bhasin, S., Deuster, P. A., & Eichner, D. (2017). Chemical composition and labeling of substances marketed as selective androgen receptor modulators and sold via the internet. *JAMA*, *318*(20), 2004.

Weil, P. A. (2012). Murray R. K., Bender D. A., Botham K. M., Kennelly P. J., Rodwell V. W., Weill P. A. (eds.) The diversity of the endocrine system. In *Harper's Illustrated Biochemistry* (29th ed.). New York: McGraw-Hill Medical.

Ziegenfuss, T. N., Berardi, J. M., Lowery, L. M., & Antonio, J. (2002). Effects of prohormone supplementation in humans: a review. *Canadian Journal of Applied Physiology*, *27*(6), 628–645.

第七篇
其他

第 59 章

自身免疫性多内分泌腺综合征

Richard Millstein

摘要

自身免疫多内分泌综合征是一组以两种或多种腺体自身免疫介导疾病为特征的疾病。自身免疫多内分泌综合征可具有内分泌和非内分泌组分。自身免疫多内分泌综合征有两种主要类型,即 1 型和 2 型。其在发病年龄、受影响的内分泌腺和遗传病因上有所不同。尽管这些综合征涉及多种自身免疫疾病过程,但要出现多种以上的自身免疫疾病可能要花费数年的时间。这些情况的治疗应该根据疾病具体情况进行调整。

关键词

多腺体综合征,自身免疫多腺体综合征,自身免疫多内分泌综合征,APS 1,APS 2,甲状旁腺功能低下,肾上腺功能不全,皮肤黏膜念珠菌病,*AIRE* 基因

1. 什么是自身免疫性多内分泌腺综合征?

自身免疫性多内分泌腺综合征(autoimmune polyglandular syndrome,APS)是一组以存在 ≥2 种腺体自身免疫介导疾病为特征的疾病。APS 有两种主要形式:1 型和 2 型。这两种综合征均包含自身免疫性肾上腺疾病的组成部分,但在导致疾病的免疫过程有所不同。近期还提出一种 3 型 APS。

2. 1 型 APS 相关的自身免疫性内分泌病有什么?

该病的特点是甲状旁腺功能减退(80%~85%)、慢性皮肤黏膜念珠菌病(70%~80%)、原发性肾上腺功能不全(60%~70%)、1 型糖尿病(<20%)、性腺功能减退(12%)、自身免疫性甲状腺疾病(10%)和垂体功能减退(0%~2%)。主要表现为念珠菌病,最常见的伴随疾病是甲状旁腺功能减退和肾上腺功能不全。

3. 是否存在与 1 型 APS 相关的非内分泌自身免疫性疾病?

是。白癜风、斑秃、自身免疫性胃炎、恶性贫血、自身免疫性肝炎、腹腔疾病、干燥综合征、类风湿性关节炎和重症肌无力都与 1 型 APS 有关。

4. 1 型 APS 出现在什么年龄?

1 型 APS 的组成部分往往在生命的前 20 年出现,最常见于婴儿期或儿童期(3~5 岁)。1 型 APS 也被称为青少年自身免疫性多内分泌腺病或自身免疫性多内

分泌腺病 - 念珠菌病 - 外胚层营养不良（auto-immune polyendocrinopathy candidiasis-ectodermal dystrophy，APECED）。1 型 APS 的发生率 <1：100 000。

5. 1 型 APS 有遗传基础吗？

有。1 型 APS 是由 *AIRE* 基因突变引起的。该基因编码一种转录调节因子，促进中枢免疫耐受，防止机体自我攻击。*AIRE* 基因在胸腺、淋巴结和外周血细胞中表达。

6. 与 2 型 APS 相关的自身免疫性内分泌病是什么？

2 型 APS 的特征是自身免疫性甲状腺疾病（70%~75%）、1 型糖尿病（50%~60%）、原发性肾上腺功能不全（40%）、甲状旁腺功能减退症（3%）和垂体功能减退症（0%~2%）。皮肤黏膜念珠菌病与 APS 2 无关。

7. 是否存在与 2 型 APS 相关的非内分泌自身免疫性疾病？

是。这些疾病包括白癜风、斑秃、自身免疫性胃炎和恶性贫血。

8. 2 型 APS 在什么年龄出现？

2 型 APS 通常在生命的第三个到第四个十年出现。儿童患病极为罕见。一种以上的自身免疫性疾病可能需要数年甚至数十年的时间才能显现出来。

9. 2 型 APS 是否有遗传因素？

是。2 型 APS 是一种与人类白细胞抗原（human leukocyte antigen，HLA）相关的疾病，与 6 号染色体上主要组织相容性基因位点上的特异性单倍型有关。

10. 什么是 Schmidt 综合征和 Carpenter 综合征？

Schmidt 综合征是原发性肾上腺功能不全和桥本甲状腺炎的综合征，而 Carpenter 综合征是原发性肾上腺功能不全和 1 型糖尿病的综合征。

11. 2 型 APS 患者的家庭成员是否有罹患自身免疫性疾病的风险？

是。确切的风险很难评估，但大约 10% 的受累患者的家庭成员可能至少患有一种自身免疫性疾病。

12. 什么是 3 型自身免疫多内分泌腺综合征？

3 型 APS 的定义是除了自身免疫性肾上腺疾病外的多种自身免疫性疾病。

13. 哪些甲状腺疾病与所有 APS 相关？

自身免疫性甲状腺炎（桥本甲状腺炎）和 / 或 Graves 病是所有 APS 中都可能存在的自身免疫性甲状腺疾病。

14. 如何诊断 APS?

APS 各种组成部分的筛选可以分别在其现行指南的基础上完成,分别在本书独立的章节讨论。在患有 1 型糖尿病或自身免疫性肾上腺功能衰竭的年轻患者中,应进行其他自身免疫性疾病的筛查。在自身免疫性肾上腺疾病患者中,1 型糖尿病和自身免疫性甲状腺功能减退症的抗体应该每 2~3 年评估一次。如果存在临床疾病,则应评估抗体(表 59.1)。

表 59.1 与自身免疫性疾病相关的抗体和实验室检查		
自身免疫性疾病	**抗体**	**实验室检查**
1 型糖尿病	● 谷氨酸脱羧酶(GAD)抗体 ● 胰岛细胞抗体 ● 胰岛素自身抗体(IAA) ● 胰岛素瘤抗原 2(IA-2)	血糖升高和 C 肽水平降低
甲状腺功能减退	● 甲状腺过氧化物酶抗体(TPO) ● 抗甲状腺球蛋白抗体(TgAb)	TSH 升高和甲状腺激素降低(T$_4$ 和 / 或 T$_3$)
Graves 病	● TSH 受体抗体(TRAb) ● 甲状腺刺激性免疫球蛋白(TSI)	TSH 抑制和甲状腺激素升高(T$_4$ 和 / 或 T$_3$)
原发性肾上腺功能不全	● 21- 羟化酶抗体	皮质醇降低和促肾上腺皮质激素升高。考虑 ACTH 刺激试验
甲状旁腺功能减退	未知	血钙,甲状旁腺激素和 1,25- 羟基维生素 D 降低
性腺功能减退	17-α 羟化酶抗体	低雌激素 / 睾酮伴 FSH/LH 升高(青春期后)

ACTH,促肾上腺皮质激素;FSH,促卵泡激素;LH,黄体生成素;T$_3$,三碘甲状腺氨酸;T$_4$,甲状腺素;TSH,促甲状腺激素。

15. APS 患者的激素紊乱治疗与非 APS 患者的激素紊乱治疗是否有所不同?

否,但有一些例外。每种内分泌缺乏症都可以通过本书针对这些疾病的各章中讨论的相同药物进行治疗。但是,医务者必须始终牢记,他们患者的 APS 类型中的其他情况之一可能尚未诊断,并且其表现可能会影响其他成分的治疗。有几个例子值得注意。

1 型糖尿病患者在没有明确诱因的情况下出现更频繁或更严重的低血糖发作,可能已合并肾上腺功能不全。同样,1 型糖尿病患者中发生无法解释的低血糖或高血糖可能表示分别合并甲状腺功能减退或甲状腺功能亢进。最后,在并存但未被识别的肾上腺功能不全的患者中开始左甲状腺素治疗可引起肾上腺危象,因为甲状腺激素会增加皮质醇的代谢清除率。如果不能通过增加肾上腺皮质激素的产生来代偿血清皮质醇的下降,那么可能会发生肾上腺危象。

16. 如何治疗皮肤黏膜念珠菌病？

皮肤黏膜念珠菌病的首选治疗方法是口服氟康唑 100~200mg/d，持续 7~14 天。如果存在大量的皮肤 / 指甲受累，最初的反应可能会延迟。氟康唑 100mg，每周 3 次，可用作抑制治疗，伊曲康唑或泊沙康唑可用于治疗氟康唑耐药的疾病。

关键点：自身免疫性多内分泌腺综合征

- 1 型自身免疫性多内分泌腺综合征（APS 1）包括皮肤黏膜念珠菌病、甲状旁腺功能减退、肾上腺功能不全以及其他自身免疫性疾病。
- APS 2 由肾上腺功能不全、1 型糖尿病、甲状腺疾病以及其他自身免疫性疾病组成。
- APS 1 和 2 可以有非内分泌成分。
- 1 型 APS 的病因涉及 AIRE 基因，而 2 型 APS 是一种多基因的人类白细胞抗原（HLA）相关疾病。

（孙旭 译 卢琳 校）

参考文献

American Diabetes Association. (2018). Pharmacologic approaches to glycemic treatment: standards of medical care in diabetes. *Diabetes Care*, 41(Suppl. 1), S73–S85.

Bahn Chair, R. S., Burch, H. B., Cooper, D. S., Garber, J. R., Greenlee, M. C., Klein, I., Laurberg P . . . Stan, M. N. (2011). Hyperthyroidism and other causes of thyrotoxicosis: management guidelines of the American Thyroid Association and American Association of Clinical Endocrinologists, *Thyroid*, 21(6), 593–646.

Betterle, C., Lazzarotto, F., & Presotto, F. (2004). Autoimmune polyglandular syndrome type 2: the tip of an iceberg. *Clinical & Experimental Immunology*, 137(2), 225–233.

Boelaert, K., Newby, P. R., Simmonds, M. J., Holder, R. L., Carr-Smith, J. D., Heward, J. M., . . . & Franklyn, J. A. (2010). Prevalence and relative risk of other autoimmune diseases in subjects with autoimmune thyroid disease. *American Journal of Medicine*, 123(2), 183.

Borstein, S., Allolio, B., Arlt, W., Don-Wauchope, A., Hammer, G. D., Husebye, E. S., . . . Torpy, J. J. (2016). Diagnosis and treatment of primary adrenal insufficiency: an Endocrine Society clinical practice guideline. *Journal of Clinical Endocrinology and Metabolism*, 101(2), 364–389.

Brandi, M. L., Bilzikian, J. P., Shoback, D., Bouillon, R., Clarke, B. L., Thakker, R. V., Khan AA, . . . Potts, J. T., Jr. (2016). Management of hypoparathyroidism: summary statement and guidelines. *Journal of Clinical Endocrinology and Metabolism*, 101(6), 2273–2283.

Caja, S., Mäki, M., Kaukinen, K., & Lindfors, K. (2011). Antibodies in celiac disease: implications beyond diagnostics. *Cellular & Molecular Immunology*, 8(2), 103–109.

De Martino, L., Capalbo, D., Improda, N., Lorello, P., Ungaro, C., Di Mase, R., . . . Salerno, M. (2016). Novel findings into AIRE genetics and functioning: clinical implications. *Frontiers in Pediatrics*, 4, 86.

Dittmar, M., & Kahaly, G. J. (2003). Polyglandular autoimmune syndromes: immunogenetics and long term follow-up. *Journal of Clinical Endocrinology and Metabolism*, 88(7), 2983–2992.

Erichsen, M. M., Løvås, K., Skinningsrud, B., Wolff, A. B., Undlien, D. E., Svartberg, J., . . . Husebye, E. S. (2009). Clinical, immunological, and genetic features of autoimmune primary adrenal insufficiency: observations from a Norwegian registry. *Journal of Clinical Endocrinology and Metabolism*, 94(12), 4882–4890.

Jonklass, J., Bianco, A. C., Bauer, A., Burman, K. D., Cappola, A. R., Celi, F. S., . . . Sawka, A. M. (2014). Guidelines for the treatment of hypothyroidism: prepared by the American Thyroid Association Task Force on Thyroid Hormone Replacement. *Thyroid*, 24(12), 1670–1751.

Kahaly, G. J. (2009). Polyglandular autoimmune syndromes. *European Journal of Endocrinology*, 161, 11–20.

Owen, C., & Cheetham, T. (2009). Diagnosis and management of autoimmune polyglandular syndromes. *Endocrinology and Metabolism Clinics of North America*, 38(2), 419–436.

Pappas, P. G., Kauffman, C. A., Andes, D. R., Clancy, C. J., Marr, K. A., Ostrosky-Zeichner, L., . . . Sobel, J. D. (2016). Clinical practice guidelines for the management of candidiasis: 2016 update by the Infectious Disease Society of America. *Clinical Infectious Diseases*, 62(4), e1–e50.

多发性内分泌腺瘤综合征

John J.Orrego

摘要

多发性内分泌腺瘤（multiple endocrine neoplasia，MEN）综合征的特征是涉及两个或多个内分泌腺瘤的发生。它们被称为 MEN 类型 1（MEN-1）、MEN 类型 2A（MEN-2A）、MEN 类型 2B（MEN-2B）和 MEN 类型 4（MEN-4）。MEN-1 由甲状旁腺增生或肿瘤（原发性甲状旁腺功能亢进）、胰岛［胰腺神经内分泌肿瘤（pancreatic neuroendocrine tumors，NET）］和垂体腺瘤组成。必要时，手术切除是这些肿瘤的首选治疗方法。MEN-2A 由甲状腺滤泡旁细胞［甲状腺髓样癌（medullary thyroid carcinoma，MTC）］，甲状旁腺（原发性甲状旁腺功能亢进）和肾上腺髓质（嗜铬细胞瘤）的增生或肿瘤组成。手术切除也是这些肿瘤的治疗选择。应筛选先证者的一级亲属，以区分基因携带者和非相关家庭成员。*RET* 原癌基因的直接 DNA 测序可在临床上获得。随后应确定受累成员的器官参与情况。通常建议对没有 MTC 证据的基因携带者进行甲状腺预防性切除术。MEN-2B 包括在马方综合征患者中的眼部异常（角膜神经增大和干燥性结膜炎）以及胃肠道神经节神经瘤病中甲状腺滤泡旁细胞（MTC）和肾上腺髓质（嗜铬细胞瘤）的增生或瘤性转化。MEN-4 描述了不包含 *MEN-1* 突变，但具有 *CDKN1B* 基因突变的一小部分 MEN-1 患者。

关键词

多发性内分泌腺瘤，MEN-1，MEN-2A，MEN-2B，MEN-4，原发性甲状旁腺功能亢进症，垂体腺瘤，甲状腺髓样癌，嗜铬细胞瘤

1. 什么是多发性内分泌腺瘤（multiple endocrine neoplasia，MEN）综合征？

MEN 包括 3 个定义明确和 1 个最近描述的遗传性疾病，其特征是涉及两个以上内分泌腺的肿瘤。MEN 呈常染色体显性遗传，分为以下 4 种——MEN-1、MEN-2A、MEN-2B 和 MEN-4。

2. 定义 MEN-1。

MEN-1，也称为 Wermer 综合征，最早于 1954 年描述，由甲状旁腺（原发性甲状旁腺功能亢进）、胰岛（胰腺神经内分泌肿瘤［NETs］）和垂体前叶的增生或肿瘤组成。

3. 定义 MEN-2A。

MEN-2A，也称为 Sipple 综合征，于 1961 年首次被描述，由甲状腺滤泡旁细胞

［甲状腺髓样癌（MTC）］、甲状旁腺（原发性甲状旁腺功能亢进）和肾上腺髓质（嗜铬细胞瘤）增生或肿瘤组成。

4. 定义 MEN-2B。

MEN-2B 包括马方综合征患者中的甲状腺滤泡旁细胞增生或肿瘤（MTC）和肾上腺髓质增生或肿瘤（嗜铬细胞瘤）、眼部异常（角膜神经增大和干燥性结膜炎）以及胃肠道神经节神经瘤病。

5. 定义 MEN-4。

MEN-4 描述了一小部分不包含 *MEN-1* 突变但有 *CDKN1B* 基因突变的 MEN-1 患者。

6. 如何诊断 MEN-1？

MEN-1 的诊断可以通过以下 3 个标准之一来确定：

a. 临床：两个或多个与 MEN-1 相关的原发性内分泌肿瘤（甲状旁腺腺瘤、胃肠道胰腺 NET 和垂体腺瘤）；

b. 家族：临床诊断为 MEN-1 患者的一级亲属出现一个 MEN-1 相关肿瘤；

c. 遗传：有 *MEN-1* 胚系突变的个体，可能无症状且没有生化或影像学异常（突变基因携带者）。

7. MEN-1 有多普遍？

MEN-1 是 MEN 的最常见形式。其发病率为 1/30 000，患病率为（2~3）/100 000。原发性甲状旁腺功能亢进症、胃泌素瘤和垂体腺瘤患者中 MEN-1 的发生率分别为 1%~18%、16%~38% 和 <3%。该综合征的特征是外显率高。到 50 岁时，MEN-1 的患者分别有 80% 和 98% 出现了该疾病的临床和生化表现。

8. MEN-1 原发性甲状旁腺功能亢进症与散发性甲状旁腺功能亢进症之间有何异同？

与 MEN-1 相关的原发性甲状旁腺功能亢进症是由所有四个腺体增生引起的，而散发性甲状旁腺功能通常以单个腺体的腺瘤性改变为特征（80%~85% 的病例）。原发性甲状旁腺功能亢进症是 MEN-1 的最常见和最早表现，约 90% 的患者发生。MEN-1 患者的典型发病年龄为 20~25 岁，而散发病例的发病年龄为 50~60 岁。前者在男性和女性中同样常见；后者在女性中更常见，是男性的 3 倍。

在这两种情况下，受累甲状旁腺的恶性转化罕见。两组患者因原发性甲状旁腺功能亢进所引起的并发症（骨丢失，骨折，肾结石和肾小球滤过率降低）相似。

9. MEN-1 导致甲状旁腺增生的原因是什么？

受 MEN-1 影响的甲状旁腺增生是由于多细胞克隆扩增引起的，而散发性甲状旁腺腺瘤则是由单细胞克隆激活引起的。在 MEN-1 中发现了一种类似于碱性成纤维细胞生长因子的促有丝分裂因子。据推测，该因子可能源自垂体肿瘤，特异性刺激甲状旁腺细胞的血管生成。

10. 总结增生性甲状旁腺的治疗方法。

散发性腺瘤和 MEN-1 相关增生腺体的治疗主要是手术切除。在散发性原发性甲状旁腺功能亢进症中，切除孤立性腺瘤可以使 95% 的病例得到治愈。对于 MEN-1 相关的增生，建议先行甲状旁腺次全切除术（至少 3.5 个腺体）或甲状旁腺全切术，在前臂中进行或不进行自体甲状旁腺组织移植，以恢复正常血钙水平。也建议手术同时行经颈胸腺切除术。即使采用这种方法，MEN-1 中仍有 20%~60% 的患者在 10 年内出现持续性或复发性高钙血症，而在没有 MEN-1 的患者中则仅 4%。这种复发率意味着手术要等到即将发生高钙血症时或胃泌素水平升高才能进行。

11. MEN-1 中胰岛细胞的瘤性转化有多普遍？

胰岛细胞的瘤性转化是 MEN-1 的第二常见表现，约占 40%~70%。胰腺 NET 通常称为 PNET。这些 PNET 通常是多中心的，通常能产生多种肽和生物胺类物质。根据主要分泌产物产生的临床综合征对它们进行分类。这组肿瘤的特征是能从增生进展为恶性肿瘤，许多患者在诊断时已出现局部淋巴结肿大和肝转移，因此不可能进行根治性切除。PNET 可能起源于正常胰岛细胞（原位）或非正常胰腺细胞（异位）。

12. 在 MEN-1 中最常见的肠胰肿瘤是什么？

引起 Zollinger-Ellison 综合征的胃泌素瘤是 MEN-1 中最常见的功能性 PNET（占病例的 40%~50%）。胃泌素瘤胃泌素分泌过多会导致高胃酸分泌，这是由于刺激壁细胞和分泌组胺的肠嗜铬细胞样细胞引起的。另外，胃泌素介导的组胺释放也刺激壁细胞。大约 70%~80% 的胃泌素瘤是偶发性的，但 20%~30% 与 MEN-1 有关。与前者相比，大多数与 MEN-1 相关的胃泌素瘤发生在十二指肠（>70%），且多发，位于黏膜下，小（<5mm），诊断时不太可能转移到肝脏。

非功能性 PNET 占 MEN-1 患者的 20%~55%。尽管它们可以合成肽和激素（即胰多肽），但它们通常不会引起与其相关的任何特定症状。这些肿瘤也可能是恶性的，转移到肝脏。

胰岛素瘤是 MEN-1 综合征中第二常见的功能性 PNET（占病例的 10%~30%），也是最常见的在位型。持续或紊乱的胰岛素分泌会导致严重的低血糖；血清中胰岛素，胰岛素原和 C 肽的浓度过高。与 MEN-1 综合征相关的胰岛素瘤比散发性肿瘤更常为多中心和恶性肿瘤。最终发现所有胰岛素瘤患者中约有 1%~5% 患有 MEN-1。

MEN-1 患者中只有不到 1% 患有胰高血糖素瘤，生长抑素瘤和血管活性肠肽（VIP）瘤。

13. MEN-1 相关性胃泌素瘤患者表现如何？

肿瘤过多分泌胃泌素，产生大量胃酸，导致多发或难治的十二指肠和空肠溃疡,胃黏膜皱襞增宽和腹泻。高胃泌素血症与基础胃酸分泌增加(胃 pH<2)可以确立诊断。基础空腹血清胃泌素水平通常超过 300pg/mL。胰泌素刺激试验可能有助于区分胃泌素瘤与其他胃泌素过多状态。静脉注射胰泌素后,胃泌素瘤患者的血清胃泌素水平至少增加 200pg/mL。

14. 还有哪些其他情况可能导致高胃泌素血症?

高胃泌素血症可能是以下情况所致,刺激正常胃泌素分泌(高钙血症)或干扰正常胃酸分泌和对 G 细胞的反馈调节[如胃酸缺乏症,胃出口梗阻,采用保留胃窦的毕氏Ⅱ手术,迷走神经切断术,使用组胺-2(H$_2$)阻滞剂和质子泵抑制剂(PPI)]。因此,原发性甲状旁腺功能亢进可使无胃泌素瘤患者的血清胃泌素水平升高。

15. 胃泌素瘤如何治疗?

MEN-1 患者的大多数胃泌素瘤是小而多发的,且位于十二指肠,因此手术治疗很困难。幸运的是,高胃泌素血症的症状可以通过服用 PPI 控制。这些患者通常需要更高剂量 PPI,有些患者可能需要添加 H$_2$ 受体阻滞剂。对于胰腺胃泌素瘤 >2cm 的患者,建议手术。此建议的依据是,50%~70% 肿瘤大小在 2~3cm 的患者发生淋巴结转移,而 25%~40% 肿瘤 >4cm 的患者发生肝转移。胃泌素瘤表达生长抑素受体,因此可以通过生长抑素显像联合磁共振成像(MRI)/计算机断层扫描(CT)每年监测肿瘤进展。

16. 总结治疗胰岛素瘤相关低血糖的方法。

胰岛素瘤可导致严重的低血糖,临床治疗非常困难。如果没有长期有效的药物治疗方法,大多数患者都需要手术切除肿瘤。幸运的是,切除最大的肿瘤后,许多患者的症状都会缓解。术前可通过超声内镜,MRI/CT 进行定位,也可通过应用胰腺内动脉选择性输注葡萄糖酸钙后对比肝右静脉内的胰岛素水平来进行定位。术中超声检查也有助于在手术时进行精确定位。另外,某些隐匿病变有时可以在内镜下行酒精消融治疗。

17. 垂体瘤如何起源于 MEN-1?

垂体瘤在 20%~50%MEN-1 患者中发生。尽管它们通常是由于垂体前叶细胞发生瘤性转化并克隆性扩增为肿瘤所致,但也可能是由于异位产生的下丘脑释放因子对垂体的过度刺激所致。幸运的是,尽管垂体癌体积更大,侵袭性更强,对治疗反应更差,但其患病率并不高。

18. MEN-1 最常伴有哪些垂体腺瘤?

催乳素瘤是与 MEN-1 相关的最常见的垂体瘤,占 60%。高催乳素血症的症状是由于下丘脑-垂体性腺轴的功能受损所致。因此,女性出现溢乳,经量减少 /

闭经和不孕症,男性出现性欲减退和性腺功能减退的其他典型症状。肿瘤通常是多中心的,>1cm(大腺瘤),但对多巴胺激动剂(如卡麦角林或溴隐亭)有反应。在15%的MEN-1患者中,催乳素瘤可能是该综合征的首发表现。

第二种最常见的垂体瘤类型是生长激素瘤,见于15%~25%的患者。GH的过度分泌导致儿童巨人症和成年人肢端肥大症。这些患者的血液中GH和胰岛素样生长因子1(IGF-1)水平较高。

不常见的垂体瘤包括无功能垂体腺瘤和导致库欣综合征的分泌促肾上腺皮质激素(ACTH)的肿瘤。

19. 描述与 MEN-1 相关的其他内分泌肿瘤。

MEN-1的患者中约有10%也患有前肠类癌。这些可能起源于支气管肺,胸腺或胃。与支气管类癌在女性中常见(比率4:1)不同,胸腺类癌主要在男性中发生(比率20:1)。前肠NET导致MEN-1中50%的患者死亡。鉴于大多数支气管和胸腺类癌患者无症状,且这些肿瘤通常不合成可用作肿瘤标志物的物质,筛查取决于影像学。Ⅱ型胃肠嗜铬样(ECL)细胞类癌(ECL瘤)与MEN-1和胃泌素瘤有关,可在上消化道内镜检查时偶然发现。

MEN-1患者中40%合并肾上腺皮质肿瘤。这些肿瘤通常是无功能的,双侧的和良性的。

20. MEN-1 是否有任何非内分泌肿瘤?

是。MEN-1患者常见的是面部血管纤维瘤(40%~88%)、胶质瘤(0%~72%)、皮下或内脏脂肪瘤(34%)和脑膜瘤(8%)。

21. 什么是表型?

MEN-1患者中有5%~25%的患者没有 MEN-1 基因突变。尽管检测 MEN-1 突变的部分变异性可归因于识别突变或表型确定方法上的差异,但其中一些患者可能有典型表型和其他基因突变。表型是与特定基因突变相关的疾病典型临床表现的发展,也可能由其他病因所致。

22. 是什么导致 MEN-1?

MEN-1 基因位于11号染色体(11q13)的长臂上,由10个外显子组成,编码610个氨基酸蛋白,称为menin,已被证明与许多涉及基因组稳定性、细胞分裂和增殖以及转录调控的蛋白质相互作用。大多数 MEN-1 突变是失活的,与肿瘤抑制基因一致。迄今为止,已经发现了1 133个胚系突变,这使得基因筛选极具挑战性。先证者从受累的父母遗传来 MEN-1 易感等位基因,从未受累的父母遗传正常等位基因。这种抑癌基因容易发生突变。如果体细胞突变使正常的等位基因失活,抑制功能就会丧失,从而导致腺体增生(Knudson的"两次打击"假说)。

23. 什么时候开始筛查?

MEN-1 突变的无症状携带者应行肿瘤的生化和定位筛查。据报道,MEN-1 综合征的表现早在 5 岁时就已经出现。因此,有风险的患者应考虑 5 岁开始内分泌筛查。到 40 岁时,几乎所有具有潜在风险的人都会患上此病。年龄超过 50 岁无疾病表现的人,可能无须进行筛查。

24. 总结用于筛查 *MEN-1* 的试验。

在已知的突变基因携带者中,建议每年空腹检测血清钙、甲状旁腺激素(PTH)、催乳素、IGF-1、胃泌素、葡萄糖、胰岛素、胰高血糖素、VIP、胰多肽和嗜铬粒蛋白 A 水平。建议每年进行一次腹部 CT 或 MRI 检查,每 1~2 年进行一次胸部 CT 或 MRI 检查,每 3 年进行一次垂体 MRI 检查。

25. MEN-2 如何细分?

MEN-2 的所有临床亚型均以 MTC 的存在为特征。

(1) MEN-2A:对 MTC,嗜铬细胞瘤和原发性甲状旁腺功能亢进症有遗传易感性。在 MEN-2A 中,有 4 个变体:

　　a. 经典型 MEN-2A

　　b. MEN-2A 伴皮肤淀粉样变性苔藓

　　c. 伴先天性巨结肠(Hirschsprung disease,HD)的 MEN-2A

　　d. 家族性甲状腺髓样癌(familial medullary thyroid cancer,FMTC)

(2) MEN-2B:对 MTC、嗜铬细胞瘤、马方样体型、黏膜神经瘤和肠神经节神经瘤的遗传易感性。

26. MEN-2 有多常见?

所有遗传性的 MTC 的发病率为 1/30 000。MEN-2A 占遗传性 MTC 综合征的 80%,而家族性 MTC 和 MEN-2B 分别占这些患者的 15% 和 5%。

27. 与 MEN-2A 相关的 MTC 是否与散在 MTC 相似?

否。MTC 通常由甲状腺滤泡旁细胞(或 C 细胞)恶性转化产生的,这些细胞通常分泌降钙素,散布在甲状腺各处。MTC 占所有甲状腺恶性肿瘤的 4%~5%。MTC 的散发形式更为常见(75%),以单发形式(>80%)出现,病程早期转移至局部淋巴结、肺、骨骼和肝脏。散发性 MTC 更常见于老年人群(峰值年龄 40~60 岁),通常位于腺体的上三分之二。

MEN-2A 患者滤泡旁细胞的特征性进展是在一个可变的时期内从 C 细胞增生到结节性增生再到恶性变。与 MEN-2A 相关的 MTC 是多中心的(诊断时 90%),与散发 MTC(仅 2 岁)相比,年龄更小,通常比散发 MTC 预后更好。MTC 在所有的 MEN-2A 均发生,通常是第一个出现的肿瘤。

28. MTC 有什么症状？

先证患者中 MEN-2 相关 MTC 的表现与散发 MTC 相似。大多数患者出现一个或多个可触及的甲状腺结节或甲状腺偶发瘤和 / 或临床上可检测到的颈部淋巴结病。

全身症状可能是由肿瘤分泌的激素引起。降钙素、降钙素基因相关肽或其他由肿瘤产生的物质可能会引起腹泻或面部潮红。腹泻是分泌性的，占 4%~7% 的初诊患者，在疾病过程中 25%~30% 患者可出现。

约 3% 的 MTC 患者由于肿瘤异位分泌 ACTH 而发展为库欣综合征。

29. 与 MEN-2A 相关的 MTC 如何治疗？

当务之急是诊断出处于 C 细胞增生阶段的高危患者。全甲状腺切除术可预防恶性转化和转移；通常在初次手术时也建议进行双侧中央颈淋巴结清扫术。如果 MTC 已进展，全甲状腺切除术联合双侧中央颈淋巴结清扫术是首选治疗方法。

30. C 细胞增生是 MEN-2 特征性病理改变吗？

不是。遗传性 MTC 患者最初会出现原发性 C 细胞增生，但不久就发展为早期浸润性髓样微小癌，最终发展为严重浸润性疾病。此外，继发性 C 细胞增生（不是癌前病变）在衰老、高胃泌素血症、甲状旁腺功能亢进和桥本甲状腺炎中会发生。

五肽胃泌素或钙刺激试验诊断原发性 C 细胞增生已基本上被 RET 原癌基因检测所取代。

31. 与 MEN-2A 相关的第二大最常见肿瘤是什么？

MEN-2A 患者中多达 50% 发生嗜铬细胞瘤，多达三分之二的患者是双侧的。他们通常是良性的，很少出现在肾上腺外。与散发嗜铬细胞瘤相比，与 MEN-2A 相关的嗜铬细胞瘤肾上腺素分泌更多。因此，高血压不常见（30%）。鉴于 5% 的散发性 MTC 与 RET 突变有关，这些患者进行甲状腺切除术之前，必须筛查共存的嗜铬细胞瘤。

32. 总结与 MEN-2A 相关的嗜铬细胞瘤的治疗。

建议行腹腔镜手术切除，但是否应预防性切除对侧未受累的肾上腺存在争议，其中有 50% 的对侧肾上腺在初次手术后 10 年内发展为嗜铬细胞瘤。

33. MEN-2A 伴发甲状旁腺功能亢进症与 MEN-1 相似吗？

是的，但是这种情况很少见，仅涉及最多 30% 的病例。

34. MEN-2A 综合征的遗传基础是什么？

MEN-2A 是由 RET 原癌基因的激活突变引起的（在转染过程中重排），RET 基因位于染色体 10q11.2 的长臂上,包含 21 个外显子。RET 蛋白是一种单次跨膜受体酪氨酸激酶,在一些发育中的组织,包括起源于神经嵴的组织传递生长和分化信号。该蛋白质通过与其四个配体之一的结合而被激活,这 3 个配体是神经胶质细胞系衍生的神经营养因子(GDNF)、神经营养素、青蒿素或 persephin,它们需要特定的共受体。这些分子的相互作用导致 RET 蛋白的二聚化,自身磷酸化和细胞内底物的磷酸化。因此,*RET* 原癌基因突变为癌基因会导致 RET 蛋白的结构性激活,导致甲状腺 C 细胞、肾上腺髓质和其他组织中表达的其他关键蛋白的磷酸化失控。从一个受累的父母身上遗传一个 *RET* 癌基因就足以在后代中引起 MEN-2A 综合征。在 203 个患有 MEN-2A 的家系中,98% 患者涉及外显子 10 和 11 的 5 个不同的突变。

35. 确定 MEN-2A 先证者后如何筛选其家系?

首先需要将基因携带者与未受累的家庭成员区分开来,然后明确受累成员的器官受累情况。MEN-2A 的 *RET* 原癌基因的 DNA 测序临床上是可行的。通过对阳性和阴性测试结果进行适当的重复分析,该检测对确定受累者有近 100% 的准确性。应当对家系进行遗传分析,以确定特异的 *RET* 癌基因突变;家族性癌基因的特征避免了在后代非携带者中重复进行生化筛选。

36. MEN-2A 如何治疗?

由于在基因携带者 2 岁时就出现了 C 细胞增生,因此建议在 5 岁之前对受累个体行甲状腺全切术。美国甲状腺协会建立了一个分类系统,以指导预防性甲状腺切除术的时机,该系统基于特定的 *RET* 突变及其侵袭性 MTC 的风险。甲状腺切除术的替代方法是每年进行五肽胃泌素或钙刺激试验,并推迟手术直至获得阳性结果。

MEN-2A 相关的嗜铬细胞瘤的筛查应每年通过测量血浆或尿中儿茶酚胺来进行。在 630 和 634 号密码子的 *RET* 突变携带者中,筛查应在 8 岁之前开始,其他 *MEN-2A RET* 突变的携带者中,20 岁之前开始。

每年应评估血清白蛋白校正钙或离子钙的水平。在确定存在该综合征后,应终身监测肾上腺和甲状旁腺情况。

37. MEN-2B 综合征由什么组成?

MEN-2B 综合征包括 MTC、嗜铬细胞瘤和多发性黏膜神经瘤。原发性甲状旁腺功能亢进与 MEN-2B 无关。该综合征比 MEN-2A 少见,更常见于散发病例,但如果是遗传性的,则为常染色体显性遗传。

38. 哪些发现应怀疑 MEN 2B 综合征?

发生在舌末端、唇、眼睑和胃肠道的多发性黏膜神经瘤提示 MEN-2B 可能。MEN-2B 的其他表现包括马方样体型(无异位晶状体或主动脉瘤)、角膜神经肥大和股骨头滑脱。

39. MEN-2B 应该如何治疗？

与该综合征相关的 MTC 比其他形式的 MTC 更具侵袭性；婴儿期就可能存在转移病灶。由于有早期转移的倾向，许多专家建议患有该综合征的儿童在手术可以耐受的情况下尽快接受甲状腺全切术。嗜铬细胞瘤发生在近一半的患者中，与 MEN-2A 综合征临床过程相似。

40. 与 MEN-2B 相关的总死亡率是多少？

MEN-2B 的总死亡率要高得多；MEN-2A 患者的平均死亡年龄是 60 岁，而 MEN-2B 患者的平均死亡年龄是 30 岁。

41. 总结 MEN-2B 的筛查建议。

应从出生时开始对家庭成员行五肽胃泌素或钙刺激试验筛查，如果推迟甲状腺切除术，则应终生定期筛查。嗜铬细胞瘤的筛查应从 8 岁开始，并持续终生。

42. 是什么原因导致 MEN-2B？

已发现超过 95% 的 MEN-2B 亲属携带密码子 918（外显子 16）的原癌基因 *RET* 突变。癌基因编码甲硫氨酸替代苏氨酸，导致与 MEN-2A 相关的同一受体的酪氨酸激酶被部分激活。

43. 自最初描述以来，MEN 综合征的临床表现和预后是否发生了变化？

是。最初描述 MEN 综合征时，由于诊断能力有限，大多数患者表现为上述所有器官系统受累。目前，先证者的早期诊断和家系的积极筛查可以发现增生并及时进行预防性手术或药物治疗，从而降低了发病率和死亡率。

44. 描述 MEN-4。

MEN-4 是在一小部分 MEN-1 患者中发现的，这些患者没有 *MEN-1* 突变，但是有 *CDKN1B* 基因的突变，该基因位于 12p13.1 染色体上，编码 198 个氨基酸的细胞周期蛋白依赖性激酶抑制剂（CK1），可调节细胞运动和凋亡。大约 3% 与 MEN-1 相关的肿瘤（如甲状腺腺瘤、胰腺 NET 和垂体腺瘤）的患者符合此定义。这些患者还患有甲状腺、肾上腺、肾和性腺肿瘤。迄今为止，已在这些患者中鉴定出 *CDKN1B* 基因中的 8 个杂合性功能丧失突变。

关键点：MEN-1

● MEN-1 由以下 3 个腺体中的至少 2 个腺体的瘤性转化组成：甲状旁腺、胰腺和垂体前叶。

- MEN-1 由 11 号染色体上的 menin 肿瘤抑制基因失活所致。目前可常规临床检测该基因突变。
- MEN-1 的治疗方法包括手术切除增生的甲状旁腺组织和垂体腺瘤;通常不可能手术治疗多发且恶性的肠胰腺肿瘤。
- 尽管 MEN-1 患者的预期寿命缩短,但症状前肿瘤检测可能会改善这些患者的预后。

关键点:MEN-2A 和 MEN-2B

- MEN-2A 包括甲状旁腺、甲状腺滤泡旁 C 细胞和肾上腺髓质的肿瘤性转化。
- MEN-2B 包括甲状腺滤泡旁 C 细胞和肾上腺髓质的肿瘤性转化,伴有黏膜神经瘤和马方样体型。
- 确诊 MTC 的患者应进行 RET 突变的基因检测。

（孙旭　译　卢琳　校）

参考文献

Chandrasekharappa, S. C. V., Guru, S. C., Manickam, P., Olufemi, S. E., Collins, F. S., Emmert-Buck, M. R., . . . Marx, S. J. (1997) Positional cloning of the gene for multiple endocrine neoplasia type 1. *Science*, *276*, 404–407.

Eng, C. (1996). The RET proto-oncogene in multiple endocrine neoplasia type 2 and Hirschsprung's disease. *New England Journal of Medicine*, *335*, 943–951.

Eng, C., Clayton, D., Schuffenecker, I., Lenoir, G., Cote, G., Gagel, R. F., . . . Mulligan, L. M. (1996). The relationship between specific RET proto-oncogene mutations and disease phenotype in multiple endocrine neoplasia type 2. *JAMA*, *276*, 1575–1579.

Grauer, A., Raue, F., & Gagel, R. F. (1990). Changing concepts in the management of hereditary and sporadic medullary thyroid carcinoma. *Endocrinology and Metabolism Clinics of North America*, *19*, 613–635.

Hu, M. I., & Gagel, R. F. (2012). Multiple endocrine neoplasia type 2. *Translational Endocrinology & Metabolism*, *2*, 45–76.

Joseph, S., Wang, Y. Z., Philip Boudreaux, J., Anthony, L. B., Campeau, R., Raines, D., . . . Woltering, E. A. (2011). Neuroendocrine tumors: current recommendations for diagnosis and surgical management. *Endocrinology and Metabolism Clinics of North America*, *40*, 205–231.

Kloos, R. T., Eng, C., Evans, D. B., Francis, G. L., Gagel, R. F., Gharib, H., . . . Wells, S. A., Jr. (2009). Medullary thyroid cancer: management guidelines of the American Thyroid Association. *Thyroid*, *19*, 565–612.

Lemos, M. C., & Thakker, R. V. (2008). Multiple endocrine neoplasia type 1 (MEN1): analysis of 1336 mutations reported in the first decade following identification of the gene. *Human Mutation*, *29*, 22–32.

Lenders, J. W. M., Duh, Q. Y., Eisenhofer, G., Gimenez-Roqueplo, A. P., Grebe, S. K., Murad, M. H., . . . Young, W. F., Jr. (2014). Pheochromocytoma and paraganglioma: an Endocrine Society clinical practice guideline. *Journal of Clinical Endocrinology and Metabolism*, *99*, 1915–1942.

Marx, S. J. (2018). Recent topics around multiple endocrine neoplasia type 1. *Journal of Clinical Endocrinology and Metabolism*, *103*, 1296–1301.

Phay, J. E., Moley, J. F., & Lairmore, T. L. (2000). Multiple endocrine neoplasias. *Seminars in Surgical Oncology*, *18*, 324–332.

Romei, C., Pardi, E., Cetani, F., & Elisei, R. (2012). Genetic and clinical features of multiple endocrine neoplasia types 1 and 2. *Journal of Oncology*, *15*, 1–15.

Santoro, M., Carlomagno, F., Romano, A., Bottaro, D. P., Dathan, N. A., Grieco, M., . . . Kraus, M. H. (1995). Activation of RET as a dominant transforming gene by germline mutations of MEN-IIa and MEN-IIb. *Science*, *267*, 381–383.

Thakker, R. V. (2012). Multiple endocrine neoplasia type 1. *Translational Endocrinology & Metabolism*, *2*, 13–44.

Thakker, R. V., Newey, P. J., Walls, G. V., Bilezikian, J., Dralle, H., Ebeling, P. R., . . . Brandi, M. L. (2012). Clinical practice guidelines for multiple endocrine neoplasia type 1 (MEN1). *Journal of Clinical Endocrinology and Metabolism*, *97*, 2990–3011.

Thakker, R. V. (2014). Multiple endocrine neoplasia type 1 (MEN1) and type 4 (MEN4). *Molecular and Cellular Endocrinology*, *386*, 2–15.

Tham, E., Grandell, U, Lindgren, E., Toss, G., Skogseid, B., & Nordenskjöld, M. (2007). Clinical testing for mutations in the MEN-I gene in Sweden: a report of 200 unrelated cases. *Journal of Clinical Endocrinology and Metabolism*, *92*, 3389–3395.

Vinik, A. I., & Gonzales, M. R. (2011). New and emerging syndromes due to neuroendocrine tumors. *Endocrinology and Metabolism Clinics of North America*, *40*, 19–63.

Wells, S. A., Jr., Pacini, F., Robinson, B. G., & Santoro, M. (2013). Multiple endocrine neoplasia type 2 and familial medullary thyroid carcinoma: an update. *Journal of Clinical Endocrinology and Metabolism*, *98*, 3149–3164.

Wells, S. A., Jr., Asa, S. L., Dralle, H., Elisei, R., Evans, D. B., Gagel, R. F., . . . Waguespack, S. G. (2015). Revised American Thyroid Association Guidelines for the Management of Medullary Thyroid Carcinoma. *Thyroid*, *25*, 567–610.

胰腺神经内分泌肿瘤

Michael T.McDermott

摘要

　　胰腺神经内分泌肿瘤(pancreatic neuroendocrine tumor,PNET)是发生在胰腺中的肿瘤,最常见于胰岛。大多数(50%~75%)PNET 是无功能的(无或在临床上没有显著的激素分泌)。有功能的 PNET 通常以它们分泌的激素来命名。这些包括胰岛素瘤、胃泌素瘤、胰高血糖素瘤、生长抑素瘤和血管活性肠肽瘤(vasoactive intestinal polypeptide tumors,VIPomas)。胰岛素瘤通常是良性的(80%~90%),其他胰腺内分泌肿瘤通常表现为恶性和转移性(50%~80%)。PNET 通常是散发性肿瘤,但也可以是遗传性内分泌肿瘤综合征的一部分,如 1 型多发性内分泌肿瘤(MEN-1)、von Hippel-Lindau(VHL)综合征和 1 型神经纤维瘤病(neurofibromatosis type 1,NF-1)。

关键词

　　胰腺神经内分泌肿瘤,PNET,胰岛素瘤,胃泌素瘤,胰高血糖素瘤,生长抑素瘤,血管活性肠肽瘤,1 型多发性内分泌肿瘤,von Hippel-Lindau 综合征,神经纤维瘤病

1. 什么是胰腺神经内分泌肿瘤?

　　胰腺神经内分泌肿瘤(pancreatic neuroendocrine tumors,PNET)是胰腺的神经内分泌肿瘤,最常见于胰岛。大多数 PNET(50%~75%)是无功能的,也就是说,它们要么不产生任何激素,要么不产生导致临床综合征的激素。有功能的 PNET 通常以它们分泌的激素来命名,包括胰岛素瘤、胃泌素瘤、胰高血糖素瘤、生长抑素瘤和血管活性肠肽瘤(VIPomas)。PNET 偶尔也会分泌促肾上腺皮质激素(adrenocorticotropic hormone,ACTH)、促肾上腺皮质激素释放因子(corticotropin-releasing factor,CRF)和生长激素释放因子(growth hormone-releasing factor,GRF)(图 61.1)。

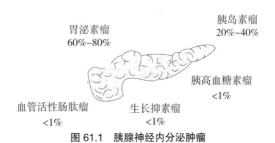

图 61.1　胰腺神经内分泌肿瘤

2. 胰腺神经内分泌肿瘤通常是良性还是恶性的？

胰岛素瘤通常是良性的（80%~90%），其他胰腺内分泌肿瘤通常表现为恶性和转移性（50%~80%）。

3. 胰腺神经内分泌肿瘤是否与其他内分泌疾病有关？

PNET 通常是散发性肿瘤，但也可以是遗传性内分泌肿瘤综合征的一部分，如多发性内分泌肿瘤 1 型（MEN 1）、von Hippel-Lindau（VHL）综合征和神经纤维瘤病 1 型（NF-1）。PNET 发生在 80%~100% 的 MEN 1 患者、20% 的 VHL 患者、10% 的 NF-1 患者中。也有 1% 的结节性硬化症患者发生 PNET。

4. 什么是胰岛素瘤？

胰岛素瘤是胰腺内能产生胰岛素的肿瘤。它是一组由于 β 细胞紊乱引起的高胰岛素血症的疾病，包括单发性和多发性胰岛素瘤、胰岛细胞增生和胰岛母细胞增殖症（β 细胞沿胰腺导管增殖）。

5. Whipple 三联征是什么？

- 低血糖
- 低血糖发作时伴随的症状
- 纠正低血糖后症状缓解

6. 血糖水平多少表明低血糖？

血糖水平 <55mg/dL 通常表明存在低血糖，但关于低血糖的最佳标准仍存在争议。

7. 低血糖症状有哪些？

低血糖症状根据进食类型和时间进行分类。神经糖原减少症状（意识模糊，言语不清、视力模糊、癫痫、昏迷）是由于葡萄糖向大脑输送不足引起的。肾上腺素能症状（震颤、出汗、心悸、恶心）是由于儿茶酚胺释放引起的。进食后 4~5 个小时内出现的症状被视为"餐后"；进食后 5 小时以上出现的症状被视为"空腹"。神经糖原减少症状是胰岛素瘤的特征，也可能出现肾上腺素能症状。胰岛素瘤最常见的原因是空腹低血糖（73%），但空腹和餐后低血糖（21%）和纯餐后低血糖（6%）均可见。

8. 应该做哪些评估来检测胰岛素瘤？

低血糖发作期间获得血样非常有帮助，但更多情况下，需要诱发低血糖发作。最常见的方法是长时间禁食（监督下禁食 72 小时或门诊患者禁食 12~18 小时后筛查）。此过程中，患者仅允许喝无热量、无咖啡因的饮料。每 6 小时抽血一次，直到

葡萄糖 <60mg/dL,然后每 1~2 小时抽血一次。测量葡萄糖、胰岛素、C 肽、胰岛素原和 β- 羟基丁酸水平;立即对所有血样测量葡萄糖,葡萄糖 <55mg/dL 时进行其他项目测定。取一个血样测定胰岛素抗体,对血清或尿标本行磺酰脲类药物和甲氨蝶呤浓度测定。当患者有典型症状,血糖水平 <55mg/dL(如果有过 Whipple 三联征)或 <45mg/dL(如果之前无 Whipple 三联征)时或达到 72 小时结束试验。试验结束时,静脉内注射 1mg 胰高血糖素,10、20 和 30 分钟后测量葡萄糖。

9. 胰岛素瘤的诊断标准是什么?

必须证实低血糖症与内源性高胰岛素血症才能诊断出胰岛素瘤。诊断标准如表 61.1 所示。

表 61.1　胰岛素瘤的诊断标准:低血糖与内源性高胰岛素血症的证据

检测	临界值	敏感性	特异性 [a]
葡萄糖	<55mg/dL		
胰岛素	≥3μU/mL	93%	95%
C 肽	≥0.6ng/mL	100%	60%
胰岛素原	≥5pmol/L	100%	68%
β- 羟丁酸	≤2.7mmol/L	100%	100%
胰高糖素注射后血糖升高	≥25mg/dL	91%	95%
胰岛素抗体	–		
磺酰脲类药物检测	–		
甲氨蝶呤检测	–		

[a] 与禁食 72 小时内血糖 <60mg/dL 的正常对照组相比。

10. 胰岛素瘤如何定位?

通常,首先采用计算机断层扫描(CT)或磁共振成像(MRI)对胰腺进行断层成像;这些技术的敏感性从 15% 到 90% 不等。胰腺超声内镜检查具有更高的敏感性(56%~93%),且可以检测到 2~3mm 大小的肿瘤。通过胰腺动脉内钙输注前后测定右肝静脉内胰岛素的变化可获得相似或更好的结果,但其为有创检查。术中超声检查非常准确,可用于发现术前无法定位的小肿瘤。横截面成像在发现转移性病灶方面也能提供最佳结果,因为恶性胰岛素瘤通常会转移到肝脏和局部淋巴结。

11. 胰岛素瘤的治疗方法是什么?

手术是治疗的首选。如果不希望进行手术或无法进行手术时,可以通过饮食管理(每天多餐)和药物治疗来缓解症状,可使用二氮嗪、生长抑素类似物(奥曲肽、兰瑞肽和帕瑞肽)或钙通道阻滞剂抑制胰岛素分泌。恶性胰岛素瘤可对细胞毒性药物化疗(链霉素、阿霉素或 5- 氟尿嘧啶)有部分反应。其他药物可能包括依维莫司、mTOR 抑制剂、舒尼替尼和其他血管内皮生长因子受体（VEGF-R）抑制剂，以及采用放射性标记的生长抑素类似物（如 177-Lu DOTATATE、90-Y 依托泊肽或 90-Y DOTA tyr3- 奥曲肽）。

12. 胃泌素瘤的临床表现是什么？

胃泌素瘤分泌过多的胃泌素，刺激胃酸大量分泌。患者出现严重的消化性溃疡，常伴有分泌性腹泻。这种疾病也称为卓 - 艾综合征。

13. 胃泌素瘤总是起源于胰岛细胞吗？

胃泌素瘤可能来自胰岛（25%），但更常见于十二指肠（70%）。

14. 如何诊断胃泌素瘤？

胃泌素瘤的诊断是通过空腹血清胃泌素水平 >1 000pg/mL 及高胃酸度（pH≤4.0）来诊断的。对于中度升高的血清胃泌素水平（110~1 000pg/mL），应进行胰泌素试验。静脉内注射胰泌素后 15 分钟，胃泌素升高≥200pg/mL 也可诊断该病。患者应在胃泌素瘤检查之前停用质子泵抑制剂治疗 1 周。

15. 定位胃泌素瘤的最佳方法是什么？

胃泌素瘤的定位可通过多种技术进行，包括 CT、MRI、超声内镜、基于生长抑素受体的功能成像（68-Ga DOTATATE 或 In-111 pentetreotide）、经肝门静脉取血和选择性动脉内注射胰泌素后经右肝静脉测量胃泌素水平。

16. 如何治疗胃泌素瘤？

大多数良性和一些恶性胃泌素瘤可以通过手术治愈。否则，应注意减少胃酸过量分泌和分泌性腹泻，可选择高剂量的质子泵抑制剂。生长抑素类似物（奥曲肽，兰瑞肽）也是有效的药物。大剂量组胺 2 阻滞剂可能有用，但很少单独使用。难治性患者可能需要全胃切除和迷走神经切断术以缓解症状。

17. 如何治疗恶性胃泌素瘤？

胃泌素瘤通常是恶性的，因此，抗肿瘤治疗往往是必要的。由于肝转移很常见，因此可以考虑采用肝定向疗法，如部分切除、肝动脉栓塞和肝移植。链霉素 - 阿霉素联合治疗是恶性胰腺内分泌肿瘤最常用的细胞毒性药物化疗方案。取得成功的其他潜在方法包括依维莫司、mTOR 抑制剂、舒尼替尼和其他 VEGF-R 抑制剂，以及使用放射性标记的生长抑素类似物（如 177-Lu DOTATATE、90-Y 依多肽或 90-Y DOTA tyr3- 奥曲肽）。

18. 胰高糖素瘤的特征是什么？

胰高糖素通过刺激肝脏内糖原分解和糖异生而拮抗胰岛素作用。胰高糖素瘤分泌过多的胰高糖素,导致糖尿病、体重减轻、贫血和游走性坏死性红斑,这是典型的皮疹。受累个体血栓栓塞事件的风险增加。诊断有赖于血清胰高糖素水平显著升高(>500pg/mL)。然而,一些胰高糖素瘤仅显示中度胰高糖素血症。在这些情况下,必须排除胰高糖素轻度至中度升高的其他原因,如禁食、低血糖、肾衰竭、肝衰竭、胰腺炎、败血症和创伤。类似用于胃泌素瘤的技术有助于定位。

19. 胰高糖素瘤如何治疗?

治疗选择包括针对局部疾病的手术,生长抑素类似物(奥曲肽、兰瑞肽)以减少胰高糖素的分泌,肝导向疗法,化疗,以及类似于胃泌素瘤的肽受体放射性标志物。还应考虑进行长期抗凝治疗以减少血栓栓塞事件的风险。最后,锌补充剂和间歇性氨基酸输注可以减少皮疹(游走性坏死性红斑)并改善患者生活质量。

20. 生长抑素瘤的特征是什么?

生长抑素对全身多系统有影响,可抑制胰岛素和胰酶的分泌,抑制胃酸的产生和胆囊收缩。生长抑素瘤分泌过量的生长抑素,可导致糖尿病、体重减轻、脂肪泻、胃酸过少和胆石症。根据血清生长抑素水平显著升高进行诊断。

21. 生长抑素瘤的治疗方法是什么?

手术是治疗的首选。当无法进行手术时,应考虑与上述胃泌素瘤相同的治疗方案。但是,应避免使用生长抑素类似物(奥曲肽、兰瑞肽)。

22. 血管活性肠肽瘤的特征是什么?

血管活性肠肽瘤可引起水样腹泻、低钾血症和胃酸缺乏症(WDHA)综合征。根据血清 VIP 水平显著升高进行诊断。也被称为 Verner-Morrison 综合征或胰腺霍乱。

23. VIPomas 如何治疗?

手术是治疗的首选。生长抑素类似物可有效减少大多数患者的腹泻。放射疗法和化学疗法也可以有效减少腹泻和肿瘤的大小。

24. 简要讨论其他类型的胰腺神经内分泌肿瘤。

其他类型的胰腺神经内分泌肿瘤很少见。分泌 ACTH 和 CRF 的肿瘤导致库欣综合征,分泌 GRF 的肿瘤引起肢端肥大症。定位步骤和治疗与先前针对其他胰腺神经内分泌肿瘤所述的类似。

关键点:胰腺内分泌肿瘤

　　1. 胰岛素瘤最常引起空腹低血糖症状,并伴有神经系统症状,但有时主要引起餐后症状。

2. 在症状发作或禁食期间,通过测量血清葡萄糖、胰岛素、C 肽、胰岛素原、β- 羟基丁酸水平和磺酰脲类药物筛选检测可疑的胰岛素瘤。

3. 如有可能,可通过手术切除或多次频繁进食或药物(如二氮嗪、生长抑素类似物或钙通道阻滞剂)治疗胰岛素瘤。

4. 胃泌素瘤(卓 - 艾综合征)会引起严重消化性溃疡,有时伴分泌性腹泻。

5. 胃酸过多的患者静脉注射胃泌素后,血清胃泌素显著升高,可诊断胃泌素瘤。

6. 如果可能,通过手术切除来治疗胃泌素瘤,必要时可通过大剂量质子泵抑制剂、生长抑素类似物或胃切除术来减少胃酸的产生。

(孙旭　译　卢琳　校)

参考文献

Auernhammer, C. J., Spitzweg, C., Angele, M. K., Boeck, S., Grossman, A., Nölting, S., . . . Bartenstein, P. (2018). Advanced neuroendocrine tumours of the small intestine and pancreas: clinical developments, controversies, and future strategies. *Lancet Diabetes & Endocrinology*, 6, 404–415.

Bainbridge, H. E., Larbi, E., & Middleton, G. (2015). Symptomatic control of neuroendocrine tumours with everolimus. *Hormones & Cancer*, 6, 254–259.

Bousquet, C., Lasfargues, C., Chalabi, M., Billah, S. M., Susini, C., Vezzosi, D., . . . Pyronnet, S. (2012). Clinical review: current scientific rationale for the use of somatostatin analogs and mTOR inhibitors in neuroendocrine tumor therapy. *Journal of Clinical Endocrinology and Metabolism*, 97, 727–737.

Caplin, M. E., Pavel, M., ćwikła, J. B., Phan, A. T., Raderer, M., Sedláčková, E., . . . Ruszniewski, P. (2014). Lanreotide in metastatic enteropancreatic neuroendocrine tumors. *New England Journal of Medicine*, 371, 224–233.

Cho, J. H., Ryu, J. K., Song, S. Y., Hwang, J. H., Lee, D. K., Woo, S. M., . . . Lee, W. J. (2016). Prognostic validity of the American Joint Committee on Cancer and the European Neuroendocrine Tumors Staging Classifications for Pancreatic Neuroendocrine Tumors: a retrospective nationwide multicenter study in South Korea. *Pancreas*, 45, 941–946.

Cryer, P. E., Axelrod, L., Grossman, A. B., Heller, S. R., Montori, V. M., Seaquist, E. R., & Service, F. J. (2009). Evaluation and management of adult hypoglycemic disorders: an Endocrine Society Clinical Practice Guideline. *Journal of Clinical Endocrinology and Metabolism*, 94, 709–728.

Dasari, A., Shen, C., Halperin, D., Zhao, B., Zhou, S., Xu, Y., . . . Yao, J. C. (2017). Trends in the incidence, prevalence, and survival outcomes in patients with neuroendocrine tumors in the United States. *JAMA Oncology*, 3, 1335–1342.

Deppen, S. A., Liu, E., Blume, J. D., Clanton, J., Shi, C., Jones-Jackson, L. B., . . . Walker, R. C. (2016). Safety and efficacy of 68Ga-DOTATATE PET/CT for diagnosis, staging, and treatment management of neuroendocrine tumors. *Journal of Nuclear Medicine*, 57, 708–714.

Garske-Román, U., Sandström, M., Fröss Baron, K., Lundin, L., Hellman, P., Welin, S., . . . Granberg, D. (2018). Prospective observational study of ^{177}Lu DOTA-octreotate therapy in 200 patients with advanced metastasized neuroendocrine tumours (NETs): feasibility and impact of a dosimetry-guided study protocol on outcome and toxicity. *European Journal of Nuclear Medicine and Molecular Imaging*, 45, 970–988.

Guettier, J. M., Kam, A., Chang, R., Skarulis, M. C., Cochran, C., Alexander, H. R., . . . Gorden, P. (2009). Localization of insulinomas to regions of the pancreas by intraarterial calcium stimulation: the NIH Experience. *Journal of Clinical Endocrinology and Metabolism*, 94, 1074–1080.

Hicks, R. J., Kwekkeboom, D. J., Krenning, E., Bodei, L., Grozinsky-Glasberg, S., Arnold, R., . . . Ramage, J. (2017). ENETS Consensus guidelines for the standards of care in neuroendocrine neoplasia: peptide receptor radionuclide therapy with radiolabeled somatostatin analogues. *Neuroendocrinology*, 105(3), 295–309.

James, P. D., Tsolakis, A. V., Zhang, M., Belletrutti, P. J., Mohamed, R., Roberts, D. J., & Heitman, S. J. (2015). Incremental benefit of preoperative EUS for the detection of pancreatic neuroendocrine tumors: a meta-analysis. *Gastrointestinal Endoscopy*, 81, 848–856.e1.

Kaltsas, G., Caplin, M., Davies, P., Ferone, D., Garcia-Carbonero, R., Grozinsky-Glasberg, S., . . . de Herder, W. W. (2017). ENETS Consensus guidelines for the standards of care in neuroendocrine tumors: pre- and perioperative therapy in patients with neuroendocrine tumors. *Neuroendocrinology*, 105(3), 245–254.

Kasumova, G. G., Tabatabaie, O., Eskander, M. F., Tadikonda, A., Ng, S. C., & Tseng, J. F. (2017). National rise of primary pancreatic carcinoid tumors: comparison to functional and nonfunctional pancreatic neuroendocrine tumors. *Journal of the American College of Surgeons*, 224, 1057–1064.

Kiesewetter, B., & Raderer, M. (2013). Ondansetron for diarrhea associated with neuroendocrine tumors. *New England Journal of Medicine*, 368, 1947–1948.

Knigge, U., Capdevila, J., Bartsch, D. K., Baudin, E., Falkerby, J., Kianmanesh, R., . . . Vullierme, M. P. (2017). ENETS consensus recommendations for the standards of care in neuroendocrine neoplasms: follow-up and documentation. *Neuroendocrinology*, 105(3), 310–319.

Krejs, G. J., Orci, L., Conlon, M., Ravazzola, M., Davis, G. R., Raskin, P., . . . Unger, R. H. (1979). Somatostatinoma syndrome: biochemical, morphologic and clinical features. *New England Journal of Medicine*, 301, 283–292.

Leichter, S. B. (1980). Clinical and metabolic aspects of glucagonoma. *Medicine*, 59, 100–113.

Leoncini, E., Carioli, G., La Vecchia, C., Boccia, S., & Rindi, G. (2016). Risk factors for neuroendocrine neoplasms: a systematic review and meta-analysis. *Annals of Oncology*, 27, 68–81.

Luo, G., Javed, A., Strosberg, J. R., Jin, K., Zhang, Y., Liu, C., . . . Yu, X. (2017). Modified staging classification for pancreatic neuroendocrine tumors on the basis of the American Joint Committee on Cancer and European Neuroendocrine Tumor Society Systems. *Journal of Clinical Oncology, 35*, 274–280.

Oberg, K., Couvelard, A., Delle Fave, G., Gross, D., Grossman, A., Jensen, R. T., . . . Ferone, D. (2017). ENETS consensus guidelines for standard of care in neuroendocrine tumours: biochemical markers. *Neuroendocrinology, 105*(3), 201–211.

Partelli, S., Bartsch, D. K., Capdevila, J., Chen, J., Knigge, U., Niederle, B., . . . Falconi, M. (2017). ENETS consensus guidelines for standard of care in neuroendocrine tumours: surgery for small intestinal and pancreatic neuroendocrine tumours. *Neuroendocrinology, 105*(3), 255–265.

Placzkowski, K. A., Vella, A., Thompson, G. B., Grant, C. S., Reading, C. C., Charboneau, J. W., . . . Service, F. J. (2009). Secular trends in the presentation and management of functioning insulinoma at the Mayo Clinic, 1987–2007. *Journal of Clinical Endocrinology and Metabolism, 94*, 1069–1073.

Sadowski, S. M., Neychev, V., Millo, C., Shih, J., Nilubol, N., Herscovitch, P., . . . Kebebew, E. (2016). Prospective study of ^{68}Ga-DOTATATE positron emission tomography/computed tomography for detecting gastro-entero-pancreatic neuroendocrine tumors and unknown primary sites. *Journal of Clinical Oncology, 34*, 588–596.

Sbardella, E., & Grossman, A. (2016). New developments in the treatment of neuroendocrine tumours – RADIANT-4, NETTER-1 and telotristat etiprate. *European Endocrinology, 12*, 44–46.

Sundin, A., Arnold, R., Baudin, E., Cwikla, J. B., Eriksson, B., Fanti, S., . . . Vullierme, M. P. (2017). ENETS consensus guidelines for the standards of care in neuroendocrine tumors: radiological, nuclear medicine & hybrid imaging. *Neuroendocrinology, 105*(3), 212–244.

van Schaik, E., van Vliet, E. I., Feelders, R. A., Krenning, E. P., Khan, S., Kamp, K., . . . de Herder, W. W. (2011). Improved control of severe hypoglycemia in patients with malignant insulinomas by peptide receptor radionuclide therapy. *Journal of Clinical Endocrinology and Metabolism, 96*, 3381–3389.

Wermers, R. A., Fatourechi, V., Wynne, A. G., Kvols, L. K., & Lloyd, R. V. (1996). The glucagonoma syndrome. Clinical and pathologic features in 21 patients. *Medicine, 75*, 53–63.

Yao, J. C., Shah, M. H., Ito, T., Bohas, C. L., Wolin, E. M., Van Cutsem, E., . . . Öberg, K. (2011). Everolimus for advanced pancreatic neuroendocrine tumors. *New England Journal of Medicine, 364*, 514–523.

Zhang, J., Wang, H., Jacobson, O., Cheng, Y., Niu, G., Li, F., . . . Chen, X. (2018). Safety, pharmacokinetics, and dosimetry of a long-acting radiolabeled somatostatin analog ^{177}Lu-DOTA-EB-TATE in patients with advanced metastatic neuroendocrine tumors. *Journal of Nuclear Medicine, 59*, 1699–1705.

第 62 章

类癌综合征

Michael T.McDermott

摘要

类癌综合征是由转移性神经内分泌肿瘤(neuroendocrine tumor,NET)引起的,这种肿瘤产生体液介质,导致潮红、腹泻、支气管痉挛和心内膜、心脏瓣膜、胸膜、腹膜和腹膜后间隙的纤维化。广泛的肝转移损害了原发性肿瘤分泌的介质的代谢清除,或通过肝静脉将介质直接分泌到体循环中,这种情况在大多数患者中都存在。诊断是通过证明尿中 5- 羟基吲哚乙酸(5-hydroxyindoleacetic acid,5-HIAA)排泄明显增加而确定的;轻度的 5-HIAA 升高通常是由多种药物引起的假阳性。大多数肿瘤可以通过横断面成像(CT 或 MRI)来识别;基于生长抑素受体的功能成像对 CT或 MRI 无法定位的肿瘤可能有帮助。类癌综合征最好在可能的情况下通过手术切除原发肿瘤;否则,通常需要使用减少体液介质分泌或拮抗其作用的药物进行慢性姑息治疗。当类癌综合征患者接受涉及类癌肿瘤的手术,或者接受肾上腺素能或交感神经药物或单胺氧化酶(monoamine oxidase,MAO)抑制剂治疗时,可能会发生类癌危象。类癌危象最好是静脉注射奥曲肽和氢化可的松,避免使用肾上腺素能和交感神经的药物来治疗低血压。

关键词

类癌综合征,神经内分泌肿瘤,5- 羟基吲哚乙酸(5-HIAA),68-Ga DOTATE,生长抑素类似物,端粒酶,类癌危象

1. 什么是类癌,它们是如何分类的?

类癌是起源于肠嗜铬细胞的肿瘤。今天,这些肿瘤的一个更常见的术语是神经内分泌肿瘤(NET)。根据起源部位分为前肠类癌(支气管、胃、十二指肠、胆管、胰腺)、中肠类癌(空肠、回肠、阑尾、盲肠、升结肠)或后肠类癌(横结肠、降结肠、直肠)。肺的神经内分泌肿瘤仍然通常被称为类癌,但当它们发生在其他地方时,最好使用世界卫生组织(WHO)建议的术语 NET。较少见的是,NET 可以在卵巢、睾丸、前列腺、肾脏、乳腺、胸腺或皮肤中发生。大约 55% 的 NET 发生在胃肠道(GI),30% 发生在支气管肺系统。恶性 NET 被称为神经内分泌癌。

2. 类癌综合征的定义。

类癌综合征是指当 NET 分泌大量各种体液物质到体循环中出现的一组症状。最常见的特征是皮肤潮红(85%~90%),分泌性腹泻(75%~80%),支气管痉挛

（10%~20%），以及累及心内膜和右心瓣膜的纤维性增生（33%），有时还有胸膜、腹膜或腹膜后纤维化。类癌综合征不会引起高血压，但可能会引起低血压，特别是在长时间的潮红间期。类癌综合征最常见的原因是合并肝转移的中肠 NET（空肠、回肠、阑尾、盲肠、升结肠）。类癌综合征很少与前肠和后肠 NET 有关。

3. 描述类癌综合征中出现的潮红现象。

典型的类癌潮红发生在中肠 NET 中，其特征是面部、颈部和胸部突然出现与皮肤灼热相关的由红到紫的潮红，持续时间从 30 秒到 30 分钟不等。更严重或更长时间的潮红可能与低血压和心动过速有关。毛细血管扩张症最终发生在颧区、鼻子和上唇，这是皮肤血管系统长时间扩张的结果。胃 NET 的潮红更常见的是斑片状、匐形的、鲜红的伴强烈瘙痒。肺 NET 的潮红可以长期（几小时到几天），而且更严重，可能与低血压、心动过速、焦虑、定向障碍、眼眶周围水肿、流泪、流口水、呼吸困难、喘息和腹泻有关。

4. 类癌综合征的生化介质是什么？

类癌综合征是由 NET 分泌的体液介质到达体循环所致。类癌综合征通常不会发生在中肠的 NET，除非有广泛的肝转移，损害了肝脏对介质的新陈代谢，或者介质通过肝静脉直接分泌到循环中。肠外类癌可能导致无肝转移的类癌综合征，因为这些肿瘤的介质不会分泌到门静脉。5-羟色胺、组胺、激肽释放酶、缓激肽、速激肽和前列腺素被认为是最重要的体液介质（图 62.1）。组胺是潮红的主要介质；激肽释放酶、缓激肽和速激肽在某些情况下可能起作用。5-羟色胺是腹泻和心脏、浆膜组织（胸膜、腹膜）和腹膜后间隙中纤维组织形成的主要介质；激肽和前列腺素也可能导致分泌性腹泻。5-羟色胺的形成和代谢如图 62.2 所示。

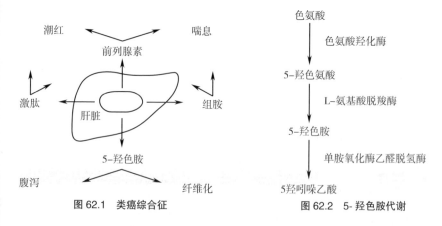

图 62.1　类癌综合征　　　　　图 62.2　5-羟色胺代谢

5. 为什么烟酸缺乏和糙皮病常伴有类癌综合征？

烟酸缺乏发生在类癌综合征中，因为大量的色氨酸从烟酸合成转化为产生

5- 羟色胺（见图 62.2）。这会导致糙皮病的典型表现——舌炎、口角炎、粗糙的鳞屑皮肤、精神错乱和低蛋白血症。

6. 类癌是否会引起其他体液综合征？

类癌还可能分泌促肾上腺皮质激素释放因子（CRF）或促肾上腺皮质激素（ACTH）导致库欣综合征，或分泌生长激素释放因子（GRF）导致肢端肥大症。这些综合征主要见于支气管和胰腺类癌。

关键点：类癌综合征

- 类癌综合征是由转移性神经内分泌肿瘤（NET）引起的，它产生多种体液介质，导致潮红、腹泻、支气管痉挛和心内膜、心脏瓣膜、胸膜、腹膜和腹膜后间隙的纤维化。
- 大多数类癌综合征患者都有广泛的肝转移，这些转移损害了原发肿瘤分泌的介质的代谢清除，或者通过肝静脉将介质直接分泌到体循环中。
- 类癌综合征通常是通过 5- 羟基吲哚乙酸（5-HIAA）尿液排泄显著增加来诊断的。计算机断层扫描（CT）或磁共振成像（MRI）的横断面成像是定位引起类癌综合征的肿瘤的最佳方法，对于 CT 或 MRI 无法定位的肿瘤，辅以基于生长抑素受体的功能成像是最好的方法。
- 类癌综合征的治疗是在可能的情况下手术切除原发肿瘤，或者通过服用减少体液介质分泌或拮抗其作用的药物来缓解症状。
- 当类癌综合征或分泌性类癌患者接受类癌肿瘤的手术或其他操作，或接受肾上腺素或交感神经药物或单胺氧化酶抑制剂（MAOI）治疗时，可能会引发类癌危象。
- 类癌危象最好静脉注射奥曲肽和氢化可的松，但应避免使用肾上腺素能和拟交感神经的药物来治疗低血压。

---

7. 类癌综合征通常是如何诊断的？

由中肠神经内分泌肿瘤（空肠、回肠、阑尾、盲肠、升结肠）引起的类癌综合征是通过 24 小时尿 5-HIAA 排泄量显著升高来诊断的；5-HIAA 是 5- 羟色胺的分解产物（见图 62.2）。正常尿 5-HIAA 排泄量 <8mg/24 小时。5-HIAA 轻度至中度升高的其他原因如表 62.1 所示；在这些情况下，5-HIAA 的排泄量通常小于 30mg/24 小时。类癌综合征最常与尿 5-HIAA 排泄量 >100mg/24 小时有关，尽管在一些患者中可能只有轻度升高或正常值。在采集 24 小时尿样前 3 天和当天，患者应避免食用富含色氨酸和 / 或 5- 羟色胺的食物，以及可能产生假阳性或假阴性 5-HIAA 结果的药物（见表 62.1）。

表 62.1　除类癌综合征外，5- 羟基吲哚乙酸（5-HIAA）排泄异常的原因

疾病——吸收障碍
食物（富含色氨酸）——香蕉、菠萝、猕猴桃、李子、鳄梨、茄子、山核桃、核桃
增加 5-HIAA 的药物——对乙酰氨基酚、麻黄碱、愈创甘油醚、甲苯醚、甲氨基甲酚、非那西丁、咖啡因、尼古丁、甲基苯丙胺、苯巴比妥、乙酰苯胺、利血平、酚妥拉明、苯美拉嗪、香豆酸、马法兰、氟尿嘧啶的药物

8. 如果尿 5-HIAA 正常,如何诊断类癌综合征?

前肠类癌通常缺少 L- 氨基酸脱羧酶,因此不会将 5- 羟色氨酸转化为 5- 羟色胺;因此,5- 羟色胺和 5-HIAA 值通常是正常的(见图 62.2)。目前还没有检测 5- 羟色氨酸的方法。全血 5- 羟色胺、富含血小板的血浆 5- 羟色胺和尿 5- 羟色胺的分析方法是可用的,但它们的性能特征尚未确定。因此,不建议将其作为常规筛查工具;尽管如此,这些测量在特定的患者中可能有用。同样,血浆 5-HIAA 检测已经被开发出来,但它在诊断类癌综合征方面的有效性还没有得到很好的评价,而且这项检测本身也没有得到广泛的应用。嗜铬粒蛋白 A、B 和 C 由多种类型的神经内分泌肿瘤分泌。嗜铬粒蛋白 A 通常在类癌综合征中显著升高,但还有许多其他情况和药物(特别是质子泵抑制剂)可升高血清嗜铬粒蛋白 A 水平。因为升高是非特异性的,所以不推荐将血清嗜铬粒蛋白 A 作为类癌综合征的常规筛查试验。直接进行腹部、骨盆和胸部的影像学检查通常是最佳选择。

9. 定位类癌综合征的来源最好的方法是什么?

对可疑肿瘤部位(通常从腹部和骨盆开始)进行多时相对比增强 CT 扫描的横断面成像是最好的初始影像研究。一些权威机构更倾向于 MRI,因为它能更好地检测肝转移。当横断面成像不能检测到肿瘤时,用 68-Ga DOTATE 或 In-111 pentetraotide(奥曲肽显像)进行基于生长抑素的功能成像特别有用。如果可行的话,68-Ga DOTATE 因为优越的性能,是首选的功能成像剂。

10. 类癌综合征的治疗方法是什么?

如果类癌综合征是由未转移的类癌引起,手术是可以治愈的。然而,大约 90% 的类癌综合征患者在诊断时有广泛的转移。因此,治疗的目标通常是缓解症状和延长生存时间。

11. 类癌综合征的症状是如何控制的?

类癌综合征患者最麻烦的症状是剧烈的潮红和分泌性腹泻。长效生长抑素类似物(奥曲肽、兰瑞肽)是控制这些类癌症状最有效的药物,因为大约 80% 的 NET 表达生长抑素受体。推荐的起始量是每 4 周一次肌内注射奥曲肽 LAR 20~30mg(最终剂量每 4 周增加至 60mg)或每 4 周一次兰瑞肽 60~120mg。短效奥曲肽用于治疗间歇性发作性症状的剂量是 100~500μg,根据需要每 8 小时一次。以生长抑素受体为基础的功能显像阳性(见上文)能预测对这些生长抑素类似物的良好反应,但在开始使用这些药物之前进行阳性成像的必要性尚未确定。除了症状控制,有证据表明生长抑素类似物可能具有直接抑制肿瘤生长的作用。

12. 当生长抑素类似物不能充分控制类癌症状时,哪些药物可能有效?

Telotristat 是一种口服色氨酸羟化酶抑制剂,色氨酸羟化酶是 5- 羟色胺合成的限速步骤。Telotristat 与生长抑素类似物联合使用已被证明能显著减少 5-HIAA 的排泄和腹泻。这种药物也可以有效地预防或减少类癌性心脏病的进展。如果症状控制不充分,可以添加其他止潮和止泻策略。表 62.2 列出了缓解顽固性症状的各种药物选择。

表 62.2　缓解类癌综合征相关症状的药物	
控制类癌潮红的药物	
奥曲肽	50~150μg 每日 2~3 次,皮下注射
长效奥曲肽	20~30mg 每月,臀部肌内注射
兰瑞肽	60~120mg 每月,皮下注射
酚妥拉明	25~50mg 每日 1~3 次
酚苄明	每日 30mg
赛庚啶	2~4mg 每日 3~4 次
美西麦角	2mg 每日 3 次
丙氯拉嗪	5~10mg 每 4~6 小时 1 次
氯丙嗪	10~25mg 每 4~6 小时 1 次
可乐定	0.1~0.2mg 每日 2 次
甲基多巴	250mg 每日 3 次
西咪替丁,加:	
- 苯海拉明	300mg 每日 3 次
- 糖皮质激素	50mg 每日 4 次
控制类癌腹泻的药物	
标准止泻措施,外加:	
奥曲肽	50~150μg 每日 2~3 次皮下注射
长效奥曲肽	20~30mg 每月臀部肌内注射
兰瑞肽	60~120mg 每月皮下注射
Telotristat	250~500mg 每日 3 次
可乐定	0.1~0.2mg 每日 2 次
赛庚啶	2~4mg 每日 3~4 次
美西麦角	2mg 每日 3 次
昂丹司琼	8mg 每日 3 次

13. 化疗方案对类癌的治疗有效吗?

细胞毒性化疗在类癌综合征患者中取得了令人失望的结果。依托泊苷 - 顺铂联合治疗是治疗低分化类癌最常用的方案。哺乳动物西罗莫司靶点(mammalian target of rapamycin,mTOR)拮抗剂依维莫司,以及血管内皮生长因子受体(VEGF-R)拮抗剂,如 vatalanib、sunitinib、sorafenib 和 bevazuzimab 也在研究中。其他疗效有限的药物包括链脲佐菌素、5- 氟尿嘧啶、洛莫司汀、阿霉素和达卡巴嗪。

14. 对于类癌综合征患者的缓解或延长生存期,还有什么其他有效的治疗方法?

肝切除是局灶性肝转移患者的一种选择。其他方法包括肝动脉栓塞、化疗栓塞、90-Y 微球放射性栓塞和肽受体放射性配体治疗。

15. 什么是肽受体介导的放射性核素治疗?

肽受体介导的放射性核素治疗利用 NET 上存在生长抑素受体,将放射性药物直接输送到这些肿瘤。以生长抑素受体为基础的功能成像(68-Ga DOTATE 或 In-111 Pentetraotide)上显示出显著的示踪剂摄取的 NET,随后可以用以下几种标记类似物中的一种进行治疗,例如 177-Lu DOTATE、90-Y edotreotide 或 90-Y DOTA tyr3-octreotide。据报道,在症状控制方面,临床试验取得了令人振奋的结果。

16. 什么是类癌危象?

类癌危象是一种危及生命的低血压、潮红和支气管痉挛发作,通常由肿瘤处理或麻醉引起的,较少由化疗、肝动脉栓塞或放射性核素治疗引发。在有潜在类癌风险的患者中,肾上腺素能药物[如肾上腺素、拟交感神经胺或单胺氧化酶抑制剂(MAOI)]也可激发类癌危象。

17. 如何预防类癌危象?

类癌综合征患者在手术或肝动脉栓塞治疗肿瘤或转移瘤时,应在手术前 30~60 分钟皮下或静脉注射奥曲肽(300~500μg)。在手术或手术过程中可能需要重复给药以预防低血压。尽管采取了这些措施,类癌危象仍然可能发生。应特别告知麻醉师患者患有类癌综合征。类癌综合征患者应避免使用肾上腺素、拟交感神经胺和 MAOI。

18. 哪些患者应该接受预防措施以防止类癌危象?

所有有症状的类癌综合征患者,即使通过上述措施很好地控制了症状,也应在可能导致类癌危象的手术或程序前接受奥曲肽预防。转移性 NET 患者即使没有类癌综合征症状,也应该测量 24 小时尿 5-HIAA 的排泄量;如上所述,对于尿 5-HIIA 水平升高的患者,应该使用奥曲肽预防。

19. 描述类癌危象的处理。

类癌危象的有效治疗包括静脉注射奥曲肽和糖皮质激素。如果上述措施不能使发作中止,其他选择包括甲氧异丙嗪(抗 5- 羟色胺制剂)、甲氧胺(直接的血管收缩剂)、酚妥拉明(α- 受体阻滞剂)、昂丹司琼(5- 羟色胺受体拮抗剂)和胰高糖素。在对于怀疑类癌危象的患者,避免使用肾上腺素能药和拟交感神经胺至关重要,因为这些药物会显著恶化病情。表 62.3 列出了针对这种情况的有效药物剂量方案。

表 62.3　类癌危象的处理

治疗	药物剂量
奥曲肽	50μg 静脉推注超过 1 分钟,然后 50mg 静脉推注超过 15 分钟
氢化可的松	100mg 静脉推注超过 15 分钟
左美丙嗪	2.5~5.0mg 缓慢静脉推注
甲氧明	3~5mg 缓慢静脉推注,然后静脉滴注
苯妥拉明	5mg 缓慢静脉推注
昂丹司琼	静脉推注 20mg 超过 15 分钟
胰高糖素	0.5~1.5mg 缓慢静脉推注

From Warner, R.R.P. (1997). Gut neuroendocrine tumors. In C.W. Bardin (Ed.), Current therapy in endocrinology and metabolism (6th ed., pp.606-614). St.Louis, MO: Mosby

（孙旭　译　卢琳　校）

参考文献

Auernhammer, C. J., Spitzweg, C., Angele, M. K., Boeck, S., Grossman, A., Nölting, S., . . . Bartenstein, P. (2018). Advanced neuroendocrine tumours of the small intestine and pancreas: clinical developments, controversies, and future strategies. *Lancet Diabetes & Endocrinology, 6*, 404–415.

Bainbridge, H. E., Larbi, E., & Middleton, G. (2015). Symptomatic control of neuroendocrine tumours with everolimus. *Hormones & Cancer, 6*, 254–259.

Caplin, M. E., Pavel, M., Ćwikła, J. B., Phan, A. T., Raderer, M., Sedláčková, E., . . . Ruszniewski, P. (2014). Lanreotide in metastatic enteropancreatic neuroendocrine tumors. *New England Journal of Medicine, 371*, 224–233.

Condron, M. E., Pommier, S. J., & Pommier, R. F. (2016). Continuous infusion of octreotide combined with perioperative octreotide bolus does not prevent intraoperative carcinoid crisis. *Surgery, 159*, 358–365.

Davar, J., Connolly, H. M., Caplin, M. E., Pavel, M., Zacks, J., Bhattacharyya, S., . . . Toumpanakis, C. (2017). Diagnosing and managing carcinoid heart disease in patients with neuroendocrine tumors: an expert statement. *Journal of the American College of Cardiology, 69*, 1288–1304.

Fisher, G. A., Wolin, E. M., Liyanage, N., Lowenthal, S. P., Mirakhur, B., Pommier, R. F., . . . Vinik, A. I. (2018). Lanreotide therapy in carcinoid syndrome: prospective analysis of patient-reported symptoms in patients responsive to prior octreotide therapy and patients naïve to somatostatin analogue therapy in the ELECT phase 3 study. *Endocrine Practice, 24*, 243–255.

Garske-Román, U., Sandström, M., Fröss Baron, K., Lundin, L., Hellman, P., Welin, S., . . . Granberg, D. (2018). Prospective observational study of 177Lu-DOTA-octreotate therapy in 200 patients with advanced metastasized neuroendocrine tumours (NETs): feasibility and impact of a dosimetry-guided study protocol on outcome and toxicity. *European Journal of Nuclear Medicine and Molecular Imaging, 45*, 970–988.

Hicks, R. J., Kwekkeboom, D. J., Krenning, E., Bodei, L., Grozinsky-Glasberg, S., Arnold, R., . . . Ramage, J. (2017). ENETS consensus guidelines for the standards of care in neuroendocrine neoplasia: peptide receptor radionuclide therapy with radiolabeled somatostatin analogues. *Neuroendocrinology, 105*(3), 295–309.

Kaltsas, G., Caplin, M., Davies, P., Ferone, D., Garcia-Carbonero, R., Grozinsky-Glasberg, S., . . . de Herder, W. W. (2017). ENETS consensus guidelines for the standards of care in neuroendocrine tumors: pre- and perioperative therapy in patients with neuroendocrine tumors. *Neuroendocrinology, 105*(3), 245–254.

Kiesewetter, B., & Raderer, M. (2013). Ondansetron for diarrhea associated with neuroendocrine tumors. *New England Journal of Medicine, 368*, 1947–1948.

Knigge, U., Capdevila, J., Bartsch, D. K., Baudin, E., Falkerby, J., Kianmanesh, R., . . . Vullierme, M. P. (2017). ENETS consensus recommendations for the standards of care in neuroendocrine neoplasms: follow-up and documentation. *Neuroendocrinology, 105*(3), 310–319.

Kulke, M. H., Hörsch, D., Caplin, M. E., Anthony, L. B., Bergsland, E., Öberg, K., . . . Pavel, M. (2017). Telotristat ethyl, a tryptophan hydroxylase inhibitor for the treatment of carcinoid syndrome. *Journal of Clinical Oncology, 35*, 14–23.

Oberg, K., Couvelard, A., Delle Fave, G., Gross, D., Grossman, A., Jensen, R. T., . . . Ferone, D. (2017). ENETS consensus guidelines for standard of care in neuroendocrine tumours: biochemical markers. *Neuroendocrinology, 105*(3), 201–211.

Partelli, S., Bartsch, D. K., Capdevila, J., Chen, J., Knigge, U., Niederle, B., . . . Falconi, M. (2017). ENETS consensus guidelines for standard of care in neuroendocrine tumours: surgery for small intestinal and pancreatic neuroendocrine tumours. *Neuroendocrinology, 105*(3), 255–265.

Pavel, M., Hörsch, D., Caplin, M., Ramage, J., Seufferlein, T., Valle, J., . . . Wiedenmann, B. (2015). Telotristat etiprate for carcinoid syndrome: a single-arm, multicenter trial. *Journal of Clinical Endocrinology and Metabolism, 100*, 1511–1519.

Rinke, A., Müller, H. H., Schade-Brittinger, C., Klose, K. J., Barth, P., Wied, M., . . . Arnold, R. (2009). Placebo-controlled, double-blind, prospective, randomized study on the effect of octreotide LAR in the control of tumor growth in patients with metastatic neuroendocrine midgut tumors: a report from the PROMID Study Group. *Journal of Clinical Oncology, 27*, 4656–4663.

Sbardella, E., & Grossman, A. (2016). New developments in the treatment of neuroendocrine tumours – RADIANT-4, NETTER-1 and telotristat etiprate. *European Endocrinology*, *12*, 44–46.

Strosberg, J., Weber, J., Feldman, M., Goldman, J., Almhanna, K., & Kvols, L. (2013). Above-label doses of octreotide-LAR in patients with metastatic small intestinal carcinoid tumors. *Gastrointestinal Cancer Research*, *6*, 81–85.

Strosberg, J. R., Benson, A. B., Huynh, L., Duh, M. S., Goldman, J., Sahai, V., . . . Kulke, M. H. (2014). Clinical benefits of above-standard dose of octreotide LAR in patients with neuroendocrine tumors for control of carcinoid syndrome symptoms: a multicenter retrospective chart review study. *Oncologist*, *19*, 930–936.

Sundin, A., Arnold, R., Baudin, E., Cwikla, J. B., Eriksson, B., Fanti, S., . . . Vullierme, M. P. (2017). ENETS consensus guidelines for the standards of care in neuroendocrine tumors: radiological, nuclear medicine & hybrid Imaging. *Neuroendocrinology*, *105*(3), 212–244.

Vinik, A. I., Wolin, E. M., Liyanage, N., Gomez-Panzani, E., & Fisher, G. A. (2016). Evaluation of lanreotide depot/autogel efficacy and safety as a carcinoid syndrome treatment (ELECT): a randomized, double-blind, placebo-controlled trial. *Endocrine Practice*, *22*, 1068–1080.

Zhang, J., Wang, H., Jacobson, O., Cheng, Y., Niu, G., Li, F., . . . Chen, X. (2018). Safety, pharmacokinetics, and dosimetry of a long-acting radiolabeled somatostatin analog ^{177}Lu-DOTA-EB-TATE in patients with advanced metastatic neuroendocrine tumors. *Journal of Nuclear Medicine*, *59*, 1699–1705.

第 63 章

衰老与内分泌学

Kerrie L.Moreau、Sean J.Iwamoto,and Shauna Runchey

摘要

衰老与内分泌系统的重要变化有关。大多数激素轴随着时间的推移逐渐下降,除了雌二醇,它随着女性更年期的过渡而迅速下降。男性的血清总睾酮随着年龄的增长而逐渐下降,还受到其他因素的影响,包括健康状况和生活方式行为的改变。脱氢表雄酮、生长激素、胰岛素样生长因子 -1 均随年龄增加而降低,血清促甲状腺激素及其分布随年龄增加而增加。下丘脑 - 垂体 - 肾上腺轴的活性随年龄的增长而变化,并存在性别差异。这些激素水平与年龄相关的变化与瘦体重(主要是骨骼肌质量)的减少和腹部脂肪质量的增加有关。骨量至少能维持到 40 岁(女性)和 50 岁(男性)。在女性中,由于雌二醇的下降,随着更年期的过渡,骨密度的下降会加速。总体而言,身体成分的变化导致了与年龄相关的疾病的发展,包括胰岛素抵抗、糖尿病、心血管疾病和骨质疏松症。已经进行了干预,以确定给老年人补充各种激素是否逆转或减缓了衰老的影响。体力活动和长期的热量限制是改善年龄相关影响的最好证据,然而,这需要进一步的调查,包括对此类干预的反应是否因性别而不同。

关键词

衰老,身体组分,性激素,更年期,体力活动

1. 衰老对体重有什么影响?

衰老与身体组分的变化有关,这些变化可能受到内分泌环境的影响,并可能产生重要的内分泌 / 代谢后果(表 63.1)。一般来说,体重随着年龄的增长而增加,直到 60 岁左右;此后,体重稳定下来,然后在 65 岁到 70 岁之后下降。这可能归因于无肥胖成年人存活率的提高和 / 或体重最大的患者在中年时期的"死亡"效应。然而,老年人体重的减轻,无论是有意的还是无意的,似乎都与死亡率、发病率和残疾率的增加有关。事实上,在老年人中存在一个众所周知的肥胖悖论,即较高的体重指数(BMI)与较低的总死亡率相关,而与体重稳定相比,体重减轻与较高的死亡率相关。对此的解释仍不明确,任何持久的体重减轻,事实上都是无意识的,因为故意减肥很难保持下去。在面对疾病时,减肥会提高细胞因子水平,并可能导致不成比例的体重减轻,如瘦体重(肌肉质量)。这种减肥会加剧与年龄相关的肌肉减少症(肌肉质量和力量的丧失),并导致分解代谢状态。还有一种可能是,衰老的肥胖悖论与老年人肥胖的开始时间有关,从年轻或中年开始的肥胖与不良后果有关,而

从老年开始的肥胖危险较小。在这两个潜在的异质人群中进行干预可能也会产生与健康相关的不同结果,但这些结果尚未被研究。

表 63.1　身体成分随年龄增长而变化

	变化
脂肪量	↑
瘦体重	↓
肌肉量	↓
骨量	↓

2. 随着年龄的增长,瘦体重会发生什么变化?

随着年龄的增长,瘦体重会不可避免地会减少,主要是骨骼肌。横断面研究表明,从 30 岁开始,每年损失 1%~2% 的肌肉质量,这样到 80 岁时,瘦体重就会减少 20%~30%。随着年龄的增长,肌肉质量下降的机制包括性激素下降、心肌细胞凋亡和线粒体功能障碍。肌肉减少症的次要原因包括静止不动和久坐不动的生活方式、营养不足以及与疾病相关的肌肉损失(例如,内分泌和炎症性疾病)。与年龄相关的肌肉质量下降,大部分而不是全部归咎于与年龄相关的肌肉强度和力量下降。纵向研究表明,从 30 岁到 80 岁,力量的下降超过瘦体重的损失,强度损失高达 60%。此外,强度和力量的损失并不像肌肉质量的损失那样是线性的,似乎在年龄大的时候会加速。在 70 岁到 75 岁之间,体力下降 25%。个体能力(每单位时间的工作)可能会以两倍速度下降。瘦体重、肌肉质量、强度和力量的这些变化是复杂的,但对老年人有重要的功能后果。例如,补充睾酮与瘦体重的增加相关,但与力量或功能的改善不太一致。肌少症性肥胖指的是与年龄相关的肌肉质量和 / 或肌肉功能(即力量)的丧失,同时伴随着肥胖的增加。对于肌少症性肥胖的诊断工具或定义缺乏共识,因此,患病率、临床相关性和最佳治疗尚未完全确立。前瞻性研究表明,即使在调整了生活方式因素(如吸烟、饮酒、体力活动和职业)、心血管疾病、炎症和减肥之后,患有肌少症和肥胖的老年男性全因死亡的风险也最高。这些数据支持在老年人中实施保持瘦体重的减肥计划的重要性。导致肌少症性肥胖的一个因素可能是体重循环,瘦体重和脂肪量都减少了,但仅脂肪质量恢复。这可能会对合成代谢较少、活动较少的老年患者产生更大的影响。随着年龄的增长,瘦体重的减少会对静息代谢率产生较大影响,如果不减少热量摄入,就容易导致脂肪量的进一步增加。

3. 随着年龄的增长,骨骼健康会发生哪些变化?

前瞻性数据表明,女性的峰值骨量出现在青少年后期,男性的峰值骨量较女性晚 10 年出现。由于肌肉和骨骼在结构和功能上的紧密联系,峰值骨量的出现可能与骨骼肌发育的高峰相对应。通常认为女性至少 40 岁内、男性 50 岁内骨量保持稳定或缓慢下降(每年 <0.2%)。直观地说,中年人体力活动的减少可能会导致更快的骨质流失。然而,通常发生在中年的体重增加可能在很大程度上通过增加负重活动作用在骨骼上的机械负荷来抵消骨质流失。随着年龄的增长,不可避免的骨量减少会增加老年男性患骨质疏松症的风险,也会增加绝经后女性患骨质疏松症的风险。在老年女性和男性中,相对于脊柱的变化,髋部骨密度的下降似乎更快(每年约 1%)。事实上,脊柱骨密度在高龄时似乎会增加,当椎体压缩性骨折和椎体外骨赘的形成导致骨密度明显增加时,实际上并不能反映椎体骨强度的增加。因此,测量脊柱骨密度来诊断老年人骨质疏松症的效能可能会受到影响。除了骨密度,骨质量也是骨强度的重要组成部分,骨质量的变化也会增加骨质疏松性骨折的风险。骨质量包括孔隙、结构和几何形状、骨转换、损伤和矿物质含量。高分辨率成像技术表明,由于皮质骨和骨小梁孔隙增加以及体积骨密度降低等因素,整体骨质量随年龄而下降。标准的双能 X 射线吸收法(dual-energy x-ray absorptiometry,DXA)筛查不能捕捉到这些变化。

4. 更年期对骨骼健康有独立的影响吗?

女性在围绝经期晚期和绝经后早期骨密度下降加速。仍存在争议的是,绝经引起的骨吸收增加是在几年后减少,还是会持续到老年。在这方面,对 65 岁及以上女性的观察性研究表明,骨丢失的速度随着年龄的增长而继续增加,特别是在髋部区域。观察证实了这一点,即血清骨转换标志物在绝经时增加,并在老年时保持升高。最近在动物身上的研究表明,雌激素的减少和卵泡刺激激素(follicle-stimulating hormone,FSH)的增加都是绝经过渡期导致骨丢失的机制。在这些动物模型中,抑制 FSH 活性可以防止卵巢切除引起的骨丢失。然而,绝经后 FSH 的增加是否会导致女性骨量下降仍不清楚。

5. 负重运动能预防女性绝经后骨密度的丢失吗?

即使是剧烈的负重运动也不太可能完全减轻雌激素缺乏对骨密度的有害影响。没有接受激素替代治疗的老年女运动员与绝经前运动员相比,骨密度较低。此外,有月经周期障碍的年轻女运动员尽管参加了高水平的机械负荷运动(如体操、长跑),但她们的骨密度水平可能处于骨量减少[比平均峰值骨密度低 1~2.4 标准差(SD)]甚至骨质疏松范围(比平均峰值骨密度低≥2.5SD)。此外,在接受卵巢激素抑制的绝经前妇女中,同时进行阻力运动训练只缓解了股骨近端的部分骨密度下降,而不能阻止腰椎的骨密度下降。

6. 性激素会影响骨骼对运动的反应吗?

在动物模型中,雌激素(雌性)或雄激素(雄性)存在的情况下,机械应力对骨增殖的影响是相加的或协同的(即超过叠加)。也有证据表明,运动和雌激素对女性骨密度有相加或协同作用。在绝经后妇女中,激素治疗结合运动训练与单独运动相比,对髋部和脊柱骨密度有更大的益处。有证据表明,在接受激素治疗的绝经后妇女中,多负荷运动方案,如高冲击性负重活动(如跳跃)结合渐进式阻力训练,可能比单一模式运动对骨密度有更大的好处。

　　骨细胞对机械应力的反应涉及雌激素受体α的激活。最近动物实验研究表明,雌激素受体α可能促进机械负荷对骨骼的影响,而雌激素受体β可能抑制这种效应。此外,由于雌激素水平降低,雌激素受体α促进的机械负荷效应在绝经后妇女中可能受损。然而,年龄相关性性激素缺乏对骨骼中受体密度和/或功能的影响仍不清楚。

7. 用什么标准来确定谁应该接受低骨密度治疗?

　　DXA 是监测老年人群骨密度变化的最佳检测方法。临床实践指南建议对所有≥65 岁的女性和≥70 岁的男性进行骨密度筛查,以确定骨质疏松症。对于有骨折临床危险因素的 50 岁成年人,建议及早进行骨密度筛查和/或椎体成像(见下文)。–1.0 和 +1.0 之间的 T 分数表示骨密度正常,而 –1.0 和 –2.5 之间的 T 分数表示骨量减少或骨质减少。≤–2.5T 分数提示骨质疏松。根据 DXA 标准,治疗低骨密度的药物不仅限于骨质疏松患者。2008 年,谢菲尔德大学推出了 FRAX 工具,可用于评估 40~90 岁人群的骨折风险。FRAX 算法计算个体 10 年内发生严重骨质疏松性骨折和髋部骨折的概率,并可以确定哪些患者可以从治疗中受益。FRAX 工具可以在有或未筛查骨密度的情况下使用,并考虑几个标准,包括种族/民族、年龄、性别、骨折个人史(和家族史)、目前吸烟、酗酒、使用糖皮质激素以及是否患有与骨质疏松症相关的疾病或慢性病。美国食品药品管理局(FDA)批准的药物治疗应考虑用于年龄≥50 岁的绝经后女性和男性,如果他们有:①髋部或脊椎(临床或形态测量)骨折;②股骨颈或脊柱(不包括继发原因)的 T 评分为≤–2.5;和/或③股骨颈或脊柱的 T 评分 <–1.0 但 >–2.5,以及 10 年主要骨质疏松骨折的可能性≥20% 或髋部骨折≥3%。此外,对于 T 评分或 10 年骨折概率在这些值之外的患者,应考虑临床判断和/或患者选择。

8. 哪些药物可用于老年低骨密度患者?

　　除了对所有患者的生活方式建议(通过饮食或补充剂摄入足够的钙和维生素 D)外,还有几种 FDA 批准的药物可用于治疗骨折高危人群的骨质疏松症和骨量减少。双膦酸盐是通过抑制破骨细胞与骨基质的黏附和促进破骨细胞凋亡而起作用的抗骨吸收药物,是在所有主要部位提高骨密度和预防骨折的一线药物。对于年龄 >80 岁的患者,利塞膦酸钠和唑来膦酸是在 3 年内使椎体、髋部和非椎体新发骨折显著减少的仅有的两种双膦酸盐类药物。口服双膦酸盐可能的副作用包括吞咽困难和食管炎。口服和静脉注射双膦酸盐可能损害肾功能,因此在估计肾小球滤过率(estimated glomerular filtration rate,eGFR)<35mL/min 的患者中是禁忌。已有报道,长期(>3~5 年)使用双膦酸盐会引起罕见但严重的副作用,如缺血性坏死、颌骨坏死和低创伤的非典型股骨粗隆下和股骨干骨折。建议定期重新评估持续双膦酸盐治疗的适应证,特别是治疗超过 5 年的患者,询问新发大腿或腹股沟疼痛等症状。口服或静脉注射双膦酸盐的常用处方替代品包括狄诺塞麦、选择性雌激素受体调节剂和促骨形成药物。狄诺塞麦是一种人源性单克隆抗体,能与核因子 κB 受体激活剂配体(receptor activator of nuclear factor kappa-B ligand,RANKL)结合,阻止 RANKL-RANK 相互作用,从而减少破骨细胞的形成和功能。作为一种抗骨吸收性骨质疏松剂,它具有增加女性和男性骨密度和降低骨折风险的效果。对于双膦酸盐治疗失败或不耐受的患者,以及因肾功能受损双膦酸盐禁忌使用的患者,可以考虑使用狄诺塞麦。肾功能损害者不需调整剂量,因为狄诺塞麦不经肾脏清除,尽管肾病患者和钙吸收不良的患者发生低钙血症的风险更高。此外,由于 RANKL 在免疫系统中发挥作用,因此需要长期监测,以评估严重感染和肿瘤的风险。狄诺塞麦每 6 个月皮下注射一次,连续给药。因患者在停止使用狄诺塞麦后,椎体骨折的风险增加,如果停用则有必要使用另一种药物进行后续治疗。

FDA 批准的促骨形成药物包括特立帕肽,这是重组人甲状旁腺激素[PTH(1-34)];和阿巴帕肽,它与 PTH(1-34)有 41% 的同源性,与甲状旁腺激素相关肽 [PTHrP(1-34)]有 76% 的同源性。这些药物通过间歇性地与 PTH/PTHrP-1 受体相互作用来刺激成骨细胞功能,从而改善骨密度和防止骨折。它们是通过每日皮下注射给药的;这一点对于老年患者来说是重要的。累积促骨形成治疗不应超过 2 年,因此评估后续抗骨吸收治疗的必要性是很重要的。

9. 随着年龄的增长,脂肪量是否会增加和 / 或重新分布?

随着年龄的增长,瘦体重的减少伴随着总脂肪量的增加。具体地说,随着年龄的增长,总肥胖率会增加,并且从下半身皮下脂肪转移到更多的腹部内脏脂肪储备。中心性肥胖症的增加始于脂肪增加过多的年轻男性,但这种情况似乎直到更年期转变前后才出现在女性身上。衰老也与其他异位脂肪沉积增加有关,包括心肌和骨骼肌组织。尽管瘦体重的减少曾被认为是老年人身体残疾的主要决定因素,但最近的研究表明,肥胖加重可能是老年人残疾的一个更强的独立预测因素。脂肪在骨骼肌中的浸润与小腿强度和力量的下降以及身体功能的损害有关。此外,内脏脂肪增加可能在年龄相关的胰岛素抵抗中发挥作用。

10. 更年期是否会导致女性腹部肥胖的增加?

有证据表明,绝经过渡期女性腹部肥胖会增加。对更年期女性进行的横断面比较显示,更年期女性腰围都较大。前瞻性队列研究表明,总脂肪量的增加和腹部脂肪不成比例的增加都与年龄和卵巢年龄有关,围绝经期妇女腹部脂肪增加速度最快。与没有做过卵巢切除术的女性相比,40 岁之前做过卵巢切除术的女性腰围更大。研究表明,绝经前的女性用促性腺激素释放激素激动剂抑制性激素分泌,4~6 个月内脂肪质量增加了 1~2kg,身体中央区域脂肪增加不成比例。最后,几个随机对照试验显示,与安慰剂治疗的妇女相比,接受雌激素(无论是否含有孕激素)治疗的绝经后妇女体重增加较少,腰围增加也较少。最近对动物的研究表明,FSH 增加可能是肥胖症增加的一种机制。用 FSH 抗体治疗的动物肥胖显著减少,腹部内脏区域更明显。雌激素和 / 或阻断 FSH 的增加是否能特异性地预防或减轻腹内脂肪积聚,目前尚不清楚。

11. 老年人有意减肥(通过生活方式、减肥药或减肥手术)的前瞻性研究结果如何?

老年肥胖是一个日益严重的公共卫生问题,发病率越来越高,与功能独立丧失和虚弱相关。低热量饮食在减少总脂肪和内脏脂肪以及改善葡萄糖耐量、胰岛素敏感性、血压和肺功能方面都是有效的。患有肥胖症的老年人能参与并坚持严格的饮食、锻炼或饮食加锻炼的干预措施。这类研究发现,单独节食和单独锻炼均可减少老年人的虚弱感,但饮食和锻炼相结合会产生最大的客观功能和主观效益。

刻意减肥通常会导致瘦体重(肌肉和骨骼)的损失,可能会加剧肌肉减少和骨质疏松的风险。这可能会对已经面临骨质疏松风险的老年人产生不利影响。因此,有人建议在饮食干预中加入运动训练,以减轻瘦体重的损失。在肥胖的老年人饮食干预中加入运动训练可以防止体重减轻导致的骨转换增加,减少但不能阻止骨密度的下降。

一些前瞻性的观察研究表明,尽管心血管疾病和 2 型糖尿病等并发症减少,但老年人的体重减轻可能与死亡率增加有关。然而,随机对照的减肥干预,在 8~12 年的随访期内,减肥并没有增加老年人的死亡率。事实上,一项试验的二次分析表明,刻意减肥可能会降低这一人群的死亡风险。需要对老年人进行更多的有意减肥试验,以确认它是否确实降低了死亡风险,以及在较早与较晚患肥胖症的老年人中,风险与收益情况是否相似。

肥胖者可以在饮食和 / 或运动的同时服用几种减肥药。然而,关于老年人群中减重药物联合治疗的有效性和安全性的数据缺乏。最近有研究安非他酮(抗抑郁药)、纳曲酮(阿片类拮抗剂)以及氯酪蛋白(5- 羟色胺受体激活剂)联合用药对减肥效果的临床试验仅包括 2% 的 65 岁≥成年人。此外,这些研究中,没有足够的老年患者来确定老年患者和年轻患者的反应率是否存在差异。在芬太尼 / 托吡酯和利拉鲁肽试验中,大约 7% 的参与者年龄为≥65 岁,老年患者和年轻患者在安全性或有效性方面没有差异。安非他酮 / 纳曲酮、洛卡司林和芬太尼 / 托吡酯有加重肾损害的风险,需调整剂量,这在老年患者中更常见。奥利司他可以阻止一些膳食脂肪被吸收,似乎不存在与年龄相关的剂量风险。

尽管围手术期风险较高,但减肥手术在减轻老年人体重和减少医疗合并症方面是有效的。最近对 8 149 名≥60 岁的患者进行的 26 项研究的系统回顾显示,术后 30 天总死亡率为 0.01%,总并发症发生率约为 15%。1 年后,总体平均体重减重为 54%,糖尿病、高血压和血脂紊乱的缓解率分别为 55%、43% 和 41%。这些改善与年轻患者的改善情况相当,似乎与减肥手术类型无关。在接受 Roux-en-Y 胃分流术的老年患者中,与非手术的老年对照组相比,死亡率似乎也没有增加。

12. 为什么维生素 D 对老年人很重要?

补充维生素 D 已被发现可以降低老年人骨质疏松性骨折的发生率。这可能是通过增加骨骼矿化率、改善肌肉功能和减少跌倒来实现的。根据医学定义,维生素 D 缺乏症是指血清 25- 羟基维生素 D[25-(OH)D]水平 <20ng/mL(50nmol/L)。国际组织建议,需要 25-(OH)D 的水平≥30ng/mL(75nmol/L)以将骨折和跌倒的风险降至最低。没有足够的数据建议 25-(OH)D 的安全上限。

据估计,在美国社区居住的老年男女中,超过 40% 的人缺乏维生素 D,而疗养院居民的患病率更高。老年人维生素 D 缺乏有多种原因,包括阳光暴晒减少;皮肤合成减少;摄入量减少;口服维生素 D 吸收、转运或肝脏羟化受损;改变维生素 D 代谢的药物[如诱导 P450 酶活性增加导致循环中 25-(OH)D 水平降低的药物];与吸收不良相关的慢性病;以及肝肾疾病。

当血清 25-(OH)D 水平 <30ng/mL 时,对骨密度有不利影响。虽然补充维生素 D_3 已被发现可以将血清 25-(OH)D 水平提高到 30ng/mL 以上,但最近的 meta 分析没有发现补充维生素 D_3(单独或与钙结合)可以降低社区老年人的骨折风险,这些老年人没有已知的维生素 D_3 缺乏、骨质疏松症或既往骨折的情况。目前没有证据表明补充维生素 D_2 有抗骨折效果。

维生素 D 缺乏也会导致肌肉无力。当血清 25-(OH)D<30ng/mL 时,近端肌力与血清 25-(OH)D 呈线性相关。补充维生素 D 能减少 22% 的跌倒。疗养院的居民随机接受每天 800IU 的维生素 D_2 加钙,跌倒概率减少了 72%。

除了在肌肉和骨骼代谢中的重要作用外,维生素 D 缺乏被认为会影响免疫功能、癌症风险、甲状旁腺激素和肾素的产生,以及胰岛素的分泌。流行病学研究表明,25-(OH)D 水平不足或缺乏患者死亡率较高。

13. 老年人补充维生素 D 的建议是什么?

2010 年医学研究所建议 51~70 岁的男性和女性每天需补充维生素 D 600U,老年人每天 800U。2010 年,美国国家骨质疏松症基金会建议 65 岁的老年人血清 25-(OH)D 水平应为≥30ng/mL(75nmol/L),以降低跌倒和骨折的风险。建议每天补充 800~1 000IU 的维生素 D,现缺乏高剂量疗效的证据。这些建议也得到了国际骨质疏松症基金会(International Osteoporosis Foundation,IOF)和美国老年医学会(American Geriatrics Society,AGS)的支持。

2011 年内分泌学会临床实践指南建议将血清 25-(OH)D 水平维持在≥30ng/mL(75nmol/L),维生素 D_2 或 D_3 1 500~2 000U/d。2012 年,美国预防服务工作组(United States Preventive Services Task Force,USPSTF)报告称,每天补充 400U 维生素 D 和 1 000mg 钙并不能降低无骨折病史的非住院、社区无症状成年人的骨折风险。进一步指出,缺乏较高剂量的维生素 D 和钙对偶发骨折的有效性证据。

14. 哪些干预措施与延长寿命有关?它们是否已被证明对人类有效?

对酵母、蠕虫、苍蝇、啮齿动物和哺乳动物的研究表明,卡路里限制(caloric restriction,CR;即每日能量摄入量减少 30%~40%)会增加平均寿命(即平均预期寿命)和最长寿命。有趣的是,通过增加能量消耗(运动)在啮齿类动物中产生负能量平衡会导致与 CR 相似的平均寿命的改善，但不会增加最大寿命。对人类研究表明，CR 产生的生理、代谢和激素效应与在其他物种中发现的许多积极效应相似。在健康成人中进行的持续时间为 6 个月至 2 年的 CR 干预试验发现，CR 可改善心脏代谢风险，不会对生活质量产生负面影响。

饮食结构对长寿也有影响。一项对欧洲和美国健康与老龄化联盟（Consortium on Health and Ageing：Network of Cohorts in Europe and the United States，CHANCES）数据（包括 40 万名老年参与者）的大型 meta 分析发现，坚持健康饮食（有限的饱和脂肪、单糖和双糖以及胆固醇；6%~10% 的能量来自多不饱和脂肪酸，10%~15% 的能量来自蛋白质；以及每天摄入 >25g 的纤维和 >400g 的水果和蔬菜）与预期寿命增加有关。尽管长期长寿饮食干预试验通常研究的是长寿的生物标志物，而不是实际的寿命，但大多数证据表明，长期坚持类似的饮食（如地中海饮食），无论是否限制卡路里，都会改善胰岛素敏感性、氧化应激和其他心血管危险因素。对心血管病高危老年人进行的一项为期 5 年的一级预防试验表明，食用地中海饮食可以减少男性和女性心血管疾病、2 型糖尿病、外周动脉疾病和心房纤颤事件发生。

据估计，人类预期寿命差异的四分之一到三分之一是由遗传因素造成的。大规模合作正在研究不同人群，以确定与人类长寿相关的生物标志物或基因。APOE（载脂蛋白 E）和 FOXO3A 两个基因的变异一直被证明与长寿有关。载脂蛋白 E 是胆固醇的主要载体，有助于脑内脂质运输和损伤修复。FOXO3A 基因参与胰岛素/胰岛素样生长因子 -1（insulin-like growth factor-1，IGF-1）信号通路，可能通过影响氧化应激和胰岛素敏感性而影响寿命。

15. 随着年龄的增长，男性睾酮和雌二醇水平会发生什么变化？

血清总睾酮代表循环中游离和与蛋白质结合的睾酮。大多数睾酮与性激素结合球蛋白（sex hormone binding globulin，SHBG）和白蛋白结合；只有 2%~4% 的循环睾酮是游离的。一般说来，血清总睾酮水平随着年龄增长而逐渐下降（表 63.2）。此外，SHBG 水平随着年龄增长而增加，导致计算的生物可利用和游离睾酮随年龄增长的相对降幅更大（每 10 年总睾酮下降 14.5%，游离睾酮下降 27%）。

虽然睾酮通过芳香化酶转化为雌二醇，但成年男性的血清总雌二醇水平并没有随着年龄的增长而显著变化。事实上，老年男性的血清总雌二醇水平可能比同龄绝经后女性高出 2~4 倍。然而，随着年龄的增长，SHBG 的生物利用度和游离雌二醇水平下降（雌二醇与 SHBG 的亲和力是睾酮的一半）。

表 63.2 激素随年龄增长而变化

	女	男
雌二醇	↓	↓
睾酮	↓	↓
生长激素	↓	↓

续表

	女	男
胰岛素样生长因子 -1（IGF-1）	↓	↓
硫酸脱氢表雄酮（DHEA/S）	↓	↓
促甲状腺激素（TSH）	↑	↑
皮质醇	↑	↑

16. 男性睾酮水平随年龄增长下降的原因是什么？

随着年龄的增长，男性血清睾酮水平的下降是不同的，健康和生活方式因素的变化可能会导致这种变化。例如，肥胖和包括糖尿病在内的并存疾病与血清睾酮下降的速度加快有关。事实上，在体重稳定的男性中，与肥胖相关的睾酮总量下降12%，10年衰老相关的总睾酮下降13%，两者相当。急性和慢性病、某些药物（如麻醉剂、糖皮质激素）、营养缺乏、睡眠障碍（如阻塞性睡眠呼吸暂停）、压力和失去配偶也会降低血清睾酮浓度。

17. 老年男性性腺功能减退的患病率是多少？

男性性腺功能减退的患病情况并不完全清楚，因为缺乏对随年龄增长的性腺功能减退定义的共识。Baltimore 老龄纵向研究报告称，当使用血清总睾酮 <325ng/dL 的性腺功能减退症的生化定义时，50 岁、60 岁、70 岁和 80 岁男性性腺功能减退的患病率分别为 12%、19%、28% 和 49%。然而，在这项研究中，症状性性腺功能减退症的患病率没有报道。当性腺功能减退定义为总睾酮 <300ng/dL 和游离睾酮 <5ng/dL 时，50 岁以上男性性腺功能减退几乎 50% 无症状，而 65% 有症状的男性睾酮水平正常。据估计有症状雄激素缺乏症在 50~70 岁男性中的患病率至少为 5%，在老年男性中为 18%。2018 年，内分泌学会发布了最新的睾酮治疗指南，建议对有睾酮缺乏的体征和症状（例如，性欲低下、体毛脱落、潮热、精力下降）以及早晨血清睾酮浓度明确且持续低的男性进行性腺功能减退诊断。值得注意的是，定义性腺功能减退症可能是困难的，因为症状可能是可变的、非特异性的，并受年龄和其他因素（如肥胖）的影响。此外，由于血清水平每天变化很大，确认睾酮浓度低是很重要的。事实上，30% 的睾酮初始值在性腺功能减退范围内的男性，重复测量后血清睾酮水平正常。血清睾酮有日变化，可受食物和运动的影响，因此，血清检测应在隔夜禁食和不运动后的早上进行。

18. 补充睾酮对正常偏低睾酮水平的老年男性有好处吗？

在对其他健康的、性腺功能减退老年男性进行的随机对照试验中，大多数发现睾酮治疗增加或维持了不含脂肪的身体质量（骨骼和肌肉），减少了脂肪质量（包括腹部内脏脂肪和肌肉间脂肪）。这种生理效应是否转化为力量或改善功能仍不确定。睾酮治疗可改善雄激素不足引起的贫血。性功能和幸福感的改善是不一致的。

　　补充睾酮的试验缺乏一致的结果可能与研究队列的变异性（例如，基线睾酮水平、症状、身体成分、合并症、身体功能）、睾酮补充治疗的类型（例如口服、经皮、肌内注射、剂量和达到的平均睾酮浓度）以及干预持续时间（例如几个月与几年）有关。对 308 名年龄≥60 岁的老年男性（包括睾酮正常水平偏低的男性）进行为期 3 年的睾酮凝胶（1%）随机安慰剂对照试验，结果显示胰岛素敏感性、动脉粥样硬化进展、性功能或健康相关生活质量方面没有改善。这些结果不同于对 788 名睾酮水平较低的老年男性进行的睾酮试验（7 项协同安慰剂对照试验）的结果，这些试验表明，睾酮水平较低的老年男性的睾酮水平正常化可改善性功能和身体功能、情绪和骨密度，但也有动脉粥样硬化进展的证据。有必要进行更长期的研究来评估心血管结局风险。

19. 是否有证据表明补充睾酮会对睾酮水平正常偏低或低的男性产生不良影响？

　　据报道，睾酮补充剂常见的不良反应包括粉刺、油性皮肤和乳房压痛。睾酮治疗也可能导致高密度脂蛋白胆固醇的小幅下降。红细胞比容升高和红细胞增多症与剂量相关，在老年男性比年轻男性更常见，睡眠呼吸暂停的情况下更为严重。良性前列腺增生恶化也比较常见。在男性接受睾酮治疗的研究中，一直缺乏前列腺癌风险增加的证据，但有证据表明，睾酮治疗与老年男性中发现的亚临床前列腺癌风险增加有关；这可能是因为加强监测和睾酮诱导的前列腺特异抗原水平升高，导致前列腺活检的可能性增加。

　　虽然观察性研究一直报道低睾酮与心血管风险和死亡率增加之间存在关联，但最近的研究表明，接受睾酮治疗的老年男性可能存在心血管损害。这导致人们对老年男性使用睾酮持谨慎态度。2010 年，行动受限的老年男性睾酮试验（Testosterone in Older Men with Mobility Limitations，TOM）的研究人员公布了与服用睾酮相关的不良事件数据，导致该研究提前终止。这项研究的最初目的是确定睾酮治疗对行动能力明显受限且血清总睾酮或游离睾酮水平较低的老年男性下肢力量和身体功能的影响。受试者年龄≥65 岁，行动不便，慢性病（如糖尿病、高血压、肥胖症）患病率高。在为期 6 个月的干预期间，随机接受睾酮凝胶治疗的男性，目标是达到血清总睾酮水平 >500ng/dL，即使在调整了基线风险因素后，他们的心血管、呼吸和皮肤不良事件的患病率也非常高。心血管事件频率的增加导致试验终止。然而，这还没有在其他研究或睾酮干预试验的 meta 分析中得到证实。此外，最近完成的一项研究表明，与安慰剂补充组相比，睾酮补充组心血管不良事件减少。安慰剂补充组的老年男性一般健康，血清总睾酮水平基线处于正常低限。总而言之，还没有大规模的、长期的、随机的、安慰剂对照的睾酮治疗试验来评估心血管疾病的预后，以提供有关睾丸激素心血管疾病风险的明确结论。

20. 雄激素缺乏老年男性的睾酮替代疗法有哪些建议？

　　内分泌协会 2018 年发布的最新指南建议，不要向所有年龄≥65 岁、血清睾酮浓度低的男性常规处方睾酮。内分泌学会建议,只有当老年男性有低雄激素水平的体征和症状时,才能进行雄激素缺乏症的筛查和诊断。他们建议使用高质量的检测方法来测量早晨禁食的血清总睾酮浓度,如果 SHBG 改变或总睾酮水平处于临界值,重复早晨禁食的总睾酮水平和 / 或游离或生物可利用的睾酮水平来确定低睾酮水平。即使证实睾酮水平低,也只应在有临床意义和症状的雄激素缺乏且没有禁忌证的男性(即计划生育、存在尿路梗阻或前列腺疾病、在过去 6 个月内红细胞比容升高或血栓形成、阻塞性睡眠呼吸暂停未经治疗、神经或心血管事件)中考虑治疗。睾酮水平低的男性应该评估雄激素缺乏的原因。如果开始治疗,临床医生应该确保患者了解睾酮治疗风险和益处的不确定性。补充剂的选择应由临床医生和患者共同决定。尽管内分泌学会建议在睾酮疗法时将总睾酮水平设定在中等正常范围内,但许多临床医生的目标是总睾酮水平在正常低值范围内,以避免潜在的心血管或呼吸系统副作用,尽管缺乏证据支持这一做法。在第一年的治疗中对患者的检测应包括红细胞比容和前列腺癌风险的评估。

目前,睾酮替代疗法适用于血清睾酮水平明显降低,临床症状和体征明显且没有明确的雄激素治疗禁忌证的性腺功能减退的少部分老年男性。

21. 绝经后妇女应该接受雌激素治疗吗?

自从 15 年前妇女健康倡议(Women's Health Initiative,WHI)试验完成以来,这一直是一个有争议的领域。与关于睾酮补充的争论类似,关于谁应该接受治疗的标准(如多大年龄、绝经年限、是否有症状)、使用什么制剂[如结合雌激素与雌二醇、孕酮与醋酸甲羟孕酮(medroxyprogesterone acetate,MPA)、连续与间断孕激素]、剂量(如固定剂量与目标血清雌二醇水平)、采用什么途径(即口服、经皮、经阴道)以及持续多长时间,仍存在争议。WHI 试验产生了重要的结果,但也提出了同样重要的问题。口服结合雌激素的风险有所不同,这取决于它们是否与 MPA 一起使用,单独使用雌激素,风险倾向于更有利的方向。WHI 试验似乎支持"定时假说",即在接近绝经的时候开始治疗可能会对心血管有益,而在雌激素缺乏 10 年或更长时间后开始激素治疗可能会增加心血管事件的风险。

绝经后雌激素的丢失似乎与身体组分的有害变化有关,包括中心脂肪堆积和骨密度下降,从长远来看将导致心血管疾病和骨折风险的增加。此外,雌激素的丢失与潮热、睡眠质量下降、阴道干燥和情绪障碍有关,这些因素的总和导致许多女性生活质量的下降。

北美更年期协会(North American Menopause Society,NAMS)2017 年激素治疗立场声明中,激素治疗可作为缓解血管舒缩障碍(vasomotor symptom,VMS)和泌尿生殖系统综合征(如阴道萎缩)的一线治疗(获 FDA 批准)。激素治疗也适用于并获 FDA 批准用于骨丢失和骨折风险增加的妇女,以及性腺功能减退、外科手术绝经或原发性卵巢功能不全引起的雌激素低下的妇女。激素治疗的风险可能因类型、剂量、给药途径、使用时间、开始时间以及是否使用孕激素而有所不同。例如,与口服雌激素相比,经皮雌二醇似乎与较少的血栓栓塞事件有关。因为在 WHI 试验中，使用连续雌激素加 MPA 与浸润性乳腺癌的发病率增加有关（而单独使用结合雌激素则不相关），间歇使用孕酮可能是保护子宫内膜的更好选择。NAMS 建议激素疗法根据适当的治疗类型和持续时间个性化调整，以最大限度地提高效益和降低风险，并定期重新评估治疗的效益和风险。对于≥65 岁的女性，出于安全原因停止系统激素治疗没有证据支持。对老年妇女继续使用激素治疗的决定应根据生活质量、持续性 VMS 和 / 或预防骨丢失和骨折的个人情况进行判断，并对风险进行适当的评估。最终，是否使用激素治疗的讨论应纳入生活方式调整的建议中，以管理更年期症状和年龄相关慢性病的风险。

22. 血清脱氢表雄酮浓度是如何随年龄变化的?

脱氢表雄酮（dehydroepiandrosterone，DHEA）是人类体内含量最丰富的类固醇激素，大约 95% 来自肾上腺。硫酸脱氢表雄酮（DHEA sulfate，DHEAS）是 DHEA 的主要循环形式，被认为是人类衰老的最佳生物标志物之一。血清 DHEAS 水平在30 岁时达到峰值，然后稳步下降。到 70 岁时，循环中的 DHEAS 水平仅为峰值水平的 20% 左右。随着年龄的增长，脱氢表雄酮的减少并不代表肾上腺功能的普遍下降，因为其他肾上腺激素没有发生类似的变化。

23. DHEA 的生物学效应是什么?

DHEA 的作用被认为主要是通过转化为雄激素和 / 或雌激素来介导的，因此它可能作为一个巨大的前激素储存库发挥作用。DHEA 是老年男性 30%~50% 雄激素和老年女性 >70% 雄激素的前体，是男性和绝经后女性雌激素的主要来源。DHEA 的靶组织包括肌肉、骨骼、脂肪、血管、心脏和肝脏。因此，DHEA 随着年龄的增长而下降，可能是由于性激素缺乏（例如骨量和肌肉量的损失）而导致的生理变化。DHEA 的其他生物学作用可能包括增加 IGF-1 水平，拮抗糖皮质激素作用，以及通过 PPAR-α 激动剂的抗炎作用。

24. 补充脱氢表雄酮对荷尔蒙有什么影响?

在美国，DHEA 被认为是一种膳食补充剂，不是 FDA 监管的药物。因此，非处方药中所含的生物活性激素（如果有的话）的含量差别很大，并且可能具有完全不同的药代动力学特征。即使是一个品牌内部不同批次之间的变异性也可能很大。尽管 DHEA 被贴上了"膳食补充剂"的标签，但它对荷尔蒙浓度有可测量的影响。老年人每天服用 50mg 生物活性脱氢表雄酮可使男性和女性的血浆 DHEAS 浓度增加 300%~600%；女性血浆睾酮浓度增加 100%，而男性睾酮水平无明显变化；女性血浆雌二醇增加 70%~300%，男性增加 30%~200%；女性 IGF-1 增加 25%~30%，男性增加 5%~10%。然而，补充脱氢表雄酮对人体的生理作用似乎有很大差异。

25. 总结老年人使用脱氢表雄酮的对照研究。

在最近一项为期 1~2 年的随机、安慰剂对照试验中，老年男性和绝经后女性单独服用 DHEA 并没有导致脂肪或肌肉质量、脂质分布、血糖水平、情绪或认知表现的显著变化。DHEA 与运动刺激(如耐力、抵抗力或两者兼有)相结合的研究显示出混合效应。在绝经后妇女中,与安慰剂相比,12 周 DHEA 在增强耐力方面和抗阻运动对身体成分、血糖水平或脂质代谢的影响并无差别。相比之下,与安慰剂相比,16 周的 DHEA 结合高强度阻力运动,改善了老年女性和男性的肌肉体积和力量。

长期(即 1~2 年)DHEA(每天 50mg)对老年人骨密度影响的随机对照试验显示,髋部骨密度有增加的趋势,但其他部位的改善似乎更具研究特异性和性别特异性。短期 DHEA 治疗引起的骨密度增加通常很小(1%~2%)。一项研究评估了 DHEA 疗法或安慰剂联合维生素 D 和钙对老年患者骨密度的影响。与安慰剂相比,接受脱氢表雄酮治疗的老年妇女 1 年后脊柱骨密度增加了 1.7%,2 年后增加了 3.6%;对绝经后妇女的髋骨骨密度或老年男性的脊柱或髋部骨密度没有影响。在女性中观察到的 2 年内脊柱骨密度 3.6% 的增长与双膦酸盐治疗相当。目前还没有评估 DHEA 对骨折风险影响的随机对照试验。

一般来说,DHEA 替代试验没有显示出明显的不良事件(如前列腺特异抗原的增加),但需要更大规模的试验才能确定安全性和有效性。最常见的不良反应是绝经后妇女的皮肤病或雄激素症状。

26. 描述生长激素(growth hormone,GH)-IGF-1 轴随年龄的变化。

老龄化与 GH 曲线下面积的显著下降,以及夜间生长激素峰值的数量和幅度有关。生长激素分泌的这些变化(30 岁以后每十年大约下降 15%)也与 IGF-1 产生的稳定下降有关。到 65 岁时,大多数人的血清 IGF-1 浓度接近或低于年轻健康人的正常下限。观察到的 GH-IGF-1 轴的下降似乎发生在垂体水平以上,因为长期使用生长激素释放激素(growth hormone-releasing hormone,GHRH)和 / 或其他 GH 促分泌剂(GH secretagogues,GHS)可以缓解大部分下降。GH-IGF-1 轴活性下降的原因尚不清楚,可能与年龄相关的 GHRH 或 Ghrelin 分泌减少,生长抑素抑制增加,生长激素细胞对 IGF-1 负反馈抑制的敏感性增加,或垂体对 GHRH 或 Ghrelin 的反应性下降有关。Ghrelin 似乎是 GHS 受体的天然配体。虽然 GH 分泌与慢波睡眠有密切的生理关系,但 GH-IGF-1 轴的改变是睡眠结构改变的结果还是原因尚不清楚。

27. 生长激素 - 胰岛素样生长因子 -1(GH/IGF-1)轴的下降是否与年龄相关的身体成分和功能改变有关?

随着年龄的增长,许多身体组分的变化以及生理和心理的差异似乎与 GH-IGF-1 缺乏状态相一致。事实上,随着年龄的增长,生长激素水平的下降(虽然较轻)与患有生长激素缺乏的年轻人身上观察到的许多生理异常有关,包括:

- 瘦体重和肌肉质量减少
- 力量和有氧能力下降

- 总脂肪、中央脂肪和腹部（内脏）脂肪增加
- 代谢综合征发生率高
- 骨量和骨密度减少
- 慢波（深度）睡眠减少或缺乏
- 情绪障碍（抑郁症）的发生率高
- 记忆和认知功能恶化

尽管这些变化与老年人的衰老和年轻人的 GH 缺乏有关,但因果关系仍然未知。

28. 是否建议健康老人 GH 替代治疗?

尽管生长激素治疗年轻的生长激素缺乏症患者可以改善身体成分、骨密度、运动能力、心功能、胆固醇水平和生活质量,并可能降低死亡率,但对其他"健康"老年人的治疗有效性和安全性仍存在争议。2007 年对健康老年人生长激素临床试验的系统回顾得出结论,生长激素治疗确实会增加血清 IGF-1 浓度,尽管与男性相比,女性可能需要更高剂量的生长激素才能达到生理替代水平。尽管每公斤体重的生长激素剂量较高,但女性并不总是表现出男性的瘦体重增加或脂肪质量减少。此外,无论男女,都很难转化为强度、功能、骨密度和代谢参数改善的临床显著变化。GH 治疗与几个重要的不良事件有关,例如软组织水肿（42%）、腕管综合征（18%）、关节痛（16%）、男性乳房发育症（6%）、糖耐量受损（13%）和新发糖尿病（4%）的发生率与安慰剂相比显著增加。

对健康老年人进行生长激素治疗的临床经验很少,这表明虽然生长激素可以最小限度地改善身体成分,但它并不能改善其他临床相关结果,如力量或功能,而且它与高不良事件的发生率有关。此外,在无脊椎动物和啮齿动物模型中的研究表明,较低的生长激素轴活动可能对长寿有保护作用。根据现有证据,生长激素不能推荐常规用于健康老年人。需要大量的随机对照试验来确定生长激素联合运动、性激素和其他替代策略（如 GHRH、IGF-1 和类似 Ghrelin 的 GHS）的安全性和有效性。

29. 补充 GHRH 是否影响生长激素的分泌、认知、情绪和睡眠?

老年人经常晚上睡眠不足,白天感到疲倦。这可能归因于几乎完全丧失了慢波睡眠（N3 期或"深度睡眠"）。有趣的是,年轻人的慢波睡眠周期恰好与生长激素分泌的夜间高峰重合。事实上,动物和一些人类数据表明,适时补充 GHRH 可能会重新启动脉冲性 GH 分泌,刺激慢波睡眠。此外,有限的证据表明,长期补充 GHRH 可能会改善认知功能,特别是精神运动和知觉处理速度,以及短期记忆能力。一项针对老年人（平均年龄 68 岁）的小型随机、双盲、安慰剂对照试验,研究与健康对照组相比,每天皮下注射特萨莫林（一种 GHRH 类似物,目前只有 FDA 批准用于治疗人类免疫缺陷病毒相关的脂肪营养不良症）共 20 周对轻度认知障碍（mild cognitive impairment,MCI）患者认知、情绪和睡眠的影响。意向治疗和更全面的分

析表明,GHRH 对健康老年人和 MCI 患者的认知均有有利影响,对执行功能的有利作用尤其值得注意,有改善言语记忆的趋势,但在视觉记忆方面没有差异。GHRH 不影响健康老年人或 MCI 患者的情绪或睡眠质量。需要进行更大规模、持续时间更长的研究,以进一步确定 GHRH 治疗在改善正常或病理性衰老老年人的认知、情绪和睡眠方面的作用。

30. 随着年龄的增长,下丘脑 - 垂体 - 肾上腺(HPA)轴会发生什么变化?

HPA 轴活性随年龄增长而变化,且存在性别差异。无论男性还是女性,皮质醇对药理学和心理应激的反应都随着年龄的增长而增强。有趣的是,与男性相比,女性的反应更夸张,这表明女性性激素的丢失可能会导致 HPA 轴活性的改变。然而,区分年龄的独立影响、性激素下降和 HPA 轴中与身体组分相关的变化是困难的。例如,与年轻人相比,老年人早晨皮质醇水平往往较低,应激诱导的 HPA 轴反应性往往更高,但这些发现也与中心性肥胖有关(常见于衰老;见上文)。此外,据报道,与绝经前妇女相比,绝经后妇女对各种应激源的动态 HPA 轴反应被夸大,雌激素治疗减弱了绝经后妇女的这种反应。然而,有几个特征似乎是衰老本身所独有的。第一,有证据表明,以更早的皮质醇峰值为特征的相位提前。第二,老年人晚间皮质醇的最低值似乎更高,导致日间振幅压低。第三,糖皮质激素介导的负反馈减少。总体而言,老年女性和老年男性的 24 小时平均血清皮质醇浓度都高出 20%~50%,这可能反映了糖皮质激素清除、HPA 轴对应激的反应以及中枢糖皮质激素介导的负反馈的变化。最后,亮丙瑞林抑制卵巢激素 20 周并没有改变绝经前妇女的基础或动态 HPA 轴活性,但与干预前水平相比,雌激素补充治疗降低了动态 HPA 轴活性,表明衰老,而不是卵巢激素的下降,是老年妇女 HPA 轴活性增加的主要原因。然而,还需要进一步的研究来理清性激素变化和衰老对女性和男性 HPA 轴的影响之间的复杂交互作用。

最近的一项对英国的四项大型老年人长达 8 年的队列研究的 meta 分析显示清晨皮质醇水平或日间皮质醇变化与精神健康无关。老年人全身或局部(通过 11-β 羟基类固醇脱氢酶 1)糖皮质激素暴露是否会导致与年龄相关的变化,如中心性肥胖、胰岛素抵抗、瘦体重下降、骨折风险增加、睡眠质量下降和记忆力差(所有皮质醇过量的常见症状),是正在进行的研究领域。

31. 老年人的甲状腺功能谱如何?

解释老年受试者甲状腺功能研究的数据是困难的,因为慢性病和药物使用的增加往往使评估变得复杂。然而,血清 TSH 浓度和分布似乎随着年龄的增长而增加,与抗甲状腺抗体的存在无关。据推测,这与年龄相关的甲状腺功能下降或重新校准基线 TSH 设定点所致;然而,血清游离甲状腺素(free thyroxine,FT_4)水平随着年龄的增长趋于稳定。据报道,FT_4 水平较高的老年人身体功能状况较低,4 年内总死亡率增加。总三碘甲状腺原氨酸(free thyroxine,T_3)水平已被证明与体能和瘦体重呈负相关。血清反 T_3(reverse T_3,rT_3)水平似乎随着年龄增长、疾病存在和身体功能状态降低而增加。甲状腺激素水平的这些趋势可能表明,老年人甲状腺激素轴的活性降低是有益的。

已经提出了年龄特异性参考范围的建立和广泛使用,这将对确定老年人亚临床甲状腺功能减退和甲状腺激素替代的治疗目标具有重要意义。

32. 随着年龄的增长,哪些甲状腺疾病更常见?

甲状腺结节随年龄增长而增加,老年人群的患病率为 37%~57%。结节癌变的风险也随着年龄的增长而增加,然而甲状腺癌的患病率在 60 岁以上的成年人中并不一定更高,这取决于所研究的人群。

老年人甲状腺机功能亢进症最常见的原因是毒性多结节性甲状腺肿,而不是 Graves 病。甲状腺功能亢进症的症状可能更不典型,精神萎靡的症状在老年人中更常见。

甲状腺功能减退症随着年龄的增长而显著增加,这是多种疾病的结果,包括自身免疫性甲状腺疾病和使用可能损害甲状腺功能的药物。与年轻人相比,老年人黏液水肿昏迷的发生率也更高。

亚临床甲状腺功能减退症被定义为血清 TSH 水平轻度升高,且 FT4 值仍在参考范围内。这种情况明显随着年龄的增长而增加,但实际发病率取决于血清 TSH 的正常上限的定义。例如,使用目前普通的 4.5mU/L 的界值,15% 的 80 岁以上的无病美国人患亚临床甲状腺功能减退症。然而,如果 TSH 参考范围的界值改为 2.5mU/L,亚临床甲状腺功能减退的发生率将高达 40%。

33. 老年人亚临床甲状腺功能减退症或亚临床甲状腺功能亢进症应该治疗吗?

65 岁以下人群亚临床甲状腺功能减退与缺血性心脏病和心血管死亡率的增加有关;然而,在对老年患者的研究进行的一些 meta 分析中,没有发现这些风险关联。除了缺乏适当的年龄特异性 TSH 范围所带来的诊断困境外,血清 TSH 水平轻度升高的老年患者中,很大一部分(>40%)经 4 年随访后可能在没有治疗的情况下甲状腺功能恢复到正常。有资料表明,对于血清 TSH>10mU/L、抗甲状腺抗体阳性或有症状的老年患者应考虑左甲状腺素治疗,以降低其进展为显性甲状腺功能减退的风险,降低心血管事件风险,提高生活质量。这就回避了一个问题,即对于正在接受显性甲状腺功能减退治疗的患者,合适的 TSH 目标水平应该是什么。目标应该是避免亚临床和显性甲状腺功能亢进症,根据流行病学研究,4~6mU/L 的 TSH 水平是老年人的合理目标。对老年人亚临床甲状腺功能减退症的治疗应通过随机对照试验进一步指导。

最近的研究表明,很大比例的老年亚临床甲亢患者(40%~50%)也会在观察后(2~7 年内)甲状腺功能恢复正常,仅不到 10% 的患者进展为显性甲状腺功能亢进症。研究表明,亚临床甲状腺功能亢进症的老年患者发生心房颤动和骨质疏松性骨折的风险增加。一些针对持续亚临床甲状腺功能亢进症高危老年患者的研究表明,心力衰竭住院、非致命性心血管疾病和心律失常的风险增加,而其他研究并未显示与心血管疾病死亡率相关。对老年患者亚临床甲状腺功能亢进症病因的研究与年轻患者相同。是否以及如何治疗老年人的亚临床甲状腺功能亢进症应该基于治疗与不治疗的风险和益处。

34. 在确定老年 2 型糖尿病患者的血糖管理时应考虑哪些因素?

　　≥65 岁的美国居民中,2015 年已知有 1 200 万人(25%)患有糖尿病。在管理老年糖尿病时,治疗决策应个体化,并应考虑每个老年患者的医疗、心理、功能和社会状况。糖尿病的持续时间和存在的合并症,如心脏病或肾功能不全,以及多药治疗和费用,都是其他重要的考虑因素。2018 年美国糖尿病协会(American Diabetes Association,ADA)建议,认知完整、功能状态正常的健康老年人应该有较低的糖化血红蛋白 A1C(hemoglobin A1C HbA1C)目标(<7.5%,无低血糖),而患有慢性病、认知能力差或功能依赖的个体应该有较高的 HbA1C 目标(<8.0%~8.5%)而无低血糖。老年患者对与低血糖相关的认知功能下降的易感性增加,并面临糖尿病过度治疗的风险。对于长期糖尿病、已有心血管疾病、预期寿命有限、易患严重低血糖的患者,糖化血红蛋白目标控制在 8% 以下可能更为谨慎。2018 年美国医师学会(American College of Physicians,ACP)指导声明建议,临床医生治疗 80 岁的 2 型糖尿病患者或预期寿命为≤10 年的患者,以尽量减少高血糖症状,而不是达到特定的血糖目标。旨在加强老年人强化血糖控制(HbA1C<6%~6.5%)的大型多中心研究显示,主要心血管复合终点没有显著降低,但在那些强化血糖管理的患者中,低血糖发生率显著升高。因此,对老年人来说,强化控制的风险可能大于益处。随着新药和药物类别的开发,2 型糖尿病患者的血糖管理日益复杂,以患者为中心的治疗计划对于协调血糖管理和优化患者预后是必要的。

35. 治疗老年人 2 型糖尿病应该考虑哪些药物?

　　给老年糖尿病患者开处方和监测药物治疗时,需要特别注意。传统上,当 eGFR<60mL/min 时,二甲双胍是禁忌的;然而,最近的研究表明,在 eGFR 为 30~60mL/min 的患者中可以安全地使用二甲双胍(当 eGFR 为 30~45mL/min 时,建议剂量减少一半)。因为单独的血清肌酐水平通常不能充分反映老年患者的肾小球滤过率,因此评估反映年龄和体重的 eGFR 是很重要的。二甲双胍仍然是急性疾病、住院、严重肾损害(eGFR<30mL/min)和肝功能明显受损患者的禁忌,因为存在乳酸酸中毒的潜在风险。

　　对于那些充血性心力衰竭(congestive heart failure,CHF)或骨折的高危人群(例如老年绝经后女性),一般不推荐在老年人中使用噻唑烷二酮类药物。此外,服用吡格列酮的患者患膀胱癌的风险有适度的累积剂量增加。长效胰岛素促分泌剂,特别是磺酰脲类、格列本脲,会导致老年人低血糖,因此是禁忌。即使是短效的胰岛素促分泌剂(格列吡嗪和瑞格列奈)也应该谨慎使用,因为老年人特别容易发生低血糖,特别是那些不吃饭的人。

　　以胰高血糖素样肽 -1(glucagon-like peptide-1,GLP-1)为基础的治疗以葡萄糖依赖的方式起作用,低血糖发生率低得多。二肽基肽酶-4(dipeptidyl peptidase-4,DPP-4)抑制剂的优点是可以(通过剂量调整)用于肾损害患者,每天口服一次。有人担心使用某些 DPP-4 抑制剂(沙格列汀)的患者 CHF 住院的风险增加。DPP-4抑制剂对体重的影响是中性的,GLP-1 受体激动剂治疗往往会导致体重减轻。虽然每天或每周注射一次,但 GLP-1 注射需要良好的注射技术。

胰岛素注射对于视力受损的患者来说可能是有问题的,要求患者或护理者有足够的能力遵循规定的方案。胰岛素治疗过度或剂量不当很容易导致低血糖。老年人中低血糖可能特别难以识别,反复低血糖发作可能被误诊为不可逆的认知损害。在老年视力受损的患者中,可以通过使用辅助设备来改善对糖尿病的胰岛素治疗,这些辅助设备包括带有易于阅读的大屏幕的血糖仪、音频血糖仪、放大镜和预装胰岛素笔。

最新的抗糖尿病药物是钠-葡萄糖共转运蛋白-2(sodium-glucose cotransporter-2,SGLT-2)抑制剂。研究的 meta 分析表明,这些药物可以安全地用于老年患者,具有降低 HbA1c、降低收缩压和减轻体重的有益效果。然而,SGLT-2 抑制剂与生殖器和尿路感染以及酮症酸中毒的增加有关,因此需要更长期的安全性数据。

小结:消失的青春神奇荷尔蒙喷泉

1. 雌激素疗法是有争议的,但被认为是缓解绝经后血管舒缩障碍和泌尿生殖系统症状的一线疗法,是骨丢失和骨折风险增加妇女以及性腺功能减退、外科绝经或卵巢早衰导致雌激素低下妇女的主要治疗方法。如果早期(接近绝经期)开始治疗,可能会对心血管有好处。

2. 对有症状的老年男性进行睾酮治疗与身体组分的持续改善(脂肪减少和瘦质量增加)有关,但开始治疗后需要对患者进行密切监测,特别是在心血管状况方面。没有关于力量或功能改善的一致证据。睾酮治疗适用于有雄激素缺乏体征和症状且清晨血清睾酮水平明确降低的男性。

3. 脱氢表雄酮(DHEA)替代疗法提高了雌二醇、睾酮(仅限女性)、胰岛素样生长因子-1(IGF-1)水平和骨密度,但似乎与老年人新陈代谢或身体成分的明显改善无关。

4. 补充生长激素在增加老年男性瘦体重方面似乎比老年女性更有效。这些身体组分的改变不一定与功能改善有关,治疗也有出现不良事件的风险。

5. 体力活动和长期的热量限制是缓解与年龄相关的肥胖增加、瘦体重减少和心血管危险因素的最好证据。

6. 肥胖老年人的体重减轻与心血管危险因素的改善有关,但可能需要运动来减少减肥过程中肌肉和骨量的损失,并减轻虚弱。

7. 充足的钙和维生素 D 摄入量是预防跌倒、骨折和维持骨密度的关键。

8. 护理老年 2 型糖尿病的临床医生在制定和优先考虑患者的治疗目标和药物方案时,必须考虑到患者的临床和功能异质性。隐匿性低血糖在老年患者中可能更为常见,尤其是那些接受胰岛素治疗的患者,必须仔细考虑其对中枢神经系统和心血管功能的影响。

关键点:激素与衰老

● 大多数激素轴随年龄逐渐变化,大约从 30 岁开始,除了女性绝经过渡期雌二醇相对快速下降。

● 男性的血清总睾酮浓度随着年龄的增长逐渐下降,但许多其他因素也可能导致这种下降,包括与年龄相关的慢性病和生活方式。

● 到 70 岁时,脱氢表雄酮,一种雄激素和雌激素的前体,是在 30 岁观察到的峰值水平的 20%。

● 随着年龄的增长,生长激素(GH)的下降伴随着身体成分的变化;然而,GH 下降是否会导致与年龄相关的代谢变化、睡眠障碍和内脏肥胖,还是反之亦然,目前尚不清楚。

● 促甲状腺激素的年龄特异性参考范围对定义老年人亚临床甲状腺功能减退有重要意义。

（孙旭　译　卢琳　校）

参考文献

American Diabetes Association. (2018). Older adults: standards of medical care in diabetes-2018. *Diabetes Care, 41*(Suppl. 1), S119–S125.

Araujo, A. B., Esche, G. R., Kupelian, V., O'Donnell, A. B., Travison, T. G., Williams, R. E., … McKinlay, J. B. (2007). Prevalence of symptomatic androgen deficiency in men. *Journal of Clinical Endocrinology and Metabolism, 92*, 4241–4247.

Atkins, J. L., Whincup, P. H., Morris, R. W., Lennon, L. T., Papacosta, O., & Wannamethee, S. G. (2014). Sarcopenic obesity and risk of cardiovascular disease and mortality: population-based cohort study of older men. *Journal of the American Geriatrics Society, 62*(2), 253–260.

Atzmon, G., Barzilai, N., Hollowell, J. G., Surks, M. I., & Gabriely, I. (2009). Extreme longevity is associated with increased serum thyrotropin. *Journal of Clinical Endocrinology and Metabolism, 94*(4), 1251–1254.

Baker, L. D., Barsness, S. M., Borson, S., Friedman, S. D., Craft, S., & Vitiello, M. V. (2012). Effects of growth hormone-releasing hormone on cognitive function in adults with mild cognitive impairment and healthy older adults: results of a controlled trial. *Archives of Neurology, 69*, 1420–1429.

Basaria, S., Coviello, A. D., Travison, T. G., Storer, T. W., Farwell W. R., Jette A. M., … Bhasin S. (2010). Adverse events associated with testosterone administration. *New England Journal of Medicine, 363*, 109–122.

Basaria, S., Harman, S. M., Travison, T. G., Hodis, H., Tsitouras, P., Budoff, M., … Bhasin, S. (2015). Effects of testosterone administration for 3 years on subclinical atherosclerosis progression in older men with low or low-normal testosterone levels: a randomized clinical trial. *JAMA, 314*(6), 570–581.

Bhasin, S., Brito, J. P., Cunningham, G. R., Hayes, F. J., Hodis, H. N., Matsumoto, A. M., … Yialamas, M. A. (2018). Testosterone therapy in men with hypogonadism: an Endocrine Society Clinical Practice Guideline. *Journal of Clinical Endocrinology and Metabolism,103*(5), 1715.

Centers for Disease Control and Prevention. (2017). *National diabetes statistics report* [Internet]. Retrieved from: https://www.cdc.gov/diabetes/pdfs/data/statistics/national-diabetes-statistics-report.pdf.

Cosman, F., de Beur, S. J., LeBoff, M. S., Lewiecki, E. M., Tanner, B., Randall, S., & Lindsay, R. (2014). Clinician's guide to prevention and treatment of osteoporosis. (Guide developed by expert committee of the National Osteoporosis Foundation). *Osteoporosis International, 25*(10), 2359–2381. doi:10.1007/s00198-014-2794-2.

Cruz-Jentoft, A. J., Baeyens, J. P., Bauer, J. M., Boirie, Y., Cederholm, T., Landi, F., … Zamboni, M. (2010). European Working Group on Sarcopenia in Older People. Sarcopenia: European consensus on definition and diagnosis: report of the European Working Group on Sarcopenia in Older People. *Age Ageing, 39*(4), 412–423.

Dawson-Hughes, B., Mithal, A., Bonjour, J. P., Boonen, S., Burckhardt, P., Fuleihan, G. E., … Yoshimura, N. (2010). IOF position statement: vitamin D recommendations for older adults. *Osteoporosis International, 21*(7), 1151–1154.

Ekstrom, N., Scholer, L., Svensson, A. M., Eeg-Olofsson, K., Miao Jonasson, J., Zethelius, B., … Gudbjörnsdottir, S (2012). Effectiveness and safety of metformin in 51,675 patients with type 2 diabetes and different levels of renal function: a cohort study from the Swedish National Diabetes Register. *BMJ Open, 2*(4), e001076.

Elmore, L. K., Baggett, S., Kyle, J. A., Skelley, J. W. (2014). A review of the efficacy and safety of canagliflozin in elderly patients with type 2 diabetes. *Consultant Pharmacist, 29*(5), 335–346.

Gavin, K. M., Shea, K. L., Gibbons, E., Wolfe, P., Schwartz, R. S., Wierman, M. E., & Kohrt, W. M. (2018). Gonadotropin releasing hormone agonist in premenopausal women does not alter hypothalamic-pituitary-adrenal axis response to corticotropin-releasing hormone. *American Journal of Physiology-Endocrinology and Metabolism. 315*(2), E316–E325.

Giordano, S., & Victorzon, M. (2015). Bariatric surgery in elderly patients: a systematic review. *Clinical Interventions in Aging, 10*, 1627–1635.

Gourlay, M. L., Overman, R. A., & Ensrud, K. E. (2015). Bone density screening and re-screening in postmenopausal women and older men. *Current Osteoporosis Reports, 13*(6), 390–398.

Gozansky, W. S., Van Pelt, R. E., Jankowski, C. M., Schwartz, R. S., & Kohrt, W. M. (2005). Protection of bone mass by estrogens and raloxifene during exercise-induced weight Loss. *Journal of Clinical Endocrinology and Metabolism, 90*, 52–59.

Hennessey, J. V., & Espaillat, R. (2015). Diagnosis and management of subclinical hypothyroidism in elderly adults: a review of the literature. *Journal of the American Geriatrics Society, 63*(8), 1663–1673.

Heilbronn, L. K., de Jonge, L., Frisard, M. I., DeLany, J. P., Larson-Meyer, D. E., Rood, J., … Ravussin, E. (2006). Effect of 6-mo. calorie restriction on biomarkers of longevity, metabolic adaptation and oxidative stress in overweight subjects. *JAMA, 295*(13), 1539–1548.

Holick, M. F. (2007). Vitamin D deficiency. *New England Journal of Medicine, 357*, 266–281.

Huang, G., Pencina, K. M., Li, Z., Basaria, S., Bhasin, S., Travison T. G., … Tsitouras, P. (2018). Long-term testosterone administration on insulin sensitivity in older men with low or low-normal testosterone levels. *Journal of Clinical Endocrinology and Metabolism, 103*(4), 1678–1685.

Inzucchi, S. E., Bergenstal, R. M., Buse, J. B., Diamant, M., Ferrannini, E., Nauck, M., … Matthews, D. R. (2012). Management of hyperglycemia in type 2 diabetes: a patient-centered approach. *Diabetes Care, 35*, 1364–1379.

Jankovic, N., Geelen, A., Streppel, M. T., de Groot, L. C., Orfanos, P., van den Hooven, E. H., … Feskens, E. J. (2014). Adherence to a healthy diet according to the world health organization guidelines and all-cause mortality in elderly adults from Europe and the United States. *American Journal of Epidemiology, 180*(10), 978–988.

Jankowski, C. M., Gozansky, W. S., Schwartz, R. S., Dahl, D. J., Kittelson, J. M., Scott, S. M., … Kohrt, W. M. (2006). Effects of dehydroepiandrosterone replacement therapy on bone mineral density in older adults: a randomized, controlled trial. *Journal of Clinical Endocrinology and Metabolism, 91*, 2986–2993.

Jonklass, J., Bianco, A. C., Bauer, A. J., Burman, K. D., Cappola, A. R., Celi, F. S., … Sawka, A. M. (2014). Guidelines for treatment of hypothyroidism: prepared by the American Thyroid Association Task Force on Thyroid Hormone Replacement. *Thyroid, 24*(12), 1670–1751.

Kahwati, L. C., Weber, R. P., Pan, H., Gourlay, M., LeBlanc, E., Coker-Schwimmer, M., & Viswanathan, M. (2018). Vitamin D, calcium, or combined supplementation for the primary prevention of fractures in community-dwelling adults: evidence report and systematic review for the US Preventive Services Task Force. *JAMA, 319*(15), 1600–1612.

Kaufman, J. M., & Vermeulen, A. (2005). The decline of androgen levels in elderly men and its clinical and therapeutic implications. *Endocrine Reviews, 26*, 833–876.

Kennedy, B. K., Steffen, K. K., & Kaeberlein, M. (2007). Ruminations on dietary restriction and aging. *Cellular and Molecular Life Sciences, 64*, 1323–1328.

Laron, Z. (2005). Do deficiencies in growth hormone and insulin-like growth factor-1 (IGF-1) shorten or prolong longevity? *Mechanisms of Ageing and Development, 126*, 305–307.

Li, L., Li, S., Deng, K., Liu, J., Vandvik, P. O., Zhao, P., … Sun, X. (2016). Dipeptidyl peptidase-4 inhibitors and risk of heart failure in type 2 diabetes: systematic review and meta-analysis of randomized and observational studies. *British Medical Journal, 352*, i610.

Lipska, K. J., Bailey, C. J., & Inzucchi, S. (2011). Use of metformin in the setting of mild-to-moderate renal insufficiency. *Diabetes Care, 34*, 1431–1437.

Liu, H., Bravata, D. M., Olkin, I., Nayak, S., Roberts, B., Garber, A. M., & Hoffman, A. R. (2007). Systematic review: the safety and efficacy of growth hormone in the healthy elderly. *Annals of Internal Medicine, 146*, 104–115.

Martínez-González, M. A., Salas-Salvadó, J., Estruch, R., Corella, D., Fitó, M., & Ros, E. (2015). Benefits of the Mediterranean diet: insights from the PREDIMED Study. *Progress in Cardiovascular Diseases, 58*(1), 50–60.

Miner, M. M., & Seftel, A. D. (2007). Testosterone and ageing: what have we learned since the Institute of Medicine report and what lies ahead? *International Journal of Clinical Practice, 61*, 622–632.

Qaseem, A., Wilt, T. J., Kansagara, D., Horwitch, C., Barry, M. J., Forciea, M. A. (2018). Hemoglobin A1c targets for glycemic control with pharmacologic therapy for nonpregnant adults with type 2 diabetes mellitus: a guidance statement update from the American College of Physicians. *Annals of Internal Medicine, 168*(8), 569–576.

Ravussin, E., Redman, L. M., Rochon, J., Das, S. K., Fontana, L., Kraus, W. E., … Roberts, S. B. (2015). A 2-year randomized controlled trial of human caloric restriction: feasibility and effects on predictors of health span and longevity. *The Journals of Gerontology Series A, Biological Sciences and Medical Sciences, 70*(9), 1097–1104.

Shea, K. L. (2015). Body composition and BMD after ovarian hormone suppression. *Menopause, 22*, 1045–1052.

Sherlock, M., & Toogood, A. A. (2007). Aging and the growth hormone/insulin like growth factor-I axis. *Pituitary, 10*, 189–203.

Sirola, J., Kroger, H., Honkanen, R., Jurvelin, J. S., Sandini, L., Tuppurainen, M. T., & Saarikoski, S. (2003). Factors affecting bone loss around menopause in women without HRT: a prospective study. *Maturitas, 45*, 159–167.

Snyder, P. J., Bhasin, S., Cunningham, G. R., Matsumoto, A. M., Stephens-Shields, A. J., Cauley, J. A., … Ellenberg, S. S. (2018). Lessons from the testosterone trials. *Endocrine Reviews, 39*(3), 369–386.

Sowers, M., Zheng, H., Tomey, K., Karvonen-Gutierrez, C., Jannausch, M., Li, X., … Symons, J. (2007). Changes in body composition in women over six years at midlife: ovarian and chronological aging. *Journal of Clinical Endocrinology and Metabolism, 92*, 895–901.

Stafford, M., Ben-Shlomo, Y., Cooper, C., Gale, C., Gardner, M. P., Geoffroy, M. C., … Cooper, R. (2017). Diurnal cortisol and mental well-being in middle and older age: evidence from four cohort studies. *BMJ Open, 7*(10), e016085.

Stott, D. J., Rodondi, N., Kearney, P. M., Ford, I., Westendorp, R. G. J., Mooijaart, S. P., … Gussekloo, J. (2017). Thyroid hormone therapy for older adults with subclinical hypothyroidism. *New England Journal of Medicine, 376*, 2534–2544.

Surks, M. I., & Hollowell, J. G. (2007). Age-specific distribution of serum thyrotropin and antithyroid antibodies in the U.S. population: implications for the prevalence of subclinical hypothyroidism. *Journal of Clinical Endocrinology and Metabolism, 92*, 4575–4582.

Travison, T. G., Araujo, A. B., Kupelian, V., O'Donnell, A. B., & McKinlay, J. B. (2007). The relative contributions of aging, health, and lifestyle factors to serum testosterone decline in men. *Journal of Clinical Endocrinology and Metabolism, 92*, 549–555.

Turner, R. M., Kwok, C. S., Chen-Turner, C., Maduakor, C. A., Singh, S., & Loke, Y. K. (2014). Thiazolidinediones and associated risk of bladder cancer: a systematic review and meta-analysis. *British Journal of Clinical Pharmacology, 78*(2), 258–273.

US Preventive Services Task Force. (2018). Vitamin D, calcium, or combined supplementation for the primary prevention of fractures in community-dwelling adults: US Preventive Services Task Force Recommendation Statement. *JAMA, 319*(15), 1592–1599.

Van den Beld, A. W., Visser, T. J., Feelders, R. A. Grobbee, D. E., & Lamberts, S. W. (2005). Thyroid hormone concentrations, disease, physical function, and mortality in elderly men. *Journal of Clinical Endocrinology and Metabolism, 90*(12), 6403–6409.

Vanderschueren, D., Venken, K., Ophoff, J., Bouillon, R., & Boonen, S. (2006). Clinical review: sex steroids and the periosteum - reconsidering the roles of androgens and estrogens in periosteal expansion. *Journal of Clinical Endocrinology and Metabolism, 91*, 378–382.

Villareal, D. T., Banks, M., Sinacore, D. R., Siener, C., & Klien, S. (2006). Effect of weight loss and exercise on frailty in obese older adults. *Archives of Internal Medicine, 166*, 860–866.

Villareal, D. T., Miller, B. V. III., Banks, M., Sinacore, D. R., & Klein, S. (2006). Effect of lifestyle intervention on metabolic coronary heart disease risk factors in obese older adults. *American Journal of Clinical Nutrition, 84,* 1317–1323.

Villareal, D. T. & Holloszy, J. O. (2006). DHEA enhances effects of weight training on muscle mass and strength in elderly women and men. *American Journal of Physiology Endocrinology and Metabolism, 291,* E1003–E1008.

Villareal, D. T., Chode, S., Parimi, N., Sinacore, D. R., Hilton, T., Armamento-Villareal, R., … Shah, K. (2011). Weight loss, exercise, or both and physical function in obese older adults. *New England Journal of Medicine, 364,* 1218–1229.

Weiss, E. P., Shah, K., Fontana, L., Lambert, C. P., Holloszy, J. O., & Villareal, D. T. (2009). Dehydroepiandrosterone replacement therapy in older adults: 1- and 2-y effects on bone. *American Journal of Clinical Nutrition, 89,* 1459–1467.

Wierman, M. E. & Kohrt, W. M. (2007). Vascular and metabolic effects of sex steroids: new insights into clinical trials. *Reproductive Science, 14,* 300–314.

Zhao, J. G., Zeng, X. T., Wang, J., & Liu, L. (2017). Association between calcium or vitamin D supplementation and fracture incidence in community-dwelling older adults: a systematic review and meta-analysis. *JAMA, 318*(24), 2466–2482.

第64章 免疫检查点抑制剂相关的内分泌疾病

David Saxon and Thomas Jensen

摘要

免疫检查点抑制剂（immune checkpoint inhibitor，ICPI）已经广泛应用于各类癌症的治疗，但这些药物可能会引发一系列内分泌不良事件，给内分泌领域带来了新的临床挑战。与 ICPI 相关的最常见的内分泌疾病是急性垂体炎（通常可导致肾上腺功能不全）和甲状腺功能障碍（包括甲亢和甲减）。比较少见的包括原发性肾上腺功能不全、1 型糖尿病和甲状旁腺功能低下。所有临床医生在对患者进行免疫治疗时，都需要对这些 ICPI 相关的内分泌疾病有基本的认识。

关键词

免疫检查点抑制剂，免疫疗法，内分泌疾病，不良事件

1. 免疫检查点抑制剂（ICPI）的分类有哪些？其作用机制是什么？

目前已开发出以细胞毒性 T 淋巴细胞相关蛋白 4（cytotoxic T lymphocyte-associated-protein 4，CTLA-4）、程序性细胞死亡蛋白 1（programmed cell death protein 1，PD-1）和程序性细胞死亡配体 1（programmed cell death ligand 1，PD-L1）为靶点的 ICPI。这些蛋白在外周免疫的自身耐受和自身免疫预防中起到了重要的作用。抗原提呈细胞（antigen presenting cell，APC）通过与抗原（感染的外源性抗原或癌细胞突变的自身抗原）和 T 细胞受体结合，形成主要组织相容性复合体，从而激活 T 细胞，但这一过程需要额外的刺激。T 细胞上的 CTLA-4 和 PD-L1 受体是免疫检查点系统的一部分，促进外周免疫的自身耐受。CTLA-4 是阻止淋巴结内初始 T 细胞活化的主要受体，与 T 细胞上的同源受体——分化簇 28（cluster of differentiation 28，CD28）竞争结合 APC 上 CD80/CD86。结合 CD28 促进 T 细胞的活化和增殖，而结合 CTLA-4 将导致 T 细胞失能和存活下降。PD-1 在外周调控先前活化的 T 细胞，与 PD-L1 或程序性细胞死亡配体 2（programmed cell death ligand 2，PD-L2）相互作用，通过减少 T 细胞活化和存活来促进自身免疫耐受。而癌细胞能利用这种外周耐受系统来逃避免疫系统攻击。ICPI 能阻止这些蛋白正常相互作用，解除免疫系统的"刹车"，促进 T 细胞介导的癌细胞死亡（图 64.1）和以下讨论的内分泌方面的不良反应。

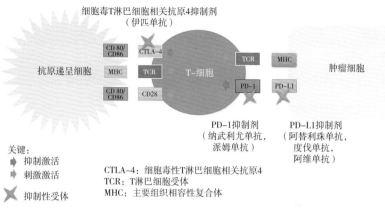

图 64.1　免疫检查点疗法在肿瘤治疗中的作用机制

2. 美国有哪些可供使用的 ICPI？使用这些药物的适应证是什么？

有几种 ICPI 目前已获得美国食品药品管理局（Food and Drug Administration，FDA）的批准。易普利姆玛（Ipilimumab）是一种 CTLA-4 抑制剂，是第一种被批准用于治疗晚期黑色素瘤的药物。PD-1 抑制剂包括纳武利尤单抗（nivolumab）和派姆单抗（pembrolizumab）。纳武利尤单抗被批准用于转移性黑色素瘤、曾治疗的转移性非小细胞肺癌（non-small cell lung cancer，NSCLC）、复发性或转移性头颈部鳞状细胞癌、晚期肾细胞癌（通常与易普利姆玛联用）、肝细胞癌［既往用索拉非尼（sorafenib）治疗的］、复发或进展的经典霍奇金淋巴瘤（自体造血干细胞移植后），以及转移性结肠癌的某些患者。派姆单抗被批准用于晚期黑色素瘤、晚期 NSCLC、头颈部鳞状细胞癌、经典霍奇金淋巴瘤、晚期尿路上皮癌，具有微卫星高度不稳定性（microsatellite instability-high，MSI-H）或者错配修复不良的肿瘤和晚期胃腺癌。PD-L1 抑制剂有阿替利珠单抗（atezolizumab）（适用于尿路上皮癌和 NSCLC）、度伐单抗（durvalumab）（适用于尿路上皮癌）和阿维单抗（avelumab）（适用于梅克尔细胞癌和尿路上皮癌）。这些药物的适应证正在快速变化，不同种类的肿瘤中也在尝试多种药物联合使用。

3. ICPI 会出现哪些免疫相关的不良事件？

免疫相关不良事件（immune-related adverse event，IRAE）影响多个器官和系统，包括皮肤、胃肠道、心脏、肺、肾脏、眼、骨骼肌系统、神经系统、血液系统和内分泌系统（表 64.1）。

表 64.1

不良事件	起病时间	持续时间
瘙痒，皮疹	3~4 周	7~8 周

不良事件	起病时间	持续时间
结肠炎,腹泻	4~6 周	5~6 周
肝毒性	6~8 周	7~8 周
垂体炎	6~8 周	永久(通常情况下)

4. ICPI 有哪些特异性内分泌疾病?

最常见的 ICPI 相关内分泌疾病是急性垂体炎(伴有中枢性肾上腺功能不全、中枢性甲状腺功能减退和低促性腺激素性腺功能减退)和甲状腺功能障碍。其他内分泌疾病包括原发性肾上腺功能不全、1 型糖尿病和甲状旁腺功能减退症,这些疾病较为少见。发生这些内分泌疾病的风险主要和 ICPI 的类型、剂量以及是否联合 ICPI 治疗有关。

5. 免疫疗法引起的器官特异性毒性是怎么分级的?

美国国家癌症研究所(National Cancer Institute,NCI)不良事件通用术语标准(Common Terminology Criteria for Adverse Events,CTCAE)是用于不良事件(adverse event,AE)报告的描述性术语。等级指不良事件的严重程度,一般将不良事件分为 1 级至 5 级。1 级不良事件被定义为轻度或没有症状,不加干预下进行临床监测;2 级不良事件属于中度,适量的日常活动(activities of daily living,ADL)受限,建议给予最小化、局部或无创的干预;3 级不良事件虽严重但不直接危及生命,日常活动自理能力受限,通常需要住院治疗;4 级不良事件有危及生命的后果,需要紧急干预;5 级不良事件可导致患者死亡。

6. 在接受 ICPI 治疗的患者中,具有临床意义的内分泌疾病的总体发生率是多少?

根据最新对 38 个随机试验中 7 551 名患者的系统综述和荟萃分析,ICPI 的内分泌疾病总发病率约为 10%。

7. 各种内分泌 IRAE 的发病率是多少?

表 64.2 突出显示了 ICPI 引起的各种内分泌疾病的总发生率。AE 发生率的差异取决于是否使用了 CTLA-4 或 PD-1 抑制剂或联合用药。其他疾病如原发性肾上腺功能不全、1 型糖尿病和甲状旁腺功能减退较为罕见,将在下面详细讨论。

表 64.2　单独或联合使用免疫检查点抑制剂导致的常见内分泌疾病的发生率

药品	垂体炎	甲状腺功能减退	甲状腺功能亢进	甲状腺炎
易普利姆玛	0.5%~18%	0.7%~15%,一项研究报告亚临床甲状腺功能减退的发生率是 6%	1%~2.3%,在一项研究中 16% 的患者出现亚临床甲状腺功能亢进	在一项研究中为 2%

续表

药品	垂体炎	甲状腺功能减退	甲状腺功能亢进	甲状腺炎
纳武利尤单抗	0%~0.9%	8.6%	4.2%	NA
派姆单抗	0%~2.2%	6.9%~9.3%	1.8%~4.8%	NA
易普利姆玛和纳武利尤单抗	7.7%~12%	13%~22%，亚临床甲状腺功能减退 5%	4.3%~9.9%，在一项研究中 22% 患者出现亚临床甲状腺功能亢进	一项研究中为 9%
纳武利尤单抗和派姆单抗	NA	13%	13% 出现亚临床甲状腺功能亢进	NA

8. 4 级内分泌不良反应与 4 级非内分泌不良反应的管理有何不同？

当出现 4 级非内分泌不良反应时，应永久停用致病药物。相反，4 级内分泌不良反应通常可用特定的激素替代治疗，这些激素在多数情况下可最终停药。

9. ICPI 以前出现哪些罕见的垂体问题？与哪种药物最相关？临床表现如何？

垂体炎或垂体与垂体柄炎症导致的垂体功能障碍在某些 ICPI 中比较常见。垂体炎的常见症状包括头痛、虚弱和乏力。影像学检查通常显示垂体增大，但可能较为轻微，只有在与治疗前的影像对比后才显见。最常见的激素紊乱是中枢性甲状腺功能减退，其次是中枢性肾上腺功能不全和低促性腺激素性腺功能减退。泌乳素水平通常也低，但生长激素（growth hormone，GH）的分泌相对不受影响。垂体炎最常见于易普利姆玛或 / 和纳武利尤单抗联用的情况，分别占治疗患者的 3.2% 和 6.4%，通常在用药后 8~12 周出现。造成这种情况的部分原因是垂体细胞中 CTLA-4 水平更高，导致补体激活。如表 64.2 所示，PD-1 和 PD-L1 抑制剂垂体问题的发病率似乎较低。

10. ICPI 相关垂体炎的治疗方法是什么？

关于 ICPI 相关垂体炎的最佳治疗方法存在一些争议。中枢性肾上腺皮质功能不全的患者应立即给予糖皮质激素治疗，且应在其他激素，尤其是甲状腺激素替代治疗之前使用，因为最先使用甲状腺激素可能加速伴有下丘脑 - 垂体 - 肾上腺（HPA）轴受损患者出现肾上腺危象。关于是用大剂量（泼尼松 1mg/kg/d）还是生理剂量的糖皮质激素也存在争议。最近研究表明，大剂量糖皮质激素不能促进垂体增大和垂体功能不全的缓解，并可能导致中枢性肾上腺皮质功能不全（如果之前不存在）。大剂量糖皮质激素可考虑用于严重垂体增大的患者，尤其是存在视神经压迫风险的患者。如果患者出现肾上腺危象，应首先给予应激剂量的糖皮质激素。患有中枢性甲状腺功能减退（血清 FT_4 水平降低伴或不伴 TT_3 降低）的患者，一经确定肾上腺状态正常或糖皮质激素替代治疗开始后，可开始甲状腺激素替代治疗。中枢性甲状腺功能减退的治疗目标是维持血清游离 T_4 在实验室正常参考范围的中上水平。也可以考虑在低促性腺激素性腺功能减退患者中进行适当的性激素替代治疗（男性使用睾酮，绝经前女性视需要使用雌激素和孕激素）。

值得注意的是，一项长期随访研究（平均 33 个月）表明，85% 的中枢性甲状腺功能减退患者和 84% 性腺功能减退患者病情缓解，但促肾上腺皮质激素缺乏症很少得到纠正。因此，对于甲状腺或性功能障碍患者，如果无症状，应监测其功能恢复情况，如果开始用药，应该逐渐减量或停药以判断各个轴功能是否已恢复。进行生理替代治疗的中枢性肾上腺功能不全患者可以停药 1~2 天后复查，评估基线肾上腺水平及促皮质激素刺激试验兴奋后水平。然而，在大多数情况下，必须进行终身糖皮质激素替代治疗。

11. 哪些甲状腺疾病与使用 ICPI 有关？它们如何区分，如何管理？

最近的一项研究报告显示，大约 30% 使用 ICPI 患者出现了新发的甲状腺功能异常，另有 70% 既往有甲状腺疾病的患者在开始 ICPI 治疗后实验室指标恶化，出现异常的中位时间点是用药后 33~46 天。由于对甲状腺功能减退、甲状腺功能亢进和甲状腺毒症的定义各异，很难在临床研究和实践中描述其真实的发病率。最新综述发现易普利姆玛相关的甲状腺功能减退的发病率为 5.6%，甲状腺炎的发病率为 3.2%。PD-1 抑制剂相关的甲状腺功能减退和甲状腺功能亢进的发病率分别为 5.9% 和 3.3%，PD-L1 抑制剂的甲状腺功能减退发病率是 4.3%。但在联合用药的患者中，甲状腺功能减退的发病率上升到了 13.9%，甲状腺功能亢进达 8%，其他甲状腺疾病达 16.9%（含破坏性甲状腺炎）。

12. 在 ICPI 治疗中，血清促甲状腺激素（thyroid-stimulating hormone，TSH）升高伴游离 T_4 正常或降低的鉴别诊断是什么？

血清 TSH 水平升高伴血清游离 T_4 值正常或降低时，应怀疑原发性甲状腺功能减退。但是，这种检验结果也见于破坏性甲状腺炎的甲减期。甲状腺增大和甲状腺抗体阳性（甲状腺过氧化物酶和甲状腺球蛋白抗体）提示自身免疫性甲状腺功能减退，而甲状腺大小正常和甲状腺抗体阴性则倾向于甲状腺炎。当检查结果模棱两可时，3~4 周后复查随访可帮助确定是否为甲状腺炎恢复期。

13. 在 ICPI 治疗中，TSH 被抑制伴甲状腺激素水平正常或升高时应考虑哪些甲状腺疾病？

TSH 水平被抑制伴甲状腺激素正常或升高提示自身免疫性甲状腺功能亢进（Graves 病）或破坏性甲状腺炎的甲亢期。自身免疫性甲状腺功能亢进患者通常甲状腺弥漫性增大、甲状腺刺激性免疫球蛋白（thyroid-stimulating immunoglobulins，TSI）升高或促甲状腺激素受体抗体（thyrotropin receptor antibodies，TRABs）阳性，碘 123［^{123}I；放射性碘（radioactive iodine，RAI）]扫描同质摄取增加，而破坏性甲状腺炎患者通常甲状腺大小正常，TSI 或 TRAB 水平正常，^{123}I 扫描摄取减少。临床医生也应该警惕引起甲状腺功能异常的其他潜在原因，如某些药物（胺碘酮或锂）或近期碘造影剂的应用,其可加剧潜在的甲状腺疾病并限制 RAI 的使用。此外,中枢性甲状腺功能减退也可出现,尤其是在使用 CTLA-4 抑制剂时,其特征是血清游离 T_4 水平降低和血清 TSH 水平降低或不适当正常。

14. 在 ICPI 治疗中应如何监测和治疗甲状腺功能减退症?

监测和治疗这些不良反应至关重要。美国临床肿瘤学会(American Society of Clinical Oncology, ASCO)建议每 4~6 周测量一次血清 TSH 和游离 T_4 水平,作为常规临床监测的一部分或对接受治疗的有症状患者进行病例检测。对于原发性甲状腺功能减退,1 级不良反应指无症状患者的血清 TSH 水平轻度升高但 <10mIU/L。这种情况下建议继续 ICPI 治疗,密切监测 TSH 和游离 T_4;2 级不良反应指血清 TSH 水平持续 >10mIU/L 且出现中度症状,但患者仍可进行 ADL。这种情况下,应该给予甲状腺替代治疗,暂时保留 ICPI 治疗直至症状改善;在滴定激素剂量时,应每 6~8 周监测一次 TSH(或者,如果最初游离 T_4 较低,可每 2 周检查游离 T_4 来滴定激素剂量)。3 或 4 级不良反应被定义为严重的甲状腺功能不全症状,伴有医学意义或危及生命的后果,患者无法进行 ADL。这种情况下,应停止 ICPI 治疗直到症状经甲状腺激素替代治疗而消失;如果有黏液性水肿昏迷(失代偿性甲减)的体征(即低体温、心动过缓),患者应住院并静脉输注甲状腺激素替代治疗。开始使用甲状腺药物之前,所有患者都应该对肾上腺轴进行评估,以排除肾上腺功能不全,如果在甲状腺激素治疗之前未治疗,肾上腺功能不全可能会加重。

15. 在 ICPI 治疗中应如何治疗甲亢?

无症状破坏性甲状腺炎患者可以进行监测,对症状明显(心悸、震颤)的患者可使用 β- 受体阻滞剂,必要时可使用激素治疗。如果患者转为甲状腺功能减退期,无症状患者可每 4~6 周进行一系列的甲状腺化验监测,有症状患者可进行甲状腺激素替代治疗,滴定激素剂量直至血清 TSH 达到正常范围内。4~8 个月后,患者可以停药,以确定是否仍然需要治疗。自身免疫性甲状腺功能亢进患者可使用抗甲状腺药物,如甲巯咪唑(methimazole, MMI)或丙硫氧嘧啶(propylthiouracil, PTU),必要时可使用 β- 受体阻断剂。如果患者出现 3 级或 4 级不良反应,应停止 ICPI 治疗,必要时住院,直至病情稳定。此外,在患者使用控制甲状腺疾病的药物之前,应避免进行可能加剧甲状腺疾病的干预,如使用碘造影剂。RAI(^{131}I)或甲状腺切除术也可以考虑使用。

16. 使用 ICPI 的患者还能出现其他哪些甲状腺异常?

最后,血清 TSH 水平正常或轻度偏低,游离 T_4 水平正常或偏低,T_3 水平明显偏低,提示非甲状腺疾病综合征(甲状腺功能病态综合征)。这些患者不该补充甲状腺激素,而应对其甲状腺功能进行监测。

17. ICPI 还出现了哪些其他内分泌疾病?

原发性肾上腺功能不全、1 型糖尿病和甲状旁腺功能减退会偶尔在使用 ICPI 时发生。出现肾上腺功能不全的典型症状(疲劳、头晕、体重减轻、腹痛、恶心、呕吐),伴有血浆促肾上腺皮质激素(adrenocorticotropic hormone, ACTH)水平升高和血清皮质醇水平低(特别是 <3μg/dL)或促皮质激素刺激试验中未能将皮质醇刺激至 18μg/dL 或更高的情况下时,应该考虑原发性肾上腺功能不全。原发性肾上腺皮质功能不全的患者需要同时补充糖皮质激素和盐皮质激素,而中枢性肾上腺功能不全的患者仅需要糖皮质激素替代。对突然起病的糖尿病患者可怀疑 1 型糖尿病,尤其是伴有糖尿病酮症酸中毒的情况下。1 型糖尿病抗体以及 C 肽和胰岛素水平有助于鉴别 1 型糖尿病和 2 型糖尿病。甲状旁腺功能减退表现的症状包括低钙血症(麻木、刺痛、手足抽搐)、低血钙和高血磷,以及低或正常低限的血清甲状旁腺激素(parathyroid hormone, PTH)水平。这种情况可以联用钙剂、骨化三醇,必要时合用噻嗪类利尿剂和 PTH(Natpara)替代治疗。目前这些疾病的发生率很低,对其自然病程的认识尚有限。

18. PD-1 和 PD-L1 抑制剂最常报告的不良事件是什么?

疲劳是这些药物最常报道的不良事件,对它的发病机制了解得并不多。个例用药研究报告,16%~37% 使用 PD-1 抑制剂的患者和 12%~24% 使用 PD-L1 抑制剂的患者出现疲劳。在报告使用这些药物导致疲劳的患者中,只有少数人会出现甲状腺功能减退。不管怎样,即使患者的能量水平有细微变化,也应该评估肾上腺和甲状腺的实验室值,以评估潜在的内分泌病。

19. 与单独使用易普利姆玛相比,同时使用易普利姆玛(CTLA-4 抑制剂)和 PD-1 抑制剂的患者发生甲状腺功能障碍的可能性更大吗?

与单用易普利姆玛的患者相比,接受联合治疗的患者发生甲状腺功能亢进的可能性高出 3.8 倍,发生甲状腺功能亢进的可能性高出 4.2 倍。

20. 在比较不同类别的 ICPI 时,出现其他内分泌病的相对可能性有多大?

使用 PD-1 抑制剂的患者发生甲状腺功能减退的可能性约为使用易普利姆玛的患者的 2 倍。与 PD-L1 抑制剂治疗相比,PD-1 抑制剂治疗引起甲状腺功能亢进的可能性是 PD-L1 抑制剂治疗的 5 倍,但甲状腺功能减退的发生率相似。与单独使用 PD-1 抑制剂治疗的患者相比,使用易普利姆玛的患者发生垂体炎的可能性高出 5 倍左右,但与单独使用易普利姆玛的患者相比,联合使用这些药物的患者发生垂体炎的可能性高出 2 倍以上。

21. 与未发生 IRAE 相比,IRAE 的发生是否意味癌症治疗结果的改善?

一些数据表明,IRAE 的发生预示肿瘤对 ICPI 治疗有更好的反应。前提假设是 IRAE 的发生反映了免疫系统更好的激活。纳武利尤单抗治疗黑色素瘤的 meta 分析显示,与未接受免疫调节剂的患者(36%)相比,需要免疫调节剂治疗 IRAE 的患者应答率(44%)略高。另一项易普利姆玛治疗黑色素瘤的研究表明早期出现 IRAE 预示着更好地客观抗肿瘤效应;此外,所有获得完全缓解的患者都有更严重的 IRAE。派姆单抗治疗黑色素瘤的患者中,白癜风的发生也是一个客观效应的预测因素。纳武利尤单抗治疗 NSCLC 的患者中,如果早期出现 IRAE,也提示有更好的客观效应(37% vs 17%),更长的无进展生存期(6.4 个月 vs 1.5 个月)。关于这种关系的确切性质和机制有待更深入的研究。

22. 是否有关于 ICPI 治疗甲状腺肿瘤的研究?

目前正在对间变性、低分化和复发性分化型甲状腺癌患者进行小规模的临床试验,测试 CTLA-4、PD-1 和 PD-L1 抑制剂以及结合其他治疗方案的疗效。在最近的一例病例报告中,一名 BRAF 和 PD-L1 阳性的间变性甲状腺癌患者在接受 emurafenib 和纳武利尤单抗治疗 20 个月后临床和影像学完全缓解。

关键点

- 免疫检查点抑制剂(ICPI)在治疗晚期癌症中的应用日益增多,这些药物可能引起多种内分泌疾病。ICPI 分为 3 类:细胞毒性 T 淋巴细胞相关蛋白 4(CTLA-4)抑制剂、程序性细胞死亡蛋白 1(PD-1)抑制剂和程序性细胞死亡配体 1(PD-L1)抑制剂。
- 最常见的 ICPI 相关的内分泌病是急性垂体炎(伴有中枢性肾上腺功能不全、中枢性甲状腺功能减退和低促性腺激素性腺功能减退)和甲状腺功能障碍。
- ICPI 相关的内分泌疾病总发生率约为 10%。
- 垂体炎或垂体与垂体柄炎症导致垂体功能障碍,是一种罕见的垂体疾病,但在 ICPI 中比较常见(最常见于易普利姆玛)。垂体炎可出现单个或多个激素缺乏。
- 使用 ICPI 治疗患者中可能遇到的甲状腺功能异常包括原发性甲状腺功能减退、Graves 病、甲状腺炎和甲状腺病态综合征。

(刘杰 译 卢琳 校)

参考文献

Barroso-Sousa, R., Barry, W. T., Garrido-Castro, A., Hodi, F. S, Min, L., Krop, I. E., & Tolaney, S. M. (2018). Incidence of endocrine dysfunction following the use of different immune checkpoint inhibitor regimens: A systematic review and meta-analysis. *Journal of the American Medical Association Oncology, 4*(2), 173–182.

Brahmer, J. R., Lacchetti, C., Schneider, B. J., Atkins, M. B., Brassil, K. J., Caterino, J. M., Chau I, ... & Thompson, J. A.; National Comprehensive Cancer Network. (2018). Management of immune-related adverse events in patients treated with immune checkpoint inhibitor therapy: American Society of Clinical Oncology clinical practice guideline. *Journal of Clinical Oncology, 36*(17), 1714–1768.

Corsello, S. M., Barnabei, A., Marchetti, P., De Vecchis, L., Salvatori, R., & Torino, F. (2013). Endocrine side effects induced by immune checkpoint inhibitors. *Journal of Clinical Endocrinology and Metabolism, 98*(4), 1361–1375.

Downey, S. G., Klapper, J. A., Smith, F. O., Yang, J. C., Sherry, R. M., Royal, R. E., . . . Rosenberg, S. A. (2007). Prognostic factors related to clinical response in patients with metastatic melanoma treated by CTL-associated antigen-4 blockade. *Clinics in Cancer Research, 13*(22 Pt 1), 6681–6688.

Haanen, J. B. A. G., Carbonnel, F., Robert, C., Kerr, K. M., Peters, S., Larkin, J., & Jordan, K.; ESMO Guidelines Committee. (2017). Management of toxicities from immunotherapy: ESMO clinical practice guidelines for diagnosis, treatment and follow-up. *Annals of Oncology, 28*(Suppl. 4), iv119–iv142.

Faje, A. (2016). Immunotherapy and hypophysitis: Clinical presentation, treatment, and biologic insights. *Pituitary, 19*(1), 82–92.

Hua, C., Boussemart, L., Mateus, C., Routier, E., Boutros, C., Cazenave, H., . . . Robert, C. (2016). Association of vitiligo with tumor response in patients with metastatic melanoma treated with pembrolizumab. *Journal of the American Medical Association Dermatology, 152*(1), 45–51.

Illouz, F., Briet, C., Cloix, L., Le Corre, Y., Baize, N., Urban, T., . . . Rodien, P. (2017). Endocrine toxicity of immune checkpoint inhibitors: Essential crosstalk between endocrinologists and oncologists. *Cancer Medicine, 6*(8), 1923–1929.

Joshi, M. N., Whitelaw, B. C., Palomar, M. T., Wu, Y., & Carroll, P. V. (2016). Immune checkpoint inhibitor-related hypophysitis and endocrine dysfunction: Clinical review. *Clinical Endocrinology (Oxford), 85*(3), 331–339.

Kollipara, R., Schneider, B., Radovich, M., Babu, S., & Kiel, P. J. (2017). Exceptional response with immunotherapy in a patient with anaplastic thyroid cancer. *Oncologist, 22*(10), 1149–1151.

Konda, B., Nabhan, F., & Shah, M. H. (2017). Endocrine dysfunction following immune checkpoint inhibitor therapy. *Current Opinions in Endocrinology, Diabetes and Obesity, 24*(5), 337–347.

Patel, N. S., Oury, A., Daniels, G. A., Bazhenova, L., & Patel, S. P. (2018). Incidence of thyroid function test abnormalities in patients receiving immune-checkpoint inhibitors for cancer treatment. *Oncologist, 23*(10), 1236–1241.

Teraoka, S., Fujimoto, D., Morimoto, T., Kawachi, H., Ito, M., Sato, Y., . . . Tomii, K. (2017). Early immune-related adverse events and association with outcome in advanced non-small cell lung cancer patients treated with nivolumab: A prospective cohort study. *Journal of Thoracic Oncology, 12*(12), 1798–1805.

Weber, J. S., Hodi, F. S., Wolchok, J. D., Topalian, S. L., Schadendorf, D., Larkin, J., Sznol M, . . . & . . . Robert, C. (2017). Safety profile of nivolumab monotherapy: A pooled analysis of patients with advanced melanoma. *Journal of Clinical Oncology, 35*(7), 785–792.

睡眠与内分泌学

Roger A.Piepenbrink

摘要

本章主要讲述关于睡眠 - 觉醒过程(sleep-wake processes,SW)与内分泌系统之间相互作用。SW 和内分泌系统在下丘脑和其他深部中枢神经系统结构中有共同的控制器。下丘脑不断地从内部和外部接收、处理和整合数据。下丘脑昼夜节律的中心是视上核(suprachiasmatic nucleus,SCN),它将细胞自主的明暗状态传递给生活在无窗环境中的其他器官系统(如骨骼肌、肝脏、脂肪组织、胰岛细胞)。昼夜节律系统(circadian system,CS)的调节需要通过 SCN 和周围组织中的强大分子机制间的传输进行同步。褪黑素和糖皮质激素对 CS 的调节作用也进行了讨论。本文还研究了由时差和轮班工作引起的昼夜节律干扰,并特别关注了正常衰老、睡眠剥夺和阻塞性睡眠呼吸暂停等情况的影响。也包括了这些干扰对常见内分泌疾病的影响,如糖耐量异常、2 型糖尿病和肥胖症。本章最后就如何获取简短的睡眠医学史和实施体格检查提出了建议。

关键词

睡眠,内分泌系统,睡眠 - 觉醒过程,视上核,昼夜节律系统

"我们 24/7 的社会已经使得人类成为唯一一种经常忽略生物节律的动物物种,当生物钟告诉我们应该睡觉时,我们经常是醒着的。慢性节律紊乱和慢性睡眠不足(质量和数量)与大部分精神和躯体障碍有关。现代医学才刚刚认识到人类许多疾病的治疗可能需要考虑到昼夜节律问题以改善中枢神经系统和周围组织之间和内部的总体 24 小时时间组织。"

Turek,2017

在 14 世纪,根据地区的不同,30%~60% 的欧洲人口死于瘟疫。因为没有治疗方法,症状进展迅速,患者随之死亡。目前一种种类不同的"瘟疫"正在美国各地肆虐。它起病隐匿,有时在青年时期起病并慢慢致死。这就是肥胖、糖尿病前期(pre-diabetes mellitus,pre-DM)和 2 型糖尿病(type 2 diabetes mellitus,T2DM)。据估计,超过 30% 的年龄 >20 岁的美国成人已经处于 pre-DM,年龄≥65 岁的人群里近 60% 已经感染了这场"瘟疫"。随着时间的推移,70% 的糖尿病前期人群会进展为 T2DM,糖尿病患病率与肥胖同步上升。肥胖症、pre-DM 和 T2DM 的流行特性和多因素机制对临床医生提出了挑战。本章探讨内分泌和睡眠的文献,以强调睡眠对特定内分泌疾病的代谢作用。我们将描述睡眠质量、数量甚至睡眠昼夜节律紊乱

的作用,并特别关注通过下丘脑调节的过程。鉴于睡眠和内分泌功能的主要控制部位均在下丘脑,那么这两个过程之间是否存在明显的稳态相互作用呢?在这里,仅仅 $7mm^3$ 的下丘脑是整合天才,垂体基本上遵循其命令。正如我们将要回顾的那样,下丘脑的神经内分泌中心和睡眠 - 觉醒中心在解剖学上的邻近关系促进了功能的整合,以实现和保护内稳态。本章还将介绍正常睡眠阶段、睡眠和觉醒的控制系统、受睡眠 - 觉醒周期、睡眠剥夺和阻塞性睡眠呼吸暂停(obstructive sleep apnea,OSA)影响的人体激素水平,并关注其对神经内分泌机制的调控。我们还将回顾睡眠中断对内分泌系统的影响以及成功治疗睡眠异常所带来的改善。最后,将讨论一些有关如何获取与睡眠疾病密切相关的病史和体格检查数据的基础知识。

1. 为什么内分泌学家要关注睡眠 - 觉醒周期和昼夜节律?

几乎所有垂体激素的 24 小时分泌都与睡眠和睡眠质量有关。几乎所有的激素和代谢变量的特定变化都出现在睡眠周期和睡眠 - 觉醒转变中。睡眠缺乏或睡眠中断会对激素的波动产生很强的影响。这在众所周知的反馈回路基础上增加了另一层对激素释放的控制。了解睡眠 - 觉醒周期的这种可重复出现的变化对识别正常和早期异常的内分泌过程至关重要。例如,识别白天和黑夜的正常激素水平变化可以深入解读患者 24 小时内的不同时间所测的实验室数值。

2. 究竟是睡眠障碍导致内分泌疾病还是内分泌疾病导致睡眠障碍?

两者都是对的。睡眠质量评价可以作为疾病评估的工具。另外,睡眠障碍在许多内分泌疾病中也很常见。例如,肢端肥大症患者有睡眠呼吸暂停的风险(见问题 27)。雄激素增多和甲状腺功能减退可以加重 OSA。甲状腺毒症可导致衰弱性失眠,伴随严重的日间疲劳。睡眠破坏被认为与糖尿病风险增加有关,睡眠时间缩短与肥胖有关。在人类病理生理学研究中,对患者睡眠习惯的评估常常被忽略。但睡眠质量和数量(即睡眠结构)对预测疾病的组成部分至关重要。

3. 什么是人体睡眠阶段?

正常成人睡眠分为快速眼动(rapid eye movement,REM)睡眠(表 65.1)和非快速眼动(non-rapid eye movement,NREM)睡眠,后者又分为 N1、N2 和 N3 期。NREM 的最后一个阶段也称为慢波睡眠(slow-wave sleep,SWS)。在传统教学中,NREM 分为 4 个阶段,但在 2007 年 N3 和 N4 合并成一个阶段。每个睡眠阶段都有其独特的脑电图(electroencephalography,EEG)特征。一般而言,成人通过 N1 阶段进入睡眠,通常需要 90~100 分钟来完成第一个 NREM 睡眠,一旦结束即预示着进入第一次的 REM 睡眠。REM 睡眠的特征是眼电图上出现区别于 N1 阶段慢速眼球运动(slow eye movements,SEM)的眼球快速运动。也可以通过肌肉失张力对 REM 期进行判断,前者表现为下颌肌肉运动缺失及伴随的低肌电音。在 REM 期工作的骨骼肌只有眼外肌和膈肌!有趣的是,我们将看到以 REM 为主的 OSA 和隐匿性高血糖有关。

表 65.1 睡眠阶段的比较

特点	非快速眼动	快速眼动
对刺激的反应	减少	减少到无
交感活动	减少	减少或可变
副交感神经活动	增加	明显增加
眼动	SEM	REM
心率	心动过缓	心动过速 / 心动过缓
呼吸频率	减少	可变;可能发生呼吸暂停
肌张力	减少	明显减少
上呼吸道肌张力	减少	适度减少到无
脑血流量	减少	明显增加
其他特点	梦游	梦
	噩梦	

REM,快速眼动;SEM,慢速眼动。

Modified from:Chokroverty,S.(2006).Disorders of sleep.In Neurology(Chapter XIII).Amer-ican College of Physicians Medicine,WebMD Inc.

4. 通常夜间睡眠要经历哪些睡眠方式?

成人的睡眠中,NREM 和 REM 睡眠通常以 90~120 分钟为周期交替进行(图 65.1)。根据睡眠的长度不同,每晚正常的睡眠会出现 4~5 个周期。每个周期都是类似的,睡眠开始于 N1 期,进入 N2 期,然后进入 SWS(N3),再通过 N2 期,进入 REM 期。一旦个体进入睡眠,就不会明显回到 N1 期。睡眠周期可认为是 REM 和 SWS 之间的交替,以 N2 作为两个阶段的桥梁。在成人典型睡眠中,N1 阶段睡眠占

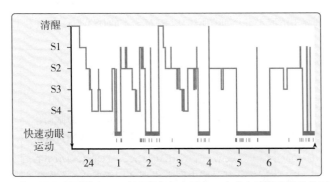

图 65.1 这个睡眠直方图描述了一个正常年轻志愿者一个晚上睡眠阶段的进展。文本描述了理想或平均模式。该直方图是根据一名 19 岁正常男性连续夜间脑电图、心电图和肌电图记录绘制的。这些记录以 30 秒为一周期对不同的睡眠阶段进行评估。(Carskadon,M.A.,& Dement,W.C.(2017).Normal human sleep:An overview.In M.Kryger,T.Roth,W.C.Dement(Eds.).Principles and Practice of Sleep Medicine.(6th ed.).St.Louis,MO:Elsevier.)

整个睡眠时间的 5%，N2 阶段占 50%，SWS 占 20%，REM 占 25%。SWS 主要处于前 1/3 睡眠过程，REM 主要处于后 1/2 睡眠过程。未实现 SWS 或者 REM 睡眠具有重要的神经内分泌学意义。对个人来说，不仅仅 REM 或 SWS 睡眠让人有休息的感觉，完整的 >7 小时，4~5 个睡眠周期的正常睡眠结构对恢复性睡眠至关重要。

5. 在人的一生中，睡眠阶段是如何变化的？

随着年龄增加，总的睡眠时间减少，睡眠变得碎片化（图 65.2）。睡眠时间随着年龄的增长而减少，从新生儿每天 16~18 小时逐渐减少到 10 岁 9~10 小时，成人一般 7.5~8 小时，80 岁老人 6 小时。新生儿睡眠共有 50% 为 REM 睡眠，到成人该比例降为 25%。随着年龄增加，SWS 睡眠也逐渐减少。这种睡眠结构的改变也会对内分泌产生影响，因为特定的垂体前叶激素释放与特定睡眠阶段有关（见问题 15）。

6. NREM 和 REM 睡眠在神经系统中的根本变化是什么？NREM 和 REM 之间还有哪些区别？

皮层失活和自主神经系统（autonomic nervous system，ANS）的变化是睡眠的特征（请参见表 65.1）。在清醒时，我们会和外界环境进行互动；但睡着时，我们在很大程度上不会对感觉输入有所反应，也不会产生运动输出。NREM 期间，大脑皮质失活，EEG 活动比清醒时更慢，电压更高，血流也减少。REM 睡眠期间，大脑皮质被激活，EEG 读数与清醒时的相似，血流增加。睡眠时 ANS 也有变化，NREM 中副交感神经系统（parasympathetic nervous system，PNS）占优势，REM 中则更是如此。交感神经系统（sympathetic nervous system，SNS）的基调在 NREM 和 REM 中降低，但 REM 期间，PNS 和 SNS 的基调是可变的。NREM 中呼吸频率（RR）、心率（HR）、血压（BP）和心输出量降低。正常 REM 以 BP、HR 和 RR 波动为特征，做梦和骨骼肌张力减退到无力（包括上气道肌张力降低到无力）也是 REM 的特征。REM 可能会出现一段时间的呼吸减少或停止。NREM 期间大脑糖和氧代谢率降低，但 REM 期会增加到高于清醒水平。如前所述，以 REM 为主的 OSA 与 pre-DM 和 T2DM 相关。

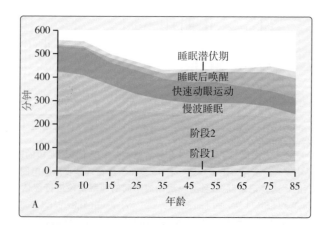

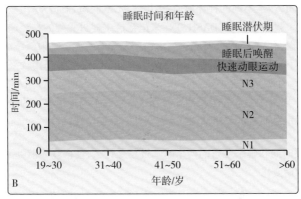

图 65.2　睡眠随年龄变化。A,睡眠潜伏期和睡眠开始后醒来的时间(WASO),以及快速眼动(REM)睡眠和非快速眼动(NREM)睡眠阶段 1、2 和慢波睡眠(SWS)的时间(以分钟为单位)。给出了 5~85 岁年龄段的汇总值。B,使用当前美国睡眠医学学会(AASM)评分标准对成年人睡眠变化进行研究。睡眠潜伏期和 WASO 以及 REM 睡眠和 NREM 睡眠阶段 N1、N2 和 N3 的时间(以分钟为单位)。值是中位数。(A,From Ohayon,M.,Carskadon,M.A.,Guilleminault,C.,& Vitiello,M.V.(2004).Me-ta-analysis of quantitative sleep parameters from childhood to old age in healthy individuals:developing normative sleep values across the human lifespan.Sleep,27,1255-1273;B,Data from Mitterling,T.,Högl,B.,Schönwald,S.V.,Hackner,H.,Gabelia,D.,Biermayr,M.,& Frauscher,B.(2015).Sleep and respiration in 100 healthy Caucasian sleepers—a polysomnographic study according to American Academy of Sleep Medicine standards.Sleep,38,867-875.)(Figure from:Carskadon,M.A.,& Dement,W.C.(2017).Normal human sleep:An overview.In M.Kryger,T.Roth,W.C.Dement(Eds.).Principles and practice of sleep medicine.(6th ed.).St.Louis,MO:Elsevier.)

7. 负责清醒和睡眠状态的是什么系统和神经递质?

我们目前对内分泌系统的理解包括更多的神经内分泌学。本章的讨论重点是大脑皮质、脑干、下丘脑和垂体之间的相互作用。中枢神经系统(central nervous system,CNS)实现睡眠 - 觉醒的变化好比一个翻转开关,负责这两种状态的神经网络相互抑制——也就是说,当一个处于活跃状态时,另一个会受到抑制。如果睡眠网络是活跃的,那么清醒网络是被抑制的。重要的是,睡眠主要是通过对觉醒中心的一种神经递质的抑制作用来完成的,而觉醒是通过觉醒系统中的几个神经核团产生的多种神经递质来促成的。过渡到睡眠是通过位于视前腹外侧核(ventrolateral preoptic,VLPO)的觉醒抑制神经元神经递质 γ- 氨基丁酸(gamma-aminobutyric acid,GABA)完成的。因此,从觉醒到睡眠的转变是通过 VLPO 核释放 GABA 来调节的,抑制觉醒系统及其丘脑皮质的投射。如果这个觉醒系统,即所谓的网状激活系统(reticular activating system,RAS)被抑制,就会促成睡眠。从概念上讲,睡眠控制又细分为睡眠开关,NREM 开关控制 NREM,REM 开关控制 REM。NREM 睡眠期间,前脑的 NREM 神经元激活,REM 睡眠期间,REM 神经元被激活。反之,当从睡眠过渡到觉醒状态时,RAS 会抑制 VLPO 核。如上所述,RAS 包含一系列活化核团,产生不同的神经递质:多巴胺、乙酰胆碱、血清素、组胺、食欲素、去甲肾上腺素。我们可以用"DASH ON"来记忆这些促进觉醒的神经递质。RAS 的背侧和腹侧通路已被确定。背侧通路由丘脑至皮质的上行投射纤维组成,腹侧通路则投射到下丘脑和基底前脑(basal forebrain,BF)。腹侧通路接收来自下丘脑外侧的黑色素 - 食欲素集合神经元或 BF 的胆碱能神经元的输入。RAS 还投射到脊髓下方,用于肌肉张力和姿势控制。尽管这些释放不同神经递质的微小簇状神经元被称为核团,但目前的临床成像技术尚无法将他们可视化。

8. 控制睡眠时间和睡眠质量的两个基本过程是什么,使得垂体前叶激素在 24 小时内呈周期变化?

以下内容可以作为理解这两个历史悠久过程的框架。如果想有更深入的了解,请参阅所选的参考文献。第一个过程称为过程 C,即昼夜节律过程(拉丁文中的昼夜节律意为"大约一天"),由下丘脑视上核(suprachiasmatic nuclei,SCN)调控。这个核团接收来自环境的信号,其中最强的是光。过程 C 是这两个过程中的更广泛的过程,它传递昼夜节律输出以协调行为、生理和遗传节律。第二个过程是睡眠 - 觉醒稳态(sleep-wake homeostasis,SWH),也称为过程 Process-S。SWH 依赖于过程 C,但昼夜节律过程不依赖于 SWH。目前 SWH 被定义为睡眠的数量和强度与之前清醒时间相联系的过程。但是,SWH 的实际基础及其解剖位置仍然没有确定。因此,如果一个人 24 小时不睡觉,睡眠压力就会增加。当一个人休息充足时,睡觉的压力最少。这种压力在白天逐渐增加,在午夜之前达到峰值。这两种过程之间的相互作用,即过程 C 和过程 S,影响下丘脑生成器从垂体前叶释放或抑制激素,进而形成 24 小时激素谱。

9. 讨论过程 C 的基本机制(参考图 65.3 和问题 9-13)。

研究发现了大多数组织中对过程 C 有反应的核心分子闹钟(core molecular clock)机制!下丘脑双侧或成对的 SCN 是唯一的 24 小时起搏器。研究表明,昼夜节律过程是振荡的层次结构,始于从 SCN 中心散发到外周的振荡,也就是大脑内部的下游振荡,再到外周组织的振荡。多个下丘脑核团之间的相互作用也参与了过程 C。重要的是,SCN 时间表通常略大于 24 小时,且必须通过环境刺激(zeitgebers,德语,意为"时间给予者"或"时间线索")修改或重置(同步)为 24 小时昼夜循环。大脑正在利用这些机制,根据身体位置来调整和优化系统性功能。

10. 昼夜节律系统是如何组织的?

用工程学术语来说,昼夜节律系统的组织包括 3 个部分:①输入系统;②振荡网络;③输出系统。输入系统由视网膜下丘脑束(retinal hypothalamic tract,RHT)组成。振荡网络包括 3 个部分,即 SCN、传输和组织振荡器。输出系统即组织特异的外周生物钟输出。例如,肌肉的昼夜节律输出可能是葡萄糖的摄取和氧化,肝脏中可以是葡萄糖的摄取和产生,脂肪组织中是脂肪分解和脂肪生成,胰腺中是胰岛素

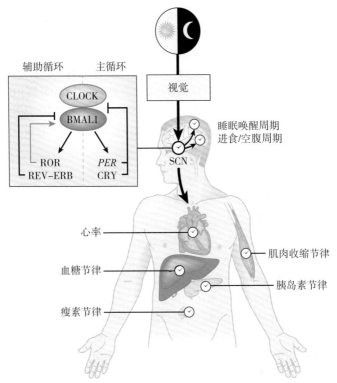

图 65.3 昼夜节律系统的层级组织。视上核（SCN）控制着大脑和外周生物钟的同步,引起生理、代谢和激素模式的昼夜节律。分子生物钟依赖于转录 - 翻译反馈回路。主循环包括 *CLOCK-BMAL1* 促进 *PER* 和 *CRY* 基因转录,进而抑制 *CLOCK-BMAL1* 的转录活性。在辅助回路中,在受到 *CLOCK-BMAL1* 的转录刺激后,ROR 和 REV-ERB 分别促进和抑制 BMAL1 的转录。辅助回路协助稳定时钟蛋白质的 24 小时振荡。*BMAL1*,大脑和肌肉芳香烃受体核转运体样蛋白 -1 基因;*CLOCK*,昼夜节律运动输出周期蛋白故障基因;*CRY*,隐花色素基因;*PER*,周期基因;REV-ERB,逆转病毒性红细胞癌基因产物;ROR,维甲酸受体相关的孤儿核受体。（From:Chapter 38.Grosbellet,M,E Challet.Central and peripheral circadian clocks.In Kryger M,T Roth,WC Dement（eds）Prin-ciples and Practice of Sleep Medicine,2017,6th edition.）

和胰高血糖素的分泌。实际上,通过不同的实验来源、流行病学、临床,尤其是哺乳动物遗传学研究技术,近来的研究证实了昼夜节律紊乱与 T2DM 病理生理学及其治疗之间令人兴奋的联系。

11. 昼夜节律输入系统（即 RHT）是如何工作的?

光信息通过 RHT 从视网膜直接传输到 SCN 的振荡网络。但是,视网膜的视杆细胞和视锥细胞不能传递光信号。视网膜内有非杆状、非锥体细胞,即所谓的视网膜神经节细胞（retina ganglion cell,RGC）。这些细胞含有光色素和视黑素,倾向受短波,特别是蓝光激发。这样就可以将 RGC/RHT 系统分别看作换能器和通道,将明暗(light-dark,LD)信息传递到 SCN。通常情况下,SCN 白天最活跃,晚上最不活跃。SCN 活性抑制室旁核(paraventricular hypothalamic,PVH)的紧张性活动,PVH 通常是松果体合成褪黑素的刺激物。所以,通过 SCN 对 PVH 的抑制,白天褪黑素的生成会减少。无光的情况下,PVH 刺激松果体分泌褪黑素。如果将 RHT 直接与松果体联系起来理解的话会更容易些,但是这样会忽略视黑素 -RHT 信号相关的整合水平。这种 LD 化学信号不仅限于松果体,它也影响到非 SCN 昼夜节律中心以及睡眠 - 觉醒中心。

12. 既然昼夜节律振荡网络由 3 个部分(SCN、传输和组织振荡器)组成,那么基本 SCN 组织和昼夜节律生物钟的基本分子机制是什么?

SCN 细胞结构揭示了功能组织。哺乳动物中,SCN 包含约 100 000 个神经元,分为一个主要对光敏感的 SCN 核心和一个 SCN 外壳,前者接收独特的非图像视网膜信号 RGC/RHT,后者产生节律。正如现在将要讨论的,这些中央和外周的昼夜节律振荡具有非常相似的遗传过程。

现在将讨论控制这些昼夜节律的核心机制。组织培养和遗传学现代实验室技术能实现昼夜节律的实时监测。转录和翻译过程在反馈循环关系中相互作用,几乎在人体的每个细胞中持续运行,并被调节为 24 小时的周期,有活动期和静止期。重要的是,如果将 SCN 细胞从体内移出或放置在完全黑暗的环境中,即使没有外部 LD 信号,它们仍然能够维持 24 小时的活动。正如专家所说,这种分子生物钟(molecular clockwork)具有两个主要的正循环基因,昼夜节律运动输出周期蛋白故障基因(circadian locomotor output cycles kaput,CLOCK)和大脑和肌肉芳香烃受体核转运体样蛋白 -1(brain and muscle aryl hydrocarbon receptor nuclear translocator-like protein-1,BMAL1)。通常来讲,在每天开始的时候,这两种蛋白 CLOCK 和 BMAL1 非共价结合(异源二聚化),通过一系列复杂的过程激活负反馈信号的转录。这些负反馈环通常包括周期性昼夜节律蛋白(PER1 and PER2)和隐花色素(CRY1 and CRY2)。PER 和 CRY 蛋白反过来形成异源二聚体,抑制 BMAL1-CLOCK 活性。核受体 Rev-erb α/β 和 RORα/β 也参与该系统的控制和稳定,因为它们分别作为 BMAL1 的转录抑制子和激活子。在特定组织中表达的所有基因中,多达 10%~50% 使用这种相同的遗传方法进行调控,具体包括转录、翻译和信使核糖核酸(mRNA)加工(形成、降解、微转化和剪接)的调控。振荡与视网膜输入无关,SCN 的破坏会消除,有显著下游影响的振荡(例如饮酒和运动等某些行为和皮质醇等激素节律)。

13. 在描述昼夜节律系统的基础上,阐述其第二部分"传输"及其与昼夜节律的"同步"之间的关系。

昼夜节律通过传输过程与一天 24 小时保持同步。如上所述,SCN 是生物节律的主要自主起搏器,但设置为 >24 小时。时间给定器(zeitgeber)对遗传振荡系统的同步称为传输。这将内部自主时钟锚定到外部环境。光是主要的校正因子或时间线索,能够诱导睡眠阶段或觉醒阶段的转变。除了光刺激,还有其他非光时间线索,如运动、社交、温度变化、甚至是进食,所有这些都能改变昼夜节律。光和非光时间线索之间的相互作用很复杂,对人类系统的贡献程度仍有待确定。在这一点上,可以说稳定的传输可能反映了中央和外周参数的整合。

14. 褪黑素如何参与昼夜节律的调节?还有哪些其他激素有助于昼夜节律的调节?

褪黑素在外周传递 LD 循环的化学信息,即传递给身体其他部分。褪黑素水平通过与 SCN 和外周的迂回的神经联系参与昼夜节律的同步。如前所述,SCN 神经元活动的内在昼夜节律大于 24 小时。因此,SCN 时钟每天必须通过外部时间线索(最重要的是 LD 周期)重置。SCN 投射到 PVH,介导褪黑素合成。松果体中的褪黑素水平受光抑制,在日落时升高,黑暗中达到高峰。这使得神经激素、褪黑素,光周期信号传递的化学信息“微调”到 SCN 的自主时钟。这种交流是通过特定的褪黑素受体完成。MT1 和 MT2 褪黑素受体是 G 蛋白偶联的七次跨膜受体。这两个褪黑素受体家族分布在整个大脑(包括 SCN 本身)以及外周组织中,如脂肪细胞、巨噬细胞、血小板、胃肠道、肝脏、心脏、肾和肾上腺。褪黑素受体仅仅在 LD 转换时才发生效应,因此,外源性褪黑素在发生 LD 转换中最有效。因此,松果体昼夜节律性褪黑素的产生是来自 SCN 的直接神经元输入的结果,可视为中央昼夜节律时钟的激素输出。

糖皮质激素(glucocorticoid,GC)激素谱与褪黑素结合,成为昼夜节律的主要调节剂,然后赋予从中央到外周时钟的时间特性。与其他通常较为稳定的内分泌终末器官激素相比[如游离甲状腺素(fT_4),胰岛素样生长因子 -1(IGF-1)],GC 的血药浓度会在 24 小时周期(图 65.3)和较短的周期(日节律)波动,以进行必要的间歇释放。前者为身体的预期需求提供“准备”,而后者是对应激刺激的快速反应。SCN 主时钟的主要外部同步器是环境光,褪黑素被视为来自中央(即 SCN)昼夜节律时钟的激素输出。中央 SCN 时钟控制正常 CRH 分泌,CRH 控制垂体 ACTH 的释放以及肾上腺皮质 GC 的分泌。这种 CRF-ACTH-GC 释放途径最终通过糖皮质激素受体(GR)发挥作用。但 SCN 昼夜节律主时钟不显著表达 GR,因此,它对 24小时 GC 变化或 GC 间歇变化不敏感。因此,肾上腺切除术对 SCN 昼夜节律基因表达几乎没有影响。但鉴于 GR 的体细胞分布广泛,昼夜节律性 GC 的释放已成为中央时钟与体细胞外周时钟的同步器。分子反馈回路通过 CLOCK 和 BMAL1 正反馈回路产生中央和外周的昼夜节律性,其中包括可抑制自身 CLOCK/BMAL1 易位的 CRY 和 PER 基因,构成主要的负反馈回路(见问题 12)。下丘脑的关键核,包括PVH(应激反应、交感神经张力调节)和弓形核(饥饿、食欲调节),具有大量的 GR分布,允许非 SCN 大脑时钟与 24 小时 GC 谱同步。

15. 分别说出两种在睡眠早期和睡眠后期升高的激素。

SWS 在睡眠的前 1/3 占主导地位,REM 在后 1/2 主导。生长激素(GH)和催乳素(PRL)在 SWS 期间产生(图 65.4)。睡眠期间 GH 分泌的增加是众所周知的。无论年龄和性别,大多数 PRL 分泌也发生在睡觉的时候,夜间 PRL 峰值水平是白天的两倍。夜间 GH 和 PRL 分泌激增与 SWS 的第一阶段有关。事实上,24 小时内,无论男女,在睡眠刚开始的时候 GH 的激增都是最大的,尽管女性的 GH 激增程度比男性要少。女性有两次夜间的 GH 激增,第一次发生在睡眠开始前,第二次发生在 SWS 期间。白天男性的 GH 脉冲比女性少。如果患者夜间睡眠缺失,PRL 和 GH 分泌激增过程会消失,白天睡眠恢复上述过程随之恢复。引起 GH 和 PRL 释

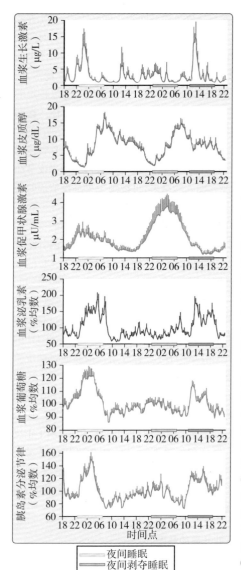

图 65.4   8 位健康的年轻男性(20~27 岁)平均 24 小时血浆生长激素(GH)、皮质醇、甲状腺刺激激素(TSH)、催乳素(PRL)、葡萄糖和胰岛素分泌率的研究,该研究持续 53 小时,包括 8 小时的夜间睡眠、28 小时的睡眠剥夺、8 小时的白天睡眠。轨迹上的垂直条代表每个时间点的平均标准误差(SEM)。水平条代表以下几个阶段:浅灰色代表夜间睡眠,中灰色代表夜间睡眠剥夺,暗灰色代表白天恢复性睡眠。热量摄入仅仅依靠持续地输入葡萄糖,在整个研究期间,受试者都保持卧姿。睡眠的改变与 GH 和 PRL 的即刻改变有关。相反,皮质醇和 TSH 的分泌谱与昼夜节律时间保持同步。葡萄糖和胰岛素分泌率谱可以识别出睡眠依赖和昼夜节律输入。(From Van Cauter,E.,& E.Tasali.Chapter 20.Endocrine physiology and relationship to sleep and sleep disturbances.In Kryger M.,T.Roth,W.C.Dement(Eds.),2017 Principles and Prac-tice of Sleep Medicine.(6th ed.).Philadelphia:Elsevier Saunders.)

放的触发点是睡眠的起始而非睡眠时间。请注意,PRL 也有较强的昼夜节律触发(表 65.2)。

表 65.2　对 24 小时变化的主要影响		
激素	睡眠 - 觉醒稳态	昼夜节律
生长激素	+++	+
PRL	+++	++
促甲状腺激素	++	+++
睾丸激素	++	++
皮质醇	+	+++

PRL,催乳素。

　　睡眠后期增加的激素有皮质醇和睾酮。睾酮在午夜后开始分泌增多,皮质醇在早上 2 点开始增加,两者在早上 6~9 点分泌达高峰。REM 睡眠持续的时间和数量与男性在睡眠后期这两种激素的分泌有关。但在 24 小时的睡眠节律中,这两种激素的分泌主要受到昼夜节律(过程 C)的控制,而不受睡眠 - 觉醒稳态系统(过程 S)的控制。在我们结束这个话题之前,众所周知许多药物会增加血清 PRL 的水平(例如麻醉剂、抗呕吐药、抗精神病药)。此外,还有苯二氮䓬类镇静剂和咪唑吡啶类安眠药,如三唑仑和唑吡坦。睡前服用任何一种药物都与夜间(而不是白天)的血清 PRL 显著增加有关。

16. 从青年到成年,促性腺激素的释放如何变化? LH 成年模式是否是负责性激素释放的唯一因素?

　　a. 关于成熟的变化:性成熟是为了使男性和女性分别实现每日精子和每月卵子的生成。在青春期前,黄体生成素(LH)和卵泡刺激素(FSH)均出现脉冲式性释放,且在睡眠时脉冲式释放增加。促性腺激素白天的分泌没有昼夜节律,而睾酮的这一节律比较明显。青春期前促性腺激素模式是相似的,但青春期女性月经周期的出现对 LH 脉冲有独特的影响。事实上,青春期的特征之一就是夜间 LH 和 FSH 的脉冲振幅增加。每一次 LH 脉冲都是对下丘脑促性腺激素释放激素(GnRH)激增的直接反应。然而,GnRH 脉冲与垂体 FSH 分泌并无直接关系。随着性成熟,青春期活跃的 LH 和 FSH 脉冲振幅便会降低,每隔 90 分钟一次的 LH 激增在白天不会发生明显变化。基本上,男性会持续 90 分钟间隔的 LH 脉冲伴少量的 FSH 脉冲,而女性在卵泡期 LH 脉冲频率明显增加,卵泡期和黄体期的脉冲振幅几乎没有变化。卵泡期早期夜间会出现 LH 脉冲频率下降,但在黄体期没有。这种减慢与睡眠 - 觉醒有关而与昼夜节律无关,即白天睡觉时出现,但夜间清醒时不出现。最后,随着年龄的增长,男性和女性 FSH 和 LH 分泌增加,脉冲频率增加,而振幅减低。此外,年龄≥30 岁的男性中,与性激素结合球蛋白增加相关的总睾酮水平逐渐下降,导致血清游离睾酮水平下降更明显。因此,在评估老年男性性腺功能减退时,游离或生物活性的睾酮测定可能是必要的。血清促性腺激素升高和脉冲频率增加可以出现在 >40 岁未绝经女性中。一项研究表明,促性腺激素升高、血管舒缩症状(vasomotor symptom,VMS)与主客观睡眠质量下降之间存在因果关系。2017 年北美绝经期协会发布了关于使用绝经期激素替代疗法(HRT)的立场声明,经风险收益比评估指出 HRT 适合于:年龄 <60 岁或者绝经后 10 年内,无 VMS 等 HRT 治疗禁忌证,以及有较高的骨质流失或骨折风险的妇女。

b. 关于性腺类固醇释放:FSH 刺激未成熟卵泡募集和生长,保护正在生长的卵泡。当卵泡生长至 8~10mm 左右,雌二醇分泌就会显著增加。月经正常女性月平均雌激素水平基本不变,但游离雌二醇存在日间变化节律,其主要由两部分组成:①非对称的峰值日间周期;② 6~12 小时的日节律和谐波(少于一天)。就 24 小时平均水平、峰值宽度和振幅而言,日间节律和日节律在整个月经周期中是显著一致的。相比之下,男性中则没有那么复杂的日间变化。清晨的睾酮水平升高起始与在睡眠开始,睡眠的后半段(以 REM 为主)升高到峰值,其与相应的 LH 激增无关。典型的男性夜间 LH 激增发生在晚上时候,也就是在睡眠的后半段。最近,在成人白天恢复性睡眠时也观察到睾酮的激增,睡醒后睾酮则下降。所有这些都表明,除了 LH 激增以外,睡眠本身,也会有助于睾酮的释放。因此,24 小时睾酮分泌及其对睡眠剥夺和白天恢复性睡眠的反应更像催乳素分泌见图 65.3。

c. 举个例子把这两者联系起来:当一位睡眠不足的男性内科住院医生终于可以睡一会儿时,他的睾酮会在这次恢复性睡眠中激增;需要记住,在正常的白天,一个没有睡觉的人的睾酮水平会下降。因此,如果在个体中发现睾酮水平低,可能是由于原发性性腺功能减退,但也可能是由于睡眠不足、阻塞性睡眠呼吸暂停,还有值班工作。对于值班的女性来说,她们会有典型的碎片化的和较短的睡眠,但频繁出现月经紊乱可能是来自睡眠模式的改变。在睡眠 - 觉醒周期正常的男女中,促性腺激素的日间变化没有一个明显的昼夜节律起搏器。因此,最好让患者在早晨休息状态下测定睾酮水平,因为睡眠会增加睾酮量而清醒会降低睾酮量,而且昼夜节律的影响可能比睡眠 - 觉醒稳态更少。

17. 与清晨睾酮水平升高的相关睡眠特征是什么?

越来越多的证据表明,成年男性的睾酮水平明显受 NREM-REM 周期的影响。与夜间升高的清晨睾酮相关的睡眠结构特征如下:①第一个 NREM 期的持续时间;②白天恢复性睡眠;③习惯性睡眠时长。只要连续 5 个晚上把睡眠时间限制在每晚 5 小时,血清睾酮水平就会下降 15%,而一个晚上不睡觉或在前半部分只睡 4.5 小时的夜晚,血清睾酮水平会下降 20%。这些事实证明,在性腺功能减退症的检查中评估患者的睡眠习惯是非常必要的(详见本章关于睡眠史的最后一个问题)。

18. 阴茎勃起与睡眠结构有关系吗？如果有，有什么关系？

自20世纪70年代以来，人们就知道夜间勃起是 REM 睡眠的现象。以前关于性腺功能低下方面的教学认为，晨勃能力下降是由睾酮水平低引起的，现在看来可能不止和这一个主要病因有关。晨勃减弱或无晨勃的患者可能存在性腺功能减退，但其根本原因可能是睡眠结构异常（即睡眠疾病损伤 REM 密度）。最近一项为期12周的随机试验对61名清晨血清总睾酮水平≤299.9ng/dL 的男性（平均年龄55岁，体重指数［BMI］32kg/m²）进行 2×2 析因设计，对持续气道正压通气（CPAP）与伐地那非及安慰剂进行对比。在其他参数中，CPAP 治疗组在夜间勃起方面有改善。每晚使用 CPAP 6.2 小时可使每组的呼吸事件从平均呼吸暂停-低通气指数（AHI）的39次减少到每小时14次。需要注意的是，在这项研究中 CPAP 仅仅将 OSA 从严重改善到轻度，没有恢复到正常范围内（AHI<5 次/小时）。有人可能会推测，如果夜间呼吸正常（AHI<5 次/小时），效果可能更好。不管怎样，作者总结道："这些数据可能会说服一些高度重视勃起功能的男性坚持使用 CPAP 治疗。"其他内分泌系统中也看到 CPAP 呈剂量-持续时间反应的改善。从这些数据中可以得出另一个结论，对那些认为自己晨勃减少或不勃起的患者可以进行更密切的睡眠疾病史的筛查（见问题41）。

19. 衰老引起的睾酮下降是否与衰老出现的睡眠模式有关？

是的，至少部分如此。如前所述（见图65.2），衰老与总体睡眠时间减少以及 SWS 的缩短有关。中老年男性的 LH 脉冲表现出较低的振幅但频率增多（见问题16）。此外，据笔者所知，在问题17中所列的参数并没有全部被考虑，因此可能会对衰老过程中睾酮变化相关的数据造成干扰。老年男性在睡眠时睾酮仍然会上升，尽管幅度较小，并且与第一阶段 NREM 的持续时间不再相关。

20. 影响 TSH 释放的因素有哪些？

TSH 的释放主要和昼夜节律，过程 C 有关，但是也会受到 SWH 和过程 S 的影响（见图65.4）。年轻健康男性 TSH 的释放在傍晚呈生理性增高，入睡后不久下降，午后达到谷值。睡眠对 TSH 释放的抑制作用被认为发生在 SWS 阶段。因此，临床医生可能需要根据午后 TSH 值或急诊查的夜间 TSH 水平做出治疗决定。白天门诊检验正常开放的情况下，TSH 水平最高的时候是患者醒来后。在急性睡眠缺失的情况下，TSH 在傍晚6点前后开始回升，而非睡眠开始时 TSH 下降，在睡眠剥夺的情况下，TSH 在正常睡眠期间持续上升，几乎是正常最高值的两倍。TSH 在总的睡眠剥夺中期达到峰值，然后开始下降，最终在睡眠剥夺者的白天恢复性睡眠中恢复正常。因此，该患者在早上7点测的 TSH 值反映了睡眠不足的影响，可能并不需要启动或调整甲状腺激素。睡眠对 TSH 昼夜节律升高的抑制作用丧失，可能是导致急性病住院患者 TSH 值升高的原因之一。

21. TSH 和皮质醇的分泌有昼夜节律,为什么它们在昼夜水平不平行?

这两种激素谱的不同之处是由于每一种激素受过程 C 或过程 S 的影响程度不同(表 65.2)。但这个问题并没有那么简单,这种差别很好地展示了过程 C 对皮质醇分泌的影响以及过程 C 和 Process-S 对 TSH 分泌的影响。总的来说,两种激素的昼夜模式并不平行,但很相似(图 65.3)。两种激素模式均在睡眠时达到最高水平,白天降至最低水平,但是在 24 小时内的 TSH 峰值在入睡时,而皮质醇的峰值在睡醒时。皮质醇谱几乎都是由昼夜节律(过程 C)控制的,所以在急性睡眠剥夺时不会出现显著的变化。相反,夜间 TSH 值会随着急性睡眠缺失升高,在白天恢复性睡眠中降低。因此,睡眠开始前夜间 TSH 的增加揭示了过程 C 的影响,而睡眠期间 TSH 的减少反映了过程 S 的影响。我们继续描述这些激素在一个正常的 24 小时周期中的变化,TSH 的波动先于皮质醇的波动,TSH 在入睡前以及皮质醇上升前开始上升,在皮质醇下降之前开始下降。皮质醇在夜晚的最后三分之一达到峰值,如前所述 TSH 在入睡前开始上升。然后,随着睡眠的完成,TSH 在晚上 10 点到午夜之间达到峰值,然后白天 TSH 缓慢下降,下午 3 点左右达到最低点。考虑到促肾上腺皮质激素的释放主要受到一天的时间(过程 C)的影响,正常 24 小时皮质醇谱并不会在睡眠剥夺或者白天恢复性睡眠中出现显著变化。从晚上 10 点到午夜,皮质醇会在进入睡眠状态后达到 24 小时的最低点,然后,就像有人在摇动它的笼子,皮质醇水平在午夜后突然上升,在早上 6~9 点达高峰(在睡眠的后 2/3,皮质醇水平的上升不受睡眠 - 觉醒状态的影响)。正常的觉醒是皮质醇下降的先兆,在连续一个晚上的睡眠过渡后,整个清醒期,皮质醇水平会逐渐下降,达到最低点。但是,众所周知,皮质醇是一种应激激素,会随着压力的增加而增加(例如,有人插队,或者早上要去看牙医)。随着这些事件的发生,这种夜晚结束或一天开始时激增的皮质醇模式将会改变。这种压力敏感的触发因素(stress-sensitive trigger)在 TSH 中是看不到的。因此,睡眠 - 觉醒周期的改变会不同程度地影响到这两种激素的释放。一项对健康年轻男性进行的晚上 10 多点 ~ 早上 6 点睡眠剥夺研究中,由于睡眠没有抑制 TSH,TSH 的分泌增至 2 倍以上。也就是说,TSH 从下午的最低值约 1.5mU/mL 增加至早上 2 点时分泌值的 3.8mU/mL。接下来恢复睡眠(晚上 10 多点 ~ 早上 6 点)后 TSH 降至平均 1.25mU/mL。但是皮质醇却没有出现该效应。众所周知,夜间睡眠中断与短期 TSH 升高有关。恢复正常夜间睡眠后,TSH 也随之恢复正常。虽然急性睡眠剥夺对皮质醇没有影响,但是反复和持续的夜间睡眠中断会导致皮质醇升高。

22. 时差反应并不少见,皮质醇和 TSH 变化是如何引起时差的某些症状的?

时差是一种众所周知的睡眠障碍,由于短时间内跨越多个时区所引起。然而,它可能有潜在的内分泌病理生理学基础。从本质上讲就是昼夜节律进程与目的地时区不一致。这一点在向东飞行时尤为明显,因为向东飞行会把时区提前,使旅行者有失眠的风险。而向西飞行会把时区延后,使旅行者在新时区内有白天嗜睡的风险。例如，如果一名医生从伦敦出发，经过 10 个小时的不间断飞行，向西飞往洛杉矶，该医生的生物钟依然被设置为伦敦，尽管这个人现在位于洛杉矶。伦敦比洛杉矶早 8 个小时。所以，如果航班早上 8 点离开伦敦，那么该医生将在伦敦时间下午 6 点到达洛杉矶(按照他或她的生物钟);但由于 8 小时的时差，现在是太平洋标准时间(PST)上午 10 点。该医生办完海关手续，到中午筋疲力尽地回到家，睡 8 个小时，在太平洋标准时间晚上 8 点醒来。你可以看到，这个人将不得不与困倦和失眠斗争，直到他或她的时钟从伦敦时间切换到太平洋标准时间。

失眠患者的总睡眠时间 / 在床上的总时间低于正常值的 70%，他们在晚上和早期睡眠时皮质醇水平明显较高。在一项针对年轻人的研究中，他们的昼夜节律被从欧洲飞往美国的航班打乱，虽然 GH 的分泌模式在几天内调整到新的睡眠 - 觉醒周期，但皮质醇水平在两周内依然保持不相关。这种分离被认为是造成时差综合征症状的原因之一。在长时间飞行期间，下丘脑 - 垂体 - 甲状腺轴的紊乱也被研究过。因为旅行者仍然保持清醒，所以通常睡眠对 TSH 的抑制的影响可能不会出现在长途的航空旅行中。这意味着整体 TSH 水平上升，同时伴有血清 T3 水平短暂的小幅度升高。该研究将时差综合征的疲劳和不适与甲状腺激素的长期升高以及多个昼夜节律的不同步联系起来。

23. 昼夜节律和睡眠觉醒过程如何影响葡萄糖和胰岛素水平?

血糖和胰岛素水平受过程 C 和 SWH 的影响。对正常成人的研究表明，夜间睡眠时血糖水平升高 30%，胰岛素水平增加 60%(图 65.4)。在睡眠剥夺期间，血糖水平和胰岛素分泌率在习惯性睡眠时间增加，尽管程度小得多，提示存在昼夜节律调节。恢复睡眠后，血糖水平和胰岛素分泌率均显著增加，提示睡眠本身起调节作用。

在最近的一篇综述中，有证据表明，脂肪组织内的多个过程(如炎症通路、脂肪生成、脂肪分解，甚至胰岛素敏感性等)受生物钟控制的。此外，随着生物钟中断，出现肥胖、胰岛素抵抗和 T2DM 的易感性增强。最后，提出了令人信服的证据，强调了昼夜节律钟是如何促进胰岛细胞功能的，在调节 β 细胞和 α 细胞功能和转变中起着关键作用。关于治疗靶向，如问题 13 所述，褪黑素可以看作是来自中枢生物钟的激素输出。在啮齿动物中定时补充褪黑素已被证明可以减少肥胖，同时也能降低骨骼肌和肝脏的胰岛素抵抗。此外，从 T2DM 患者的胰岛细胞中分离的胰岛细胞培养显示，葡萄糖刺激胰岛素分泌和 β 细胞存活率在褪黑激素的作用下均有所提高。突出的机制包括氧化应激和内质网应激的诱导衰减。

24. 衰老如何改变激素的释放?

随着年龄的增加，睡眠结构的改变会导致激素分泌的改变。正常的衰老通常伴有 SWS 和 REM 的消失和碎片化睡眠增加(图 65.2)。回忆一下，GH 和 PRL 的分泌增加主要与 NREM 的 SWS 有关，而 TSH、皮质醇和睾酮的增加主要受昼夜节律控制。在青年男性中，SWS 和 GH 分泌之间存在着剂量 - 效应关系。例如，在

16~25 岁的男性中,SWS 几乎占睡眠时间的 20%,>40 岁时下降到 5%~10%。这与睡眠时 GH 的分泌有关,16~25 岁时 GH 分泌量是 350μg,>35 岁时不超过 100μg。无论男女,24 小时内释放的大多数催乳素都是在睡眠中,随着年龄的增长,夜间催乳素分泌量减少近 50%。随着年龄的增长,皮质醇和 TSH 的昼夜节律变化的程度就不那么明显了。昼夜 TSH 波动也会随年龄增长而减弱。

25. 睡眠呼吸障碍(SDB)的定义是什么? 与阻塞性睡眠呼吸暂停(OSA)有何区别?

当睡眠呼吸障碍(SDB)、睡眠相关性呼吸障碍(SRBD)和 OSA 等多种术语交叉出现在文献和睡眠实验室的报告中时,就会产生混淆。SRBD 和 SDB 是疾病标题,其他疾病顺序排在其标题下很像慢性阻塞性肺疾病是其他特定肺疾病实体的一般参考。SRBD 包含了诸如成人和儿童呼吸暂停综合征以及阻塞性睡眠性呼吸暂停综合征。OSA 是一种特殊的需要经过多导睡眠描记技术(polysomnography,PSG)检查进行诊断的疾病。当患者或与其同眠者出现下列主诉时可以怀疑本病:觉醒期间的无意识的睡眠发作、日间嗜睡、不能恢复精力的睡眠、疲劳、失眠、憋醒、喘憋或窒息、打鼾和呼吸暂停。对 OSA 的诊断包括排除当前医疗、神经性和(或)药物滥用所致紊乱。值得注意的是,一些处方药也可以增加 OSA 的风险。

26. 什么是呼吸事件?

呼吸事件包括呼吸暂停、低通气、呼吸作用相关性觉醒(respiratory effort-related arousal,RERA)。呼吸暂停发作是指气流比基线至少降低 90%,持续至少 10 秒(尝试屏气 10 秒)。低通气的定义为气流至少减少 30%,导致脉搏血氧饱和度下降 ≥ 4%,持续 10 秒。如果观察到的事件并不满足呼吸暂停或低通气标准时,应当考虑 RERA 标准。RERA 被定义为持续时间大于 10 秒的呼吸序列,伴随着呼吸强度的增加,并导致从睡眠中醒来。美国睡眠医学会(American Academy of Sleep Medicine,AASM)指导在常规 PSG 解释中对呼吸暂停、低通气和 RERA 进行评分。1 小时内呼吸暂停和低通气发作的平均次数称为呼吸暂停 - 低通气指数(apnea-hypopnea index,AHI)。然而,如果存在 RERA,则应计算呼吸暂停、呼吸低通气和 RERA 的平均数。这是呼吸紊乱指数(respiratory disturbance index,RDI)。请注意,AHI 并不等于 RDI,即使这些术语有时可以互换使用;这种互换可能会造成混淆。

27. OSA 的患病率是多少?

OSA 的患病率取决于 OSA 的定义。最早的主要针对白人男性的流行病学调查显示,近 4% 的人患有 OSA(60%~90% 属于肥胖)。目前,30~60 岁成人中,男性 OSA 患病率为 24%,女性为 9%。肥胖是主要的危险因素。在非肥胖患者中,一些与遗传相关的颅面特征,例如下颌后缩畸形,和 OSA 的患病有关。随着 OSA 资料的完善,患病率可能成为某些人口或种族的独特特征。在亚裔非肥胖上班族男性中,BMI 和年龄与 OSA 呈正相关,但是体重的相关性不如白人、非亚裔人群显著。除了肥胖之外,咽部狭窄、后颌或小颌以及咽部塌陷,在亚洲人中被认为具有更大的病理意义。

28. 什么是睡眠剥夺,有多常见?

睡眠剥夺可为急性或慢性。根据定义,24 小时不睡觉为急性睡眠缺失,而连续 6 晚或以上,每晚睡眠少于 6 个小时被认为是慢性睡眠剥夺。工业化国家的人们睡眠不足。例如,在美国,超过 30% 的年龄 <64 岁的成年人报告每晚睡眠时间 <6 小时,无疑许多患者存在慢性睡眠剥夺。

29. 与睡眠呼吸暂停相比,睡眠剥夺的主要特征是什么?

睡眠剥夺时,患者睡眠缺失但呼吸正常。OSA 时,患者可以入睡但是睡眠期间不能正常呼吸。人们可以利用一个标准化的工具如 Epworth 睡眠评分表(Epworth Sleepiness Scale,ESS),对白天过度嗜睡(excessive daytime sleepiness,EDS)进行客观的衡量。必须认识到,这个筛查工具是特异的,但不敏感。ESS 评分超过 9~10 分时符合 EDS 标准,但不一定就是 OSA。这个量表在临床上最常用的用途是对患者治疗反应性的连续监测。重要的是要记住 ESS 与以下因素无关:①嗜睡的客观检查;②隔夜 PSG 发生 OSA 的可能性;③患者对睡眠相关问题的感知。急性或慢性睡眠缩短的患者会抵制睡眠但不影响气体交换功能。OSA 患者,尽管仍保持着胸式和腹式呼吸运动,但因反复性上呼吸道塌陷,呼吸暂停和呼吸表浅发作,导致上呼吸道、胸壁和膈肌机械性负荷增加。随后会出现缺氧、高碳酸血症以及胆碱能张力显著增高。OSA 常常会破坏通常的睡眠觉醒周期和内分泌的反应。这两者均可引起疲劳和日间嗜睡现象。如果睡眠剥夺继发了 EDS,患者的睡眠连续性可以正常,常常可以引起 SWS 的增加。

30. 鉴于 OSA 时交感神经张力增加(见问题 29),OSA 作为共患疾病是否会干扰嗜铬细胞瘤筛查时去甲肾上腺素和儿茶酚胺的评估?

是的。作为生理应激或对某些疾病的反应,OSA 导致儿茶酚胺适当释放,正如心肌梗死、脑血管意外以及急性心功能衰竭与适当的急性儿茶酚胺增加有关。如果在未确诊或未治疗不佳的 OSA 患者中进行 24 小时尿液采集,可能会出现去甲肾上腺素和儿茶酚胺水平升高。这可能会误诊为嗜铬细胞瘤。

31. 哪些内分泌疾病与 OSA 有关?

与 OSA 相关的内分泌疾病通常是甲状腺功能减退症、肢端肥大症和多囊卵巢综合征(PCOS),但最常见的是肥胖和 T2DM。正如所预料,这些疾病的数据根据研究序列的不同而不同。尽管人们一度认为所有 OSA 患者均有亚临床性甲状腺功能减退症,但现在证实并非如此。总的来说,11%~30% 的 OSA 患者会出现亚临床或明显甲状腺功能减退症,OSA 在甲状腺功能减退症患者的患病率约为 30%。大多数曾接受过恰当的甲状腺激素替代治疗的患者的 OSA 具有可逆性。一项针对非肥胖、初诊为症状性甲状腺功能减退的中年男性和女性患者的前瞻性研究显示,

30% 的患者在研究初期经 PSG 检测诊断有 OSA。TSH 正常后,84% 的 OSA 出现逆转。结果证实,PCOS 患者的胰岛素水平和糖耐量均与 OSA 的风险和严重程度有关。此外,在糖耐量正常的 PCOS 女性中,高 OSA 风险组和低 OSA 风险组的胰岛素水平显著高于对照组,与 BMI 无关。因此,对所有 PCOS 患者的睡眠习惯、行为和恢复性睡眠进行评估是合理的。也许最令人担忧的统计数据是肥胖的流行率和它的"犯罪同伙"T2DM。采用以前的 OSA 诊断标准,65 岁以下的肥胖女性和男性中度至重度 OSA 的患病率分别为 4%~7% 和 9%~14%。但近期的研究,使用最新的诊断定义,中重度 OSA 的患病率在肥胖女性中为 23%,肥胖男性中为 49%。

32. GH 过多患者的睡眠呼吸暂停与甲状腺激素不足患者有何区别?

GH 增多与中枢型睡眠呼吸暂停和 OSA 所占的高比例相关,而甲状腺功能减退症几乎一定与阻塞性睡眠呼吸暂停相关。PSG 研究最终发现高达 60% 的肢端肥大症患者患有睡眠呼吸暂停。在一个系列研究中,超过 30% 的人患有中枢型睡眠呼吸暂停。内镜检查显示,在睡眠中很少有闭塞性舌后运动,表明并非舌体肥大所致。肢端肥大患者出现中枢型睡眠呼吸暂停的机制尚不清楚。

33. 睡眠剥夺如何影响糖耐量?

一项研究发现,如果一个人连续 1 周每晚睡眠 4 小时,早餐后胰岛素抵抗增加。在睡眠限制期间,与延长睡眠组相比,糖耐量降低 40%。有趣的是,第一时相胰岛素释放会显著降低。当那些睡眠剥夺的个体进入恢复性睡眠时(由于夜间睡眠剥夺而在日间睡眠),血糖和胰岛素水平显著升高,提示睡眠对血糖独立于昼夜节律之外的调节作用。在这一点上,我们来参考一篇最新的荟萃分析,该研究纳入了 36 篇研究共计超过一百万患者的数据,对比了睡眠障碍和传统 T2DM 危险因素对 T2DM 发生的相对贡献。T2DM 发生的相对风险在括号内给出:超重(2.99)>T2DM 家族史(2.33)>OSA 个人史(2.02)> 睡眠少于 5 小时(1.48)> 值班工作或睡眠超过 9 小时或单纯的睡眠质量差(1.4)> 体育活动(1.2)。这表明传统的危险因素比睡眠因素有更大的相对作用,但睡眠因素显然很重要。

34. 哪些睡眠异常与葡萄糖代谢异常有关?

打鼾、睡眠时间和 OSA 均与高血糖和 T2DM 的风险有关。

a. 有趣的是,在非肥胖的亚裔患者和肥胖患者中,仅打鼾与口服糖耐量试验异常和糖化血红蛋白(HbAlc)的水平增高具有独立相关。

b. 流行病学研究证实,睡眠时间与发生 T2DM 的风险既正相关又负相关。观察研究显示,每晚睡眠不足 6 小时的患者糖耐量异常和 T2DM 的患病率增加。最近发现,睡眠持续时间(每晚小于 6 小时和大于 8 小时)可以预测 T2DM 发病率的增加。

c. 经 PSG 检查确诊的 OSA 与糖代谢异常独立相关。最近的一项研究通过严格评估超重 / 肥胖的潜在混杂因素,扩展了这种独立的联系。在这项 2 588 例患者参与的横断面研究中,正常体重(BMI<25kg/m²)和超重/肥胖组的空腹血糖受损(IFG)、糖耐量减低(IGT)和潜在的糖尿病与 OSA 相关(但程度不同)。这提示 OSA 患者有患 T2DM 的特殊风险。重要的是,碎片化睡眠和低氧血症很可能是 OSA 导致高血糖的罪魁祸首。2009 年的一项研究将患有 OSA 的非糖尿病患者与患有轻度、中度和重度阻塞性睡眠呼吸暂停的非糖尿病患者进行了对比,结果显示由 OSA 引起的胰岛素敏感性分别降低了 27%、37% 和 44%。研究发现,这种胰岛素敏感性降低与年龄、性别、种族和体脂百分比无关。此外,胰岛素浓度没有增加。遗憾的是,目前还不能确定睡眠限制、碎片化睡眠和缺氧的相对作用。高血糖的风险可能与 OSA 的严重程度成正比。来自不同患者群体的数据表明,OSA 严重程度是 T2DM 发展的危险因素。根据 2003 年至 2016 年 12 个临床或社区群组的评估,阻塞性睡眠呼吸暂停(OSA)在 T2DM 中的患病率为 60%~80%。据报道,OSA 患者中 T2DM 的患病率为 15%~30%。

35. OSA 患者发生糖代谢异常的主要机制是什么?

OSA 的标志是通气量降低,这通常与间歇性的低氧血症、睡眠碎片化和 SNS 刺激有关。动物研究显示,胰岛素敏感性随着间歇性低氧血症而变化,与 SNS 的激活无关。此外,在超重和轻度肥胖的无糖尿病男性中,血氧饱和度每降低 4% 则会使 IGT 的比值比接近 2。睡眠碎片化也与糖代谢异常有关。在一项对健康成人的研究中,选择性抑制 SWS(不减少总睡眠时间)可以使胰岛素敏感性降低 25% 左右。这提示睡眠限制、老人和肥胖患者低水平 SWS 可能会增加罹患 T2DM 的风险。在一项连续的 2 型糖尿病成人研究中(年龄 41~77 岁;体重指数 20~57kg/m²),轻度阻塞性睡眠呼吸暂停综合征的平均 HbA1c 为 7.22%,重度阻塞性睡眠呼吸暂停综合征的 HbA1c 几乎为 9.42%。调整年龄、性别、种族、体重指数、抗糖尿病药物数量、运动水平、糖尿病病程和总睡眠时间后,AHI 引起的 OSA 严重程度与较高的 HbA1c 平均值显著相关。

36. 就因果关系而论,持续气道正压(CPAP)的使用会改善异常糖代谢参数吗?

是的。无糖尿病的受试者、非肥胖的糖尿病患者和糖尿病控制不良的患者能看到这种情况。注意:在这一系列的工作中,读者必须从试验中了解是否有关于 CPAP 依从性的评估,以及当受试者依从 CPAP 治疗的效果如何。很可能获益最大的研究组睡眠正常(持续时间 >7 小时,残余 AHI<5 事件 / 小时)。一项对中重度 OSA 的非糖尿病患者进行的研究表明,仅治疗 2 天后 CPAP 即显著改善胰岛素敏感性,这种改善在 3 个月随访中持续存在而患者体重无明显变化。有趣的是,这种益处在非肥胖患者中最为显著。相反,同一实验室的研究显示肥胖 T2DM 患者胰岛素敏感性没有改善。在其他试验中,T2DM 和 OSA 患者使用 CPAP 治疗后,餐后血糖水平改善最为显著。糖尿病患者进行 OSA 治疗后,HbA1c 平均下降 0.4%(从 8.4% 降至 8%)。HbA1c 初始值越高,CPAP 影响越大。在一项对控制不良的 T2DM(HbA1c>8.5%)和中重度 OSA(未诊断 / 或已知但未治疗)患者的连续试验中,呼吸事件的正常化使得 HbA1c 平均下降 0.9%。这是一种很不错的 T2DM 治疗方法,因为目前大多数 T2DM 药物能将 HbA1c 降低 0.5%~1.5%。因此,我们可以说,糖尿病患者只要有一晚良好的睡眠,也有可能实现血糖改善。持反对意见的人认为,尽管有报道称这种益处,但它很可能被 CPAP 治疗导致的体重增加所抵消。然而,在针对这个问题的随机对照试验显示,身体成分并没有变化,此外,日间嗜睡得以改善,体力活动 3 个月内有所增加。因此我们可以合理地得出结论,至少 CPAP 对体重的影响是中性的,但这个问题仍在研究中。人们仍然担心 CPAP 导致呼吸做功降低,睡眠结构恢复导致 GH 分泌增加,可能会有增加体重的趋势(见问题 38)。

37. 糖尿病诊所筛查糖尿病患者 OSA 的情况如何? 通过病史和体检进行筛查的好工具有什么?

一项对糖尿病患者的研究,使用了一份经验证的问卷对 OSA 的风险和睡眠状态进行筛查,结果显示,56% 患者打鼾,29% 醒后有疲劳感,34% 醒着时感觉疲惫。研究者总结得出 56% 的接受该问卷调查的人是 OSA 高危者。考虑到 SDB 在糖尿病患者人群中的高患病率,这一发现支持了在糖尿病患者中加强 OSA 筛查的呼吁。某些筛查工具有助于完成此项工作。BMI 与 OSA 风险成正比,颈围超过 43cm 是最敏感的体格检查发现。一些颅面部的改变,如下颌后缩,也使患者处于高危状态。要牢记,OSA 患者通常未意识到长期缓慢发展的神经认知功能改变,因此除非直接询问,他或者她不会主动提供与 OSA 一致的病史。

38. OSA 患者中有效使用 CPAP 是否会导致体重降低?

在这个问题上,结果并不一致。大约 30% 接受 OSA 治疗的患者体重稳定甚至增加,这与两个机制有关:① OSA 治疗后呼吸做功的减少,转化为睡眠时储存的卡路里;②睡眠结构改善使 SWS 增加,继而 GH 分泌增加,体重增加。对于那些体重下降的患者,也提出了两种不同的机制。首先,接受 OSA 治疗的患者通常清醒比休息时间长,并感觉到活力或精力改善。一旦接受治疗,OSA 患者锻炼更多。其次,OSA 治疗导致血清瘦素(来源于希腊语 leptos,意思是"瘦")正常化。如下文所述,瘦素在睡眠剥夺及未经治疗的睡眠呼吸暂停患者受抑制。

39. 睡眠剥夺对瘦素(饱腹激素)和脑肠肽(饥饿激素)有何影响?

睡眠剥夺时,瘦素(来自希腊语,意为"瘦")降低,脑肠肽(来自原始词根,意为"生长")增加。如果睡眠时间大于平均值,瘦素增加,脑肠肽降低。有文献证明,睡眠剥夺者的瘦素分泌减弱,在 6 个月的时间里,睡眠剥夺者比休息者平均多增重 10 磅。

40. OSA 对睾酮水平有何影响? 对 OSA 的治疗是否会影响睾酮?

OSA 患者雄激素的变化不同于衰老和肥胖(表 65.3)。OSA 患者性激素结合球蛋白、总睾酮及游离睾酮水平降低,促性腺激素不增加。实际上,一项研究显示,未治疗的 OSA 患者存在 LH 脉冲分泌紊乱。有趣的是,无论是 CPAP 还是悬雍垂腭咽成形术(UPPP),OSA 治疗后睾酮水平都有所改善。这些发现指出了未经治疗的 OSA 患者低睾酮水平的下丘脑机制。

表 65.3 常见情况下雄激素的变化

健康状况	SHBG	总睾丸激素	游离睾丸激素
衰老	↑	↓	↓
肥胖	↓	↓	正常
OSA	↓	↓	↓

OSA,阻塞性睡眠呼吸暂停;SHBG,性激素结合球蛋白。

41. 雄激素替代疗法如何影响睡眠?

外源性睾酮可以加重现存的 OSA 或导致 OSA 相关的改变。一项随机对照试验显示,给予患性腺功能减退症但其他方面健康的老年男性补充高剂量睾酮会缩短总睡眠时间,加重共患但未确诊的 OSA。尽管尚无性腺功能减退症引起认知能力下降和驾驶能力受损的确凿报告,但是医师有义务在给患者进行雄激素替代治疗之前对可能存在的未确诊的 OSA 进行筛查。

42. 如何确定睡眠异常在疲劳患者的可能主要作用?

一些说明性示例可能有助于理解。一名女性患者主诉疲劳,认为这一定是由甲状腺问题引起的;一名男性患者也有类似的主诉并认为是睾酮过低导致的。以下内容供临床医生为每位患者选择一种个性化的治疗方法。

(1)区分病人所说的"疲劳"中是否有困倦的成分——也就是设法区分疲劳和困倦。疲劳和困倦对一些患者来说可能意味着同样的事情。然而,疲劳通常是在长时间的努力或艰苦的体力工作后感到的。患者可能会有感觉不在状态、效率降低、没有动力,甚至对刺激失去反应。如果疲劳中带有困倦,那么这可能就是实际主诉为困倦的病史。这样的患者通常睡眠时间不足和 / 或睡眠中断(失眠、未经治疗的 OSA、或不宁腿综合征),尽管表面上有 7 小时的睡眠时间,可能醒来时感到困倦,和 / 或在早上晚些时候、下午或者晚上和家人在一起时难以保持清醒。

(2)根据基本的睡眠病史来发现患者睡眠习惯的问题,这可能为睡眠病理学提供线索。一般成年人应该至少有 7 个小时的睡眠,入睡时间少于 20~30 分钟,入睡后的觉醒时间少于 20~30 分钟。他们入睡时间、睡着时间和起床时间是否一致? 他们是否具有典型的 SDB 特征,例如,他们是否经常无故在夜间醒来或者打鼾醒来? 有没有无缘无故出汗的情况,有没有醒来时潮热(也可能在白天发生)? 他们晚上胃灼热吗? 是否有更多的动作或断断续续的睡眠,例如辗转反侧或在早上发现床上的被子乱七八糟? 他们的伴侣是否抱怨其打鼾或憋气? 是否存在腿部运动障碍或不宁腿综合征（RLS）临床诊断特征？诊断 RLS 的助记方法是"URGE"，很急地（Urge）移动腿（只能是定义不明确的腿部不适），休息时（Rest）加重，站立（Gets）和四处走动会缓解，晚上（Evening）加重——有趣的是，不宁腿综合征有昼夜节律特征。

（3）使用筛查工具检查嗜睡和隐匿性 OSA 的风险。注意，这些工具是特异而不敏感的。使用 ESS（见问题 29）评估日间嗜睡；得分 9~10 分有必要进一步回顾睡眠史（虽然不一定是睡眠研究）。此外，还可以通过肺部的 STOPBANG 来筛查睡眠呼吸暂停的风险：

S：大声打鼾（Snoring loudly）（比正常讲话声音大，或关门后依然能听见）

T：一天中感到疲劳（Tired during the day）

O：观察到呼吸暂停（Observed apneas）

P：血压（Pressure）——高血压治疗

B：体重指数（BMI）>35kg/m^2

A：年龄（Age）>50 岁

N：颈围（Neck circumference）>40cm

G：性别男性（Gender male）

每个参数 =1 分。总分用于预测 OSA 的风险：低风险 =0~2；中度风险 =3~4；高风险 =5~8。

（4）通过体格检查来辨认可能在睡眠时加重的成人后咽（oropharynx，OP）塌陷的特征。记住，只有下颌角以下和柄部以上的气道部分没有解剖结构支撑，容易发生夜间变窄。因此，在 OP 中寻找任何可能影响这种变化的异常。例如，检查 OP 的整体前视图，找出以下特征：下颌狭窄（上颚高拱，牙齿拥挤）；中隔偏曲；下颚功能不全；所谓的下颌后缩伴上颌覆盖。例如，上颌门牙的后表面与下颌门牙的前表面之间是否有至少 3~5mm 的间隙？如果是这样，这可能表明 OP 狭窄。另一个相关的提示是检查下颌功能不全（即上颌门牙突出，也称为"龅牙"）。从面部侧面看，上颌功能不全使患者的面部轮廓由平变凹；这些患者的颧弓也可能较小。张开嘴评估扁桃体大小，扁桃体增大分级如下：0 级 = 无扁桃体；1 级 = 扁桃体在咽腭弓内；2 级 = 扁桃体延伸至咽腭弓；3 级 = 扁桃体在咽腭弓外可见；4 级 = 扁桃体延伸到中线。保持口腔张开，患者坐好，直接检查 OP。让患者伸舌。下面的评估是 Mallampati 分类。Ⅰ类 = 以下部位均可见——软腭、悬雍垂、咽腭弓（前部和后部）和喉头（从口到喉咙的通道，前界为悬雍垂侧方后方）；Ⅱ类 = 悬雍垂、软腭和喉头可见，但咽腭弓不可见；Ⅲ类 = 软腭、喉头，悬雍垂底部可见；Ⅳ类 = 软腭、喉头、悬雍垂或咽腭弓不可见。

关键点：睡眠和内分泌学

● 睡眠 - 觉醒调节和神经内分泌控制器位于下丘脑，负责功能整合以实现和保护内稳态。这可能成为睡眠疾病和内分泌疾病重叠的基础。

- 与睡眠异常有关的内分泌疾病包括：2 型糖尿病、肥胖、肢端肥大症、甲状腺功能亢进症、甲状腺功能减退症和多囊卵巢综合征。

- 正常睡眠可维持下丘脑 - 垂体激素轴的多个激素系统 24 小时的正常循环。睡眠剥夺和阻塞性睡眠呼吸暂停（OSA）会破坏激素循环。

- 负责下丘脑 - 垂体激素 24 小时循环的机制是昼夜节律、睡眠 - 觉醒稳态，或两者都有。这些机制是复杂而独特的，叠加在经典激素反馈环路机制基础之上。

- 主生物钟位于下丘脑视上核，利用遗传钟向外周器官系统传递内在节律：两个正环基因是 *CLOCK* 和 *BMAL1*，两个负环基因是 *PER* 和 *CRY*。

- 目前的证据将昼夜节律系统与糖尿病的病理生理学和治疗联系起来。

- 睡眠和觉醒状态最好设想为触发器开关。从睡眠转变到觉醒由网状激活系统来实现，它由一系列皮层激活核团和多种神经递质组成。从清醒到睡眠的转变主要由一种神经递质 γ- 氨基丁酸完成。

- 睡眠结构随着年龄增长而变化，总睡眠时间减少和慢波睡眠（SWS）减少。

- OSA 需要多导睡眠图进行诊断。

- 急性睡眠缺失可消除夜间对促甲状腺激素分泌的正常抑制。

- 睡眠剥夺使 SWS 紊乱，导致与 SWS 相关的激素（GH 和催乳素）水平减低。

- 短期睡眠剥夺会增加血清皮质醇水平，抑制胰岛素分泌，降低葡萄糖耐量。它还降低血清瘦素水平，增加脑肠肽水平，从而使睡眠剥夺受试者比非睡眠剥夺的受试者体重增加。

- OSA 导致难以预测的激素变化，取决于碎片化睡眠的程度、肾上腺素能张力的升高和缺氧。OSA 与胰岛素敏感性降低和葡萄糖耐量恶化有关，与 OSA 严重程度成正比，与持续气道正压通气的时间成反比。

- 有效治疗 OSA 可以改善睡眠结构，使激素释放正常，改善异常的糖代谢。

（刘杰　译　卢琳　校）

参考文献

Anothaisintawee, T., Reutrakul, S., Van Cauter, E., & Thakkinstian, A. (2016). Sleep disturbances compared to traditional risk factors for diabetes development, systematic review and meta-analysis. *Sleep Medicine Reviews, 30*, 11–24.

Avidan, A. Y. (2014). Chapter 4: Normal sleep in humans. In M. H. Kyrger, A. Y. Avidan, & R. B. Berry (Eds.), *Atlas of clinical sleep medicine* (2nd ed.). Philadelphia PA: Elsevier Saunders.

Aronsohn, R., Whitmore, H., van Cauter, E., & Tasali, E. Impact of untreated obstructive sleep apnea on glucose control in type 2 diabetes. *American Journal of Respiratory and Critical Care Medicine, 181*, 507–513.

Aurora, R. N., & Punjabi, N. M. (2007). Sleep apnea and metabolic dysfunction: cause or correlation? *Sleep Medicine Clinics, 2*, 237–250.

Borbely, A. A., Daan, S., Wirz-Justice, A., & Deboer, T. (2016). The two-process model of sleep regulation: a reappraisal. *Journal of Sleep Research, 25*, 131–143.

Brzezinski, A. (1997). Melatonin in humans. *New England Journal of Medicine, 336*(3), 186–195.

Chokroverty, S. (2006). Disorders of Sleep. In *Neurology* Chapter XIII. American College of Physicians Medicine. WebMD Inc.

Chung, F., Yegneswaran, B., Liao, P., Chung, S. A., Vairavanathan, S., Islam, S., … Shapiro, C. M. (2008). STOP questionnaire: a tool to screen patients with obstructive sleep apnea. *Anesthesiology, 108*(5), 812–821.

Czeiler, C. A. & Buxton, O. M. (2017). The human circadian timing system and sleep wake regulation. In M. H. Kryger, R. Thomas, & W. C. Dement (Eds.), *Principles and practice of sleep medicine* (6th ed., pp. 362–376). Philadelphia PA: Elsevier Saunders.

Guardiola-Lemaitre, B., & Quera-Salva, M. A. (2011). Melatonin and the regulation of sleep and circadian rhythms. In M. H. Kryger, R. Thomas, & W. C. Dement (Eds.), *Principles and practice of sleep medicine* (5th ed., pp. 420–430). Philadelphia PA: Elsevier Saunders.

Gooley, J. J., & Saper, C. B. (2017). Anatomy of the mammalian circadian system. In M. H. Kryger, R. Thomas, & W. C. Dement (Eds.), *Principles and practice of sleep medicine* (6th ed., pp. 343–350). Philadelphia PA: Elsevier Saunders.

Iber, C., et al. (2007). *The American Academy of Sleep Medicine Manual for the scoring of sleep and associated events: rules, terminology and technical specifications* (1st ed.). Westchester, Illinois: American Academy of Sleep Medicine.

Ip, M. S., Lam, B., Lauder, I. J., Tsang, K. W., Chung, K. F., Mok, Y. W., & Lam, W. K. (2001). A community study of sleep disordered breathing in middle-aged Chinese men in Hong Kong. *Chest, 119*, 62–69.

Jha, A., Sharma, S. K., Tandon, N., Lakshmy, R., Kadhiravan, T., Handa, K. K., … Chaturvedi, P. K. (2006). Thyroxine replacement therapy reverses sleep-disordered breathing patients with primary hypothyroidism. *Sleep Medicine*, *7*, 55–61.

Javeed, N., & Matveyenko, A. V. (2018). Circadian etiology of type II diabetes mellitus. A review. *Physiology*, *33*, 138–150.

Jun, J., & Polotsky, V. Y. (2007). Sleep disordered breathing and metabolic effects: evidence from animal models. *Sleep Medicine Clinics*, *2*, 263–277.

Kelly, E., Cullen, G., & McGurk, C. (2008). Are we missing OSAS in the diabetic clinic? *European Journal of Internal Medicine*, *19*, e13.

Knutson, K. L., Spiegel, K., Penev, P., & van Cauter, E. (2007). The metabolic consequences of sleep deprivation. *Sleep Medicine Reviews*, *11*, 163–178.

Kuehn, B. M. (2017). Resetting the circadian clock might boost metabolic health. *JAMA*, *317*(13), 1303–1305.

Lemaire, J. J., Nezzar, H., Sakka, L., Boirie, Y., Fontaine, D., Coste, A., ... De Salles, A. (2013). Maps of the adult hypothalamus. *Surgical Neurology International*, *4*(Suppl. 3), S156–S163.

Liu, P. Y., Caterson, I. D., Grunstein, R. R, & Handelsman, D. J. (2007). Androgens, obesity and sleep-disordered breathing in men. *Endocrinology and Metabolism Clinics of North America*, *36*, 349–363.

Melehan, K. L., Hoyos, C. M., Hamilton, G. S., Wong, K. K., Yee, B. J., McLachlan, R. I., ... Liu, P. Y. (2018). Randomized trial of CPAP and vardenafil on erectile and arterial function in men with obstructive sleep apnea and erectile dysfunction. *Journal of Clinical Endocrinology and Metabolism*, *103*(4), 1601–1611.

Oster, H., Chalet, E., Ott, V., Arvat, E., de Kloet, E. R., Dijk, D. J., ... Van Cauter, E. (2017). The functional and clinical significance of the 24-hour rhythm of circulating glucocorticoids. *Endocrine Reviews*, *38*(1), 3–45.

Parish, J. M., Adam, T., & Facchiano, L. (2007). Relationship of metabolic syndrome and obstructive sleep apnea. *Journal of Clinical Sleep Medicine*, *3*, 467–472.

Pinkerton, J. V., Sánchez Aguirre, F., Blake, J., Cosman, F., Hodis, H. N., Hoffstetter, S., ... Utian, W. H. (2017). The 2017 hormone therapy position statement of the North American Menopause Society. *Menopause*, *24*(7), 728–753.

Punjabi, N. M., Sorkin, J. D., Katzel, L. I., Goldberg, A. P., Schwartz, A. R., & Smith, P. L. (2002). Sleep-disordered breathing and insulin resistance in middle-aged and overweight men. *American Journal of Respiratory and Critical Care Medicine*, *165*, 677–682.

Reutrakul, S., & Mokhlesi, B. (2017). Obstructive sleep apnea and diabetes mellitus: a state of the art review. *Chest*, *152*(5), 1070–1086.

Rosenwassen, A. M., & Turek, F. W. (2017). Physiology of the mammalian circadian system. In M. H. Kryger, R. Thomas, & W. C. Dement (Eds.), *Principles and practice of sleep medicine* (6th ed., pp. 351–361). Philadelphia PA: Elsevier Saunders.

Sack, R. L. (2010). Clinical practice. Jet lag. *New England Journal of Medicine*, *362*(5), 440–447.

Seicean, S., Kirchner, H. L., Gottlieb, D. J., Punjabi, N. M., Resnick, H., Sanders., M., ... Redline, S. (2008). Sleep disordered breathing and impaired glucose metabolism in normal-weight and overweight/obese individuals: the Sleep Heart Health study. *Diabetes Care*, *31*(5), 1001–1006.

Spiegel, K., Leproult, R., L'hermite-Balériaux, M., Copinschi, G., Penev, P. D., & Van Cauter, E. (2004). Leptin levels are dependent on sleep duration: relationships to sympathovagal balance, carbohydrate regulation, cortisol, and thyrotropin. *Journal of Clinical Endocrinology and Metabolism*, *89*, 5762–5771.

Spiegel, K., Leproult, R., & Van Cauter, E. (1999). Impact of sleep debt on metabolic and endocrine function. *Lancet*, *354*, 1435–1439.

Tasali, E., Mokhlesi, B., & Van Cauter, E. (2008). Obstructive sleep apnea and type 2 diabetes: Interacting epidemics. *Chest*, *133*, 496–506.

Tasali, E., Leproult, R., Ehrmann, D. A., & Van Cauter, E. (2008). Slow wave sleep and the risk of type 2 diabetes in humans. *Proceedings of the National Academy of Science USA*, *105*(3), 1044–1049.

Tasali, E., Van Cauter, E., & Ehrmann, D. A. (2006). Relationships between sleep disordered breathing in glucose metabolism in polycystic ovarian syndrome. *Journal of Clinical Endocrinology and Metabolism*, *91*(1), 36–42.

Tuomilehto, H., Peltonen, M., Partinen, M., Seppä, J., Saaristo, T., Korpi-Hyövälti, E., ... Tuomilehto, J. (2008). Sleep duration is associated with an increased risk for prevalence of type 2 diabetes in middle-aged women –The FIN-D2D survey. *Sleep Medicine*, *9*, 221–227.

Turek, F. W., & Zee, P. C. (2017). Introduction to Book Section 5: Chronobiology. Chapter 32 introduction: master circadian clock and master circadian rhythm. In M. H. Kryger, T. Ross, & W. C. Dement (Eds.), *Principles and practice of sleep medicine* (6th ed., pp. 340–342). Elsevier.

Van Cauter, E., & Tasali, E. (2017). Endocrine physiology in relationship to sleep and sleep disturbances. In M. H. Kryger, R. Thomas, & W. C. Dement (Eds.), *Principles and practice of sleep medicine* (6th ed., pp. 202–219). Philadelphia PA: Elsevier Saunders.

Young, W. F. Jr. (2008). Endocrine hypertension. In H. M. Kronenberg, S. Melmed, K. S. Polonsky, & P. R. Larsen (Eds.), *Williams textbook of endocrinology* (11th ed.). Philadelphia PA: Elsevier Saunders.

Zee, P. C., & Manthena, P. (2007). The brain's master circadian clock: implications and opportunity for therapy of sleep disorders. *Sleep Medicine Reviews*, *11*, 59–70.

甲状腺和甲状旁腺手术

Logan R.McKenna, Maria B.Albuja-Cruz, Robert C.McIntyre Jr., and Christopher D.Raeburn

甲状腺

1. **使用 Bethesda 系统,列举甲状腺结节细针穿刺(fine-needle aspiration,FNA)可能的结果,并说明相应的手术干预方式。**

   ● 不能确诊:在超声引导下重复穿刺一次。如果仍不能确诊,进行甲状腺腺叶切除术。

   ● 良性:细针抽吸(FNA)的假阴性率小于 5%,可以进行临床随访。

   ● 不确定意义异型(atypia of undetermined significance,AUS)或不确定意义滤泡病变(follicular lesion of undetermined significance,FLUS):癌症风险 10%~40%。可选择的处理方式包括随诊观察(如果可以根据超声影像和其他临床因素确定为低风险)、重复 FNA 行或不行分子生物学检测、手术。

   ● 滤泡样肿瘤(follicular neoplasm,FN):癌症风险 15%~35%,可选择的处理方式包括重复 FNA 行分子生物学检测,或者手术治疗。

   ● 可疑:癌症风险 60%~75%,手术可以是甲状腺全切或者腺叶切除。

   ● 恶性:癌症风险 >97%。一般建议进行甲状腺全切或者腺叶切除。然而,对于癌症风险极低(<1cm,没有浸润、转移或侵袭性特征的证据)、手术风险高、因合并症导致预期寿命短的患者,可以考虑积极监测。

2. **患者因可疑甲状腺结节接受甲状腺腺叶切除术,最终病理结果提示为甲状腺癌。你如何决定是否需要完成甲状腺切除术?**

   对于不确定 / 可疑的甲状腺结节进行甲状腺腺叶切除术的患者应建议,在某些情况下可能需要进行二次手术以完成甲状腺全切。简而言之,如果在甲状腺腺叶切除术之前已经有了最终诊断,建议进行甲状腺切除术,那么就需要进行甲状腺全切。对于符合以下标准的低风险患者,进行腺叶切除术即可:单灶肿瘤 <4cm,无侵袭,无区域性或远处转移。对于高风险和部分中风险患者,根据患者的特点和喜好,甲状腺全切有利于放射性碘治疗或便于随访。

3. **为什么不对不确定的甲状腺结节做术中冷冻切片以帮助指导手术范围呢?**

   不幸的是,大多数甲状腺结节的冷冻切片的精度并不好于 FNA,因此不常规使用。要区分良性和恶性滤泡状甲状腺病变,需要对滤泡性病变的包膜和 / 或血管侵犯进行详细评估,这实际上术中无法完成。冷冻切片有时可用于可疑结节

（Bethesda V）的明确诊断。

4. 甲状腺结节分子生物学检测的作用是什么？

15%~30% 的甲状腺结节在 FNA（Bethesda Ⅲ 和Ⅳ级）上的细胞学是不确定的，这些结节大多数（60%~85%）是良性的。甲状腺结节分子诊断检测的目标是对细胞学不确定的患者进一步进行恶性风险分层，以避免良性结节的患者接受不必要的手术。目前市面上有许多分析甲状腺癌的基因突变 / 改变和 / 或基因表达谱的检测方法。虽然并不完美，但其中一些检测方法已经更新至第二代（Afirma GSC）和第三代（Thyroseq v3.0），且据报道有很好的阴性预测值（95%）和合理的阳性预测值（50%~70%）。如果适当利用，这些检测可以安全且经济高效地在多达 20% 的不确定的甲状腺结节患者中避免进行不必要的手术。

5. 甲状腺全切除术、甲状腺近全切除术及甲状腺次全切除术之间有什么区别？

甲状腺全切除术是切除所有肉眼可见的甲状腺组织。甲状腺近全切除术是切除所有肉眼可见的甲状腺组织，仅保留喉返神经进入喉部附近的少量组织（<1g）。甲状腺近全切除术同甲状腺全切除术肿瘤预后相当，两种术式没有本质区别。甲状腺次全切除术留下的甲状腺组织超过 1g，不适用于癌症的治疗。它偶尔用于良性多结节甲状腺肿，或者甲状腺功能亢进患者，试图留出足够的甲状腺组织，就不需要甲状腺激素替代治疗了。但是，这样做与甲状腺近全切除或甲状腺全切除术（0%）相比显著增加甲亢复发的风险（8%），一般不推荐。

6. 分化型甲状腺癌甲状腺切除的适宜范围是什么？

对于分化型甲状腺癌（乳头状、滤泡状、Hürthle 细胞）的患者，手术范围取决于肿瘤大小、放疗史、家族史和转移的临床证据。对于低风险微腺瘤（<1cm，无侵袭或淋巴结、远处转移的证据）可以考虑密切监测；除非有明确的指征提示需要切除对侧甲状腺腺叶，否则就要考虑甲状腺腺叶切除术。直到最近，所有 >1cm 的肿瘤都建议甲状腺全切或近全切除术。然而，多项研究发现，在适当选择的低至中等风险患者中，甲状腺叶切除术和甲状腺切除术的疗效相当。因此，最新的指南指出，对于没有甲状腺外浸润，没有淋巴结 / 远处转移的 1~4cm 大小的单灶性肿瘤，最初的手术方法可以采用甲状腺切除术或甲状腺腺叶切除术。选择甲状腺切除术而不是腺叶切除术的可能因素包括年龄较大（>45 岁）、对侧结节（>5mm）、放疗史、甲状腺癌家族史或可能需要放射性碘治疗。高危肿瘤（>4mm、有明显浸润、临床上有明显淋巴结 / 远隔转移）应行甲状腺切除术。

7. 分化型甲状腺癌（differentiated thyroid cancer，DTC）淋巴结转移的发生率是多少，什么时候需要进行颈部淋巴清扫？

DTC（主要是乳头状癌）累及颈部淋巴结的占 30%~80%。在大多数情况下，淋巴结转移在临床上不明显；因此，所有患者术前都应接受全颈超声检查，以评估是否存在异常淋巴结。与许多其他恶性肿瘤不同，大多数分化型甲状腺癌患者隐性淋巴结转移并不会使其临床结局恶化，除高危患者外，常规颈部淋巴结清扫不能显著改善临床结局。此外，颈部手术探查可能会增加并发症的风险。基于这些原因，分化型甲状腺癌进行预防性颈淋巴结清扫仍存在争议。以下是一些基本准则：

- 所有淋巴结可触及的患者都需要在甲状腺切除术的同时进行腔室解剖（中央和 / 或横向）；
- 术前超声检查的任何可疑淋巴结都应接受 FNA，如果阳性，应通过上述正式颈淋巴结清扫术清除；
- 体格检查、超声检查和术中评估对发现颈部中央淋巴结转移不敏感。甲状腺切除术时预防性中央颈淋巴结清扫术是否适用于乳头状癌一直存在争议。目前的美国甲状腺协会（American Thyroid Association，ATA）指南特别工作组指出，预防性中央颈部淋巴结清扫术可能适用于晚期肿瘤（>4cm 和 / 或严重侵袭性）或已知的侧方淋巴结或远处转移患者。仅行甲状腺切除术可能适用于 <4cm 的非侵袭性肿瘤。

8. 什么是中央型和改良根治性颈淋巴结清扫术？

中央颈淋巴结清扫术将甲状腺周围和气管食管沟淋巴结（Ⅵ级）从舌骨上极切除至胸骨切迹。在侧面，手术沿颈动脉延伸。肿瘤的横向播散通常累及颈静脉淋巴结（Ⅱ~Ⅳ级）和较少见的颈后淋巴结（Ⅴ级）。改良根治性颈淋巴结清扫术，有时被称为功能性手术，切除所有从Ⅱ级到Ⅳ级（有时为 V 级）的淋巴组织，保留颈内静脉、胸锁乳突肌和副神经，因为牺牲这些结构（根治性颈淋巴结清扫术）并不能改善临床结局。

9. 描述甲状腺髓样癌（medullary thyroid carcinoma，MTC）的适当手术。

MTC 占甲状腺癌的比例小于 5%，但有 20%~25% 的病例是作为遗传综合征的一部分而发生。因此，所有 MTC 患者都应考虑进行基因检测。如果患者有多发性内分泌肿瘤 2 型（MEN 2）综合征，则需要进行预防性甲状腺切除术，RET 基因的特定突变有助于确定手术应该在什么年龄进行。MEN 2 的患者还应筛查嗜铬细胞瘤和原发性甲状旁腺功能亢进症，以便在甲状腺切除术前或同时进行手术矫正。由于甲状腺髓样癌对放射性碘或 TSH 抑制不敏感，建议行甲状腺全切除术。因为区域淋巴结受累的比率较高，甲状腺切除术时需要进行中央颈淋巴结清扫术。一些外科医生还主张在初次手术中进行常规预防性的单侧或双侧改良根治性颈清扫术。然而，尽管这种积极的方法，生化缓解（血清降钙素恢复正常）在淋巴结阳性的患者中并不多见。在最新的 ATA 指南中，工作组并未达成共识。一些人建议，应该根据临床上或超声形态学异常的淋巴结，有选择地进行侧颈淋巴结清扫术。另一些人则考虑基础血清降钙素水平，建议对降钙素 >20pg/mL 的患者行同侧中央和外侧颈淋巴结清扫术，对降钙素 >200pg/mL 的患者进行双侧外侧颈淋巴结清扫术。

10. 讨论手术在甲状腺未分化癌治疗中的作用。

甲状腺未分化癌占甲状腺肿瘤的比例小于 1%，是目前已知的侵袭性最强的实体肿瘤之一，很少被治愈。中位生存期约为 6 个月。50% 的患者在诊断时即有远处转移，95% 有局部浸润，无法根治性切除。因此，手术通常仅限于诊断或姑息治疗。手术活检有时在区分未分化癌和甲状腺淋巴瘤、低分化甲状腺癌或者甲状腺转移癌时很有必要，因为它们的治疗和预后非常不同。姑息性减瘤术和气管切开术作用于气道受累患者，而不能延长生存期。对于年轻患者，无远处转移，在所有颈部和纵隔肉眼可见的病变均可切除前提下，可以尝试进行根治性切除。选择性亚组分析发现，根治性手术患者辅助放疗、化疗，或两者均采用，较单独进行辅助性治疗的患者生存期延长。近期的研究发现，联合使用酪氨酸酶抑制剂达拉非尼和曲美替尼有很好的效果。

11. 复发性甲状腺癌应何时进行手术？

颈部疑似复发性疾病应采用 FNA 进行评估。证实为淋巴结复发需进行正规的颈部受累腔室淋巴结清扫术。在已经接受过正规颈淋巴结清扫术的颈部复发具有挑战性，因为组织瘢痕，使得再次行正规颈淋巴结清扫几乎不可能。在这种情况下，必须仔细考虑再次手术的风险和收益，因为复发后的每次手术出现并发症的风险增加，治愈的概率降低。对于低风险的患者观察可能是最佳选择。如果必须再次手术，可进行可触及的复发淋巴结的病灶切除。如不能触及，术中超声检查可指导切除。对于不适合手术或多次颈部手术的患者，经皮乙醇注射治疗淋巴结转移是一种替代方法。放射性碘是治疗远处转移性疾病的标准方法，但孤立的转移性肿瘤有时可以手术切除或用外照射治疗。

12. 甲状腺囊肿如果再次出现积液，可抽吸多少次？

纯囊性结节通常是良性的，FNA 不用于诊断。如果囊肿较大且有症状，可以进行抽吸。如果要抽吸，应对囊液进行细胞学检测。甲状腺囊肿的复发率 >50%；最近的对照研究表明，与仅抽吸相比，抽吸后乙醇注射成功率更高。如果第二次抽吸后囊肿复发，且仍有症状，可以考虑手术切除。

13. 列出甲状腺功能亢进症患者进行甲状腺切除术的适应证。

在美国，甲状腺切除术不常用于甲状腺功能亢进症，除非是继发于单个高功能腺瘤或因为多结节毒性甲状腺肿产生的压迫症状或包含可疑结节。尽管成功率高、复发率低、安全性高且能更快恢复到甲状腺功能正常状态，但是只有 <10% 的甲亢患者接受了甲状腺切除术。甲亢患者的甲状腺切除术可能适应证包括：

- 抗甲状腺药物治疗失败；
- 甲状腺肿大，摄碘率低；
- 压迫症状，如吞咽困难，喘鸣或声音嘶哑；

- 可疑恶性结节；
- 幼儿（年龄 <5 岁）；
- 药物治疗难度大的孕妇；
- 近期有妊娠计划的年轻女性（<6 个月）；
- 中重度 Graves 眼病；
- 合并原发性甲状旁腺功能亢进症且需要手术治疗；
- 有外观方面的顾虑。

14. 甲状腺功能亢进症的患者应该如何做术前准备？

为避免围手术期甲状腺危象的发生，甲状腺功能亢进患者手术前应使甲状腺功能正常术前使用 4 周抗甲状腺药物通常是足够的。因为 TSH 的恢复可能滞后于甲状腺激素水平，因此血清 T_4 和 T_3 用于确定抗甲状腺治疗的充分性。推荐手术前 3~5 天使用碘化钾饱和溶液（SSKI 或 Lugol 溶液 3~5 滴，每日 3 次），以减少甲状腺血供，降低出血风险。术前 β 受体阻滞剂可使症状严重的患者受益。为了更快速地诱导甲状腺功能正常状态，可给予糖皮质激素，糖皮质激素可以在 <7 天内使血清 T_4 和 T_3 恢复到正常范围内。在重度、难治性甲亢患者中也可以考虑使用血浆置换。

15. 与其他治疗方式相比，甲状腺切除术治疗 Graves 眼病的效果如何？

大约三分之一的 Graves 病患者患 Graves 眼病，其中 5% 的患者呈中重度。对于那些没有眼部受累或只有轻度 Graves 眼病的患者，不同治疗方式的预后无显著差别。对于正在接受放射性碘治疗的轻度 Graves 眼病患者，建议同时使用糖皮质激素，以降低眼病恶化风险。由于放射性碘治疗后 TSH 受体抗体水平会短暂升高，可能会加重 Graves 眼病，因此建议对活动性中重度 Graves 眼病的患者进行甲状腺切除术。

16. 甲状腺切除术的并发症有哪些？

甲状腺切除术是一种安全的手术，通常作为门诊手术进行，或者更常见的是仅住院一天。甲状腺切除术后特定并发症的发生率如下：

- 颈部血肿：1%；
- 永久性或严重的声音嘶哑（即喉返神经损伤）：1%；
- 轻度 / 暂时声音嘶哑：10%；
- 暂时性低钙血症：10%~15%；
- 永久性甲状旁腺功能减退症：1%~3%；
- 死亡 <0.1%。

17. 正电子发射断层扫描（positron emission tomography，PET）发现甲状腺热结节有何重要意义？

氟脱氧葡萄糖（fluorodeoxyglucose，FDG）全身正电子发射断层扫描（PET）被越来越多地用于评估和监测不同类型的癌症患者。高达 4% 的 PET 扫描中偶然发现甲状腺内 FDG 摄取增加的病灶区。这些病变的恶变风险大约为 33%。因此，PET 扫描发现的甲状腺偶发瘤有较高的恶性风险，需要适当的诊断评估。弥散性 FDG 摄取通常提示潜在的甲状腺炎，大多数情况下并不提示恶性肿瘤。

18. 对于胸内（胸骨后）甲状腺肿应采取什么适当的治疗？

　　胸骨后甲状腺肿通常表现为颈部甲状腺肿向纵隔内扩展。尽管大多数情况下是无症状的，但有 40% 的患者出现压迫症状，这是由于食管、气道和血管结构或神经受到压迫所致。对于胸骨后甲状腺肿而言，内科治疗（甲状腺素抑制和／或放射性碘）通常是无效的。与颈部甲状腺肿相比，胸骨后甲状腺肿是否会增加意外恶性肿瘤的风险，这一问题存在争议。然而，如果排除偶发性微小癌的病例，胸骨后甲状腺肿的恶变风险似乎没有增加。尽管如此，胸骨后甲状腺肿的存在被许多人认为是甲状腺切除术的指征。由于胸骨后甲状腺肿的动脉供应在颈部，绝大多数肿瘤都可以通过颈部入路切除。延伸至后纵隔、恶性肿瘤或腔静脉压迫等情况，可能需要行颈椎和胸骨联合切开术，虽然只有不到 5% 的病例需要这种手术。

19. 甲状舌管囊肿应该何时切除？说明一下操作过程。

　　甲状腺在胚胎发育过程中，憩室从舌根盲孔形成，并作为甲状舌管下降到甲状腺的未来解剖位置，覆盖在上气管环的前外侧表面。甲状舌管在发育过程中通常会消失，但在极少数情况下，将持续以明显管道或甲状舌管囊肿形式存在。患者可能会出现感染、疼痛，或压迫症状，或可能外观异常。由于有感染的风险，甲状舌管囊肿应被切除，这需要将整个囊肿和囊道，从盲孔向下一直到囊肿本身切除。因为囊道几乎总是通过舌骨，故舌骨的中心应被切除，以降低复发的风险，这不会导致功能障碍，无需修补。

甲状旁腺

20. 哪些原发性甲状旁腺功能亢进（primary hyperparathyroidism，HPT）患者应接受甲状旁腺切除术？

　　所有患有原发性甲状旁腺功能亢进和有该病"典型"症状（肾结石、严重骨病／脆性骨折、明显神经肌肉综合征）的患者应进行手术治疗，但大多数 HPT 患者没有这些典型症状。美国国立卫生研究院（National Institutes of Health，NIH）建立以下标准，以协助临床医生确定哪些"无症状"HPT 患者应该接受手术治疗。如果患者符合任何一项标准，则建议进行手术：

- 年龄 <50 岁；
- 血清钙水平高于正常值 >1mg/dL；
- 骨密度降低 > 成人平均峰值以下 2.5 个标准差（T 值）；
- 肾功能受损（肾小球滤过率 <60mL/min）；

- 严重的高钙尿症（24 小时尿钙 >400mg/24h）；
- 放射学、超声成像或计算机断层扫描（CT）显示无症状肾结石；
- 脊柱放射成像、CT 或磁共振成像（MRI）上显示无症状椎体骨折；
- 患者不愿意或无法接受监测。

如果患者不符合以上任何标准，那么手术或继续监测是合理和安全的选择。

21. 疲劳、易怒、注意力不集中等主观症状是否应被视为原发性甲状旁腺功能亢进的手术适应证？

虽然只有少数原发性 HPT 患者表现出典型的症状，但多达 90% 的患者经历了更微妙的主观症状，如疲劳、虚弱、肌肉骨骼疼痛、腹部不适、抑郁、焦虑、易怒或记忆 / 认知困难。事实上，有些人认为，没有真正的"无症状"原发性 HPT！虽然一些研究表明，接受甲状旁腺切除术的患者在这些主观症状方面有所改善，但这些研究结果并不一致，不可能在任何一个患者中预测这些症状在手术后是否改善。同样，一些研究发现，原发性 HPT 与心血管疾病的发生和早期死亡的风险增加有关，然而，有关甲状旁腺切除术是否降低这些风险的研究结果是相互矛盾的。与 NIH 指南不同，美国内分泌外科医生协会的指南将神经认知和 / 或神经精神病症状作为手术指征，并建议在决定甲状旁腺切除术时考虑心血管疾病史和其他非典型症状。

22. 什么时候应该进行术前甲状旁腺定位检查？

经验丰富的甲状旁腺外科医生进行双侧颈部探查术前不需要定位，手术成功率 >95%。然而，大约 85% 的原发性 HPT 患者有单个的甲状旁腺瘤，因此，通常在术前会进行影像学检查。如果腺瘤是局部的，那么可以实施聚焦甲状旁腺切除术（也称为微创甲状旁腺切除术）。超声及 ^{99}Tc 扫描是最常用的方案，高分辨增强 CT（4D CT）越来越多地得到了应用。超声的优势是成本低，没有电离辐射，且可以评估合并的甲状腺疾病。^{99}Tc 扫描和 CT 花费较大，有辐射，但灵敏度高于超声。每个医学中心对选择哪种检查方式有不同的倾向。有颈部手术史的患者以及所有具有持续恶性或复发的甲旁亢患者应该在计划再次探查前进行定位检查。在某些情况下，特别是持续性或复发性甲状旁腺功能亢进时，如果其他方法无法正确定位异常腺体，可行甲状旁腺静脉采血和 / 或动脉造影。

23. 45 岁女性，患有原发性甲状旁腺亢进但术前定位检查阴性，最好的治疗方案是什么？

手术！年龄 <50 岁的患者行甲状旁腺切除术是非常必要的。需要记住的是，影像学不能定位异常的甲状旁腺与患者是否患有 HPT 或是否应该接受手术无关。术前定位敏感性不理想，有大约 15% 的概率无法定位异常甲状旁腺。虽然多个腺体受累术前定位阴性更为常见，但大多数定位阴性的患者后来被证实是单一腺瘤导致 HPT。即使术前定位为阴性，如果由经验丰富的外科医生实施手术的话，手术的成功率仍然很高（>90%~95%）。

24. 定义微创甲状旁腺切除术。

传统的甲状旁腺切除术需要行双侧颈部探查,识别所有 4 个腺体,切除明显增大的腺体。准确的术前定位研究和术中甲状旁腺激素(intraoperative parathyroid hormone,ioPTH)快速测定的发展促进了甲状旁腺切除术微创方法的发展。单侧病灶入路术式运用术前成像,将探查局限于一侧。发现并切除异常腺体后 10~15 分钟可采集血标本,测定 PTH 水平与术前血样进行比较。如果 PTH 降低至术前水平的 50%,并恢复到正常范围,就可以预测所有的异常腺体均被成功切除,结束手术。如果 PTH 没有适当的下降,必须探查所有 4 个腺体,因为患者可能有多腺体受累。

25. 什么是微创射频引导甲状旁腺切除术?

微创射频引导甲状旁腺切除术(minimally invasive radio-guided parathyroidectomy,MIRP)是传统甲状旁腺切除术的第二种选择,术晨行 ^{99}Tc 甲氧基异丁基异腈扫描。之后做一切口,行单侧或双侧的颈部探查,切除异常甲状旁腺。用一个小的手持式 γ 探测仪测量已切除的甲状旁腺的放射性计数以确定腺体是否为高功能。如果切除的甲状旁腺放射性计数比手术床上的计数≥20%,则考虑为腺瘤。与我们通常的认知相反的是,γ 探测仪通常并不用于定位异常甲状旁腺。这是因为甲状腺也摄取甲氧基异丁基异腈,所以甲状腺的高放射性计数掩盖了 γ 探测仪识别甲状旁腺位置的能力。虽然这种技术有助于确认切除的甲状旁腺是高功能的,但它并不排除额外高功能腺体的可能性,因此要么评估所有 4 个甲状旁腺,要么使用 ioPTH 测定来排除多腺体受累的可能性(15%)。

26. 总结微创手术的优点。

多项研究表明,与传统的甲状旁腺切除术相比,微创手术方法同样安全有效的。然而也有许多研究表明传统的甲状旁腺切除术(双侧颈部探查)通过小切口在门诊病人身上同样也可以达到好的临床结局。一些研究发现,微创手术时间和成本效益更高,因为其切除范围更小。因为微创手术通常通过一个小切口进行,因此可以提高术后美观度。

27. ioPTH 快速测定在甲状旁腺手术中的应用?

PTH 的半衰期是 3~5 分钟,ioPTH 快速测定可用于评估手术是否获得功能性成功。完成此测定过程需在术前留取血样,术中可疑异常腺体切除后 10 分钟再次留取血样,对比前后的测试结果。ioPTH 降低至术前水平的 50% 并降至正常范围,预示着所有功能亢进的腺体都成功切除,结束手术。ioPTH 测定评估异常腺体切除的完整性时,多腺体疾病发病率为 5%~15%,而传统甲状旁腺切除(即双侧颈部探查和切除明显增大的甲状旁腺)完整切除率只有 10%~35%。因此,使用 ioPTH 可能避免不必要地切除增大但无功能亢进的腺体。

28. 原发性甲状旁腺功能亢进症手术的预期成功率是多少?

甲状旁腺切除术治疗原发性甲状旁腺功能亢进症非常成功,由经验丰富的外科医生手术可纠正 95% 以上患者的高钙血症。绝大多数患者的骨密度维持稳定或增加。成功的甲状旁腺切除术可以显著降低肾结石复发风险。手术成功后,许多患者的一些模糊的、非特异性的甲状旁腺功能亢进症的症状有所改善。

29. 描述如何寻找"失踪"的甲状旁腺。

尽管传统的甲状旁腺切除术是非常细致的手术技术(能识别所有 4 个腺体),外科医生偶尔会遇到"消失的腺体"。高达 20% 的患者存在甲状旁腺异位,最常见的部位是胸腺内、食管后和甲状腺内。这些患者需要系统地搜索最常见的异位位置。当确定了 3 个正常位置的腺体而第四个腺体不在正常位置时,最有可能的异位位置取决于是上位还是下位腺体缺失。

30. 列出下位异位甲状旁腺的可能位置。

- 甲状腺胸腺韧带;
- 胸腺;
- 纵隔外胸腺;
- 未下降的腺体。

31. 列出上位异位甲状旁腺的可能位置。

- 食管后;
- 气管食管沟;
- 后上纵隔;
- 甲状腺内。

32. 如果一个患者有多腺体甲状旁腺疾病该怎么办?

迄今为止,单个腺瘤是原发性甲状旁腺功能亢进最常见的原因(85%)。根据定义多腺体疾病的方法不同(即 ioPTH 测定 vs 总体表现 / 大小),多腺体疾病报道的发生率范围为 5%~35%。这可能继发于多腺瘤病或 4 个腺体增生。增生可能为散发或继发于遗传疾病,如多发性内分泌肿瘤(MEN)综合征。当所有的 4 个腺体增生,患者需要接受次全切除术(切除 3.5 个腺体)。重要的是注意保留甲状旁腺残端的血供。如果在切除一半甲状旁腺后,残存部分出现缺血,则应切除这部分并自体移植在前臂的肱桡肌或者胸锁乳突肌内。大多数患者(95%),在术后血钙即可正常,甲状旁腺激素水平偏低或正常。但是,2%~3% 的患者发生永久性甲状旁腺减退症,约有 10% 的患者会出现复发性甲状旁腺功能亢进症。

33. 三发性甲状旁腺亢进（tertiary hyperparathyroidism）手术的适应证是什么？

虽然所有透析的肾功能衰竭患者都会发展为继发性甲状旁腺功能亢进，但只有少数患者发展为三发性甲状旁腺亢进，通常出现在一个或多个增生甲状旁腺发生体细胞突变导致腺瘤转化时。在大多数患者中，使用磷酸盐结合剂、活性维生素 D 类似物（骨化三醇）和拟钙剂可以使 PTH、钙和磷酸盐水平得到控制。大多数医学专家认为，即使已经应用了最佳的药物治疗，甲状旁腺切除术依然是难治性甲旁亢治疗（PTH>800pg/mL）和有明显的相关体征和症状患者的适应证。最常见的体征和症状包括高磷血症（钙 × 磷≥50），骨及关节疼痛和 / 或骨折，近端肌无力，骨外钙化和 / 或钙化防御，以及皮肤瘙痒。甲状旁腺切除术是否是无症状难治性甲状旁腺亢进适应证更具争议性，但对于 PTH>1 000pg/mL、年龄 <65 岁、没有其他显著合并症的患者推荐手术。

34. 讨论甲状旁腺次全切（subtotal parathyroidectomy，SPTx）与甲状旁腺全切 + 自体移植（total parathyroidectomy with autotransplantation，TPTx+AT）治疗难治性甲状旁腺亢进的优缺点。

SPTx 和 TPTx+AT 在持久性 / 复发性甲状旁腺功能亢进或永久性甲状旁腺功能减退的发生率上没有显著差异。TPTx+AT 的优势在于可以在局部麻醉下部分或完全切除移植物（通常放置在前臂肌肉）来处理持续性或复发性高血钙症，而 SPTx 术后发生同样并发症的发病率更高，且需要二次手术。

35. 列出甲状旁腺切除术的并发症及其发病率。

- 持续性甲状旁腺功能亢进：<5%；
- 复发性甲状旁腺功能亢进：5%~10%；
- 一过性低钙血症：10%~25%；
- 永久性甲状旁腺功能减退：2%~5%（孤立性腺瘤 <1%）；
- 短暂性喉返神经损伤：3%；
- 永久性喉返神经损伤：<1%；
- 死亡：<0.1%。

36. 定义持续或复发性甲状旁腺功能亢进症。

持续性甲状旁腺功能亢进症定义为术后 6 个月内钙和 PTH 水平未能恢复正常或保持正常。复发性甲状旁腺功能亢进症定义为术后 6 个月后高钙血症复发。

37. 甲状旁腺切除术后血 PTH 升高但血钙正常最常见原因是什么？

甲状旁腺切除术后，多达 30% 的患者可观察到持续性血 PTH 升高但血钙正常。这可能令患者和外科医生感到不安，但绝大多数情况下，它并不是由持续或复发 HPT 引起的。造成这种现象的原因可能是多因素的，维生素 D 缺乏、快速的骨转换("饥饿骨综合征")和钙摄入不足被认为是主要原因。术后补充钙和维生素D 可减少这种现象的发生。长期研究表明,大多数患者中 PTH 水平最终恢复正常,而且这部分患者的长期复发率没有增加。

38. 讨论持续性或复发性甲状旁腺功能亢进症患者的处理方法。

持续性或复发性甲状旁腺功能亢进症患者需要明确诊断(排除家族性低尿钙性高钙血症、维生素 D 缺乏等),评估疾病严重程度以确定是否需要再次手术,仔细审查手术和病理报告,确定术前定位。失败的原因包括遗漏了正常位置的腺瘤、异位腺体、多腺体疾病没有充分切除和额外的腺体。

39. 讨论持续性或复发性甲状旁腺功能亢进症的治疗方法。

虽然术前定位是甲状旁腺功能亢进初次手术前的选择,但对于持续或复发性疾病的患者来说是必要的,因为当异常腺体被准确定位时,手术的成功率要高得多。通常采用 ^{99}Tc MIBI 扫描、颈部超声和 CT 等多种方法进行术前定位。在两种不同的成像模式下发现异常腺体的位置具有相关性,这是非常可靠的,并且被一些外科医生认为是持续性甲状旁腺功能亢进再次手术的标准。约 85% 的患者再次颈部探查手术使 PTH 水平恢复正常,但可能需要术中超声或 ioPTH 分析的辅助。纵隔甲状旁腺组织最常经颈入路切除,但有 1%~2% 的可能需要行胸腔镜检查或胸骨切开术。使用高剂量的离子造影剂对纵隔甲状旁腺组织进行血管造影消融手术可能在一些患者中是成功的,这避免了胸骨切开。

40. 如何识别甲状旁腺癌?

甲状旁腺癌在所有内分泌肿瘤中最少见,据报道在原发性甲状旁腺功能亢进症的患者中发病率 <1%。很难区分甲状旁腺功能亢进症的原因是甲状旁腺癌还是比较常见的良性肿瘤,术前很少会怀疑甲状旁腺癌。如患者表现为起病急、严重、有症状的高血钙(>14mg/dL)、非常高的 PTH 水平(> 正常 5 倍)、可触及颈部肿块,或声音嘶哑时,术前应怀疑甲状旁腺癌。术中发现肿瘤体积大、坚硬、纤维化或侵入甲状腺或其他周围结构应高度怀疑甲状旁腺癌。治疗成功的关键在于早期识别和完整切除肿瘤以及受累组织。

41. 描述甲状旁腺癌的治疗。

因为放疗和化疗收效甚微,手术是治疗甲状旁腺癌的主要手段。局部浸润和病理性淋巴结,应视为癌症处理。任何可疑的甲状旁腺病变,均应小心切除,不要破坏甲状旁腺包膜,因为这可能会导致肿瘤的播散和局部复发。如果甲状旁腺显然是不正常的,并浸润其他组织,应尽可能将包含肿瘤的这些组织整块切除,必要时切除患侧甲状腺腺叶。建议初次手术时切除肿瘤侧的中央淋巴结。任何明显增大的侧方淋巴结都应通过正式的颈淋巴结清扫术切除。预防性颈清扫术没有显示出任何益处。这种癌症的组织病理诊断也很困难,因此术中冰冻切片除了确认甲状旁腺组织外很少有用。

42. 给出甲状旁腺癌的复发率和存活率。

复发率高,取决于患者是否因假定良性病变进行了常规的甲状旁腺切除术(>50% 复发)还是因可疑癌症进行整块切除(10%~33% 复发)。尽管复发率高,延长生存期仍然是可能的。国家癌症数据库报告 5 年及 10 年生存率分别为 85.5% 和 49.1%。

关键点:甲状腺和甲状旁腺手术

- 如果患者和医生都同意的话,低风险甲状腺微腺癌(<1cm,没有侵袭或无淋巴结/远处转移的证据)有时可以进行积极监测;除非有明确手术指征切除对侧甲状腺腺叶,否则应行甲状腺腺叶切除术。
- 目前的指南建议,对于无甲状腺外侵犯、无淋巴结/远处转移的1~4cm 单灶甲状腺肿瘤,初始手术方案可以是甲状腺切除术或甲状腺腺叶切除术。
- 淋巴结受累的甲状腺癌应该行系统性淋巴结清扫术。
- 正电子发射断层扫描(PET)扫描中偶然发现的甲状腺热结节具有很高的恶性率,应通过超声引导细针穿刺(fine-needle aspiration,FNA)进行评估。
- 所有原发性甲状旁腺亢进和存在该病"典型"症状(如肾结石、严重骨病/脆性骨折、明显的神经肌肉综合征)的患者都应接受手术治疗。
- 无症状性甲状旁腺功能亢进患者的手术指征包括高血钙(高于正常值 >1.0mg/dL)、尿钙排泄 >400mg/24h、年龄 <50 岁、骨质疏松症和肌酐清除率下降。
- 由经验丰富的甲状旁腺外科医生实施原发性甲状旁腺功能亢进手术可使 >95% 的患者血钙恢复正常。
- 甲状旁腺癌罕见,患者有明显肿块和严重且快速起病的症状性高钙血症时应予怀疑。

(刘杰 译 卢琳 校)

参考文献

Bilezikian, J. P., Brandi, M. L., Eastell, R., Silverberg, S. J., Udelsman, R., Marcocci, C., . . . J. T., Jr.. (2014). Guidelines for the management of asymptomatic primary hyperparathyroidism: summary statement from the Fourth International Workshop. *Journal of Clinical Endocrinology and Metabolism, 99*(10), 3561–3569.

Bilezikian, J. P. (2018). Primary hyperparathyroidism. *Journal of Clinical Endocrinology and Metabolism, 103*(11), 3993–4004.

Cibas, E. S., & Ali, S. Z. (2017). The 2017 Bethesda system for reporting thyroid cytopathology. *Thyroid, 27*(11), 1341–1346.

Haugen, B. R., Alexander, E. K., Bible, K. C., Doherty, G. M., Mandel, S. J., Nikiforov, Y. E., . . . Wartofsky, L. (2016). 2015 American Thyroid Association Management Guidelines for adult patients with thyroid nodules and differentiated thyroid cancer: the American Thyroid Association Guidelines Task Force on thyroid nodules and differentiated thyroid cancer. *Thyroid, 26*(1): 1–133.

Nixon, I. J., Ganly, I., Patel, S. G., Palmer, F. L., Whitcher, M. M., Tuttle, R. M., . . . Shah, J. P. (2012). Thyroid lobectomy for treatment of well differentiated intrathyroid malignancy. *Surgery, 151,* 571–579.

Wells, S. A., Asa, S. L., Dralle, H., Elisei, R., Evans, D. B., Gagel, R. F., . . . Waguespack, S. G.; American Thyroid Association Guidelines Task Force on medullary thyroid carcinoma. (2015). Revised American Thyroid Association guidelines for the management of medullary thyroid carcinoma. *Thyroid, 25*(6), 567–610.

Wilhelm, S. M., Wang, T. S., Ruan, D. T., Lee, J. A., Asa, S. L., & Duh, Q. Y. (2016). The American Association of Endocrine Surgeons guidelines for definitive management of primary hyperparathyroidism. *Journal of the American Medical Association Surgery,151*(10), 959–968.

第 67 章

肾上腺手术

Oliver J.Fackelmayer，Chris Raeburn，Robert McIntyre Jr.，and Maria Albuja-Cruz

摘要

　　偶然发现的肾上腺肿瘤是比较常见的，其中大部分是无功能和良性的。然而，当面对肾上腺肿物时，确定它是高功能腺瘤（一种原发性肾上腺肿瘤，即肾上腺皮质瘤）还是其他原发性肿瘤的转移灶是至关重要的。生化检查有助于我们辨别不同类型的肿瘤，如 1mg 地塞米松抑制实验可以除外皮质醇分泌型腺瘤，检查血 3-甲氧基肾上腺素或 24 小时尿 3- 甲氧基肾上腺素除外嗜铬细胞瘤，检查血浆醛固酮和肾素比值可以除外醛固酮瘤（如果是高血压患者）。肾上腺 CT 扫描是评估肾上腺肿物的首选影像学检查。恶性肾上腺肿瘤通常 >6cm，密度不均，边界不规则，并增加了非对比度衰减［>10 个亨氏单位（Hounsfield unit，HU）］，洗出速度变慢。对患者进行详细的病史询问可以了解既往肿瘤病史，如果存在这类病史，那么发现的肾上腺肿物很可能是转移灶。肾上腺活检仅适用于评估转移性病灶，如果检查结果会改变治疗方案，必须在活检前排除嗜铬细胞瘤。

关键词

肾上腺意外瘤，肾上腺肿物，原发性醛固酮增多症，肾上腺静脉取血，肾上腺切除术，嗜铬细胞瘤，肾上腺皮质瘤，肾上腺活检

1. 所有偶然发现的肾上腺肿瘤都应切除吗？

　　并非如此。偶然发现的，临床表现隐匿的肾上腺肿瘤，即意外瘤，是常见的（见于 4.4% 行腹部 CT 检查患者），腹部 CT 中越来越多地被发现，大部分偶然发现的肾上腺结节是无功能的、良性的（80% 为皮质腺瘤），仅需要观察即可。肾上腺切除术适用于肿瘤 >4cm，影像学特征提示恶性，高功能生物活性的病变。

2. 如果一个右下腹疼痛的患者在急诊做了腹部增强 CT，发现 2cm 大小的肾上腺结节，下一步诊疗方案是什么？

　　应该仔细询问病史（询问目前结肠镜检查结果，乳腺 X 线照射，吸烟者的胸片；既往肿瘤病史，包括皮肤癌，尤其是黑色素瘤）以及体格检查。患者应该检查生化指标评估肿瘤功能。肾上腺结节应该行肾上腺 CT 评估。如果生化检查阴性，增强 CT 无相关特征，6 个月后随访再行肾上腺影像学检查也是合理的。如果病情稳定，每年复查影像学和生化检查，影像学检查随访 1~2 年，生化检查随访 5 年。肾上腺肿物在 1 年、2 年和 5 年内变成高功能的风险分别为 17%、29% 和 47%。

3. 肾上腺肿物的实验室检查有哪些?

高达 20% 的肾上腺意外瘤是高功能的,应切除。因此,应该通过以下检查对患者进行皮质醇增多症、醛固酮增多症和嗜铬细胞瘤的筛查。

- 1mg 过夜地塞米松抑制试验(早上 8 点皮质醇)
  - ≤1.8μg/dL——除外皮质醇自主分泌
  - 1.9~4.9μg/dL——可能为皮质醇自主分泌
  - ≥5μg/dL——皮质醇自主分泌
- 只有在患者合并有高血压或者不明原因的低钾血症时,血浆醛固酮浓度(plasma aldosterone concentration,PAC)与血浆肾素活性(plasma renin activity,PRA)的比值(PAC/PRA),如果 PAC>15ng/dL 以及 PAC/PRA>20,提示醛固酮瘤。
- 检测 24 小时尿甲氧基肾上腺素和尿儿茶酚胺或血浆甲氧基肾上腺素和去甲氧基肾上腺素——如果大于等于正常上限 3 倍可以诊断嗜铬细胞瘤。

在常规筛查中并未包括过多的雄激素或雌激素,因为性激素分泌型肾上腺肿瘤罕见而且通常临床表现明显。

4. 哪些影像学检查可用于评估肾上腺病理?

主要有 3 种影像学手段来鉴别肾上腺病变的良恶性:CT、MRI 和 FDG-PET/CT,CT 和 MRI 主要用于鉴别良性病变,排除肾上腺恶性肿瘤。FDG-PET/CT 主要用于恶性疾病的检测。

腹部 CT 是首选的检查方式。肾上腺 CT 包括肾上腺薄层扫描,肾上腺静脉注射造影剂和延迟成像(通常延迟 10~15 分钟)以评估造影剂清除率。

MRI 在肾上腺肿瘤中的作用基本上相当于 CT,但是价格稍贵。对造影剂过敏或应该限制放射线暴露的情况下(妊娠、儿童、已知种系突变患者)应考虑 MRI。对已知或怀疑转移性嗜铬细胞瘤时推荐 MRI。

FDG-PET/CT 的标准摄取值(standard uptake value,SUV)已经应用于鉴别良恶性肾上腺病变。

间碘苄基胍(meta-iodo-benzyl-guanidine,MIBG)核医学扫描最好用于复发性、家族性或肾上腺外的嗜铬细胞瘤。

5. CT 上那些发现有助于区分良恶性肿瘤?

肿物的大小和影像学特征是恶性肿瘤的两个主要预测因素。4cm 的肿瘤肾上腺皮质癌(adrenocortical carcinoma,ACC)仅占 2%,但在 >6cm 肿瘤中 ACC 高达 25%。良性腺瘤通常 <4cm,均质,边界平滑,脂类成分高,非增强相低衰减(<10HU),延迟相(造影注射后 10 分钟)快速洗脱(>50%)。恶性肿瘤通常大于 6cm,异质性,边界不规则,并衰减增加(>10HU)和洗脱速度较慢。

6. 是否所有的肾上腺肿物都应行经皮穿刺活检术评估？

并非如此。经皮穿刺活检术适用于有肾上腺外恶性病变病史并伴有肾上腺肿物的患者，且活检结果将改变肾上腺外恶性病变的治疗方案。活检前必须通过生化检查排除嗜铬细胞瘤，以避免可能诱发高血压危象。经皮穿刺活检不能区分肾上腺腺瘤和肾上腺皮质癌。

7. 肾上腺切除术最好采用开放性手术还是腹腔镜技术？

腹腔镜肾上腺切除术是良性肾上腺肿瘤的首选，除非肿瘤非常大（>8cm）。与开腹手术相比，腹腔镜肾上腺切除术住院时间短，术后疼痛轻，出血少，恢复快，患者满意度高。当怀疑恶性病变时，应行开放性肾上腺切除或腹腔镜转开放手术。

8. 腹腔镜肾上腺切除术有哪些可能方法？

最常用的方法是前外侧入路，患者取侧卧位，患侧朝上。它可以使术野显露良好，但不能在不更换体位的情况下切除两侧腺体。仰卧位经腹前入路可以靠近双侧肾上腺，但暴露更困难。俯卧位后腹腔镜腹膜后入路（后腹腔镜）可避免完全进入腹腔，无需重新定位即可达到两个肾上腺，但受限于较小的工作空间，无法切除较大的病灶（>4cm）。这些腔镜操作入路在安全性和术后恢复方面都是等同的，可根据术者的偏好及患者/肿瘤特征来选择。

9. 什么是醛固酮增多症？

原发性醛固酮增多症（primary hyperaldosteronism，PA），也称为 Conn 病，是一种难治性高血压（需要 >3 个降压药）合并自发性低钾血症（血钾低于 3.5mmol/L）或严重的利尿性低钾血症（<3mmol/L）的临床综合征。在绝大多数患者中，PA 是由双侧肾上腺增生（60%~65%）或醛固酮腺瘤（aldosterone-producing adenoma，APA；30%~40%）引起的。

10. 什么是肾上腺静脉采血（adrenal vein sampling，AVS），适应证是什么？

AVS 是一项介入操作，将血管内导管从右侧和左侧的肾上腺静脉置入并采血。但想要准确采血仍然有很多技术限制，而且这项操作技术并未广泛应用。APA 的直径通常 <2cm，因此 CT 的敏感度只有 85%。AVS 应该在大多数生化确诊为 PA 的患者中应用，以排除双侧增生，确定 APA 的患侧部位，APA 可能位于意外瘤的"正常"腺体中。高达 20% 的患者（双侧肾上腺肿物，但单侧 APA；单侧肾上腺结节，但在对侧"正常"腺体中发现小 APA）的影像学结果具有误导性。年轻患者（年龄 <35 岁）可省略 AVS，因为这类患者不太可能出现易混淆的肾上腺结节。

11. 描述定位时的 AVS 比值。

测量所有 AVS 样本中的醛固酮和皮质醇，以确定皮质醇校正的醛固酮值。确定醛固酮高分泌侧的标准取决于 AVS 采样时是否使用了促肾上腺皮质激素。使用促肾上腺皮质激素后,比较两侧皮质醇矫正的醛固酮值,如果数值较高侧 / 数值较低侧 >4∶1,提示存在单侧 APA。未使用促肾上腺皮质激素时,一些研究者认为皮质醇校正的醛固酮(高侧与低侧)比值 >2∶1 存在 APA。对侧肾上腺醛固酮分泌受抑制也提示 APA。

12. 什么是醛固酮缓解指数(aldosterone resolution score,ARS)?

ARS 可以精准地评估醛固酮瘤患者在肾上腺切除术后是否能够达到完全缓解并不需要终生服用降压药的可能性(ARS≤1 可能性小,ARS≤4 可能性大)。

预测因素	分值	
	是	否
降压药物数量≤2	2	0
体重指数(BMI)≤25	1	0
高血压病程≤6 年	1	0
女性	1	0
合计*	5	0

* 分数范围:0~5 分。

13. 描述嗜铬细胞瘤的围手术期管理。

手术切除是治愈嗜铬细胞瘤的唯一方法。所有经过生化检查诊断为嗜铬细胞瘤的病人术前应予 α 肾上腺素阻滞剂 7~14 天,以预防术中血压不稳。酚苄明是一种非选择性长效 α 肾上腺素阻滞剂;起始剂量为 10mg,每天两次,逐步增加剂量以达到治疗的目标。短效的 α 肾上腺素阻滞剂(哌唑嗪、多沙唑嗪、特拉唑嗪)和钙通道阻滞剂(尼卡地平)是替代药物。使用 α 肾上腺素阻滞剂后,才能术前应用 β 受体阻滞剂治疗快速性心律失常。普萘洛尔(每 6~8 小时 10~40mg)是这种情况下最常用的 β 受体阻滞剂。治疗目标是坐位血压 <130/80mmHg,站立时收缩压 >90mmHg;坐位心率应该是每分钟 60~70 次,站立位的心率应该是每分钟 70~80 次。

患者使用 α- 受体阻滞剂后应增加液体和盐的摄入(>5g/d)以扩容,因为他们有血管内容量不足。

建议对所有嗜铬细胞瘤患者进行基因检测,因为目前已知高达 40% 的病例是遗传性的。同时,由于 25% 的嗜铬细胞瘤是恶性的,且嗜铬细胞瘤的恶性特征(转移)在初次切除后的许多年(甚至 40 年)都可能不明显,因此建议终生每年进行生化检测以评估复发或转移性疾病。存在琥珀酸脱氢酶亚基 B(SDHB)突变的患者有 40% 的可能发生转移。

嗜铬粒蛋白 A 是神经内分泌肿瘤的非特异性标志物,常用于疾病监测,因为它在 91% 的嗜铬细胞瘤患者中升高,应该在肾上腺切除术前进行检查。

14. 什么是保留肾上腺皮质的肾上腺切除术，建议什么时候应用？

家族性综合征的嗜铬细胞瘤患者发生双侧和复发性嗜铬细胞瘤的风险增加。如果另一侧出现嗜铬细胞瘤则需要额外的肾上腺切除术。为了防止肾上腺皮质功能不全，这些患者可能要保留部分肾上腺皮质。这种做法平衡了终生激素替代及残余肿瘤较低的复发风险（≈7%）。

15. 描述皮质醇分泌型肾上腺肿瘤的围手术期管理。

应在术前充分治疗糖尿病和高血压。库欣综合征患者合并血栓栓塞相对风险较高，因此，应该采取积极措施预防静脉血栓形成（venous thromboembolism，VTE）。库欣综合征患者在术中是否应用激素替代存在争议。然而，这类患者存在下丘脑 - 垂体 - 肾上腺轴抑制，对侧腺体萎缩。因此，皮质醇分泌型肾上腺肿瘤患者肾上腺切除术后通常需要激素替代来预防肾上腺功能不全。术后第 1 天可以行促肾上腺皮质激素刺激试验来确定肾上腺切除术后是否需要激素替代。应检查基线血清皮质醇和血浆 ACTH 水平，静脉注射 250μg 促肾上腺皮质激素 60 分钟后再次评估血清皮质醇水平。如果基线血清皮质醇水平 >5μg/dL，刺激后皮质醇水平 >18μg/dL，且无肾上腺功能不全的临床症状，则患者不需要糖皮质激素替代。基线皮质醇 ≤5μg/dL，刺激后皮质醇 ≤18μg/dL，或有肾上腺功能不全临床症状，则需要行激素替代。

术后 HPA 轴恢复至正常需要 6~18 个月。每 3~6 个月可以行促肾上腺皮质激素刺激试验，以确定何时可以停止激素治疗。

16. 总结肾上腺切除术治疗肾上腺功能性肿瘤的长期疗效。

APA 患者低钾血症的治愈率接近 100%，肾上腺切除术后 >90% 患者的高血压症状有显著改善。大约 30%~60% 的患者可以完全停止降压治疗。预测良好预后的因素包括：年轻（<40 岁）、高血压病程较短（<6 年）、≤2 种降压药、对螺内酯反应良好、女性、高血压程度不重。对于患有严重、长期高血压并伴有肾功能不全的老年患者，肾上腺切除术可能不能使血压恢复正常，但通常用较少或较低剂量的药物更容易控制高血压。

大多数情况下，肾上腺切除术治疗非家族性嗜铬细胞瘤是有效的。然而，据报道长期复发率高达 25%（转移表明原发肿瘤为恶性）；因此，患者应该终身每年一次进行实验室监测。

肾上腺切除术对皮质醇分泌型肾上腺腺瘤而言，可以显著改善库欣综合征的症状，提高患者的生活质量。高血压和糖尿病的缓解率为 65%~80%，库欣综合征的体征缓解率为 85%。这些改善通常需要 6~12 个月。

17. 描述肾上腺恶性肿瘤的治疗方案。

肾上腺皮质癌（adrenocortical carcinoma，ACC）是一种罕见的侵袭性肿瘤（发病率在每百万 1~2 人），预后差。在诊断时，约有 25% 的患者有淋巴结受累，20% 的患者有远处转移。大约有 60% 的肾上腺皮质癌是有功能的肿瘤，肿瘤在诊断时的平均直径 >10cm。总体 5 年生存率约为 25%，主要取决于诊断分期。小肿瘤（<5cm）完全切除而无局部侵犯（1 期）的患者 5 年生存率为 66%，而转移或侵犯其他器官（4期）的患者中位生存期 <12 个月。治愈的唯一机会是手术，所有没有转移和有合理的手术风险的患者均应接受手术治疗。ACC 患者的手术应该以开放入路进行，而且当怀疑为恶性肿瘤时，手术也应该由微创入路改为开放入路。孤立转移灶、易切除的年轻患者也应该行外科手术。尽管反应率有限，3 期或 4 期的肿瘤患者由于复发率高（高达 85%），经常予以米托坦辅助治疗（联合或不联合化疗）或放疗，或两者同时进行。米托坦是一种肾上腺皮质裂解剂（adrenocorticolytic agent），用于可疑未完全切除和增殖率高（Ki67>10%）的肿瘤。

关键点：肾上腺肿瘤

- 在评估肾上腺意外瘤时，需要回答以下 3 个问题：
  - 肿瘤有高激素活性吗？
  - 有原发性肾上腺恶性肿瘤（肾上腺皮质癌）的影像学特征吗？
  - 患者既往有恶性肿瘤史吗？
- 只有在怀疑肾上腺有转移灶时，才能对肾上腺肿物进行活检，活检结果将改变原发恶性肿瘤的治疗方案。肾上腺活检前必须排除嗜铬细胞瘤。
- 嗜铬细胞瘤患者行肾上腺切除术前进行 7~14 天的 α 阻滞剂治疗是至关重要的。
- 大多数经生化诊断为原发性醛固酮增多症的患者需行肾上腺静脉采血以区分单侧和双侧疾病。肾上腺切除术仅对单侧原发性醛固酮增多症有效。
- 库欣综合征肾上腺切除术后可能需要糖皮质激素替代。
- 开放式肾上腺切除术是肾上腺皮质癌的首选。

（刘杰　译　卢琳　校）

参考文献

Aronova, A., Gordon, B. L., Finnerty, B. M., Zarnegar, R., & Fahey, T. J. 3rd. (2014). Aldosteronoma resolution score predicts long-term resolution of hypertension. *Surgery, 156*, 1387–1393.

Berruti, A., Fassnacht, M., Baudin, E. (2010). Adjuvant therapy in patients with adrenocortical carcinoma: a position of an international panel. *Journal of Clinical Oncology, 28*, e401.

Bovio, S, Cataldi, A., Reimondo, G., Sperone, P., Novello, S., Berruti, A., . . . Terzolo, M. (2006). Prevalence of adrenal incidentaloma in a contemporary computerized tomography series. *Journal of Endocrinological Investigation, 29*(4), 298.

Carey, R. M. (2012). Primary aldosteronism. *Journal of Surgical Oncology, 106*(5), 575–579.

Fassnacht, M., Arlt, W., Bancos, I., Dralle, H., Newell-Price, J., Sahdev, A., . . . Dekkers, O. M. (2016). Management of adrenal incidentalomas: European Society of Endocrinology Clinical Practice Guideline in collaboration with the European Network for the Study of Adrenal Tumors. *European Journal of Endocrinology, 175*(2), G1–G34.

Funder, J. W., Carey, R. C., Mantero, F., Murad, M. H., Reincke M., Shibata, H., . . . Young, W. F. Jr. (2016). The management of primary aldosteronism: case detection, diagnosis, and treatment: an Endocrine Society clinical practice guideline. *Journal of Clinical Endocrinology & Metabolism, 101*(5), 1889–1916.

Harvey, A. M. (2014). Hyperaldosteronism: diagnosis, lateralization, and treatment. *Surgical Clinics of North America, 94*(3), 643–656.

Icard, P., Goudet, P., Charpenay, C., Andreassian, B., Carnaille, B., Chapuis, Y., . . . Proye, C. (2001). Adrenocortical carcinomas: surgical trends and results of a 253-patient series from the French Association of Endocrine Surgeons study group. *World Journal of Surgery, 25*, 891.

Lee, J., El-Tamer, M., Schifftner, T., Turrentine, F. E., Henderson, W. G., Khuri, S., . . . Inabnet, W. B. 3rd. (2008). Open and laparoscopic adrenalectomy: analysis of the National Surgical Quality Improvement Program. *Journal of the American College of Surgeons, 206*, 953–959.

Lenders, J. W. M., Duh, Q-Y., Eisenhofer, G., Gimenez-Roqueplo, A-P., Grebe, S. K. G., Murad, M. H., . . . Young, W. F. Jr; Endocrine Society. (2014). Pheochromocytoma and paraganglioma: an Endocrine Society clinical practice guideline. *Journal of Clinical Endocrinology & Metabolism, 99*(6), 1915–1942.

Mantero, F., Terzolo, M., Arnaldi, G., Osella, G., Masini, A. M., Alì, A., , . . . Angeli, A. (2000). A survey on adrenal incidentaloma in Italy. Study Group on Adrenal Tumors of the Italian Society of Endocrinology. *Journal of Clinical Endocrinology & Metabolism, 85*(2), 637.

Martucci, V. L., & Pacak, K. (2014). Pheochromocytoma and paraganglioma: diagnosis, genetics, management, and treatment. *Current Problems in Cancer, 38*(1), 7–41.

McKenzie, T. J., Lillegard, J. B., Young, Jr., W. F., & Thompson, G. B. (2009). Aldosteronomas—state of the art. *Surgical Clinics of North America, 89*(5), 1241–1253.

Stewart, P. (2010). Is subclinical Cushing's syndrome an entity or a statistical fallout from diagnostic testing? Consensus surrounding the diagnosis is required before optimal treatment can be defined. *Journal of Clinical Endocrinology & Metabolism, 95*(6), 2618–2620.

Terzolo, M., Angeli, A., Fassnacht, M., Daffara, F., Tauchmanova, L., Conton, P. A., . . . Berruti, A. (2007). Adjuvant mitotane treatment for adrenocortical carcinoma. *New England Journal of Medicine, 356*, 2372.

Zeiger, M., Thompson, G., Duh, QY., Hamrahian, A., Angelos, P., Elaraj, D., Angelos P, . . . Kharlip, J.; American Association of Clinical Endocrinologists; American Association of Endocrine Surgeons. (2009). American Association of Clinical Endocrinologists and American Association of Endocrine Surgeons medical guidelines for the management of adrenal incidentalomas. *Endocrine Practice, 15*(Suppl. 1), 1–20.

Zini, L., Porpiglia, F., & Fassnacht, M. (2011). Contemporary management of adrenocortical carcinoma. *European Journal of Urology, 60*, 1055.

<table>
<tr><td>

第
68
章

</td><td>

胰腺和其他内分泌腺瘤手术

Stephanie Davis, *Maria Albuja-Cruz*, *Chris Raeburn*, and *Robert McIntyre*, *Jr.*

</td></tr>
</table>

摘要

神经内分泌肿瘤(neuro-endocrine tumor,NET)起源于整个弥漫的内分泌系统细胞。它们是一大类肿瘤,最常见的是类癌(源于肺部、支气管、小肠、阑尾、直肠和胸腺)和胰腺 NET(pancreatic NET,PNET)。PNET 也被称为胰岛细胞瘤,根据肿瘤分泌胰岛素、胃泌素、胰高血糖素、血管活性肠肽(vasoactive intestinal peptide,VIP)或生长抑素等激素的能力,可分为功能性和非功能性两类。

关键词

神经内分泌肿瘤,胰岛细胞瘤,胰岛素瘤,胃泌素瘤,类癌

1. 什么是胰腺神经内分泌肿瘤(PNET)?

PNET 是一组起源于胰腺胰岛细胞的上皮性肿瘤(也称为胰岛细胞瘤)。根据肿瘤分泌胰岛素、胃泌素、胰高血糖素、血管活性肠肽(VIP)或生长抑素等激素的能力,可将其分为功能性和非功能性两类。大多数(60%~90%)PNET 是无功能的。无功能 PNET 的典型表现与胰腺腺癌相似,由于占位效应引起腹痛或胰胆管梗阻。它们通常在晚期被诊断,因为生长缓慢,症状出现较晚。随着高质量腹部影像学技术的应用,无功能 PNET 被偶然发现的概率也逐渐增加。功能性 PNET 通常是根据激素过量分泌引起的症状诊断的。它们可能很小,很难用影像学定位。PNET 通常是散发性的,但约有 10% 与遗传相关;包括多发性内分泌肿瘤 I 型和IV型(MEN1 或 MEN4)、von Hippel-Lindau(VHL)综合征、神经纤维瘤-1(neurofibromatosis-1,NF-1)和结节性硬化综合征(tuberous sclerosis complex,TSC)。

2. PNET 的发病率如何?

PNET 很罕见,每年每 10 万人中有 0.43 例发生 PNET。在过去的 30 年里,由于人们对该病的认识不断提高,诊断影像学的进步,以及 CT 和 MRI 的广泛应用,该病在美国的发病率有所上升。尸检发现患病率为 0.8%~10%。PNET 仅占所有胰腺肿瘤的 1%~3%,占所有 NET 的 7%;只有胃肠道类癌比较常见。

3. 功能性 PNET 都有哪些亚型和症状?

胰岛素瘤是最常见的功能性 PNET,恶性比例 <10%。最常见的症状是低血糖,引起神经低血糖症或心血管系统症状。这类肿瘤在整个胰腺中均匀分布。

胃泌素瘤是第二常见的功能性 PNET（20%~30%），引起 Zollinger-Ellison 综合征（ZES），有 60%~90% 是恶性的。最常见的症状是严重的消化性溃疡、腹痛和腹泻。绝大多数（70%~95%）胃泌素瘤位于十二指肠的第一部分，而不是像以前的研究认为的那样位于胰腺。

胰高血糖素瘤是第三常见的功能性 PNET，其中 50%~80% 是恶性的，最常见的临床症状是坏死性游走性红斑、糖尿病、深静脉血栓形成和腹泻。这类肿瘤在胰腺内分布均匀，体积较大，常伴有转移。

血管活性肠肽分泌型肿瘤（VIPomas）罕见，恶性肿瘤占 40%~70%，表现为水样腹泻、低钾血症和胃酸缺乏症（也称为 Werner-Morrison 综合征）。最常见的肿瘤部位是胰体和胰尾。

生长抑素瘤是最罕见的功能性 PNET，超过 70% 为恶性。最常见的症状是糖尿病、脂肪泻和胆石症。最常见于胰腺（55%）或小肠近端（十二指肠 / 空肠 44%）。

4. 生化检测的原则是什么？

当怀疑肿瘤具有激素活性时，应在影像学检查前进行生化诊断。这不仅对成本效益很重要，而且因为有些定位检查是有创的。对于大多数生化检验，建议禁食 8 小时。我们要认识到某些药物可能影响化验结果，特别是质子泵抑制剂（proton pump inhibitor，PPI），它可以显著增加血清胃泌素和嗜铬粒蛋白 A 水平。当怀疑患者为胰岛素瘤时，应进行 72 小时禁食，系列测量血糖、血清胰岛素、胰岛素原、C 肽水平、筛查磺酰脲类药物。对 ZES 的筛查应该包括测定空腹血清胃泌素水平和胃 pH。怀疑有胰高血糖素瘤、VIP 瘤或生长抑素瘤的患者应该分别测定血清胰高血糖素、VIP 和生长抑素水平。如果怀疑有家族性综合征，则应筛查其他综合征成分，并考虑基因检测。例如，如果考虑 MEN1，应评估患者是否同时存在甲状旁腺功能亢进和垂体瘤，通常应进行 menin 基因突变检测。

5. 功能性 PNET 应进行何种影像学检查？

由于许多功能性 PNET 的体积较小，术前定位是比较困难的。多相 CT 或 MRI 通常是首选的影像学检查。生长抑素受体荧光显像（奥曲肽扫描）对定位大多数 PNET 时高度敏感（60%~90%），特别有助于识别转移性疾病，但对胰岛素瘤敏感性较低，因为它们的 2 型生长抑素受体表达水平较低。一种新兴的成像技术是使用镓标记的放射性配基（如 ^{68}Ga-DOTATATE 和 ^{68}Ga-DOTATOC），其摄取量通过正电子发射断层扫描 /CT 测量。多项研究表明，该技术在探查原发 NET 灶和转移灶方面（敏感性和特异性分别为 97% 和 92%）优于标准成像（CT、MRI、奥曲肽扫描）。超声内镜也是一个有价值的影像技术（敏感性和特异性分别为 82% 和 92%），特别是能够检查到 CT 未能探查到的小胰岛素瘤，同时还可以进行活检，甚至以微创手术的方法来帮助识别极小病变。肝静脉采血以及动脉刺激激发试验（促胰液素用于胃泌素瘤，钙用于胰岛素瘤）比门静脉采血具有更高的敏感性，因此已经取代了门静脉采血；然而，这些检查是有创性的，而且只能对肿瘤进行区域定位，因此在定位方面并不是十分理想的选择。

6. 治疗胰岛素瘤适当的手术方法是什么？

手术切除依然是治愈 PNET 的唯一方法。许多胰岛素瘤体积小（<2cm），罕见有恶性肿瘤，大多数情况下可通过简单的剜除术保留胰腺实质。使用腹腔镜进行简单的剜除术越来越普遍。如果患者不适合剜除术（大小、特征、靠近主胰管），则可能需要对胰头肿瘤行标准胰十二指肠切除术，或对胰体部或胰尾部肿瘤进行远端胰切除术。术前影像无法定位肿瘤时，术中超声及双手触诊对肿瘤定位的敏感性高达 95%。

7. 描述胃泌素瘤的手术方法。

胃泌素瘤的手术方法更复杂，因为这些肿瘤多为恶性而且绝大多数位于胰腺外。发生在胰头部的肿瘤常常可以被摘除，侵袭性更强的肿瘤或那些在胰管附近或肠系膜血管上的肿瘤可以选择标准的胰十二指肠切除术。胰体或胰尾的肿瘤应行胰腺远端切除术切除。上消化道内镜结合十二指肠透射有助于鉴别侧壁肿瘤。每次手术都应进行十二指肠切开术，以减少漏诊十二指肠壁上的胃泌素瘤的风险（98% 的胃泌素瘤可通过这种方法被发现）。常规切除十二指肠也可以提高长期治愈率。小的黏膜下病变可以摘除，但有必要对十二指肠壁全层切除。这些肿瘤有淋巴结转移倾向，最近的研究表明，淋巴结状态不仅具有重要的预后价值，而且淋巴结切除可提高生存率并降低持续性疾病的风险。因此，所有的胃泌素瘤病例均应常规行区域淋巴结清扫术。

8. MEN-1 患者发生的 PNET，与散发 PNET 的处理不同吗？

是的。大约 70% 的 MEN-1 患者发生 PNET，其中最常见的是胃泌素瘤。胃泌素瘤通常是多灶性的，因此，积极的手术往往是必要的，以实现生化治愈；然而，这并不常规推荐。积极手术切除多灶性胃泌素瘤导致的死亡率，加上对胃酸分泌过多的有效医疗管理，使许多临床医生倾向于避免手术切除，除非怀疑有恶性肿瘤。推荐对大小 <2cm 的肿瘤避免手术治疗，因为肝转移的风险低。对于 >2cm 的肿瘤，肝转移的风险更高。胰头肿瘤摘除联合远端胰腺切除术是推荐的手术方式。胰十二指肠切除术推荐在胰头大肿瘤不能摘除的情况下进行。

9. 描述非胰腺性胃肠道神经内分泌肿瘤（类癌）的表现。

类癌可以发生在全身许多不同的器官，但最常见的是发生在胃肠道（约 70%）。在胃肠道内，最常见的部位依次为小肠、直肠、阑尾、大肠和胃。小肠的神经内分泌肿瘤是最有可能引起类癌综合征的，通常在患者发生肝转移之前不会发生。这类肿瘤经常导致邻近肠系膜的促结缔组织增生（纤维化），引起肠梗阻。后肠类癌通常不产生活性激素，通常在因其他原因行内镜检查时偶然发现。胃类癌也经常在内镜检查中偶然发现，但可能引起疼痛或出血等症状。

10. 描述类癌综合征。

类癌综合征通常由神经内分泌肿瘤产生和释放具有生物活性的胺类及肽类物质（如 5- 羟色胺、组胺或激肽）造成。8%~28% 的肿瘤会发生类癌综合征。肝脏可以将 5- 羟色胺代谢成非活性产物，因此大多数患者在出现明显的肝转移之前不会发展成类癌综合征，这使得 5- 羟色胺能够直接进入全身循环。因为 5- 羟色胺代谢迅速，所以无法测定。然而，5- 羟基吲哚乙酸（5-hydroxyindoleacetic acid, 5-HIAA）是 5- 羟色胺的主要代谢物，可在 24 小时尿液样本中测定。

类癌综合征最常见于原发性小肠肿瘤。经典的症状包括间歇性潮红、腹泻、哮喘样症状（支气管痉挛引起）、右心衰（右侧瓣膜纤维化引起）。类癌危象是一种危及生命的类癌综合征的恶化，表现为严重潮红、支气管痉挛、心动过速和血压波动。前肠或中肠类癌患者（伴或不伴类癌综合征）在操作过程中，无论是外科手术还是介入操作，都有发生类癌危象的风险。

11. 一旦患者诊断为类癌综合征，下一步该做什么？

必须定位肿瘤。但是想要定位是比较困难的，因为大多数类癌体积小。多相 CT 或 MRI 或生长抑素受体显像可以用来协助定位。对于回肠、直肠、大肠和胃类癌，推荐行内镜检查并考虑超声内镜检查，评估腔内情况。如果类癌综合征患者怀疑有右侧心，应进行超声心动图检查。

12. 描述非 PNET（类癌）的手术治疗方案。

胃类癌分为 3 类。Ⅰ 型和 Ⅱ 型胃类癌占绝大多数（>75%），分别与慢性萎缩性胃炎（Ⅰ 型）和 ZES（Ⅱ 型）引起的慢性高胃泌素血症相关。这些肿瘤通常很小（<1cm），呈多灶性，通常经内镜切除和监测，预后良好。奥曲肽或兰瑞肽可控制 Ⅱ 型胃类癌和 ZES 患者的症状。Ⅲ 型胃类癌散发发病，病变通常较大，单发，具有侵袭性。他们的治疗是类似于胃腺癌的标准胃切除和淋巴结清扫。对于小于 2cm 的肿瘤，可以内镜或楔形切除。

无转移的小肠类癌应行部分切除和淋巴结清扫术。一些研究提倡在前肠和中肠类癌手术中预防性使用奥曲肽（术前静脉推注和 / 或静脉滴注），以预防类癌危象；然而，这仍然是有争议的，因为一些研究已经表明它是无效的。阑尾类癌通常是偶然发现的，最常见于阑尾尖端。小于 2cm 的阑尾远端病变行阑尾切除术治疗已足够。类癌位于阑尾基底附近 >2cm 或淋巴结转移，需要行标准的右半结肠切除术。直肠类癌通常出现出血或在内镜检查时偶然发现。肿瘤 <1cm 可行内镜下切除，1~2cm 的肿瘤可行经肛门切除，>2cm 的肿瘤或超声内镜下有淋巴结转移证据的肿瘤可行外科手术切除（低前路切除或腹会阴切除）。

13. 讨论手术治疗神经内分泌肿瘤（胰腺和非胰腺）肝转移的作用。

手术切除是治疗肠 NET 和 / 或 PNET 肝转移的推荐方法。与未行肝切除的类似患者相比,这些患者症状改善,存活时间延长(58%~70% vs 25%~30%)。不能切除的肝转移患者、基线肝功能较差的患者或肿瘤复发的患者(在先前的肝切除术后)可能受益于其他治疗,如射频消融和/或经动脉化疗栓塞。不能切除的 NET 肝转移且对药物治疗不敏感,病变局限于肝脏,是肝移植的指征;然而,大多数患者最终还是会复发。

14. 对于无法切除或转移的 NET 患者系统治疗原则是什么?

目前还不清楚系统性辅助治疗的作用。有转移性 NET 和类癌综合征的患者应使用生长抑素类似物(奥曲肽或兰瑞肽)治疗。长效缓释(long-acting release,LAR)制剂通常对症状控制有效,间断出现的症状发作可以通过临时添加短效的生长抑素类似物来治疗。口服替罗司他可用于抑制色氨酸羟化酶,这是 5- 羟色胺合成的限速步骤。替罗司他可与生长抑素类似物联合使用,并已被证明可显著减少5-HIAA 分泌和腹泻。对于低肿瘤负荷的无症状患者是否开始治疗尚未达成共识。对于有临床显著肿瘤负荷或进展性疾病的患者应用奥曲肽或兰瑞肽有助于控制肿瘤生长。全身化疗和肝动脉栓塞在弥漫性肝转移患者的姑息治疗中并不是很有效,然而,在条件允许时,应用选择性肝动脉化疗栓塞术可以成功地减少肿瘤负荷和减轻症状。

对于进展性转移类癌,伊维莫司(西罗莫司靶点抑制剂)可与长效奥曲肽联合使用。细胞毒性化疗方案,如联合卡培他滨和奥沙铂,或 5- 氟尿嘧啶、链脲佐菌素或阿霉素仅显示出中等的应答率。对生长抑素类似物没有反应的患者可以用 α 干扰素治疗。有一些报道表明,在晚期疾病患者中使用放射性标记的生长抑素类似物治疗是有益的。

关键点:胰腺及其他胃肠道神经内分泌肿瘤

- 胰岛素瘤是最常见的功能性胰腺神经内分泌肿瘤(PNET),通常是良性的,在大多数情况下可以通过剜除术来治疗。
- 胃泌素瘤通常是恶性的,可发生在胰腺、十二指肠(大多数情况下)和淋巴结。
- 类癌最常见于小肠,当转移到肝脏时,可导致类癌综合征。
- 多发性内分泌瘤 1 型(MEN1)患者的最常见的 PNET 是胃泌素瘤,常是多灶性的,通常药物治疗。大于 2cm 的肿瘤应切除。
- 切除神经内分泌肿瘤孤立性肝转移灶可改善症状和延长生存期。

(刘杰 译 卢琳 校)

参考文献

Caplin, M. E., Pavel, M., Cwikla, J. B., Phan, A. T., Raderer, M., Sedláfäková, E., . . . Ruszniewski, P.; (2014). Lanreotide in metastatic enteropancreatic neuroendocrine tumors. *New England Journal of Medicine, 371*(3), 224–233.
Chan, M. Y., Ma, K.W., & Chan, A. (2018). Surgical management of neuroendocrine tumor-associated liver metastases: a review. *Gland Surgery, 7*(1), 28–35.
Ellison, T. A., Wolfgang, C. L., Shi, C., Cameron, J. L., Murakami, P., Mun, L. J., . . . Edil, B. H. (2014). A single institution's 26-year experience

with nonfunctional pancreatic neuroendocrine tumors: a validation of current staging systems and a new prognostic nomogram. *Annals of Surgery, 259*(2), 204–212.

Faggiano, A., Malandrino, P., Modica, R., Agrimi, D., Aversano, M., Bassi, V., . . . Colao, A. (2016). Efficacy and safety of everolimus in extrapancreatic neuroendocrine tumor: a comprehensive review of literature. *Oncologist, 21*(7), 875–886.

Falconi, M., Eriksson, B., Kaltsas, G., Bartsch, D. K., Capdevila, J., Caplin, M., . . . Zheng-Pei, Z. (2016). ENETS consensus guidelines update for the management of patients with functional pancreatic neuroendocrine tumors and non-functional pancreatic neuroendocrine tumors. *Neuroendocrinology, 103*(2), 153–171.

Jensen, R. T., & Norton, J. A. (2017). Treatment of pancreatic neuroendocrine tumors in multiple endocrine neoplasia type 1: Some clarity but continued controversy. *Pancreas, 46*(5), 589–594.

Maxwell, J. E., & Howe, J. R. (2015). Imaging in neuroendocrine tumors: an update for the clinician. *International Journal of Endocrine Oncology, 2*(2), 159–168.

McKenna, L. R., & Edil, B. H. (2014). Update on pancreatic neuroendocrine tumors. *Gland Surgery, 3*(4), 258–275.

Nell, S., Verkooijen, H. M., Pieterman, C. R. C., de Herder, W. W., Hermus, A. R., Dekkers, O. M., . . . Valk, G. D. (2018). Management of MEN1 related nonfunctioning pancreatic NETs: a shifting paradigmresults from the Dutch MEN1 Study Group. *Annals of Surgery, 267*(6), 1155–1160.

Norton, J. A., Krampitz, G., Zemek, A., Longacre, T., & Jensen, R. T. (2015). Better survival but changing causes of death in patients with multiple endocrine neoplasia type 1. *Annals of Surgery, 261*(6), e147–e148.

Strosberg, J. R., Halfdanarson, T. R., Bellizzi, A. M., Chan, J. A., Dillon, J. S., Heaney, A. P., . . . Bergsland, E. K. (2017). The North American Neuroendocrine Tumor Society consensus guidelines for surveillance and medical management of midgut neuroendocrine tumors. *Pancreas, 46*(6), 707–714.

减重手术

Jonathan A.Schoen and Kevin B.Rothchild

1. 肥胖的定义是什么,肥胖是否常见?

肥胖被简单地定义为机体脂肪过多。机体脂肪与体重的相对程度可以用体重指数(body mass index,BMI;kg/m^2)进行计算。超重为 BMI 25.0~29.9kg/m^2,肥胖即 BMI$\geq$30kg/m^2,病态肥胖是指 BMI$\geq$40kg/m^2。BMI 升高同众多健康问题相关,包括糖尿病、高血压、睡眠呼吸暂停、匹克威克综合征、哮喘、冠心病、心肌病、胃食管反流病、退行性骨关节病、高血脂、脂肪肝、痛风、尿失禁、胆囊疾病、心理障碍、月经不调,和某些癌症(子宫内膜癌、结肠癌、乳腺癌、肾癌)。最重要的是,BMI>40kg/m^2 时,全因死亡风险增加 2 倍。在美国有 1.27 亿(64%)成年人呈现超重,而有 9 300 万(39.8%)成年人呈现肥胖。近 18.5% 儿童和青少年伴有肥胖,部分地区有较大差异。

2. 在哪些人群中,BMI 作为肥胖的指标具有局限性?

BMI 可能具有误导性,尤其是对于脂肪含量相对较高者(老年人),或肌肉占比极高者(健美运动员)。

3. 采用非手术方式治疗肥胖是否可获得成功?

有证据表明,病态性肥胖的非手术治疗(饮食/行为矫正、运动和心理支持),失败率超过 90%。同样,病态性肥胖的药物治疗,虽然有所改善,但是受限于严重不良反应,以及缺乏医疗保险,总体来说,结果令人失望。

4. 减重手术适应证有哪些?

1991 年举行的美国国立卫生研究院(NIH)共识会议建议以下患者可考虑接受减重手术。

- BMI 大于 40kg/m^2;
- BMI 为 35~40kg/m^2,如果合并其他严重疾病(如高血压、糖尿病、睡眠呼吸暂停综合征),在减轻体重后有可能出现改善。

5. 这类手术的其他重要准入条件是什么?

初始病史和既往手术史,以及体格检查,将决定患者是否可以进行减重手术。如上所述,在美国,患者必须符合 1991 年 NIH 共识会议体重标准。患者还必须通过心理测试和评估,最好转诊至基层医疗卫生机构或家庭内科医生。应排除内分泌疾病,例如甲状腺功能减退和库欣病,以及所有引起体重增加的药物的影响。之前通过饮食、行为、生活方式和/或医疗干预尝试的减重失败记录必须进行分析和验证。最后也是最重要的是,在对手术进行任何进一步评估之前,患者必须目标明确,并对手术的风险、获益、并发症和长期结局具有基本认识。

6. 以上所列经典手术适应证有无更新?

- 2011年,美国食品药品管理局扩大了可调节胃束带系统(Lap Band)的使用范围,将BMI在 $30\sim34kg/m^2$ 之间,同时伴有肥胖相关合并症的肥胖人群纳入其中。
- 国际糖尿病联盟在其2011年立场声明以及美国糖尿病协会在其最近的立场声明中表示,2型糖尿病患者和BMI在 $30\sim34.9kg/m^2$ 的人群,如果药物控制血糖不佳,应考虑手术治疗。

7. 列出减重手术禁忌证。

- 内分泌失调导致的病态肥胖;
- 心理状况不稳定;
- 酒精或药物滥用;
- 终末期器官功能障碍,除非用作器官移植的桥梁;
- 晚期肿瘤;
- 无法理解或遵从术后的营养和行为医嘱。

8. 对减重手术进行分类。

Ⅰ. 限制型;

Ⅱ. 吸收不良型;

Ⅲ. 上述两类手术混合;

Ⅳ. 其他。

9. 列出限制性手术的术式选择。

- 垂直带状胃成形术:用闭合装置沿胃小弯将胃垂直划分,创建一个小型(20mL)囊袋。带状装置环绕于囊袋出口,以防其随时间推移而扩大。该操作效果并不令人满意,因长期疗效不佳,会产生梗阻症状和反流,目前很少使用。
- 胃束带手术:此过程现在常通过腹腔镜完成,在胃上部周围放置一个可调节束带,以创建一个小型(15mL)囊袋。束带连接一个放置于皮下组织的储物袋,以便于束带调节(图69.1)。
- 袖状胃切除术:该手术越来越受欢迎,现在已经超过胃旁路术,成为最常见的减重手术。它包括吻合和切除大部分胃体和胃底,留下胃小弯和少量胃腔。这意味着80%~85%胃组织被切除。幽门保持完整,小肠未被改变。袖状胃切除术短期并发症与胃旁路术基本相同,但长期风险和副作用均小于胃旁路术和胆胰分流术。然而,对于减重和治疗糖尿病及其他合并症,其效果不如此类手术(图69.2)。

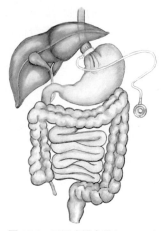

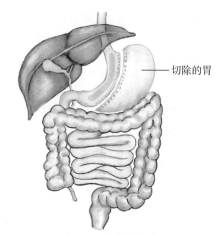

切除的胃

图 69.1   可调式胃束带（Kuzmak）

图 69.2   袖状胃切除术

10. 何为吸收不良型手术?

胆胰分流术,联合或不联合十二指肠转位术。进行胃次全切除术,留下的残胃容积在 250~500mL。在距回盲瓣近端 200~300cm 处将小肠分离,回肠与胃或者十二指肠的第一部分(十二指肠转位)吻合。距回盲瓣 50~100cm 处,空肠与回肠行侧侧吻合。这一手术为食物 / 卡路里的消化和吸收创造了一个简短的共同通道,从而可致吸收不良。如果患者不充分注意饮食,会经常出现慢性腹泻。与此类似,"远端"胃旁路术涉及建立一个简短的共同通道,可致严重吸收不良。此类方法是减重和合并症治疗最有效的方式,但也带来了非常高的短期和长期风险。胆胰分流术因其具有良好的长期减重效果,而受到越来越多关注,目前正作为一种单次吻合术进行研究,以降低其发病率,使其成为一种更适用的治疗方式(图 69.3)。

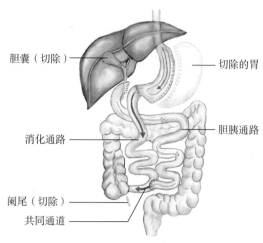

胆囊（切除）

切除的胃

消化通路

胆胰通路

阑尾（切除）

共同通道

图 69.3   胆胰分流术

11. 请介绍何为联合限制型 / 吸收不良型手术方案。

　　胃顶端进行横切,形成一个容积较小,15~30mL 的胃小囊,将残余胃完全分离,此手术被称为 Roux-en-Y 胃旁路手术。这个小的储物囊限制了食物一次消化量,类似于完全的限制型手术,可对份量进行控制。然后将空肠近端与 Treitz 韧带远端分离,远端与胃小囊(Roux 臂)吻合。然后将空肠近端(胆胰端)与 Roux 臂("Y"连接)在胃空肠吻合口远端 75~150cm 处进行吻合。Roux 臂的长度决定了吸收障碍程度,对于 BMI 更高的患者,Roux 臂更长。空肠近端旁路会吸收维生素和矿物质,Roux 臂的形成会导致倾倒综合征和强迫厌食,并避免进食含糖和脂肪的食物。由于部分控制(限制)、倾倒综合征以及在较小程度上的卡路里吸收不良,该手术可导致体重减轻(图 69.4)。

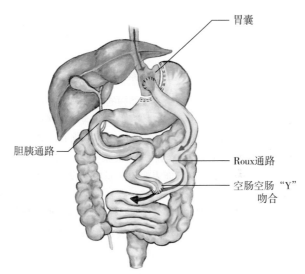

　　胃囊

　　胆胰通路

　　Roux 通路

　　空肠空肠"Y"吻合

图 69.4　Roux-en-Y 胃旁路手术

12. 其他类型的手术有哪些?

　　迷走神经刺激、胃大弯侧折叠术、胃内球囊扩张、内镜下胃折叠术、胃造口管放置和胃动脉栓塞均被作为可行的减重方法进行研究。但到目前为止,暂无此类手术与前面讨论过的外科手术方案长期效果的比较,且通常不在医疗保险范围之内。

13. 减重手术后患者能减轻多少体重?

　　成功的减重手术可以减轻体重,并改善肥胖相关并发症。然而,许多外科手术的研究报告提出了多余体重减少百分比(excess weight lost,EWL),并以减少至少50% 多余体重,作为成功的最低标准。胃束带通常会在 2~3 年内产生 40%~60% EWL,但有 20% 失败率。胃旁路手术通常会在 2~3 年后减少 60%~80% EWL,但有部分反复（10%~15%），估计有 10% 失败率。胆胰分流术可以说是最有效的减重术式，可以维持多余体重长期降低 80%。它的普及仅限于一小部分体重减轻过度或严重缺乏维生素、矿物质和蛋白质的患者。袖状胃切除术被证实是一种有效和长期的减重手术方式，高达 80% 患者 5 年后达到 60% EW。长期数据依然较为缺乏，但总体失败率估计在 20% 左右。

14. 减重手术对肥胖相关并发症有何影响？

减重手术后可以显著降低肥胖相关性并发症。合并糖尿病、高脂血症、肥胖低通气综合征的患者中，约 85% 可在手术 2 年后得到改善或缓解。减重手术后，尤其是胃旁路和胆胰分流手术后，血糖能迅速而显著地得到控制，具体原因尚未完全清楚。这种效应主要是由饮食变化、脂肪减少和细胞因子减少，以及胃肠道激素的变化引发。2/3 以上患者在减重成功后，高血压、高脂血症、睡眠呼吸暂停、假性脑瘤和非酒精性脂肪肝亦有改善或消退。对于其他并发症如哮喘、抑郁、关节炎疼痛，甚至失能，常可观察到有益的影响。

15. 请解释减重手术与肠促胰岛素效应的关系。

在具有 Roux-en-Y 结构或十二指肠转位结构的人体内，营养物质从胃袋迅速转运到远端回肠，导致肠促胰岛素（胰高血糖素样肽 -1、葡萄糖依赖性胰岛素分泌多肽）释放增加，进而葡萄糖刺激胰岛素分泌增加，β 细胞对口服葡萄糖的敏感性增强，特别是 2 型糖尿病患者，其葡萄糖与胰岛素关系受损。袖状胃切除术后也可见类似的效果，但不如前者显著。这可能表明胃生长激素释放激素可能是一种肠促胰素，因为这种激素水平在手术后立即下降。这些早期的胃肠激素变化可能解释了减重手术后血糖水平最初的改善。然而，长期数据显示，血糖控制可能会随着时间的推移而减弱，这可能是由于体重反弹或不良饮食选择所造成。这也可能与手术当时的胰岛细胞量有关，因为在糖尿病病程少于 5 年且未接受胰岛素治疗的患者中，反应最佳、最为持久。

16. 减重手术的并发症有哪些？

减重手术围术期（30 天）死亡率与胆囊切除和髋关节置换术相比，总体已经降至 0.1%。腹腔镜技术应用已经改变了围手术期并发症模式。与开放手术相比，虽然进行腹腔镜手术的切口并发症和术后心肺并发症已呈现减少，但术后吻合口狭窄、胃肠道出血、肠梗阻，发生却更为频繁。腹腔镜减重手术后平均住院时间为 2~3 天，明显短于开放手术后住院时间（5~7 天）。因此，所有的手术应该尽可能在腹腔镜下完成。胃束带手术通常用于门诊患者或 24 小时出入院患者。每个手术都有其特异的并发症风险，胃束带发生严重并发症的数量最少，但二次手术率最高，而胆胰分流术发生严重并发症概率最大。

17. 腹腔镜减重手术一般并发症的发生率。

- 吻合口漏（1%）；
- 吻合口狭窄（5%~10%）；
- 术后肠梗阻（3%）；
- 胃肠道出血（2%）；
- 胆结石（10%）；
- 蛋白质 - 能量营养不良（3%~5%）；
- 贫血（30%）；
- 维生素缺乏症（30%）；
- 手术切口并发症（感染、切口裂开、疝气）（4%~5%）；
- 束带滑动或胃侵蚀（1%~5%）。

关键点：减重手术

- 手术是唯一一种能持续显著、长期减轻病态肥胖患者体重的治疗方法。
- 腹腔镜袖状胃切除术是目前美国最常用的减重手术，其次为腹腔镜 Roux-en-Y 胃旁路术。此类手术通常可减少 60%~80% 多余体重（超过理想体重的体重）。
- 手术减重可显著减少肥胖相关性合并症，是糖尿病最有效的治疗方法。

（郑光耀　译　卢琳　校）

参考文献

Adams, T. D., Davidson, L. E., Litwin, S. E., Kim, J., Kolotkin, R. L., Nanjee, M. N., . . . Hunt, S. C. (2017). Weight and metabolic outcomes 12 years after gastric bypass. *New England Journal of Medicine, 377*, 1143–1155.

Biertho, L., Steffen, R., Ricklin, T., Horber, F. F., Pomp, A., Inabnet, W. B., . . . Gagner, M. (2003). Laparoscopic gastric bypass versus laparoscopic adjustable gastric banding: a comparative study of 1,200 cases. *Journal of the American College of Surgery, 197*(4), 536–544, (discussion 544–545).

Biertho, L., Steffen, R., Ricklin, T., Horber, F. F., Pomp, A., Inabnet, W. B., . . . Gagner, M. (2003). Laparoscopic gastric bypass versus laparoscopic adjustable gastric banding: a comparative study of 1,200 cases. *Journal of the American College of Surgery, 197*(4), 536–544, (discussion 544–545).

Brolin, R. E. (2002). Bariatric surgery and long-term control of morbid obesity. *Journal of the American Medical Association, 288*, 2793–2796.

Buchwald, H., Avidor, Y., Braunwald, E., Jensen, M. D., Pories, W., Fahrbach, K., & Schoelles, K. (2004 Oct 13). Bariatric surgery: a systematic review and meta-analysis. *Journal of the American Medical Association, 292*(14), 1724–1737.

Laferrére, B. (2016). Bariatric surgery and obesity: Influence on the incretins. *International Journal of Obesity, 6*(suppl 1), S32–S36.

NIH Consensus Conference. (1991). Gastrointestinal surgery for severe obesity. *Annals of Internal Medicine, 115*, 956–961.

Podnos, Y., Jimenez, J. C., Wilson, S. E., Stevens, C. M., & Nguyen, N. T. (2003). Complications after laparoscopic gastric bypass. *Archives of Surgery, 138*, 957–961.

Pories, W., Swanson, M. S., MacDonald, K. G., Long, S. B., Morris, P. G., Brown, B. M., ... & Dolezal, J. M.. (1995). Who would have thought it? An operation proves to be the most effective therapy for adult-onset diabetes mellitus. *Annals of Surgery, 222*, 339–351.

Schauer, P. R., Burguera, B., Ikramuddin, S., Cottam, D., Gourash, W., Hamad, G., . . . & . . . Kelley, D. (2003). Effect of laparoscopic Roux-en Y gastric bypass on type 2 diabetes mellitus. *Annals of Surgery, 238*, 467–484, (discussion 84–85).

Schauer, P. R., Bhatt, D. L., Kirwan, J. P., Wolski, K., Aminian, A., Brethauer, S. A., & Navaneethan, S. D. (2017). Bariatric surgery versus intensive medical therapy for diabetes—5-year outcomes. *New England Journal of Medicine, 376*, 641–651.

非洲内分泌学

Helen Y.Bitew and Abdurezak A.Abdela

摘要

全世界有百分之八十的糖尿病患者生活在中低收入国家。国际糖尿病联盟非洲区域有记录的糖尿病患者有 1 590 万人,到 2045 年这一数字将增长 162%。非洲糖尿病患者的特殊性可见一斑。营养不良相关的糖尿病和易患酮症的糖尿病就是两个很好的例子。碘缺乏和糖尿病足病(患有和 / 或坏疽的溃疡)是非洲甲状腺疾病和 2 型糖尿病患者住院的主要原因。卫生保健专业人员、实验室检查、成像方式以及药品的缺乏给内分泌疾病的诊断和管理带来了极大的挑战。

关键词

非洲内分泌学,1 型糖尿病,营养不良相关糖尿病,2 型糖尿病,酮症易感糖尿病,高血糖危象,资源有限的环境,碘缺乏症,甲状腺疾病

1. 糖尿病(diabetes mellitus,DM)在非洲的流行程度如何?

全世界 80% 的 DM 患者生活在中低收入国家,这些国家承担着 DM 的主要负担。据记录,国际糖尿病联盟(International Diabetes Federation,IDF)非洲区域有超过 1 590 万 DM 患者,预计到 2045 年这一数字将增加 162%。因为,北非不属于 IDF 非洲地区,所以非洲大陆 DM 患者的实际人数要远远高于上述数字。除此之外,在非洲有 70% 的 DM 未确诊患者,这也使其成为世界上未确诊 DM 患者比例最高的地区。非洲不同地区和国家之间也存在很大差异,DM 患病率从贝宁的 0.7% 到留尼汪岛的 18.4% 不等。尽管埃塞俄比亚 DM 患病率为 4.8%,但因其人口众多,DM 人数反而最多(265 万)。

2. 非洲 1 型糖尿病(type 1 diabetes mellitus,T1DM)患者有什么特点?

虽然很难对整个大陆及其人民一概而论,但在非洲人中可以观察到一些特殊之处。一些研究表明,非洲 T1DM 患者的抗体阳性率低于美国和欧洲人群(7%~44% 对 80%~97%)。由于营养不良相关糖尿病(malnutrition-related diabetes mellitus,MRDM)或改良型 DM 是一种需要胰岛素的 DM,因此这一点也作为非洲 T1DM 抗体阳性率低的假设之一。其他一些流行病学特征包括发病的平均年龄大约晚 10 年,男性占优势,以及与较高风险相关的社会经济状况差。

3. 什么是 MRDM？

MRDM 虽然不在目前的 DM 分类中，但在撒哈拉以南非洲和亚洲的部分地区发现了 MRDM。在 1985 年世界卫生组织（World Health Organization，WHO）的分类中，它被列为 T1DM 的一个亚型，但后来由于没有足够的证据而被删除。MRDM 有两种形式：纤维钙化性胰腺糖尿病（fibrocalcific pancreatic diabetes，FCPD）和蛋白缺乏性胰腺糖尿病（protein-deficient pancreatic diabetes，PDPD；也称为牙买加型或 J 型）。据报道，MRDM 患者的胰岛素需求量高于典型的 T1DM 患者。非洲患者的胰岛素需求量往往低于印度或牙买加患者。

4. 非洲的 MRDM 有哪些特点？

MRDM 的特征是发病年龄 <30 岁，体重指数（body mass index，BMI）<19kg/m^2，胰岛素戒断时无酮症，社会经济状况差，有儿童营养不良史，胰岛素需要量 >2U/kg/d（提示胰岛素抵抗）。除上述情况外，如果患者自幼有反复腹痛病史、腹部平片上有胰腺结石和 / 或胰腺超声检查有典型改变，且无酒精中毒、胆结石或甲状旁腺功能亢进，则可诊断为 FCPD。

5. 讨论酮症易感性 2 型糖尿病（type 2 diabetes mellitus，T2DM）。

一组表型为 T2DM 的患者表现为急性、严重的高血糖和酮症。这一现象在非洲人和非裔美国人都有描述。其特点是有很强的 T2DM 家族史、年轻成人男性（男性比女性多 3 倍），罕见的胰岛自身免疫以及人乳头状瘤病毒 -8 高流行率。虽然短期内需要胰岛素来控制高血糖，但与典型的 T2DM 不同，酮症易感的 T2DM 患者可以完全缓解，无需继续治疗。然而，复发是可能的。

6. 如何在资源有限的情况下诊断和治疗高血糖危象？

糖尿病酮症酸中毒（diabetic ketoacidosis，DKA）的诊断依据是临床表现、血糖水平和尿酮。血酮、动脉血气分析和血清电解质是不易获得的。由于缺乏输液能力和胰岛素类似物，大多数机构每小时定期实施胰岛素治疗，这会增加额外的并发症。常规剂量的胰岛素不足会导致患者需要更长的时间来清除酮体。从实验室获得结果需要很长的周转时间，这进一步增加了遵循 DKA 方案的难度。最后，很难确认 DKA 的消退，这通常会导致过早停用每小时的胰岛素注射，随后 DKA 复发。

7. 妊娠期糖尿病（gestational diabetes mellitus，GDM）在非洲有多普遍？

在非洲进行的有关于 GDM 研究很少，54 个非洲国家中只有 11% 有 GDM 的患病率数据。一项系统综述报告的关于 GDM 患病率数据从坦桑尼亚的 0% 到尼日利亚城市的 13.9% 不等。这种差异可能是因为使用了不同的诊断标准。许多撒哈拉以南国家没有 GDM 的筛查和治疗方案。与使用胰岛素治疗 GDM 的标准做法不同,二甲双胍和格列本脲主要用于治疗这些妇女;然而,没有增加胎儿或母体并发症的报道。这些口服药物是首选的,因为它们相对便宜,副作用小,需要很少的自我血糖监测。

8. 非洲 T2DM 患者住院最常见的原因是什么?

糖尿病足病(溃疡和 / 或坏疽)是非洲 T2DM 患者住院的主要原因。神经疾病并不是足部溃疡最常见的原因;相反,大多数足部溃疡的原因不明。三分之一的病例是由于不合脚的鞋子和钝性创伤。足部溃疡导致显著的发病率和死亡率,占截肢的近 50%,占住院死亡率的 20% 以上。

9. 非洲的 DM 保健是如何组织的? 护理差距是什么?

在非洲未确诊 DM 的比率很高。由于确诊时间晚,大大增加了发生慢性并发症的风险。在许多非洲国家,糖尿病保健在初级保健水平与其他服务相结合。但是,大多数中心无法满足 IDF 对资源有限设置的建议。已确定的保健差距包括:保健专业人员数量有限、患者负担过重、基本实验室检查缺乏、血糖自我监测、DM 教育、口服和注射药物的可获得性和可承受性。

10. 在内分泌科医生 /DM 专家很少的地方,如何管理 DM?

在缺乏卫生保健人员的地区,"任务转移 / 分担"的方法正越来越多地用于慢性病的管理。在非洲的 DM 管理中也使用了类似的方法。护士、卫生保健官员 / 医务人员、全科医生和内科医师接受培训,以提供全面的非传染性疾病护理。分担任务需要专家的持续支持和指导,这一事实决定了内分泌科医生在非洲的作用。

11. 非洲常见的甲状腺疾病是什么?

缺碘是非洲甲状腺疾病的主要原因。除了该地区的低碘状况外,未煮熟的木薯中的硒缺乏和硫氰酸盐毒性也是导致碘缺乏的原因。地方性甲状腺肿(6~12 岁甲状腺肿儿童中 >5%)在不同地区流行。甲状腺功能亢进症的常见原因是毒性多结节性甲状腺肿、Graves 病和毒性甲状腺腺瘤。甲状腺功能减退的常见原因是甲状腺切除术后桥本甲状腺炎和萎缩性甲状腺炎。

12. 缺碘对非洲有什么影响?

世界卫生组织建议普通人群的碘摄入量为 150μg/d,妊娠期为 250μg/d,哺乳期为 290μg/d。目前全世界仍有 20 亿人,其中包括 2.85 亿学龄儿童,患有碘缺乏症(尿碘排泄量 <100μg/L)。这对生长和发育有实质性的影响,也是全世界可预防的精神损伤的最常见原因。在每日碘摄入量低于 50μg 的地区,甲状腺肿通常是地方性疾病,当每日摄入量低于 25μg 时,先天性甲状腺功能减退是很常见的。在撒哈拉以南非洲,有 8% 的新生儿因碘缺乏相关疾病导致他们存在学习障碍。

13. 在非洲诊断甲状腺疾病的挑战是什么？

大多数诊断模式在撒哈拉以南非洲不容易获得。甲状腺功能测试通常用于评估甲状腺功能状态。然而,放射性碘摄取测量、甲状腺扫描和甲状腺抗体测试几乎不可用。超声检查被越来越多地用来描述甲状腺结节。细针吸取细胞学(fine-needle aspiration cytology,FNAC)也可用。

14. 在非洲,有哪些治疗甲状腺功能亢进症和甲状腺功能减退症的方法？

抗甲状腺药物(antithyroid drug,ATD)和手术是治疗甲状腺功能亢进症(甲亢)的主要手段。目前,丙硫氧嘧啶是主要使用的抗甲状腺药物。卡比唑和甲巯咪唑的使用范围有限。有一些中心进行大量的甲状腺手术,常见的适应证有巨大甲状腺肿、胸骨后甲状腺肿、对 ATD 的治疗和控制失败、压迫症状和甲状腺恶性肿瘤。放射性碘(radioactive iodine,RAI)疗法并不容易获得。甲状腺功能减退症用左甲状腺素(LT_4)治疗。左旋三碘甲状腺素(LT_3)和不同剂量的 LT_4 制剂的可用性非常有限。

15. 在非洲环境下,如何对服用 ATD 的患者进行随访？

可能由于长期未经治疗的甲状腺功能亢进症导致促甲状腺素(thyroid-stimulating hormone,TSH)长期受到抑制,非洲患者的促甲状腺激素水平往往需要 1 年多的时间才能接近正常值。其他重要因素包括药物供应不稳定导致的反复治疗中断、甲状腺功能测试的高昂成本迫使较少的测试和调整剂量,以及患者依从性差。因此,对服用 ATD 治疗的患者的疗效情况主要是通过随访过程中检测游离 T_4 和 T_3。

16. 在非洲,除了 DM 外,在内分泌治疗方面还面临哪些挑战？

与 DM 的治疗相比,非洲的内分泌治疗相对较为不发达。与诊断相关的挑战,包括确定激素水平的实验室分析,进行刺激或抑制实验,以及内分泌腺的成像(磁共振成像 / 计算机断层扫描)。此外,由于缺乏药物,诸如溴隐亭等药物的可持续供应以及内分泌和神经外科服务欠发达,提供适当的治疗也存在挑战。此外,在大多数撒哈拉以南国家根本没有卡麦角林、氢化可的松、氟可的松、生长激素和 RAI 治疗。这些挑战已导致可治疗的内分泌患者遭受巨大痛苦。

17. 非洲有哪些内分泌学培训机会？

在撒哈拉以南非洲,几乎没有专业和亚专业的培训计划。非洲的一些地区制定了较为完善的内分泌学培训计划(例如埃及、尼日利亚和南非)。然而,在大多数撒哈拉以南非洲国家,培训机会非常有限。即使在有培训机会的情况下,该计划接收培训人员的能力也十分有限。此外,医学毕业生人数少,这也很难吸引大量培训人员加入项目。在一些非洲国家,如埃塞俄比亚,培训人员可参加成人和儿童方面的内分泌学培训计划。而在其他国家，如肯尼亚，培训计划仅集中在儿童内分泌学方面。

18. 甲状腺癌的诊断挑战是什么？

大多数甲状腺结节患者就诊通常较晚。甲状腺肿的高患病率使人们普遍认为甲状腺结节是良性的。在一些地方，甲状腺肿甚至被认为是美丽的标志。即使患者早期就诊，超声引导的 FNAC 专业知识和肿瘤基因标志物检测的缺乏也会显著影响诊断的准确性。多学科的护理方法的普遍缺乏，使诊断后的管理更加复杂。

19. 甲状腺癌是如何治疗的？

一旦诊断出来，患者往往不能接受 RAI 治疗或甲状腺球蛋白测试进行后续治疗。通常是先由外科医生进行治疗，然后再由放射肿瘤科医生进行治疗。大多数患者都得到了外科医生和放射肿瘤科医生的随访，却疏远了内分泌科医生与甲状腺癌患者的关系，因为涉及实现最佳 TSH 抑制所需的 LT_4 剂量和检测复发所需的调查，这对患者管理和后续治疗造成了很大的障碍。

20. 在非洲，内分泌科医生的特殊角色和职责是什么？

内分泌学是一个综合性的专科，因此，非洲的内分泌科医生无法承担起专门研究特定内分泌病理学的重任。此外，他（她）被期望扮演更多的角色，而不仅仅是一个内分泌科医生，他（她）也是一个全科医生。非洲的内分泌科医生必须是领导、顾问、培训者、护理团队的协调员和倡导者。

（郑光耀　译　卢琳　校）

参考文献

Abdulkadir, J., Mengesha, B., Welde Gabriel, Z., Keen, H., Worku, Y., Gebre, P., … Taddesse, AS. (1990). The clinical and hormonal (C-peptide and glucagon) profile and liability to ketoacidosis during nutritional rehabilitation in Ethiopian patients with malnutrition-related diabetes mellitus. *Diabetologia, 33*, 222–227.

Alemu, S., Dessie, A., Seid, E., Bard, E., Lee, P. T., Trimble, E. R., … Parry, E. H. O. (2009). Insulin-requiring diabetes in rural Ethiopia: should we reopen the case for malnutrition-related diabetes? *Diabetologia, 52*, 1842–1845.

Atun, R., Davies, J. I., Gale, E. A. M., Bärnighausen, T., Beran, D., Kengne, A. P., … Werfalli, M. (2017). Diabetes in sub-Saharan Africa: from clinical care to health policy. *The Lancet Diabetes & Endocrinology Commission, 5*(8), 622–667.

Chattopadhyay, P. S., Gupta, S. K., Chattopadhyay, R., Kundu P. K., & Chakraborti, R. (1995). Malnutrition-related diabetes mellitus (MRDM), not diabetes-related malnutrition: a report on genuine MRDM. *Diabetes care, 18*(2), 276–277.

Gill, G. V., Mbanya, J. C., Ramaiya, K. L., & Tesfaye, S. (2009). A sub-Saharan African perspective of diabetes. *Diabetologia, 52*, 8–16.

Gizaw, M., Harries, A. D., Ade, S., Tayler-Smith, K., Ali, E., Firdu, N., & Yifter, H. (2015). Diabetes mellitus in Addis Ababa, Ethiopia: admissions, complications and outcomes in a large referral hospital. *Public Health Action, 5*(1), 74–78.

International Diabetes Federation. (n.d.). *IDF Diabetes Atlas.* (8th ed.). Brussels, Belgium: IDF.

Kebede, D., Abay, Z., & Feleke, Y. (2012). Pattern, clinical presentations and management of thyroid diseases in national endocrine referral clinics, Tikur Anbessa Specialized Hospital, Addis Ababa, Ethiopia. *Ethiopian Medical Journal, 50*(4), 287–295.

Macaulay, S., Dunger, D. B., & Norris, S. A. (2014). Gestational diabetes mellitus in Africa: a systematic review. *PloS One, 9*(6), e97871.

Ogbera, A. O. & Kuku, S. F. (2011). Epidemiology of thyroid diseases in Africa. *Indian Journal of Endocrinology & Metabolism, 15*(Suppl. 2), S82–S88.

Palace, M. R. (2017). Perioperative management of thyroid dysfunction. *Health Services Insights*, 1–5. Retrieved from: https://journals.sagepub.com/doi/10.1177/1178632916689677.

Siraj, E. S., Gupta, M., Scherbaum, W. A., Yifter, H., Ahmed, A., Kebede, T., … Abdulkadir, J. (2016). Islet-cell associated autoantibody in Ethiopian patients with diabetes. *Journal of Diabetes and Its Complications, 30*(6), 1039–1042.

Vanderpump, M. P. J. (2011). Epidemiology of thyroid disease and swelling. In A. H. John, P. Wass, M. Stewart, S. A. Amiel, & M. J. Davies (Eds.), *Oxford textbook of endocrinology and diabetes* (2nd ed.). Oxford, UK: Oxford University Press.

Wondwossen, A., Reja, A., & Amare, A. (2011). Diabetic foot disease in Ethiopian patients: a hospital based study. *Ethiopian Journal of Health Development, 25*(1), 17–21.

内分泌病例研究

Michael T.McDermott

1. **女性,34 岁,新发高血压,初始血压(blood pressure,BP)为 158/98mmHg。她的血清钾水平为 2.7mEq/L,初步激素筛查显示血浆醛固酮(plasma aldosterone,PA)为 55ng/dL[正常值(NL)1~16],血浆肾素活性(plasma renin activity,PRA)为 0.1ng/mL/h(NL 为 0.15~2.33)。可能的诊断是什么,下一步确定病因是什么?**

高血压和自发性低钾血症存在强烈提示原发性醛固酮增多症(Conn 综合征)。初步筛查证实了这一点,发现 PA 显著升高,PRA 受到抑制,PA/PRA 比率较高。推荐的下一步通常是生理盐水输注或口服盐负荷试验进行确诊试验,以评估 PA 的抑制性。然而,2016 年内分泌协会原发性醛固酮增多症指南委员会建议,当以下 3 种情况——自发低血钾、抑制的 PRA 和 PA>20ng/dL 都存在时,不需要行确诊试验,因为没有其他因素会真正导致这组结果。因此,下一步需确定病因,是醛固酮腺瘤还是双侧肾上腺增生,应该进行腹部计算机断层扫描(computed tomography,CT)。腹部 CT 扫描显示左侧肾上腺皮质腺瘤,大小 2cm,亨氏单位(Hounsfield unit,HU)<10。如果诊断不明确,可能需要肾上腺静脉取血(adrenal vein sampling,AVS),但2016 年指南还建议,如果以下 3 项均存在:年龄 <35 岁,PA 明显升高,影像学检查显示单侧皮质腺瘤,则不需要 AVS。这位患者符合这些标准。这种产生醛固酮的肾上腺腺瘤的治疗方法是手术。术前应给予螺内酯和 / 或依普利酮控制血压并使血钾正常化(见第 32 章)。

2. **一位 32 岁的商业主管出现闭经。她最近并没有体重减轻,但她说她的工作压力很大。结果显示:血清雌二醇 =14pg/mL(NL 23~145),黄体生成素(luteinizing hormone,LH)=1.2mIU/mL(NL 2~15),促卵泡生成素(follicle stimulating hormone,FSH)=1.5mIU/mL(NL 2~20),催乳素 =6.2ng/mL(NL 2~25),促甲状腺激素(thyroid stimulating hormone,TSH)=1.2mU/L(NL 0.5~5.0),血清妊娠试验阴性。她脑垂体的磁共振成像(magnetic resonance imaging,MRI)显示结果正常。可能的诊断是什么,最好的治疗方法是什么?**

该患者继发闭经,雌二醇和促性腺激素水平均低。这些结果与下丘脑闭经最为一致,这种闭经可能发生在过度锻炼、体重非常低或工作压力很大的女性身上。这种紊乱是由于下丘脑促性腺激素释放激素(gonadotropin releasing hormone,GnRH)脉冲频率降低所致。治疗包括压力管理,如果月经不能恢复,可以采用雌激素替代治疗(见第 53 章)。

3. 一位48岁的未产妇出现甲状腺功能亢进症的症状。她有一个不大的、不痛的甲状腺肿,无眼球突出。她没有服用药物或补充剂,最近也没有接受过放射治疗。甲状腺功能评价:TSH<0.1mU/L,游离甲状腺素(thyroxine,T₄)=3.5ng/dL(NL 0.8~1.8),甲状腺球蛋白 =35ng/mL(NL 2~20),血沉(erythrocyte sedimentation rate,ESR)=10mm/h,24小时放射性碘摄取率(radio active iodine uptake,RAIU)= 1%(NL 20%~35%)。可能的诊断是什么? 你的治疗建议是什么?

这位48岁的女性临床和生化指标均提示甲状腺毒症,甲状腺摄碘率低。鉴别诊断包括产后甲状腺炎、无症状甲状腺炎、亚急性甲状腺炎、人为甲状腺炎和碘甲亢。她从未妊娠,否认药物使用和最近碘接触史。甲状腺无压痛、甲状腺球蛋白升高、血沉正常最符合无症状甲状腺炎的诊断。在病情缓解之前,预计会出现短暂的甲状腺功能亢进期(1~3个月)和短暂的甲状腺功能减退期(2~6个月);然而,20%的患者会长期甲状腺功能减退。如果有症状,甲状腺功能亢进期最好用 β-受体阻滞剂治疗,必要时甲状腺功能减退期临时采用左甲状腺素替代治疗(见第39和41章)。

4. 1例38岁男性患有冠心病、跟腱黄色瘤,血脂水平如下:胆固醇 =482mg/dL;甘油三酯(triglycerides,TG)=125mg/dL;高密度脂蛋白胆固醇(high-density lipoprotein,HDL)=42mg/dL;低密度脂蛋白胆固醇(low-density lipoprotein,LDL)=415mg/dL。可能的诊断是什么? 治疗建议是什么?

总胆固醇和低密度脂蛋白胆固醇显著升高、甘油三酯正常、肌腱黄色瘤和过早冠状动脉疾病最符合杂合性家族性高胆固醇血症的诊断。导致低密度脂蛋白受体(low-density lipoprotein receptor,LDLR)缺陷或功能障碍的基因突变是该病最常见的原因。不太常见的单基因高胆固醇血症包括:载脂蛋白 B(apo-B)突变,其产生不能与低密度脂蛋白受体结合的缺陷的 apo-B;前蛋白转化酶枯草杆菌素样 kexin 9型(PCSK9)突变,其导致低密度脂蛋白受体加速降解;低密度脂蛋白受体接头蛋白 1突变,其阻止低密度脂蛋白受体在细胞表面网状蛋白包裹的凹坑中正常聚集;以及三磷酸腺苷(adenosine triphosphate,ATP)结合盒 G5 或 G8(ABCG5/8)突变,导致胆固醇和植物甾醇的异常细胞转运(谷甾醇血症)。

诊断杂合性家族性高胆固醇血症的推荐标准如下:LDL>190mg/dL(成人)或 >160mg/dL(儿童)合并早发冠状动脉疾病,或一级亲属有类似病史,或确认有遗传缺陷。为达到满意的低密度脂蛋白控制,通常需要联合使用他汀类药物和PCSK9 抑制剂积极降脂;如果需要,可以添加依折麦布和胆汁酸树脂。在许多情况下,低密度脂蛋白单采术也是有指征的(见第10章)。

5. 一名28岁男子主诉不育。他被发现有小而硬的睾丸和女性乳房。实验室检测显示以下异常:睾酮 =171ng/dL(NL 300~1 000);LH=88mIU/mL(NL 2~12);FSH=95mIU/mL(NL 2~12)。可能的诊断是什么,推荐的治疗是什么?

患者患有高促性腺激素性性腺功能减退症。小而硬的睾丸和男性乳房发育最符合 Klinefelter 综合征的诊断。这些患者通常有 47XXY 核型,但嵌合型也很常见。雄激素替代疗法是首选的治疗方法(见第 50 章)。

6. 一名 38 岁的护士出现昏迷状态,血糖水平为 14mg/dL。抽血留存以备后续检测。病人经静脉注射(intravenous,IV)葡萄糖很快复苏。对保存的血清进一步检测:血清胰岛素 =45mCU/mL(NL<22),C 肽 =4.2ng/mL(NL 0.5~2.0),胰岛素原 =7pmol/L(NL<5)。磺酰脲筛查结果阴性。可能的诊断是什么? 下一步的治疗是什么?

   病人患有高胰岛素血症。鉴别诊断包括胰岛素瘤、秘密注射胰岛素和口服磺酰脲类药物。血清 C 肽和胰岛素原水平升高最符合胰岛素瘤。经适当的定位检查,手术切除是首选的治疗方法(见第 9 和 61 章)。

7. 一名 28 岁的女性出现闭经。她的月经 13 岁初潮,16 岁开始规律。她患有 1 型糖尿病(type 1 diabetes mellitus,T1DM)。进一步检测结果如下:雌二醇 =15pg/mL(NL 23~145),LH=78mIU/mL(NL 2~15),FSH=92mIU/mL(NL 2~20),催乳素 =12ng/mL(NL 2~25),TSH=1.1mU/L,妊娠试验阴性。最有可能的诊断是什么,你会如何治疗她?

   患者有继发性闭经,雌二醇水平非常低,促性腺激素水平升高。在患有另一种自身免疫性疾病(T1DM)的患者中,最有可能的诊断是自身免疫性卵巢破坏引起的卵巢功能不全(premature ovarian insufficiency,POI)。激素替代疗法是首选的治疗方法(见第 53 章)。

8. 一位 34 岁的女性出现泌乳、闭经、头痛、疲劳和体重增加。实验室评估结果如下:催乳素 =58ng/mL(NL 2~25),游离 T_4=0.2ng/dL(NL 0.8~1.8),TSH>60mU/L(NL 0.5~5.0)。MRI 上可见垂体增大。她催乳素升高的原因是什么,最合适的治疗方法是什么?

   患者血清催乳素水平中度升高,垂体增大,诊断原发性甲状腺功能减退。她的整个临床表现很可能完全由甲状腺功能减退引起。众所周知,甲状腺功能减退会导致继发性催乳素过度分泌以及促甲状腺增生而致的垂体增大。足量甲状腺激素替代后所有的异常都应该能解决(见第 25 和 40 章)。

9. 一名 6 岁的女孩出现乳房增大和阴毛生长。她没有过头痛,身体也很好。她姐姐大约 8 岁时进入青春期。她的身高是她年龄的第 90 百分位数,她的体检显示乳房发育为 Tanner Ⅲ型,阴毛为 Tanner Ⅱ型。腹部和盆腔检查是正常的。实验室检查结果:LH=7mIU/mL(NL 2~15),FSH=8mIU/mL(NL 2~20),催乳素 =6ng/mL(NL 2~25),TSH=1.9mU/L(NL 0.5~5.0),垂体 MRI 正常。她的骨龄比实际年龄早 1.8 岁。可能的诊断是什么,最合适的治疗是什么?

   该患者患有促性腺激素依赖性真性性早熟。病因包括垂体和下丘脑肿瘤,但在大多数女孩中,这种情况是特发性的。正常的垂体 MRI 结果提示诊断为特发性性早熟。长效促性腺激素释放激素类似物应该能成功地阻止她的早熟进展,使她在更晚、更合适的时间进入青春期(见第 49 章)。

10. 一名 19 岁男子出现过度口渴和多尿症状。实验室评价:血糖 =88mg/dL,钠 =146mmol/L,渗透压 =298mOsm/kg,尿量 =8 800mL/24h。禁水试验:尿液渗透压为 90mOsm/kg,对缺水无反应,应用加压素后尿液渗透压升高至 180mOsm/kg。可能的诊断是什么,你的治疗建议是什么?

多尿和多饮伴最大限度稀释尿液的鉴别诊断包括中枢性尿崩症、肾性尿崩症和原发性多饮。对缺水缺乏反应、给予加压素后尿液渗透压升高 >50% 最符合中枢性尿崩症。这可能是由下丘脑的炎症或肿物病变引起的,但这通常是特发性的。应进行垂体 - 下丘脑 MRI 检查。选择的治疗方法是鼻喷或口服去氨加压素(见第 22 和 29 章)。

11. 一名 45 岁的男性高血压恶化病史 4 年,至今使用三种降压药高血压未控制。首次发现高血压时血钾为 3.7mEq/L。没有高血压家族史。他的药物包括:赖诺普利每天 40mg;氨氯地平每天 10mg;氢氯噻嗪(hydrochlorothiazide,HCTZ)每天 25mg。他的生命体征如下:血压 165/95mmHg,脉搏 72 次 / 分。体检结果正常。最近的化验值如下:钠(Sodium,Na)144mEq/L;钾(potassium,K)2.5mEq/L;肌酐 1.1mg/dL。晨起坐位 PA 为 24ng/dL(NL 1~21),PRA<0.6ng/mL/hr(NL 0.6~4.3)。输注 2L 生理盐水后的 PA 为 21ng/dL。下一步的评估和后续治疗你有什么建议?

原发性醛固酮增多症(Conn 综合征)主要表现为顽固性高血压(包括噻嗪类利尿剂在内的三联降压药治疗血压未控制)和易诱发(噻嗪类利尿剂)低钾血症。初步筛查通过以下发现证实了这一点:PA 显著升高,PRA 受到抑制,PA/PRA 比值高。根据 2016 年内分泌学会原发性醛固酮增多症指南委员会建议(以下三种情况都存在时,不需要进行确诊测试:自发性低钾血症、抑制性 PRA 和 PA>20ng/dL),采用生理盐水输注(或口服盐负荷)进行确诊试验,来评估 PA 的抑制性;该患者很容易诱发低钾血症,但无自发性低钾血症。因此,下一步行腹部 CT 扫描确定病因是醛固酮腺瘤还是双侧肾上腺增生;腹部 CT 显示双侧不对称的肾上腺增大,左侧明显大于右侧。

下一步应该行肾上腺静脉取血(AVS),因为他不符合不需要 AVS 的标准(以下三项都必须存在:年龄 <35 岁,PA 明显升高,影像学检查显示单侧皮质腺瘤)。AVS 未显示明显的偏侧化,表明该患者最可能的潜在疾病是双侧肾上腺增生(特发性醛固酮增多症)。这种情况的处理是使用醛固酮受体拮抗剂(螺内酯加或不加依普利酮),根据需要考虑是否使用其他降压药物以控制其血压。醛固酮受体拮抗剂治疗应该滴定至血清钾正常,不需要补钾,使 PRA 控制在参考范围的上限(见第 32 章)。

12. **女性,25 岁,脸圆,锁骨上脂肪垫突出,腋下可见紫纹。激素测定结果如下:24h 尿皮质醇 =318mg(NL 10~50),睡前服用 1mg 地塞米松后测定次晨血清皮质醇 =28mg/dL(NL 5~25),基线早晨血浆促肾上腺皮质激素(adrenocorticotropic hormone,ACTH)=65pg/mL(NL 10~80)。睡前服用 8mg 地塞米松后,次日清晨血清皮质醇为 3μg/dL。可能的诊断是什么? 下一步的治疗是什么?**

库欣貌表现和尿皮质醇排泄显著升高证实库欣综合征的诊断。内源性库欣综合征最常见的原因是分泌 ACTH 的垂体腺瘤(65%~80%)、非垂体肿瘤异位分泌 ACTH(10%~15%)和产生皮质醇的肾上腺瘤(10%~15%)。血浆 ACTH 水平正常,与升高的血清皮质醇水平不符,大剂量地塞米松能抑制血清皮质醇水平,这些特点与垂体腺瘤(库欣病)最为一致。这一点应该用垂体核磁共振加以确认,除非发现超过 7 毫米大小的垂体腺瘤,否则应进行岩下窦取血。经蝶窦手术切除是首选治疗方法。手术不能缓解时,治疗方案包括再次手术、放射治疗以及药物治疗,酮康唑、美托拉酮或帕西罗肽能减少皮质醇产生,米非司酮能阻断皮质醇在组织中的作用(见第 27 章)。

13. **一名已知肾上腺功能不全的 8 岁男孩主诉经常肌肉痉挛,嘴唇、手和脚感觉异常。体格检查 Chvostek 和 Trousseau 征阳性。血液检测结果如下:钙(calcium, Ca)=6.2mg/dL(NL 8.5~10.2), 磷(phosphorus,P)=5.8mg/dL(NL 2.5~4.5), 全 段甲状旁腺激素(parathyroid hormone,PTH)=3pg/mL(NL 10~65),25- 羟基维生素 D=42ng/mL(NL 30~100)。最有可能的诊断是什么,最好的治疗方法是什么?**

低钙血症、高磷血症和血清甲状旁腺激素水平低是原发性甲状旁腺功能减退症的诊断依据。这种疾病,通常是自身免疫性的,可能与肾上腺功能不全有关,作为自身免疫性多内分泌综合征 I 型(autoimmune polyendocrine syndrome type I,APS I)的一部分。甲状旁腺功能减退症必须同时补充钙和骨化三醇。骨化三醇是必需的,因为缺乏的甲状旁腺素是肾脏将 25- 羟维生素 D 转化为 1,25- 双羟维生素 D 所必需的,1,25- 双羟维生素 D 是正常肠道钙和磷吸收所必需的活性维生素 D 代谢物。噻嗪类利尿剂通常也有助于进一步升高血清钙,减少治疗引起的高钙尿症。尽管采取了这些措施,对于持续性低钙血症、高磷血症或高尿钙的患者,可以使用重组人甲状旁腺素 1-84(Natpara)进行治疗(见第 20 和 59 章)。

14. **一位 52 岁的男性,有早发冠状动脉疾病的个人和家族史,少量饮酒,体格检查未发现黄色瘤。他的血清检测结果如下:胆固醇 =328mg/dL;甘油三酯 =322mg/dL;高密度脂蛋白 =35mg/dL;低密度脂蛋 =229mg/dL;载脂蛋白 B=178mg/dL(NL 60~130);载脂蛋白 E 表型 =E3/E3;TSH=2.1mU/L(NL 0.1~4.5);葡萄糖 =85mg/dL。可能的诊断是什么,治疗方案是什么?**

该患者血清胆固醇和甘油三酯均升高,未检测到引起继发性血脂异常的疾病。鉴别诊断为家族性混合性高脂血症和家族性 β- 脂蛋白紊乱。载脂蛋白 B 水平升高和载脂蛋白 E 表型正常与家族性混合性高脂血症最为一致,E2/E2 载脂蛋白 B 表型

是家族性 β- 脂蛋白血症的特征。治疗的首要任务是使用他汀类药物降低低密度脂蛋白。在低密度脂蛋白胆固醇水平达到个体化目标水平后，持续的甘油三酯升高可以通过进一步的饮食治疗、减肥以及可能添加贝特、烟酸或鱼油来解决（见第 10 章）。

15. 一位 58 岁的男性主诉最近出现糖尿病，体重减轻和以臀部皮肤受累为主的皮疹；皮肤科医生怀疑这是坏死松解性游走性红斑，并进行了活检和组织病理学分析以证实这一点。可能的潜在诊断是什么，治疗方案是什么？

　　糖尿病、体重减轻和坏死性游走性红斑实际上符合胰高血糖素分泌型胰腺神经内分泌肿瘤（胰高血糖素瘤）的诊断。血清胰高血糖素水平显著升高可确诊。适当的定位检查后，治疗方案包括局部病变的手术，生长抑素类似物（奥曲肽 LAR，兰瑞肽）以减少胰高血糖素分泌，肝脏导向治疗（部分切除、肝动脉栓塞），化疗（链脲佐菌素 / 阿霉素），依维莫斯（mTOR 的抑制剂［西罗莫司的机制靶点］），舒尼替尼和其他血管内皮生长因子受体（vascular endothelial growth factor receptor，VEGF-R）抑制剂，以及使用放射性生长抑素类似物标记的（例如 177 Lu DOTATATE、90-Y edotride 或 90-Y DOTA tyr3 octreotide）肽受体放射配体治疗。还应考虑长期抗凝以降低血栓栓塞事件增加的风险，并补充锌和氨基酸注射液以减少皮疹和改善生活质量（见第 61 章）。

16. 一名 29 岁女性患有无症状高钙血症。她的母亲和她的一个姐妹也患有高钙血症，已行颈部探查，但未成功发现推测的甲状旁腺肿瘤。进一步检测结果如下：血清 Ca=11mg/dL（NL 8.5~10.2），P=3mg/dL（NL 2.4~4.5），肌酐 =0.9mg/dL，完整 PTH=66pg/mL（NL 10~65），25- 羟基维生素 D=42ng/mL（NL 30~100），24 小时尿 Ca=13mg（NL 100~300），肌酐 =1 100mg。可能的诊断是什么？推荐的治疗方法是什么？

　　绝大多数高钙血症和血清甲状旁腺素水平轻度升高的患者都有原发性甲状旁腺功能亢进症。然而，在这个病例中，非常低的尿钙排泄量和甲状旁腺手术失败的家族史怀疑诊断为家族性低尿钙性高钙血症（familial hypocalciuric hypercalcemia，FHH）。钙 / 肌酐清除率（尿钙 × 血肌酐 / 血钙 × 尿肌酐）<0.01 可确诊。这种常染色体显性遗传病由钙传感器受体基因杂合失活突变引起。甲状旁腺和肾小管上皮细胞中存在突变的感受器受体，钙识别阈值升高。导致生理平衡上调，高钙血症与甲状旁腺素轻度升高和尿钙排泄降低并存。这种无症状高钙血症不会引起疾病，也不需要治疗（见第 17 和 18 章）。

17. 一位 39 岁人类免疫缺陷病毒（human immunodeficiency virus，HIV）阳性的男性患有吉罗韦氏肺孢子虫肺炎（pneumocystis jiroveci pneumonia，PJP），其血清甲状腺激素水平如下：游离 T4=0.8ng/dL（NL 0.8~1.8）；总 T3=22ng/dL（NL 90~200）；TSH=0.5mU/L（NL 0.5~5.0）；T3 树脂摄取率 =48%（NL 35%~45%）。最可能的内分泌诊断是什么，最好的治疗方法是什么？

　　非常低的 T3、正常低限水平的游离 T4 和 TSH 和升高的 T3 树脂摄取与正常甲状腺疾病综合征(非甲状腺疾病综合征)最为一致。这不是一种原发性甲状腺疾病,而是一组循环中的甲状腺激素异常,发生在非甲状腺疾病的情况下;当潜在疾病缓解后,它就会被纠正。目前不推荐使用甲状腺激素治疗这种情况,尽管这仍然存在争议(见第 45 章)。

18. 一名 18 岁的女性尚未来过月经。她身高 56 英寸,子宫很小,没有乳房发育。激素测定结果为:雌二醇 =8pg/mL(NL 23~145),LH=105mIU/mL(NL 2~15),FSH=120mIU/mL(NL 2~20),催乳素 =14ng/mL(NL 2~15),TSH=1.8mU/L(NL 0.5~5.0)。可能的诊断是什么? 推荐的治疗是什么?

原发性闭经、身材矮小、血清雌二醇降低和促性腺激素升高与特纳综合征的诊断最为一致。这种以卵巢发育不全为特征的疾病与 45XO 核型有关。这些患者应该给予雌激素和孕激素替代治疗。应该考虑生长激素(growth hormone,GH)治疗,因为它可以改善纵向生长和最终身高(见第 49 和 53 章)。

19. 一位 62 岁女性因近期肾结石和腰痛而就诊。她每天的钙摄入量约为 800mg,未服用维生素。她的体格检查未发现阳性体征。脊椎 X 线片显示第二腰椎(L2)压缩性骨折。实验室指标:血清钙 =13.0mg/dL(NL 8.5~10.5),P=2.3mg/dL(NL 2.5~4.5),白蛋白 =4.4g/dL(NL 3.2~5.5),完整 PTH =72pg/mL(NL 11~54),24 小时尿 Ca=312mg(NL 100~300)。最可能的诊断是什么?

高钙血症、低磷血症和血清甲状旁腺素水平升高是原发性甲状旁腺功能亢进症的特征。甲状旁腺功能亢进症通常由单发甲状旁腺腺瘤引起,但家族性病例和与多发性内分泌肿瘤(multiple endocrine neoplasia,MEN)综合征相关的病例常有 4 个腺体增生。手术指征包括血钙水平高于正常范围 >1mg/dL、尿钙 >400mg/24h、肾功能损害、骨质疏松、年龄 <50 岁,或有甲状旁腺功能亢进相关的症状。对于轻度、无症状疾病或仅有轻度骨丢失的患者,单独观察或双膦酸盐治疗可能是可行的。这位病人应该转诊行甲状旁腺手术(见第 18 和 60 章)。

20. 一位 32 岁女性,最近出现疲倦、心悸、大汗淋漓和情绪不稳定。她在 8 周前生下了她的第二个孩子。她的脉搏是 100 次 /min,眼睑轻微挛缩,双手轻微震颤,甲状腺略增大,无触痛。她未母乳喂养她的孩子。实验室检测结果如下:TSH<0.03mU/L(NL 0.5~5.0),游离 T4=3.8ng/dL(NL 0.8~1.8),4 小时和 24 小时甲状腺摄碘率 <1%。可能的诊断是什么,推荐的治疗是什么?

产后甲状腺毒症通常由 Graves 病或产后甲状腺炎引起。甲状腺摄碘率可区分两者,Graves 病高,产后甲状腺炎低。甲状腺摄碘率在母乳喂养的患者中是禁忌的;在这些情况下,TSH 受体抗体(TSH receptor antibody,TRAb)的测定通常是有用的,Graves 病阳性,产后甲状腺炎阴性。这位病人患有产后甲状腺炎,这是一种由淋巴细胞性炎症引起的疾病,甲状腺激素从发炎的腺体漏出。通常会出现甲亢期(持续 1~3 个月),然后是甲减期(持续 2~6 个月),最终甲状腺功能恢复正常,但近

20% 的患者遗留永久性甲减。治疗包括 β- 受体阻滞剂（如有必要，用于甲亢期的症状控制）和左甲状腺素（如有必要，用于甲减期和永久性甲减者的症状控制）（见第 39 和 41 章）。

21. 一位 70 岁的男性主诉虚弱、体重减轻和手部震颤 1 年。他因阵发性心房扑动胺碘酮治疗近 3 年。实验室测定结果如下：TSH<0.01mU/L（NL 0.5~5.0），游离 T4=3.35ng/dL（NL 0.8~1.8），6 小时和 24 小时的甲状腺摄碘率分别为 2.7% 和 4.1%。甲状腺扫描显示斑片状示踪剂摄取。彩色多普勒显示甲状腺血流增加。可能的诊断是什么，最好的治疗方案是什么？

这名男子患有胺碘酮诱发的甲状腺毒症（amiodarone-induced thyrotoxicosis，AIT）。胺碘酮的碘含量非常高，这种情况在使用胺碘酮的患者中高达 10%。AIT 分为两种亚型：1 型 AIT 由碘过量引起，2 型 AIT 由胺碘酮引起的甲状腺滤泡损伤（甲状腺炎）引起。很难确定患者存在哪一种类型，事实上，可能存在具有两种类型特征的混合病例。1 型 AIT 通常发生在有潜在甲状腺肿或结节的患者中；甲状腺摄碘率较低，但可以检测到，彩色多普勒显示血流增加。2 型 AIT 多见于无甲状腺肿或结节的患者；甲状腺摄碘率非常低（通常 <1%），彩色多普勒显示血流减少。2 型 AIT 患者血清白细胞介素 -6（若检测）通常升高。1 型 AIT 最好用他巴唑治疗，尽管锂和高氯酸盐（如果可用）也可能增加益处，而 2 型 AIT 对类固醇治疗的反应更好。混合或难治性病例可能需要他巴唑和类固醇、血浆置换或甲状腺切除术（见第 39 和 41 章）。

22. 一名 20 岁的男子临床表现为未进入青春期。他的睾丸小而柔软，没有女性乳房，视野正常，嗅觉下降。实验室评价：血清睾酮 =40ng/dL（NL 300~1 000），LH=2.0mIU/mL（NL 2~12），FSH=1.6mIU/mL（NL 2~12），催乳素 =7ng/mL（NL 2~20），TSH=0.9mU/L（NL 0.5~5.0）。脑垂体的 MRI 显示结果正常。可能的诊断是什么，推荐的治疗是什么？

这种表现与特发性低促性腺激素性性腺功能减退症（idiopathic hypogonadotropic hypogonadism，IHH）最为一致，当伴有嗅觉障碍时，也称为 Kallmann 综合征。这种疾病是由 GnRH 缺乏引起的，可能是 X 连锁、常染色体显性、常染色体隐性或散发性的。X 连锁形式最常见于 Kal-1 基因的突变，Kal-1 基因编码 anosmin，这是一种神经细胞黏附蛋白，在胚胎发育过程中对 GnRH 神经元从嗅板迁移到下丘脑至关重要。除了促性腺激素释放激素缺乏之外，这种突变还会导致嗅叶发育不良，导致嗅觉丧失。成纤维细胞生长因子 8（fibroblast growth factor 8，FGF8）或其受体 FGFR1 的突变，或 Kispeptin/KissR 系统的突变也被发现是某些 IHH 的基础。雄激素治疗适用于促进适当的男性化。如果需要，这些患者也可以通过接受 GnRH 或促性腺激素预处理获得生育能力（见第 49 和 50 章）。

23. 一名 40 岁的男子因突然无法站立被送往急诊科。他主诉最近肌肉酸痛和虚弱。他的既往史和家族史都是阴性的。他是韩裔美国人。否认药物使用史。生命体征如下：血压 124/68mmHg，脉搏 88 次 /min；身高 167.6cm；体重 64.4kg。体检结果：双侧下肢无肌力（0/5），双侧上肢近端无力（3/5），反射减退；甲状腺弥漫性肿大；眼睑迟缓，无凸出。实验室检测结果如下：TSH<0.01mU/L（NL 0.45~4.5），游离 T_4 2.52ng/dL（NL 0.8~1.8）。他可能的诊断是什么，下一步你有什么建议？

这位病人被怀疑患有甲亢性周期性麻痹（thyrotoxic periodic paralysis，TPP）。发病时血钾为 2.1mEq/L，确诊。TPP 是甲状腺功能亢进症的一种潜在的致命并发症，主要发生在亚洲男性的一种散发性（非遗传性）疾病。与严重低钾血症相关的轻度到重度肌肉无力或瘫痪的发作是由于甲状腺毒症导致 Na-K-ATP 酶（三磷酸腺苷酶）泵活性的敏感性增加而引起的细胞内钾的突然细胞内移。TPP 发作通过补钾（口服或静脉注射）紧急治疗，并通过甲状腺功能亢进症的成功治疗来预防。

24. 一位 32 岁男性主诉阳痿和间歇性眶后头痛 1 年。他是领养的，不知道自己的家族史。他双颞侧视野丧失，但其他检查正常。实验室检查显示：血清钙 =11.8mg/dL（NL 8.5~10.5）；P=2.5mg/dL（NL 2.5~4.5）；白蛋白 =4.8g/dL（NL 3.2~5.5）；完整 PTH=58pg/mL（NL 11~54）；催乳素 =2 650ng/mL（NL 0~20）；睾酮 72ng/dL；LH 2.1mIU/mL（NL 2~12）；FSH 1.1mIU/mL。可能的诊断是什么，应该如何进一步评估？

患者有催乳素瘤，表现为阳痿、头痛、双颞偏盲、继发性性腺功能减退，血清催乳素水平显著升高。高钙血症和血清甲状旁腺素水平升高表明他也有甲状旁腺功能亢进症。MEN 1 综合征，包括甲状旁腺功能亢进症、垂体肿瘤和胰腺内分泌肿瘤，是 Menin 基因遗传突变的结果。这位患者需进一步测定空腹血清胃泌素来筛查胃泌素瘤，在隔夜禁食后或长时间禁食期间测量血糖、胰岛素、C 肽、胰岛素原和 β- 羟丁酸来筛查胰岛素瘤。垂体成像检查后，他应该接受多巴胺激动剂治疗，经蝶窦手术，或两者兼而有之，然后进行甲状旁腺手术（见第 25 和 60 章）。

25. 一位 45 岁的男性因劳累后进行性呼吸困难就诊。实验室检测显示高钙血症而转诊。既往病史：丙型肝炎，药物：干扰素、利巴韦林。膳食钙：600mg/d。他不服补充剂。他每天抽半包烟，喝 1~2 瓶啤酒。除肺部弥漫性啰音外，体检结果均正常。实验室检测结果为：Ca=12.4mg/dL，肌酐 =1.2mg/dL，二氧化碳（carbon dioxide，CO_2）=23mEq/L，P=5.9mg/dL。其他化验结果如下：甲状旁腺素 <1pg/mL，甲状旁腺素相关肽（PTH-related peptide，PTHrP）<1pmol/L，25- 羟基维生素 D=34ng/mL（NL 30~100）；1,25- 双羟基维生素 D 186pg/mL（NL 15~75）。他的高钙血症最有可能的原因是什么？有哪些治疗方案可供选择？

胸片显示肺门腺病和弥漫性间质病变；活检显示非干酪性肉芽肿，与结节病一致。高钙血症,伴低血清甲状旁腺素、高 1,25- 双羟基维生素 D,通常是由肉芽肿性疾病或淋巴瘤引起的。在这些病例中,肉芽肿组织或淋巴瘤表达高水平的 1α- 羟化酶,该酶将循环中的 25- 羟维生素 D 转化为高浓度的 1,25- 双羟维生素 D,导致 1,25- 双羟维生素 D 介导的高钙血症。1,25- 双羟维生素 D 介导的高钙血症最常见的原因是结节病(50%),其次是淋巴瘤(17%)、肉芽肿感染(8%)、其他肉芽肿性疾病(4%)和特发性病例(3%)。高钙血症的治疗包括水化和糖皮质激素;如果这些措施不能充分降低血清钙,可以添加酮康唑或羟氯喹(见第 17 和 19 章)。

26. 一位 52 岁的妇女主诉渐进性疲劳、眼睛浮肿、皮肤干燥、体重轻微增加 1 年。10 年前,她因肢端肥大症接受了经蝶窦手术和放射治疗。体格检查显示视野正常,轻度眶周水肿,皮肤干燥。实验室检测显示:GH=1.2ng/mL(NL<2.0);胰岛素样生长因子 -1(iInsulin-like growth factor-1,IGF-1)=258ng/mL(NL 182~780);TSH=0.2mU/L(NL 0.5~5.0);游离 T_4=0.3ng/dL(NL 0.8~1.8)。这个病人的症状最可能的原因是什么？推荐什么治疗方法？

   她患有中枢性甲状腺功能减退症,这是由于 10 年前垂体瘤手术和放疗的联合作用造成的垂体损伤所致。这种情况进展如此缓慢并不少见。导致中枢性甲状腺功能减退最常见的病因有肿瘤、手术、放疗、出血、感染、浸润性疾病和影响下丘脑或垂体的创伤。抑制甲状腺释放激素(thyroid-releasing hormone,TRH)或 TSH 产生的药物包括阿片类、糖皮质激素、米托坦和贝沙罗汀;使用这些药物可能导致中枢性甲状腺功能减退。二甲双胍被报道抑制促甲状腺素分泌,可能干扰甲状腺测定的解释,但迄今为止,还没有导致新发中枢性甲状腺功能减退的报道。

   中枢性甲状腺功能减退症的诊断依据是甲状腺激素缺乏症状、血清游离 T_4 水平低、血清 TSH 水平低或正常低限。治疗包括足量左甲状腺素替代治疗以减轻症状,将血清游离 T_4 水平维持在正常的中高范围。由于促甲状腺素分泌受损,血清促甲状腺素水平不能用来监测病人对治疗的反应。用促肾上腺皮质激素刺激试验和血浆促肾上腺皮质激素水平评估她的垂体 - 肾上腺轴(见第 22 和 40 章)。

27. 一位 32 岁的妇女主诉两条大腿都很痛。她在 20 岁时被诊断 1 型糖尿病。她目前每天大便 2~3 次。月经正常。饮食均衡,钙摄入量充足,且服用多种维生素。体检结果正常。实验室检测显示:血清钙 =8.2mg/dL(NL 8.5~10.5);P=2.3mg/dL(NL 2.5~4.5);碱性磷酸酶 =312U/L(NL 25~125);PTH=155pg/mL(NL 11~54);25- 羟基维生素 D=7ng/mL(NL 30~100)。解释这个病人的发现,并提出可能的诊断和治疗计划。

   她的低血钙、低磷血症、碱性磷酸酶升高和明显的继发性甲状旁腺功能亢进的生化特征表明维生素 D 缺乏,这由血清 25- 羟维生素 D 低证实。血清碱性磷酸酶升高表明维生素 D 缺乏已足够严重和持续导致骨软化。乳糖不耐症可导致慢性腹泻,但很少导致维生素 D 和钙吸收障碍。乳糜泻(麸质敏感性肠病)在 1 型糖尿病患者中发生频率增加,应予以怀疑。可通过检测组织谷氨酰胺转胺酶抗体或小肠活检确诊。治疗方法是从饮食中去除麸质(小麦、黑麦、大麦、燕麦),并补充钙和维生素 D。

28. 一位 31 岁的女性因甲状腺检查结果异常而被转诊,这些检查旨在评估过去 6 个月的疲劳、失眠和头痛。生命体征:血压 132/73mmHg,脉搏 72 次 /min,身高 172.7cm,体重 63kg。体检结果如下:除弥漫性甲状腺肿和皮肤温暖湿润外,其他正常;眼睛正常。对实验室检查进行回顾和重复:TSH=4.74 和 5.04μL(NL 0.45~4.5);游离 T_4 2.91 和 2.82ng/dL(NL 0.8~1.8)。鉴别诊断是什么,最终诊断是什么?

血清游离 T_4 水平升高的情况下,血清 TSH 水平升高或正常显然是不合适的。TSH 水平不适当的原因应考虑:甲状腺激素抵抗综合征、产生 TSH 的垂体瘤、人类抗鼠抗体(HAMA)、巨 TSH 和大剂量生物素补充剂。

病人被询问有关生物素补充剂的问题,她确定没有服用。HAMA 试验阴性。测定 α 亚单位(alpha-subunit,ASU),ASU 在 1.4ng/mL 时升高,ASU/TSH 摩尔比 >1.0。进一步磁共振成像评估,显示一个 2.4cm 的垂体瘤,与视交叉邻接,但没有移位。经蝶窦手术治疗,肿瘤内 TSH 和 ASU 染色明显。最终诊断:促甲状腺激素型垂体腺瘤(见第 28 和 39 章)。

29. 一位 42 岁的男子因皮疹近期进展就诊。他有 2 型糖尿病病史。他每周几个晚上喝 2~3 杯酒。体格检查显示他全身都是发疹性黄色瘤(红色丘疹,金色的冠),最突出的部位是臀部、大腿和前臂。实验室检测表明:葡萄糖 =310mg/dL;血红蛋白 A1c(hemoglobin A1c,HbA1c)=12.9%;胆固醇 =1 082mg/dL;甘油三酯(TG)=8 900mg/dL。讨论这种脂质紊乱的原因、风险和治疗。

这个病人血清甘油三酯显著升高。这种情况通常是由遗传性甘油三酯紊乱(家族性高甘油三酯血症或家族性混合高脂血症)与甘油三酯升高的继发原因(未控制的糖尿病、过度饮酒)联合所致。他的低密度脂蛋白胆固醇只有在血清甘油三酯水平 <400mg/dL 时才能进行评估。由于甘油三酯水平显著升高,他有高度风险出现急性胰腺炎;且这种情况下,急性胰腺炎的死亡率达 3%~5%。因此,当务之急是迅速降低他的血清甘油三酯水平到 <1 000mg/dL。这一目标可以通过临时的极低脂肪(<5% 脂肪)饮食、血糖控制和戒酒最有效地实现。使用这种方法,甘油三酯水平每天会下降 20% 到 25%。然后应该添加贝特或鱼油(或两者兼而有之),并建议他遵循美国心脏协会的饮食。糖尿病的管理也必须得到改善,进一步减少酒精摄入(见第 10 章)。

我们的做法是在血清甘油三酯水平 <1 000mg/dL 时才开始服用降甘油三酯的药物,因为根据我们的经验,患者往往忽视急性饮食调整,认为药物会充分降低甘油三酯水平。然而,当血清甘油三酯水平超过 1 000mg/dL 时,降甘油三酯的药物是无效的,因为脂蛋白脂酶在这个水平上是饱和的。目前对血清甘油三酯水平高于 1 000mg/dL 唯一有效的干预措施就是极低脂肪饮食,如上所述。

30. 一位 26 岁的妇女要求筛查一种甲状腺癌,最近发现她的母亲和五个兄弟姐妹中的两个患有这种甲状腺癌。她提到过去一年里有间歇性头痛和心悸。她的血压是 164/102mmHg。她有一个 1cm 左侧甲状腺结节,无淋巴结肿大。实验室检测结果如下:血清钙 =11.2mg/dL(NL 8.5~10.5);P=2.4mg/dL(NL 2.5~4.5);白蛋白 =4.5g/dL(NL 3.2~5.5);完整 PTH=55pg/mL(NL 11~54);降钙素 =480pg/mL(NL 0~20);24 小时尿去甲肾上腺素 =1 788μg(NL 0~400)。讨论她的诊断和治疗。

甲状腺结节、血清降钙素升高和家族史,提示甲状腺髓样癌(medullary carcinoma of the thyroid,MCT)可能。高血压、头痛、心悸和尿去甲肾上腺素升高提示可能是嗜铬细胞瘤。她还患有甲状旁腺功能亢进。MEN 2A 型包括 MCT、嗜铬细胞瘤和甲状旁腺功能亢进。它是一种常染色体显性遗传综合征,由 Ret 基因的种系突变引起。在开始 α 受体阻滞剂治疗和血压控制后,治疗应包括切除嗜铬细胞瘤,然后切除异常甲状腺和甲状旁腺。还应对有风险的家庭成员进行 Ret/MCT 癌基因筛查(见第 43 和 60 章)。

31. 一位 68 岁的男性主诉胫骨、膝盖和左臂进展性疼痛 10 年。他还提到渐进性听力丧失。体格检查发现左肘以上有压痛,小腿增大、弯曲。骨扫描显示双侧胫骨和左肱骨强摄取。骨 X 线显示胫骨和左肱骨远端肿大,有多个局灶性溶解和硬化区。实验室检测显示:血清钙 =9.8mg/dL(NL 8.5~10.5);碱性磷酸酶 =966U/L(NL 25~125)。可能的诊断是什么,你会给出什么治疗建议?

骨痛和畸形,听力下降,血清碱性磷酸酶水平明显升高,提示 Paget 病诊断。骨骼扫描时放射性同位素的高摄取支持这一诊断,骨骼 X 线的特征性发现也证实了这一点。治疗方案包括止痛药、静脉注射双膦酸盐(首选唑来膦酸)、皮下狄诺塞麦和降钙素。单次静脉滴注 5mg 唑来膦酸,可能会在较长时间内减轻症状和降低血清碱性磷酸酶水平(见第 16 章)。

32. 一名 19 岁的男子在过去 3 周内一直感到疲劳、肌肉无力和头晕。今天早上他出去锻炼时晕倒了。他的血压为 95/60mmHg,脉搏 110 次 /min。他的皮肤凉、干、黑。甲状腺查体正常。实验室检测结果如下:红细胞比容 =36%;葡萄糖 =62mg/dL;Na=120mmol/L;K=6.7mmol/L;肌酐 =1.4mg/dL;血尿素氮(blood urea nitrogen,BUN)=36mg/dL。应该考虑和评估哪些内分泌疾病?

低钠血症伴高钾血症常提示原发性肾上腺功能不全。疲劳、虚弱、低血压、皮肤黑、贫血、氮质血症和低血糖也与诊断相符。最常见的原因是肾上腺自身免疫性破坏。诊断依据是基础血清皮质醇水平 <3μg/dL,或通过促肾上腺皮质激素刺激试验,该试验显示基础血清皮质醇水平较低,给予 ACTH 后未能增加到至少 18μg/dL。然而,在肾上腺危象时,没有时间等待检测结果。当怀疑有此诊断时,应抽血测定血清皮质醇(如果尚未确定肾上腺功能不全的诊断),然后开始静脉输液和糖

皮质激素治疗。肾上腺危象的推荐治疗方案是:立即静脉注射生理盐水(1L,超过1小时,然后临床评估下使用)和氢化可的松100mg,然后以200mg/24h速度输注24小时,再以100mg/24h输注24小时。还应积极寻找和治疗诱因。之后,患者应过渡到口服糖皮质激素(氢化可的松或泼尼松)和盐皮质激素(氟氢可的松)(见第36章)。

33. 一位72岁女性因择期手术前的术前检查中发现血清钙升高转诊。她主诉近期疲劳、"思维模糊"。既往史:胃食管反流病(gastroesophageal reflux disease, GERD)、骨量减少。药物:碳酸钙2 000mg,每日4次("可能更频繁")。生命体征:血压139/80mmHg,脉搏82次/min,身高165.1cm,体重64.4kg。体检结果正常。进一步的实验室检测表明:Ca=14.1mg/dL;肌酐=7.1mg/dL;CO_2=37mEq/L;P=2.7mg/dL。进一步检验结果:甲状旁腺激素<1pg/mL(NL 10~65);PTHrp<1pmol/L(NL 0~3);25-羟维生素D=35ng/mL(NL 30~100);静脉pH=7.54。她高钙血症最可能的原因是什么?有什么治疗方法?

乳碱综合征包括以下三联征:高钙血症、代谢性碱中毒、与钙和可吸收碱(最常见的是碳酸钙)的摄入有关的肾功能不全。碱中毒的发生是因为钙引起的利尿导致容量减少,从而刺激肾对碳酸氢盐的吸收(收缩性碱中毒)。乳碱综合征是继原发性甲状旁腺功能亢进和恶性肿瘤高钙血症之后的第三大高钙血症。治疗方法是水化,停止钙、碱和维生素D的摄入,直到生化异常消失。在某些情况下可能需要透析(见第17和19章)。

34. 一位38岁女性因甲状腺功能亢进转诊。她最近出现了焦虑、疲劳、失眠、头发稀疏、指甲脆。药物:维生素,多种补充剂。生命体征:血压122/78mmHg,脉搏66次/min,身高162.6cm,体重65.8kg。体检结果如下:甲状腺正常;眼睛正常;头发正常;指甲正常。重复评估:TSH=0.05μL(NL 0.45~4.5);游离T4=3.6ng/dL(NL 0.8~1.8);TRAb:阳性;甲状腺摄碘率=18%;扫描:均匀摄取。她可能的诊断是什么?

病人被问及维生素和补充剂的摄入量;她的清单包括一种含有大量生物素的头发和指甲护理剂。停用上述补充剂3天后,她的甲状腺检测结果正常。这是一例激素检测中受生物素干扰的病例,其结果与Graves病相似。生物素是某些激素免疫分析试剂的组成部分,如促甲状腺素、T_4、T_3、TRAb、PTH、皮质醇等。因此,服用高剂量生物素补充剂(一种常见的脱发和指甲脆的非处方治疗)的患者在摄入生物素后数小时或更长时间内,会导致血清游离T_4、游离T_3、PTH、皮质醇、雌二醇和硫酸脱氢表雄酮(dehydroepiandrosterone dulfate, DHEAS)水平假性显著升高;促甲状腺素水平可以低、高或正常,这取决于所用的分析方法。在至少8小时(最好是2~3天)禁食生物素后测量这些激素,可纠正实验室值的异常(见第38章)。

(郑光耀 译 卢琳 校)

参考文献

Beck Peccoz, P., Rodari, G., Giavoli, C., & Lania, A. (2017). Central hypothyroidism – a neglected thyroid disorder. *Nature Reviews Endocrinology, 13,* 588–598

Berglund, L., Brunzell, J. D., Anne, C., Goldberg, A. C., Sacks, F., Murad, M. H., & Stalenhoef, A. F. (2012). Evaluation and treatment of hypertriglyceridemia: an Endocrine Society Clinical Practice Guideline. *Journal of Clinical Endocrinology and Metabolism, 97,* 2969–2989.

Bornstein, S. R., Allolio, B., Arlt, W., Barthel, A., Don-Wauchope, A., Hammer, G. D., . . . Torpy, D. J. (2016). Diagnosis and treatment of primary adrenal insufficiency: an Endocrine Society Clinical Practice Guideline. *Journal of Clinical Endocrinology and Metabolism, 101*(2), 364–389.

Brandi, M. L., Bilezikian, J. P., Shoback, D., Bouillon, R., Clarke B. L., Thakker, R. V., . . . Potts, J. T. Jr. (2016). Management of hypoparathyroidism: summary statement and guidelines. *Journal of Clinical Endocrinology and Metabolism, 101,* 2273–2283.

Chaker, L., Bianco, A. C., Jonklass, J., & Peeters, R. P. (2017). Hypothyroidism. *Lancet, 390,* 3550–3562.

Cryer, P. E., Axelrod, L., Grossman, A. B., Heller, S. R., Montori, V. M., Seaquist, E. R., & Service, F. J. (2009). Evaluation and management of adult hypoglycemic disorders: an Endocrine Society Clinical Practice Guideline. *Journal of Clinical Endocrinology and Metabolism, 94,* 709–728.

Fleseriu, M., Hashim, I. A., Karavitaki, N., Melmed, S., Murad, M. H., Salvatori, R., & Samuels, M. H. (2016). Hormonal replacement in hypopituitarism in adults: an Endocrine Society Clinical Practice Guideline. *Journal of Clinical Endocrinology and Metabolism, 101,* 3888–3921.

Funder, J. W., Carey, R. M., Mantero, F., Murad, M. H., Reincke, M., Shibata, H., . . . Young, W. F. Jr. (2016). The management of primary aldosteronism: case detection, diagnosis, and treatment: an Endocrine Society Clinical Practice Guideline. *Journal of Clinical Endocrinology and Metabolism, 101*(5), 1889–1916.

Elston, M., Shegal, S., Du Toit, S., Yarndley, T., & Conaglen, J. V. (2016). Factitious Graves' disease due to biotin immunoassay interference – a case and review of the literature. *Journal of Clinical Endocrinology and Metabolism, 101,* 3251–3255

Gravholt, C. H., Andersen, N. H., Conway, G. S., Dekkers, O. M., Geffner, M. E., Klein, K. O., . . . Backeljauw, P. F. (2017). Clinical practice guidelines for the care of girls and women with Turner syndrome: proceedings from the 2016 Cincinnati International Turner Syndrome Meeting. *European Journal of Endocrinology, 177*(3), G1–G70.

Grunenwald, S., & Caron, P. (2015). Central hypothyroidism in adults: better understanding for better care. *Pituitary, 18,* 169–175.

Jellinger, P. S., Handelsman, Y., Rosenblit, P. D., Bloomgarden, Z. T., Fonseca, V. A., Garber, A. J., . . . Davidson, M. (2017). American Association of Clinical Endocrinologists and American College of Endocrinology Guidelines for Management of Dyslipidemia and Prevention of Cardiovascular Disease. *Endocrine Practice, 23*(Suppl. 2), 1–87.

Jonklaas, J., Bianco, A. C., Bauer, A. J., Burman, K. D., Cappola, A. R., Celi, F. S., . . . Sawka, A. M. (2014). Guidelines for the treatment of hypothyroidism prepared by the American Thyroid Association Task Force on Thyroid Hormone Replacement. *Thyroid, 24,* 1670–1751.

Lenders, J. W., Duh, Q. Y., Eisenhofer, G., Gimenez-Roqueplo, A. P., Grebe, S. K., Murad, M. H., . . . Young, W. F. Jr. (2014). Pheochromocytoma and paraganglioma: an Endocrine Society Clinical Practice Guideline. *Journal of Clinical Endocrinology and Metabolism, 99*(6), 1915–1942.

Li, D., Radulescu, A., Shrestha, R. T., Root, M., Karger, A. B., Killeen, A. A., . . . Burmeister, L. A. (2017). Association of biotin ingestion with performance of hormone and non-hormone assays in healthy adults. *JAMA, 318,* 1150–1160.

Machado, M. C., Bruce-Mensah, A., Whitmire, M., & Rizvi, A. A. (2015). Hypercalcemia associated with calcium supplement use: prevalence and characteristics in hospitalized patients. *Journal of Clinical Medicine, 4*(3), 414–424

Nieman, L. K., Biller, B. M., Findling, J. W., Newell-Price, J., Savage, M. O., Stewart, P. M., & Montori, V. M. (2008). The diagnosis of Cushing's syndrome: an Endocrine Society Clinical Practice Guideline. *Journal of Clinical Endocrinology and Metabolism, 93*(5), 1526–1540.

Nieman, L. K., Biller, B. M., Findling, J. W., Murad, M. H., Newell-Price, J., Savage, M. O., & Tabarin, A. (2015). Treatment of Cushing's syndrome: an Endocrine Society Clinical Practice Guideline. *Journal of Clinical Endocrinology and Metabolism, 100*(8), 2807–2831.

Ross, D. S., Burch, H. B., Cooper, D. S., Greenlee, M. C., Laurberg, P., Maia, A. L., . . . Walter, M. A. (2016). 2016 American Thyroid Association guidelines for diagnosis and management of hyperthyroidism and other causes of thyrotoxicosis. *Thyroid, 26,* 1343–1421.

Rossi, G. P., Auchus, R. J., Brown, M., Lenders, J. W., Naruse, M., Plouin, P. F., . . . Young, W. F. Jr. (2014). An expert consensus statement on use of adrenal vein sampling for the subtyping of primary aldosteronism. *Hypertension, 63,* 151–160.

Stone, N. J., Robinson, J. G., Lichtenstein, A. H., Bairey Merz, C. N., Blum, C. B., Eckel, R. H., . . . Tomaselli, G. F. (2014). 2013 ACC/AHA guideline on the treatment of blood cholesterol to reduce atherosclerotic cardiovascular risk in adults: a report of the American College of Cardiology/American Heart Association Task Force on Practice Guidelines. *Circulation, 129,* S1–S45.

Tebben, P. J., Singh, R. J., & Kumar, R. (2016). Vitamin D mediated hypercalcemia: mechanisms, diagnosis and treatment. *Endocrine Reviews, 37*(5), 521–547.

52检